大谷 八峯・武田 純枝・山下 光雄 企画・監修
山下 光雄 解説

日本食育資料集成 第三回

第1巻 日本食養道 ほか

クレス出版

日本食育資料集成　第三回　監修のことば

四国大学人間生活科学研究所　特別研究員　**大谷　八峯**
東京家政大学人間生活総合研究科　客員教授　**武田　純枝**
慶應義塾大学スポーツ医学研究センター　研究員　**山下　光雄**

皆様から励ましのお言葉を頂戴し、この度「日本食育資料集成」第三回を復刻させていただくことになりました。今回食育資料として蒐集したものは十一点で、その特色は以下のようになります。

《第1巻》

日本食養道　本山荻舟著　昭和十三（一九三八）年

著者本山は記者生活と料理人を兼ねた中で「日本食養道」を著しました。本書は料理維新、日本料理根原考、食養玄義、食物風土記など多方面の食育の話題を提供しています。晩年の「飲食事典」はこれらの集大成と考えられます。

現代医学と先哲養生訓　小澤修造　昭和十六（一九四一）年

前編では医師の立場から先哲の養生に対し解説を加え、後編では体位向上のため食生活と運動のありかたを解説しています。

《第2巻》

医師と食養法　チバ時報83号　昭和十一（一九三六）年

製薬メーカーの広報誌に掲載されたもので、世界の医師が、治療に大切な食事に対し、どのようにかかわってきたかを紹介しています。

銃後の栄養献立　大日本産業報国会編　昭和十八（一九四三）年

戦争による食糧不足は、国内で利用できる食品（野草を含め）をどのように活用すべきかにつき、地域の植物やその特性を活かした栄養献立を考え、その普及が計られていきます。

学校給食の経営と栄養献立　大村キク　昭和十八（一九四三）年

戦時下における学校給食のあり方と経済性を述べたもので、その時代を反映し、自校菜園などによる食材費の軽減などが述べられています。

学校給食の新研究　林　勇記　昭和二十（一九四五）年

戦時下における学校給食発展・性格・経営などにつき、「戦時下」という厳しい条件のなかで、そのあり方につき述べています。

《第3巻》

綜合大食品成分表　下田吉人・永井豊太郎　昭和十三－十四（一九三八－一九三九）年

明治、大正、昭和と食品成分表は多く刊行されています。軍部のみ「兵食養価算定用食品及嗜品分析表」の使用が義務付けされており、他は自由に選択されていたようです。しかし、この基準が不統一の状態では、献立の栄養価算定や食事調査の栄養評価ができません。本書は当時食品分析表が如何に多かったかを知る資料であり、戦後国内で栄養評価に使用される日本食品標準成分表に一本化されるきっかけとなりました。

衛生日本の回顧　日本赤十字社編　昭和十六（一九四一）年

昭和十六年は神武天皇から紀元二千六百年という祝い年に当たり、各所で記念行事が行われました。本書は衣食住を中心に関連した団体が協力し出版された図録です。食の部門では軍部による携帯食糧の変遷が興味を引きます。

《第4巻》

栄養研究所彙報　大正十三（一九二四）年

大正九年九月十七日世界で初めて設立された国立栄養研究所は、大正十年十二月小石川区籠町に新庁舎ができ、その開所式の様子や研究業績を主として掲載していました。関東大震災が起きた際には、栄養研究所は被災者の給養活動に奔走しており、後にその活動写真を彙報に掲載しました。

栄養研究所彙報　昭和十六（一九四一）年

大正十三年から昭和十五年までの国立栄養研究所の研究活動を掲載しています。

《第5巻》

食物指針　日本国民高等学校　昭和十六（一九四一）年

限られた食品を無駄なく使用し、美味しく必要な栄養摂取するための基礎的な調理方法などが述べられています。

以上の資料を全五巻にまとめて刊行しました。

これらの資料が皆様の食育授業に少しでも役立てば幸甚です。

■各巻収録一覧■

〔第1巻〕日本食養道　ほか

日本食養道

●本山荻舟／昭和一三（一九三八）年／実業之日本社

現代医学と先哲養生訓

●小澤修造／昭和一六（一九四一）年／文明社

〔第2巻〕医師と食養法　ほか

チバ時報　医師と食養法

●瑞西バーゼル化学工業日本学術部／昭和一一（一九三六）年／瑞西バーゼル化学工業

銃後の栄養献立

●大日本産業報国会編／昭和一八（一九四三）年／皇国青年教育協会

学校給食の経営と栄養献立

●大村キク／昭和一八（一九四三）年／食糧協会

学校給食の新研究

●林　勇記／昭和二〇（一九四五）年／有朋堂

〔第3巻〕綜合大食品成分表　ほか

醸造学雑誌　綜合大食品成分表

●下田吉人・永井豊太郎／昭和一三－一四（一九三八－一九三九）年／大阪醸造学会／一部、国立国会図書館ＷＥＢより転載

衛生日本の回顧

●日本赤十字社編／昭和一六（一九四一）年／大日本出版

〔第4巻〕栄養研究所彙報

栄養研究所彙報（大正一三年）

●栄養研究所編／大正一三（一九二四）年／栄養研究所

栄養研究所彙報（昭和一六年）

●栄養研究所編／昭和一六（一九四一）年／栄養研究所

〔第5巻〕食物指針

食物指針

●酒井章平編／昭和一六（一九四一）年／日本国民高等学校

日本食養道

日本食養道

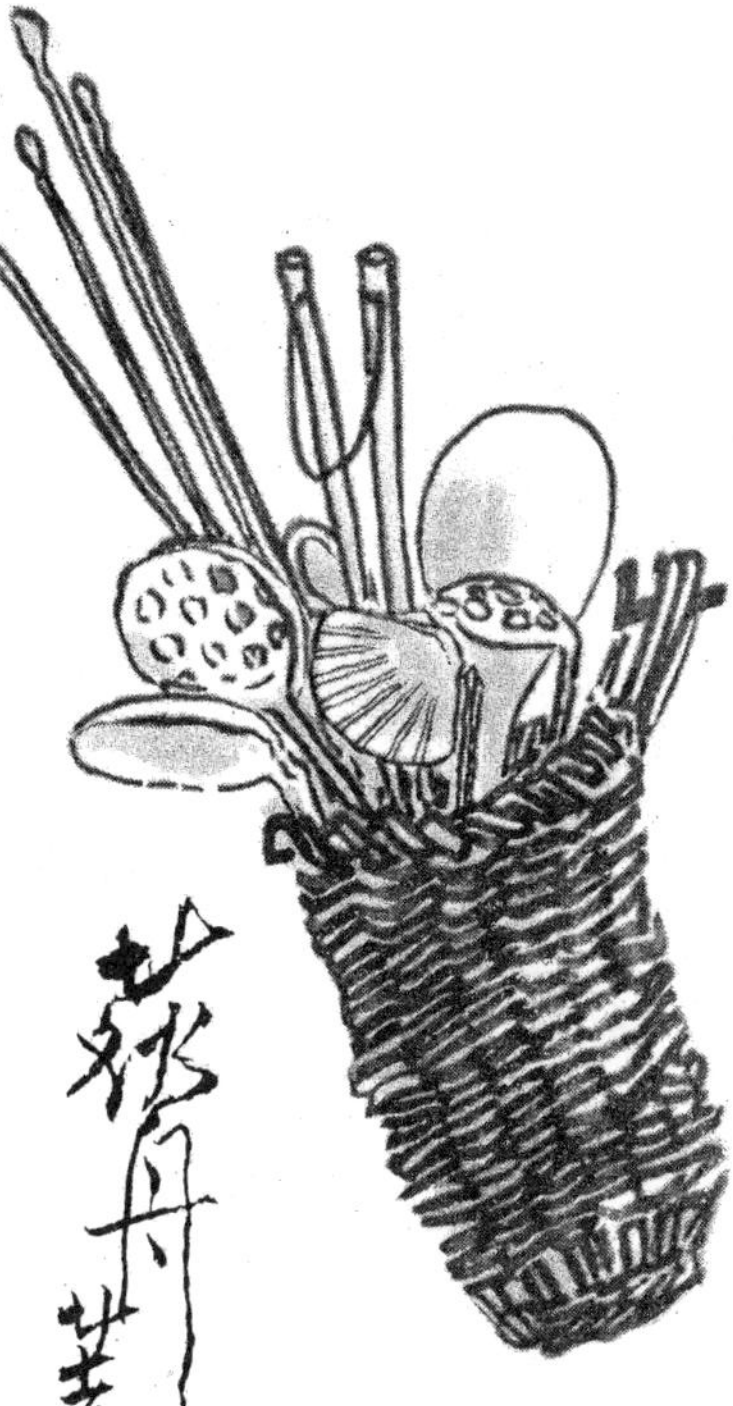

櫻澤著

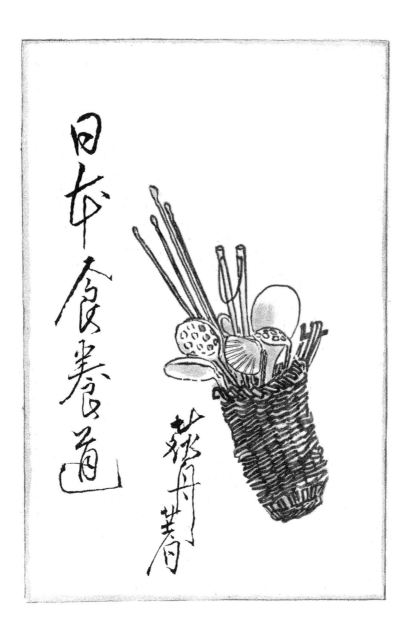

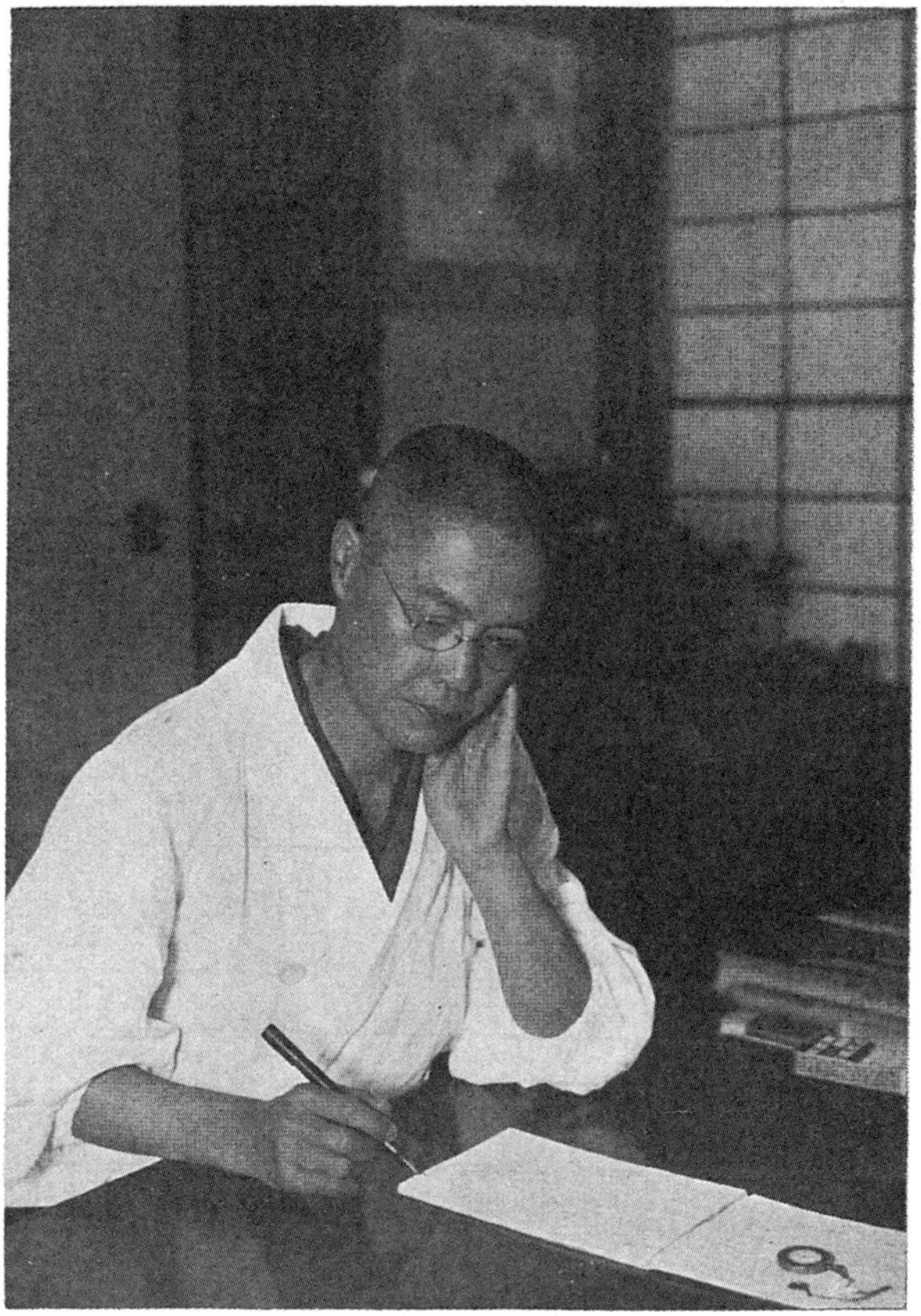

著者近影

序

世《よ》に最《もつと》も古《ふる》くして、恒《つね》に新《あたら》しいものは太陽《たいやう》である。

日《ひ》の本《もと》に生《せい》を享《う》けて、祖先以來《そせんいらい》、最《もつと》も太陽《たいやう》を尊《たふと》み、敬《うやま》ひ、崇《あが》め、親《した》んで、これを國《くに》の章《しるし》とし、國民《こくみん》の魂《たましひ》とする日本民族《につぽんみんぞく》である。

歴史《れきし》の古《ふる》さは、太陽《たいやう》の古《ふる》さである。人間《にんげん》の創《つく》り得《う》る新《あたら》しさは、所詮《しよせん》夜《よ》の闇《やみ》の一角《かく》を照《てら》すに足《た》る光明《くわうみやう》に過《す》ぎない。暗夜《あんや》の燈火《ともしび》、固《もと》より調法《てうはふ》とすべきだけれど、白晝《はくちう》に日光《につくわう》を遮蔽《しやへい》して、人智《じんち》の燈火《ともしび》に頼《たよ》る必要《ひつえう》はなく、若《も》し必要《ひつえう》があるとしたら、それは自然《しぜん》の恩惠《おんけい》を無視《むし》する、最《もつと》も不幸《ふかう》な生活《せいくわつ》であらねばならぬ。

太陽《たいやう》に雲霧《うんむ》の障《さは》りがあるとして、赫奕《かくえき》たる光明《くわうみやう》を望《のぞ》む場合《ばあひ》に、若《も》し人間《にんげん》の智慧《ちゑ》を以《もつ》て、雲霧《うんむ》を拂《はら》ひ得《う》る才畫《さいくわく》があるなら、先《ま》づその才畫《さいくわく》を盡《つく》すべきである。それほどの才畫《さいくわく》すらなくして、徒《いたづ》らに小智《せうち》の電燈《でんとう》を點《とも》し列《つら》ね、以《もつ》て陽光《やうくわう》に代《かは》り得《う》るとし、或《あるひ》は凌《しの》ぎ得《え》たとして、得々《とくとく》たる者《もの》があッたとしたら、嗤《わら》ふべき僭上《せんじやう》であることいふまでもない。

食養《しよくやう》は人間生活《にんげんせいくわつ》の根源《こんげん》である。他《た》のあらゆる生活要素《せいくわつえうそ》の問題《もんだい》は姑《しばら》く措《お》いても、根源《こんげん》たる食養《しよくやう》に關《くわん》する限《かぎ》り、最《もつと》も自然《しぜん》に惠《めぐ》まれてゐるのは、古來《こらい》わが日本《につぽん》であり、將來《しやうらい》もさうあるべきである。歷史《れきし》と、地勢《ちせい》と、氣候《きこう》と、風土《ふうど》と、並《なら》びに四季《しき》の序正《じよしやう》に於《おい》て、世界《せかい》に冠《くわん》たる優位《いうゐ》に住《ぢう》しながら、白晝《はくちう》の陽光《やうくわう》を遮斷《しやだん》して、密室《みつしつ》に電燈《でんとう》を搜《さが》すとしたら、凡《およ》そこれほどの錯覺《さくかく》と、無智《むち》と、不幸《ふかう》とがあらうか。

萬代不易不滅《ばんだいふえきふめつ》の太陽《たいやう》にも、黑點《こくてん》を云爲《うんゐ》される時世《じせい》である。日本傳來《につぽんでんらい》の食養道《しよくやうだう》にも、再檢討《さいけんたう》を要《えう》すべきは是非《ぜひ》がなく。或《ある》ひは當然《たうぜん》であるかも知《し》れぬけれど、いかに黑點《こくてん》の發見《はつけん》が、人類《じんるゐ》の生活《せいくわつ》に影響《えいきやう》するとしても、太陽《たいやう》は依然《いぜん》たる太陽《たいやう》である。人智《じんち》の電燈《でんとう》がいくら發達《はつたつ》しても、大自然《だいしぜん》の陽光《やうくわう》を凌《しの》ぎ得《う》る筈《はず》のないことは、無始《むし》の久遠以來《くをんいらい》さうであると共《とも》に、無終《むしう》の未來際《みらいさい》までさうであるべき道理《だうり》である。

日本食養道《につぽんしよくやうだう》の顯彰《けんしやう》は、日本《につぽん》の國土《こくど》に照被《せうひ》する、大日光《だいにつくわう》の宣揚《せんやう》に外《ほか》ならぬ。

昭和十二年師走

南京城頭日章旗飜るの日

東京京橋草鳥茅舍にて

荻舟厨人

凡例

一、無學薄德《むがくはくとく》の身《み》を以《もつ》て、筆硯生活《ひつけんせいくわつ》四十年《ねん》に垂《なんな》んとし、幾卷《いくくわん》の雜著堆《ざつちよたい》をなしても、顧《かへり》みて忸怩《ちくぢ》たらざるはない。事實《じじつ》われ〳〵の分際《ぶんざい》としては、從來餘《じゆうらいあま》りに多《おほ》くの紙墨《しぼく》を費《つひや》し過《す》ぎた。聊《いさゝ》か感《かん》ずるところあツて、報謝《はうしや》の萬分《まんぶん》一にもと、この方面《はうめん》に思《おも》ひを潛《ひそ》め、同時《どうじ》に自《みづか》ら庖丁《はうちやう》を執《と》つて、日夕厨房《につせきちうばう》に當番《たうばん》すること、また約《やく》十年《ねん》に及《およ》んだ。

一、その間《あひだ》、偶々人《たまくひと》の需《もと》めに應《おう》じ、或《ある》ひは出《い》でて講說《かうせつ》し、或《ある》ひは入《い》つて記《き》述《じゆつ》したもの、稿本《かうほん》やゝ積《つも》るに隨《したが》ひ、業餘《げふよ》これを整理《せいり》して、捨《す》つべきは棄《す》て、拾《ひろ》ふべきは收《をさ》め、或《ある》ひは補《おぎな》ひ、或《ある》ひは訂《たゞ》して、兎《と》も角《かく》も全部書直《ぜんぶかきなほ》したのが本篇《ほんぺん》である。整理改稿《せいりかいかう》に着手《ちやくしゆ》してからも、旣《すで》に數年《すうねん》を經過《けいくわ》したので、前後《ぜんご》の文勢脈絡《ぶんせいみやくらく》の上《うへ》に、自然多少《しぜんたせう》の徑庭《けいてい》を免《まぬか》れなかつたことは、大方《おほかた》の寬容《くわんよう》を乞《こ》ふと共《とも》に、本書刊行以前《ほんしよかんかういぜん》の記《き》述《じゆつ》と、若《も》し抵觸《ていしよく》するやうな點《てん》があつたら、責任《せきにん》はすべて本書《ほんしよ》に於《おい》て負《お》ふことを諒承《りやうしよう》されたい。

一、著者《ちよしや》は曾《かつ》てその昔《むかし》、まだ六七歲《さい》の幼弱時代《えうじやくじだい》、病身《びやうしん》であつた亡母《なきはゝ》の爲《ため》に、折々粥《をりくかゆ》を煮《に》て侑《すゝ》めた記憶《きおく》がある。炊爨《すゐさん》に親《したし》みを覺《おぼ》えた始《はじ》まりで、本書編述《ほんしよへんじゆつ》の因緣《いんねん》も、こゝに胚胎《はいたい》すると思《おも》ふが、以來《いらい》五十年《ねん》の星霜《せいさう》は長《なが》くても、實《じつ》はその間《あひだ》の貧《まづ》しい體驗《たいけん》と、乏《とぼ》しい傳聞《でんぶん》による以外《いぐわい》、正《たゞ》しい意味《いみ》での師承《ししよう》を有《も》たず、文字通《もじどほ》りの素人談義《しろうとだんぎ》であるから、専門《せんもん》の學者《がくしや》、技術者《ぎじゆつしや》を以《もつ》て見《み》られる時《とき》は、恐《おそ》らく一噱《きやく》にしか値《あたひ》しないであらうと同時《どうじ》に、寧《むし》ろ一介《かい》の素人庖丁《しろうとはうちやう》として、何等《なんら》拘泥《こうでい》するところなく、また何人《なんびと》の掣肘《せいちう》をも受《う》けず、所謂獨自《いはゆるどくじ》の立場《たちば》に於《おい》て、自由《じいう》に執筆《しつぴつ》し得《え》たことを喜《よろこ》び、汎《ひろ》く各方面識者《かくはうめんしきしや》の叱正《しつせい》を仰《あふ》ぎたいと思《おも》ふ。

一、本書《ほんしよ》の上梓《じやうし》に方《あた》つて、特《とく》に好意《かうい》を寄《よ》せられた小倉秀道氏《をぐらひでみちし》、西原長康氏《にしはらながやすし》、また進《すゝ》んで装幀《さうてい》の煩《はん》に任《にん》ぜられた朱北樵畫伯《せうぐわはく》に對《たい》し、甚深《じんしん》の感謝《かんしや》と敬意《けいい》とを捧《さゝ》げる。

目次

三、食養歲時記

目次（終）

日本食養道

本山荻舟著

一、料理維新

（イ）『割主烹從《かつしゆはうじう》』が王道《わうだう》

政治的《せいちてき》に、經濟的《けいざいてき》に、科學的《くわがくてき》に、思想的《しさうてき》に、更生維新《かうせいゐしん》を畫《くわく》せらるべき問題《もんだい》が、數多《あまた》あることはいふまでもない。しかも人類生存《じんるゐせいぞん》の根幹《こんかん》をなす食養《しよくやう》に對《たい》して、最《もつと》も更生維新《かうせいゐしん》の必要《ひつえう》なる所以《ゆゑん》を、提唱強調《ていしやうきやうてう》する人《ひと》は至《いた》ツて尠《すくな》い。偶《たま》まあることはあるにしても、それは甚《はなは》だ不徹底《ふてつてい》であるか、淺薄《せんぱく》であるか、あるひはお座《ざ》なりの御都合主義《ごつがふしゆぎ》であるかで、眞《しん》に根本的《こんぽんてき》に憂慮《いうりよ》し、研究《けんきう》し、解決《かいけつ》せんとする人《ひと》は、殆《ほと》んど絶無《ぜつむ》といツて差支《さしつか》へない。私《わたし》のこれまでも說《と》き、現《げん》に說《と》き、將《まさ》に說《と》かんとする『料理維新《れうりゐしん》』の題目《だいもく》は、眞《しん》に憂國《いうこく》の至情《しじやう》から發《はつ》する、實《じつ》は悲壯《ひさう》なる叫《さけ》びのつもりである。日本人《にほんじん》よ、今《いま》こそ料理國難《れうりこくなん》の大《だい》危機《きき》に、直面《ちよくめん》してゐることを忘《わす》れてはならぬ。今《いま》にして目覺《めざ》めずんば、日本民族《にほんみんぞく》の健康《けんかう》は滅《ほろ》びる、魂《たましひ》が滅《ほろ》びる。

幕末《ばくまつ》に群起《ぐんき》したいろ〳〵の思想《じさう》、およびその運動《うんどう》の跡《あと》を訪《たづ》ねて、今《いま》の料理界《れうりかい》の現狀《げんじやう》に當《あて》はめて觀《み》ると面白《おもしろ》い。

日本料理《にほんれうり》は行詰《ゆきづま》ツた、食味《しよくみ》においても、榮養價《えいやうか》においても、世界《せかい》の大勢《たいせい》に遅《おく》れてゐる、これを建直《たてなほ》すにはどうしたらよいか、といふことから發《はつ》する議論《ぎろん》であり、運動《うんどう》である。

幕府《ばくふ》は諸外國《しよぐわいこく》に迫《せま》られ、引《ひき》ずられて、開國策《かいこくさく》を樹《た》てた。日本《にほん》の西洋崇拜者《せいやうすうはいしや》が、西洋料理《せいやうれうり》の萬能《ばんのう》を唱《とな》へるのと同《おな》じだ。西洋料理《せいやうれうり》ばかりではない、支那料理《しなれうり》が世界第一《せかいだいいち》だ、これをも學《まな》んで取入《とりい》れろといふ。幕府《ばくふ》がフランスと結《むす》べば、薩長《さつちやう》はイギリスに接近《せつきん》するといツた形《かたち》だ。

國論《こくろん》が沸騰《ふつとう》して攘夷《じやうゐ》を叫《さけ》んだ。榮養價《えいやうか》の失《な》くなツた、不味《まづ》い、見《み》てくればかりの日本料理屋《にほんれうりや》が、悲鳴《ひめい》を上《あ》げながら、西洋料理《せいやうれうり》、支那料理《しなれうり》を呪《のろ》ツてゐるのと、軌《き》を同《おな》じうする。

その間《あひだ》に起《おこ》ツたのが、公武合體派《こうぶがつたいは》だ。公家《くげ》と武家《ぶけ》と協力《けふりよく》して政事《まつりごと》を行《おこな》ひ、そして國難《こくなん》に當《あた》る、一種《しゆ》の尊王佐幕論《そんわうさばくろん》で、當時《たうじ》の國情《こくじやう》に對《たい》しては、最《もつと》も穩健《をんけん》な思想《しさう》であツたが、同時《どうじ》に不徹底《ふてつてい》を免《まぬか》れなかツた爲《ため》、隨所《ずゐしよ》に矛盾破綻《むじゆんはたん》を生《しやう》じ、つひに敗《やぶ》れて勤王倒幕論《きんわうたふばくろん》に壓倒《あつたう》された。

日本料理《にほんれうり》も行詰《ゆきづま》ツた、これを打開《だかい》し、向上《かうじやう》せしめるには、西洋料理《せいやうれうり》の手法《しゆはふ》を取入《とりい》れ、支那料理《しなれうり》の骨法《こつぽふ》をも學《まな》んで、一種《しゆ》の折衷料理《せつちうれうり》を作《つく》る、將來《しやうらい》の日本料理《にほんれうり》は、かうしなければ救《すく》はれぬ、かうする他《ほか》に途《みち》がないと說《と》き、そして實行《じつかう》し、あるひは强要《きやうえう》してゐる一派《ぱ》、一種《しゆ》の尊王佐幕論《そんわうさばくろん》、料理《れうり》の公武合體派《こうぶがつたいは》ではないか。

和漢洋《わかんやう》の長所《ちやうしよ》を參酌《さんしやく》し、採擇《さいたく》して、美味《びみ》と榮養《えいやう》と、兼備《かねそな》はツた料理《れうり》を作《つく》るといふのだから、いかにも聞《きこ》えはよい。もツともらしく思《おも》はれるから、尠《すくな》くとも今《いま》の家庭《かてい》においては、これが最《もつと》も勢力《せいりよく》を占《し》めるらしい。純粹《じゆんすゐ》の西洋料理《せいやうれうり》でも、純粹《じゆんすゐ》の支那料理《しなれうり》でも、無論純粹《むろんじゆんすゐ》の日本料理《にほんれうり》でもない、一種《しゆ》の鵺式新《ぬゑしきしん》料理《れうり》が、假《かり》に將來《しやうらい》の日本《にほん》を風靡《ふうび》するとしたら、どんなことになるか。

幕末《ばくまつ》の公武合體派《こうぶがつたいは》が、ナゼ破綻《はたん》したか。水《みづ》と油《あぶら》とは同《おな》じ液體《えきたい》でも、本質的《ほんしつてき》に相違《さうゐ》するからである。攘夷《じやうゐ》を目標《もくへう》とする公家《くげ》と、同《おな》じ目標《もくへう》は戴《いただ》きながら、實《じつ》はその不可能《ふかのう》を知《し》ツて、內面開國《ないめんかいこく》を策《さく》してゐる武家《ぶけ》と、いかに精神《せいしん》は尊王《そんわう》でも、一致《ち》しやう道理《だうり》がないからである。

日本料理《にほんれうり》と、西洋料理《せいやうれうり》と、支那料理《しなれうり》と、同《おな》じ食養《しよくやう》にはちがひないけれど、本質的《ほんしつてき》に材料《ざいれう》を異《こと》にし、傳統《でんとう》を異《こと》にし、習俗《しふぞく》を異《こと》にしてゐるものが、强《し》ひて調理《てうり》の上《うへ》にのみ、打《う》ツて一丸《ぐわん》としやうとしても、これを攝《と》ツて生存《せいぞん》する人種《じんしゆ》、あるひは民族《みんぞく》が異《こと》り、その民族《みんぞく》の棲《す》む國《くに》の氣候《きこう》、風土《ふうど》も異《こと》ツてゐるのである以上《いじやう》、鵺式《ぬゑしき》の折衷料理《せつちうれうり》が、やがて破綻《はたん》を生《しやう》ぜずに濟《す》まないのは、火《ひ》を睹《み》るよりも明《あきら》かなのはいふまでもない。

公武合體派《こうぶがつたいは》の勢力《せいりよく》に消長《せうちやう》があツた如《ごと》く、折衷料理《せつちうれうり》の勢力《せいりよく》にも、無論消長《むろんせうちやう》はあらう。しかし結局《けつきよく》は勤《きん》王倒幕《わうたうばく》に邁進《まいしん》して、一擧《きよ》に明治維新《めいちゐしん》を現出《げんしゆつ》した如《ごと》く、もろ〳〵の現狀《げんじやう》を打開《だかい》して、料理《れうり》の方《はう》にも昭和《せうわ》維新《ゐしん》を、達成《たつせい》せしめなければならず、當然達成《たうぜんたつせい》すべきものであることは、理論《りろん》でなく實際問題《じつさいもんだい》として、疑《うたが》ふ餘地《よち》のないところではあるが、たゞこれを促進《そくしん》し、更新《かうしん》するに、いかなる途《みち》を採《と》るべきであるか、これが最《もつと》も重大《ちゆうだい》な問題《もんだい》である。

明治維新《めいちゐしん》も一歩《ぽ》誤《あやま》ツたら、どんな危機《きき》に臨《のぞ》んだかも知《し》れぬ。料理維新《れうりゐしん》を說《と》くに當《あた》ツても、最《もつと》も愼重《しんちやう》に講究《かうきう》しなければならぬ。

明治維新《めいちゐしん》の大眼目《だいげんもく》は、王政《わうせい》の復古《ふくこ》であツた。他《た》のもろ〳〵の運動《うんどう》、施設《しせつ》は、寧《むし》ろその道程《だうてい》における、枝葉末節《しえふまつせつ》の方便《はうべん》に過《す》ぎなかツた。尊王攘夷《そんわうじやうゐ》と、開國佐幕《かいこくさばく》と、氷炭相容《ひようたんあひい》れざる思想《しさう》、運動《うんどう》が、一度《ひとた》び勤王倒幕《きんわうたうばく》の旗幟《はたじるし》の下《もと》に集《あつま》ると、忽《たちま》ち尊王開國《そんわうかいこく》と豹變《へうへん》したのを、誰《たれ》あツて怪《あやし》み詰《なじ》る者《もの》のなかツたのも、一に王政復古《わうせいふくこ》といふ、大眼目《だいげんもく》の下《もと》にひれ伏《ふ》して、他《た》を顧《かへり》みる餘地《よち》がなかツたからである。王政復古《わうせいふくこ》の大日輪《だいにちりん》の前《まへ》には、開國《かいこく》も、攘夷《じやうゐ》も、白晝《はくちう》の星屑《ほしくづ》にしか過《す》ぎなかツたのだ。

料理維新《れうりゐしん》の眼目《げんもく》には、何《なに》を選《えら》ぶべきであるか。

國體《こくたい》が、國土《こくど》が、民族《みんぞく》が、世界《せかい》に卓越《たくえつ》した日本《にほん》には、日本固有《にほんこいう》の食料《しよくれう》があり、調理《てうり》がある。これを究《きは》めることが先決問題《せんけつもんだい》でなければならぬ。先決問題《せんけつもんだい》であると同時《どうじ》に、根本問題《こんぽんもんだい》である。曰《いは》く『料理道《れうりだう》の復古《ふくこ》』、大眼目《だいげんもく》はこの外《ほか》にない。これが運動《うんどう》の旗幟《はたじるし》は、やはり尊王倒幕《そんわうたうばく》である。

日本料理《にほんれうり》の王道《わうだう》は『割《かつ》』である。『烹《はう》』は覇道《はだう》である。割主烹從《かつしゆはうじう》であるのが、日本料理《にほんれうり》の根源《こんげん》である。現在《げんざい》これが轉倒《てんたう》して、いたづらに加工形容《かこうけいよう》に墮《だ》し、烹主割從《はうしゆかつじう》の觀《くわん》を呈《てい》してゐるのは、覇道《はだう》が王道《わうだう》を凌《しの》ぐものである。下剋上《げこくじやう》である。この覇道《はだう》を倒《たふ》して、王道《わうだう》を樹《た》てる、割主烹從《かつしゆはうじう》の復古運動《ふくこうんどう》は、取《と》りも直《なほ》さず料理道《れうりだう》における、尊王倒幕運動《そんわうたうばくうんどう》ではないか。

料理《れうり》のことを割烹《かつぱう》といふ、割《かつ》は材料《ざいれう》を主《しゆ》とし、烹《はう》は技術《ぎじゆつ》を主《しゆ》とする。割《かつ》があツて烹《はう》が生《い》き、烹《はう》があツて割《かつ》も活《い》きる。いくら優秀《いうしう》な材料《ざいれう》を得《え》ても、技術《ぎじゆつ》が伴《ともな》はなければ料理《れうり》にならず、いくら優秀《いうしう》な技術《ぎじゆつ》を有《も》ツてゐても、材料《ざいれう》がなくては料理《れうり》はできない。割《かつ》と烹《はう》とは車《くるま》の兩輪《りやうりん》、鳥《とり》の兩翼《りやうよく》、文武兩道《ぶんぶりやうだう》の如《ごと》きものである。王覇《わうは》の別《べつ》はないといふ人《ひと》があるかも知《し》れぬ。一應《おう》は尤《もつと》もである。しかしそれは一を知《し》ツて、二を知《し》らぬものである。

王覇《わうは》の別《べつ》は必《かなら》ずしも、一方《ばう》を不要《ふえう》とするのではない。おのづから主《しゆ》と從《じう》との區別《くべつ》があるといふのである。國體《こくたい》により、國情《こくじやう》による。君《きみ》がなければ臣《しん》はなく、臣《しん》がなくては君《きみ》は立《た》たぬにしても、君臣同列《くんしんどうれつ》とはいひ得《え》ないのと同《おな》じである。

既《すで》に國情《こくじやう》によるといッた。割主烹從《かつしゆはうじう》といふのも、日本《にほん》の國情《こくじやう》によるのである。烹主割從《はうしゆかつじう》でなければならぬ國《くに》もある。人間《にんげん》に文武兩道《ぶんぶりやうだう》がある如《ごと》く、佛教《ぶつけう》には攝受《せふじゆ》と析伏《しやくぶく》との二門《もん》がある。攝受《せふじゆ》は靜觀《せいくわん》で、析伏《しやくぶく》は奮鬪《ふんとう》である。天台大師《てんだいだいし》の高弟章安大師《かうていしやうあんだいし》は、『涅槃《ねはん》の疏《しよ》』において、『昔《むかし》は時平《ときたひら》かにして法弘《はふひろ》まる、戒《かい》を持《ち》すべし、杖《じやう》を持《ち》すること勿《なか》れ、今昔倶《こんじやくとも》に嶮《さか》しくば、倶《とも》に杖《じやう》を持《ち》すべし、今《いま》は時嶮《ときさか》しうして法翳《はふかく》る、杖《じやう》を持《ち》すべし、戒《かい》を持《ち》すること勿《なか》れ、今昔倶《こんじやくとも》に平《たひら》かならば、倶《とも》に戒《かい》を持《ち》すべし、取捨《しゆしや》宜《よろ》しきを得《え》て、一向《かう》にすべからず』といッた。生《うま》れながらにして勇武《ゆうぶ》なものには、寧《むし》ろ文《ぶん》を主《しゆ》として學《まな》ばしむべく、生《うま》れながらにして文弱《ぶんじやく》な者《もの》には、寧《むし》ろ武《ぶ》を主《しゆ》として學《まな》ばしむべしといふのと同《おな》じである。忠孝《ちうかう》は修身《しうしん》の根源《こんげん》であるけれど、車《くるま》の兩輪《りやうりん》ではない。日本《にほん》においては忠主孝從《ちうしゆかうじう》である。忠《ちう》は即《すなは》ち孝《かう》を意味《いみ》するけれど、孝《かう》は必《かな》らずしも忠《ちう》を意味《いみ》しない。誤《あやま》れる孝《かう》は不忠《ふちう》となり、不忠《ふちう》は直《たゞ》ちに不孝《ふかう》に通《つう》じる。支那《しな》では孝《かう》が百行《かう》の基《もと》でも、日本《にほん》では忠《ちう》が百行《かう》の基《もと》である。これが國體《こくたい》を基根《きこん》とする日本《にほん》の道德《だうとく》である。日本料理《にほんれうり》の根源《こんげん》が、割主烹従《かつしゆはうじゆう》であるべきだといふのも、天《てん》の攝理《せつり》を尊重《そんちやう》して、初《はじ》めて樹《た》てられた議論《ぎろん》である。

四面《めん》環海《くわんかい》、しかも海岸線《かいがんせん》の彎曲《わんきよく》が最《もつと》も複雑《ふくざつ》な、隨《したが》ツて水産《すゐさん》の多種《たしゆ》多様《たやう》なこと、恐《おそ》らく世界第《せかいだい》一である上《うへ》、山野《さんや》河沼《かせう》が到《いた》るところに起伏《きふく》し、展開《てんかい》して、地勢《ちせい》の複雑《ふくざつ》から來《く》る陸産物《りくさんぶつ》、乃至《ないし》淡水産物《たんすゐさんぶつ》の多種《たしゆ》多様《たやう》なることも、また世界《せかい》に冠《くわん》たるべき日本《にほん》である。

更《さら》に山《やま》が深《ふか》いといツても、野《の》が廣《ひろ》いといツても、數《すう》十里《り》を出《い》でずして海岸《かいがん》に達《たつ》し得《え》られる。交通機《かうつうき》關《くわん》の發達《はつたつ》した今日《こんにち》、汽車《きしや》の便《べん》を藉《か》りても數晝夜《すうちうや》を要《えう》するといふやうな、大陸《たいりく》とは比《くら》べものにもならぬ。河海《かかい》に舟揖《しうしう》の便《べん》を利用《りよう》すれば、汽車《きしや》自動車《じどうしや》のなかツた昔《むかし》でも、一晝夜《ちうや》かゝればあらゆる物資《ぶつし》が、いかなる山間《さんかん》海邊《かいへん》へも輸送《ゆそう》された。かくて日本人《にほんじん》の食用《しよくよう》として、天《てん》から與《あた》へられたものは何《なに》か。曰《いは》く『新《しん》鮮《せん》な材料《ざいれう》』である。

新鮮《しんせん》な材料《ざいれう》、殊《こと》に主《しゆ》として魚菜《ぎよさい》である。新鮮《しんせん》な魚菜《ぎよさい》は生食《せいしよく》に適《てき》する。生食《せいしよく》に適《てき》する新鮮《しんせん》な材料《ざいれう》は、なるべく加工《かこう》しないに限《かぎ》る。その方《はう》が美味《びみ》であり、榮養價《えいやうか》も高《たか》いのである。日本《につぽん》の魚類《ぎよるゐ》は新鮮《しんせん》でさへあれば、どんな調理《てうり》を施《ほどこ》したものよりも、刺身《さしみ》で食《た》べるのが一等《とう》美味《うま》い所以《ゆゑん》である。『割《かつ》』の粋《すゐ》なるものだからである。

生食《せいしよく》に適《てき》しない鳥獸肉《てうじうにく》を、主食《しゆしよく》しなければならぬ大陸《たいりく》の民族《みんぞく》が、肉類《にくるゐ》の調理《てうり》において、優《すぐ》れた技能《ぎのう》を有《いう》するといふのも、實《じつ》は天意《てんい》に服《ふく》してゐるのである。鳥獸肉《てうじうにく》は加工《かこう》しても、生食《せいしよく》に適《てき》する野菜類《やさいるゐ》は、努《つと》めて生《なま》のまゝ攝《と》るやうにしてゐるのが、何《なに》よりの證據《しようこ》である。乾物《かんぶつ》を主要材料《しゆえうざいれう》とする支那料理《しなれうり》が、加工《かこう》において世界第《せかいだい》一といはれるのも、加工《かこう》しなければ口《くち》にし難《がた》い、乾物料理《かんぶつれうり》だからである。

新鮮《しんせん》な魚菜《ぎよさい》をなるべく生食《せいしよく》する。多少《たせう》の調理《てうり》を加《くは》へるにしても、自然《しぜん》の味《あぢ》を活用《くわつよう》するところに、日《に》本料理《ほんれうり》の生命《せいめい》はあり、日本人《にほんじん》の幸福《かうふく》は存《そん》する。割主烹從《かつしゆはうじう》が天意《てんい》であるといッたのはこゝである。

（ロ）　復古運動《ふくこうんどう》の根據《こんきよ》

世《よ》には誤《あやま》れる學者《がくしや》がある。それを鵜呑《うの》みにする大衆《たいしう》がある。

曾《かつ》て某大新聞《ぼうだいしんぶん》に『野菜《やさい》ばかりでは犬《いぬ》も走《はし》れぬ』と題《だい》し、肉食動物《にくしよくどうぶつ》である犬《いぬ》に、野菜《やさい》ばかりを與《あた》へて、その走行力《そうかうりよく》を試驗《しけん》し、漸次《ぜんじ》獸肉《じうにく》を與《あた》へて、與《あた》へる量《りやう》の多《おほ》きに隨《したが》ひ、走行力《そうかうりよく》も正比例《せいひれい》に增加《ぞうか》したとて、試驗《しけん》の好結果《かうけつくわ》を得《え》たことを、得意《とくい》らしく發表《はつぺう》した榮養學者《えいやうがくしや》があッた。試驗《しけん》は單《たん》なる試驗《しけん》であり、試驗《しけん》の趣旨《しゆし》が必《かなら》ずしも、獸肉食奬勵《じうにくしよくしやうれい》を意味《いみ》するものとは信《しん》じなかツたけれど、それなら同時《どうじ》に菜食穀《さいしよくこく》食動物《しよくどうぶつ》である馬《うま》に、肉食《にくしよく》のみを與《あた》へて走行力《そうかうりよく》を試驗《しけん》し、その結果《けつくわ》をも併《あは》せて發表《はつぺう》しなかツたかといふことになると、恐《おそ》らく『さアそれは』であらうと思《おも》ツて、思《おも》はず噴飯《ふきだ》したことである。後《のち》に聞《き》くところによると、やはり想像《さうざう》した通《とほ》り、それほどの意味《いみ》ではなかツたらしいけれど、兎《と》も角《かく》も學者《がくしや》の發表《はつぺう》といふことになると、鬼《おに》の首《くび》でも取《と》ツたやうな氣《き》になツて、センセーショナルな標題《みだし》をつけて、でこでこに報道《はうだう》したがるものが多《おほ》いから、單《たん》なる滑稽《こつけい》では濟《す》まされず、鵜呑《うのみ》にする大衆《たいしう》の錯覺《さくかく》が、怖《おそろ》しいといふのである。

もう一《ひと》つそれと前後《ぜんご》して、ある出版物《しゆつぱんぶつ》の月報《げつぱう》に『世界第一《せかいだいいち》の能率國《のうりつこく》は、世界第一《せかいだいいち》の肉食國《にくしよくこく》』だとして、肉食萬能《にくしよくまんのう》の如《ごと》き説《せつ》が、掲《かゝ》げられてゐるのを見《み》た。實例《じつれい》を擧《あ》げ、統計《とうけい》を示《しめ》しての記述《きじゆつ》であるから、記述《きじゆつ》そのものに對《たい》しては、專門家《せんもんか》でないわれ等《ら》が、批評《ひひやう》を加《くは》へる限《かぎ》りでないかも知《し》れぬけれど、その記述《きじゆつ》の及《およ》ぼす影響《えいきやう》に至《いた》ツては、日本國民《にほんこくみん》として、また寒心《かんしん》に堪《た》へないのである。

いかなる人種《じんしゆ》、いかなる民族《みんぞく》にも、長所《ちやうしよ》もあれば短所《たんしよ》もある。長所《ちやうしよ》のみを擧《あ》げれば、いかなる國民《こくみん》でも、世界第一《せかいだいいち》の卓越者《たくゑつしや》であらうし、同時《どうじ》にまた短所《たんしよ》のみを擧《あ》げれば、現在《げんざい》いかに威張《ゐば》ツてゐる國民《こくみん》でも、世《せ》界《かい》第《だい》一の劣等種《れつとうしゆ》といはれやう。實例《じつれい》はいくらでもある。

要《えう》は採長補短《さいちやうほたん》、他《た》の長《ちやう》を採《と》ツて、己《おの》れの短《たん》を補《おぎな》ふ、その外《ほか》に進歩《しんぽ》の途《みち》はないのである。こゝで最《もつと》も肝腎《かんじん》なことは、現在《げんざい》他《た》が長《ちやう》として誇《ほこ》ツてゐるものが、果《はた》して本統《ほんとう》の長《ちやう》であるか。また現在《げんざい》みづから短《たん》として卑下《ひげ》してゐることが、果《はた》して本統《ほんとう》の短《たん》であるかの見究《みきは》めである。一度《ひとた》びこれを誤《あやま》ツたら、折角《せつかく》の採長補短《さいちやうほたん》も、却《かへ》ツて反對《はんたい》の結果《けつくわ》となツて、進歩《しんぽ》の途《みち》と思《おも》ツて開《ひら》いた扉《とびら》から、逆落《さかおと》しに退轉《たいてん》の奈落《ならく》へ沈《しづ》むことになる。

西洋人《せいやうじん》のいふ能率《のうりつ》が、果《はた》して人間《にんげん》の全能率《ぜんのうりつ》であるか。また形而下《けいじか》の優秀《いうしう》と、形而上《けいじじやう》の優秀《いうしう》と、果《はた》してどちらが本統《ほんとう》の優秀《いうしう》であるか。その他《た》研究《けんきう》すべき問題《もんだい》はいくらもあらう。兵法《ひやうはふ》に『己《おの》れを知《し》り、敵《てき》を知《し》るものが、眞《しん》の兵法者《ひやうはふしや》』とあるのはこゝである。

敵《てき》を知《し》らなければならぬと同時《どうじ》に、己《おの》れをも知《し》らなければならぬが、己《おの》れを知《し》らずして敵《てき》を知《し》ることはできぬ。己《おの》れを知《し》ることの方《はう》が先決問題《せんけつもんだい》である。

世《よ》にはいろ〳〵の學者《がくしや》がある。朝《あした》に右《みぎ》と說《と》く者《もの》があると、夕《ゆふべ》には左《ひだり》と唱《とな》へる者《もの》が出《で》て來《く》る。善良《ぜんりやう》で無智《むち》な大衆《たいしう》は、途方《とはう》に暮《く》れる外《ほか》はない。

　スポーツに及《およ》ぼす肉食《にくしよく》の好影響《かうえいきやう》を說《と》かれて間《ま》もなく、今度《こんど》は反對《はんたい》に、スポーツマンは菜食《さいしよく》しなければならぬ、肉食《にくしよく》によツて攝取《せつしゆ》される蛋白質《たんぱくしつ》は、運動《うんどう》によツて解消《かいせう》されないと來《き》たものだ。どちらへ軍配《ぐんぱい》をあげてよいのか。豫《かね》て菜食主義《さいしよくしゆぎ》を唱《とな》へてゐる筆者《ひつしや》だから、かういはれると無條件《むでうけん》で、欣然盲從《きんぜんまうじう》するやうに勘違《かんちが》ひされては困《こま》る。この機會《きくわい》において、近頃行《ちかごろおこな》はれる科學者《くわがくしや》の說《せつ》を再檢討《さいけんたう》し、自分達《じぶんたち》の智識《ちしき》を淸算《せいさん》することが、最《もつと》も急務《きふむ》であり、また根本問題《こんぽんもんだい》であることを、先《ま》づ提唱《ていしやう》しなければならぬ。

　恰度手許《ちやうどてもと》に、慶應大學榮養研究所《けいおうだいがくえいやうけんきうじよ》の某篤學者《ぼうとくがくしや》が、ある會合《くわいがふ》で試《こゝろ》みたといふ『榮養《えいやう》の一般智識《はんちしき》』と題《だい》する講演《かうえん》の速記錄《そくきろく》がある。かなり通俗的《つうぞくてき》に說《と》かれてゐるので、われ〳〵程度《ていど》のものにも解《わか》りよく、大《おほ》いに利益《りえき》を得《え》たことだが、その內容《ないよう》の究竟《くきやう》はといふと、われ〳〵日本人《につぽんじん》が、現在攝《げんざいと》ツてゐる食物《しよくもつ》の種類《しゆるゐ》は、約《やく》四百種《しゆ》乃至《ないし》五百種《しゆ》に亘《わた》るが、その中《なか》で理想的《りさうてき》の食物《しよくもの》といふのは、一つもないといふことである。穀類《こくるゐ》にはヴヰターミンBや、澱粉《でんぷん》は多《おほ》いが、脂肪《しばう》や蛋白質《たんぱくしつ》が少《すくな》い。魚類《ぎよるゐ》には蛋白《たんぱく》があるけれども、澱粉《でんぷん》や糖分《たうぶん》は尠《すくな》い、ヴヰターミンも少《すくな》い。野菜《やさい》はヴヰターミンに富《と》んでゐるけれども、蛋白《たんぱく》や脂肪《しばう》は至《いた》つて尠《すくな》い。何《なに》か一種《しゆ》で、すべての榮養分《えいやうぶん》を含有《がんいう》するものがあれば、それを理想的食物《りさうてきしよくもつ》といひ得《う》るのだが、それのない以上《いじやう》、いろ〳〵のものを適當《てきたう》に配合《はいがふ》して、併食《へいしよく》する外《ほか》ないといふのが、結論《けつろん》のやうである。

　單《たん》にそれだけのことなら、わざ〳〵近世科學《きんせいくわがく》の力《ちから》を藉《か》りるまでもなく、昔《むかし》から誰《だれ》でも知《し》ッてゐることであり、長年實行《ながねんじつかう》され來《きた》り、現《げん》に行《おこな》はれつゝあるところのものである。

されば其の配合《はいがふ》をいかにするか、所謂適度《いはゆるてきど》の目標《もくへう》は、どこに置《お》いたらよいのか。

子供《こども》などはなるべく肉食《にくしよく》をして、筋肉《きんにく》や骨《ほね》になる物質《ぶつしつ》を、どん〳〵攝《と》らせなくてはならぬ。年《とし》をとると段々《だん〳〵》心臟《しんざう》や、腎臟《じんざう》の働《はたら》きが弱《よわ》るから、それを冐《をか》され易《やす》い肉食《にくしよく》は、なるべく避《さ》けることにして、努《つと》めて菜食《さいしよく》をするのがよいと。これも大抵常識《たいていじやうしき》で、昔《むかし》からわかッてゐることである。ところが職業別《しよくげふべつ》となると、急《きふ》に複雜《ふくざつ》になり、うッかり聽《き》いてゐると、混亂《こんらん》して來《く》る。多《おほ》く頭腦《あたま》を使《つか》ふ職分《しよくぶん》の者《もの》には、餘《あま》り腹《はら》が張《は》ッてはいけない。つまり不消化物《ふせうくわぶつ》は いけないから、なるべく早《はや》く消化《せうくわ》し、早《はや》く燃燒《ねんせう》するものがよいといふのは、わかッてゐる。脂肪《しばう》や蛋白《たんぱく》は、消化燃燒《せうくわねんせう》の遲《おそ》いものであるから、つまり菜食《さいしよく》といふことになる。

　筋肉勞働者《きんにくらうどうしや》の方《はう》は、多《おほ》くのエネルギーを消耗《せうもう》するから、無論多《むろんおほ》くの蛋白《たんぱく》や、脂肪《しばう》を必要《ひつえう》とするが、同時《どうじ》に肉類《にくるゐ》からは、多《おほ》くの尿酸《ねうさん》を産《さん》するから、それが溜《たま》ると力仕事《ちからしごと》をするものは、非常《ひじやう》に能率《のうりつ》が低下《ていか》する。肉類《にくるゐ》を攝《と》らなければならず、攝《と》り過《す》ぎるといけないといふことになるのだ。

また姙娠中《にんしんちう》や、乳兒《にうじ》を有《も》つ婦人《ふじん》は、筋肉勞働者《きんにくらうどうしや》と同《おな》じく、蛋白質《たんぱくしつ》を必要《ひつえう》とする一面《めん》、あまり蛋白質《たんぱくしつ》を攝《と》り過《す》ぎると、子供《こども》の成長《せいちやう》が惡《わる》く、あるひは腰《こし》が拔《ぬ》けたり、齒《は》の生《は》え方《かた》が遲《おそ》かッたり、骨《ほね》の發育《はついく》が惡《わる》いといふことになる。そこでカルシユームやヴヰタミンを、併《あは》せて攝《と》らなければならぬといふのだが、そのまたヴヰタミンやカルシユームも、攝《と》り過《す》ぎるとやはり害《がい》になる。現《げん》に近頃《ちかごろ》ヴヰタミン說《せつ》が、あまりに喧傳《けんでん》され過《す》ぎる結果《けつくわ》、却《かへ》ッてヴヰタミン中毒《ちうどく》ともいふべき、いろ〳〵の病氣《びやうき》が發《はつ》生《せい》したとか、する虞《おそ》れがあるとかいふ說《せつ》まで、持上《もちあが》ッたといふのである。

最《もつと》も通俗的《つうぞくてき》に說《と》かれた、榮養智識《えいやうちしき》の講義《かうぎ》からしてこれである。みづから自分《じぶん》の體質《たいしつ》を研究《けんきう》し、判斷《はんだん》して、いかなる配合食《はいがふしよく》を攝《と》るのが安全《あんぜん》か、またいかなる配合量《はいがふりやう》が適度《てきど》か、本統《ほんとう》にわかる人《ひと》があッたら、手《て》を擧《あ》げてと、いひたい位《くらゐ》のものである。

いかなる名藥《めいやく》も、過《す》ぎれば毒《どく》になる。過《す》ぎては人《ひと》を殺《ころ》す毒藥《どくやく》も、適度《てきど》に用《もち》ふれば藥《くすり》になる。昔《むかし》から唱《とな》へられ來《きた》ッた說《せつ》は、今《いま》もそのまゝ通用《つうよう》し、それ以上《いじやう》には出《で》てゐないのである。

たゞ攝《と》り過《す》ぎて害《がい》の多《おほ》い食物《しよくもつ》と、攝《と》り過《す》ぎても比較的害《ひかくてきがい》の尠《すくな》い食物《しよくもつ》と、また缺乏《けつぼふ》することによッて害《がい》の多《おほ》い食物《しよくもつ》と、缺乏《けつぼふ》しても比較的《ひかくてき》害《がい》の尠《すくな》い食物《しよくもつ》とは、畧《ほ》ぼ大別《たいべつ》されるらしい。そしてこれが一致《ち》してゐる。

即《すなは》ち今《いま》の學說《がくせつ》によると、缺乏《けつぼふ》しても害《がい》が尠《すくな》い代《かは》り、攝《と》り過《す》ぎると害《がい》の多《おほ》いのは、酸性《さんせい》の食物《しよくもつ》であり、攝《と》り過《す》ぎても害《がい》が尠《すくな》い代《かは》り、缺乏《けつぼふ》すると忽《たちま》ち害《がい》の著《いちじる》しく現《あら》はれるのは、アルカリ性《せい》の食物《しよくもつ》だといふことになツてゐる。酸性《さんせい》の強《つよ》いのは肉類《にくるゐ》、アルカリ性《せい》の多《おほ》いのは野菜類《やさいるゐ》だといふから、過食《くわしよく》の害《がい》は肉類《にくるゐ》に多《おほ》く、缺食《けつしよく》の害《がい》は野菜類《やさいるゐ》に多《おほ》い。即《すなは》ち日常生活《にちじやうせいくわつ》において、必須《ひつす》缺《か》くべからざるものは、野菜《やさい》類《るゐ》であるとの結論《けつろん》が、科學《くわがく》の定說《ていせつ》になツてゐるのであツたら、筆者《ひつしや》が豫《かね》て提唱《ていしやう》する菜食論《さいしよくろん》と一致《ち》するわけで、初《はじ》めて本街道《ほんかいだう》へ出《で》たことになる。

しかもこれが發見《はつけん》は、必《かなら》ずしも近世科學《きんせいくわがく》の功績《こうせき》ではなく、やはり昔《むかし》から日本民族中《につぽんみんぞくちう》の識者《しきしや》は知悉《ちしつ》し、また大衆《たいしう》は傳統的《でんとうてき》に慣習《くわんしふ》づけられて、共《とも》に倶《とも》に實行《じつかう》し來《きた》ツたところのものである。近世《きんせい》の科學《くわがく》は、單《たん》にこれが裏書《うらがき》をしたに過《す》ぎない。昔《むかし》の識者《しきしや》の達見《たつけん》と、併《あは》せて傳統《でんとう》の重《おも》んずべきことは、この一事《じ》に觀《み》ても明《あきら》かだ。所謂《いはゆる》『料理道《れうりだう》の復古《ふくこ》』運動《うんどう》が、喫緊《きつきん》の急務《きふむ》であるとの根據《こんきよ》は、こゝから出發《しゆつぱつ》するのである。

由來《ゆらい》言說《げんせつ》の多《おほ》いものは、實行《じつかう》が伴《ともな》ひ難《がた》い。不言《ふげん》にして實行《じつかう》したのが、昔《むかし》の日本民族《につぽんみんぞく》であッた。不言《ふげん》實行《じつかう》の尙《たつと》ぶべきことは、今《いま》も昔《むかし》も異《かは》らぬが、徒《いたづ》らに論議《ろんぎ》の盛《さか》んな現代《げんだい》においては、到底《たうてい》これは行《おこな》はれない。宣傳《せんでん》しなければ普及《ふきふ》しないからである。往昔《むかし》不言《ふげん》にして實行《じつかう》できたのは、昔《むかし》の大衆《たいしう》には信念《しんねん》があッたからである。言說《ごんせつ》を盡《つく》して合理的《がふりてき》に宣傳《せんでん》しても、今《いま》の大衆《たいしう》に徹底《てつてい》し難《がた》いのは、一に繫《かゝ》ッて信念《しんねん》の缺如《けつじよ》によるのである。

明治維新《めいぢゐしん》の大衆《たいしう》も、王政復古《わうせいふくこ》といふ眼目《がんもく》があり、これを最《もつと》も正《たゞ》しとする信念《しんねん》が、凝結《ぎようけつ》して行《おこな》はれたのである。料理維新《れうりゐしん》の大奉仕《だいほうし》も、『料理道《れうりだう》の復古《ふくこ》』を眼目《がんもく》として、これを最《もつと》も正《たゞ》しとする、大衆《たいしう》の信念《しんねん》が奮《ふる》ひ起《た》たねば、到底行《たうていおこな》はれるわけのものでない。同時《どうじ》に信念《しんねん》のない者《もの》には、いかなる小事業《せうじげふ》と雖《いへど》も、成就《じやうじゆ》する氣遣《きづか》ひはないのである。

先《ま》づ國民《こくみん》の心眼《しんがん》を開《ひら》いて、正信《しやうしん》の種子《しゆし》を植付《うゑつ》けることが、當面《たうめん》の急務《きふむ》でなければならぬ。これ直《たゞ》ちに『己《おの》れを知《し》る』ことの、最捷徑《さいせふけい》だからである。

（八）　自然食卽榮養食《しぜんしよくそくえいやうしよく》

豊葦原瑞穂國《とよあしはらのみづほのくに》である。

日本民族《にっぽんみんぞく》は昔《むかし》から、米《こめ》を主食《しゆしよく》とした。米《こめ》の不自由《ふじいう》な地方《ちはう》、階級《かいきふ》では、これに代《か》ふるに、あるひはこれを補《おぎな》ふに、麥《むぎ》、稗《ひえ》、粟《あは》、黍等《きびとう》を以《もつ》てしたが、やはり米《こめ》が五穀《ごこく》の王座《わうざ》である。さらばどこの米《こめ》でもよいかといふと、さうは行《ゆ》かぬ。日本民族《にっぽんみんぞく》の健康《けんかう》を保持《ほぢ》するものは、日本産《にっぽんさん》の米《こめ》である。

たとへば南洋《なんやう》、印度《インド》地方《ちはう》の米《こめ》である。ライス・カレーには、あれでなければいけないと、少《すこ》し通《つう》じたものは誰《だれ》でもいふ。熱帶地方《ねったいちはう》で發達《はったつ》したライス・カレーに、熱帶産《ねったいさん》の米《こめ》が適《てき》するのは當然《たうぜん》である。南洋《なんやう》、印度《インド》地方《ちはう》の米《こめ》は、脂肪分《しばうぶん》に乏《とぼ》しいから、パサ〱して粘《ねば》り氣《け》がない。熱帶人《ねったいじん》には多《おほ》く脂肪《しばう》を攝《と》る必要《ひつえう》がなく、攝《と》り過《す》ぎると却《かへ》ッて健康《けんかう》を害《がい》するからである。

溫帶《おんたい》に住《す》む日本人《にっぽんじん》には、やゝ脂肪質《しばうしつ》が必要《ひつえう》であるから、日本《にっぽん》の米《こめ》はやゝ脂肪質《しばうしつ》に富《と》み、飯《めし》に炊《た》くとふんわりとして、日本人《にっぽんじん》の口《くち》には最《もっと》も美味《うま》い。日本人《にっぽんじん》の口《くち》に美味《うま》いからといッて、日本米《にっぽんまい》を熱帶人《ねったいじん》に强《し》ひたら、必《かなら》ず不味《まづ》いといふに極《きま》ッてゐる。ライス・カレーに日本米《にっぽんまい》を用《もち》ひたら、日本人《にっぽんじん》ですら不味《まづ》いといふのが、何《なに》よりの證據《しようこ》である。單《たん》に味覺《みかく》のみの問題《もんだい》でなく、あまり脂肪《しばう》を必要《ひつえう》としない熱帶人《ねったいじん》に、やゝ脂肪分《しばうぶん》に富《と》んだ日本米《にっぽんまい》を常食《じやうしよく》させたら、きつと健康《けんかう》を害《がい》するにちがひない。それは魚菜食人《ぎよさいしよくじん》種《しゆ》である日本人《につぽんじん》が、獸肉《じうにく》を過食《くわしよく》した場合《ばあひ》、たちまち不健康《ふけんかう》に陷《おちい》るのと同《おな》じである。美味《びみ》と榮養《えいやう》とが一致《ち》しないやうに思《おも》ふ人《ひと》の多《おほ》いのは、一種《しゆ》の錯覺《さくかく》であることがこれでもわかる。人體《じんたい》を健康《けんかう》にする食料《しよくれう》でなければ、眞《しん》の美味《びみ》とはいへないのである。

脂肪分《しばうぶん》の乏《とぼ》しい熱帶産《ねつたいさん》の米《こめ》が、ボソ〳〵として日本人《につぽんじん》の口《くち》に適《てき》しないことは、試《こゝろ》みた者《もの》は誰《たれ》でも知《し》ツてゐる。あるひは熱帶人《ねつたいじん》にも不美《まづ》いから、そこでライス・カレーといふやうな、加工調味《かこうてうみ》が發達《はつたつ》したのかも知《し》れず、若《も》しまた逆《ぎやく》に熱帶人《ねつたいじん》の體質《たいしつ》、乃至《ないし》生活上《せいくわつじやう》、刺戟《しげき》を求《もと》める方《はう》が先《さき》で、それには脂肪分《しばうぶん》の乏《とぼ》しい、ボソ〳〵米《まい》が適《てき》するのだとしても、要《えう》するに熱帶産《ねつたいさん》の米《こめ》は味付飯《あぢつけめし》に適《てき》し、日本米《につぽんまい》は素飯《すめし》に適《てき》する。骨董飯《ごもくめし》、骨董鮨《ごもくずし》、松茸飯《まつたけめし》、筍飯《たけのこめし》、栗飯《くりめし》、魚飯《ぎよはん》、菜飯《さいはん》、茶飯《ちやめし》と、日本《につぽん》にも味付飯《あぢつけめし》の調理《てうり》は、昔《むかし》から澤山《たくさん》あるけれど、それは偶《たま》に調《こしら》へるから珍《めづら》しがられるので、常食《じやうしよく》として飽《あ》きられないのは、やはり何等《なんら》の調味《てうみ》をも加《くは》へない素飯《すめし》である。主食物《しゆしよくぶつ》である飯《めし》が既《すで》にそれである。日本料理《につぽんれうり》のすべては、こと〴〵くこの骨法《こつぱふ》から發《はつ》する。そこに特色《とくしよく》があり、生命《せいめい》があるのである。

副食物《ふくしよくぶつ》の主要材料《しゆえうざいれう》として、新鮮《しんせん》な魚介菜藻《ぎよかいさいさう》、それ等《ら》の多《おほ》くが生食《せいしよく》に適《てき》し、なるべく生食《せいしよく》することが、あるひは多少《たせう》の加工《かこう》を施《はどこ》すにしても、自然《しぜん》の味《あぢ》を活用《くわつよう》することが、眞《しん》の美味《びみ》でもあり、榮養的《えいやうてき》でもあり、即《すなは》ち天意《てんい》に叶《かな》ふ所以《ゆゑん》であることは、既《すで》に度々《たび〳〵》述《の》べた。こゝに最《もつと》も重大《ぢゆうだい》なのは、日本民族《にっぽんみんぞく》と獸《じう》肉食《にくしよく》との關係《くわんけい》である。

上代《じやうだい》の日本人《にっぽんじん》は、必《かなら》ずしも獸肉《じうにく》を厭《いと》はなかツた。山野《さんや》に遊獵《いうれふ》して、獲《う》るがまゝに鳥獸肉《てうじうにく》を食養《しよくやう》に供《きよう》した。神事祭祀《しんじさいし》にも用《もち》ひた。それを禁忌《きんき》するやうになツたのは、主《しゆ》として佛教渡來以後《ぶっけうとらいいご》である。しかも肉食時代《にくしよくじだい》の日本人《にっぽんじん》は、後世《こうせい》に比《ひ》し遥《はる》かに健康《けんかう》で、體質《たいしつ》も優《すぐ》れ長壽《ちやうじゆ》でもあツた。釋氏《しやくし》の所説《しよせつ》が迷信《めいしん》を助長《じよちやう》せしめ、信徒《しんと》から獸肉食《じうにくしよく》を奪《うば》ツた結果《けつくわ》、日本人《にっぽんじん》の體質《たいしつ》を退轉《たいてん》せしめたと、明治以降《めいちいかう》の學者《がくしや》は說《と》き、現代人《げんだいじん》の多《おほ》くはさう信《しん》じてゐる。

いかにも上代《じやうだい》の日本人《にっぽんじん》は、體質《たいしつ》も體格《たいかく》も優《すぐ》れ、且《かつ》長壽《ちやうじゆ》でもあツたらしい。しかしそれを以《もつ》て直《たゞ》ちに、獸肉食《じうにくしよく》の爲《ため》だと斷定《だんてい》することは、空《そら》の赤《あか》いのを見《み》て原因《げんいん》をも調《しら》べず、直《たゞ》ちに火事《くわじ》と判《はん》ずるに等《ひと》しい、早計《さうけい》も甚《はなは》だしいもので、上代《じやうだい》の日本人《にっぽんじん》が獸肉《じうにく》をも攝《と》ツた、必ずしも忌《い》まなかツたといふことは、『をも』であり『必《かなら》ずしも』であツて、決《けつ》してこれを主要食《しゆえうしよく》としたわけではない。多寡《たくわ》が嗜好食《しかうしよく》であり、謂《い》ふところの藥食《くすりぐ》ひであり、あるひは神事祭祀《じんじさいし》に用《もち》ひた、用濟品《ようずみひん》の攝伴《せうばん》であツて、第《だい》一日本民族《にっぽんみんぞく》の多數《たすう》が、飽食《はうしよく》するほどの獸肉《じうにく》は、地勢《ちせい》からいツても日本《にっぽん》の國土《こくど》に、生產《せいさん》しやう道理《だうり》がないのである。主食物《しゆしよくぶつ》はどこまでも五穀《こく》で、副食物《ふくしよくぶつ》の主要材料《しゆえうざいれう》は、後代《こうだい》と同《おな》じ魚菜《ぎよさい》であツた。それで優《すぐ》れた體質《たいしつ》を有《も》ち、體格《たいかく》を有《も》ち、長壽《ちやうじゆ》を保《たも》ち得《え》たといふのは、自然食《しぜんしよく》を尙《たつと》んだからでなくて何《なん》であらう。

いはゆる文化《ぶんくわ》が進《すゝ》むに隨《したが》ツて、生活様式《せいくわつやうしき》が複雑《ふくざつ》になるに伴《ともな》ツて、人間《にんげん》の嗜好《しかう》が、慾望《よくばう》が、多分《たぶん》の好《かう》奇心《きしん》に手傳《てつだ》はれて、漸々《だん〴〵》自然《しぜん》から遠《とほ》ざかり、人間《にんげん》の小技巧《こざいく》が加《くは》へられるに及《およ》んで、加工料理《かこうれうり》の發達《はつたつ》となり、それに正比例《せいひれい》して體質《たいしつ》が、體格《たいかく》が、壽名《じゆみやう》が退轉《たいてん》し、短縮《たんしゆく》されるに至《いた》ツたのである。

生活様式《せいくわつやうしき》の複雑《ふくざつ》が、食料《しよくれう》をも調理《てうり》をも複雑《ふくざつ》にしたのは、また自然《しぜん》の勢《いきほ》ひで、仕方《しかた》がないといはれるかも知《し》れぬ。それはある程度《ていど》まで、仕方《しかた》がないともいへやう。人間《にんげん》が都市《とし》に集注《しふちゆう》して、都市《とし》の文化《ぶんくわ》が發達《はつたつ》すれば、都市《とし》はたちまち消費地《せうひち》となツて、生産地《せいさんち》ではなくなツてしまふ。材料《ざいれう》を生産《せいさん》し得《え》ぬ悲《かな》しさには、生産地《せいさんち》から供給《きやうきふ》される材料《ざいれう》の範圍内《はんゐない》において、生活《せいくわつ》の基礎《きそ》を築《きづ》かなければならぬ。材料《ざいれう》の新《しん》鮮度《せんど》において、先《ま》づ生産地《せいさんち》に及《およ》ばないから、そこでいろ〳〵の加工《かこう》も發達《はつたつ》するのだが、原則《げんそく》としてこの加工《かこう》は、衰微《すゐび》不足《ふそく》の補《おぎな》ひであツて、根本《こんぽん》たる自然力《しぜんりよく》を否定《ひてい》し、あるひは排除《はいちよ》し、人間《にんげん》の小才覺《こさいかく》で改《かい》變《へん》しやうとし、若《も》しくは改變《かいへん》し得《う》ると信《しん》ずるのであツてはならぬ。いかに人智《じんち》が進《すゝ》んでも、學問《がくもん》が發《はつ》達《たつ》しても、あらゆるものゝ魂《たましひ》を、人間《にんげん》の力《ちから》で、學問《がくもん》の力《ちから》で、新《あら》たに植付《うゑつ》けることはできぬ。僅《わづ》かに人《じん》力《りよく》でなし得《う》るものは、既《すで》にある魂《たましひ》の練磨《れんま》、砥礪《とれい》にしか過《す》ぎないのだ。

天《てん》を、神《かみ》を、自然《しぜん》を無視《むし》し、あるひは冒瀆《ばうとく》して、單《たん》に食養《しよくやう》の上《うへ》のみからいツても、天《てん》の授《さづ》けた自然《しぜん》の物資《ぶつし》、その魂《たましひ》を殺《ころ》し、風味《ふうみ》を喪《うしな》ふて、新《あら》たに魂《たましひ》を吹込《ふきこ》み、風味《ふうみ》を創造《さうざう》しやうなど〻、そんなことができるわけのものではない。若《も》しできるとでも信《しん》ずる者《もの》があツたら、それこそ大《だい》それた人間《にんげん》の自《うぬ》惚《ぼれ》、憫殺《びんさつ》に堪《た》へたる大痴呆《おほたはけ》である。都會《とくわい》の料理《れうり》が景容《けいよう》に墮《だ》して、實質的《じつしつてき》に退轉《たいてん》して、現《げん》に行詰《ゆきづま》りの絕《ぜつ》底《てい》にあるのは、この原理《げんり》に徹底《てつてい》せず、徒《いたづ》らに樣《やう》を描《ゑが》いて、胡盧《ころ》を招《まね》いた結果《けつくわ》であるのだが、これは後《こ》段《だん》で更《さら》に詳說《しやうせつ》する。

日本人《につぽんじん》に獸肉食《じうにくしよく》が必要《ひつえう》であるか、否《いな》かといふ本題《ほんだい》に立戻《たちもど》ると、天《てん》は必《かなら》ずしも要《えう》を認《みと》めず、隨《したが》ツて必《ひつ》要《えう》とは敎《をし》へなかツたといへる。脂肪分《しばうぶん》の多《おほ》い獸肉《じうにく》は、もツと寒國《かんごく》の民族《みんぞく》に必要《ひつえう》なのだ。西洋料理《せいやうれうり》の本《ほん》場《ば》といはれる巴里《パリー》でも、倫敦《ロンドン》でも。日本《につぽん》よりはずツと北《きた》に當《あた》ること、地圖《ちづ》に引《ひ》かれた緯度《ゐど》の線《せん》を見《み》れば直《す》ぐわかる。佛敎《ぶつけう》が肉食《にくじき》を禁遏《きんあつ》したのは、日本《につぽん》よりもずツと南《みなみ》に當《あた》る、熱帶印度《ねつたいインド》に發達《はつたつ》したからだ。熱帶人《ねつたいじん》が氣候《きこう》の關係《くわんけい》から、多《おほ》くの脂肪分《しばうぶん》を必要《ひつえう》とせず、攝過《とりす》ぎると却《かへ》ツて害《がい》をなすことは、前《まへ》に說《と》いた。脂肪分《しばうぶん》の多《おほ》い肉食《にくじき》を禁《きん》じたのは、佛敎國民《ぶつけうこくみん》の健康《けんかう》を顧慮《こりよ》する上《うへ》から、寧《むし》ろ當然《たうぜん》のことであつて、決《けつ》して迷信《めいしん》でも何《なん》でもない。釋尊《しやくそん》の弟子《でし》の中《なか》には、當時《たうじ》の學者《がくしや》といふ學者《がくしや》は、殆《ほと》んど網羅《まうら》されてゐたといッてよい。後世《こうせい》醫藥《いやく》の泰斗《たいと》と仰《あふ》がるゝ耆婆《トバ》大臣《だいじん》の如《ごと》きも、やはりその一人《にん》であッた。正法《しやうばふ》正《しやう》理《り》を説《と》く釋尊《しやくそん》が、これ等《ら》學者《がくしや》の説《せつ》を無視《むし》して、迷信《めいしん》を勸《すゝ》めやう道理《だうり》がない。日本《につぽん》では後世《こうせい》德川綱吉《とくがはつなよし》が、生類憐愍《しやうるゐれんみん》の法令《はふれい》を發《はつ》して、却《かへ》ッて人間《にんげん》を苦《くるし》めたとて、この責任《せきにん》をまで佛教《ぶつけう》の迷信《めいしん》に、嫁《かづ》けやうとする論者《ろんしや》もあるけれど、それは末世《まつせ》の似而《え》非《せ》布教者《ふけうしや》が、如來《によらい》の眞意《しんい》を穿《は》き違《ちが》へた妄説《まうせつ》で、既《すで》に草木國《さうもくこく》土《ど》まで、皆成佛道《かいじやうぶつだう》を本願《ほんぐわん》とされた釋尊《しやくそん》に、動物《どうぶつ》と植物《しよくぶつ》とに對《たい》する、差別待遇《さべつたいぐう》の觀念《くわんねん》など、あらう筈《はず》はないのである。

たゞ無智《むち》の衆生《しゆじやう》を教化《けうげ》するに方《あた》ッては、學術的《がくじゆつてき》の道理《だうり》よりも、宗教的《しうけうてき》の方便《はうべん》を以《もつ》てする方《はう》が、遙《はる》かに功果《こうくわ》の多《おほ》い場合《ばあひ》がある。釋尊《しやくそん》も小乘時代《せうじようじだい》には、盛《さか》んに方便《はうべん》を説《と》かれたから、肉食禁遏《にくじききんあつ》の上《うへ》にも、その意味《いみ》の方便《はうべん》は用《もち》ひられたであらう。しかもそれは、功果《こうくわ》を主《しゆ》とした便法《べんぱふ》で、迷信《めいしん》と稱《しよう》すべきものではない。日本《につぽん》に渡來《とらい》以後《いご》の佛教《ぶつけう》も、この便法《べんぱふ》を用《もち》ひられたので、必《かなら》ずしも迷信《めいしん》の助長《じよちやう》でなかッたことは、佛教傳道者《ぶつけうでんだうしや》を除《のぞ》いては、魚鳥肉《ぎよてうにく》に寛《くわん》であッたことが立證《りつしよう》してゐる。

佛教傳道者《ぶつけうでんだうしや》にあッても、親鸞《しんらん》を祖《そ》とする眞宗《しんしう》の一派《ぱ》では、夙《はや》く肉食《にくじき》を解禁《かいきん》した。それは佛法發祥《ぶつぱふほつしやう》の印《イン》度《ド》地方《ちはう》に比《くら》べると、氣候風土《きこうふうど》を異《こと》にする日本人《につぽんじん》に、印度教《インドけう》を鵜呑《うの》みにさせたのでは、却《かへ》ツて影響《えいきやう》の怖《おそ》るべきものがあるから、日本人《につぽんじん》は日本人獨自《につぽんじんどくじ》の立場《たちば》から、適當《てきたう》に調節《てうせつ》すべきであるとの、論據《ろんきよ》であツたと推《すゐ》せられる。親鸞《しんらん》は大英斷《だいえいだん》の下《もと》に、この重大變革《ぢゆうだいへんかく》を決行《けつかう》すると同時《どうじ》に、別《べつ》にいはゆる『精進日《しやうじんび》』なるものを設定《せつてい》した。祖父母《そふぼ》の命日《めいにち》である、父母《ふぼ》の命日《めいにち》である、伯父母《はくふぼ》、叔父母《しゆくふぼ》、兄姉《けいし》の日《ひ》と、長上《ちやうじやう》の忌辰《きしん》に當《あた》ツては、肉食《にくじき》を禁《きん》じて精進《しやうじん》すべきだといふので、この精進日《しやうじんび》は年齢《ねんれい》の加重《かぢゆう》と共《とも》に、當然《たうぜん》その度數《どすう》が増進《ぞうしん》する、卽《すなは》ち年《とし》をとるに隨《したが》ツて、肉食《にくじき》しない日《ひ》の多《おほ》くなることが、合理的《がふりてき》な健康法《けんかうはふ》であるとの解釋《かいしやく》から、かく方便《はうべん》を用《もち》ひたのだといふことである。

取捨《しゆしや》よろしきを得《え》て一向《かう》にする勿《なか》れ。宗教《しうけう》も、科學《くわがく》も、道德《だうとく》も、生活《せいくわつ》も、その國《くに》により、民族《みんぞく》により、氣候《きこう》、風土《ふうど》、習俗《しふぞく》、傳統《でんとう》によツて、採長補短《さいちやうほたん》、各自《おの〱》適從《てきじう》するところを定《さだ》めなければならぬ所以《ゆゑん》である。然《しか》らば何《なに》に適從《てきじう》したらよいのか。無限力《むげんりよく》を有《いう》する大自然《だいしぜん》、天意《てんい》に信賴《しんらい》する外《ほか》はない。

ある學者《がくしや》はいツた。明治以降獸肉食《めいぢいかうじうにくしよく》の提唱《ていしやう》が盛《さか》んになツて、これを信《しん》ずる者《もの》が多《おほ》く、學者《がくしや》が說《と》き、當路者《たうろしや》が迎《むか》へて、到《いた》るところに牧畜《ぼくちく》が奬勵《しやうれい》され、實行《じつかう》さるゝに拘《かゝ》はらず、日本《につぽん》における牧畜業《ぼくちくげふ》が、提《てい》唱者《しやうしや》、奬勵者《しやうれいしや》の期待《きたい》する如《ごと》き、發達實績《はつたつじつせき》を見得《みえ》ないのは、取《と》りも直《なほ》さず日本人《につぽんじん》の生活上《せいくわつじやう》、獸肉《じうにく》を必要《ひつえう》としないといふ、天意《てんい》の現《あら》はれに外《ほか》ならないと。傾聽《けいちやう》すべき言議《げんぎ》だと思《おも》ふ。獸肉《じうにく》を攝《と》らなくても、日本《につぽん》には日本人《につぽんじん》に最《もつと》も適《てき》する、新鮮《しんせん》な魚介《ぎよかい》が豐富《ほうふ》に生産《せいさん》する。天《てん》の賜《たま》ものをさし措《お》いて、他《た》に何《なに》を求《もと》める必要《ひつえう》があらう。親鸞《しんらん》の解禁《かいきん》した肉食《にくじき》といふことも、魚介類《ぎよかいるゐ》が主《しゆ》であッて、獸肉《じうにく》の與《あづか》らぬことはいふまでもない。

（二）純金《じゆんきん》か合成金《ごうせいきん》か

アメリカに長《なが》くゐたことがあり、ヨーロッパにも、支那《しな》にもゐたといふ旅客《りよかく》、近頃《ちかごろ》來《き》たり歎《たん》じて曰《いは》く、

「支那料理《しなれうり》は今《いま》や世界中《せかいぢう》、到《いた》るところに進出發展《しんしゆつはつてん》し、あまねく文明人《ぶんめいじん》の歡迎《くわんげい》を受《う》けてゐる、然《しか》るにわが日本料理《につぽんれうり》は、海外《かいぐわい》において殆《ほと》んど外國人《ぐわいこくじん》の顧《かへり》みるところとならず、偶《たま》ま日本料理《につぽんれうり》の看板《かんばん》を見《み》かけることがあると、その悉《ことご》くがいひ合《あは》せたやうに、在留邦人《ざいりうはうじん》の爲《ため》の店《みせ》であッて、外人《ぐわいじん》の顧客《こかく》などは初《はじ》めから目的《もくてき》とせず、また外人《ぐわいじん》の顧客《こかく》となるものもない、この振《ふる》はざる日本料理《につぽんれうり》を、何《なん》とかして海外《かいぐわい》に進出《しんしゆつ》し振興《しんこう》せしむべき、新《あたら》しい調理法《てうりはふ》はないものか、邦家《はうか》のため専門研究家《せんもんけんきうか》は、一段《だん》の努力《どりよく》を拂《はら》ふべき

ではあるまいか、如何《いかん》」と。

答《こた》へて曰《いは》く、

「いかにも、一應《おう》はもツともである、しかし眞《しん》の日本料理《にっぽんれうり》は、所詮日本內地《しよせんにっぽんないち》のみに限《かぎ》られた料理《れうり》であツて、海外《かいぐわい》に發展《はってん》の餘力《よりよく》はおろか、進出《しんしゅつ》の可能性《かのうせい》すらもない、それだけのものであり、それだけでよいのである」と。

旅客《りよかく》が再《ふた》び嗟歎《さたん》するのを見《み》て、おもむろにいツたことである。

いふところの日本《やまと》 魂《だましひ》は、特《とく》に日本人《にっぽんじん》に限《かぎ》ツて、與《あた》へられた精神《せいしん》であツて、日本人《にっぽんじん》に說《と》けば直《たゞ》ちに理解《りかい》し、また說《と》かずとも自然《しぜん》に享《う》けて、容易《ようい》に會得《ゑとく》し、體得《たいとく》されるが、これを外國人《ぐわいこくじん》に移《うつ》さうとすると、說《と》いても容易《ようい》に理解《りかい》されず、たま〳〵理解《りかい》されることはあツても、會得《ゑとく》、體得《たいとく》に至《いた》ツては、殆《ほと》んど不可能《ふかのう》といふも過言《くわげん》ではない。しかしかくあるからといツて、日本《やまと》 魂《だましひ》が他《た》の諸外國《しよぐわいこく》の思想《しさう》に比《ひ》して、決《けっ》して劣《おと》るといふ理由《りいう》にはならないと同《おな》じく、海外《かいぐわい》に移植《いしよく》する餘力《よりよく》がないからといツて、日本料《にっぽんれう》理《り》が他《た》の諸外國《しよぐわいこく》の料理《れうり》、殊《こと》に支那料理《しなれうり》に比《ひ》して、決《けっ》して劣《おと》るといふ理由《りいう》にはならない。否《いな》、否《いな》、劣《おと》るどころではない。日本《やまと》 魂《だましひ》が世界《せかい》の中《うち》での、特《とく》に選《えら》ばれたる日本人《にっぽんじん》に與《あた》へられた、尊貴《そんき》なる精神《せいしん》であると同《おな》じく、世界幾十億《せかいいくおく》の人類中《じんるゐちう》、特《とく》に限《かぎ》られたる少數《せうすう》の日本人《にっぽんじん》のみに與《あた》へられた、新鮮優秀《しんせんいうしう》なる材料《ざいれう》を主《しゆ》とする日本料理《にっぽんれうり》は、また最《もつと》も珍重《ちんちやう》し、誇《ほこ》りとすべきものである。大道商人《だいだうしやうにん》の言草《いひぐさ》ではないが、あちらにもある、こちらにもある、どこでもザラに出來《でき》るといふやうな、融通《ゆうづう》の利《き》く料理《れうり》でないところに、眞《しん》の生命《せいめい》があり、價値《かち》があるのだといふと、客《きやく》は初《はじ》めて納得《なつとく》したらしく、欣然《きんぜん》として歸《かへ》ツて去《い》ツた。

かやうにいツたからといツて、決《けつ》して夜郎自大《やらうじだい》の言《げん》ではない。與《あた》へられたる材料《ざいれう》に限《かぎ》りがあり、地域《ちゐき》に限《かぎ》りがあり、しかも新鮮《しんせん》を以《もつ》て第一條件《だいでうけん》とする以上《いじやう》、大菩提心《だいぼだいしん》を奮《ふる》ひ起《おこ》して、廣《ひろ》く他人《たにん》にも施行《せぎやう》し、世《よ》に幸福《かうふく》を頒《わか》ちたいと思《おも》ツても、自然《しぜん》がこれを許《ゆる》さないのだから仕方《しかた》がない。たとへば、いかに一般的《はんてき》の用途《ようと》は廣《ひろ》くても、鐵《てつ》や石炭《せきたん》の價値《かち》は、到底金《たうていきん》や金剛石《ダイヤモンド》に及《およ》ばないのと同《おな》じである。料理《れうり》の上《うへ》に合成金《がふせいきん》を造《つく》らんとし、人造《じんざう》ダイヤモンドを造《つく》らんとする努力《どりよく》が、今《いま》の多《おほ》くの榮養學《えいやうがく》であり、榮養學《えいやうがく》者《しや》である。それとても無論結構《むろんけつこう》なことである。合成金《がふせいきん》でも、人造《じんざう》ダイヤモンドでも、養殖眞珠《やうしよくしんじゆ》でも、人造絹糸《じんざうけんし》でも、それを必《かなら》ずしも惡《わる》いといふのではない。また無下《むげ》に輕蔑《けいべつ》しやうとするのでもない。天然産《てんねんさん》を求《もと》めやうとしても、容易《ようい》に求《もと》め難《がた》い人《ひと》に對《たい》し、比較的精巧《ひかくてきせいかう》な代用品《だいようひん》を與《あた》へて、その欲求《よくきう》を緩和《くわんわ》し、あるひは滿足《まんぞく》せしめることができるなら、また人類《じんるゐ》を少《すこ》しでも幸福《かうふく》に導《みちび》く、尊《たふと》い事業《じげふ》に相違《さうゐ》ないことは承知《しようち》してゐる。世界《せかい》の多《おほ》くの榮養學者《えいやうがくしや》は、恐《おそ》らくさうでなければなるまい。しかし日本《にっぽん》の要《えう》する榮養學者《えいやうがくしや》、日本人《にっぽんじん》の求《もと》むべき榮養學《えいやうがく》は、おのづから趣《おもむき》を異《こと》にしなければならず、當然《たうぜん》異《こと》にすべき筈《はず》のものである。それは材料《ざいれう》が日本獨特《にっぽんどくとく》であると共《とも》に、學問《がくもん》もまた日本獨特《にっぽんどくとく》でなければならぬ道《だう》理《り》だからである。

こゝで最《もっと》も實際的《じっさいてき》な例《れい》を引《ひ》く。

支那料理《しなれうり》が技術《ぎじゅつ》において、世界第一《せかいだいいち》であると誇稱《こしよう》してゐることに對《たい》し、一應《おう》それを認《みと》めたことは前《まへ》に說《と》いた。狹《せま》い日本《にっぽん》の內地《ないち》において、最《もっと》も調理《てうり》の發達《はったつ》してゐるのは京都《きやうと》である。千年王城《ねんわうじやう》の地《ち》であッたといふ、歷史《れきし》がさうさせたのだともいへるが、最《もっと》も大《おほ》いなる原因《げんいん》は、材料《ざいれう》の關係《くわんけい》である。また世界《せかい》中《ちう》で支那《しな》位《ぐらゐ》、いろ〳〵のものを食《た》べる國《くに》、露骨《ろこつ》にいッて惡食《あくじき》をする國《くに》はないといはれる。これをも食《しょく》味《み》の進步《しんぽ》とする人《ひと》があるやうだが、試《こゝろ》みに日本《にっぽん》の內地《ないち》において、最《もっと》も惡食《あくじき》をする地方《ちはう》はどこかといふと、日本第一《にっぽんだいいち》の大國《たいこく》であッて、しかも海《うみ》のない信州《しんしう》である。かういッて信州人《しんしうじん》に怒《おこ》られるなら、最《もっと》も食味《しょくみ》の進步《しんぽ》した國《くに》といッてもよい。信州《しんしう》も殊《こと》に海《うみ》に遠《とほ》い、南信地方《なんしんちはう》へ入《はい》るほど甚《はなは》だしい。蜂《はち》の子《こ》を食《く》ふ、蝗《いなご》を食《く》ふ、サナギを食《く》ふ、蛇《へび》を食《く》ふ、鴉《からす》を食《く》ふといはれるのである。支那料理《しなれうり》のいはゆる發達《はつたつ》が、材料《ざいれう》の關係《くわんけい》にあることは、これ等《ら》の事例《じれい》に觀《み》ても推測《すゐそく》することができる。乾物《かんぶつ》を主材《しゆざい》とする支那料理《しなれうり》に、唯一《たゞひと》つ新鮮潑溂《しんせんはつらつ》たる生魚《せいぎよ》を用《もち》ふるのは鯉《こひ》である。どこの料理屋《れうりや》でも鯉《こひ》だけは、活《いき》たのを貯《たくは》へてゐるといふ。その鯉《こひ》をどんなに調理《てうり》するかといふと、多《おほ》くは例《れい》の酥製鯉魚《スーチャイリーユイ》、油《あぶら》で炸《あ》げて甘酢《あまず》をかけた、一種《しゆ》の餡《あん》かけである。筆者《ひつしや》はこれを直覺《ちよくかく》して、恐《おそ》らく支那《しな》の鯉《こひ》は不味《まづ》いからだと思《おも》ツた。そこである支那通《しなつう》に訊《たゞ》すと、果《はた》してさうだと裏書《うらがき》してくれた。

日本《につぽん》なら生作《いきづく》りにする鯉《こひ》である。支那《しな》でも南方《なんぱう》へ行《ゆ》くと、夏《なつ》など稀《まれ》に生食《せいしよく》させることはあるが、北方《ほくはう》では殆《ほと》んど遭遇《さうぐう》したことがない。南方《なんぱう》でもこれを生食《せいしよく》する場合《ばあひ》には、少《すくな》くとも一晝夜以上《ちうやいじやう》、生《い》けてある容器《ようき》の中《なか》に、多量《たりやう》の紫蘇《しそ》の實《み》を入《い》れて置《お》き、それから調理《てうり》するといふのである。異臭《いしう》を消《け》す爲《ため》であることは明《あきら》かだ。それで美味《うま》いかと聞《き》くと、どういたしてといふ明答《めいたふ》を得《え》て、釋然《しやくぜん》と氷解《ひようかい》したではないか。

あらゆる事物《じぶつ》は、必要《ひつえう》によツて發達《はつたつ》する。發達《はつたつ》する必要《ひつえう》のない場合《ばあひ》は、最初《さいしよ》から優秀《いうしう》であるのだといツて、平然《へいぜん》として沈滯《ちんたい》に甘《あま》んずるのが、やがて退轉《たいてん》の緒《いとぐち》であることはいふまでもない。いかに料《れう》理《り》の國粹《こくすゐ》を唱《とな》へる筆者《ひつしや》でも、現在日本《げんざいにつぽん》の材料《ざいれう》が、調理法《てうりはふ》が、世界第一《せかいだい》であるとは、意地《いち》にもいへず、思《おも》ツてもゐない。それどころか現在《げんざい》の材料《ざいれう》は、調理法《てうりはふ》は、恐《おそ》らく世界第一《せかいだい》退轉《たいてん》し、沈衰《ちんすゐ》し、行詰《ゆきづま》りの絶底《ぜつてい》にあると信《しん》ずるが故《ゆゑ》にこそ、維新《ゐしん》の必要《ひつえう》をも強調《きやうてう》するのであるが、それは幾度《いくたび》も繰返《くりかへ》す如《ごと》く、先《ま》づ自分《じぶん》の有《も》ツてゐるものを、自然《しぜん》に天《てん》から授《さづ》かツてゐるものを、心眼《しんがん》を開《ひら》いて篤《とく》と見定《みさだ》め、はツきりと長短《ちやうたん》を極《きは》め知《し》ツて、而《しか》して後《のち》に向《むか》ふべき途《みち》を、確乎《かくこ》に決《けつ》しなければならぬといふのである。

祖先以來《そせんいらい》持傳《もちつた》へてゐるものは、無垢《むく》の黃金《わうごん》であり、金剛石《ダイヤモンド》であり、天然《てんねん》の眞珠《しんじゆ》であり、本絹《ほんけん》であるに拘《かゝ》はらず、やゝ煤《すゝ》けてゐるから、あるひは曇《くも》ツてゐるから、脂《あぶら》が沁《し》みてゐるから、埃《ほこり》がかゝツたからといツて、本質《ほんしつ》をも究《きは》めずに輕々《かるぐ》しく棄去《すてさ》り、これに代《か》ふるに、見《み》た目《め》ばかりのケバ〴〵しい、人《じん》造物《ざうぶつ》を以《もつ》てせんとするの愚《ぐ》を、それがもしわが子《こ》であツたら、親《おや》として憫《あは》れみ、戒《いまし》めずにはゐられぬといふのである。親《おや》なればこそ憂《うれ》ひもし、警《いまし》めもするのである。

曇《くも》ツたダイヤモンドを磨《みが》くには、磨《みが》く法《はふ》がある。人造石《じんざうせき》を作《つく》る法式《はふしき》を以《もつ》て、直《たゞ》ちにこれに臨《のぞ》むことはできぬ。臨《のぞ》んではならぬ。退轉《たいてん》した今《いま》の日本食料《につぽんしよくれう》を改善《かいぜん》し、日本料理《につぽんれうり》を向上《かうじやう》せしめんとするには、これに適應《てきおう》する方法《はうはふ》、若《も》しくは學問《がくもん》を以《もつ》てすべきである。日本人《につぽんじん》の榮養《えいやう》を充實《じうじつ》し、健康《けんかう》を增進《ぞうしん》せしめんとするのに、根本的《こんぽんてき》に氣候風土《きこうふうど》、歷史傳統《れきしでんとう》、體質體力《たいしつたいりよく》を異《こと》にする異國《いこく》の、學問技術《がくもんぎじゆつ》をそのまゝ持《も》ツて來《き》て、鵜吞《うのみ》にし、させやうとしても、それは到底不可能《たうていふかのう》であり、强《し》ひて行《おこな》ツても一利《り》なく、却《かへ》ツて百害《がい》を生《しやう》ずる因《もと》であることは、日本人自身《につぽんじんじしん》が、當然《たうぜん》知《し》ツてゐなければならぬ道理《だうり》であるに拘《かゝ》はらず、實《じつ》は知《し》らないか、忘《わす》れたか、兎《と》も角《かく》も氣附《きづ》かない人《ひと》が多《おほ》いらしいのである。

今《いま》の榮養科學《えいやうくわがく》は、西洋《せいやう》において發達《はつたつ》した。それは發達《はつたつ》すべき必要《ひつえう》があツたからである。日本人《につぽんじん》の榮《えい》養智識《やうちしき》は、幼稚《えうち》、貧弱《ひんじやく》、到底《たうてい》お話《はなし》にならないといはれる。あまりに長《なが》い年代《ねんだい》に亘《わた》ツて、天《てん》の惠《めぐ》みが豐《ゆた》かに過《す》ぎた爲《ため》である。恩《おん》に狎《な》れて恩《おん》を忘《わす》れ、人間《にんげん》の小才覺《こざいかく》によツて、自然《しぜん》を弄《もてあそ》ばうとし、あるひは弄《もてあそ》び過《す》ぎた結果《けつくわ》、今《いま》の落目《おちめ》に沈倫《ちんりん》したのだともいへる。しかし幸《さいは》ひにして、日本人《につぽんじん》の悉《ことごと》くが、古今《ここん》を通《つう》じて榮養《えいやう》に對《たい》し、無關心無智《むくわんしんむち》でのみはなかツた。學問《がくもん》としてこそは、獨立《どくりつ》づけられなかツたけれど、おのづと今《いま》の學問《がくもん》にも一致《ち》し、學問以上《がくもんいじやう》の力强《ちからづよ》さで、不知《しらず》不識《〱》の間《あひだ》に、各人《かくじん》の體內《たいない》に根《ね》を張《は》り來《きた》ツた、いはゞ神《かん》ながらの健康食養《けんかうしよくやう》、今《いま》こそ睡《ねむ》ツてはゐるやうだけれど、自然《しぜん》に備《そな》はるこの智識《ちしき》、傳統《でんとう》の有難《ありがた》さといふものになると、また恐《おそ》らく世界《せかい》に冠《くわん》たるものが、あるといひ得《え》られ、差支《さしつか》へないと思《おも》ふ。體得《たいとく》した榮養智識《えいやうちしき》である。

現《げん》に日本人《にっぽんじん》の攝《と》りつゝある、幾百種《いくしゅ》と數《かぞ》へきれない食料品《しょくれうひん》の中《うち》に、一として理想的《りさうてき》なものはないと、いはれてゐるのである。たゞ一種類《しゅるゐ》を攝《と》れば、あらゆる榮養素《えいやうそ》を備《そな》ふることを以《もつ》て、理想的食品《りさうてきしょくひん》の目標《もくへう》とし、只管《ひたすら》それに向《むか》ツて進《すゝ》まんとするのが、今《いま》の榮養學者《えいやうがくしゃ》であり、また榮養學《えいやうがく》の究竟《くきやう》だとすれば、われ等《ら》は一の理想的食品《りさうてきしょくひん》を發見《はつけん》されず、幾百《いく》の一般的食品《はんてきしょくひん》を有《いう》することを、限《かぎ》りない幸福《かうふく》として歡喜《くわんき》しなければならぬ。今《いま》の榮養學者《えいやうがくしゃ》、若《も》しくは榮養食研究家《えいやうしょくけんきうか》の試《こゝろ》みる料理《れうり》、乃至《ないし》試驗濟《しけんずみ》として提唱《ていしゃう》され、實行《じつかう》されつゝある食品《しょくひん》の多《おほ》くが、ほとんど不味《まづ》いものであることは、既《すで》に世《よ》の味覺者《みかくしゃ》の間《あひだ》に定評《ていひやう》となツてゐる。學者《がくしゃ》の作《つく》ツた料理《れうり》はナゼ不味《まづ》いか、若《も》しくは不味《まづ》いといはれるか。問題《もんだい》はこゝである。

（ホ）　標本的榮養料理《へうほんてきえいやうれうり》

今《いま》のいはゆる榮養學者《えいやうがくしゃ》、若《も》しくは榮養食研究家《えいやうしょくけんきうか》の提唱《ていしゃう》し、實行《じつかう》する料理《れうり》が、ナゼ一般《ぱん》に不評《ふひやう》を招《まね》くか。原因《げんいん》は簡單《かんたん》である。

ある榮養學者《えいやうがくしゃ》はいふ。美味《びみ》と榮養《えいやう》とは、必《かなら》ずしも兩立《りやうりつ》するものではない、兩立《りやうりつ》せしめんとする必要《ひつえう》もない、これを兩立《りやうりつ》せしめんとするのは、いはゞ食養上《しよくやうじやう》の遊戯《いうぎ》であり、人間《にんげん》の贅澤《ぜいたく》である、榮養上《えいやうじやう》に必要《ひつえう》な食料《しよくれう》なら、たとへ少々《せうく》不味《まづ》くとも、がまんして食《く》ふべきである、それでなくては健康《けんかう》は保《たも》てないと。これは苦《にが》い藥《くすり》でも、病氣《びやうき》には易《か》へられないから、强《し》ひても服用《ふくよう》しろといふのと同《おな》じで、不《ふ》健康者《けんかうしや》を目標《もくへう》としての論《ろん》であるから、健康者《けんかうしや》には問題《もんだい》でない。

健康者《けんかうしや》を目標《もくへう》として、益々《ますく》その健康《けんかう》を增進《ぞうしん》せしむべき食料《しよくれう》は、榮養的《えいやうてき》であると同時《どうじ》に、第《だい》一條件《でうけん》として美味《びみ》でなければならぬ。そこで美味《びみ》の標準《へうじゆん》といふことが必要《ひつえう》になツて來《く》る。味覺《みかく》は主觀的《しゆくわんてき》のものであるから、人《ひと》によツてその標準《へうじゆん》が異《こと》なることはいふまでもない。しかし平等《びやうどう》の中《うち》に差別《さべつ》がある如《ごと》く、差別《さべつ》の中《うち》に平等《びやうどう》がある。たとへば同《おな》じ錢湯《せんたう》へ入《はい》ツて見《み》て、熱《あつ》いといふ者《もの》もあれば、ぬるいといふ人《ひと》もある。『冷暖自知《れいだんじち》』であるから、一概《がい》にはいへないともいへるけれど、同時《どうじ》に冬《ふゆ》を暑《あつ》いといふものもなければ、夏《なつ》を寒《さむ》いといふものもないのが基準《きじゆん》である。物《もの》の味《あぢ》にも基準《きじゆん》がなくてはならぬ。そして立派《りつぱ》に基準《きじゆん》はある。幾度《いくたび》もいふ通《とほ》り、自然《しぜん》の味《あぢ》を活用《くわつよう》することである。殊《こと》に日本《につぽん》の如《ごと》く、食品材料《しよくひんざいれう》が多種《たしゆ》多樣《たやう》で、四季折々《しきをりく》の變化《へんくわ》に富《と》み、新鮮優良《しんせんいうりやう》なものが、比較的容易《ひかくてきようい》に獲《え》られる國土《こくど》にあツては、一層《そう》これが基準《きじゆん》になるべきであり、實際基準《じつさいきじゆん》になツてゐることは、識者《しきしや》が認《みと》め、實驗者《じつけんしや》が知《し》り、一般大衆《ばんたいしう》にあッても、少《すこ》しく食味《しよくみ》に達《たつ》する者《もの》は、皆《みな》信《しん》じてゐるところである。

現行《げんかう》のいはゆる榮養料理《えいやうれうり》なるもので、美味《びみ》と榮養《えいやう》とを兼備《かねそな》ふると稱《しよう》せらるゝものゝ多《おほ》くが、尙且《なほかつ》美《び》味《み》でないといはれるのも、眞《しん》にこの基準《きじゆん》に徹底《てつてい》すれば、問題《もんだい》は立《たち》どころに解決《かいけつ》するのである。昔《むかし》から詩人《しじん》は農事《のうじ》に疎《うと》いといはれる。今《いま》の學者《がくしや》の多《おほ》くは、机上《きじやう》の學理《がくり》に偏傾《へんけい》して、兎角實際問題《とかくじつさいもんだい》の方《はう》には、おろそかになり易《やす》い傾向《けいかう》があると見《み》える。學理《がくり》は人間《にんげん》の定《さだ》めた基準《きじゆん》であり、實際《じつさい》は自然《しぜん》の定《さだ》めた基《き》準《じゆん》、方則《はうそく》であることを忘《わす》れると、あらゆる問題《もんだい》は、錯覺《さくかく》の奈落《ならく》に轉落《てんらく》してしまふ。

數《すう》百種《しゆ》ある食品《しよくひん》の中《うち》、一として理想的食品《りさうてきしよくひん》のないことを歎《なげ》くのが、今《いま》のいはゆる榮養學者《えいやうがくしや》の、氣《き》の毒《どく》な錯覺《さくかく》の第《だい》一步《ぽ》である。不老不死《ふらうふし》の靈藥《れいやく》を、東海《とうかい》に求《もと》めしめた秦《しん》の始皇《しくわう》を、恐《おそ》らく笑《わら》ふであらうところの科學者《くわがくしや》が、理想的食品《りさうてきしよくひん》の求《もと》め難《がた》いことに、同《おな》じ歎聲《たんせい》を發《はつ》するとしたなら、笑《わら》ふきさまもまた可《を》笑《かし》いぞと、笑《わら》はれるべきであるが、そこは單《たん》なる妄想者《まうざうしや》でない科學者《くわがくしや》だけに、學門《がくもん》の力《ちから》を以《もつ》て發見《はつけん》し得《え》難《がた》いとなると、その方《はう》は出來《でき》ない相談《さうだん》として、あッさりと諦《あきら》める代《かは》り、自然《しぜん》の力《ちから》で出來《でき》ないものなら、人間《にんげん》の力《ちから》で創造《さうざう》して見《み》せやうと、大勇猛心《だいゆうまうしん》を奮《ふる》ひ起《おこ》したのが、いはゆる理想的榮養食《りさうてきえいやうしよく》の研究《けんきう》ではなかッたか。勇氣《ゆうき》は敬服《けいふく》に値《あたひ》するけれど、さて果《はた》して目的通《もくてきどほ》り、そんな食品《しよくひん》が發明《はつめい》され、創造《さうざう》されるとなツたら、人生《じんせい》はどんなことになるか。

唯《た》だの一種類《しゆるゐ》を撮《と》れば、あらゆる榮養素《えいやうそ》を備《そな》ふるといふやうな、理想的食品《りさうてきしよくひん》が若《も》しできたら、朝《あさ》も晝《ひる》も晩《ばん》も、今日《けふ》も明日《あす》も明後日《あさつて》も、同《おな》じ物《もの》ばかり食《く》はされることであらう。あるひは一日《にち》に二食《しよく》三食《しよく》することは不必要《ふひつえう》だ。よろしく一日《にち》一回《くわい》、あるひは一週《しう》に一回《くわい》、一月《ひとつき》に一回《くわい》、更《さら》に一年《ねん》に一回《くわい》、一生《しやう》に一回《くわい》といふやうに、食事《しよくじ》の度數《どすう》をも、減《げん》ぜられることにならぬとも限《かぎ》らぬ。簡單明瞭《かんたんめいれう》ではあるかも知《し》らぬけれども、單調無爲《たんてうむゐ》にして變化《へんくわ》のない人生《じんせい》が、いかに索漠《さくばく》たるものであるかを想像《さうざう》する時《とき》、想《さう》像《ざう》するだけでもウンザリせざるを得《え》ない者《もの》は、敢《あへ》て筆者《ひつしや》ばかりでなからうこと、またいふまでもあるまい。われ等《ら》が一の理想的食品《りさうてきしよくひん》を發見《はつけん》されず、幾《いく》百の一般的食品《ぱんてきしよくひん》を有《いう》することを、限《かぎ》りない幸福《かうふく》として、歡喜《くわんき》するといツたのもこゝである。

さういふわれ等《ら》に味方《みかた》をしてくれる自然《しぜん》を、なほ慊焉《あきた》らずとして人力《じんりよく》を加《くは》へやうとする時《とき》、自然《しぜん》と人間《にんげん》との闘爭《とうさう》が起《おこ》る。自然《しぜん》が不必要《ふひつえう》として、附與《ふよ》しなかツた理想的食品《りさうてきしよくひん》を、人間《にんげん》が必要《ひつえう》として研究《けんきう》するのが、今《いま》の榮養科學《えいやうくわがく》だとすると、少《すくな》くとも日本國土《につぽんこくど》にあツては、不必要《ふひつえう》であるのみならず、寧《むし》ろ有《いう》害無益《がいむえき》だといひたいのである。すべての文化《ぶんくわ》は、必要《ひつえう》のあるところに發達《はつたつ》する。榮養科學《えいやうくわがく》が西洋《せいやう》に發《はつ》達《たつ》し、日本《にっぽん》に發達《はったつ》しなかツたのは、天惠《てんけい》の豐《ゆた》かな日本《にっぽん》には、その必要《ひつえう》がなかツたのである。近頃《ちかごろ》非常《ひじやう》な勢《いきほ》ひで、提唱《ていしやう》されるやうになツたのは、取《と》りも直《なほ》さずその必要《ひつえう》が、痛感《つうかん》されるに至《いた》ツた證據《しようこ》だが、しかし日本《にっぽん》に必要《ひつえう》な榮養學《えいやうがく》は、日本《にっぽん》の國土《こくど》と物資《ぶつし》とに基準《きじゆん》し、日本人《にっぽんじん》の生活《せいくわつ》に即《そく》した榮養學《えいやうがく》であツて、國土《こくど》と物資《ぶつし》と民族性《みんぞくせい》とを異《こと》にする、他國《たこく》の借物學問《かりものがくもん》では、何等《なんら》の役《やく》に立《た》たないのみならず、却《かへ》ツて有害無益《いうがいむえき》であることを、充分《じうぶん》に會得《ゑとく》した上《うへ》でないと、眞《しん》の健康《けんかう》と幸福《かうふく》とは來《こ》ないことを、繰返《くりかへ》し強《きやう》調《てう》したいのである。

その明確《めいかく》な證據《しようこ》が、いはゆる榮養料理《えいやうれうり》の不味《まづ》さである。一品《ぴん》で足《た》りる理想的食品《りさうてきしよくひん》が、研究《けんきう》の目標《もくへう》であるとしても、左様《さやう》な大事業《だいじげふ》の遂行《すゐかう》は、一朝《てう》一夕《せき》に得《う》べきでないから、漸進的《ぜんしんてき》に近《ちか》づく段階《だんかい》として、せめて一種《しゆ》で數種《すうしゆ》を兼《か》ねる料理《れうり》、たとへば一皿《ひとさら》の中《なか》に、脂肪《しばう》もあれば蛋白《たんぱく》もあり、含水炭素《がんすゐたんそ》も、無機《むき》鹽類《えんるゐ》も、カルシユームも、鐵分《てつぶん》も、乃至《ないし》ヴヰターミンのＡＢＣＤと、いろ〳〵の榮養素《えいやうそ》を盛込《もりこ》んで、先《ま》づ見本《みほん》だといふのが、今《いま》の榮養料理《えいやうれうり》である。

學問《がくもん》の力《ちから》で分析《ぶんせき》する時《とき》、それだけの要素《えうそ》は備《そな》へてゐるにしても、用《もち》ひる材料《ざいれう》は自然物《しぜんぶつ》であるから、それだけの榮養素《えいやうそ》を備《そな》へやうとするには、それを含《ふく》む自然物《しぜんぶつ》を、いろ〳〵と收集配合《しうしふはいがふ》しなければならぬ。主成分《しゆせいぶん》は自然物《しぜんぶつ》であツて、人間力《にんげんりよく》は加工《かこう》にとゞまる。實際材料《じつさいざいれう》の扱《あつか》ひ方《かた》に、經驗《けいけん》の淺《あさ》い學者研究《がくしやけんきう》者《しや》は、これが調理加工《てうりかこう》に當《あた》ツて、多《おほ》く外國《ぐわいこく》の手法《しゆはふ》を宗《そう》とする。退轉《たいてん》した今《いま》の料理法《れうりはふ》を、輕侮《けいぶ》する意味《いみ》もあらう、學問的《がくもんてき》に發達《はつたつ》してゐると、盲信崇拜《まうしんすうはい》する結果《けつくわ》もあらう、更《さら》にそれよりも現實的《げんじつてき》には、人間《にんげん》共通《きようつう》の好奇心《かうきしん》に乘《じよう》じ、變《かは》ツた手法《しゆはふ》と形式《けいしき》とで示《しめ》せば、本質以上《ほんしついじやう》に買冠《かひかぶ》ツて、雷同《らいどう》するものが多《おほ》からうとする、打算心理《ださんしんり》の手傳《てつだ》ツてゐることも爭《あらそ》はれぬ。日本料理《につぽんれうり》の專門家《せんもんか》が、「異國《いこく》の料理《れうり》はゴマカシが利《き》くから」と、ひそかに失笑《しつせう》してゐるのも、あながち猜疑心《さいぎしん》の發露《はつろ》とばかりは、いへない實例《じつれい》があるのである。「食物《たべもの》に好《す》き嫌《きら》ひのあるのは我儘《わがまゝ》から」といひ、「好《す》き嫌《きら》ひのないものは健康《けんかう》だ」とは、古來日本《こらいにつぽん》における、食養上《しよくやうじやう》の基礎觀念《きそくわんねん》である。好《す》き嫌《きら》ひのあるものは偏食《へんしよく》するから、自然榮養素《しぜんえいやうそ》に過不足《くわふそく》ができる。不健康《ふけんかう》の因《もと》であるから、戒《いまし》めなければならぬといふのであり、好《す》き嫌《きら》ひがなくなれば、あらゆる榮養食品《えいやうしよくひん》を併食《へいしよく》するから、當然健康《たうぜんけんかう》になり得《う》るといふのだ。天惠《てんけい》の豐《ゆた》かな日本《につぽん》では、四季《き》折々《をり〳〵》に變《かは》ツた材料《さいれう》が、次《つ》ぎ〳〵に供給《きようきふ》されるから、好《す》き嫌《きら》ひを超越《てうえつ》して、與《あた》へられるまゝに併食《へいしよく》すれば、それが自然《しぜん》の健康法《けんかうはふ》に適《かな》ツたのである。こゝにいふ併食《へいしよく》とは、必《かなら》ずしも一度《ど》に併食《へいしよく》する意味《いみ》ではなく、朝《あさ》は味噌汁《みそしる》、晝《ひる》は魚《さかな》、夜《よる》は野菜《やさい》といふ風《ふう》にでも、また今日《けふ》は肉食《にくしよく》をしたから、明日《あす》は精進《しやうじん》といふ風《ふう》にでも、時《とき》に應《おう》じ、體質《たいしつ》に從《したが》ひ、實際《じつさい》の生活狀態《せいくわつじやうたい》を基《もと》として、交々《こもぐ》分食《ぶんしよく》することにしても、結果《けつくわ》は同《おな》じ理《り》になるのである。

氣《き》の早《はや》い學者《がくしや》が功《こう》を急《いそ》いで、一皿《ひとさら》の中《なか》にいろ〳〵の材料《ざいれう》を盛込《もりこ》み、あらゆる榮養素《えいやうそ》を具備《ぐび》させやうとする結果《けつくわ》は、材料《ざいれう》の個性《こせい》を沒《ぼつ》し、自然《しぜん》を殺《ころ》し、一種《しゆ》のカクテルの如《ごと》きものにして、却《かへ》ツて變化《へんくわ》を乏《とぼ》しくするから、繰返《くりかへ》されると鼻《はな》について、つひに味覺《みかく》をそゝらなくなる。卽《すなは》ち學問《がくもん》の爲《ため》の標本料理《へうほんれうり》としか、われ等《ら》には觀《くわん》ぜられないのである。

エピソードがある。先年東北地方《せんねんとうほくちはう》の飢饉《ききん》が傳《つた》へられた時《とき》、ある榮養研究家《えいやうけんきうか》が、『農民《のうみん》の爲《ため》の榮養料理《えいやうれうり》』と題《だい》して、新聞《しんぶん》か雜誌《ざつし》かに發表《はつぺう》したところ、飢饉地《ききんち》でその新聞《しんぶん》なり、雜誌《ざつし》なりを讀《よ》んだといふのだから、少《すくな》くとも中以下《ちういか》の農民《のうみん》ではなかツたに違《ちが》ひない。それの曰《いは》く、「おれ達《たち》は豐年《ほうねん》にだツて、あんな手《て》のかゝつた料理《れうり》は食《く》ツたことがない」と。これはホンの一例《れい》にしか過《す》ぎぬが、一事《じ》が萬事《ばんじ》といふ諺《ことわざ》もある。食養《しよくやう》は一生《しやう》のことであるから、功《こう》を急《いそ》ぐ必要《ひつえう》はない。本統《ほんとう》に根柢《こんてい》から研究《けんきう》して、眞實不易《しんじつふえき》の根本義《こんぽんぎ》を確立《かくりつ》しなければならぬ。

（へ）學説《がくせつ》は流轉《るてん》する

日本人《にっぽんじん》の齒《は》がだん〳〵惡《わる》くなる。近年《きんねん》加速度的《かそくどてき》に惡《わる》くなる。殊《こと》に都會地方《とくわいちはう》にあツては、成年《せいねん》に達《たつ》した位《くらゐ》の男女《だんぢょ》で、義齒《いれば》の一本《ぽん》もないといふのは、鉦太鼓《かねたいこ》で搜《さが》さなければならぬ位《くらゐ》。甚《はなは》だしいのは小學兒童《せうがくじどう》で、金齒《きんば》を光《ひか》らせながら通學《つうがく》してゐるのがある。

その癖齒《くせは》の衞生《ゑいせい》は、うるさいほど說《と》かれてゐるのだが、一向《かう》に效果《かうくわ》は見《み》えぬ。いくら齒磨《はみがき》を使《つか》はせても、朝夜《てうや》の含漱《うがひ》を勵行《れいかう》させても、據《よ》ツて來《く》るところの根本原因《こんぽんげんいん》を除《のぞ》かなくては、百年河淸《ねんかせい》を待《ま》つやうなものである。根本原因《こんぽんげんいん》は何《なに》かといふと、第一《だい》は砂糖《さたう》の濫用《らんよう》である。第二《だい》は消化第一主義《せうくわだいしゅぎ》の餘弊《よへい》である。

砂糖《さたう》の效能《かうのう》が、エネルギーの消耗《せうもう》を補足《ほそく》し、心氣《しんき》を盛《さか》んにする上《うへ》に、重要《ぢゅうえう》な使命《しめい》を帶《お》びてゐることはいふまでもない。同時《どうじ》にカルシューム分《ぶん》を吸收《きふしう》するから、濫用《らんよう》すると齒《は》を惡《わる》くし、骨《ほね》を軟《やはら》かくすることも、學者《がくしゃ》によツて說《と》かれてはゐるが、實際問題《じっさいもんだい》となると、人間《にんげん》の通有性《つういうせい》として、好《す》きなものは害《がい》の方《はう》を顧《かへり》みず、益《えき》の方《はう》ばかりを强調《きゃうてう》して、濫用《らんよう》したがるのがならひだから、砂糖《さたう》の消費量《せうひりゃう》が多《おほ》い地《ち》方《はう》、殊《こと》に甘《あま》いものを好《この》む婦人子供《ふじんこども》に、齒《は》の惡《わる》くなるものが多《おほ》くなる道理《だうり》である。

砂糖《さたう》が日本《にっぽん》へ渡來《とらい》したのは、戰國末《せんごくまつ》の天文年間《てんもんねんかん》といふことだから、ざッと三百五十年位《ねんぐらゐ》にならうが、急速《きふそく》に發達《はったつ》し普及《ふきふ》したのは、やはり明治《めいぢ》の中葉以後《ちうえふいご》だ。砂糖《さたう》を使用《しよう》することによッて、日本食養《にっぽんしよくやう》界《かい》に一革新《かくしん》を來《きた》したことはいふまでもないけれど、砂糖《さたう》を濫用《らんよう》することによッて、日本料理《にっぽんれうり》に大退轉《だいたいてん》を招《まね》いたことも爭《あらそ》はれぬ。日本料理《にっぽんれうり》と砂糖《さたう》との關係《くわんけい》は、別《べつ》の項《かう》において述《の》べるが、料理《れうり》を退轉《たいてん》せしめた上《うへ》に、日本人《にっぽんじん》の健康《けんかう》を傷《そこな》ふたとあッては、由々敷《ゆゝし》き問題《もんだい》といはねばならぬ。

然《しか》るにまた近頃《ちかごろ》の學者《がくしゃ》にいはせると、日本人《にっぽんじん》はまだ砂糖《さたう》の消費量《せうひりやう》が足《た》らぬ、文明日本《ぶんめいにっぽん》の面目《めんぼく》にかけても、砂糖《さたう》をもッと舐《な》めろと說《と》く。根據《こんきよ》とするところは、現在《げんざい》の文明國《ぶんめいこく》で、一人當《ひとりあた》りの消費量《せうひりやう》は、イギリスが四十九キロ、アメリカが四十八キロなのに對《たい》し、日本《にっぽん》は僅《わづ》かに十四キロで、漸《やうや》く世界《せかい》の第《だい》七位《ゐ》を占《し》めるに過《す》ぎぬ。文明人《ぶんめいじん》といはれたくば、もッと舐《な》めろといふことになるのらしい。ところが前《まへ》にいッた濫用《らんよう》の害《がい》である。無論《むろん》それをも認《みと》めて、糖分《たうぶん》を多《おほ》く攝《と》る英米人《えいべいじん》には虫齒《むしば》が多《おほ》く、反對《はんたい》に砂糖《さたう》など用《もち》ひない野蠻人《やばんじん》には、齒磨《はみがき》などは使《つか》はなくとも、齒《は》の強《つよ》いものが多《おほ》いといふのだから、話《はなし》がこんがらかッて來《く》る。この論法《ろんぱふ》で行《ゆ》くと、齒《は》のよいものは野蠻人《やばんじん》、齒《は》の惡《わる》いものが文明人《ぶんめいじん》といふやうに聞《きこ》えるが、一方《ばう》ではまた齒《は》の衞生《ゑいせい》の爲《ため》に、甘《あま》いものを食《た》べた後《あと》には、必《かなら》ず酸性《さんせい》を中和《ちうわ》するやうな野菜《やさい》類《るゐ》、果實等《くわじつとう》を食《た》べて、鹽類《えんるゐ》やヴヰターミンを充分《じうぶん》に攝《と》れと注意《ちゆうい》してあるのだ。この注意《ちゆうい》にさへ從《したが》へば、人體内《じんたいない》に消耗《せうもう》するエネルギーを、充分《じうぶん》に補給《ほきふ》し得《う》ると同時《どうじ》に、齒《は》や骨《ほね》をも强健《きやうけん》にし得《う》るとの趣旨《しゆし》はわかツてゐるが、さうなると文明人《ぶんめいじん》の代表《だいへう》として擧《あ》げられた英米人《えいべいじん》は、この注意《ちゆうい》に從《したが》はぬ爲《ため》に齒《は》が惡《わる》くなるので、いふところの文明《ぶんめい》の意義《いぎ》が、根抵《こんてい》から動搖《どうえう》することになりはせぬかといふのである。

われ等《ら》の同胞日本人《どうばうにつぽんじん》は、そんな意味《いみ》の文明《ぶんめい》であツたら、必《かなら》ずしも文明人《ぶんめいじん》と呼《よ》ばれるには及《およ》ばぬ。砂《さ》糖《たう》の濫用《らんよう》を愼《つゝし》んで、明治以前《めいぢいぜん》の日本人《につぽんじん》の如《ごと》く、あるひは野蠻人《やばんじん》の如《ごと》くでもよい、强健《きやうけん》なる齒《は》と骨《ほね》との持主《もちぬし》になるべきではないか。日本人《につぽんじん》の常食《じやうしよく》とする穀菜類《こくさいるゐ》には、自然《しぜん》に適當《てきたう》に含《ふく》まれてゐる糖分《たうぶん》がある。いろ〳〵の原因《げんいん》と事情《じじやう》との爲《ため》に、それのみでは不足《ふそく》するところを、補《おぎな》ふ程度《ていど》に用《もち》ひればよい。現在《げんざい》ですら濫用《らんよう》の傾向《けいかう》にある砂糖《さたう》の消費量《せうひりやう》を、これ以上《いじやう》に增進《ぞうしん》せよなどゝは、以《もつ》ての外《ほか》の謬論《びうろん》であるといつて憚《はゞか》らぬ。

次《つぎ》には消化第一《せうくわだい》主義《しゆぎ》の餘弊《よへい》である。いかなる滋養食料《じやうしよくれう》といへども、消化吸收《せうくわきふしう》しなくては、何《なん》の効《かう》もないことはわかツてゐる。そこで消化第一《せうくわだい》といふのだらうが、同時《どうじ》にいかなる機能《きのう》といへども、適度《てきど》に使用《しよう》しない時《とき》は、退轉《たいてん》するにきまッてゐる。消化第《せうくわだい》一であるから、不消化《ふせうくわ》なものは避《さ》けねばならぬ、消化《せうくわ》のよいのは軟《やはら》かいものだから、硬《かた》いものはなるべく軟《やはら》かくしてといふことになると、齒《は》の丈夫《ちやうぶ》な必要《ひつえう》がなくなる、胃《ゐ》の腑《ふ》の負擔《ふたん》も輕《かる》くなるから、齒《は》は硬《かた》いものを咀嚼《そしやく》し得《え》ず、胃《ゐ》は硬《かた》いものを消化《せうくわ》し得《え》なくなる。殊《こと》に小兒《せうに》に對《たい》しては、專門家《せんもんか》がこれを勸《すゝ》めるから、子《こ》に甘《あま》い親《おや》ごゝろは無條件《むでうけん》で盲從《まうじう》する。少年時代《せうねんじだい》からの習性《ならひせい》は、成年《せいねん》に達《たつ》したからといッて、急《きふ》に脫却《だつきやく》し得《え》られるものでないから、到《いた》るところに胃弱者《ゐじやくしや》と齒弱者《しじやくしや》とが、轉《ころ》がッてゐることになる。齒《は》が惡《わる》いから胃《ゐ》が弱《よわ》くなり、胃《ゐ》が惡《わる》いから齒《は》が弱《よわ》くなる。この因果關係《いんぐわくわんけい》は、輪廻《りんね》してどこまでも續《つゞ》くのだから、驚《おどろ》いて咀嚼主義《そしやくしゆぎ》を提唱《ていしやう》し、胃腸《ゐちやう》の虛弱《きよじやく》を防《ふせ》がうとする識者《しきしや》も出《で》たが、實際《じつさい》はもう手遲《ておく》れであッた。齒《は》の惡《わる》い者《もの》に對《たい》して、いくら咀嚼《そしやく》しろといッても、行《おこな》はれる道理《だうり》はないからである。

いふところの消化第《せうくわだい》一主義《しゆぎ》を、必《かなら》ずしも貶《おと》しめるのではない。誤《あやま》ッた消化主義《せうくわしゆぎ》に伴《ともな》ふ、餘弊《よへい》の恐《おそろ》しさをいふのである。消化第《せうくわだい》一主義《しゆぎ》は、消化《せうくわ》のよいものゝみを攝《と》れとの謂《いひ》ではない。消化《せうくわ》の惡《わる》いものを攝《と》ッても、美事《みごと》に消化《せうくわ》し得《う》るだけの力《ちから》を、胃《ゐ》の腑《ふ》に備《そな》へさせることである。溫室《をんしつ》に育《そだ》ッた植物《しよくぶつ》は、外氣《ぐわいき》に觸《ふ》れると忽《たちま》ち萎縮《ゐしゆく》する。軟《やはら》かいものばかりに馴《な》らされた胃《ゐ》の腑《ふ》が、たま〳〵硬《かた》い物《もの》に出會《でつくわ》すと、忽《たちま》ち障害《しやうがい》を起《おこ》すのは當然《たうぜん》である。

たとへば小魚《こざかな》の骨《ほね》など、努《つと》めて攝《と》ることにすれば、カルシユーム分《ぶん》が含《ふく》まれてゐるから、當然《たうぜん》齒《は》も骨《ほね》も丈夫《ぢやうぶ》になる。それもたゞ鵜《う》呑《の》みにしたのでは、胃《ゐ》の腑《ふ》が消化《せうくわ》し得《え》ないから、強《つよ》い齒《は》を以《もつ》て咀嚼《そしやく》してやる。榮養分《えいやうぶん》は必《かなら》ずしも、消化《せうくわ》し易《やす》いものにのみあるわけではない。消化《せうくわ》し難《にく》いといはれるものゝ中《うち》にも、重要《ぢゆうえう》な榮養素《えいやうそ》を備《そな》へてゐるものは多《おほ》い。廣《ひろ》く榮養分《えいやうぶん》を攝《と》らうとするには、不消化《ふせうくわ》といはれる食料《しよくれう》をも、努《つと》めて併用《へいよう》する必要《ひつえう》がある。齒《は》が丈夫《ぢやうぶ》でさへあれば、どんな硬《かた》いものでも咀嚼《そしやく》して、胃《ゐ》の腑《ふ》へ送《おく》ることができるから、胃《ゐ》の腑《ふ》は容易《ようい》に消化《せうくわ》し得《う》ると同時《どうじ》に、不消化食料《ふせうくわしよくれう》に對《たい》する抵抗力《ていかうりよく》も、自《し》然《ぜん》と涵養《かんやう》されることになる。霜雪《さうせつ》を凌《しの》いだ松柏《しようはく》が、四時《じ》に凋落《てうらく》を見《み》ないのと同《おな》じ道理《だうり》である。胃弱《ゐじやく》と齒弱《しじやく》とが輪廻《りんね》する如《ごと》く、強健《きやうけん》な齒《は》と胃《ゐ》の腑《ふ》とも、輪廻《りんね》してます〳〵能力《のうりよく》を増《ま》すのである。

いはゆる榮養學者《えいやうがくしや》の中《うち》には、醫學《いがく》の専門家《せんもんか》が多《おほ》い。醫師《いし》の對象《たいしやう》となるものは、多《おほ》く疾患者《しつくわんしや》である關《くわん》係上《けいじやう》、醫學者《いがくしや》の唱道《しやうだう》する榮養知識《えいやうちしき》が、兎角《とかく》疾患者《しつくわんしや》の爲《ため》の手當本位《てあてほんゐ》になツて、健康者《けんかうしや》は度外《どぐわい》される傾向《けいかう》のあるのは、職業意識《しよくげふいしき》から發足《はつそく》するのである以上《いじやう》、やむを得《え》ないかも知《し》れぬが、常態《じやうたい》は健康《けんかう》であツて、疾患《しつくわん》は異常《いじやう》である。人間《にんげん》は病《やまひ》の器《うつは》といはれる位《くらゐ》だから、いかに健康《けんかう》の如《ごと》く見《み》え、健康《けんかう》を自任《じにん》してゐる人間《にんげん》でも、どこかに多少《たせう》の疾患《しつくわん》を有《も》たぬ者《もの》はないといふなら、先《ま》づ生《うま》れた當初《たうしよ》から、或《ある》ひは遺傳《ゐでん》に溯《さかのぼ》ツてゞも、疾患《しつくわん》の根源《こんげん》を斷滅《だんめつ》すべきであツて、疾患《しつくわん》に罹《かゝ》ツてからの治療《ちれう》の如《ごと》きは、寧《むし》ろ末《すゑ》であるべきである。識者《しきしや》の間《あひだ》に治療醫學《ちれういがく》よりも、豫防醫學《よばういがく》の方《はう》が緊要《きんえう》だといはれるのも、この意味《いみ》に他《ほか》ならぬと信《しん》ずる。

しかも口《くち》にいふべくして、事實《じじつ》に行《おこな》はれ難《がた》いのは、人間弱點《にんげんじやくてん》の當座主義《たうざしゆぎ》から、少《すこ》しの疾患《しつくわん》にも慌《あわて》る癖《くせ》に、平素《へいそ》の衞生《ゑいせい》を怠《おこた》るから、自分《じぶん》で自分《じぶん》の體質《たいしつ》がわからず、いざといふ場合《ばあひ》醫者《いしや》に賴《たよ》り過《す》ぎるのと、醫者《いしや》の方《はう》でも治療《ちれう》の方《はう》に、職業《しよくげふ》としての重心《ぢゆうしん》を置《お》くからである。せめて食養《しよくやう》の方面《はうめん》からでも、健康者《けんかうしや》を目標《もくへう》とする根本智識《こんぽんちしき》を、不斷《ふだん》に培養《ばいやう》することにしなければ、いつの日《ひ》にか國民全體《こくみんぜんたい》の健康《けんかう》を、眞《しん》に保持《ほぢ》し、完成《くわんせい》し、增進《ぞうしん》することができやう。食養《しよくやう》に徹底《てつてい》して實行《じつかう》さへすれば、あらゆる病氣《びやうき》の大半《たいはん》は、未然《みぜん》に防止《ばうし》することができるともいへる。食養《しよくやう》は健康《けんかう》の大本《たいほん》だからである。

砂糖《さたう》の濫用《らんよう》と、消化第《せうくわだい》一主義《しゆぎ》の餘弊《よへい》とが、日本民族《につぽんみんぞく》の健康《けんかう》を退轉《たいてん》せしめたことは、既《すで》に說《と》いた。それから派生《はせい》した咀嚼主義《そしやくしゆぎ》も、肝腎《かんじん》の齒《は》が弱《よわ》くては、實効《じつかう》の上《あが》らないこともわかツた。そこで起《おこ》ツたのがカルシユーム時代《じだい》であツた。カルシユームを豐富《ほうふ》に攝《と》れば、齒《は》や骨《ほね》を丈夫《ぢやうぶ》にするのみならず、肺疾《はいしつ》患《くわん》の補強《ほきやう》に偉効《ゐかう》があると唱《とな》へられて、大正初中年《たいしやうしよちうねん》の食養界《しよくやうかい》を、風靡《ふうび》した時代《じだい》があッた。理論上《りろんじやう》また實際上《じつさいじやう》、有効《いうかう》なことはわかッてゐるから、これが行《おこな》はれたのは當然《たうぜん》であるが、いくら有効《いうかう》なカルシユームでも、あまりに偏重《へんちやう》され過《す》ぎて、萬能《まんのう》の如《ごと》く說《と》かれると、當然反動時代《たうぜんはんどうじだい》を招來《せうらい》し、學者《がくしや》の反對論《はんたいろん》なども現《あら》はれて、いつとなく下火《したび》になると共《とも》に、代《かは》ッて勃興《ぼつこう》したのがヴヰターミン時代《じだい》である。

一口《ひとくち》にヴヰターミンといッても、先《ま》づ分類《ぶんるゐ》されたのがＡＢＣで、各々《おの〱》專門學者《せんもんがくしや》によッて、競爭的《きやうさうてき》に有効說《いうかうせつ》が樹《た》てられると、いつの間《ま》にか食養《しよくやう》の範圍《はんゐ》から、藥品《やくひん》の部門《ぶもん》に域《ゐき》を越《こ》えて、やがてＤ時代《じだい》となり、Ｅ時代《じだい》と進展《しんてん》した上《うへ》、更《さら》に同《おな》じＢの中《なか》にも、一二三と番號《ばんがう》づけられるまでになッた。ヴヰターミン全盛時代《ぜんせいじだい》の反動《はんどう》としては、カロリー萬能說《まんのうせつ》が樹《た》てられたりして、その間《かん》に各々《おの〱》消長《せうちやう》があり、現在《げんざい》はホルモン時代《じだい》となッてゐる如《ごと》く、食養界《しよくやうかい》の論議《ろんぎ》はます〱複雜多端《ふくざつたたん》となり、果《はて》は日本民族《につぽんみんぞく》の主食料《しゆしよくれう》たる米《こめ》についても、白米《はくまい》と、玄米《げんまい》と、胚芽米《はいがまい》と、或《ある》ひは半搗《はんつき》、七分搗《ぶづき》などゝ、專門家《せんもんか》の說《せつ》がいろ〱に岐《わか》れて、各々《おの〱》自說《じせつ》を固執《こしふ》するところから、甲論乙駁《かふろんおつばく》、丙丁戊己《へいていぼき》、水掛論《みづかけろん》の干《かは》く暇《ひま》がなく、正直《しやうちき》に聽《き》いてゐる一般《ばん》民衆《みんしう》は、ほとんど適從《てきじう》するところを知《し》らなくなる。なッてゐる。これが現狀《げんじやう》である。

鹿《しか》を逐《お》ふ獵師《れふし》は山《やま》を見《み》ぬといふ。功《こう》を急《いそ》ぐ學者《がくしや》は他《た》を顧《かへり》みる遑《いとま》がなく、一《ひと》つの研究《けんきう》が成《な》ると、直《たゞ》ちに新説《しんせつ》として發表《はつぺう》する。新《あたら》しいもの好《ず》きの民衆《みんしう》は、專門家《せんもんか》の名《な》に眩惑《げんわく》されて、新《あたら》しくさへあれば無條《むでう》件《けん》で盲信《まうしん》する。立場《たちば》を異《こと》にする他《た》の學者《がくしや》は、異《こと》なツた立場《たちば》から論評《ろんぴやう》するから、多《おほ》くは異説駁撃《いせつばくげき》となツて、容易《ようい》に一致點《ちてん》に到達《たうたつ》しない。水掛論《みづかけろん》を繰返《くりかへ》してゐる中《うち》に、また新説《しんせつ》が發表《はつぺう》されると、移《うつ》り氣《き》な大《たい》衆《しう》は直《す》ぐその方《はう》へ走《はし》ツて、他《た》を顧《かへり》みなかツた昨日《きのふ》の新説《しんせつ》は、他《た》から顧《かへり》みられぬ今日《けふ》の舊説《きうせつ》となツて、舞臺《ぶたい》は次《つぎ》の場面《ばめん》へ轉換《てんくわん》してゐる。かうして宙宇《ちうう》に迷《まよ》ツてゐる學説《がくせつ》、その學説《がくせつ》から生《うま》れた製品《せいひん》が、いくら風塵《ふうちん》に曝《さら》されてゐるか知《し》れぬ。

新陳代謝《しんちんたいしや》する度《たび》に、生命《せいめい》を失《うしな》ふ學説《がくせつ》や製品《せいひん》が、下積《したづみ》の犧牲《ぎせい》になればこそ、眞《しん》の進歩《しんぽ》はあるのだといはれるかも知《し》れぬが、犧牲《ぎせい》になる學説《がくせつ》や製品《せいひん》と共《とも》に、一般民衆《ばんみんしう》までが犧牲《ぎせい》として、試驗臺上《しけんだいじやう》に載《の》せられねばならぬとすると、これは大《おほ》きな問題《もんだい》である。眞《しん》の進歩《しんぽ》とは、左様《さやう》に絶《た》えず流轉《るてん》して、底止《ていし》するところを知《し》らぬものなのか。更《さら》に端的《たんてき》にいふと、進歩《しんぽ》とは流轉《るてん》の異名《いみやう》なのか。犧牲《ぎせい》に甘《あま》んずる前《まへ》に、先《ま》づ考《かんが》へなくてはならぬ。

（ト）獨自《どくじ》の食養境地《しよくやうきやうち》

悠久《いうきう》たる自然《しぜん》は、默々《もくもく》として何等《なんら》の學說《がくせつ》をも吐《は》かぬ。

森羅萬象《しんらばんしやう》を抱擁《はうよう》して、日夜《にちや》に永劫《えいがう》に進轉《しんてん》してゐるけれど、四時《しじ》の序《じよ》、晝夜《ちうや》の別《べつ》、地水風火《ちすゐふうくわ》、有情《うじやう》非《ひ》情《じやう》、一定《てい》の方則《はうそく》は牢乎《らうこ》として、萬代《ばんだい》に抜《ぬ》くべからず、無數劫《むしゆがふ》を經《へ》て易《かは》らぬ。一默雷《もくらい》を凌《しの》ぐ大雄辯《だいゆうべん》、久《く》遠《をん》に不言《ふげん》の大實行《だいじつかう》である。

自然《しぜん》に生命《せいめい》づけられ、育《はぐゝ》まれ、抱《いだ》かれ、生活《せいくわつ》してゐる人類《じんるゐ》が、自然《しぜん》の方則《はうそく》に遵《したが》ひ、自然《しぜん》の惠《めぐ》みを重《おも》んじ、敬虔《けいけん》に、從順《じうじゆん》に、自然《しぜん》の意《い》を體《たい》して、戻《もど》らざらんことを努《つと》めるに、謬《あやま》りのあらう道理《だうり》はない。いかなる學說《がくせつ》をも超越《てうえつ》して、事實《じじつ》がこれを立證《りつしよう》してゐる。

いかなる學說《がくせつ》と雖《いへど》も、自然《しぜん》を離《はな》れては成立《なりた》たぬ。あらゆる學說《がくせつ》を包容《はうよう》してゐる自然《しぜん》である。人間《にんげん》の定《さだ》める學說《がくせつ》は、人間《にんげん》の爲《ため》の便法《べんはふ》に過《す》ぎぬ。便法《べんぱふ》もとより必要《ひつえう》であり、結構《けつこう》にはちがひないけれど、根《こん》本《ぽん》は自然《しぜん》の方則《はうそく》である。根本《こんぽん》があツての便法《べんはふ》であり、便法《べんぱふ》の爲《ため》の根本《こんぽん》ではない。本末《ほんまつ》を轉倒《てんたう》してはならぬ。宿命的《しゆくめいてき》ともいへるほど、天惠《てんけい》の厚《あつ》い國土《こくど》に生《うま》れついた、日本民族《につぽんみんぞく》の榮養知識《えいやうちしき》は、こゝから發達《はつたつ》しなくてはならぬ。日本獨自《につぽんどくじ》の榮養學《えいやうがく》が、必要《ひつえう》だといふ所以《ゆゑん》である。

日本人《につぽんじん》の榮養知識《えいやうちしき》が、近頃《ちかごろ》まで幼稚貧弱《えうちひんじやく》といはれたのは、天惠《てんけい》の豐かな國《くに》に生《うま》れて、自然《しぜん》に從順《じうじゆん》でさへあれば、それが直《たゞ》ちに健康食《けんかうしよく》となるので、特《とく》に學問《がくもん》づけられた榮養知識《えいやうちしき》を、必要《ひつえう》としなかツた爲《ため》であることは前《まへ》に述《の》べた。社會組織《しやくわいそしき》の複雜《ふくざつ》、人口《じんこう》の增殖《ぞうしよく》、交通輸送機關《かうつうゆそうきくわん》の發達《はつたつ》、その他《た》種々《しゆぐ》の事情原因《じじやうげんいん》から、生活樣式《せいくわつやうしき》の變化《へんくわ》に伴《ともな》ひ、いはゆる人間《にんげん》の爲《ため》の便法《べんぱふ》、新《あら》たなる榮養知識《えいやうちしき》の必要《ひつえう》を生《しやう》じたことは爭《あらそ》はれぬけれど、根本《こんぽん》があツての便法《べんぱふ》である以上《いじやう》、便法《べんぱふ》の爲《ため》に根本《こんぽん》は覆《くつが》へらぬ。覆《くつが》へされてはならぬ。どこまでも根本《こんぽん》を活《いか》す爲《ため》、補《おぎな》ふ爲《ため》の便法《べんぱふ》であるべきである。

どこの國《くに》に發達《はつたつ》した學說《がくせつ》でも、長《ちやう》を採《と》り入《い》れることは必要《ひつえう》だが、根本《こんぽん》を異《こと》にする國柄《くにがら》において、そのまゝ鵜呑《うのみ》にすることの有害《いうがい》も、既《すで》に說盡《ときつく》した筈《はず》である。外國《ぐわいこく》に發達《はつたつ》した學說《がくせつ》を基礎《きそ》としても、日本《にっぽん》の實際《じつさい》に即《そく》して、新《あら》たに研究啓發《けんきうけいはつ》すると、今《いま》の學者《がくしや》の多《おほ》くはいふ。眞《しん》に如說《によせつ》に實行《じつかう》されたら、これほど結構《けつこう》なことはないけれど、果《はた》して言說《ごんせつ》の如《ごと》く、實効《じつかう》が擧《あが》ツてゐるかどうか。なるほど日本《にっぽん》の榮養學者《えいやうがくしや》は、日本《にっぽん》に產《さん》する材料《ざいれう》に即《そく》して、研究發表《けんきうはつぺう》してゐるにはちがひない。しかし研究《けんきう》の基礎《きそ》、發表《はつぺう》の樣式《やうしき》は、どこまでも外國風《ぐわいこくふう》の踏襲《たふしふ》であツて、特異《とくい》の民族性《みんぞくせい》または體質《たいしつ》、特異《とくい》の材料《ざいれう》とその本質等《ほんしつとう》に立脚《りつきやく》して、獨自《どくじ》の境地《きやうち》を拓《ひら》かれたものには、遺憾《ゐかん》ながらまだ接《せつ》するの機會《きくわい》に惠《めぐ》まれてゐない。單《たん》なる分析表《ぶんせきへう》によツて、材料個々《ざいれうこゝ》の本質《ほんしつ》が、統一的《とういつてき》に闡明《せんめい》されたとでも、錯覺《さくかく》する者《もの》が多《おほ》くなツたら、結果《けつくわ》において功罪《こうざい》は、いづれが多《おほ》いか疑問《ぎもん》だからである。これは一例《れい》に過《す》ぎぬ。少《すくな》くとも實際家《じつさいか》の間《あいだ》に、今《いま》の榮《えい》養學者《やうがくしや》の所說《しよせつ》が、多《おほ》く机上《きじやう》の空論《くうろん》として、重《おも》んぜられぬ所以《ゆゑん》のものも、この邊《へん》に介在《かいざい》することを、考《かう》慮《りよ》されてよい筈《はず》だと思《おも》ふ。

一歩乃至數歩《ほないしすうほ》を讓《ゆづ》ツて、學者《がくしや》の研究發表《けんきうはつぺう》するところが、必《かなら》ずしも絕對《ぜつたい》といふ意味《いみ》ではなく、時《とき》と所《ところ》とに應《おう》じて、あるひは風土習俗等《ふうどしふぞくとう》によツて、多少《たせう》の相異《さうい》、除外例《ぢよぐわいれい》もあらうけれど、先《ま》づ概念的《がいねんてき》に、若《も》しくは凡《およ》その標準《へうじゆん》として、後進者《こうしんしや》の參考《さんかう》にはならうといふのだツたら、ある程度《ていど》までの首肯《しゆこう》はできる。固《もと》よりなきには優《まさ》らうけれど、例《たと》へば材料《ざいれう》にしてからが、數百種《すうしゆ》に上《のぼ》る多數《たすう》に對《たい》し、一々分析表《ぶんせきへう》を附《ふ》して、それ〳〵の榮養價《えいやうか》を示《しめ》すとする。材料《ざいれう》を仕入《しい》れ、調理《てうり》する場合《ばあひ》、悉《ことごと》くこれを諳《そら》んじて、實際《じつさい》に役立《やくだ》てやうとしたら、大《おほ》きな負擔《ふたん》でなくてはならぬ。その都度參考書《つどさんかうしよ》と首《くび》ツ引《ぴき》に、沒頭研究《ぼつとうけんきう》する篤志家《とくしか》があらうとは、今《いま》の家庭《かてい》などでは想像《さうざう》も及《およ》ばぬ。恐《おそ》らくは學者自身《がくしやじしん》と雖《いへど》も、材料幾種《ざいれういくしゆ》かの榮《えい》養價《やうか》に就《つ》いて、卒然《そつぜん》と質問《しつもん》を受《う》けたら、自分《じぶん》の著書《ちよしよ》でも引出《ひきだ》さぬ限《かぎ》り、明確《めいかく》な答《こた》へは難《むつ》かしからうとさへ危《あやぶ》まれる。況《いは》んや大衆《たいしう》の多《おほ》くは、參考《さんかう》のつもりで發表《はつぺう》された資料《しれう》でも、學者《がくしや》の名《な》を以《もつ》てせられると、直《たゞ》ちに絕對《ぜつたい》の意味《いみ》のものゝ如《ごと》く、盲信《まうしん》する傾向《けいかう》の濃厚《のうこう》なるにおいてをやである。

知解《ちげ》の淺《あさ》い多《おほ》くの大衆《たいしう》に對《たい》しては、法《はふ》は簡易《かんい》に說《と》かれるほど有効《いうかう》である。およそいかなる國土《こくど》にあツても、その地《ち》に生存《せいぞん》する者《もの》は、その地《ち》に適《てき》するものである。適者生存《てきしやせいぞん》の理法《りはふ》によツてゞある。人間《にんげん》の場合《ばあひ》には、俗《ぞく》に「水《みづ》に合《あ》ふ」といふ。その地《ち》に適《てき》する人間《にんげん》の爲《ため》には、その人間《にんげん》に適《てき》する食料《しよくれう》が、またその地《ち》において生產《せいさん》される。自然《しぜん》の方則《はうそく》にさへ徹底《てつてい》すれば、榮養知識《えいやうちしき》への入門《にふもん》は、最《もつと》も簡單明瞭《かんたんめいれう》である。

自分《じぶん》の住《す》む土地《とち》に產《さん》する物《もの》を攝《と》ることである。理想的《りさうてき》にいへば自《みづか》ら培《つちか》ひ、自《みづか》ら漁《すなど》ツて食《く》ふのである。出發點《しゆつぱつてん》をそこに定《さだ》めて、各人《かくじん》の境遇《きやうぐう》、職業《しよくげふ》、嗜好等《しかうとう》により、一步《ぽ》づゝ離《はな》れることはやむを得《え》ぬとする。やむを得《え》ずである。一步《ぽ》づゝである。出發點《しゆつぱつてん》が根本《こんぽん》で、やむを得《え》ずは補給《ほきふ》の意《い》である。

自分《じぶん》の生《うま》れたところ、旅行《りよかう》するにしても、移住《いぢゆう》するにしても、現《げん》にゐるところに產《さん》する物《もの》、若《も》しくは最《もつと》も近《ちか》いところに產《さん》するものを攝《と》れば間違《まちが》ひない。材料《ざいれう》を生產《せいさん》しない都會地《とくわいち》に住《す》んでも、原則《げんそく》は同《おな》じである。現住《げんぢゆう》する地點《ちてん》を中心《ちうしん》として、假《かり》に幾重《いくへ》にも環狀線《くわんじやうせん》を描《か》いて見《み》る。そして最《もつと》も近《ちか》い圈內《けんない》に、生產地《せいさんち》を求《もと》めることにする。求《もと》める材料《ざいれう》の種類《しゆるゐ》によツて、第《だい》一圈內《けんない》に生產《せいさん》しない場合《ばあひ》には、やむを得《を》ず第《だい》二圈內《けんない》、或《ある》ひは第《だい》三圈內《けんない》と、順次《じゆんじ》遠《とほ》きに及《およ》ぶことは妨《さまた》げぬが、根本方則《こんぽんはうそく》を破《やぶ》ツて、一足飛《そくと》びに遠來《ゑんらい》を求《もと》めることは、及《およ》ぶ限《かぎ》り避《さ》けるやうに努《つと》める。人間《にんげん》の好奇心《かうきしん》から、交通機關《かうつうきくわん》の發達《はつたつ》と、貯藏設備《ちよざうせつび》の進歩《しんぽ》に乘《じよう》じ、競《きそ》ふて遠來《えんらい》を求《もと》めやうとする結果《けつくわ》が、あらゆる食味《しよくみ》を退轉《たいてん》せしめ、材料《ざいれう》を下落《げらく》せしめたことは別《べつ》に說《と》く。

狹小《けふせう》な島國《しまぐに》でありながら、氣候《きこう》、風土《ふうど》、地勢等《ちせいとう》の關係《くわんけい》から、魚介菜藻《ぎよかいさいさう》、山《やま》の物《もの》、野《の》の物《もの》、海《うみ》の物《もの》、河《かは》の物《もの》と、多種多樣《たしゆたやう》に生產《せいさん》し、しかも局部的《きよくぶてき》に特殊《とくしゆ》の材料《ざいれう》が、特殊《とくしゆ》の地方《ちはう》に複雜《ふくざつ》に生產《せいさん》する。それが直《たゞ》ちに局部地方人《きよくぶちはうじん》に、適應《てきおう》する食料《しよくれう》であるのだから、環狀線《くわんじやうせん》は近接地《きんせつち》を主《しゆ》として、なるべく密度《みつど》を細《こま》かくするほど、效果《かうくわ》の多《おほ》い道理《だうり》である。

地方的《ちはうてき》に生產《せいさん》する材料《ざいれう》が、多種複雜《たしゆふくざつ》であると同時《どうじ》に、季節的《きせつてき》にも多種複雜《たしゆふくざつ》なのが、またこの國《くに》の特色《とくしよく》である。四時《じ》に變遷《へんせん》する材料《ざいれう》は、最《もつと》も多產《たさん》する季節《きせつ》が旬《しゆん》である。氣候風土《きこうふうど》と、住民《ぢゆうみん》の體質《たいしつ》、自然《しぜん》の生理的要求《せいりてきえうきう》に應《おう》じて、隨時《ずゐじ》に生產《せいさん》するのであるから、多產期《たさんき》のものが美味《びみ》であり、同時《どうじ》に榮養《えいやう》に富《と》むことも、合理的《がふりてき》の自然現象《しぜんげんしやう》である。速成栽培《そくせいさいばい》の發達《はつたつ》と、輸送方法《ゆそうはうはふ》の簡便等《かんべんとう》から、競《きそ》ふてハシリ物《もの》を需給《じゆきふ》するの愚《ぐ》も別《べつ》に說《と》く。

あらゆる材料《ざいれう》は、最《もつと》も多產《たさん》する地方《ちはう》が、その材料《ざいれう》の生產《せいさん》に、最《もつと》も適《てき》する證據《しようこ》だから、いふところの本場《ほんば》である。本場《ほんば》で旬《しゆん》の物《もの》を攝《と》れば、美味《びみ》で榮養《えいやう》に富《と》む上《うへ》に、材料《ざいれう》が豐富《ほうふ》であるから、隨《したが》ツて値段《ねだん》も廉《やす》い、經濟的《けいざいてき》である。同時《どうじ》に新鮮《しんせん》な優秀材料《いうしうざいれう》が、比較的容易《ひかくてきようい》に得《え》られるから、調理《てうり》に加工《かこう》を必要《ひつえう》としない。簡易《かんい》である。

美味《びみ》と、榮養《えいやう》と、經濟《けいざい》と、簡易《かんい》と、四要項《えうかう》を具備《ぐび》した理想的《りさうてき》の存在《そんざい》、しかもその地方《ちはう》の住民《ぢゆうみん》に、或《ある》ひは近接地方《きんせつちはう》の住民《ぢゆうみん》に、最《もつと》も適《てき》するものとして、生產《せいさん》される食料《しよくれう》であるから、これを根本原則《こんぽんげんそく》として、從順《すなほ》に攝取《せつしゆ》することにさへすれば、季節《きせつ》の材料《ざいれう》は後《あと》から〳〵と、順次不斷《じゆんじふだん》に生產《せいさん》して、榮養食品《えいやうしよくひん》に事《こと》を缺《か》かぬ日本《につぽん》の國土《こくど》なのである。この原則《げんそく》は絕對《ぜつたい》であるから、何人《なんぴと》にも例外《れいぐわい》なく、先《ま》づこれを實行《じつかう》して、然《しか》る後《のち》に都會地《とくわいち》など、人爲的《じんゐてき》の變則生活《へんそくせいくわつ》から、必然的《ひつぜんてき》に不足《ふそく》を感《かん》ずる場合《ばあひ》にのみ、便法《べんぱふ》に據《よ》るべきことを奬《すゝ》める。誰《たれ》にも容易《ようい》に領解《りやうげ》され、即刻《そくこく》に實行《じつかう》できることである。日本獨自《につぽんどくじ》の榮養學《えいやうがく》は、こゝから發足《はつそく》しなければならぬ。

たゞ材料《ざいれう》の種類《しゆるゐ》は、複雜多樣《ふくざつたやう》であるけれど、生產《せいさん》する地域《ちゐき》は狹少《けふせう》な爲《ため》、大量生產《たいりやうせいさん》には適《てき》しない。また適《てき》しなくても差支《さしつか》へなく、適《てき》しないところに特色《とくしよく》があるので、いくら多產地方《たさんちはう》の多產季節《たさんきせつ》——つまり本場《ほんば》の旬《しゆん》のものでも、產額《さんがく》にはおよそ限《かぎ》りがあるのに、限《かぎ》りない需要《じゆえう》を充《み》たさうとして、强《しひ》て大量《たいりやう》生産《せいさん》を企《くはだ》てると、忽《たちま》ち破綻《はたん》を生《しやう》ずるのは當然《たうぜん》で、生産者《せいさんしや》若《も》しくは配給者《はいきふしや》が、こゝに顧念《こねん》を怠《おこた》ツた結果《けつくわ》、折角《せつかく》の天惠《てんけい》を裏切《うらぎ》ツて、本場物《ほんばもの》の聲價《せいか》を失墜《しつつゐ》した實例《じつれい》は、枚擧《まいきよ》に遑《いとま》ないほどある。名物名産《めいぶつめいさん》は、生産《せいさん》地《ち》において擁護《ようご》し、尊重《そんちやう》しなければならぬ。

どうすれば擁護《ようご》し、尊重《そんちやう》できるかといふと、やはり需要原則《じゆえうげんそく》と同《おな》じく、材料《ざいれう》の生《うま》れたところを中心《ちうしん》として、先《ま》づ産地《さんち》の住民《ぢゆうみん》に供給《きようきふ》し、順次《じゆんじ》隣地《りんち》から近地《きんち》、遠地《ゑんち》へ及《およ》ぼすことにする。假《かり》に幾重《いくへ》にも環狀《くわんじやう》線《せん》を描《か》いて、第《だい》一圈内《けんない》から第《だい》二圈内《けんない》へ、更《さら》に第《だい》三、第《だい》四の圈内《けんない》へと、移送配給《いそうはいきふ》することを原則《げんそく》とすれば、それが理法《りはふ》にかなふから、隨《したが》ツて需給《じゆきふ》の關係《くわんけい》も、圓滑《ゑんくわつ》に行《ゆ》く道理《だうり》である。

今《いま》の複雜《ふくざつ》な經濟機構《けいざいきこう》、發達《はつたつ》した商工機關《しやうこうきくわん》の下《もと》に、そんな迂濶《うくわつ》な、原始的《げんしてき》な取引《とりひき》が行《おこな》はれるものかと、眞額《まつかう》から笑殺《せうさつ》されるかも知《し》れぬ。しかし原則《げんそく》である。いかに交通機關《かうつうきくわん》が發達《はつたつ》して、どんな旅行《りよかう》もゐながらに、できる時代《じだい》が來《こ》やうとも、根本《こんぽん》は一歩《ぽ》のあゆみからである。汽車《きしや》、汽船《きせん》、自動車《じどうしや》、飛行《ひかう》機《き》と、あらゆる乘物《のりもの》に賴《たよ》り得《う》るとしても、先《ま》づ行程《かうてい》の第《だい》一歩《ぽ》は、足《あし》で踏《ふ》み出《だ》すことである。それが原《げん》則《そく》である。この精神《せいしん》を忘《わす》れ、原則《げんそく》を無視《むし》して、完全《くわんぜん》なる人間生活《にんげんせいくわつ》があらうと思《おも》ツたら、飛《と》んでもない間違《まちが》ひであることはいふまでもない。

消費者《せうひしや》は居《ゐ》ながらにして、天下《てんか》の珍奇《ちんき》を賞味《しやうみ》し得《う》ることを以《もつ》て誇《ほこ》り、あるひは誇《ほこ》らんとし、生産者《せいさんしや》は文明《ぶんめい》の利便《りべん》に任《まか》せて、極力自己《きよくりよくじこ》の生産《せいさん》を普及《ふきふ》し、得《う》るところの利潤《りじゆん》を以《もつ》て、わがこと成《な》れりと北叟《ほくそ》笑《ゑ》まんとしてゐる。いづくんぞ知《し》らん生産者《せいさんしや》にあツては、自分《じぶん》の生産《せいさん》した優秀《いうしう》なる材料《ざいれう》を、比較的廉《ひかくてきれん》價《か》に運《はこ》び去《さ》らるゝ代《かは》りに、他人《たにん》の生産《せいさん》した低劣《ていれつ》なる材料《ざいれう》を、比較的高價《ひかくてきかうか》に持込《もちこ》まれて、一面《めん》に消費者《せうひしや》の義務《ぎむ》をも負《お》はせられる。數字上《すうじじやう》の損益《そんえき》は相殺《さうさい》されるとしても、優秀《いうしう》なる材料《ざいれう》を以《もつ》て、低劣《ていれつ》なる材料《ざいれう》に代《か》へることは、黄金《こがね》を石《いし》に代《か》へると等《ひと》しく、實質上《じつしつじやう》の損害《そんがい》は、思《おも》ひ半《なか》ばに過《す》ぐる筈《はず》である。

何《なに》が故《ゆゑ》に自分《じぶん》の生産《せいさん》した材料《ざいれう》のみが優秀《いうしう》で、他人《たにん》の生産《せいさん》した材料《ざいれう》は低劣《ていれつ》か。尠《すくな》くとも新鮮《しんせん》であることを以《もつ》て、第一條件《だいでうけん》とする日本食料《につぽんしよくれう》にあツては、互《たが》ひに交換《かうくわん》することによツて、費《つひや》される距離《きより》と時間《じかん》とが、いかなる優秀《いうしう》な材料《ざいれう》をも、正比例《せいひれい》して低劣《ていれつ》に導《みちび》くからである。況《いは》んや最初《さいしよ》から大量生産《たいりやうせいさん》の爲《ため》に、優秀《いうしう》ならざる材料《ざいれう》を以《もつ》てした場合《ばあひ》に於《おい》てをやである。

全然材料《ぜんぜんざいれう》を生産《せいさん》せぬ消費者《せうひしや》が、この際最《さいもつと》も不幸《ふかう》であることはいふまでもない。自給自足《じきふじそく》を輕蔑《けいべつ》して、完全且幸福《くわんぜんかつかうふく》な、人間生活《にんげんせいくわつ》のないことはこれでもわかる。

二、日本料理根原考

（天）二柱《ふたはしら》の料理祖神《れうりそしん》

由來料理《ゆらいれうり》の文字《もんじ》は、ひとり食物《しよくもつ》のみならず、諸般《しよはん》の事物《じぶつ》を處理《しより》するの意《い》であツたのが、いつの間《ま》にか專《もつぱ》ら、食物《しよくもつ》の調理《てうり》に用《もち》ひらるゝに至《いた》ツたことは、誰《たれ》でも知《し》ツてゐるところであると同時《どうじ》に、いかに食物《しよくもつ》の調理《てうり》が、重要視《ぢゆうえうし》されたかを物語《ものがた》るものであるといへる。

わが國太古《くにたいこ》の食物調理法《しよくもつてうりはふ》は、今《いま》詳《つまびら》かにすることはできないが、既《すで》に神代《じんだい》において、神皇產靈神《かんみむすびのかみ》が、大宣都比賣神《おほげつひめのかみ》の御身《おんみ》から生《しやう》じた、五種《いつくさ》の穀物《たなつもの》を取《と》ツて植《う》ゑしめたまふこと、また大宣都比賣神《おほげつひめのかみ》が、種々《くさぐさ》の味物《うましもの》を數々《かずかず》に作《つく》り調《とゝの》へて、素盞鳴尊《すさのをのみこと》に進《すゝ》めたまふたことなどが、『古事記《こじき》』『日本書紀《にほんしよき》』に現《あら》はれてゐるのを見《み》ると、いかに早《はや》く料理《れうり》の技《わざ》が、開《ひら》けてゐたかを推《すゐ》することはできる。尤《もつと》も古《ふる》い調味料《てうみれう》は鹽《しほ》で、それもたゞ海水《かいすゐ》を煮《に》たまゝの、はなはだ粗惡《そあく》なものであツたことは爭《あらそ》へぬ。

降《くだ》ツて人皇《にんのう》の御代《みよ》となツては、十二代景行天皇《だいけいかうてんのう》の五十三年《ねん》（皇紀《くわうき》七八三、西紀《せいき》一一三）、東國御巡幸《とうごくごじゆんかう》に當《あた》り、淡水門《あはのみなと》で白蛤《うむき》を獲《え》たまふたのを、供奉《ぐぶ》の磐鹿六雁命《いはかむつかりのみこと》が、膾《なます》に作《つく》ツて上《たてまつ》ツたとある。調味《てうみ》料《れう》としての酢《す》が發見《はつけん》された證據《しようこ》である。調味《てうみ》のことを古《ふる》くはすべて、鹽梅《あんばい》といツたのから推《お》すと、この酢《す》は梅《うめ》から得《え》られたものかと察《さつ》せられる。淡水門《あはのみなと》は、今《いま》の安房《あは》の一地區《ちく》であらう、濱續《はまつゞ》きの上總《かづさ》には湊《みなと》の地名《ちめい》が存《そん》して居《を》り、現《げん》に房總沿岸《ばうそうえんがん》には、景行天皇《けいかうてんのう》御《ご》駐泊《ちうはく》の遺跡《ゐせき》と傳《つた》へられるところが、幾個所《いくかしよ》も殘《のこ》ツてゐる。磐鹿六雁命《いはかむつかりのみこと》は、人皇《にんのう》八代《だい》孝元天皇《かうげんてんのう》の曾孫《そうそん》に當《あた》らせられる皇族《くわうぞく》で、夙《はや》く調理《てうり》の技《わざ》に御《ご》堪能《たんのう》であらせられたと思《おぼ》しく、後《のち》に醬院《しやうゐん》の司《つかさ》に任《にん》ぜられ、日本料理《につぽんれうり》の祖神《そじん》と仰《あふ》がるゝ方《かた》である。

十五代《だい》應神天皇《おうじんてんのう》の二十二年《ねん》（皇《くわう》九五一、西《せい》二九一）には、吉備御《きびご》巡幸《じゆんかう》に當《あた》り、御友別《みともわけ》の兄弟子孫《けいていしそん》を、膳夫《かしはで》に任《にん》ぜられたとあり、また天皇《てんのう》の御《ご》巡幸《じゆんかう》以外《いぐわい》では、早《はや》く景行天皇《けいかうてんのう》の四十年《ねん》、日本武尊《やまとたけるのみこと》の東《とう》夷《ゐ》征討《せいたう》に、七掬脛《なゝつかはぎ》が膳夫《かしはで》として扈從《こじう》したことが、やはり『日本書紀《にほんしよき》』に見《み》えてゐる。膳夫《かしはで》は調理《てうり》を掌《つかさど》る者《もの》の職名《しよくめい》であるが、特《とく》にその職名《しよくめい》のみが『書紀《しよき》』などに擧《あ》げられたのを見《み》ても、當時《たうじ》の重職《ちうしよく》であツたことはわかる。年代《ねんだい》から行《ゆ》くと、尊《みこと》東征《とうせい》の後《のち》、天皇《てんのう》が巡幸《じゆんかう》されたわけで、時《とき》の膳夫《かしはで》が六雁命《むつかりのみこと》であツたといふことになる。

二十八代宣化天皇《だいせんくわてんのう》の元年《ぐわんねん》（皇《くわう》一一九五、西《せい》五三五）には「五月朔《ぐわつこいたち》、詔《みことのりして》曰《のたまはく》、食《しよく》は天下《てんか》の本《もと》也《なり》、黄金萬貫《わうごんまんぐわん》、餓《うゑ》を療《いや》すべからず、白玉千箱《はくぎよくさう》、何《なん》ぞよく冷《れい》を救《すく》はん」と、やはり『書紀《しよき》』に載《の》ツてゐる。萬貫《まんぐわん》の黄金《こがね》を積《つ》んでも、飢《うゑ》を充《みた》すことのできないのはわかツてゐる。こゝで最《もつと》も注意《ちゆうい》すべきは、千箱《ちはこ》の白珠《しらたま》を以《もつ》てしても、何《なん》ぞよく冷《れい》を救《すく》はんと、仰《あふ》せられたことである。今《いま》の學者《がくしや》がいふところの熱量《カロリー》は、既《すで》に千四百年《ねん》の昔《むかし》において、わが天皇《てんのう》は認《みと》めさせられ、これを天下《てんか》の本《もと》として、中外《ちうぐわい》に宣布《せんぷ》せしめたまふたのである。

同時《どうじ》にまた『書紀《しよき》』によると、料理《れうり》のことを『割鮮《かつせん》』と書《か》いて「ナマスツクル」とあり『文選《もんぜん》』には「アザラケキヲサク」と訓《よ》ませてある。アザラケキは新鮮《しんせん》の鮮《せん》であり、サクは割烹《かつぱう》の割《かつ》である。日《につ》本料理《ぽんれうり》の根源《こんげん》が、割主烹從《かつしゆはうじう》にあることは、炳《へい》として明《あきら》かなのである。

日本料理《につぽんれうり》の食器《しよくき》として、最《もつと》も古《ふる》く用《もち》ひられたのは、土器《かはらけ》、葉皿《ひらて》、葉椀《くぼて》の類《たぐひ》で、種々《しゆ／＼》の料理《れうり》をこれに盛《も》り、黒木机《くろきづくえ》の上《うへ》に陳《なら》べて、神《かみ》にも供《そな》へ、人《ひと》も食《しよく》したので、これを百取《もゝとり》の机《つくゑ》といひ、神社《じんじや》の獻供《けんく》には、後世《こうせい》までこの古風《こふう》が傳《つた》はツてゐた。その後韓土《かんど》との交通《かうつう》が頻繁《ひんぱん》になるに及《およ》び、韓地《かんち》の風《ふう》を入《い》れて發達《はつたつ》したことは疑《うたが》ひなく、ついで佛教《ぶつけう》の渡來《とらい》により、またその影響《えいきやう》を受《う》けたことも當然《たうぜん》で、百取《もゝとり》の机《つくゑ》の饗《あへ》は、漸次《ぜんじ》唐風《たうふう》に變《へん》じ、佛教《ぶつけう》の料理法《れうりはふ》をも混《こん》ずるに至《いた》ツて、肉食《にくしよく》は頓《とみ》に衰《おとろ》へた。尤《もつと》も日本人《につぽんじん》の食料《しよくれう》は、由來《ゆらい》禾穀《くわこく》、魚介《ぎよかい》、菜藻《さいさう》を専《もつぱ》らとし、鳥肉《てうにく》がこれにつぎ、獸肉《じうにく》は最《もつと》も下品《げひん》とされてゐたのであるが、佛教崇拜《ぶつけうすうはい》の結果《けつくわ》、一層肉食《そうにくしよく》が衰《おとろ》へたのである。

四十二代《だい》文武天皇《もんむてんのう》の十二年《ねん》（皇《くわう》一三六八、西《せい》七〇八）、六雁命《むつかりのみこと》十世《せい》の孫《そん》、小錦上國益《せうきんのじやうくにます》に、姓高橋《せいたかはしの》朝臣《あそん》を賜《たま》ひ、上古《じやうこ》の料理法《れうりはふ》を傳《つた》へて、代々供御《だいぐくご》のことを掌《つかさど》らしめられたのが、本朝御食料理人《ほんてうみけれうりんにん》の長《をさ》高橋氏《たかはしし》の祖《そ》で、取《とり》も直《なほ》さず當時《たうじ》の『料理維新《れうりゐしん》』であッた。

平安朝《へいあんてう》に入《い》ッては、以上折衷式《いじやうせつちうしき》の料理法《れうりはふ》も、漸次陶冶醇化《ぜんじたうやじゆんくわ》せられて、新《あら》たなる純日本式《じゆんにつぽんしき》となり、後《こう》世更《せいさら》に變化《へんくわ》するに及《およ》んでも、儀式祝賀《ぎしきしゆくが》の宴《えん》などには、長《なが》くこの時代《じだい》の風《ふう》を存《そん》して、鰒《はび》、堅魚《かつを》、昆布《こんぶ》、搗栗《かちぐり》、串柿《くしがき》の類《るゐ》を、缺《か》くべからざるものとされた。それは當時文化《たうじぶんくわ》の中心《ちうしん》たる京都《きやうと》が、山國《やまぐに》で物資《ぶつし》の潤澤《じゆんたく》でなかッたのと、交通機關《かうつうきくわん》の不備《ふび》であッた時代《じだい》、諸國貢進《しよこくこうしん》の多《おほ》くが、貯藏《ちよざう》に便利《べんり》な乾燥品《かんさうひん》であッた關係《くわんけい》もあッた。

五十八代光孝天皇《だいくわうかうてんのう》は、特《とく》に食物調理《しよくもつてうり》のことを好《この》ませたまひ、四條中納言山陰《でうのちうなごんやまかげ》に命《めい》じて、新式《しんしき》を定《さだ》めたまふたので、後世《こうせい》この山陰《やまかげ》を以《もつ》て、本朝料理人《ほんてうれうりにん》の祖《そ》となし、その流《りう》を四條派《でうは》と唱《とな》へ、今《いま》に傳《つた》はッてゐる。しかし供御《くご》の方《はう》は依然《いぜん》として、六雁命《むつかりのみこと》の後裔《こうえい》たる高橋氏《たかはしし》が奉《ほう》じたので、以來禁中《いらいきんちう》の料理式《れうりしき》は、御厨子所《みづしどころ》を預《あづか》る高橋氏《たかはしし》が、代々《だい〴〵》これを掌《つかさど》り、臣下《しんか》の料理式《れうりしき》は山陰《やまかげ》を祖《そ》とする、四條流《でうりう》の制《せい》によることになツた。

すべて魚鳥《ぎよてう》を調理《てうり》するには、最《もつと》も庖丁《はうちやう》を重《おも》しとするので、饗應《きやうおう》の節《せつ》などは賓客《ひんかく》の前《まへ》に、先《ま》づ俎板《まないた》を持出《もちだ》して、主人若《しゆじんもし》くは調理《てうり》に堪能《たんのう》なるものが、進《すゝ》んでその板前《いたまへ》に座《ざ》し、右手《めて》に庖刀《はうてう》を執《と》り、左手《ゆんで》に魚《まな》箸《ばし》を持《も》ツて、實際《じつさい》の調理法《てうりはふ》を示《しめ》すのを、庖丁式《はうちやうしき》と稱《とな》へて、饗應《きやうおう》の第《だい》一とした。

（備考《びかう》）庖丁《はうちやう》のこと。庖丁《はうちやう》はもと支那《しな》の調理人《てうりにん》のことで、『莊子《さうし》』に「庖丁文惠君《はうちやうぶんけいくん》の爲《ため》に牛《うし》を解《と》く」とあり『和名鈔《わみやうせう》』には「魚鳥《ぎよてう》を料理《れうり》する者《もの》、これを庖丁《はうちやう》と謂《い》ふ」とある。『貞丈雜記《ていちやうざつき》』に「魚鳥《ぎよてう》野菜《やさい》等《とう》を切《き》る刀《かたな》を庖丁《はうちやう》といへど、こはあやまりなり、古《いにし》へは魚鳥《ぎよてう》を切《き》る刀《かたな》をば庖丁刀《はうちやうがたな》といひ、野菜《やさい》を切《き》る刀《かたな》をば菜刀《なかたな》といひし也《なり》、庖丁《はうちやう》といふはもとは料理人《れうりにん》のことなり、庖《はう》はくりやと訓《よ》みて臺所《だいどころ》のことなり、丁《ちやう》は仕丁《じちやう》の丁《ちやう》の字《じ》にて、召仕《めしつかひ》のことなり」とある如《ごと》く、もと庖厨《はうちう》にあツて魚鳥《ぎよてう》を料理《れうり》する人《ひと》をいツたのが、混同《こんどう》してその使用《しよう》する、刄物《はもの》の名稱《めいしよう》となツたのだ。

俎《まないた》のこと。俎《まないた》は眞魚板《まないた》、眞那板《まないた》とも書《か》く。もとは專《もつぱ》ら美物《びぶつ》と稱《しよう》せられる、魚鳥類《ぎよてうるゐ》の調理臺《てうりだい》で、蔬物《そぶつ》卽《すなは》ち蔬菜類《そさいるゐ》の調理用《てうりよう》には、蔬菜板《そないた》と名《な》づけて區別《くべつ》されたが、後《のち》には美名《びめい》によツて、魚菜用《ぎよさいよう》とも俎板《まないた》と總稱《そうしよう》され、いはゆる 腥物《なまぐさもの》と、いはゆる精進物《しやうじんもの》と、用途《ようと》によツてのみ各別《かくべつ》に備《そな》へられることになツた。形狀寸法等《けいじやうすんぱふとう》にも、それ〴〵方式《はうしき》があり、また流派《りうは》によツても異同《いどう》があツたが、現在《げんざい》ではほとんど便宜第《べんぎだい》一になり、材料《ざいれう》によツて一枚《まい》の俎板《まないた》を、裏返《うらがへ》して兩面使《りやうめんつか》ふやうにさへなツた。

魚箸《まなばし》のこと。正《たゞ》しくは眞魚箸《まなばし》と書《か》く。昔魚鳥《むかしぎよてう》を調理《てうり》する時《とき》には、必《かなら》ず使用《しよう》したもので、貴人賓客《きじんひんかく》の前《まへ》などでは、直接魚鳥《ちよくせつぎよてう》に手《て》をつけることを憚《はゞか》り、左手《ゆんで》に眞魚箸《まなばし》、右手《めて》に庖丁刀《はうちやうがたな》を持《も》つを方式《はうしき》としたが、現在《げんざい》では特別《とくべつ》の場席《ばせき》や儀禮等《ぎれいとう》の外《ほか》、一般《ぱん》にはほとんど行《おこな》はれない。賓客《ひんかく》の面前《めんぜん》で板前《いたまへ》に坐《すわ》り、庖丁式《はうちやうしき》を示《しめ》した名殘《なごり》が、今《いま》も調理人《てうりにん》のことを板前《いたまへ》と呼《よ》び、調理《てうり》そのものをも庖丁《はうちやう》と稱《とな》へる所以《ゆゑん》である。

調理《てうり》の變遷《へんせん》と同時《どうじ》に、饌具《せんぐ》もまた複雜《ふくざつ》となツて、料理《れうり》を盛《も》るにも椀《わん》、盤《はん》、窪坏《くぼき》、高坏等《たかきとう》に酒盞《しゆさん》、銚《てう》子《し》が備《そな》へられ、これを載《の》せる臺《だい》には、折敷《をりしき》、臺盤《だいばん》、懸盤等《かけばんとう》があり、饗筵《きやうえん》には大《おほ》きな机《つくゑ》を据《す》ゑて、下《した》に簀薦《すごも》を敷《し》き、上《うへ》には數人《すうにん》の食物《しよくもつ》を陳《なら》べ、別《べつ》に酢《す》、醬《しやう》、鹽《しほ》などを置《お》いて、即座《そくざ》に賓客《ひんかく》の嗜好《しかう》に從《したが》ひ、調味《てうみ》し得《う》るやうにまでなツた。こゝにいふ醬《しやう》は豆醢《まめびしほ》で、後世《こうせい》の醬油《しやうゆ》よりも、寧《むし》ろ味噌《みそ》に近《ちか》いものであツたが、以上《いじやう》の樣式《やうしき》、また調味料《てうみれう》から見《み》ても、當時《たうじ》の料理《れうり》がやはり主《しゆ》として『割鮮《かつせん》』であツたことはわかる。

天皇《てんのう》の供御《くご》には、朝餉《あさがれい》の御膳《ごぜん》と、大床子《おほしやうじ》の御膳《ごぜん》とがあり、また宮中公事《きうちうこうじ》の盛讌《せいえん》には、晴《はれ》の御膳《ごぜん》に、脇《わき》の御膳《ごぜん》があッた。晴《はれ》の御膳《ごぜん》は威儀御膳《ゐぎごぜん》ともいひ、脇《わき》の御前《ごぜん》は次御膳《つぎごぜん》、また殘御膳《のこりごぜん》ともいッたが、武《ぶ》家《け》が權《けん》を爭《あらそ》ひ、兵馬《へいば》の世《よ》が長《なが》く續《つゞ》くに及《およ》び、古式《こしき》は全《まつた》く廢絶《はいぜつ》して、代《かは》るに武家式料理法《ぶけしきれうりはふ》が興《おこ》ッた。

足利將軍義滿《あしかゞしやうぐんよしみつ》の治世《ちせい》、南北朝《なんぼくてう》の合一《がふ》が行《おこな》はれて、世《よ》が泰平《たいへい》となるに隨《したが》ひ、一般《ぱん》に奢侈《しやし》の風《ふう》を生《しやう》ずると共《とも》に、儀式配膳《ぎしきはいぜん》の法《はふ》にも、種々《しゆ〴〵》の儀禮典型《ぎれいてんけい》が行《おこな》はれ、從來《じうらい》の四條派《でうは》の外《ほか》に、園部《そのべ》、大草《おほくさ》、進士《しんし》等《とう》の諸流《しよりう》が起《おこ》り、果《はて》は各流《かくりう》その術《じゆつ》を奧秘《あうひ》として、容易《ようい》に公開《こうかい》しないやうになり、餘弊《よへい》は長《なが》く近世《きんせい》にまで及《およ》んだ。室町以降《むろまちいかう》、代々《だい〴〵》柳營《りうえい》の庖丁《はうちやう》を掌《つかさど》ッたのは、大草《おほくさ》、進士《しんし》の二流《りう》であッた。

當時式正《たうじしきせい》の饗膳《きやうぜん》には、七五三、五五三、五三三、五三二等《とう》の儀《ぎ》があり、七五三の膳《ぜん》とは、三は式《しき》三献《こん》、五は五献《こん》、七は七膳《ぜん》の儀《ぎ》で、先《ま》づ式三献《しきこん》を出《だ》し、次《つぎ》に五献《こん》を出《だ》し、次《つぎ》に一の膳《ぜん》から七の膳《ぜん》まで出《だ》すので、以下《いか》五五三、五三三、五三二等《とう》は、隨時《ずゐじ》これを節略《せつりやく》したもので、膳部《ぜんぶ》のごときも皇族以上《くわうぞくいじやう》は四方《はう》、公卿《くげ》は三方《ぱう》、殿上人《でんじやうびと》は供饗《くきやう》、地下人《ちげじん》は足打《あしうち》を用《もち》ゐるなど、貴賤高下《きせんかうげ》によッてその樣式《やうしき》が定《さだ》められた。

室町《むろまち》時代《じだい》の末期《まつき》に、ポルトガル人《じん》、オランダ人等《じんとう》が、相踵《あひつ》いで渡來《とらい》し、京の四條《でう》に南蠻寺《なんばんじ》を建《た》てゝ耶蘇教《やそけう》を弘通《ぐづう》し、またその料理法《れうりはふ》を傳《つた》へるに及《およ》んで、日本人《につぽんじん》の味覺《みかく》に、また一衝動《しようどう》を與《あた》へた。當時《たうじ》これ等《ら》の西洋料理《せいやうれうり》を、南蠻料理《なんばんれうり》と呼《よ》び、諸種《しよしゆ》の會食《くわいしよく》、饗應等《きやうおうとう》にも試《こゝろ》みられて、著《いちじる》しくこれが影響《えいきやう》を受《う》けたのは、次《つぎ》の織豐時代《しよくはうじだい》であッた。

徳川幕府《とくがはばくふ》に至《いた》ッては、初世家康《しよせいいへやす》の勤儉主義《きんけんしゆぎ》と、祖法《そはふ》の鎖國主義《さこくしゆぎ》とによッて、南蠻料理《なんばんれうり》は西國《さいこく》を除《のぞ》くと、上方《かみがた》にも江戸《えど》にもほとんど跡《あと》を絶《た》ち、同時《どうじ》に日本料理《につぽんれうり》も亦《また》、遊戯贅澤《いうぎぜいたく》の三昧境《さんまいきやう》から救《すく》はれて、簡《かん》素質實《そしつじつ》の本然《ほんねん》に引戻《ひきもど》されんとしたが、その後泰平打續《ごたいへいうちつゞ》くに隨《したが》ひ、上下安逸《じやうかあんいつ》に馴《な》れて、再《ふたゝ》び奢侈《しやし》の風《ふう》を生《しやう》じ、殊《こと》に中世以後《ちうせいいご》、料理茶屋《れうりちやや》の發達《はつたつ》に伴《ともな》ひ、食品《しよくひん》に佳味珍奇《かみちんき》を競《きそ》ひ、調理《てうり》にもあらゆる技巧《ぎかう》を施《ほどこ》すことが、一代《だい》の風潮《ふうてう》となッて、實質《じつしつ》よりも形容《けいよう》に流《なが》れ、果《はて》は日本料理《につぽんれうり》をして「目《め》に見《み》る料理《れうり》」と評《ひやう》せしめるに至《いた》ッた。こゝで江戸料理《えどれうり》の變遷《へんせん》を顧《かへり》みると、頗《すこぶ》る興味《きようみ》の深《ふか》いものがあると思《おも》ふ。江戸料理《えどれうり》の變遷《へんせん》は、筆者《ひつしや》のいはゆる『割《かつ》』と『烹《ばう》』との戰《たゝか》ひで、さながら日本料理變遷《につぽんれうりへんせん》の縮圖《しゆくづ》を觀《み》るの感《かん》があるからである。

（地）江戸《えど》料理《れうり》の變遷《へんせん》

淺草《あさくさ》の觀世音《くわんぜおん》に參詣《さんけい》した井原西鶴《ゐはらさいかく》が、眼《め》を瞠《みは》ツて驚《おどろ》いてゐる。

「近《ちか》き頃《ころ》金龍山《きんりうざん》の茶屋《ちやや》に、一人銀《にんぎん》五分《ぶ》づゝの奈良茶《ならちや》を仕出《しだ》しけるに、器物綺麗《きぶつきれい》にいろ〳〵とゝのへて、さりとは末々《すゑ〴〵》の者《もの》勝手《かつて》のよき事《こと》なり、なか〳〵上方《かみがた》にもかゝる自由《じいう》はなかりき」（元祿《げんろく》六年《ねん》板《ばん》『置《おき》土産《みやげ》』）といふのである。

料理《れうり》茶屋《ちやや》のやゝ形《かたち》のついたものが、江戸《えど》に初《はじ》めて現《あら》はれた、それが元祿《げんろく》五六年《ねん》で、しかもまだ上方《かみがた》には、そんな調法《てうはふ》なものはなかツたといふのだから、當時《たうじ》の江戸人《えどじん》は、鼻《はな》をうごめかしたにちがひない。ところが焉《いづく》んぞ知《し》らん、それは一種《しゆ》の新開地氣分《しんかいちきぶん》で、實《じつ》は江戸人《えどじん》その者《もの》からして、各地方出《かくちはうで》の寄《より》合《あ》ひ勢《ぜい》、家庭《かてい》に標準《へうじゆん》となるやうな料理《れうり》が、なかツた證據《しようこ》だともいへる。

一體《たい》江戸《えど》生拔《はへぬき》の料理《れうり》とは、どんなものであツたか。武藏《むさし》の入江《いりえ》の小魚《こざかな》から發達《はつたつ》した、いはゆる芝浦《しばうら》料理《れうり》である。俗《ぞく》に『澪魚《みをつや》』と稱《しよう》せられる、芝浦附近《しばうらふきん》の小魚《こざかな》を主《しゆ》として、半漁半農《はんぎよはんのう》の住民《ぢゆうみん》が、簡素《かんそ》な手《て》料理《れうり》に舌皷《したつゞみ》を打《う》ツたのから始《はじ》まる。

江戸《えど》開府《かいふ》、四民群集《みんぐんしふ》、需要供給《じゆえうきようきふ》の關係《くわんけい》から、房總武相《ばうそうぶさう》の鮪《まぐろ》や鰹《かつを》が、漸次《ぜんじ》移入《いにふ》せられるやうになッた。今《いま》もその名殘《なごり》は、東京人《とうきやうじん》の自慢《じまん》にする天麩羅《てんぷら》や、蒲燒《かばやき》や、握鮨《にぎりずし》やの材料《ざいれう》に殘《のこ》ッてゐる。生産地《せいさんち》に料理《れうり》なし、新鮮《しんせん》な材料《ざいれう》なら、どんなにして食《く》ッても美味《うた》いから、加工調理《かこうてうり》の必要《ひつえう》がない。原始的《げんしてき》な芝《しば》浦料理《うられうり》は、新鮮《しんせん》な材料《ざいれう》に惠《めぐ》まれた江戸人《えどじん》の幸福《かうふく》を裏書《うらがき》する、むしろ誇《ほこり》であッたわけだ。

ところが府内《ふない》の繁昌《はんじやう》から、だん〲さうは行《ゆ》かなくなッた。手近《てぢか》の小魚《こざかな》で間《ま》に合《あ》はないと、遠方《ゑんぱう》から大魚《おほもの》も入《はい》ッて來《く》る。新鮮《しんせん》を誇《ほこ》りとしたものが、必《かなら》ずしも新鮮《しんせん》ならざるものをも、用《もち》ひなければならなくなる結果《けつくわ》、促進《そくしん》された加工技術《かこうぎじゆつ》である。田舍《ゐなか》が都會《とくわい》になり、生産地《せいさんち》が消費地《せうひち》になると、『割《かつ》』から『烹《ばう》』へ移《うつ》るのは、免《まぬか》れぬ自然《しぜん》の勢《いきほ》ひである。

江戸《えど》開府後《かいふご》も寛文頃《くわんもんごろ》までは、府内《ふない》に飮食店《いんしよくてん》はなかッた。淺草並木《あさくさなみき》に初《はじ》めて奈良茶飯《ならちやめし》なるものが出來《でき》たのは、天和《てんな》の頃《ころ》からだといふ。茶飯《ちやめし》に豆腐汁《とうふじる》、煮染《にしめ》に煮魚《にざかな》といふのだから、今《いま》の一膳飯屋程度《ぜんめしやていど》だ。これの發達《はつたつ》したのが、西鶴《さいかく》の驚《きやう》いた金龍山《きんりうざん》の茶屋《ちやや》といふことになるのだが、こゝで一寸《ちよつと》注意《ちゆうい》したいのは、看板《かんばん》の『奈良茶飯《ならちやめし》』である。奈良茶飯《ならちやめし》の元《もと》は奈良茶粥《ならちやがゆ》で、聖武天皇《しやうむてんのう》の御宇《ぎよう》に、南都《なんと》の大佛《だいぶつ》を建立《こんりふ》された時《とき》、大和《やまと》の民《たみ》は粥《かゆ》を啜《すゝ》ッて米《こめ》を食《くひ》のばし、そして造營《ざうえい》のお手傳《てつだ》ひをしたのが、濫觴《はじまり》だといはれる奈良《なら》茶粥《ちやがゆ》である。

金龍山《きんりうざん》の高級《かうきふ》奈良茶《ならちや》が繁昌《はんじやう》すると、その後《ご》兩國《りやうごく》の橋詰《はしづめ》にも、深川《ふかがは》の洲崎《すさき》にも、芝《しば》の神明前《しんめいまへ》にも出來《でき》た。堺町《さかひちやう》に一人前《にんまへ》百膳《ぜん》といふものが現《あら》はれてから、更《さら》にぐッと高級《かうきふ》になッたとある。次《つ》いで名物《めいぶつ》になッたのが湯島《ゆしま》の『祇園豆腐《ぎをんどうふ》』である。京《きやう》の祇園《ぎをん》の二軒茶屋《けんちやや》で食《く》はせる豆腐《とうふ》、花柚《はなゆず》の風味《ふうみ》が評判《ひやうばん》になッて、各所《かくしよ》に模倣者《もはうしや》が續出《ぞくしゆつ》した。湯島《ゆしま》のもその一《ひと》つだが、あるひは奈良茶《ならちや》、あるひは祇園豆腐《ぎをんどうふ》と、都風《みやこふう》の名《な》を冠《くわん》することを、むしろ賣物《うりもの》にしたらしいところは、當時《たうじ》の江戸人《えどじん》がいかにまだ事大主義《じだいしゆぎ》で、上《かみ》方《がた》崇拜《すうはい》の風《ふう》から脱《だつ》し得《え》なかッたかを、物語《ものがた》るものではあるまいか。一種《しゆ》の新開地《しんかいち》氣分《きぶん》といッたのはこである。

後《のち》のいはゆるお留守居《るすゐ》茶屋《ちやや》、各藩《かくはん》の留守居役《るすゐやく》が、藩主《はんしゆ》の名代《みやうだい》として、幕府《ばくふ》または諸藩《しよはん》の有司《いうし》と、外《ぐわい》交的《かうてき》の會合《くわいがふ》、饗應《きやうおう》などをする場合《ばあひ》に用《もち》ひた社交席《しやかうせき》のできたのは、明和年間《めいわねんかん》洲崎《すさき》に開店《かいてん》した升屋《ますや》喜《き》右衛《ゑ》門《もん》が初《はじ》めであッた。これは各藩《かくはん》の外交官《ぐわいかうくわん》が、いづれも自藩《じはん》の名聲《めいせい》を張《は》る上《うへ》から、金銀《きんぎん》に糸目《いとめ》をつけず、寛闊豪奢《くわんくわつがうしや》を競《きそ》ふ爲《ため》に出入《しゆつにふ》したのだから、いはゞ當時《たうじ》最高級《さいかうきふ》の料理茶屋《れうりちやや》だが、元祖《ぐわんそ》の喜《き》右衛門《ゑもん》からして、京都《きやうと》の圓山《まるやま》に倣《なら》ひ、頭《あたま》を丸《まる》めて祝阿彌《しゆくあみ》と號《がう》した位《くらゐ》だから、料理《れうり》もまた上方風《かみがたふう》の模倣《もはう》であッたにちがひなく、座敷《さしき》にも、庭《には》にも、調度《てうど》にも數寄《すき》を凝《こ》らして、風流《ふうりう》を專《もつぱ》らとしたから、諸侯《しよこう》を初《はじ》め上《じやう》士《し》、富豪《ふがう》、通客《つうきやく》の贔屓《ひいき》を受《う》け、殊《こと》に雲州松江侯《うんしうまつえこう》の恩顧《おんこ》を蒙《かうむ》ツたとある。

江戸《えど》に於《お》ける料理《れうり》茶屋《ちやや》の設備《せつび》としては、こゝに全《まつた》く完成《くわんせい》したわけであるが、同時《どうじ》に料理《れうり》としての所《いは》謂《ゆる》江戸前《えどまへ》は、一旦《たん》滅《ほろ》びたことになるのではないか。それは『割《かつ》』を主《しゆ》とした江戸《えど》の料理《れうり》が、『烹《はう》』を主《しゆ》とする上方料理《かみがたれうり》に、降伏《かうふく》したことになるからである。

上方《かみがた》の中心《ちうしん》たる京都《きやうと》は、いふまでもなく山國《やまぐに》である。新鮮《しんせん》な海産《かいさん》に乏《とぼ》しいこと、江戸《えど》と正反對《せいはんたい》である。隨《したが》ツて野菜乾物《やさいかんぶつ》の料理《れうり》に長《ちやう》じた。これは大陸《たいりく》で海産《かいさん》に惠《めぐ》まれない支那《しな》の料理《れうり》が、加工《かこう》の發達《はつたつ》したことに於《おい》て、世界《せかい》一といはれるのと同《おな》じである。千年《ねん》の歴史《れきし》と共《とも》に發達《はつたつ》した京都《きやうと》の料理《れうり》は、少《すくな》くとも加工技術《かこうぎじゆつ》に於《おい》て、日本《につぽん》一といツてよい。江戸《えど》の文化《ぶんくわ》も漸《やうや》く熟《じゆく》して、生産地《せいさんち》から消費地《せうひち》となるに隨《したが》ひ、限《かぎ》られた材料《ざいれう》の範圍内《はんゐない》において、調理人《てうりにん》の腕《うで》を競《きそ》はうとすると、どうしても烹《はう》を主《しゆ》とするに及《およ》んで、當時《たうじ》の好事家《かうずか》が上方料理《かみがたれうり》に目《め》をつけ、これを模倣《もはう》することによツて、行詰《ゆきづま》ツた江戸料理《えどれうり》に、新生面《しんせいめん》を拓《ひら》かんとしたのは、これまた自然《しぜん》の勢《いきほ》ひであツた。

升屋《ますや》が繁昌《はんじやう》するのを見《み》ると、忽《たちま》ち模倣者《もはうしや》が續出《ぞくしゆつ》した。やがて天明《てんめい》から寛政以後《くわんせいいご》へかけて、隅田川《すみだがは》を中心《ちうしん》に、平岩《ひらいは》の葛西太郎《かさいたらう》、秋葉《あきば》の大黑屋《だいこくや》孫《まご》四郎《らう》、眞崎《まつさき》の甲子屋《きのえねや》、中洲《なかす》の四季《き》庵《あん》、深川八幡境内《ふかがはまんけいだい》の二軒《けん》茶屋《ちやや》、八幡前《まんまへ》の平清《ひらせい》、向島《むかふじま》の大《だい》七、武藏屋《むさしや》、小倉庵《をぐらあん》、橋場《はしば》の柳屋《やなぎや》、今戸《いまど》の金波樓《きんぱろう》、大音寺前《だいおんじまへ》の田川《たがは》（駐春亭《ちゆうしゆんてい》）、柳橋《やなぎばし》の梅川《うめがは》、萬《まん》八、室町《むろまち》の百川《もゝかは》など、競爭的《きやうさうてき》の簇出《ぞくしゆつ》であッた。江戸末期《えどまつき》の代表的料理屋《だいへうてきれうりや》として、明治以後《めいぢいご》まで榮《さか》え、大正《たいしやう》の震災後《しんさいご》、築地《つきぢ》に移轉《いてん》して現存《げんそん》する、山谷《さんや》の八百善《やをぜん》が開業《かいげふ》したのは、享和年間《きやうわねんかん》だとある。

これ等《ら》の料理屋《れうりや》が、いづれも上方料理《かみがたれうり》を模倣《もはう》し、或《ある》ひは宗《そう》としたとはいへぬ。競爭《きやうさう》は進歩《しんぽ》の基《もと》であるから、各々《おの〳〵》いろ〳〵に工夫《くふう》し、研究《けんきう》し、獨自《どくじ》の特色《とくしよく》を樹《た》てゝ、宣傳《せんでん》することにもなるから、江戸《えど》の料理《れうり》は發達《はつたつ》した。いくら需要《じゆえう》が多《おほ》くなッても、京都《きやうと》に比《くら》べるとまだ〳〵遙《はる》かに、海產《かいさん》の供給《きようきふ》は豐富《ほうふ》な江戸《えど》である。關《くわん》八州《しう》の平野《へいや》を控《ひか》へて、湖沼河川《こせうかせん》の產物《さんぶつ》にもおくれは取《と》らぬ。そこへ調理《てうり》の腕《うで》が加《くは》はれば、鬼《おに》に金棒《かなぼう》といふわけで、割《かつ》と烹《ぱう》と車《くるま》の兩輪《りやうりん》が、片廻《かたまは》りをせずに發達《はつたつ》したら、江戸《えど》は食味《しよくみ》の王國《わうこく》となり得《え》たであらう。或《ある》ひはなッてゐたのかも知《し》れぬ。

大料理店《だいれうりてん》の發生《はつせい》が、隅田川《すみだがは》を中心《ちうしん》に行《おこな》はれたのは、向島《むかふじま》と、吉原《よしはら》と、深川《ふかがは》と、當時江戸人《たうじえどじん》の遊意《いうい》を唆《そゝ》ッた、これ等《ら》の土地《とち》を聯絡《れんらく》する、唯《ゆゐ》一の舟航路《しうかうろ》であッたと同時《どうじ》に、鹹水魚《かんすゐぎよ》と淡水魚《たんすゐぎよ》とを併用《へいよう》する、便宜《べんぎ》の爲《ため》もあッたものと解《かい》される。

當時隨一《たうじずゐ》の歡樂境《くわんらくきやう》であッた吉原《よしはら》を初《はじ》め、所在《しよざい》のいはゆる岡場所《をかばしよ》に、幅《はゞ》を利《き》かせた大盡客《だいじんきやく》、幇間末社《たいこまつしや》に至《いた》るまで、下《した》へも置《お》かず歡待《くわんたい》した留守居衆《るすゐしう》を中心《ちうしん》に、遊食界驕者《いうしよくかいけうしや》の挿話《さふわ》は、箕《み》で掃《は》くほど殘《のこ》ツてゐるが、最後《さいご》まで存《そん》した爲《ため》、最《もつと》も有名《いうめい》な八百善《やをぜん》が、江戸末期《えどまつき》にかけて全盛《ぜんせい》を極《きは》めたのは、この吉原往復《よしはらわうふく》の通路《つうろ》に當《あた》ツたのと、抱一《はう》、文晁《ぶんちやう》、詩佛等《しぶつとう》、有名《いうめい》な文人雅客《ぶんじんがかく》に愛《あい》せられた爲《ため》もあッた。

抱一《はう》がある時《とき》八百善《やをぜん》で、初松魚《はつがつを》の刺身《さしみ》に一寸《ちうと》箸《はし》をつけると、「これはいかぬ、板前《いたまへ》を呼《よ》んでくれ」といッた。大名《だいみやう》の若隱居《わかいんきよ》で、一代《だい》の畫匠《ぐわしやう》、且食通《かつしよくつう》といふのだから、家人《かじん》が心配《しんぱい》して料理人《れうりにん》を伺《うかゞ》はせると、

「研立《とぎた》ての庖刀《はうちやう》で作《つく》つたらう、それでは砥《と》の香《か》が魚《さかな》に移《うつ》る、庖刀《はうちやう》は研《と》いだら、一刻《とき》ばかり、井戸側《ゐどかは》の中《なか》に吊《つる》して置《お》き、それから使《つか》ふのが法《はふ》だ」と注意《ちゆうい》され、恐縮《きようしゆく》して引退《ひきさが》ツたといふ話《はなし》は有名《いうめい》だが、八百《やを》善《ぜん》の板前《いたまへ》ともあらうものが、それ位《くらゐ》のことに氣《き》がつかなかツたとあツては、八百善《やをぜん》の料理《れうり》の沽券《こけん》にかかはる。通《つう》がりたいが病《やま》ひの上人《しやうにん》に、花《はな》を持《も》たせたものと見《み》るべきだらう。

幕末《ばくまつ》の名士《めいし》栗本鋤雲《くりもとじようん》が、實兄喜多村氏《じつけいきたむらし》の隨筆《ずゐひつ》『五月雨草紙《さみだれざうし》』を整理《せいり》した中《うち》に、八百善《やをぜん》で食《く》ツた乾大《ほしだい》

根《こん》のはり〳〵が美味《うま》かツたので、あとから使《つかひ》に小鉢《こばち》を持《も》たせてやると、代金《だいきん》として大枚《たいまい》三分《ぶ》取《と》られた。米《こめ》一石《こく》一兩《りやう》が標準相場《へうじゆんさうば》の當時《たうじ》、金《きん》三分《ぶ》あれば七斗《と》五升《しやう》買《か》へるわけだから、さすがに驚《おどろ》いて確《たし》かめにやると、

「同《おな》じ尾張大根《をはりだいこん》の干《ほ》したのでも、はり〳〵に適《てき》するのは、一把《は》の中《うち》に一本《ぽん》か二本《ほん》、それを選出《えりだ》して刻《きざ》んで、水《みづ》で洗《あら》ふと苦味《にがみ》が出《で》ますから、最初《さいしよ》から味醂《みりん》で洗《あら》ひ出《だ》す位《くらゐ》に、吟味《ぎんみ》と手數《てかず》を厭《いと》はないのでございます、決《けつ》して法外《はふぐわい》にいたゞくわけではございません」と答《こた》へたとある。いさゝか遊戯《いうげ》三昧《まい》に類《るゐ》するが、かうなるとしかし烹《はう》の極致《きよくち》だ。

またある時《とき》、吉原歸《よしはらがへ》りの通客《つうきやく》が、酒《さけ》も飲《の》み飽《あ》きた、八百善《やをぜん》へでも寄《よ》ツて、うまい漬物《つけもの》で茶漬《ちやづけ》にしやうと、二三人連《にんづ》れで押上《おしあが》ると、暫《しばら》くといツたまゝ、半日《はんにち》ばかりも待《ま》たせて、やツと持出《もちだ》したのはかくやの香《かう》の物《もの》と、煎茶《せんちや》の土瓶《どびん》とで、漬物《つけもの》は春先《はるさき》に珍《めづら》しい瓜《うり》や、茄子《なす》の粕漬《かすづけ》を刻《きざ》み合《あは》せたので、この勘定《かんちやう》一兩《りやう》二分《ぶ》に、さすがの通客《つうきやく》も目《め》を丸《まる》うし、いくら珍《めづら》しい漬物《つけもの》でも、餘《あま》りに高過《たかす》ぎはしないかといふと、主人《しゆじん》の辯解《いひわけ》に曰《いは》く、

「お香《かう》の物《もの》は兎《と》も角《かく》も、お茶《ちや》が高値《かうちき》になツてゐます、尤《もつと》もいかな上茶《じやうちや》でも、土瓶《どびん》に半斤《はんぎん》とは入《はい》りませ

んが、この茶《ちや》に合《あ》ふほどの水《みづ》が、生憎《あいにく》近所《きんじよ》に見當《みあた》りませぬ爲《ため》、玉川《たまがは》まで汲《く》みにやりました、急《いそ》ぎのお客《きやく》さまをお待《ま》たせ申《まを》してのことゆゑ、早飛脚《はやびきやく》で取寄《とりよ》せましたので、莫大《ばくだい》な運賃《うんちん》がかゝりました」で、ダアと參《まゐ》ツたといふ話《はなし》もある。これなどは利《き》いた風《ふう》な顔《かほ》をして、一本參《ほんまゐ》られたものであらうが、しかし兎《と》も角《かく》もいふことになると、いよいよ遊戯《いうげ》三昧《まい》である。

文化文政《ぶんくわぶんせい》の爛熟期《らんじゆくき》に、これはある留守居衆《るすゐしう》の話《はなし》。初松魚《はつがつを》の試食《ししよく》を競《きそ》ふて、釣歸《つりがへ》りの漁船《ぎよせん》を、三浦《うら》三崎《さき》に待受《まちう》け、八挺艪《ちやうろ》の早船《はやぶね》で、漕戻《こぎもど》らせたといふ豪奢《がうしや》振《ぶ》りなどは、同《おな》じ遊戯《いうげ》三昧《まい》でも、いよ〳〵烹《はう》の方《はう》で行詰《ゆきつま》ツた江戸料理《えどれうり》の趨向《すうかう》に、痛快《つうくわい》な皮肉《ひにく》を浴《あび》せたものともいへる。初松魚《はつがつを》に金錢《きんせん》を吝《をし》まなかツた江戸《えど》ツ子《こ》の意氣《いき》は、これ等《ら》に刺戟《しげき》されて起《おこ》ツたと、觀《み》て見《み》られぬことはない。割《かつ》に活《いき》た江戸料理《えどれうり》が、上方風《かみがたふう》の烹《はう》で殺《ころ》された、これを復活《ふくくわつ》せしめるには、新鮮《しんせん》な材料《ざいれう》に錢《ぜに》を吝《をし》むな、そこで「鎌倉《かまくら》を生《い》きて出《い》でけむ初松魚《はつがつを》」と、潑剌《はつらつ》たる芭蕉《ばせを》の句《く》が、また共《とも》に復活《ふくくわつ》して、傳唱《でんしやう》されたのではあるまいか。

中國筋《ちうごくすぢ》の或《あ》る大名《だいみやう》が、向島《むかふじま》へ雪見《ゆきみ》に馬《うま》を飛《と》ばせる途中《とちう》、葱鮪《ねぎま》の匂《にほ》ひに引《ひ》かされて、道傍《みちばた》の掛茶屋《かけちやや》へ飛込《とびこ》んだ、その味《あぢ》が忘《わす》れられず、歸邸後《きていご》更《あらた》めて作《つく》らせたら、似《に》ても似《に》つかぬ不味《まづ》さであツたと。これは講釋師《かうしやくし》の創作《さうさく》かも知《し》れぬが、また過《す》ぎたる烹《はう》に對《たい》する反抗《はんかう》、割《かつ》を禮讃《らいさん》の聲《こゑ》であることは爭《あらそ》はれぬ。

現《げん》に麵類《めんるゐ》の如《ごと》きも、上方《かみがた》では饂飩《うどん》が主《しゆ》で、蕎麥《そば》は從《じう》だ。江戸《えど》でも寛政享和《くわんせいきやうわ》以前《いぜん》は、やはり饂飩《うどん》が主《しゆ》で、蕎麥《そば》は從《じう》だツた。それがいつの間《ま》にか反對《はんたい》になツて、饂飩《うどん》を食《く》ふのは田舍《ゐなか》ツペいだ、あんな蚯蚓《みゝず》のやうなものが江戸《えど》ツ子《こ》に食《く》へるかといふやうになツた。

上方《かみがた》で腹《はら》から割《さ》く鰻《うなぎ》を、江戸《えど》では背開《せびら》きにする。ところがこれも寛政《くわんせい》以前《いぜん》までは、江戸《えど》でもやはり腹《はら》から割《さ》いた。舊幕臣《きうばくしん》篠本《さゝもと》竹堂《ちくだう》の書《か》いた漢文《かんぶん》の手記《しゆき》に、友人數輩《いうじんすうはい》と納涼《なふりやう》の歸途《きと》、兩國橋畔《りやうごくけうはん》で、名庖丁《めいはうちやう》の鰻割《うなぎさ》きを見物《けんぶつ》した記《き》がある。それによると鰻《うなぎ》の背《せ》を外《そと》にし、腹《はら》より刀《かたな》を入《い》れ、次《つぎ》に顎《あご》を切《き》り、次《つぎ》に背骨《せぼね》を去《さ》るとある。背《せ》を外《そと》にする以上《いじやう》、腹《はら》から割《さ》いたことは明《あきら》かで、顎《あご》を切《き》るといふのも、現在《げんざい》の上《かみ》方《がた》と同《おな》じ手法《しゆはふ》だ。すべて魚類《ぎよるゐ》は腹《はら》から割《さ》くのが普通《ふつう》だから、いくら旋毛《つむじ》曲《まが》りの江戸《えど》ツ子《こ》でも、最初《さいしよ》から自然《しぜん》の方則《はうそく》には背《そむ》かなかツた。竹堂《ちくだう》は太田《おほた》蜀山人《しよくさんじん》などの交友《かういう》だといふから、寛政時代《くわんせいじだい》に壯年《さうねん》だツた筈《はず》だ。

算勘《さんかん》に鋭敏《えいびん》で、見《み》かけを尙《たつと》ぶ大阪商人《おほさかしやうにん》が、鰻飯《うなぎめし》に限《かぎ》ツては表面《へうめん》と、中央部《ちうあうぶ》と、鰻《うなぎ》を二並《ふたなら》べ入《い》れるのに、江戸《えど》の鰻飯《うなぎめし》は表面《へうめん》だけだ。江戸《えど》ツ子《こ》にいはせると「猫《ねこ》の食《く》ふやうなものが食《く》へるか」で、實《じつ》は鰻《うなぎ》を半分《はんぶん》しか使《つか》はない。かうした矛盾《むじゆん》も獨斷《どくだん》も、すべて上方《かみがた》に對《たい》する、反抗心《はんかうしん》の現《あら》はれでなくて何《なん》であらう。

烹《はう》において進歩《しんぽ》した上方料理《かみがたれうり》も、草創時代《さうさうじだい》には宗《そう》として學《まな》んだが、獨《ひと》り歩《ある》きができるやうになッて見《み》ると、何《なに》を苦《くる》しんで後塵《こうぢん》を拜《はい》さう。料理人《れうりにん》の心理《しんり》はそれだらうが、肝腎《かんじん》の客《きやく》が烹《はう》に飽《あ》きて、自然《しぜん》の割《かつ》を求《もと》めるやうになッた結果《けつくわ》とを併《あは》せて、味噌《みそ》も糞《くそ》も一緒《しよ》くたに、上方風《かみがたふう》へ反抗《はんかう》さへすれば、溜飲《りういん》が下《さが》ると思《おも》ふやうになッたらしい。そして明治維新《めいぢゐしん》に及《およ》んだ。

變革後《へんかくご》の東京《とうきやう》は混沌期《こんとんき》に入《い》ッた。江戸料理《えどれうり》でも上方料理《かみがたれうり》でもない、田舎者相手《ゐなかものあひて》の料理《れうり》になッて、交《かう》通機關《つうきくわん》の發達《はつたつ》と、貯藏設備《ちよざうせつび》の進歩《しんぽ》とが利用《りよう》せられた。『割烹《かつぱう》』は料理屋《れうりや》の看板《かんばん》だけで、割《かつ》でもなければ烹《はう》でもなくなッた。そこへ大正《たいしやう》の大震災《だいしんさい》が來《き》て、江戸以來《えどいらい》の料理屋《れうりや》を根《ね》こそぎ滅《ほろ》ぼした。

震災後《しんさいご》の復活東京《ふくくわつとうきやう》が、上方料理《かみがたれうり》に壓倒《あつたう》されたといふのは、江戸草創時代《えどさうさうじだい》と同《おな》じなのである。やがて東京《とうきやう》の料理人《れうりにん》が自覺《じかく》し、客《きやく》が烹《はう》に飽《あ》きる時《とき》が來《き》たら、再《ふたゝ》び寛政以後《くわんせいいご》のやうな、反抗時代《はんかうじだい》が現《あら》はれるだらう。時代《じだい》と共《とも》にスピードが速《はや》くなッた。現《げん》にもう現《あら》はれんとする兆《きざし》さへ見《み》える。

（玄）宴會料理《えんくわいれうり》の考察《かうさつ》

日本料理《につぽんれうり》が外國料理《ぐわいこくれうり》に比《くら》べて、大宴會《だいえんくわい》に不向《ふむき》だとの説《せつ》は、根據《こんきよ》のあることである。先《ま》づ發生《はつせい》の起源《きげん》に溯《さかのぼ》ッて考察《かうさつ》すると、抑《そもそ》も日本《につぽん》の宴會《えんくわい》なるものは、建國以來《けんこくいらい》の大精神《だいせいしん》たる、一國大家族主義《こくだいかぞくしゆぎ》から、天皇群臣《てんのうぐんしん》を會《くわい》して、宴《えん》を賜《たま》ふことに發《はつ》し、公卿《くげ》、武家《ぶけ》、衆庶《しうしよ》に至《いた》るまで、この精神《せいしん》を體《たい》して、主長《しゆちやう》が中心《ちうしん》となり、臣從《しんじう》がこれに和《わ》し、歡《くわん》を共《とも》にすることに依《よ》ッて、一國《こく》、一族《ぞく》、一家《か》の和平《わへい》を保持《はうち》し、增進《ぞうしん》することとの楔子《くさび》となッたので、これが社交的《しやかうてき》になッたのは、外國《ぐわいこく》との交通《かうつう》が開《ひら》けてからである。

即《すなは》ち家庭的《かていてき》に發達《はつたつ》した日本料理《につぽんれうり》であッたのが、漸《やうや》く社交的《しやかうてき》になると共《とも》に、儀禮形容《ぎれいけいよう》が主《しゆ》となり、その後戰國時代《ごせんごくじだい》を經《へ》て、德川時代《とくがはじだい》に及《およ》ぶと、對外的《たいぐわいてき》には鎖國《さくこく》が行《おこな》はれたけれど、對內的《たいないてき》には利害《りがい》を異《こと》にする幕府《ばくふ》と諸藩《しよはん》、また諸藩同志《しよはんどうし》の接觸《せつしよく》が、複雜微妙《ふくざつみめう》を極《きは》めた結果《けつくわ》、純社交的宴會《じゆんしやかうてきえんくわい》の必要《ひつえう》を生《しやう》じ、この會場《くわいぢやう》として起《おこ》ッたのが、江戶時代《えどじだい》に於《お》ける料理茶屋《れうりちやや》の濫觴《らんちやう》であッた。そして常《つね》にこれを利用《りよう》する階級《かいきふ》は、諸藩《しよはん》を代表《だいへう》する外交官《ぐわいかうくわん》として、江戶《えど》に定住《ちやうぢゆう》する留守居役《るすゐやく》であッたところから、その社交場《しやかうぢやう》たる料《れう》理《り》茶屋《ちやや》が、俗《ぞく》にお留守居茶屋《るすゐちやや》と呼《よ》ばれたことは前《まへ》に說《と》いた。江戶文明《えどぶんめい》の爛熟期《らんじゆくき》、一般《ぱん》の好尙《かうしやう》が奢侈《しやし》に流《なが》れた中《なか》でも、費用《ひよう》を藩庫《はんこ》から支給《しきふ》される社交人《しやかうじん》、自己《じこ》の懷中《ふところ》が痛《いた》まぬ上《うへ》、場裡《ぢやうり》に派手《はで》を盡《つく》すことが、却《かへ》ッて藩《はん》の面目《めんもく》を維持《ゐち》し、向上《かうじやう》せしめると信《しん》ぜられた時代《じだい》で、金錢《きんせん》に糸目《いとめ》をつけぬから、これ等《ら》の會合《くわいがふ》する宴席《えんせき》が、當時《たうじ》の贅澤《ぜいたく》を代表《だいへう》するものであツたことはいふまでもない。お留守居茶屋《るすゐちやや》に出入《でいり》する留守居役《るすゐやく》は、全國諸藩《ぜんこくしよはん》の士《し》であるから、互《たが》ひに國自慢《くにじまん》の出《で》るのは當然《たうぜん》で、諸國《しよこく》に特産《とくさん》する珍奇《ちんき》な食品《しよくひん》と、特殊《とくしゆ》の調理法《てうりはふ》が競《きそ》はれたのも、この副産物《ふくさんぶつ》であり、延《ひ》いては季節《きせつ》に先驅《せんく》する、ハシリ物《もの》珍重《ちんちやう》の傭《よう》を作《つく》るやうにもなツた。料理茶屋《れうりちやや》の發達《はつたつ》と共《とも》に、調理《てうり》の技巧《ぎかう》は微細《びさい》に入《い》ツたが、同時《どうじ》に儀式配膳《ぎしきはいぜん》の法《はふ》は、當時《たうじ》の嗜好《しかう》と沒交渉《ぼつかうせふ》な爲《ため》、自然《しぜん》また大《おほ》いに亂《みだ》れて、僅《わづ》かに少數貴族《せうすうきぞく》の間《あひだ》に、殘骸《ざんがい》を留《とゞ》むるのみとなり、七五三の饗膳式《きやうぜんしき》は變《へん》じて、後《のち》の本膳式《ほんぜんしき》となツた。本膳《ほんぜん》といふのはもと二の膳以下《ぜんいか》に對《たい》する稱呼《しようこ》で、各人銘々《かくじんめい〳〵》に配膳《はいぜん》し、普通《ふつう》一の膳《ぜん》、二の膳《ぜん》、三の膳《ぜん》から成《な》り、一の膳《ぜん》に飯《めし》をつける、これが本《ほん》で、二の膳《ぜん》、三の膳《ぜん》はその附屬《ふぞく》である。現今《げんこん》いふところの本膳式《ほんぜんしき》は、京《きやう》の膳《ぜん》の進化《しんくわ》したもので、一に帛紗料理《ふくされうり》ともいはるゝ如《ごと》く、實《じつ》は昔《むかし》の略式《りやくしき》であるが、德川末期《とくがはまつき》には式正《しきせい》に用《もち》ふる、本格的《ほんかくてき》な配膳《はいぜん》の稱《しよう》となり、以《もつ》て明治維新《めいぢゐしん》に及《およ》び、現《げん》になほ儀禮的《ぎれいてき》の饗宴《きやうえん》には、この風《ふう》が行《おこな》はれてゐる。

（備考《びかう》）帛紗料理《ふくされうり》とは、儀式《ぎしき》の饗膳《きやうぜん》に對《たい》する略式《りやくしき》の料理《れうり》で、景容《けいよう》よりも實質《じつしつ》を主《しゆ》とし「諸事柔《しよじやはら》かな」の意《い》で帛紗《ふくさ》と名《なづ》け、本膳《ほんぜん》を眞《しん》とすれば帛紗《ふくさ》は行《ぎやう》、會席《くわいせき》を草《さう》の體《たい》に擬《ぎ》し、本膳《ほんぜん》と會席《くわいせき》との中間《ちうかん》に置《お》かれ、本膳《ほんぜん》の終《をは》ツた後《のち》などに饗《きやう》し、江戸時代《えどじだい》の中葉期《ちうえふき》までは、今《いま》の二次會《にくわい》の形式《けいしき》で、諸侯《しよこう》の間《あひだ》などに行《おこな》はれたが、時世《じせい》の變遷《へんせん》と共《とも》に、眞《しん》の本膳式《ほんぜんしき》が廢《すた》れてからは、行《ぎやう》の帛紗《ふくさ》が昇進《しやうしん》して、今《いま》の本膳式《ほんぜんしき》の基調《きてう》となツた。

京《きやう》の膳《ぜん》とは、大《おほ》きな島臺《しまだい》、または大皿等《おほざらとう》に、料理《れうり》を盛《も》ツて進《すゝ》め、各自《おのおの》これを取分《とりわ》けて食《く》ツたのを、銘々《めいめい》に配膳《はいぜん》することに改《あらた》めたのが、今《いま》の本膳式《ほんぜんしき》で、地方《ちはう》の舊家《きうか》や物堅《ものがた》い家《うち》では、今《いま》でも日常《にちじやう》の食事《しよくじ》に、略式《りやくしき》の本膳《ほんぜん》、即《すなは》ち一の膳《ぜん》を用《もち》ひてゐるところもあるけれど、一般家庭《ぱんかてい》の多《おほ》くは、食卓《しよくたく》を使《し》用《よう》する風《ふう》になツた爲《ため》、昔《むかし》の略式《りやくしき》である本膳式《ほんぜんしき》さへ、冠婚葬祭《くわんこんさうさい》の儀式《ぎしき》以外《いぐわい》には、あまり行《おこな》はれなくなツた。

本膳式《ほんぜんしき》の概略《がいりやく》を述《の》べると、冠婚等《くわんこんとう》の目出度《めでた》い場合《ばあひ》には、魚介菜藻《ぎよかいさいさう》で献立《こんだて》を作《つく》り、魚類《ぎよるゐ》は出世魚《しゆつせうを》と稱《しよう》せられる鯔《ぼら》、鯉《こひ》、鱸《すゞき》、鯛等《たひとう》、また婚儀《こんぎ》には特《とく》に蛤《はまぐり》を用《もち》ひ、葬祭等精進料理《さうさいとうしやうじんれうり》の場合《ばあひ》には、豆腐《とうふ》、湯《ゆ》波《ば》、麩《ふ》、その他野菜乾物《たやさいかんぶつ》を用《もち》ひて、一汁《じふ》三菜《さい》から、一汁《じふ》五菜《さい》、二汁《じふ》五菜《さい》、二汁《じふ》七菜《さい》、三汁《じふ》七菜《さい》と進《すゝ》み、重《おも》きに隨《したが》ツて三汁《じふ》九菜《さい》、三汁《じふ》十一菜等《さいとう》に至《いた》る。一の膳《ぜん》には飯《めし》をつけて本膳《ほんぜん》といひ、二の膳《ぜん》、三の膳《ぜん》まで出《だ》し、次《つぎ》に向詰《むかふづめ》、引而《ひきて》、吸物《すひもの》、肴等《さかなとう》を出《だ》すので、一汁《じふ》三菜《さい》は汁《しる》に膾《なます》、平皿《ひらさら》、燒物《やきもの》を組合《くみあは》せ、中《ちう》酒《しゆ》に吸物《すひもの》、小《こ》皿《ざら》肴《さかな》一種《しゆ》をつける。一汁《じふ》五菜《さい》は汁《しる》に膾《なます》、坪《つぼ》、平皿《ひらざら》、猪口《ちよく》、燒物《やきもの》の五種《しゆ》を組合《くみあは》せ、中酒《ちうしゆ》に吸物《すひもの》、小皿肴《こざらさかな》二種《しゆ》をつける。二汁《じふ》五菜《さい》は一汁《じふ》五菜《さい》の外《ほか》に、二の汁《しる》を組合《くみあは》せたもので、外《ほか》に強肴《しつさかな》として臺引《だいびき》を侑《すゝ》めることもある。強肴《しつさかな》は主人《しゆじん》が特《とく》に、心《こゝろ》を盡《つく》して進《すゝ》める意《い》で、主人《しゆじん》自身《じしん》に漁獵《ぎよれふ》したもの、または遠來《ゑんらい》の珍味《ちんみ》を調理《てうり》し、八寸《すん》の足打折敷《あしうちをりしき》に敷物《しきもの》を敷《し》いて盛《も》り、または白木《しらき》の折枝《へぎ》に盛《も》ツて、主人《しゆじん》みづからこれを引《ひ》き、若《も》しくは家中《かちう》の主立《おもだ》ツた者《もの》に、名代《みやうだい》として引《ひ》かしめるのが禮《れい》となツてゐる。

　二汁《じふ》七菜《さい》は二汁《じふ》五菜《さい》の外《ほか》に、三の膳《ぜん》に刺身《さしみ》と茶椀《ちやわん》とを加《くは》へたもの、他《た》は二汁《じふ》五菜《さい》と同《おな》じである。三汁《じふ》七菜《さい》は三の膳《ぜん》に三の汁《しる》を增《ま》すので、膳部《ぜんぶ》は通常高足膳《つうじやうたかあしぜん》を用《もち》ひる。三汁《じふ》九菜《さい》はこの外《ほか》に、二の膳《ぜん》に杉《すぎ》小桶《こをけ》、または覗《のぞ》き猪口《ちよく》と稱《しよう》する壺《つぼ》の深《ふか》い猪口《ちよく》をつけ、四の膳《ぜん》に燒物《やきもの》、五の膳《ぜん》に洲濱臺《すはまだい》、または平皿《ひらざら》、深皿《ふかざら》、大平皿《おほひらざら》の類《るゐ》をつけ、膳部《ぜんぶ》は白木《しらき》の三方《ばう》を用《もち》ゐる。假《かり》に三汁《じふ》七菜《さい》を標準《へうじゆん》として、配膳《はいぜん》の順序《じゆんじよ》を記《しる》すと、先《ま》づ本膳《ほんぜん》を捧《さゝ》げ、次《つぎ》に二の膳《ぜん》、三の膳《ぜん》と進《すゝ》め、燒物膳《やきものぜん》、臺引《だいびき》の順《じゆん》で出《だ》す。食事《しよくじ》が終《をは》ツたら、進《すゝ》めた順序《じゆんじよ》と逆《ぎやく》に、臺引《だいびき》、燒物膳《やきものぜん》、三の膳《ぜん》と下《さ》げ、更《さら》に盃臺《さかづきだい》を進《すゝ》め、銚子《てうし》を持出《もちだ》して酒《さけ》を侑《すゝ》める。これを中酒《ちうしゆ》といふ。次《つぎ》に盃臺《さかづきだい》を引《ひ》き、吸物膳《すひものぜん》を進《すゝ》めて、二の膳《ぜん》と引代《ひきか》へ、再《ふたゝ》び酒《さけ》を侑《すゝ》める。次《つぎ》に別肴《べつさかな》を進《すゝ》めて、三度酒《たびさけ》を侑《すゝ》める。そこで膳物《ぜんもの》を引《ひ》いて湯《ゆ》を侑《すゝ》め、次《つぎ》に蒸菓子《むしぐわし》を出《だ》して、本膳《ほんぜん》を引代《ひきか》へに濃《こひ》茶《ちや》を進《すゝ》める。あと干菓子《ひぐわし》を出《だ》して、濃茶碗《こひちやわん》と引代《ひきか》へに薄茶《うすちや》を進《すゝ》めるといふのが、普通《ふつう》の方式《はうしき》であるが、更《さら》に最近《さいきん》に至《いた》ツては、料理屋《れうりや》その他《た》一般家庭《ばんかてい》でも、中酒《ちうしゆ》を廢《はい》して本膳《ほんぜん》の前《まへ》に、先《ま》づ膳物《ぜんもの》で酒《さけ》を侑《すゝ》め、酒《さけ》が終《をは》ツてから本膳《ほんぜん》を出《だ》すといふ、便宜式《べんぎしき》が多《おほ》くなツた。

七五三膳《ぜん》から轉《てん》じたこの本膳式《ほんぜんしき》でも、なほ形式《けいしき》が主《しゆ》となツて、內容《ないよう》の美味《びみ》がこれに伴《ともな》はない爲《ため》、更《さら》に略式《りやくしき》にして、しかも味覺本位《みかくほんゐ》に、華《くわ》を避《さ》けて實《じつ》に就《つ》いたのが、茶式《ちやしき》の懷石《くわいせき》に擬《ぎ》して、江戶末期《えどまつき》に起《おこ》ツた會席料理《くわいせきれうり》である。懷石《くわいせき》はもと支那《しな》から傳來《でんらい》し、曾《かつ》て蘇東坡《そとうば》が、佛印禪師《ぶついんぜんじ》に點心《てんしん》するとて、懷石《くわいせき》(茶《ちや》の子《こ》の類《るゐ》)を供《きやう》したのに始《はじ》まるとある。

(備考《びかう》)『點心《てんしん》』とは佛家《ぶつか》の稱《しやう》で、通俗《つうぞく》には茶《ちや》の子《こ》といふ。食前食後《しよくぜんしよくご》に拘《かゝ》はらず、退屈《たいくつ》して欠伸《あくび》でも出《で》さうなところへ、虫押《むしおさ》へに輕《かる》いものを攝《と》る、空心《くうしん》に點《てん》ずるから點心《てんしん》であるといふ。またやはり間食《かんしよく》の一稱呼《しようこ》に『硯水《けんすゐ》』といふのがある。これは往昔《むかし》咸陽宮《かんやうきう》を造《つく》る時《とき》、あまり高《たか》いので硯《すゞり》の水《みづ》が凍《こほ》る、酒《さけ》を入《い》れると凍《こほ》らないところから、常《つね》に酒《さけ》を用意《ようい》して置《お》き、墨繩《すみなは》の用《よう》に供《きやう》した殘《のこ》りは、番匠《ばんしやう》のホマチになつたのが、慰勞《ゐらう》の間食《かんしよく》を硯水《けんすゐ》と呼《よ》んだ起《おこ》りだといふ。近頃支那料理《ちかごろしなれうり》の菜單《さいたん》などを見《み》て、疑問《ぎもん》を抱《いだ》く人《ひと》の爲《ため》に註《ちゆう》して置《お》く。

主意《しゆい》としては茶《ちや》を供《きやう》する前《まへ》に、輕《かる》い飲食《いんしよく》を點心《てんしん》する、虫押《むしおさ》へに供《きやう》するのであるから、料理《れうり》の品數《しなかず》などは問題《もんだい》でなく、二茶《さい》以下《いか》でも耻《はぢ》にはならぬといふのが本義《ほんぎ》で、多《おほ》きも數種《すうしゆ》を超《こ》えず、二の膳《ぜん》以下《いか》は進《すゝ》めないのが例《れい》であるから、自然《しぜん》に庖丁《はうちやう》の華美《くわび》を避《さ》けて、調理《てうり》の本味《ほんみ》を主《しゆ》とし、饌具《せんぐ》なども本膳《ほんぜん》に比《くら》べると、遙《はる》かに簡素《かんそ》になッたので、眞《しん》の味覺者《みかくしや》の好尚《かうしやう》に投《とう》じ、音《おん》と意《い》と相通《あひつう》ずる『會席《くわいせき》』の字《じ》を充《あ》てて、一般《ぱん》にも行《おこな》はるゝに至《いた》ッたが、漸《やうや》く發達《はつたつ》するに隨《したが》ひ、またその茶亭《ちやてい》の繁昌《はんじやう》が、留守居衆《るすゐしゆ》によッて支持《しぢ》さるゝに及《およ》び、いつか茶式《ちやしき》の侘《わび》を離《はな》れて、好事《かうず》の競爭場化《きやうさうぢやうくわ》すると、新奇《しんき》を衒《てら》ふて遊戲《いうぎ》に趁《はし》り、遂《つひ》にまた本末《ほんまつ》を顚倒《てんたう》して、本膳式《ほんぜんしき》の形式《けいしき》に、より以上《いじやう》內容《ないよう》の華美《くわび》が加《くは》はり、結局本膳《けつきよくほんぜん》と會席《くわいせき》と、相駢《あひなら》んで奢侈《しやし》の拍車《はくしや》をかけ、こゝに空前《くうぜん》の料理贅澤時代《れうりぜいたくじだい》を現出《げんしゆつ》するに至《いた》ッた。

在家《ざいけ》の禪《ぜん》と稱《とな》へて、茶道《ちやだう》に魂《たましひ》を入《い》れた利久《りきう》は、ある時何《ときなん》の前觸《まへぶ》れもなく、不意《ふい》に高貴《かうき》の御成《おなり》を迎《むか》へた時《とき》、取敢《とりあへ》ず土器《かはらけ》に洗米《あらひよね》を盛《も》ッて、茶《ちや》を上《たてまつ》ッたことがあるといふ。簡素淸淨《かんそしやうじやう》、この位高雅《くらゐかうが》な饗應《もてなし》はないわけだが、後代《こうだい》の俗衆《ぞくしゆ》にこの味《あぢ》はわからぬ。現《げん》に當時《たうじ》の文獻《ぶんけん》にも『茶事會席《ちやじくわいせき》の心得《こゝろえ》』として、以前《いぜん》は料理《れうり》の二字《じ》に叶《かな》ッたが、近頃《ちかごろ》の懷石《くわいせき》といふと、何《なに》か面白《おもしろ》い取合《とりあは》せをして、客人《きやくじん》をあッといはせる趣向《しゆかう》のみを考《かんが》へ、物《もの》の味《あぢ》を失《うしな》ふ道理《だうり》を知《し》らぬ、もと〳〵懷石《くわいせき》は二三茶《さい》に限《かぎ》り、多《おほ》くの品數《しなかず》を出《だ》さぬから、自然鹽梅《しぜんあんばい》もよく出來《でき》たので、料理《れうり》の本意《ほんい》はこゝにある、いたづらに取合《とりあは》せの珍奇《ちんき》を誇《ほこ》るやうな、悪物好《わるものずき》は無用《むよう》であると、喝破《かつぱ》されてゐる。茶人《ちやじん》の懐石《くわいせき》既《すで》に然《しか》り、一般社交人《ぱんしやかうじん》の會席《くわいせき》に至《いた》ツては、思《おも》ひ半《なか》ばに過《す》ぐるものがあツた筈《はず》である。これ等《ら》の亞流《ありう》を汲《く》んでゐるのが、今《いま》のいはゆる宴會料理《えんくわいれうり》である。

（黄）印刷物《いんさつもの》と肉筆物《にくひつもの》

日本料理《につぽんれうり》が何故《なぜ》宴會《えんくわい》に不向《ふむ》きか。

家庭的《かていてき》に發達《はつたつ》した日本料理《につぽんれうり》が、社交的《しやかうてき》になツて退轉《たいてん》した。退轉《たいてん》したまゝの日本料理《につぽんれうり》を以《もつ》て、社交的《しやかうてき》に發達《はつたつ》した外國料理《ぐわいこくれうり》に、眞額《まつかう》から對抗《たいかう》しやうとしても、勝目《かちめ》のないのは當然《たうぜん》である。

日本料理《につぽんれうり》が世界的《せかいてき》に進出《しんしゆつ》し得《え》ない理由《りいう》、その進出《しんしゆつ》し得《え》ないところに、日本料理《につぽんれうり》の特色《とくしよく》があり、日本《につぽん》に生《う》まれた者《もの》の幸福《かうふく》があることは、既《すで》に『料理維新《れうりゐしん》』の條《くだり》で説《と》いた。『割鮮《かつせん》』と書《か》いて「アザラケキヲサグ」と訓《よ》ませる、これが日本料理《につぽんれうり》の根源《こんげん》であるからである。氣候風土《きこうふうど》、地理地勢《ちりちせい》、若《も》し凡《およ》そでも同《おな》じやうな條件《でうけん》の下《もと》に、同《おな》じやうな材料《ざいれう》が、世界各國《せかいかくこく》に得《え》られるなら、日本料理《につぽんれうり》が進出《しんしゆつ》するまでもなく、世界《せかい》一圓《えん》、日本料理《につぽんれうり》によツて統《とう》一されるだらう。料理《れうり》の根本《こんぽん》たる材料《ざいれう》が、日本以外《につぽんいぐわい》に求《もと》められぬ以《い》上《じやう》、日本《につぽん》にのみ産《さん》し、日本《につぽん》にのみ用《もち》ひられる日本料理《につぽんれうり》であり、しかもそれは家庭的《かていてき》に發達《はつたつ》して、社交《しやかう》的《てき》には退轉《たいてん》したのだ。家庭的《かていてき》に發達《はつたつ》すべく、そして社交的《しやかうてき》には退轉《たいてん》すべく、運命《うんめい》づけられた日本料理《につぽんれうり》であることを、こゝではツきりと認識《にんしき》して置《お》く必要《ひつえう》がある。

日本料理《につぽんれうり》の主要材料《しゆえうざいれう》たる魚菜類《ぎよさいるゐ》は、多《おほ》く生食《せいしよく》に適《てき》するから、新鮮《しんせん》でさへあれば多《おほ》く生食《せいしよく》する、その自然食《しぜんしよく》が『割鮮《かつせん》』である。西洋料理《せいやうれうり》の主要材料《しゆえうざいれう》たる鳥獸肉《てうじうにく》は、多《おほ》く生食《せいしよく》に適《てき》しないから、隨《したが》ツて加工《かこう》の必要《ひつえう》がある。烹炙《はうしや》の加工《かこう》が發達《はつたつ》した西洋料理《せいやうれうり》でも、生食《せいしよく》に適《てき》する野菜《やさい》を配《はい》する場合《ばあひ》には、むしろ日本料理《につぽんれうり》以上《いじやう》に、生《なま》のまゝ用《もち》ひるのがよい證據《しようこ》である。支那料理《しなれうり》の主要材料《しゆえうざいれう》は、地理地勢《ちりちせい》の關係《くわんけい》から、多《おほ》く乾燥貯藏品《かんさうちよざうひん》である。生食《せいしよく》に適《てき》しないばかりでなく、調味《てうみ》に最《もつと》も加工《かこう》を必要《ひつえう》とする乾物《かんぶつ》だから、調理法《てうりはふ》として支那料理《しなれうり》が、世界第《せかいだい》一發達《はつたつ》してゐるといはれる所以《ゆゑん》である。乾物《かんぶつ》は貯藏《ちよざう》に堪《た》へると同時《どうじ》に、遠隔地《ゑんかくち》への輸送《ゆそう》にも便利《べんり》だから、調理《てうり》の術《すべ》にさへ長《ちやう》じてゐたら、世界各國《せかいかくこく》いづれの地方《ちはう》へも普及《ふきふ》できる。歐米到《おうべいいた》るところの都會《とくわい》に、支那料理《しなれうり》が進出《しんしゆつ》し、歡迎《くわんげい》されてゐるといふのも、いはゞ何《なん》の不思議《ふしぎ》もない、當然《たうぜん》の現象《げんしやう》なのである。

この普及《ふきふ》し得《う》るといふこと、同時《どうじ》に同《どう》一材料《ざいれう》を以《もつ》て、多人數《たにんず》に供給《きやうきふ》し得《う》るといふこと、社交料理即《しやかうれうりそく》宴會料理《えんくわいれうり》の强味《つよみ》は、かゝツてこの點《てん》にあるのだが、日本料理《につぽんれうり》の材料《ざいれう》は、同時《どうじ》に調理法《てうりはふ》は、それに適《てき》しないところに、宴會料理《えんくわいれうり》としての弱味《よわみ》がある。宴會料理《えんくわいれうり》としては弱味《よわみ》だけれど、家庭料理即國民料理《かていれうりそくこくみんれうり》としては、これほど調法《てうはふ》で、融通無碍《ゆうづうむげ》で、恐《おそら》く世界無比《せかいむひ》であることは、既《すで》に繰返《くりかへ》して屢《しば》し說《と》いた。それほど尊《たつと》い日本料理《につぽんれうり》が、何故《なぜ》近頃《ちかごろ》のやうに、殆《ほと》んど都鄙《とひ》の到《いた》るところ、必《かなら》ずしも社交場《しやかうぢやう》、宴會場《えんくわいぢやう》に限《かぎ》らず、一般家庭《ばんかてい》の厨房《ちうばう》までが、西洋料理《せいやうれうり》や支那料理《しなれうり》や、或《ある》ひはそれ等《ら》の模倣料理《もはうれうり》に、侵蝕《しんしよく》され壓倒《あつたう》されてゐるか。いふまでもなく國民《こくみん》の無自覺《むじかく》と、指導者《しだうしや》の無責任《むせきにん》とに因由《いんいう》するのだが、更《さら》にこれに反抗《はんかう》する日本料理支持者《につぽんれうりしぢしや》の間《あひだ》にすら、眞《しん》に日本料理《につぽんれうり》の生命《せいめい》、特長《とくちやう》、價値《かち》を、あるひは知《し》らず、或《ある》ひは半《なか》ば知《し》ツて徹底《てつてい》せず、却《かへ》ツて錯覺《さくかく》に陷《おちい》ツてゐる者《もの》の多《おほ》いのが、大《だい》なる原因《げんいん》であることを忘《わす》れてはならぬ。

それは何《なん》であるか。この項《かう》の冒頭《はじめ》にいッた如《ごと》く、家庭料理《かていれうり》として發達《はつたつ》すべく、社交料理《しやかうれうり》としては退《たい》轉《てん》したことを知《し》らず、兩者《りやうしや》を混同《こんどう》してゐることである。家庭料理《かていれうり》として生命《せいめい》のある日本料理《につぽんれうり》を、そのまゝ社交場裡《しやかうぢやうり》に用《もち》ひ、あるひは用《もち》ひ得《う》ると誤信《ごしん》することから、日本料理《につぽんれうり》の標準《へうじゆん》を、料理屋風《れうりやふう》の料理《れうり》に置《お》き、個性《こせい》を重《おも》んずべき家庭料理《かていれうり》までが、料理屋風《れうりやふう》の模倣料理《もはうれうり》に墮《だ》し、滔々《たうく》として及《およ》ばざらんことを虞《おそ》るゝの結果《けつくわ》、逐日逐年退轉《ちくじつちくねんたいてん》し、現《げん》に加速度的《かそくどてき》に退轉路上《たいてんろじやう》を、疾驅《しつく》してゐる日本料理《につぽんれうり》ではないか。

これは最近《さいきん》の話《はなし》であるが、ある榮養學者《えいやうがくしや》を中心《ちうしん》とする團體《だんたい》で、食養改善運動《しよくやうかいぜんうんどう》を起《おこ》す爲《ため》、同憂《どういう》の識者《しきしや》有志《いうし》を糾合《きうがふ》して、懇談會食《こんだんくわいしよく》の席《せき》を設《まう》けたい、會場《くわいぢやう》は他《た》に適當《てきたう》な場所《ばしよ》が見《み》つからぬから、ある大《おほ》きなレストランを用《もち》ひるつもりだけれど、會《くわい》の趣旨《しゆし》として、また主催者側《しゆさいしやがは》の立場《たちば》として、普通《ふつう》の西洋料理《せいやうれうり》を供《きよう》したのでは意味《いみ》をなさぬ、榮養學上理想的《えいやうがくじやうりさうてき》の新日本料理《しんにつぽんれうり》を供《きよう》する爲《ため》、特《とく》に厨房《ちうばう》を開放《かいはう》させるから、既成《きせい》の調理人以外《てうりにんいぐわい》に、誰《だれ》かタクトを揮《ふ》ツてくれるやうな、然《しか》るべき適任者《てきにんしや》はなからうかといふ相談《さうだん》を受《う》けた時《とき》、筆者《ひつしや》は言下《げんか》にその否《ひ》を述《の》べたことである。

家庭的《かていてき》に發達《はつたつ》し、家庭的《かていてき》に意義《いぎ》のある日本料理《につぽんれうり》は、小人數《こにんず》の團欒《だんらん》に適《てき》し、多人數《たにんず》の會食《くわいしよく》などには、根本的《こんぽんてき》に適《てき》しないのである。社交料理《しやかうれうり》、宴會料理《えんくわいれうり》としては、西洋料理《せいやうれうり》や支那料理《しなれうり》の方《はう》が、遙《はる》かに適《てき》するやうにでき、また發達《はつたつ》してゐるのであるから、いかに厨房《ちうばう》を開放《かいはう》され、またどんな敏腕者《びんわんしや》が事《こと》に當《あた》ツても、百人以上《にんいじやう》の宴會《えんくわい》に、なまじツかの日本料理《につぽんれうり》、殊《こと》に榮養《えいやう》と經濟《けいざい》とを目標《もくへう》とする、特殊料理《とくしゆれうり》で對《たい》抗《かう》しやうとしても、及《およ》ばないことは明《あきら》かであり、强《し》ひて行《おこな》へば失敗《しつぱい》するにきまツてゐる。「こんな不味《まづ》い料理《れうり》を」といはれたら、折角《せつかく》の運動《うんどう》までが臺《だい》なしになるから、およしなさいといツたのである。

その後《ご》どうなツたかは知《し》らぬけれど、近頃《ちかごろ》の宴會《えんくわい》といふ宴會《えんくわい》の大部分《だいぶぶん》が、西洋料理《せいやうれうり》や支那料理屋《しなれうりや》へ持《もち》こまれるのは、宴會料理《えんくわいれうり》として日本料理《にっぽんれうり》よりも、西洋料理《せいやうれうり》や支那料理《しなれうり》が適《てき》し、發達《はったつ》してゐるからである。筆者《ひっしゃ》のやうな國粹主義《こくすゐしゅぎ》、純日本料理《じゅんにっぽんれうり》の支持者《しぢしゃ》でも、多人數會食《たにんずくわいしょく》する場合《ばあひ》には、日本料理《にっぽんれうり》よりも外《ぐわい》國料理《こくれうり》の方《はう》へ、おのづと足《あし》が向《む》き易《やす》いのだもの、推《お》して知《し》るべしといッてよい。宴會場《えんくわいぢやう》としての廣間《ひろま》を有《も》ッてゐる日本料理屋《にっぽんれうりや》と雖《いへど》も、本統《ほんとう》にうまい日本料理《にっぽんれうり》は、五六人《にん》からせい〳〵十人止《にんどま》り、それ以上《いじやう》になッては無理《むり》だと、公言《こうげん》してゐる位《くらゐ》ではないか。小人數《こにんず》に適《てき》する日本料理《にっぽんれうり》である。宴會屋《えんくわいや》として競《きやう》爭《さう》し、壓倒《あったう》されて悲鳴《ひめい》をあげる如《ごと》きは、根本《こんぽん》の間違《まちが》ひであり、甚《はなは》だしい自家撞着《じかどうちやく》である。

いくら小人數《こにんず》に適《てき》しても、多人數《たにんず》の宴會《えんくわい》に不向《ふむき》では、既《すで》にそのこと自體《じたい》が現代《げんだい》に適《てき》せず、幼稚《えうち》な證《しよう》據《こ》ではないかといふ者《もの》がある。一應《おう》は尤《もつと》もなやうだが、これもまた楯《たて》の半面《はんめん》である。何十人《なんにん》あるひは何百人《なんにん》でも、冷《つめた》いものは勿論《もちろん》、溫《あたゝ》かいものでも、熱《あつ》いものでも、設備《せつび》さへあれば一列《れつ》に、ずらりと同《おな》じやうに供《きやう》せられる。いくら設備《せつび》があッても日本料理《にっぽんれうり》では、そんな器用《きよう》な眞似《まね》はできぬ。強《し》ひて行《おこな》へば不味《まづ》いものになり、劣《おと》ッた料理《れうり》になる。煮物《にもの》、燒物《やきもの》、蒸物《むしもの》、汁物《しるもの》、一鉢《ひとはち》の刺身《さしみ》でも、作《つく》り立《たて》でなければ本統《ほんとう》の味《あぢ》はない。幼稚《えうち》なのではなくて、根本《こんぽん》の相違《さうゐ》である。豫《あらかじ》め用意《ようい》して置《お》けないところに、日本料理《にっぽんれうり》の不便《ふべん》もあるが、その代《かは》り眞《しん》の生命《せいめい》が宿《やど》る。『割鮮《かっせん》』活《いき》た料理《れうり》だからである。

調法《てうはふ》な外國《ぐわいこく》の料理《れうり》は、いはゞ印刷物《いんさつぶつ》のやうなものである。準備《じゆんび》さへできれば、千枚《まい》でも萬枚《まんまい》でも、立《た》ちどころに同《おな》じやうに刷《す》れる。さう行《ゆ》かぬ日本料理《につぽんれうり》は、いはゞ肉筆物《にくひつもの》である。いくら紙《かみ》と筆《ふで》とが用《よう》意《い》されても、立《た》ちどころといふわけに行《ゆ》かず、また同《おな》じやうにも書《か》けぬ。工作《こうさく》と藝術《げいじゆつ》の相違《さうゐ》である。大量生産《たいりやうせいさん》に適《てき》するからといッて、工作品《こうさくひん》が眞價《しんか》において、藝術品《げいじゆつひん》に優《まさ》ッてゐるとはいへぬ。いくら印《いん》刷術《さつじゆつ》が進歩《しんぽ》したといッても、書齋《しよさい》から筆硯《ひつけん》を棄《き》却するわけには行《ゆ》かぬ。各家庭《かくかてい》に印刷機《いんさつき》を、備《そな》へ付《つ》けるわけに行《ゆ》かぬのと同《おな》じである。近頃《ちかごろ》よほど普及《ふきふ》したタイプライターにしても、いはゞ事務用《じむよう》の程度《ていど》で、それには技術者《ぎじゆつしや》を置《お》かなければならず、自分《じぶん》で打《う》つとしたら却《かへ》ッて不便《ふべん》な場合《ばあひ》が多《おほ》からう。身邊《しんぺん》の所用《しよよう》を果《はた》す爲《ため》には、やはり使《つか》ひ馴《な》れた筆硯《ひつけん》で、楷行草《かいぎやうさう》自由《じいう》に書認《かきしたゝ》める方《はう》が、便利《べんり》と經濟《けいざい》とのみからいッても、遙《はる》かに實用的《じつようてき》な筈《はず》である。況《いは》んや美味《びみ》と榮養《えいやう》とを兼《か》ぬるにおいてをやである。家庭料理《かていれうり》の要諦《えうたい》はこゝにあり、日本料理《につぽんれうり》は家庭《かてい》においてこそ、存續《ぞんぞく》も、發達《はつたつ》も、重用《ちゆうよう》もさるべき所以《ゆゑん》である。

日本《やまと》魂《だましひ》は家族制度《かぞくせいど》から發達《はつたつ》した。日本帝國《につぽんていこく》は一大家族制度《だいかぞくせいど》の下《もと》に結合《けつがふ》されてゐる。日本食養《につぽんしよくやう》の根《こん》源《げん》は割鮮《かつせん》にあり、眞《しん》の割鮮《かつせん》は家庭料理《かていれうり》によッて、初《はじ》めて完全《くわんぜん》に行《おこな》はれ、磨《みが》かれるのであることを、聲《こゑ》を大《だい》にして提唱《ていしやう》したい。食養《しよくやう》によッて築《きづ》かれる、健康《けんかう》な日本《やまと》魂《だましひ》の爲《ため》である。

三、日本料理本道

（甲）衣《い》食《しよく》住《ぢう》の認《にん》識《しき》

衣食住《いしよくぢゆう》が、人間生活《にんげんせいくわつ》の三大要件《だいえうけん》であることはいふまでもない。就中《なかんづく》その日《ひ》〳〵の生命《せいめい》の糧《かて》である以《い》上《じやう》、食《しよく》が最《もつと》も重《おも》んぜられるべきに拘《かゝ》はらず、發達《はつたつ》の徑路《けいろ》を顧《かへり》みると、最《もつと》も輕《かろ》んぜられてゐたとの説《せつ》も、一應《おう》は首肯《うなづ》ける。これを現存《げんそん》する遺蹟遺物《ゐせきゐぶつ》に就《つ》いて見《み》ても、既《すで》に奈良朝時代《ならてうじだい》に於《お》いて、輪奐宏壯《りんかんくわうさう》を極《きは》めた建築《けんちく》があり、衣裳服飾《いしやうふくしよく》の方面《はうめん》では、次《つぎ》の平安朝《へいあんてう》に於《お》いて、著《いちじる》しく華奢精巧《くわしやせいかう》を極《きは》めた。然《しか》るに食物調理《しよくもつてうり》に至《いた》ツては、鎌倉《かまくら》・室町時代《むろまちじだい》に及《およ》んでも、なほ簡素幼稚《かんそえうち》を免《まぬか》れず、下《くだ》ツて徳川氏《とくがはし》の中葉以《ちうえふい》後《ご》、經濟的《けいざいてき》に勃興《ぼつこう》した町人階級《ちやうにんかいきふ》に對《たい》し、武家《ぶけ》の嚴《きび》しい制壓《せいあつ》が加《くは》はツて、建築衣服《けんちくいふく》の僭上《せんじやう》が許《ゆる》されなかつた結果《けつくわ》、餘力《よりよく》を口腹《こうふく》に費《つひや》す外《ほか》なく、初《はじ》めて聊《いさゝ》かの發達《はつたつ》を見《み》たが、惰勢《だせい》は今日《こんにち》に及《およ》んで、住居服裝《ぢゆうきよふくさう》に見得《みえ》を張《は》る者《もの》は多《おほ》くても、生命《いのち》の糧《かて》たる食養《しよくやう》に、眞《しん》に意《こゝろ》を留《と》める者《もの》は尠《すくな》い、本末《ほんまつ》を顚倒《てんたう》するも甚《はなは》だしいといふのである。一應《おう》も二應《おう》も有理《もつとも》である。が併《しか》しである。

一般《ばん》庶民《しよみん》としては、住居《ぢゆうきよ》の建築《けんちく》は一生《しやう》の事業《じげふ》である。以《もつ》て子孫《しそん》に傳《つた》へ、或《ある》ひは後世《こうせい》までも殘《のこ》る、一生《しやう》に幾度《いくたび》も建築《けんちく》し得《う》る階級《かいきふ》にしても、結果《けつくわ》はやはりさうであり、神社佛閣《じんじやぶつかく》、その他特殊《たとくしゆ》の建築《けんちく》に至《いた》ツては、殊《こと》にさうである。殘《のこ》る者《もの》に對《たい》する執着《しふちやく》——でないまでも心遣《こゝろづか》ひとして、先《ま》づ力《ちから》を注《そゝ》ぐのは當然《たうぜん》である。衣服《いふく》は四時《しいじ》に更《あらた》めなければならぬけれど、また繰返《くりかへ》して幾年《いくねん》か用《もち》ひられ、或《ある》ひは子孫《しそん》に傳《つた》へて、着用《ちやくよう》される場合《ばあひ》が多《おほ》い。一度《ど》手《て》を通《とほ》したものは、再《ふたゝ》び着用《ちやくよう》しないといふ階級《かいきふ》でも、他《た》に與《あた》へて恩《おん》に被《き》られる場合《ばあひ》は同《おな》じである。住居《ぢゆうきよ》に次《つい》で意《こゝろ》を須《もち》ひられるのは當然《たうぜん》だといへる。

ところが飲食《いんしよく》に至《いた》ツては、たとへ生命《いのち》の糧《かて》であるにしても、それは一身《しん》の生命《いのち》である、直接《ちよくせつ》には他《た》に影響《えいきやう》を及《およ》ぼさない。況《いは》んや一年《ねん》三百餘日《よにち》、日々《にちく》二回乃至《くわいないし》三回《くわい》、必《かなら》ず攝《と》ツて用《もち》ひなければならず、用《もち》ひた後《あと》には形體《けいたい》の殘《のこ》らぬ、所謂消耗品《いはゆるせうもうひん》である。いかに自《みづか》ら薄《うす》うしても、他《た》に迷惑《めいわく》をかけないのみでなく、忍《しの》んで薄《うす》くすることは、却《かへつ》て己《おの》れの徳《とく》を積《つ》むことになるのだから、この意味《いみ》からいへば、口腹《こうふく》の慾《よく》を輕《かろ》んずることは、何等《なんら》恥《は》づべきでなく、寧《むし》ろ誇《ほこ》りとして然《しか》るべきわけだ。單《たん》に經濟上《けいさいじやう》の問題《もんだい》からいツても、生活費《せいくわつひ》の最《もつと》も嵩《かさ》むものは、住宅《ぢゆうたく》よりも被服《ひふく》よりも、現《げん》に最《もつと》も輕《かろ》んぜられてゐるといふ飲食費《いんしよくひ》である。努《つと》めて節約《せつやく》せらるべきが當然《たうぜん》である。

斯《か》くいふとまた、いくら門戸《もんこ》を張《は》り、邊幅《へんぷく》を飾《かざ》ツても、榮養《えいやう》不良《ふりやう》に喘《あへ》いでゐて、何《なん》の人生《じんせい》だといはれるにちがひない。勿論《もちろん》である。住居《ぢゆうきよ》も服飾《ふくしよく》も、身分不相應《みぶんふさうおう》に贅《ぜい》を競《きそ》ふ必要《ひつえう》がないと同《おな》じく、榮養《えいやう》を犧牲《ぎせい》に供《きよう》してまで、飲食《いんしよく》を薄《うす》うせよといふのではない。身分相應《みぶんさうおう》とは、各人《かくじん》に適應《てきおう》することである。住居《ぢゆうきよ》や服裝《ふくさう》は、各人《かくじん》の經濟狀態《けいざいじやうたい》なり、社會的《しやくわいてき》地位《ちゐ》なりによツて、略《ほ》ぼ標準《へうじゆん》を定《さだ》め得《う》るが、飲食《いんしよく》に至《いた》ツては徹頭徹尾《てつとうてつび》、各人《かくじん》の健康《けんかう》に準據《じゆんきよ》しなければならぬ。體質《たいしつ》により、年齡《ねんれい》により、所住《しよぢゆう》の地《ち》により、生《せい》活《くわつ》の狀態《じやうたい》によツて、各々《おのおの》異《こと》るべきであるから、社會的《しやくわいてき》地位《ちゐ》や經濟的狀態《けいざいてきじやうたい》は、この場合《ばあひ》の標準《へうじゆん》にもならぬ。飲食《いんしよく》の身分相應《みぶんさうおう》とは、各人《かくじん》の健康《けんかう》に適應《てきおう》することである。

位人臣《くらゐじんしん》を極《きは》め、巨萬《きよまん》の富《とみ》を擁《よう》してゐるからとて、毎日《まいにち》々々三度《ど》々々、いふところの美食《びしよく》に飽滿《はうまん》したら、忽《たちま》ち健康《けんかう》を害《そこな》ふと同《おな》じく、たとへ野末《のずゑ》の茅屋《あばらや》に、襤褸《つゞれ》を纏《まと》ふてゐやうとも、保健《ほけん》に必要《ひつえう》とあれば、大牢《だいらう》の滋味《じみ》を求《もと》めても、決《けつ》して身分不相應《みぶんふさうおう》ではない。なるべく薄《うす》うせよといふのは、謂《い》ふところの美食《びしよく》が、必《かなら》ずしも榮養食《えいやうしよく》ならず、却《かへ》ツて健康《けんかう》を害《がい》する場合《ばあひ》が多《おほ》く、同時《どうじ》に謂《い》ふところの粗食《そしよく》が、必《かなら》ずしも榮養不足《えいやうふそく》ならず、寧《むし》ろ健康《けんかう》を助成《じよせい》する場合《ばあひ》が多《おほ》いからである。少《すくな》くとも文字《もんじ》を讀《よ》む階級《かいきふ》にあツては、榮養不足《えいやうふそく》な爲《ため》の不健康者《ふけんかうしや》よりも、榮養過剩《えいやうくわじやう》な爲《ため》の不健康者《ふけんかうしや》が多《おほ》く、適度《てきど》の榮養《えいやう》は、謂《い》ふところの美食《びしよく》よりも、寧《むし》ろ謂《い》ふところの粗食《そしよく》の方《はう》に、宿《やど》る場合《ばあひ》が多《おほ》いからいふのである。

これは單《たん》なる序論《じよろん》である。日本《につぽん》二千六百年《ねん》の歴史上《れきしじやう》、第一《だいいち》に建築《けんちく》、次《つぎ》に衣服《いふく》の發達《はつたつ》を語《かた》り、飲食《いんしよく》を最《もつと》も輕《かろ》んじたかに見《み》られ、左樣《さやう》に信《しん》ずる者《もの》が多《おほ》いらしいのに對《たい》し、必《かなら》ずしもさうでない所以《ゆゑん》を說《と》いたに過《す》ぎぬ。

（乙）料理《れうり》と國民性《こくみんせい》

日本料理《につぽんれうり》の根源《こんげん》が、『割主烹從《かつしゆはうじう》』にあることは、本書《ほんしよ》に於《おい》ても隨所《ずゐしよ》に說《と》いた。既《すで》に說《と》き、現《げん》に說《と》き、當《まさ》に說《と》かんとするところも、これに外《ほか》ならぬのだが、世《よ》には囚《とら》はれた考《かんが》へ方《かた》をする人《ひと》が多《おほ》い。

料理《れうり》のことを『割烹《かつぱう》』といふのは、無論《むろん》支那《しな》から來《き》た言葉《ことば》である。割《かつ》は刀《たう》を以《もつ》て割《さ》くことであるから、今《いま》の庖丁《はうちやう》であり、烹《はう》は煮《に》若しくは燒《や》くことであるから、火《ひ》を意味《いみ》することはいふまでもない。ところが日本《につぽん》では『割鮮《かつせん》』と書《か》いて、アザラケキヲサクとも、ナマスツクルとも訓《よ》ませた。日本料理《につぽんれうり》に關《くわん》する最古《さいこ》の熟字《じゆくじ》である。新鮮《しんせん》な材料《ざいれう》であるから、調理《てうり》は新鮮《しんせん》を尙《たつと》ぶ。日本《につぽん》の新鮮《しんせん》な材料《ざいれう》は、生食《せいしよく》に適《てき》するから、火《ひ》を用《もち》ひずして食膳《しよくぜん》に供《きよう》した。烹《はう》は後《のち》に起《おこ》ツた加工法《かこうはふ》である。支那《しな》では割烹《かつぱう》を一《ひと》つの熟《じゆく》語《ご》として、調理《てうり》全體《ぜんたい》の意《い》に用《もち》ひてゐる。それに誤《あやま》りはないが、日本《につぽん》では調理《てうり》の根本《こんぽん》を異《こと》にするから、割《かつ》と烹《はう》とを別々《べつべつ》に分《わ》けて、材料《ざいれう》を主《しゆ》とするものを割《かつ》、加工《かこう》を主《しゆ》とするものを烹《はう》と解釋《かいしやく》し、また材料《ざいれう》に庖丁《はうちやう》して、火《ひ》を通《とほ》す場合《ばあひ》には、割烹《かつぱう》を熟語《じゆくご》として差支《さしつか》へない筈《はず》である。『割烹《かつぱう》』の外《ほか》に『割鮮《かつせん》』の熟語《じゆくご》があることは、調理《てうり》の多角的《たかくてき》を示《しめ》すものとして、當然《たうぜん》誇《ほこ》ッてよいわけである。敢《あへ》て誇《ほこ》るに當《あた》らないとしても、自然《しぜん》に興《おこ》るべくして興《おこ》り、行《おこな》はるべくして行《おこな》はれ、そして現在《げんざい》に及《およ》んでゐることは、動《うご》かすべからざる事實《じじつ》である。

然《しか》るに割烹《かつぱう》の二字《じ》に拘泥《こうでい》し、熟語《じゆくご》の本家《ほんけ》が支那《しな》であるところから、何《なん》でも支那《しな》に據《よ》らなければならぬと考《かんが》へると、總《すべ》ての料理《れうり》は火《ひ》を通《とほ》すことが、必須《ひつす》の條件《でうけん》だといふことになる。そこへ西洋《せいやう》の料理《れうり》が、また西洋料理《せいやうれうり》の主要材料《しゆえうざいれう》が、生食《せいしよく》に適《てき》しない鳥獸肉《てうじうにく》である爲《ため》、コックまたはクックの語《ご》が、火熱《くわねつ》を意味《いみ》するといふところから、旁《かたが》た以《もつ》て生食《せいしよく》する人種《じんしゆ》を、野蠻人《やばんじん》であるかの如《ごと》くに誣《し》ひ、「人《ひと》は火食《くわしよく》の動物《どうぶつ》なり」とかいふ、定語《ていご》があるといふのを楯《たて》に、火食《くわしよく》は人類《じんるゐ》と獸類《じうるゐ》とを、區別《くべつ》する境界線《きやうかいせん》であるなど〻唱《とな》へ、その癖刺身《くせさしみ》だの、サラダだの、果物《くだもの》だのに對《たい》しては、食養上《しよくやうじやう》の優秀《いうしう》を認《みと》めながら、嚴格《げんかく》な意味《いみ》に於《おい》ては、料理《れうり》とはいひ難《がた》いなど〻、苦《くる》しがらねばならぬことになるのだ。日本以外《につぽんいぐわい》の國《くに》に出來《でき》た格言《かくげん》を以《もつ》て、直《たゞ》ちに日本《にっぽん》に適用《てきよう》しやうとするのが、間違《まちが》ひの因《もと》であることはいふまでもない。

西洋料理《せいやうれうり》の主要材料《しゆえうざいれう》たる鳥獸肉《てうじうにく》が、生食《せいしよく》に適《てき》しないところから、火食《くわしよく》が主《しゆ》になツた理由《りいう》であることも、前《まへ》に屢《しばし》ば述《の》べたところであり、更《さら》に鳥獸肉《てうじうにく》の外《ほか》に、乾物《かんぶつ》を主要材料《しゆえうざいれう》とする支那料理《しなれうり》が、やはり加《か》工《こう》を主《しゆ》としなければならぬ理由《りいう》も、同《おな》じであることは言《げん》を俟《ま》たぬ。然《しか》らば材料《ざいれう》を生《なま》のまゝ、火《ひ》を通《とほ》さずして攝《と》るものが、獸類《じうるゐ》に近《ちか》い野蠻人《やばんじん》としたら、前《まへ》に擧《あ》げられたサラダ等《とう》、野菜《やさい》を生《なま》で食《た》べる點《てん》に於《おい》て、或《ある》ひは葱《ねぎ》や蒜《にんにく》等《とう》の葷菜《くんさい》を、そのまゝ生食《せいしよく》する點《てん》に於《おい》て、日本人《にっぽんじん》よりも遥《はる》かに勇敢《ゆうかん》な、西洋人《せいやうじん》や支那人《しなじん》は、一體《たい》どういふことになるのか、半獸人類《はんじうじんるゐ》といふことになツても、やはり先進國《せんしんこく》として、驥《き》尾《び》に附《つ》かねばならぬといふのか。生食《せいしよく》に適《てき》するものは生食《せいしよく》し、火食《くわしよく》に適《てき》するものは火食《くわしよく》する、自然《しぜん》の啓示《けいじ》に隨《したが》ふことが、食養調理《しよくやうてうり》の神髓《しんずゐ》とわかツたら、生食《せいしよく》に適《てき》する魚菜類《ぎよさいるゐ》を、豐富《ほうふ》に與《あた》へられた日本人《にっぽんじん》は、このたゞならぬ天惠《てんけい》に對《たい》して、深甚《しんじん》な感謝《かんしや》を捧《さゝ》げなければならぬ筈《はず》である。

こゝに料理《れうり》と國民性《こくみんせい》との關係《くわんけい》が起《おこ》る。國民性《こくみんせい》は國土《こくど》によツて育《はぐく》まれる。先《ま》づ支那料理《しなれうり》の起源《きげん》に就《つい》て檢討《けんとう》することが捷徑《ちかみち》だ。支那《しな》は歴史《れきし》の古《ふる》い國《くに》であるから、料理《れうり》の歴史《れきし》も古《ふる》いのが當然《たうぜん》だ。寡聞《くわぶん》にして詳《くは》しいことは知《し》らぬが、支那料理《しなれうり》の文獻《ぶんけん》として、恐《おそ》らく一等古《とうふる》いのではないかと思《おも》はれるのは、殷《いん》の宰相《さいしやう》伊尹《いいん》の編述《へんじゆつ》と傳《つた》へらるゝ『本味論《ほんみろん》』であらう。殷《いん》は支那《しな》の古代《こだい》で、夏《か》、殷《いん》、周《しう》と通《つう》じて三代《だい》と呼《よ》ばれる。約《およ》そ三千數《すう》百年前《ねんぜん》といはれるから、わが神武《じんむ》紀元《きげん》よりも、なほ千年前《ねんぜん》と見《み》てよからう。夏《か》の桀王《けつわう》が暴君《ばうくん》であツたことは、後《のち》に殷《いん》の紂王《ちうわう》と共《とも》に、桀紂《けつちう》と併稱《へいしよう》されたのでもわかる。この時代《じだい》に雄志《ゆうし》を抱《いだ》いて、風雲《ふううん》を捲起《まきおこ》したのが伊尹《いいん》であツた。

伊尹《いいん》はもと〳〵棄兒《すてご》であツたから、氏《うぢ》も素性《すじやう》も兩親《りやうしん》もわからない。桑畑《くはばたけ》の中《なか》に棄《すて》られてゐたのを、その邸《やしき》の料理番《れうりばん》に拾《ひろ》はれて育《そだ》ツた。當然《たうぜん》子供《こども》の時分《じぶん》から、調理《てうり》の技《わざ》に長《ちやう》じたわけだが、人《ひと》と爲《な》り俊英《しゆんえい》、一生《しやう》を庖丁《はうちやう》として屈《くつ》するに忍《しの》びず、青雲《せいうん》を望《のぞ》んで天下《てんか》に刮目《くわつもく》したといふから、先《ま》づわが豐太閤《ほうたいかふ》の先輩《せんぱい》と見《み》てよい。

これが殷《いん》の湯王《たうわう》に認《みと》められて、三度《た》び聘《へい》せられたといふのだが、これは支那《しな》古來《こらい》の儀禮《ぎれい》で、後《のち》に諸《しよ》葛孔明《かつこうめい》が、漢《かん》の高祖《かうそ》に聘《へい》せられた時《とき》も、三顧《こ》を得《え》て初《はじ》めて草蘆《さうろ》を出《で》たといふ、伊尹《いいん》も湯王《たうわう》に三度《た》び聘《へい》せられて、初《はじ》めて起《た》ツたといふことになツてゐるが、實《じつ》は當時《たうじ》の新興勢力《しんこうせいりよく》として、將來有爲《しやうらいいうゐ》と目《め》をつけた湯王《たうわう》に頼《よ》り、自分《じぶん》も大《おほ》いに爲《な》すあらんとして、先《ま》づこれに近《ちか》づかんと企《くはだ》てたのが『本味論《ほんみろん》』編述《へんじゆつ》の動機《どうき》であツたと傳《つた》へられる。

(丙) 支那料理檢討《しなれうりけんたう》

殷《いん》の始祖契《しそけい》は、始《はじ》め陝西省關中道商縣《せんせいしやうくわんちうだうしやうけん》に封《ほう》ぜられたので、後《のち》に國號《こくがう》を『商《しやう》』と建《た》てたのだが、陝西《せんせい》は黄河上流《くわうがじやうりう》の右岸《うがん》で、後《のち》のいはゆる巴蜀《はしよく》の地《ち》、蜀《しよく》の棧道《さんだう》、秦《しん》の棧道《さんだう》などゝ呼《よ》ばれる、嶮岨《けんそ》の關門《くわんもん》であッたから、日本《につぽん》でいへば先《ま》づ信州《しんしう》か、甲州《かふしう》あたりの地理《ちり》と見《み》て、更《さら》にずッと海《うみ》に遠《とほ》いところと思《おも》へばよからう。源《みなもと》を北支那《きたしな》に發《はつ》して、そこまで南流《なんりう》して來《き》た黄河《くわうが》は、急《きふ》に左折《させつ》して東流《とうりう》すると共《とも》に、いはゆる中原《ちうげん》に入《い》ッて、兩岸《りやうがん》に古代支那《こだいしな》の文化《ぶんくわ》を展開《てんかい》した。契《けい》から十四代《だい》の裔成湯《えいせいたう》は、流《なが》れに沿《そ》ふて東《とう》遷《せん》し、當時《たうじ》は河南省開封道商邱縣《かなんしやうかいほうだうしやうきうけん》の亳《がう》に蟠居《ばんきよ》し、形勢《けいせい》を觀望《くわんばう》してゐた筈《はず》だから、靑雲《せいうん》を望《のぞ》む伊尹《いいん》の眼《め》に、有爲《いうゐ》の新興勢力《しんこうせいりよく》として、當然映《たうぜんうつ》ッた道理《だうり》である。

亳《がう》は今《いま》の歸德《きとく》の地《ち》である。河南省《かなんしやう》の首都開封《しゆとかいほう》から、更《さら》に東《ひがし》に當《あた》る平原《へいげん》で、次《つぎ》の周代《しうだい》には、藩國《はんこく》として宋《そう》と稱《しよう》し、後世宋朝發祥《こうせいそうてうはつしやう》の地《ち》となッた、由緒《ゆゐしよ》の古《ふる》い都《みやこ》であるが、當時《たうじ》の草創期《さうさうき》にあッては、固《もと》より文化《ぶんくわ》も幼稚《えうち》だッたらうし、海《うみ》にはやはり遙《はる》かな僻遠《へきゑん》で、交通運輸《かうつううんゆ》も不便《ふべん》な筈《はず》だから、やッと山峽《さんけふ》を下《くだ》ッて、平地《へいち》に出《で》たばかりの成湯《せいたう》には、天下《てんか》の美味《びみ》に接《せつ》するやうな機會《きくわい》は、無論《むろん》なかッたにちがひない。

そこへ目《め》をつけたのが伊尹《いいん》で、先《ま》づお手《て》のもの丶庖丁《はうちやう》を利用《りよう》し、舌端《ぜつたん》の味覺《みかく》から取入《とりい》らうと企《くはだ》てた。

文字《もんじ》の國《くに》のことであるから、『天鵞《てんが》』と美稱《びしよう》してあるが、恐《おそ》らく普通《ふつう》の鵞《あひる》で、それの丸燒《まるやき》といふから、今《いま》の烤鴨子《カオヤーズ》の類《るゐ》だらう。傳手《つて》を求《もと》めて獻上《けんじやう》すると、果《はた》して効果滿點《かうくわまんてん》で、成湯《せいたう》の悦喜《よろこび》は一方《ひとかた》ならず、世《よ》にはかくも美味《うま》いものがあるかといふので、早速目通《さつそくめどほ》りへ召出《めしだ》された。伊尹《いいん》は得意顏《したりがほ》で、

「これなどはほんの一例《れい》に過《す》ぎません、世《よ》の中《なか》にはまだ〳〵美味《おいし》いものが、いくらでもございます」と答《こた》へた。そこでいろ〳〵調《しら》べ上《あ》げて綴《つゞ》ツたのが、『本味論《ほんみろん》』だといふことになツてゐる。勿論用意《もちろんようい》してあツたにちがひないが、それにしても伊尹《いいん》はいつの間《ま》に、どこで研究《けんきう》したものか、見聞《けんもん》の範圍《はんゐ》が頗《すこぶ》る廣《ひろ》く、支那本國《しなほんごく》は固《もと》より、印度地方《いんどちはう》から中央亞細亞《ちうあうアジア》にまで亘《わた》ツて、各方面《かくはうめん》の美味珍味《びみちんみ》を網羅《まうら》し、今《いま》の讀者《どくしや》をしてさへ、一讀垂涎《どくすゐえん》を禁《きん》ぜしめぬ位《くらゐ》だから、成湯《せいたう》の感歎《かんたん》もさこそと思《おも》はれるが、こ丶で問題《もんだい》にしたいのは、それ等記述《らきじゆつ》の內容《ないよう》よりも、編後《へんご》に附《ふ》せられた跋文《ばつぶん》の意義《いぎ》に就《つい》てである。

何《なん》と書《か》いてあるかといふと、讀者《どくしや》の味覺《みかく》を十二分《ぶん》に嗾《そゝ》ツた上《うへ》、しかし斯《か》くの如《ごと》き美味珍味《びみちんみ》は、天子《てんし》でなければ得《う》ることはできぬ、天位《てんゐ》にさへ登《のぼ》れば、需《もと》めずとも四方《はう》から集《あつ》まツて來《く》るといふのだ。伊尹《いいん》の意圖《いと》はこれであツた。跋文《ばつぶん》が主《しゆ》で、本文《ほんもん》は寧《むし》ろ從《じう》なのだ。そこで三顧《こ》の禮《れい》となツて、伊尹《いいん》が帷幄《ゐあく》

に參《さん》すると同時《どうじ》に、成湯《せいたう》は起《た》ツて夏《か》を滅《ほろぼ》し、中原《ちうげん》を徇《とな》へて天子《てんし》の位《くらゐ》に卽《つ》くと、新《あら》たに國號《こくがう》を『商《しやう》』と建《た》てゝ、伊尹《いいん》を宰相《さいしやう》に任《にん》じた。『殷《ゐん》』は後《のち》に國都《こくと》を、同《おな》じ河南省河洛道偃師縣《かなんしやうからくだうえんしけん》の殷《ゐん》に遷《うつ》してからの國號《こくがう》である。

『本味論《ほんみろん》』の話《はなし》はこれまでだけれど、こゝで注意《ちうい》を要《えう》するのは、古代支那《こだいしな》の帝王《ていわう》が、食味《しよくみ》の爲《ため》に師《し》を發《はつ》したといふことである。すべての理由《りいう》ではないまでも、尠《すくな》くとも導火線《だうくわせん》だツたにちがひないことだ。何故《なぜ》であるか、支那《しな》は大陸《たいりく》である上《うへ》、比較的《ひかくてき》海岸線《かいがんせん》が短《みじか》く、奧地《おくち》は交通《かうつう》が不便《ふべん》な爲《ため》、食品《しよくひん》の種類《しゆるゐ》が單調《たんてう》で、特殊《とくしゆ》の美味《びみ》に接《せつ》する機會《きくわい》が乏《とぼ》しい。そこで他《た》に求《もと》めんとすれば、他《た》を征服《せいふく》する外《ほか》なくなる。殊《こと》に古代支那《こだいしな》の勢力《せいりよく》は、この僻遠《へきゑん》の山間《さんかん》から發《はつ》したことである。

聖代《せいだい》といはれた堯舜《げうしゆん》の世《よ》は、殆《ほと》んど據《よ》るべき史乘《しじよう》がないから、詳《つまびら》かにし難《がた》いけれど、治水《ちすゐ》の功《こう》で有名《いうめい》な禹王《うわう》が、初《はじ》めて封《ほう》ぜられたのは、河南《かなん》の夏《か》である。屢々汎濫《しばしばはんらん》して、人民《じんみん》を苦《くる》しめた河《か》といふのは、この黄河《くわうが》であるから、當時《たうじ》まだ下流《かりう》には、文化《ぶんくわ》がなかツたと見《み》てよい。夏朝《かてう》四百年《ねん》の都《みやこ》は、山西省解縣《さんせいしやうかいけん》の安邑《あんいう》であツたといふから、黄河上流《くわうがじやうりう》の左岸《さがん》である。殷《ゐん》が右岸《うがん》の陝西省《せんせいしやう》に發《はつ》したことは前《まへ》に記《しる》した。次《つぎ》の周朝《しうてう》もまた、代々陝西《だいだいせんせい》を根據《こんきよ》とし、國《くに》を統一《とういつ》して奠《さだ》めた都《みやこ》は、やはり陝西《せんせい》の鎬《かう》であツた。

鎬《かう》は後《のち》の長安《ちやうあん》で、いま西安《さいあん》といふ。周朝《しうてう》の盛時《せいじ》東漸《とうぜん》して、河南省《かなんしやう》洛陽縣《らくやうけん》洛邑《らくいう》に新都《しんと》を營《いとな》み、これを東都《とうと》と名《な》づけたといッても、洛邑《らくいう》は後《のち》の洛陽《らくやう》で、開方《かいはう》よりもずッと西《にし》であるから、商《しやう》の都《みやこ》亳《がう》に比《くら》べると、遥《はる》かに後退《こうたい》したわけである。

周《しう》を滅《ほろぼ》した秦《しん》の始皇《しくわう》は、陝西《せんせい》よりも更《さら》に西《にし》の山間《さんかん》、甘肅省《かんしゆくしやう》秦洲《しんしう》に起《おこ》ッて、甘肅《かんしゆく》、陝西《せんせい》、四川《せん》を根據《こんきよ》とし、秦《しん》に代《かは》ッた漢《かん》の高祖《かうそ》が長安《ちやうあん》に、後漢《ごかん》の光武帝《くわうぶてい》は洛陽《らくやう》に都《みやこ》して、少《すこ》しも東進《とうしん》しなかッた。たゞ漢《かん》末《まつ》の三國時代《さんごくじだい》に、魏《ぎ》の曹操《さうさう》が山東省《さんとうしやう》の兗洲《だしう》から起《おこ》ッたのと、呉《ご》の孫權《そんけん》が南京《なんきん》に據《よ》ッたのとが、東方《とうはう》から逆《ぎやく》に西進《さいしん》した最初《さいしよ》であッたが、自《みづか》ら漢裔《かんえい》と稱《しよう》した劉備玄德《りうびげんとく》は、やはり巴蜀《はしよく》の奥深《おくふか》く、今《いま》の四川省《せんしやう》が根據地《こんきよち》であッた。

次《つい》で天下《てんか》を統《とう》一した隋《ずゐ》は、長安《ちやうあん》の東南《とうなん》に新城《しんじやう》を營《いとな》んで、大興城《だいこうじやう》と名《な》づけたが、滅《ほろ》びた時《とき》の都《みやこ》は洛陽《らくやう》であッた。隋朝《ずゐてう》は僅《わづ》かに三十餘年《よねん》に過《す》ぎなかッたが、最《もつと》も派手《はで》好《この》みで、遠征《ゑんせい》と、土木《どぼく》と、豪奢《がうしや》とに、國《くに》を傾《かたむ》けた煬帝《やうてい》が、遠《とほ》く揚洲《やうしう》に去《さ》ッて、つひに都《みやこ》へ歸《かへ》らぬ間《あひだ》に、滅《ほろ》びたといふのが振《ふる》ッてゐる。揚洲《やうしう》は揚子江《やうすかう》の下流《かりう》、江蘇省《かうそしやう》江北《かうほく》の形勝《けいしよう》で、今《いま》も歡樂都市《くわんらくとし》といはれる。煬帝《やうてい》はこゝに離宮《りきう》を營《いとな》み、江都《かうと》と名《な》づけて豪華《がうくわ》を盡《つく》した。

隋《ずゐ》を滅《ほろぼ》した唐《たう》は、支那文化《しなぶんくわ》の黄金時代《わうこんじだい》と稱《しよう》せられるが、發祥地《はつしやうち》はやはり黄河《くわうが》の左岸《さがん》、山西《さんせい》と河東《かとう》とで、逆《ぎやく》に長安《ちやうあん》に入《い》ツて都《みやこ》した。次《つ》いで起《おこ》ツた宋《そう》の都《みやこ》が、殷《ゐん》の舊都《きうと》亳《がう》であツたことは既《すで》に述《の》べた。次《つ》いで元朝《げんてう》の忽比烈《クブライ》が、蒙古《もうこ》に發祥《はつしやう》したことは誰《たれ》でも知《し》ツてゐる。これに對《たい》して明朝《みんてう》の朱氏《しゆし》が、安徽《あんき》省濠《しやうがう》洲《しう》（今《いま》の鳳陽《ほうやう》）の一布衣《ほい》から起《おこ》ツて、三百年《ねん》の社稷《しやしよく》を築《きづ》いたことは、東方支那《とうはうしな》の爲《ため》に氣《き》を吐《は》いたものであツたが、これに代《かは》ツた清朝《しんてう》の愛親覺羅氏《あいじんかくらし》は、また朔北《さくほく》の滿洲出身《まんしうしゆつしん》であツた。以上概說《いじやうがいせつ》によツて見《み》ても、古今支那《ここんしな》の中心權力《ちうしんけんりよく》が、多《おほ》く僻遠《へきゑん》の山間《さんかん》、若《も》しくはいはゆる華外《くわぐわい》の胡地《こち》から發《はつ》したことはわかる。

勿論大國《もちろんたいこく》である上《うへ》、人口《じんこう》の密度《みつど》が異《こと》なるから、物資《ぶつし》の數量《すうりやう》は多《おほ》い筈《はず》だけれど、質《しつ》と種類《しゆるゐ》とに於《お》いて、天惠《てんけい》の劣《おと》る民族《みんぞく》は、勢《いきほ》ひ調理技術《てうりぎじゆつ》によツて、美味《びみ》を需《もと》めなければならず、權力者《けんりよくしや》は征服《せいふく》によツて、四方《はう》から集《あつ》めるのを捷徑《ちかみち》とするわけだが、わが日本《につぽん》はさうでない。地勢《ちせい》、地味《ちみ》、風土《ふうど》、交通《かうつう》、總《すべ》ての條件《でうけん》が、食料《しよくれう》の生産《せいさん》に好適《かうてき》し、最《もつと》も豐富《ほうふ》な海産物《かいさんぶつ》は固《もと》より、例令本國《たとへほんごく》に原産《げんさん》しない陸産物《りくさんぶつ》でも、これを他國《たこく》から移《うつ》し植《う》ゑると、却《かへ》ツて原産地以上《げんさんちいじやう》に發達《はつたつ》し、優秀化《いうしうくわ》する例《ためし》が多《おほ》いので、未《いま》だ曾《かつ》て口腹《こうふく》の榮耀《えいやう》の爲《ため》に、師《し》を動《うご》かした歴史《れきし》がなく、飲食《いんしよく》の故《ゆゑ》に爭《あらそ》ふものでもあると、最《もつと》も卑《いやし》むべきことゝとして指彈《しだん》した。これが日本《にっぽん》の國民性《こくみんせい》である。諸外國《しよぐわいこく》と異《ことな》る所以《ゆゑん》である。

もう一《ひと》つある。支那《しな》は歴史《れきし》が古《ふる》いと共《とも》に、民族《みんぞく》としての膨張意識《ばうちやういしき》は、最《もつと》も早《はや》くから發達《はつたつ》し、實現《じつげん》したに拘《かゝ》はらず、國家《こくか》としての組織團結《そしきだんけつ》には、先進國《せんしんこく》に似《に》ぬ拙劣《せつれつ》さで、殆《ほと》んど有史《いうし》の初《はじ》めから、統制《とうせい》がなかツたといツてよい。或《ある》ひは先進國《せんしんこく》であるが故《ゆゑ》に、また地域《ちゐき》が餘《あま》り廣過《ひろすぎ》るが故《ゆゑ》に、めい〳〵勝手《かつて》に振舞《ふるま》ふことが先《さき》になツて、統制《とうせい》の取《と》り難《にく》い爲《ため》もあツたらうが、堯舜《ぎやうしゆん》以來《いらい》の治世《ちせい》といはれて、一國家《こくか》としての體制《たいせい》が整《とゝの》ひ、萬民鼓腹《ばんみんこふく》した筈《はず》の周朝《しうてう》でさへ、決《けつ》して太平《たいへい》は續《つゞ》かず、いはゆる春秋時代《しゆんじうじだい》、戰國時《せんごくじ》代《だい》を經《ふ》る中《うち》に、貧富《ひんぷ》の懸隔《けんかく》が甚《はなは》だしく、社會狀態《しやくわいじやうたい》の不安《ふあん》は、益々《ますく》加《くは》はるばかりであツた。國《くに》が殆《あやふ》うして聖人《せいじん》が現《あら》はれる。孔子《こうし》の出《で》たのは春秋《しゆんじう》の末期《まつき》である。

國家《こくか》として信頼《しんらい》すべき、統治者《とうちしや》のない場合《ばあひ》には、一族血縁《ぞくけつえん》の者《もの》を以《もつ》て、自衞策《じゑいさく》を樹《た》てるのが當然《たうぜん》であツた。一門《もん》の繁榮《はんえい》を圖《はか》るものには、子孫《しそん》を多產《たさん》しなければならぬ、今《いま》も行《おこな》はれる一夫多妻《ぷたさい》は、這間《しやかん》の消息《せうそく》を語《かた》るもので、血統《けつとう》を絕《た》やすことが何《なに》よりの不道德《ふだうとく》であり、一人《ひとり》でも子孫《しそん》を殖《ふ》やすことが、父《ふ》祖《そ》に對《たい》する至孝《しかう》であツた。「孝《かう》は百行《かう》の基《もと》」と稱《しよう》し「忠臣《ちうしん》は孝子《かうし》の門《もん》に出《い》づ」と、忠《ちう》がその次《つぎ》に置《お》かれたのも、國家《こくか》に信頼《しんらい》がなく、統治者《とうちしや》の隆替《りうたい》が定《さだ》まらぬ爲《ため》であツた。不老長生《ふらうちやうせい》を念《ねん》としたのも、精力絕《せいりよくぜつ》倫《りん》を求《もと》めたのも、皆《みな》この爲《ため》に外《ほか》ならぬ。食料《しよくれう》の本質《ほんしつ》に於《おい》て、天惠《てんけい》の不滿《ふまん》を補《おぎな》ふ爲《ため》、調理《てうり》技術《ぎじゆつ》の發達《はつたつ》を圖《はか》ツた一面《めん》に、この不自然《ふしぜん》な慾望《よくばう》の潜在《せんざい》することを忘《わす》れてはならぬ。しかし限《かぎ》りある人智《じんち》を以《もつ》て、限《かぎ》りない自然智《しぜんち》を制遏《せいあつ》し、左右《さいう》することはできぬ。そこで人智《じんち》の忖度《そんたく》し得《う》る、自然現象《しぜんげんしやう》の粹《すゐ》を集《あつ》めて、人間生活《にんげんせいくわつ》に結《むす》びつける爲《ため》、卜占《ぼくせん》の思想《しさう》が盛《さか》んになツた。

試《こゝろ》みに支那料理《しなれうり》の說明《せつめい》を聞《き》いて見《み》ると、根本《こんぽん》は陰陽《いんやう》、柔剛《じうがう》、五行《ぎやう》を以《もつ》て調《てう》じ、材料《ざいれう》は本草《ほんざう》の意《い》を以《もつ》て、物《もの》の精《せい》を選《えら》び、味《あぢ》は寒暑《かんしよ》の論《ろん》を辨《わきま》へ、序《じよ》は天地《てんち》の法《はふ》に適《かな》ひて、その和《くわ》を尙《たつと》び、卓《たく》は八仙《せん》の樂《らく》に倣《なら》ふて、長壽延年《ちやうじゆえんねん》を旨《むね》とする。たとへば龍《りう》の如《ごと》きも、實在《じつざい》しないことはわかツてゐながら、これを理想《りさう》の象徵《しやうちよう》として、繪畫《くわいぐわ》にも描《か》けば彫刻《てうこく》にも現《あら》はす、その形體《けいたい》の據所《よりどころ》は、虎《とら》の眼《め》、獅子《しし》の鼻《はな》、海老《えび》の髯《ひげ》、牛《うし》の頭《かしら》、鹿《しか》の角《つの》、蛇《へび》の胴《どう》、鰐《わに》の手足《てあし》、大魚《たいぎよ》の背鰭《せびれ》、鷲《わし》の爪《つめ》、猛獸《まうじう》の牙《きば》などを一體《たい》に集《あつ》めた上《うへ》、色彩《しきさい》としては東《ひがし》の青《あを》、西《にし》の白《しろ》、南《みなみ》の朱《しゆ》、北《きた》の玄《くろ》の中央《ちうあう》、黃色《きいろ》を以《もつ》て本彩《ほんさい》とし、卽《すなは》ち黃龍《くわうりう》として現《あら》はすといふが如《ごと》き、いづれも卜占《ぼくせん》の根本《こんぽん》をなす思想《しさう》で、これを食品《しよくひん》に當《あ》てはめると、米《こめ》は稻《いね》の實《み》の中心《ちうしん》だから、禾本《くわほん》の精《せい》である、蝦《えび》の皮《かは》を去《さ》ツて、中身《なかみ》だけ乾燥《かんさう》したものを、蝦米《かまい》と名《な》づけるのも、蝦《えび》の精《せい》だからである。現《げん》に支那料理《しなれうり》の菜單中《さいたんちう》、重要《ちゆうえう》の地位《ちゐ》を占《し》める燕窩《えんくわ》は、大海《たいかい》に泛《うか》ぶ水藻《すゐさう》の芽《め》を、海燕《うみつばめ》が啄《ついば》み聚《あつ》めた粋《すゐ》である、鱶《ふか》の鰭《ひれ》を乾燥《かんさう》した魚翅《ぎよし》は、大速力《だいそくりよく》を以《もつ》て波濤《はたう》を乘切《のりき》る、猛魚《まうぎよ》の力《ちから》の精《せい》である、海《うみ》の人蔘《にんじん》といふ意味《いみ》で、海蔘《かいしん》と稱《しよう》する乾海鼠《ほしなまこ》も、燕窩《えんくわ》・魚翅《ぎよし》と共《とも》に、無味透明《むみとうめい》である。無味透明《むみとうめい》は陰《いん》の極《きよく》、卽《すなは》ち陽《やう》の起先《きせん》とし、これに陰《いん》の味《あぢ》を用《もち》ひて、卽《すなは》ち陰陽《いんやう》の相《さう》を得《う》るといふ、烹炙《はうしや》に用《もち》ふる火《ひ》の如《ごと》きも、弱《よわ》いとろ火《び》を文火《ぶんくわ》といひ、強《つよ》い烈火《れつくわ》を武火《ぶくわ》といふ、文武兩道《ぶんぶりやうだう》に象《かた》どツてあるのだ。

かういツた卜占《ぼくせん》の思想《しさう》は、無論《むろん》日本《につぽん》にも傳《つた》はツてゐるが、上代《じやうだい》以來《いらい》盛《さか》んに支那《しな》文化《ぶんくわ》を採入《とりい》れ、殆《ほとん》ど宗《そう》としたに拘《かゝ》はらず、食物《しよくもつ》調理《てうり》の上《うへ》に至《いた》ツては、案外《あんぐわい》影響《えいきやう》を受《う》くるところが尠《すくな》かツたのは何故《なぜ》であるか。これを究《きは》めずして日本料理《につぽんれうり》の本道《ほんだう》を語《かた》ることはできない。

(丁) 渡《と》來《らい》食《しよく》品《ひん》考《かう》査《さ》

支那《しな》の文化《ぶんくわ》は山《やま》から發《はつ》し、日本《につぽん》の文化《ぶんくわ》は海《うみ》から進《すゝ》んだ。神武天皇《じんむてんのう》御東征《ごとうせい》の砌《みぎり》、熊野《くまの》の浦《うら》から御上陸《ごじやうりく》になツて、紀和《きわ》連山《れんざん》を踏破《たふは》せられ、吉野《よしの》山谷《さんこく》から奈良《なら》盆地《ぼんち》に出《で》て、初《はじ》めて都《みやこ》をお奠《さだ》めになツたのは、海《うみ》に遠《とほ》い橿原《かしはばら》であツたが、皇軍《くわうぐん》は日向《ひうが》の高千穂宮《たかちほのみや》から、豐後水道《ぶんごすゐだう》を經《へ》て内海《ないかい》に入《い》り、豐富《ほうふ》な海《うみ》の幸《さち》を滿喫《まんきつ》した後《のち》、山《やま》の幸《さち》に接《せつ》したわけである。しかも山間《さんかん》の盆地《ぼんち》と雖《いへど》も、大陸《たいりく》の地勢《ちせい》に比《くら》べれば、大阪灣《おほさかわん》は目《め》と鼻《はな》の間《あひだ》といッてよい。

人皇第《にんのうだい》十二代景行天皇《だいけいかうてんのう》は、大經綸《だいけいりん》を以《もつ》て九州《しう》に臨《のぞ》まれ、また東國《とうごく》をも御巡幸《ごじゆんかう》になッて、後世料理《こうせいれうり》の祖神《そじん》と仰《あふ》がるゝ、磐鹿六雁命《いはかむつかりのみこと》をお伴《ともな》ひになッた。十四代仲哀天皇《だいちうあいてんのう》が、熊襲《くまそ》を御親征《ごしんせい》になッて、筑紫《つくし》の香椎宮《かしひのみや》に崩《ほう》ぜられ、御遺志《ごゐし》を繼《つ》がれた神功皇后《じんぐくわうごう》が、海路《かいろ》を三韓《かん》までお乘出《のりだ》しになッたことは、三尺《じやく》の童子《どうじ》と雖《いへど》も存《ぞん》じ上《あ》げてゐる。皇后《くわうごう》はまた一面《めん》、越前《ゑちぜん》に氣比宮《けひのみや》を營《いとな》まれて、天皇《てんのう》の御在世中《ございせいちう》、大陸經綸《たいりくけいりん》の爲《ため》、筑紫《つくし》と呼應《こおう》された事蹟《じせき》があり、第《だい》十五代應神天皇《だいおうじんてんわう》も、越前《ゑちぜん》へ行幸《みゆき》になッて、敦賀《つるが》の蟹《かに》を御賞美《ごしやうび》になり、氣比宮《けひのみや》に御食津神《みけつのかみ》を奉祀《ほうし》された位《くらゐ》であり、第《だい》十六代仁徳天皇《だいにんとくてんのう》は、皇居《くわうきよ》を難波《なには》へお進《すゝ》めになッた等《とう》、いはゆる大和時代《やまとじだい》に於《おい》ても、日本民族《にっぽんみんぞく》の中心《ちうしん》は、決《けつ》して山間《さんかん》にのみ跼蹐《きよくせき》したわけではなかッた。況《いは》んや支那《しな》との交通《かうつう》が、盛《さか》んになッたその以後《いご》に於《おい》てをやである。かくて傳統《でんとう》と地勢《ちせい》とから、夙《はや》く山海《さんかい》の美味《びみ》に惠《めぐ》まれた日本民族《にっぽんみんぞく》は、他《た》の建築《けんちく》、調度《てうど》、服飾等《ふくしよくとう》、あらゆる文化《ぶんくわ》の上《うへ》に於《おい》て、支那《しな》の影響《えいきやう》を受《う》くることが多《おほ》かッたに拘《かゝ》はらず、食物調理《しよくもつてうり》に限《かぎ》ッては、その後《ご》も長《なが》い年月《ねんげつ》に亘《わた》ッて、殆《ほと》んど影響《えいきやう》さるゝところが尠《すくな》く、却《かへ》ッて反對《はんたい》に支那《しな》の方《はう》から、求《もと》めらるゝ地位《ちゐ》に立《た》ッてゐた。秦《しん》の始皇《しくわう》が徐福《じよふく》をして、東海《とうかい》に不老不死《ふらうふし》の藥《くすり》を求《もと》めしめたといふ、周知《しうち》の傳說《でんせつ》などがその一例《れい》である。目標《もくへう》となッたいはゆる靈藥《れいやく》は、あるひは不決明《あはび》だとも海鼠《なまこ》だともいふ。

石決明《あはび》や海鼠《なまこ》は支那《しな》の海《うみ》に棲《す》まず、朝鮮《てうせん》にはゐるが主產地《しゆさんち》は日本《につぽん》だ。徐福《じよふく》はつひに支那《しな》に歸《かへ》らず、歸化《きくわ》して日本人《につぽんじん》になツたといふから、不老不死《ふらうふし》の靈藥《れいやく》は、皇帝《くわうてい》に献《けん》ずるよりも、自分《じぶん》に用《もち》ふることを利益《りえき》としたのかも知《し》れぬ。石決明《あはび》や海鼠《なまこ》が榮養食品《えいやうしよくひん》として、引續《ひきつゞ》き現在《げんざい》に至《いた》るまで、いかに支那料理《しなれうり》に重用《ちようよう》さるゝかは、また世《よ》の知《し》るところである。面白《おもしろ》いのはアハビの字《じ》だ。石決明《せきけつめい》と書《か》くのは、古來《こらい》眼病《がんびやう》の妙藥《めうやく》と傳《つた》へられ、殊《こと》にその貝中《かひちう》に含《ふく》む眞珠《しんじゆ》が、最《もつと》も効果《かうくわ》を奏《そう》するとて、明《めい》を決《けつ》するの意《い》だといひ、固《もと》より支那《しな》の造語《ざうご》だが、日本《につぽん》の戲曲傳說《ぎきよくでんせつ》にも、その意味《いみ》で屢々《しば〴〵》用《もち》ひられてゐるが、普通《ふつう》には『鰒《ふく》』を以《もつ》て正《たゞ》しいとされ、儀禮用《ぎれいよう》の公文書《こうぶんしよ》などは、すべて鰒《ふく》の字《じ》に一定《てい》されてゐるに拘《かゝ》はらず、近來《きんらい》は一般《はん》に『鮑《はう》』の字《じ》を通用《つうよう》する。鰒《ふく》の音《おん》はフクで、河豚《ふぐ》と混同《こんどう》され易《やす》い爲《ため》らしいが、鮑《はう》はもと〳〵魚《さかな》の肉《にく》醬《ひしほ》である。支那《しな》の 諺《ことはざ》に、鮑肆《はうし》の主《あるじ》は臭《しう》を知《し》らずとある位《くらゐ》だが、現在《げんざい》は支那《しな》でもアハビに對《たい》し、鮑《はう》の字《じ》を用《もち》ふるやうになツたといふ。

魚介類《ぎよかいるゐ》の貯藏品《ちよざうひん》を商《あきな》ふ店《みせ》で、日本《につぽん》なら差詰《さしづ》め干物屋《ひものや》とか、鹽物屋《しほものや》とかいふところを、支那《しな》ではひねツて鮑肆《はうし》といふ、鹽藏品《えんざうひん》でも乾燥品《かんさうひん》でも、店頭《てんとう》の臭《くさ》いことはいふまでもない、乃《すなは》ち「干物屋《ひものや》の主人《しゆじん》は、臭《くさ》いことを知《し》らない」となツたのだらうが、そこで王座《わうざ》を占《し》める商品《しやうひん》は、いふまでもなくアハビだから、恐《おそ》らく無學《むがく》な商人《しやうにん》あたりが『鮑肆《はうし》』とあるのを見《み》て『アハビ店《みせ》』と誤認《ごにん》し、鮑字《はうじ》を常用《じやうよう》し始《はじ》めたので、文字《もんじ》の本家《ほんけ》たる支那人《しなじん》までが、釣込《つりこ》まれて商品《しやうひん》の輸入《ゆにふ》と共《とも》に、誤字《ごじ》まで逆輸入《ぎやくゆにふ》したものと思《おも》はれる。それほどアハビに關《くわん》する限《かぎ》りは、日本《につぽん》が權威《けんゐ》を有《も》ツてゐる證據《しようこ》だ。ナマコのことを『海《かい》蔘《さん》』と書《か》くのは、その藥養價値《やくやうかち》に於《おい》て、山《やま》の人蔘《にんじん》に劣《おと》らぬとの意《い》である。しかし食用材料《しよくようざいれう》に於《おい》て、先《せん》天的《てんてき》に惠《めぐ》まれてゐる日本《につぽん》だからとて、必《かなら》ずしも異國《いこく》の産物《さんぶつ》なり調理法《てうりはふ》なりから、全然影響《ぜんぜんえいきやう》を受《う》けなかツたといふのではない。殊《こと》に植物食品《しよくぶつしよくひん》にあツては、現在用《げんざいもち》ひられるもの丶大半《たいはん》が、外來物《ぐわいらいもの》といつてもよい位《くらゐ》で、瑞穗國《みづほのくに》と誇《ほこ》ツてゐる稻《いね》までが、原産地《げんさんち》は印度《インド》・濠洲方面《がうしうはうめん》だといはれ、大根《だいこん》は高加索《コーカサス》地方《ちはう》、里芋《さといも》は東印度《ひがしインド》といふことになると、日本《につぽん》はナシになるわけだが、そこまでいツたら限《かぎ》りがなく、第《だい》一日本民族《につぽんみんぞく》そのものが、どこから來《き》たかに溯《さかのぼ》らねばならぬから、太古上古《たいこじやうこ》は別《べつ》として、試《こゝろ》みに平安朝《へいあんてう》以後《いご》の年表《ねんぺう》に見《み》ても、葱《ねぎ》、辣韮《らつきやう》、蒟蒻《こんにやく》、茄子《なす》、梨《なし》は、人皇第《にんのうだい》六十代《だい》醍醐天皇《だいごてんのう》の延喜《えんぎ》・延長時代《えんちやうじだい》といふから、ざツと一千年前《ねんまへ》、下《くだ》ツて戰國末《せんごくまつ》から德川時代《とくがはじだい》に及《およ》ぶと、孟宗竹《もうそうちく》が天文年間《てんもんねんかん》、馬鈴薯《じやがいも》・玉蜀黍《たうもろこし》が天正《てんしやう》、蕃椒《とうがらし》が豐太閤《ほうたいかふ》の朝鮮征伐《てうせんせいばつ》以來《いらい》、蚕豆《そらまめ》・糸瓜《へちま》が慶長《けいちやう》、南瓜《とうなす》が慶長《けいちやう》・元和《げんな》間《かん》、落花生《らくくわしやう》が延寶《えんぱう》、甘諸《さつまいも》が元祿《げんろく》、人蔘《にんじん》・菠薐草《はうれんさう》が寶永《はうえい》、林檎《りんご》が文久《ぶんきう》となッてゐる。尤《もつと》も茶《ちや》の如《ごと》きも、最初《さいしよ》奈良《なら》朝時代《てうじだい》に移植《いしよく》したが行《おこな》はれず、鎌倉《かまくら》の初期《しよき》に至《いた》ッて、禪僧榮西《ぜんそうえいさい》の再輸入《さいゆにふ》したのが、栂尾《とがのを》の明惠《みやうゑ》によッて、流布《るふ》されたとなッてゐるが、しかも現《げん》に宮崎縣《みやざきけん》には、原始的《げんしてき》の山茶《やまちや》があり、ロープに縋《すが》ッて絶壁《ぜつぺき》を攀《よ》ぢ、漸《やうや》く摘《つみ》取《と》るといふので、移植《いしよく》でないことが察《さつ》せられ、香味《かうみ》共《とも》に優《すぐ》れたのがあるから、以上《いじやう》の諸食品《しよしよくひん》の内《うち》にも、或《ある》ひは移植以前《いしよくいぜん》に、自生《じせい》したものがないとは限《かぎ》らぬ。

問題《もんだい》はこれ等《ら》の渡來食品《とらいしよくひん》が、日本《につぽん》の土地《とち》に移《うつ》し植《う》ゑられて、いかに成育《せいいく》し發達《はつたつ》したかである。氣候《きこう》風土《ふうど》の關係《くわんけい》から、原産地《げんさんち》以上《いじやう》に發育《はついく》し、優秀化《いうしうくわ》したとしたら勿論《もちろん》、たとへ變種變質《へんしゆへんしつ》したとしても、それが日本《につぽん》の土地《とち》に適《てき》し、日本人《につぽんじん》の食養《しよくやう》に適《てき》する意味《いみ》で、獨自《どくじ》の栽培法《さいばいはふ》と、調理法《てうりはふ》とが發明《はつめい》されたとしたら、即《すなは》ち日本國土《につぽんこくど》に育《そだ》ッて、日本人《につぽんじん》の魂《たましひ》が加《くは》はッたのだから、それは立派《りつぱ》な日本食品《につぽんしよくひん》であり、日《にっ》本料理《ほんれうり》だといッて差支《さしつか》へない筈《はず》だ。史《し》によると人皇第《じんのうだい》十一代《だい》の垂仁天皇《すゐにんてんのう》の御宇《ぎよう》、田道間守《たぢのまもり》を常世國《とこよのくに》へ遣《つか》はして、非時香果《ときじくのかぐのこのみ》を求《もと》めしめたまふたとある。香果《かぐのこのみ》は柑橘類《かんきつるゐ》であるが、非時《ときじく》は時季《じき》を超越《てうゑつ》する意味《いみ》だから、冬《ふゆ》は黄熟《くわうじゆく》するが、夏《なつ》は青綠《せいりよく》に還《かへ》り、不凋不落《ふてうふらく》の瑞果《ずゐくわ》として、今《いま》も尊《たふと》ばるゝ橙《だい〳〵》であらう。常世國《とこよのくに》は後《のち》の推定《すゐてい》で、支那《しな》の江南地方《かうなんちはう》と解《かい》せられてゐるが、それは支那《しな》に於《お》ける柑橘類《かんきつるゐ》の産地《さんち》で「江南《こうなん》の橘《たちばな》を江北《こうほく》に移《うつ》すと、枳殻《からたち》になる」との諺《ことわざ》はあるけれど、それのみで常世國《とこよのくに》とは斷《だん》ぜられぬ。常世國《とこよのくに》は不易《ふえき》の國《くに》である。少《すくな》くとも日本民族《にっぽんみんぞく》としては、祖先發祥《そせんはっしゃう》の地《ち》を以《もっ》て、永久不變《えいきうふへん》の國《くに》と觀《み》るべきだから、恐《おそ》らくもッと南方《なんぱう》の柑橘國《かんきつこく》であッたと思《おも》はれる。間守《まもり》が十年《ねん》を費《つひや》して、漸《やうや》く使命《しめい》を完《まった》うして歸《かへ》ると、天皇《てんのう》は既《すで》に崩御《ほうぎょ》の後《のち》だッたので、山陵《さんりょう》に詣《まう》でゝ悲歎《ひたん》に堪《た》へず、慟哭《どうこく》つひに死《し》んだとある。こゝらがまた徐福《じょふく》等《ら》に比《くら》べて、國民性《こくみんせい》の相違《さうゐ》を物語《ものがた》るものであり、時《とき》の人《ひと》またこれを憫《あは》れんで、御陵《みさゝぎ》の郭内《くわうち》に葬《ほうむ》ッたといふのも、日本人《にっぽんじん》でなくては、解《かい》し難《がた》い境地《きゃうち》ではあるまいか。

日本《にっぽん》の大衆食品中《たいしうしょくひんちう》、榮養隨《えいやうずゐ》一といはれる豆腐《とうふ》がまた、今《いま》からざッと二千年前《ねんまへ》、前漢末《ぜんかんまつ》の准南王劉安《わいなんわうりうあん》によッて創製《さうせい》されたことは、誰《だれ》でも知《し》ッてゐる。劉安《りうあん》は後《のち》に不軌《ふき》の名《な》を蒙《かうむ》ッて自滅《じめつ》したが、政治家《せいちか》であると共《とも》に大學者《だいがくしゃ》で、支那《しな》最古《さいこ》の百科辭典《くわじてん》ともいふべき、著書《ちょしょ》の『鴻烈《こうれつ》』は、『准南子《えなんじ》』と呼《よ》ばれて日本《にっぽん》にも傳《つた》はり、豆腐《とうふ》の異名《いみゃう》をも『准南《わいなん》』といはれる。日本《にっぽん》に傳《つた》はッたのは奈良朝頃《ならてうごろ》、隋唐時代《ずゐたうじだい》の留學《りうがく》僧《そう》によッて、齎《もたら》されたと思《おも》はれるが、一説《せつ》には豐太閤《ほうたいかふ》の朝鮮征伐以來《てうせんせいばついらい》だともいふ。恐《おそ》らくその後《ご》に於《おい》て、一層盛《そうさか》んになッたからであらう。豆腐《とうふ》は佛法《ぶっぱふ》と同《おな》じく、日本《にっぽん》に渡《わた》ッて最《もっと》も發達《はったつ》し、現《げん》に原産地《げんさんち》でさへ、優秀《いうしう》な豆腐《とうふ》は日本人《にっぽんじん》が造《つく》ッて、支那人《しなじん》に提供《ていきょう》してゐる地方《ちはう》があるといふ。

香辛料《かうしんれう》としての蕃椒《たうがらし》が、太閤《たいかふ》の征韓役《せいかんえき》と同時《どうじ》に、朝鮮《てうせん》から渡來《とらい》したことは、年表《ねんぺう》の條《くだり》にも記《しる》したが、原産地《げんさんち》はやはり熱帶地方《ねつたいちはう》である。たゞ朝鮮《てうせん》は昔《むかし》から、辛國《からくに》と呼《よ》ばれた位《くらゐ》で、早《はや》く香辛料《かうしんれう》を用《もち》ひたから、日本《につぽん》への輸入徑路《ゆにふけいろ》となツて、また佛教《ぶつけう》と同《おな》じく、中繼《なかつぎ》の役廻《やくまは》りに立《た》ツたものと思《おも》はれる。朝鮮《てうせん》で古《ふる》くから用《もち》ひられた辛味《からみ》は、楡《にれ》の樹皮《じゆひ》であり、また山椒《さんせう》の樹皮《じゆひ》であツたらしく、これも辛皮《からかは》と名《な》づけて、やはり古《ふる》くから日本《につぽん》に傳《つた》はツてゐる。越前《ゑちぜん》の蟹醤《かにびしほ》に、楡《にれ》の辛皮《からかは》を用《もち》ひたことは、『應神記《おうじんき》』に載《の》ツて居《を》り、山椒《さんせう》の木《き》の芽《め》で最《もつと》も大《おほ》きく、香辛共《かうしんとも》に強《つよ》いのを特色《とくしよく》とする、但馬《たじま》の朝倉山椒《あさくらさんせう》も、地勢上《ちせいじやう》朝《てう》鮮《せん》から渡來《とらい》したことは明《あきら》かだ。

かくの如《ごと》く日本《につぽん》の植物食品《しよくぶつしよくひん》には、異國《いこく》から渡來《とらい》したものが多《おほ》く、またその調理《てうり》の上《うへ》にも、影響《えいきやう》を受《う》けたことはわかるが、他《た》の長《ちやう》を採《と》ツてわが短《たん》を補《おぎな》ふことは、いはゞ日本民族《につぽんみんぞく》の特性《とくせい》であツて、いかなる文化《ぶんくわ》をも自由《じいう》に攝《と》り入《い》れ、自家《じか》の爐鞴《ろはい》に陶冶《たうや》して、然《しか》る後《のち》薬籠中《やくろうちう》に收《をさ》めることは、何等《なんら》忌避《きひ》すべきでなく、寧《むし》ろ傳統《でんとう》の誇《ほこ》りとして、益々《ますく》辨《べん》ずるに異存《いぞん》はないけれど、要《えう》は攝入《とりい》れる文化《ぶんくわ》が、日本《につぽん》の國民性《こくみんせい》に適《てき》し、食品調理《しよくひんてうり》の場合《ばあひ》ならば、それが日本人《につぽんじん》の體質《たいしつ》に適《てき》し、健康《けんかう》の保持助長《ほぢじよちやう》の上《うへ》に、益《えき》するところがあるか否《いな》かである。伊尹《いいん》を宗《そう》とする支那風《しなふう》の調理法《てうりはふ》が、日本《につぽん》の食養界《しよくやうかい》に影響《えいきやう》したのは、ずツと下《くだ》ツて戰國以後《せんごくいご》、長崎《ながさき》に興《おこ》ツた卓袱料理《シッポクれうり》に、やゝ著《いちじ》るしさを認《みと》めるが、しかも實質的《じっしつてき》には、必《かなら》ずしも無《む》條件《でうけん》の踏襲《たふしふ》ではなく、やはり獨自《どくじ》の陶冶《たうや》を加《くは》へて、長崎《ながさき》の家庭料理《かていれうり》となツた。營利《えいり》を目的《もくてき》とする業者《げふしや》によツて、京《きやう》にも江戸《えど》にも傳《つた》はツたけれど、大《たい》した發展《はってん》を遂《と》げずに、幕末《ばくまつ》から維新《ゐしん》を經《へ》て、明治《めいぢ》・大《たい》正《しやう》に及《およ》んだ。それには相當《さうたう》の理由《りいう》があるのだ。

（戊）適應性《てきおうせい》の有無《うむ》

最初《さいしよ》は朝鮮《てうせん》を經由《けいゆ》して、やがては支那本土《しなほんど》から、直接輸入《ちよくせつゆにふ》された大陸文化《たいりくぶんくわ》の歴史《れきし》は、恐《おそ》らく神代《きみよ》に繫《つな》がツてゐると見《み》てよい、にも拘《かゝ》はらず民族的《みんぞくてき》に、特殊關係《とくしゆくわんけい》のある朝鮮文化《てうせんぶんくわ》、とりわけ食物調理《しよくもつてうり》の上《うへ》に受《う》けた影響《えいきやう》が、今《いま》なほ著《いちじる》しく存《そん》してゐるのに比《ひ》すると、直接支那《ちよくせつしな》から受《う》けた影響《えいきやう》は、前《まへ》に述《の》べた茶《ちや》と豆腐《とうふ》とを除《のぞ》くと、二千年《ねん》に近《ちか》い間《あひだ》、殆《ほと》んどなかツたといツても過言《くわごん》ではない。

豆腐《とうふ》も、茶《ちや》も、或《ある》ひは味噌《みそ》の如《ごと》きも、もと腥膻《せいせん》を忌《い》む僧侶《そうりよ》によツて傳《つた》へられ、僧院《そうゐん》の料《れう》に適《てき》したから、普及《ふきふ》も發達《はったつ》もしたのだ、帝王《ていわう》の飲食《おんじき》として、鳥獸魚介《てうじうぎよかい》を調理《てうり》する、伊尹《いいん》の『本味論《ほんみろん》』の如《ごと》きは、潔齋《けっさい》の僧徒《そうと》に緣《えん》がないから、傳《つた》はらなかツたのだとする、異論者《いろんしや》が出《で》ないとも限《かぎ》らぬが、若《も》しさういふ人《ひと》があるとしたら、それこそ楯《たて》の半面《はんめん》しか見《み》ない說《せつ》である。いかにも食物調理《しよくもつてうり》はもとより、當時渡《たうじと》來《らい》した文化《ぶんくわ》の大半《たいはん》は、殆《ほと》んど僧侶《そうりよ》によッて紹介《せうかい》され、流布《るふ》した。しかし必《かなら》ずしも全部《ぜんぶ》ではない。僧侶《そうりよ》は布教《ふけう》の關係上《くわんけいじやう》、一般大衆《ばんたいしう》に呼《よび》かける機會《きくわい》が多《おほ》いから、社會的《しやくわいてき》には影響《えいきやう》が 著《いちじる》しかッたけれど、僧侶《そうりよ》以外《いぐわい》の朝臣學者《てうしんがくしや》で、同時《どうじ》にまたは別個《べつこ》に、大陸《たいりく》の文化《ぶんくわ》を傳《つた》へ來《きた》ッて、朝廷及《てうていおよ》び縉紳《しんしん》の間《あひだ》に、重《おも》んぜられたものも尠《すくな》くない。さすれば食味《しよくみ》の方面《はうめん》に於《おい》ても、何《なん》ぞ精進料理《しやうじんれうり》のみが傳《つた》はらんやである。殊《こと》に伊《い》尹《いん》の問題《もんだい》では、わが歷史上《れきしじやう》に大波瀾《だいはらん》を起《おこ》した事實《じじつ》がある。

人皇《にんわう》　第《だい》五十九代《だい》宇《う》多《だ》天皇《てんのう》御《ご》登極《とうきよく》の初頭《しよとう》に方《あた》ッて、『阿衡《あかう》の論《ろん》』なるものが行《おこな》はれた。當時《たうじ》藤原氏《ふぢはらし》の全盛時代《ぜんせいじだい》で、氏《うぢ》の長者《ちやうじや》たる太政大臣《だじやうだいじん》基經《もとつね》は、先朝《せんてう》以來《いらい》擁立《ようりつ》の元勳《げんくん》であッたから、二十一歲《さい》の青年天子《せいねんてんし》は、特《とく》にこれに優詔《いうせう》を賜《たま》ふて、萬機《ばんき》を關白《くわんぱく》せよと仰《あふ》せられた。これが關白《くわんぱく》の嚆矢《はじまり》であッたが、基經《もとつね》は敢《あへ》て當《あた》らずとして、一應拜辭《おうはいじ》したので、重《かさ》ねて勅諚《ちよくぢやう》を下《くだ》された。文中《ぶんちう》に「卿《けい》は所謂《いはゆる》社稷《しやしよく》の臣《しん》にして、朕《ちん》が臣《しん》にあらず、宜《よろ》しく阿衡《あかう》の任《にん》を以《もつ》て、卿《けい》の任《にん》と爲《な》すべし」とあッたのが、問題《もんだい》になッたのだ。『阿《あ》衡《かう》』は殷《いん》の宰相《さいしやう》となッた伊尹《いいん》が、初《はじ》めて任《にん》ぜられた職名《しよくめい》で、阿《あ》は倚《よ》り賴《たの》む、衡《かう》は平《たひら》かにするの意《い》だといふ、勿論《もちろん》支那《しな》太古《たいこ》の最高位《さいかうゐ》であり、孟子《まうし》は後《のち》にこれを頌《しよう》して、「聖《せい》の任《にん》なる者《もの》」といッたとある、それに擬《ぎ》せられたのだから、基經《もとつね》に不足《ふそく》のあらう道理《だうり》はないのだが、勅諚《ちよくぢやう》の筆者《ひつしや》たる左大辨《さだいべん》の廣相《ひろみ》が、藤原氏《ふぢはらし》に拮抗《きつかう》する橘氏《たちばなし》で、しかも女御《にようご》の父《ちゝ》であッたから、柄《え》のないところに柄《え》をすげて、問題《もんだい》の火《ひ》の手《て》が煽《あふ》られた。

阿衡《あかう》は位《くゐ》で、職掌《しよくしやう》ではない、典職《てんしよく》のないものに、機務《きむ》の關白《くわんぱく》はなり兼《か》ねると稱《しよう》し、尤《もつと》も單《たん》に職掌《しよくしやう》のないといふことは、豫《かね》ての願《ねが》ひに暗合《あんがふ》するから、速《すみや》かに辭表《じへう》を聽許《ちやうきよ》されたいと、皮肉《ひにく》な上書《じやうしよ》を捧《さゝ》げて、二年越朝議《ねんごしてうぎ》を騒《さわ》がした末《すゑ》、つひに改作《かいさく》の詔書《せうしよ》を賜《たま》ふて、漸《やうや》く納得《なつとく》せしめた事件《じけん》である。その時《とき》彈劾《だんがい》の的《まと》となッた廣相《ひろみ》が、貶黜《へんちつ》されずに濟《す》んだのは、當時《たうじ》讃岐守《さぬきのかみ》であッた菅原道眞《すがはらみちざね》が、任地《にんち》から基經《もとつね》に寄《よ》せた書狀《しよじやう》の功《こう》で、これが天皇《てんのう》の藤原氏《ふぢはらし》を抑《おさ》へやうとなされた動機《どうき》であり、同時《どうじ》に菅原氏《すがはらし》擡頭《たいとう》の機縁《きえん》になッたのだから、間接《かんせつ》には伊尹《いいん》が大《おほ》きな役割《やくわり》を勤《つと》めたわけである。

固《もと》より阿衡《あかう》の論爭《ろんさう》は『本味論《ほんみろん》』と關係《くわんけい》はないけれども、少《すくな》くとも時《とき》の廟堂《べうだう》に、それほどの波瀾《はらん》を捲《まき》起《おこ》し、滿廷《まんてい》の儒臣《じゆしん》が歳餘《さいよ》に亘《わた》ッて、調査研究《てうさけんきう》した伊尹《いいん》の事蹟《じせき》に、榮達《えいたつ》の素因《そいん》となッた著述《ちよじゆつ》の經緯《けいゐ》が、見落《みおと》されやう道理《だうり》はない。國政《こくせい》に關《くわん》する大事《だいじ》の前《まへ》に、食物調理《しよくもつてうり》の小冊子《せうさつし》の如《ごと》きが、眼中《がんちう》にあらうかといはれるかも知《し》れぬけれど、天皇《てんのう》の御父君《おんちゝぎみ》なる先朝《せんてう》の光孝天皇《くわうかうてんのう》は、小倉山《をぐらやま》百人《にん》一首《しゆ》にある『君《きみ》が爲春《ためはる》の野《の》に出《い》でゝ若菜《わかな》摘《つ》む、わが衣手《ころもて》に雪《ゆき》は降《ふ》りつゝ』の御製《ぎよせい》にも窺《うかゞ》はるゝ如《ごと》く、豫《かね》て食物調理《しよくもつてうり》の上《うへ》に、御趣味《ごしゆみ》と御造詣《ござうけい》が深《ふか》く、中納言藤原山陰《ちうなごんふぢはらのやまかげ》に命《めい》じて、新《あたら》しい庖丁式《はうちやうしき》を定《さだ》めさせられたのが、今《いま》も傳《つた》はる四條流庖丁式《でうりうはうちやうしき》の濫觴《らんしやう》で、山陰《やまかげ》が本朝庖丁人《ほんてうはうちやうじん》の司《つかさ》として、磐鹿六雁命《いはかむつかりのみこと》と共《とも》に、日本料理道《につぽんれうりだう》に二柱《ふたはしら》の祖《そ》神《じん》と仰《あふ》がるゝ所以《ゆゑん》であるのを見《み》ても、決《けつ》して疎略《おろそか》にされなかツた時代《じだい》であることはわかる。

准南王編纂《わいなんわうへんさん》の『鴻烈《こうれつ》』が、『准南子《えなんじ》』として傳《つた》はると同時《どうじ》に、豆腐《とうふ》の製法《せいはふ》が渡來《とらい》した如《ごと》く、阿衡《あかう》の論《ろん》議《ぎ》が行《おこな》はれる際《さい》には、當然伊尹《たうぜんいいん》の『本味論《ほんみろん》』も、檢討《けんたう》されたにちがひない。たゞ豆腐《とうふ》は僧院生活者《そうゐんせいくわつしや》のみならず、一般國民生活《ばんこくみんせいくわつ》の上《うへ》に、寄與《きよ》するところが多《おほ》かツたから、漸次普及《ぜんじふきふ》し發達《はつたつ》したけれど、『本味《ほんみ》論《ろん》』を宗《そう》とする支那風《しなふう》の調理法《てうりはふ》は、日本《につぽん》の國情民俗《こくじやうみんぞく》に、適應《てきおう》しないものとして、顧《かへり》みられなかツたと見《み》るべきである。

長崎《ながさき》に興《おこ》ツた卓袱料理《シツポクれうり》といふのも、もと〳〵外人接待《ぐわいじんせつたい》の必要上《ひつえうじやう》、折衷式《せつちうしき》に試《こゝろ》みられたのが、やがて一般《ぱん》に普及《ふきふ》して、家庭料理《かていれうり》になツたのだが、以降徳川氏《いかうとくがはし》を通《つう》じて、唯一《ゆゐ》の開港場《かいかうぢやう》だツた長崎《ながさき》では、接《せつ》客《きやく》を業《げふ》としない一般家庭《ぱんかてい》にも、外人《ぐわいじん》の出入《しゆつにふ》が頻繁《ひんぱん》で、自然饗應《しぜんきやうおう》の必要《ひつえう》があるから、これが普及發達《ふきふはつたつ》に、拍車《はくしや》をかけられたわけで、營利《えいり》を目的《もくてき》とする業者《げふしや》が、新奇《しんき》を競《きそ》うて模倣《もはう》しても、京阪《けいはん》・江戸等《えどとう》の大都市《だいとし》で、大《おほ》きな發展《はつてん》を遂《と》げ得《え》なかツたのは、それほどの必要《ひつえう》がなかツたからである。新奇《しんき》に集《あつ》まる一時《じ》の人氣《にんき》は、所詮永續《しよせんえいぞく》しないのが定《ちやう》だ。

卓袱風《シツポクふう》の精進料理《しやうじんれうり》を『普茶《ふちや》』といふ。日本黄檗《につぽんわうばく》の元祖《ぐわんそ》隱元《いんげん》が渡來《とらい》したのは、德川時代《とくがはじだい》の承應年間《しやうおうねんかん》だから、卓袱《シツポク》に對《たい》する普茶《ふちや》となツてゐるけれど、いはゆる精進料理《しやうじんれうり》の影響《えいきやう》は、早《はや》く受《う》けてゐたにちがひない。僧院生活《そうゐんせいくわつ》に必須第《ひつすだい》一の味噌《みそ》は、人皇《にんのう》五十五代文德天皇《だいもんとくてんのう》の時《とき》、唐僧湛譽《たうそうたんよ》の獻上《けんじやう》したのが、始《はじ》まりだともいふけれど、それは平安朝時代《へいあんてうじだい》に、特殊《とくしゆ》の味噌《みそ》を獻上《けんじやう》した意味《いみ》であらう。もツと古《ふる》く奈良朝時代《ならてうじだい》に、律僧鑑眞《りつそうかんじん》が製法《せいはふ》を傳《つた》へとの說《せつ》もあり、更《さら》にもツと古《ふる》く倭《やまとの》京《きやう》に、高麗《こま》から傳來《でんらい》したともいふ。ミソはもと朝鮮《てうせん》の方言《はうげん》で、『鷄林類事《けいりんるゐじ》』には『蜜祖《みそ》』の字《じ》をはめてあるが、日本《につぽん》ではもと『未醬《みしやう》』と稱《しよう》し、第《だい》四十二代文武天皇《だいもんむてんのう》の大寶令《たいはうれい》に、醬院《しやうゐん》の制《せい》があるのに見《み》ても、起源《きげん》の舊《ふる》いことがわかる。未醬《みしやう》が味噌《みそ》となり、岐《わか》れて醬油《しやうゆ》となツたので、食物歷史《しよくもつれきし》の古《ふる》さから考《かんが》へると、朝鮮《てうせん》を經由《けいゆ》したものらしい。次《つ》いで豆腐《とうふ》が傳來《でんらい》し、茶《ちや》が渡來《とらい》したのだらう。僧院生活《そうゐんせいくわつ》の必需品《ひつじゆひん》であると共《とも》に、一般國民《ぱんこくみん》の日用品《にちようひん》たる三者《しや》は、たとへ外來品《ぐわいらいひん》であるにしろ、日本《につぽん》に於《おい》て最《もつと》も發達《はつたつ》し、優良化《いうりやうくわ》し、現《げん》に日本獨特《につぽんどくとく》の飮食料《いんしよくれう》となツてゐる。原產品《げんさんひん》と外來品《ぐわいらいひん》とを問《と》はず、必要《ひつえう》のあるところには發達《はつたつ》し、發達《はつたつ》したところでは優良化《いうりやうくわ》する。逆說《ぎやくせつ》すればいかなるものも、優良品《いうりやうひん》を產《さん》するところに、最《もつと》も適應《てきおう》するわけである。

茶《ちや》の再輸入《さいゆにふ》された鎌倉初期《かまくらしよき》は、支那《しな》の南宋時代《なんそうじだい》であッた。これを傳《つた》へた榮西《えいさい》は、日本臨濟《につぽんりんざい》の開祖《かいそ》として、京《きやう》に建仁寺《けんにんじ》を興《おこ》し、その門葉《もんえふ》から出《で》て、日本曹洞《につぽんさうとう》の元祖《ぐわんそ》となッた道元《だうげん》は、越前《ゑちぜん》の永平寺《えいへいじ》を創《はじ》めて、現《げん》に獨特《どくとく》の精進料理《しやうじんれうり》を傳《つた》へてゐる。承久《じようきう》の亂後《らんご》間《ま》もなく入宋《につそう》した道元《だうげん》は、船《ふね》が杭州《かうしう》に着《つ》いた時《とき》、天童山《てんどうさん》の老典座《らうてんぞ》が、積荷《つみに》の椎茸《しひたけ》を需《もと》める爲《ため》、夜陰《やいん》みづから下山《げさん》して、船《ふね》まで買出《かひだ》しに來《き》たのに會《くわい》し、眞機《しんき》に刮目《くわつもく》したとある。典座《てんぞ》は禪林《ぜんりん》に於《お》ける、司厨《しちう》の要職《えうしよく》で、山主《さんしゆ》に亞《つ》ぐほどの大德《だいとく》が勤《つと》める、これが日本船《につぽんせん》の入津《にふしん》を聞《き》いて、わざ〱買出《かひだ》しに來《き》たといふのだから、精進用《しやうじんよう》としても日本《につぽん》の材料《ざいれう》が、いかに重《おも》んぜられたかがわかると同時《どうじ》に、僧院生活者《そうゐんせいくわつしや》の食品《しよくひん》には、共通《きようつう》するものが多《おほ》いから、優良《いうりやう》な材料《ざいれう》を提供《ていきよう》する代《かは》りに、優秀《いうしう》な技術《ぎじゆつ》を得《え》て歸《かへ》ッたと見《み》てよい。かうして精進料理《しやうじんれうり》の上《うへ》では、材料《ざいれう》と技術《ぎじゆつ》とが交換《かうくわん》されたけれど、一般料理《ばんれうり》の方面《はうめん》となると、材料《ざいれう》を提供《ていきよう》するばかりで、技術的《ぎじゆつてき》の影響《えいきやう》は受《う》けなかッた。必要《ひつえう》を認《みと》めなかッたからである。

建仁寺《けんにんじ》の二世龍山《せいりうざん》が入宋中《につそうちう》、宋《そう》が滅《ほろ》びて元《げん》となッた。そして歸朝《きてう》する時《とき》饅頭《まんぢう》を傳《つた》へた。饅頭《まんぢう》は支那《しか》の三國時代《ごくじだい》に、諸葛孔明《しよかつこうめい》が水神《すゐじん》の生贄《いきにえ》として、人首《じんしゆ》の代《かは》りに羊豕《やうし》肉《にく》を擬裝《ぎさう》し、これを供《そな》へたのが濫觴《はじまり》とあツて、もとは無論《むろん》肉饅頭《にくまんぢう》であツたが、日本《につぽん》には專《もつぱ》ら砂糖饅頭《さたうまんぢう》として行《おこな》はれた。彼地《かのち》で龍山《りうざん》に給仕《きふじ》した林淨因《りんじやういん》が、林和靖《りんなせい》の末裔《まつえい》といふことで、元朝《げんてう》に仕《つか》へるを欲《ほつ》せず、伴《ともな》はれて來朝歸化《らいてうきくわ》し、姓《せい》を鹽瀬《しほせ》と授《さづ》けられて、南都《なんと》に饅頭屋《まんぢうや》を始《はじ》めた。奈良饅頭《ならまんぢう》の元祖《ぐわんそ》で、もと〳〵僧院《そうゐん》の料《れう》を主《しゆ》としたから、肉類《にくるゐ》は禁忌《きんき》されたにしろ、それなら菜饅頭《さいまんぢう》もあるのに、廣《ひろ》く一般化《ぱんくわ》された後《のち》まで、米饅頭《よねまんぢう》、蕎麥饅頭《そばまんぢう》、葛《くず》饅頭《まんぢう》などと、表皮《へうひ》に工夫《くふう》を凝《こら》されたに拘《かゝ》はらず、內容《ないよう》は小豆《あづき》を主《しゆ》とする餡《あん》で、肉饅頭《にくまんぢう》も菜饅頭《さいまんぢう》も傳《つた》はらなかツた。國情《こくじやう》に適《てき》しなかツたからである。

（己）西洋料理檢討《せいやうれうりけんとう》

葡萄牙《ポルトガル》の基督教師《キリストけうし》が、初《はじ》めて九州《しう》に渡來《とらい》したのは、天文《てんもん》十二年《ねん》（皇紀《くわうき》二二〇三——西紀《せいき》一五四三）といふことになツてゐる。室町末期《むろまちまつき》の戰國時代《せんごくじだい》で、世態《せたい》も思想《しさう》も混亂《こんらん》したところへ、新《あたら》しい宗教《しうけう》と共《とも》に、新《あたら》しい科學文明《くわがくぶんめい》が輸入《ゆにふ》されたので、當時《たうじ》のいはゆる尖端者流《せんたんしやりう》は、好奇《かうき》と功利《こうり》の兩方面《りやうはうめん》から歡迎《くわんげい》し、やがて蹶起《けつき》した織田信長《おだのぶなが》が、進《すゝ》んで尖端者《せんたんしや》の牛耳《ぎうじ》を執《と》ツたから、豐臣秀吉《とよとみひでよし》がこれを繼承《けいしよう》し、次《つぎ》の德川家康《とくがはいへやす》も、最初《さいしよ》の間《あひだ》はこれを支持《しぢ》した。國家《こくか》の政策《せいさく》としては、信教《しんけう》の自由《じいう》は寧《むし》ろ從《じう》で、貿易《ぼうえき》の利益《りえき》が主《しゆ》であツたから、布教《ふけう》の盛《さかん》になると共《とも》に、當然破綻《たうぜんはたん》を來《きた》したが、しかも島原《しまばら》の爭亂《さうらん》以後《いご》、宗門《しうもん》は禁《きん》斷《だん》せられたけれど、交通《かうつう》は必《かなら》ずしも滅却《めつきやく》されず、制限《せいげん》されながら幕末《ばくまつ》に及《およ》んだ。そこで唯《ゐ》一の開港場《かいかうぢやう》となツた長崎《ながさき》に、唐風蘭風《たうふうらんぷう》を混淆《こんかう》した卓袱料理《シツポクれうり》として傳《つた》はツたわけだが、内容的《ないようてき》に見《み》て支那風《しなふう》の方《はう》が、蘭風《らんぷう》よりも勝《まさ》ツてゐるかに思《おも》はれるのは、當時日本《たうじにつぽん》へ來《く》る蘭船《らんせん》は、悉《ことごと》く支那《しな》を經由《けいゆ》した筈《はず》だから、恐《おそ》らく日本《につぽん》へ來《く》るまでに、既《すで》に蘭船《らんせん》の料理《れうり》が、支那料理《しなれうり》の影響《えいきやう》を受《う》けてゐたことも、一因《いん》であらうと推《すゐ》せられる。支那料理《しなれうり》のいはゆる世界的《せかいてき》は、今日《こんにち》に始《はじ》まツたことでなからうからである。

さてそこで、それほど世界的《せかいてき》である支那料理《しなれうり》が、いはゆる精進料理《しやうじんれうり》を除《のぞ》くと、大《たい》した影響《えいきやう》を與《あた》へ得《え》なかツた日本《につぽん》に對《たい》し、西洋料理《せいやうれうり》はどんな地歩《ちほ》を占《し》めてゐたか、また占《し》めるべきであるかといふことになると、幕末《ばくまつ》にペルリが來朝《らいてう》するまで、直接《ちよくせつ》には殆《ほと》んど何等《なんら》の交渉《かうせふ》もなかツたとされ、『武江年表《ぶこうねんぺう》』慶《けい》應《おう》二年《ねん》の條《くだり》に「西洋料理《せいやうれうり》と號《がう》する貨食舗《くわしよくは》所々《しよ〳〵》に出來《でき》て、家作西洋《かさくせいやう》の風《ふう》を模擬《もぎ》せるものあり」とあるのも、實《じつ》は西洋人《せいやうじん》の爲《ため》の西洋料理《せいやうれうり》で、日本人《につぽんじん》を顧客《こかく》とする洋食屋《やうしよくや》は、明治《めいぢ》二年神田橋外《ねんかんだばしそと》に出現《しゆつげん》した三河《みかは》屋《や》が、元祖《ぐわんそ》だといふことになツてゐるが、それは營業者《えいげふしや》としての發生徑路《はつせいけいろ》で、外交上《ぐわいかうじやう》の特別關係《とくべつくわんけい》、新《しん》奇《き》を競《きそ》ふ學者《がくしや》、好事家等《かうずかとう》、一部《ぶ》の特殊方面《とくしゆはうめん》に、試食《ししよく》若《も》しくは會食《くわいしよく》の行《おこな》はれたことは、無論《むろん》その以前《いぜん》からであツたのみならず、更《さら》に間接《かんせつ》の影響《えいきやう》としては、ずツと溯《さかのぼ》ツて戰國時代《せんごくじだい》から、微妙《みめう》に繼續《けいぞく》してゐたといツてよい。

第一《だい》は獸肉食《じうにくしよく》である。日本《につぽん》は地勢《ちせい》と生産《せいさん》と、氣候風土《きこうふうど》の關係《くわんけい》から、古來獸肉《こらいじうにく》を多食《たしよく》せず、殊《こと》に佛法《ぶつぱふ》渡來後《とらいご》は、一層《そう》これを忌《い》むやうになり、偶々《たま〱》藥食《くすりぐひ》と稱《しよう》して、獲物《えもの》を獵《あさ》ることはあツても、それは野生《やせい》の猪《しよ》・鹿等《しかとう》に限《かぎ》られ、家畜《かちく》には手《て》を出《だ》さなかツたのが、基督教《キリストけう》の渡來《とらい》と共《とも》に、牛肉食《ぎうにくしよく》が流行《りうかう》した。當《たう》時《じ》牛肉《ぎうにく》を『ワカ』といツたのは、葡萄牙《ポトルガル》語《ご》の轉訛《てんくわ》で、差詰《さしづ》め英語《えいご》の『ビーフ』に當《あた》るといふ。これを宣敎師《せんけうし》が輸入《ゆにふ》したので、信者《しんじや》は恰《あたか》も特權《とくけん》の如《ごと》く心得《こゝろえ》、信者以外《しんじやいぐわい》にも自慢《じまん》にして振舞《ふるま》ツた。豐臣秀吉《とよとみひでよし》の小田原攻《をだはらぜ》めは、半分遊山氣分《はんぶんゆさんきぶん》だツたから、從軍《じうぐん》の諸大名《しよだいみやう》は退屈凌《たいくつしの》ぎに、陣中見舞《ちんちうみまひ》と稱《しよう》しては、方々《はう〲》の陣所《ちんしよ》を來往《らいわう》したが、蒲生氏郷《がまふうちさと》や、細川忠興《ほそかはたゞおき》が、屢々《しば〱》高山右近《たかやまうこん》を訪《おとづ》れたのは、當時隨《たうじずゐ》一といはれた切支《キリシ》丹大名《タンだいみやう》の許《もと》で、牛肉《ぎうにく》の馳走《ちそう》になるのが目的《もくてき》だツたといはれる。後《のち》に忠興《たゞおき》の夫人《ふじん》が、熱心《ねつしん》な信者《しんじや》になツたのも、この牛肉《ぎうにく》の饗應《きやうおう》が、間接《かんせつ》の機緣《きえん》であツたかも知《し》れぬ。

次《つぎ》には天麩羅《てんぷら》の調理法《てうりはふ》である。天麩羅《てんぷら》の語源《ごげん》に就《つ》いては、山東京山《さんとうきやうさん》の『蜘蛛《くも》の糸卷《いとまき》』によると、大《おほ》阪《さか》から下《くだ》ツた驅落者《かけおちもの》が、江戸《えど》で初《はじ》めて開業《かいげふ》する時《とき》、兄京傳《あにきやうでん》の命名《めいめい》したのが濫觴《はじまり》だとあり、或《ある》ひは太田《おほた》蜀山人《しよくさんじん》だとの説《せつ》もあるが、所詮《しよせん》は宛字《あてじ》の本家《ほんけ》爭《あらそ》ひで、現《げん》に近松《ちかまつ》の『國性爺合戰《こくせんやがつせん》』にも、唐人唄《たうじんうた》に『てんぷら』といふ詞《ことば》があり、更《さら》に德川家康《とくがはいへやす》の死因《しいん》が、油《あぶら》で揚《あ》げた鯛《たひ》の食傷《しよくしやう》と傳《つた》へられるのでも、實質的《じつしつてき》に早《はや》くから傳《つた》はツてゐたことはわかる。一説《せつ》によると天麩羅《てんぷら》は、西班牙語《スペインご》の『テンプロ』(寺《じ》)から轉《てん》じたともいふ。寺《てら》と天麩羅《てんぷら》と、本質的《ほんしつてき》には緣《えん》がないやうだけれど、宣教師《せんけうし》は東洋《とうやう》の僧侶《そうりよ》であり、教會《けうくわい》堂《だう》は寺院《じゐん》である。日本《につぽん》に初《はじ》めて建立《こんりふ》された教會堂《けうくわいだう》は、正《まさ》に南蠻寺《なんばんじ》と呼《よ》ばれた。宣教師《せんけうし》によツて傳《つた》へられた調理法《てうりはふ》を、寺料理《てられうり》の意味《いみ》でテンプラと訛《なま》ツたとて、必《かなら》ずしも附會《こぢつけ》とはいへない。

　鳥獸魚菜《てうじうぎよさい》を油《あぶら》で揚《あ》げることは、必《かなら》ずしも西洋料理《せいやうれうり》の獨得《どくとく》ではない。夙《はや》く支那《しな》にも行《おこな》はれてゐたから、これは東西共通《とうざいきようつう》であり、寧《むし》ろ支那《しな》の方《はう》が本家《ほんけ》だらうと思《おも》ふが、たゞ日本《につぽん》は例外《れいぐわい》であツた。特《とく》に腥《せい》膻《せん》を忌《い》む意味《いみ》で、日本《につぽん》と支那《しな》と共通《きようつう》したのは、僧院生活者《そうゐんせいくわつしや》であるから、いはゆる精進料理《しやうじんれうり》の上《うへ》に、多《おほ》く影響《えいきやう》を受《う》けたことは前《まへ》に述《の》べた。日本《につぽん》で油《あぶら》を用《もち》ひる調理《てうり》が、先《ま》づ傳《つた》はツたのは寺院《じゐん》であり、現《げん》に多《おほ》く用《もち》ひるのも寺院《じゐん》だ。動物性《どうぶつせい》の食品《しよくひん》を避《さ》けて、專《もつぱ》ら植物材料《しよくぶつざいれう》を攝《と》る場合《ばあひ》、榮養《えいやう》の上《うへ》にも食味《しよくみ》の上《うへ》にも、油《あぶら》を必要《ひつえう》としたからである。しかもいはゆる精進料理《しやうじんれうり》以上《いじやう》には出《で》なかツた。そこへ基督教《キリストけう》の宣教師《せんけうし》によツて、肉類《にくるゐ》の油揚《あぶらあげ》が傳《つた》へられた。同《おな》じ寺《てら》でも精進《しやうじん》でなく、南蠻渡來《なんばんとらい》といふ意味《いみ》で、南蠻語《なんばんご》に近《ちか》いテンプラとなツたものであらう。徳川《とくがは》の中期《ちうき》以後《いご》、これに天麩羅《てんぷら》の字《じ》を嵌《は》められるやうになツても、當《たう》初《しよ》の看板《かんばん》には『天麩羅阿希』と記《しる》された。阿希は萬葉假名《ばんえふかな》でアケ、つまりアブラアゲの意《い》であツた。基督《キリスト》教《けう》信徒《しんと》によツて勃興《ぼつこう》し、信徒《しんと》以外《いぐわい》の一部《ぶ》にも、珍味《ちんみ》を賞翫《しやうくわん》された牛肉食《ぎうにくしよく》は、その後《ご》宗門《しうもん》の禁制《きんせい》と共《とも》に、一般《ばん》大衆《たいしう》の排撃《はいげき》を受《う》けて、いつとなく影《かげ》を潜《ひそ》めたらしい。最初《さいしよ》宗門《しうもん》は兎《と》も角《かく》も、新文化《しんぶんくわ》には留意《りうい》した家康《いへやす》が、駿府《すんぷ》に退隱《たいいん》後《ご》淺間社《せんげんしや》へ詣《まう》でゝ、獸肉食《じうにくしよく》に對《たい》する疑問《ぎもん》を發《はつ》したのも、多分《たぶん》の未練《みれん》を存《そん》した爲《ため》と思《おも》はれるが、大部分《だいぶぶん》の日本人《につぽんじん》に、獸肉食《じうにくしよく》は益《えき》よりも、害《がい》の方《はう》が多《おほ》いといふ、今《いま》の世《よ》にも通用《つうよう》する合理的《がふりてき》解説《かいせつ》に承服《しようぶく》して、獸肉食《じうにくしよく》の方《はう》は斷念《だんねん》したけれど、鯛《たひ》の天麩羅《てんぷら》には往生《わうじやう》したとて、平素《ふだん》の注《ちゆう》意深《いぶか》さに不似合《ふにあひ》といはれてゐる。家康《いへやす》ほどの人物《じんぶつ》が、食傷《しよくしやう》するほど貪《むさぼ》ツたといふのだから、いかに當《たう》時《じ》の魅力《みりよく》であツたかはわかるが、その後《ご》尠《すくな》くとも二百年《ねん》近《ちか》く、江戸《えど》に天麩羅屋《てんぷらや》が跡《あと》を絶《た》ツてゐたとすれば、一般《ばん》には普及《ふきふ》しなかツたことが窺《うかゞ》はれる。尤《もつと》も大草流《おほくさりう》の料理書《れうりしよ》に、『南蠻燒《なんばんやき》』といふのが見《み》えて、鯛《たひ》や、雁《かり》や、白鳥《はくてう》の類《たぐひ》を、胡麻《ごま》の油《あぶら》または豚《ぶた》の油《あぶら》で揚《あ》げるとあるのは、後世《こうせい》の天麩羅《てんぷら》と異《ことな》り、寧《むし》ろ油炒《あぶらい》りといふべきで、いはゆる鋤燒《すきやき》などの先蹤《せんしやう》をなすものと思《おも》はれるが、大草流《おほくさりう》は前《まへ》に述《の》べた四條《でう》流《りう》、また進士流《しんしりう》と共《とも》に、室町時代《むろまちじだい》に鼎立《ていりつ》した、調理界《てうりかい》の代表的流派《だいへうてきりうは》で、四條派《でうは》が公卿《くげ》を代表《だいへう》したのに對《たい》し、進士《しんし》と大草《おほくさ》の二流《りう》は、主《しゆ》として武家《ぶけ》を根據《こんきよ》とし、後《のち》には大草流《おほくさりう》が進士流《しんしりう》を壓倒《あつたう》して、室町末期《むろまちまつき》の武家料理《ぶけれうり》を獨占《どくせん》し、專《もつぱ》ら勢力《せいりよく》を揮《ふる》ッてゐたから、南蠻料理《なんばんれうり》の影響《えいきやう》を受《う》けることも、當然《たうぜん》著《いちじ》るしかッた譯《わけ》で、一般的《ばんてき》ではなかッたにしても、一種《しゆ》洋風《やうふう》の手法《しゆはふ》が、德川時代《とくがはじだい》まで持續《ちぞく》したことは想像《さうざう》できる。しかもこゝに注目《ちゆうもく》すべき點《てん》は、調理《てうり》に用《もち》ひられる材料《ざいれう》が、主《しゆ》として鯛《たひ》、鴈《がん》、白鳥《はくてう》等《とう》の魚鳥類《ぎよてうるゐ》に限《かぎ》られ、滅多《めつた》に獸肉《じうにく》には及《およ》ばなかッたことである。支那風《しなふう》と洋風《やうふう》と共通《きようつう》し、混淆《こんかう》した卓袱料理《シツポクれうり》でも「白《しら》煮《に》の猪《ぶた》の蹄《ひづめ》、丸煮《まるに》の鷄《とり》、燒肉《やきにく》の鴈《がん》等《とう》、日本《につぽん》にて調理《てうり》し難《がた》きものは、その時々《ときぐ》の魚鳥《ぎよてう》に更《かへ》て庖丁《はうちやう》す」と、『料理大全《れうりたいぜん》』にもある通《とほ》り、漸次《ぜんじ》日本化《につぽんくわ》されたわけである。

歐羅巴人《ヨーロツパじん》の日本渡來《につぽんとらい》は、前《まへ》に記《しる》した葡萄牙《ポルトガル》の宣教師《せんけうし》が、天文《てんもん》十二年《ねん》薩摩《さつま》の種《たね》ケ島《しま》に着《つ》いたのを始《はじ》めとし、次《つ》いで天正《てんしやう》十二年《ねん》（皇紀《くわうき》二二四四—西紀《せいき》一五八四）には、肥前《ひぜん》の平戶《ひらと》に西班牙人《スペインじん》が來《き》た。西班《スペ》牙《イン》は當時《たうじ》既《すで》に、比律賓諸島《ピリツピンしよたう》を經營《けいえい》してゐたから、これ等《ら》を南蠻人《なんばんじん》と稱《とな》へたのに對《たい》し、後《のち》に渡來《とらい》した和《オラ》蘭人《ンダじん》は、紅毛人《こうまうじん》と呼《よ》んで區別《くべつ》した。同《おな》じ基督教國《キリストけうこく》でも、南蠻人《なんばんじん》は舊教《きうけう》を奉《ほう》じ、專《もつぱ》ら布教《ふけう》を目的《もくてき》としたのに對《たい》し、紅毛人《こうまうじん》は新教《しんけう》を信《しん》じ、通商貿易《つうしやうぼうえき》を主《しゆ》としたから、舊教徒《きうけうと》に手《て》を燒《や》いた德川幕府《とくがはばくふ》にも、寬大《くわんだい》に處理《しより》されたわけだが、交通路《かうつうろ》はやはり南蠻經由《なんばんけいゆ》だから、輸入《ゆにふ》される物資《ぶつし》は殆《ほと》んど共通《きようつう》した。西瓜《すゐくわ》や、南瓜《かぼちゃ》や、玉蜀黍《たうもろこし》や、甘蔗《さとうきび》や、甘藷《さつまいも》や、その他《た》いろ〳〵の柑橘類等《かんきつるゐとう》、南洋産《なんやうさん》の蔬菜果實《そさいくわじつ》が、天文後《てんもんご》續々《ぞく〳〵》輸入《ゆにふ》されて、日本《にっぽん》の風土《ふうど》に適《てき》するものは、いつか日本産《にっぽんさん》となッて、日本風《にっぽんふう》に發達《はったつ》した。輸入《ゆにふ》されたのは西洋人《せいやうじん》の手《て》であッたが、これが食用《しょくよう》に方《あた》ッては、多《おほ》く日本風《にっぽんふう》に調理《てうり》され、若《も》しくは原産地風《げんさんちふう》のまゝに生食《せいしょく》され、そして現在《げんざい》に及《およ》んでゐる。これにも日本人《にっぽんじん》の特質《とくしつ》と、國民性《こくみんせい》とを認《みと》めなければならぬ。

（庚）模倣《もはう》か獨創《どくさう》か

近頃《ちかころ》日本《にっぽん》へ來《く》る西洋人《せいやうじん》に、最《もっと》も賞美《しょうび》される料理《れうり》は、天麩羅《てんぷら》と鋤燒《すきやき》といふのが定評《ていひやう》になッてゐる。日本人《にっぽんじん》もそれを自慢《じまん》にして吹聽《ふいちやう》し、進《すゝ》んで饗應《きやうおう》するやうだが、天麩羅《てんぷら》も鋤燒《すきやき》も前《まへ》に述《の》べた通《とほ》り、純粹《じゅんすゐ》な意味《いみ》の日本料理《にっぽんれうり》ではない。

鋤燒《すきやき》の起源《きげん》は、幕末《ばくまつ》から明治維新後《めいぢゐしんご》、獸肉食《じうにくしょく》の風《ふう》が盛《さか》んになッても、多年《たねん》の因習《いんしふ》から、これを嫌忌《けんき》する者《もの》が多《おほ》く、偶々《たま〳〵》藥用《やくよう》と稱《しょう》しても、普通《ふつう》の鍋《なべ》は使用《しよう》させず、神佛《しんぶつ》を祭祀《さいし》する母家《おもや》での會食《くわいしょく》をも禁《きん》じたので、窮餘《きうよ》の策《さく》として耕作用《かうさくよう》の鋤《すき》を代用《だいよう》し、納屋《なや》の隅《すみ》または屋外《をくぐわい》に持出《もちだ》して、炙《あぶ》り食《く》ッたのが始《はじ》まりで、鋤燒《すきやき》の名稱《めいしよう》もそこから來《き》たといふのと、單《たん》に肉《にく》を薄切《うすぎ》りにする、即《すなは》ちスキ身《み》にして燒《や》くからといふのと、兩說《りやうせつ》あるやうだが『料理談合集《れうりだんがふしふ》』に「鴈《がん》、鴨《かも》、カモシカの類《るゐ》を作《つく》り、たまりに浸《つ》け置《お》き、古《ふる》く使《つか》ひたる唐鋤《からすき》を火《ひ》の上《うへ》に置《お》き、柚《ゆづ》の輪《わ》を後先《あとさき》に置《お》きて、鋤《すき》の上《うへ》に右《みぎ》の鳥類《てうるゐ》を燒《や》くなり、色變《いろかは》るほどにて食《しよく》してよし」とあるのから見《み》ると、前說《ぜんせつ》の方《はう》が正《たゞ》しく、且《かつ》もツと以前《いぜん》から行《おこな》はれてゐたことがわかる。即《すなは》ち大草流《おほくさりう》の南蠻燒《なんばんやき》などから、轉《てん》じたものらしいが、しかも最初《さいしよ》は、肉《にく》を主《しゆ》として燒《や》いたのに對《たい》し、現在《げんざい》は野菜《やさい》などを配《はい》して、寧《むし》ろ煮《に》る方《はう》に傾《かたむ》いてゐるのは、恐《おそ》らく長崎《ながさき》に發達《はつたつ》した卓袱料理《シシポクれうり》の手法《しゆはふ》が、應用《おうよう》されたものと思《おも》はれる。

シツポクは卓袱の唐音《たうおん》で、もと卓《たく》の被《おほ》ひの意味《いみ》であツたのが、シツポク臺《だい》、またはチヤブ臺《だい》と呼《よ》び、更《さら》に轉《てん》じて卓《たく》に載《の》せた食品《しよくひん》を、シツポク料理《れうり》と呼《よ》ぶやうになツた。飯《めし》のことを御膳《ごぜん》と呼《よ》ぶ類《たぐ》ひである。もと〳〵支那風《しなふう》の惣菜料理《そうざいれうり》で、一家團欒《かだんらん》、主客《しゆきやく》一卓《たく》を圍《かこ》んで、同《おな》じ鍋《なべ》のものを突《つ》ツつき合《あ》ふ、鍋《なべ》には肉《にく》でも菜《さい》でも、ごツたに入《い》れて煮《に》るところから、それがシツポクといふことになツて、現《げん》に關《くわん》西地方《さいちはう》では、饂飩《うどん》や蕎麥《そば》にいろ〳〵のごもくが入《はい》ツたのを、シツポクと呼《よ》んで居《ゐ》る。一體《たい》一《ひと》つ鍋《なべ》の中《なか》に、鳥獸魚菜《てうじうぎよさい》を一緒《しよ》に入《い》れて、客座敷《きやくざしき》でぐつ〳〵と煮《に》ながら、各自《めいく》の箸《はし》を勝手《かつて》に突《つ》い込《こ》む、不作法《ぶさはふ》といへば不作法《ぶさはふ》な、異國《いこく》の風習《ふうしふ》を見《み》て、當時《たうじ》の日本人《につぽんじん》がどんなに驚《おどろ》きの目《め》を睜《みは》ツたか、獸類《じうるゐ》に近《ちか》い夷狄《ゐてき》の習俗《しふぞく》だといツて、頑古者流《ぐわんこしやりう》は顰蹙《ひんしゆく》したが、一方《ぱう》には給仕《きふじ》の面倒《めんだふ》もなく、酒《さけ》も手近《てぢか》にあツて、獻酬《けんしう》の煩《わづら》はしさに及《およ》ばず、欲《ほつ》するまゝに飲《の》めるから甚《はなは》だ便利《べんり》でもあり、それでゐて主客《しゆきやく》の親密《しんみつ》が加《くは》はるから、結構《けつこう》な風習《ふうしふ》だといツて、讃美《さんび》してゐる當年《たうねん》の尖端者《せんたんしや》もあツた。如才《じよさい》のない支那人《しなじん》は、「お國《くに》はさすがに禮儀《れいぎ》の國《くに》である、わが國《くに》ではどんな貴族《きぞく》でも、一卓《たく》を圍《かこ》んで會食《くわいしよく》するが、お國《くに》はどんな下層《かそう》でも、膳椀《ぜんわん》は銘々《めいめい》別々《べつべつ》に所持《しよち》し、決《けつ》して混用《こんよう》し亂用《らんよう》せぬ、清淨君子《しやうじやうくんし》の風《ふう》はこゝから始《はじ》まる」と、お世辭《せじ》をいツてゐる。褒《ほ》める者《もの》と貶《けな》す者《もの》と、贊否《さんぴ》兩樣《りやうやう》ある中《うち》に、いつの間《ま》にかその風《ふう》が傳《つた》はり、模倣者《もはうしや》が續出《ぞくしゆつ》するに及《およ》んで、現在《げんざい》の牛鍋《ぎうなべ》なども、最初《さいしよ》の鋤焼《すきやき》から轉《てん》じて、煮食《にぐ》ひになツたと見《み》るべきではあるまいか。いづれにしても本來《ほんらい》の日本料理《につぽんれうり》でないことは明《あきら》かだ。それが日本獨特《につぽんどくとく》の如《ごと》く、外國人《ぐわいこくじん》に喧傳《けんでん》され、賞美《しやうび》さるゝに至《いた》ツたのは、材料《ざいれう》に於《おい》て惠《めぐ》まれた日本《につぽん》で、その材料《ざいれう》に應《おう》じ、また日本人《につぽんじん》の嗜好《しかう》にも適《てき》するやう、いはゆる日本流《につぽんりう》に工夫《くふう》され、研究實驗《けんきうじつけん》された結果《けつくわ》が、却《かへ》ツて本壘《ほんるゐ》を凌《しの》ぐほどの立派《りつぱ》な、成果《せいくわ》を結《むす》んだのである。誇《ほこ》るべきはその點《てん》にあることを忘《わす》れてはならぬ。

日本人《につぽんじん》は模倣《もはう》に長《ちやう》じ、獨創《どくさう》がないとよくいはれる。日本人《につぽんじん》自身《じしん》もある程度《ていど》まで、それに甘《あま》んじてゐるらしいが、それこそ自《みづか》ら輕《かろ》んずるの甚《はなは》だしいもので、模倣《もはう》はいくら長《ちやう》じても、所詮《しよせん》模倣《もはう》以上《いじやう》に出《い》でず、單《たん》なる模倣《もはう》のみを以《もつ》て、本壘《ほんるゐ》を凌《しの》がうなどとは、以《もつ》ての外《ほか》の謬見《びうけん》であり、また凌《しの》ぎ得《う》るものでもない。自《みづ》ら持《ち》するものがあツて、他《た》の長短《ちやうたん》を識別《しきべつ》し、長《ちやう》を採《と》ツて創意《さうい》を加《くは》へる時《とき》、初《はじ》めて優秀《いうしう》なものが完成《くわんせい》されるのだ。日本人《につぽんじん》の祖先《そせん》は皆《みな》さうして來《き》た。現在《げんざい》の日本人《につぽんじん》のみが、單《たん》なる模倣《もはう》のみに了《をは》ツてよい道理《だうり》はない。

兵法《ひやうはふ》にも敵《てき》を知《し》り、己《おの》れを知《し》るが極意《ごくい》とある。先《ま》づ己《おの》れを知《し》らずして、敵《てき》を知《し》ることはできぬ。小《せう》敵《てき》と見《み》て侮《あなど》らず、大敵《だいてき》と見《み》て恐《おそ》れざるは、最《もつと》もよく己《おの》れを知《し》るものである。或《ある》ひは敵《てき》の糧《かて》を取《と》ツて、己《おの》れを養《やしな》ふことも兵法《ひやうはふ》である。その糧《かて》を最《もつと》も有効《いうかう》に活用《くわつよう》することは、また以《もつ》て敵《てき》をも幸福《かうふく》ならしめる道《みち》だからである。工夫研究《くふうけんきう》は何人《なんぴと》にも自由《じいう》である。創意《さうい》の豐《ゆた》かなものは、その天稟《てんぷん》に鞭《むち》うツて、獨創《どくさう》の發明《はつめい》に邁進《まいしん》するがよい。或《あ》る程度《ていど》まで完成《くわんせい》して、なほ一分《ぶん》を殘《のこ》すものは、更《さら》に進《すゝ》んでその一分《ぶん》を完《くわん》成《せい》し、既《すで》に完成《くわんせい》と目《もく》せらるゝものも、なほ一段《だん》の完成《くわんせい》の爲《ため》に、餘力《よりき》を用《もち》ひ得《う》るものが、最《もつと》も卓越者《たくゑつしや》であり、優勝者《いうしようしや》であることはいふまでもない。日本人《につぽんじん》の體内《たいない》に流《なが》るゝ血汐《ちしほ》に、傳統《でんとう》の頭《かうべ》に宿《やど》る魂《たましひ》に、この卓越者《たくゑつしや》たり、優勝者《いうしようしや》たる素質《そしつ》が、缺《か》けてゐるとでも思《おも》ふ者《もの》があツたら、それが若《も》し日本人《につぽんじん》であつたら、自《みづか》ら輕《かろ》んずる位《くらゐ》はおろか、祖先《そせん》を辱《はづか》しむるの甚《はなは》だしいものではないか。

一事《じ》が萬事《ばんじ》である。食養調理《しよくやうてうり》のこと固《もと》よりである。或《ある》ひは曰《い》ふ、左様《さやう》な議論《ぎろん》は明治年間《めいぢねんかん》、まだ日本《にっぽん》の人口《じんこう》が、三千萬時代《まんじだい》には通用《つうよう》したかも知《し》れぬけれど、三倍以上《ばいいじやう》に激増《げきぞう》して、しかも物資《ぶつし》の供給《きようきふ》が、これに伴《ともな》はない現在《げんざい》に於《おい》て、なほ且舊格《かつきうかく》を墨守《ぼくしゆ》しろといふのは、汽車《きしや》を廢《はい》して駕籠《かご》に乘《の》れといふやうな、時代錯誤《じだいさくご》の妄説《もうせつ》ではないか、飛行機《ひかうき》が翔《かけ》り、ラヂオが通《つう》じ、テレビションの實用化《じつようくわ》する時代《じだい》だぜと。いかにもその通《とほ》りであり、一應《おう》は有理《もっとも》だが、しかしいくら文明《ぶんめい》が進歩《しんぽ》しても、人間《にんげん》は人間《にんげん》である。いくら交通機關《かうつうきくわん》が發達《はつたつ》しても、旅行《りよかう》の第《だい》一歩《ぽ》は足《あし》である。どんな精巧《せいかう》な機械《きかい》ができても、人間《にんげん》が不要《ふえう》になツてはならず、生《いき》てゐる以上《いじやう》は健康《けんかう》でなくてはならぬ。健康人《けんかうじん》として生《い》きることは、流轉《るてん》する時代《じだい》を超越《てうゑつ》した根本問題《こんぽんもんだい》である。

國土《こくど》の割合《わりあひ》に人口《じんこう》が多過《おほす》ぎ、一人《ひとり》づゝに割當《わりあ》てられる食糧《しよくりやう》も、昔《むかし》に比《くら》べると豐富《ほうふ》でなく、隨《したが》ツて生《せい》活《くわつ》は窮迫《きうはく》して來《き》た、これを匡救《けうきう》する爲《ため》には、人口《じんこう》の捌《は》け口《ぐち》を求《もと》めるべく、新《あら》たなる植民地《しよくみんち》も必要《ひつえう》であらうし、物資《ぶつし》の供給《きようきふ》を廣範圍《くわうはんゐ》に需《もと》めて、新《あたら》しい調理法《てうりはふ》も研究《けんきう》されねばなるまい。しかしいかなる事業《じげふ》でも、無理《むり》があツては成就《じやうじゆ》しない如《ごと》く、食料《しよくれう》の蒐集調理《しうしふてうり》の上《うへ》にも、無理《むり》と無駄《むだ》とは禁物《きんもつ》である。現在《げんざい》行《おこな》はれつゝあり、將《まさ》に行《おこな》はれんとする調理《てうり》に、果《はた》して無理《むり》と無駄《むだ》とはないか。若《も》し現在《げんざい》に無理《むり》と無駄《むだ》とがあり、そのまゝ押進《おしすゝ》んで行《ゆ》くとしたら、將來《しやうらい》に及《およ》ぼす影響《えいきやう》は、更《さら》に擴大《くわくだい》する道理《だうり》である。交通機關《かうつうきくわん》が發達《はつたつ》して、旅行《りよかう》は便利《べんり》になツたけれど、その便益《べんえき》に浴《よく》し得《う》る者《もの》の數《すう》は、果《はた》して國民《こくみん》の何《なん》パーセントに上《のぼ》るか。外國風《ぐわいこくふう》の調理法《てうりはふ》が移入《いにふ》されて、科學的《くわがくてき》に合理化《がふりくわ》されるにしても、公式通《こうしきどほ》りに實行《じつかう》し得《う》る者《もの》の數《すう》は、果《はた》して民族《みんぞく》の何《なん》パーセントに當《あた》るか。いくら教育《けういく》が普及《ふきふ》したとはいつても、高等教育《かうとうけういく》を受《う》け得《う》る者《もの》の數《すう》は、局限《きよくげん》された一部《ぶ》階級《かいきふ》にしか過《す》ぎない。この少數者《せうすうしや》を目標《もくへう》とする教育《けういく》が、一般《ばん》多數者《たすうしや》の教育《けういく》を阻害《そがい》するとしたら、いづれを重《おも》しとすべきかはいふまでもない。乘物《のりもの》の發達《はつたつ》も必要《ひつえう》には違《ちが》ひないが、更《さら》に必要《ひつえう》なのは全國民《ぜんこくみん》の健脚《けんきやく》である。社交調理《しやかうてうり》の國際化《こくさいくわ》も結構《けつこう》ではあらうけれど、更《さら》に必要《ひつえう》なのは多數國民《たすうこくみん》の日常食《にちじやうしよく》である。殊《こと》に況《いは》んや、科學的《くわがくてき》に合理化《がふりくわ》されるといふ公式料理《こうしきれうり》が、果《はた》して眞《しん》に國民《こくみん》の體質《たいしつ》に、適應《てきおう》するや否《いな》やに就《つい》ては、多《おほ》くの疑問《ぎもん》があるに於《おい》てをやである。

最《もつと》も手近《てぢか》な一例《れい》は、曾《かつ》て大阪《おほさか》に催《もよほ》されたと聞《き》く、魚類《ぎよるゐ》を主《しゆ》とした西洋風調理《せいやうふうてうり》の試食感想《ししよくかんさう》である。日《につ》本人《ぽんじん》は洋食《やうしよく》といふと、一も二もなく鳥獸肉《てうじうにく》を、主《しゆ》とするものゝやうに考《かんが》へてゐるけれど、歐羅巴《ヨーロツパ》で最《もつと》も調理《てうり》の發達《はつたつ》してゐる意味《いみ》で、西洋料理《せいやうれうり》を代表《だいへう》するものは佛蘭西《フランス》だ、その佛蘭西料理《フランスれうり》の中《うち》でも、殊《こと》に美味《うま》いと定評《ていひやう》のある南部方面《なんぶはうめん》では、地《ち》中海《ちうかい》の豊富《ほうふ》な魚介《ぎよかい》を利用《りよう》するから、日本人《につぽんじん》の概念《がいねん》とは凡《およ》そ懸絶《けんぜつ》して、寧《むし》ろ日本《につぽん》と共通《きようつう》するところが多《おほ》い、この點《てん》を考慮《かうりよ》して、日本《につぽん》に於《お》ける西洋風《せいやうふう》の調理《てうり》にも、もツと魚類《ぎよるゐ》の使用範圍《しようはんゐ》を擴張《くわくちやう》すべきだといふのが、趣旨《しゆし》であツたと記憶《きおく》してゐる。有理《もつとも》の提唱《ていしやう》であり、瀬戸内海《せとないかい》を控《ひか》へた大阪《おほさか》には、殊《こと》に適切《てきせつ》な試《こゝろ》みであるから、その催《もよほ》しは成功《せいこう》し、調理《てうり》食味《しよくみ》の上《うへ》からも、好評《かうひやう》を博《はく》したのは當然《たうぜん》だが、しかも結論《けつろん》に至《いた》ツて「これだけの材料《ざいれう》が揃《そろ》ふのであツたら、わざ〳〵餘計《よけい》な手《て》をかけて、佛蘭西風《フランスふう》に倣《なら》ふまでもなく、寧《むし》ろ在來《ざいらい》の日本料理《につぽんれうり》で結構《けつこう》だ」といふのが、滿場《まんぢやう》の空氣《くうき》であツたと聞《き》いた。これはまことに考《かんが》ふべきことで、當座《たうざ》の皮肉《ひにく》でも天邪鬼《あまのじやく》でもなく、恐《おそ》らく日本人《につぽんじん》の誰《たれ》もが抱《いだ》く、眞實《しんじつ》の告白《こくはく》であツたにちがひない。

材料《ざいれう》である。日本民族《につぽんみんぞく》の上《うへ》に惠《めぐ》まれた、優秀《いうしう》なる材料《ざいれう》である。この材料《ざいれう》の存《そん》する限《かぎ》り、日本料理《につぽんれうり》は滅《ほろ》びず、滅《ほろ》ぼすべからざることはいふまでもないが、當面《たうめん》の問題《もんだい》として、最《もつと》も肝要《かんえう》なのは、材料《ざいれう》を護《まも》ることである。優秀《いうしう》な本質《ほんしつ》を退轉《たいてん》せしめず、益々《ます〳〵》優秀化《いうしうくわ》すると共《とも》に、量《りやう》に於《おい》ても豊富《ほうふ》ならしめねばならぬ。それは生産者供給者《せいさんしやきようきふしや》の責任《せきにん》であるが、需要者消費者《じゆえうしやせうひしや》としては、飽《あ》くまで材料《ざいれう》を尊重《そんちやう》して、毫末《がうまつ》と雖《いへど》も濫費《らんぴ》せず、材料《ざいれう》の有《も》つ性能《せいのう》を、十二分《ぶん》に活用《くわつよう》する義務《ぎむ》がある。需要《じゆえう》と供給《きようきふ》との均衡上《きんかうじやう》、優秀《いうしう》なる材料《ざいれう》の不足《ふそく》する場合《ばあひ》、次善策《じぜんさく》として補給材料《ほきふざいれう》を需《もと》め、補給材料《ほきふざいれう》に適應《てきおう》する、調理法《てうりはふ》の研究《けんきう》さるべきは勿論《もちろん》だが、次善策《じぜんさく》はどこまでも次善策《じぜんさく》であツて、やむを得《え》ない爲《ため》の方便《はうべん》である。本道《ほんだう》ではない。本《ほん》末《まつ》を顚倒《てんたふ》してはならぬ。

日本料理《につぽんれうり》の本道《ほんだう》には、いま幾多《いくた》の障碍《しやうがい》が、しかも惡質《あくしつ》の障碍《しやうがい》が、前面《ぜんめん》に山積《さんせき》してゐる。これを除《のぞ》くことの義務《ぎむ》は、生産者《せいさんしや》にも消費者《せうひしや》にもあるが、更《さら》に大《おほ》きな責任《せきにん》は、寧《むし》ろ指導者《しだうしや》に存《そん》することを、この機會《きくわい》に强調《きやうてう》したい。道《みち》は本來坦然《ほんらいたんねん》である、正《たゞ》しく本道《ほんだう》をさへ進《すゝ》めば、現在生産《げんざいせいさん》の材料《ざいれう》を以《もつ》てして、當《たう》面《めん》の國民體位問題《こくみんたいゐもんだい》を解消《かいせう》する位《くらゐ》はおろか、將來《しやうらい》の人口問題《じんこうもんだい》に對《たい》しても、優《いう》にある程度《ていど》の杞憂《きいう》を、除《のぞ》き得《う》ることを信《しん》じてゐる。

四、新日本料理道

(い) 國民體位問題《こくみんたいゐもんだい》

國民體位《こくみんたいゐ》の低下《ていか》といふことが、重大問題《ぢゆうだいもんだい》になツてゐる。榮養科學《えいやうくわがく》の發達《はつたつ》と、榮養智識《えいやうちしき》の普及《ふきふ》とが、各方面《かくはうめん》に喜《よろこ》ばれてゐる今日《こんにち》、思《おも》ひも寄《よ》らざる現象《げんしやう》といはなければならぬ。しかし徵兵適齡《ちようへいてきれい》に達《たつ》した、壯丁《さうてい》の體格檢査《たいかくけんさ》によツて、統計《とうけい》に現《あら》はれた數字《すうじ》が、事實《じじつ》に證明《しようめい》してゐるとすれば、これを否定《ひてい》すべき理由《りいう》も、否定《ひてい》し得《う》る術《すべ》もない。まツたく由々《ゆゆ》しき大事《だいじ》である。當局者並《たうきよくしやなら》びに專門家《せんもんか》が、殆《ほと》んど血眼《ちまなこ》になツて憂慮《いうりよ》し、對策《たいさく》の講究《かうきう》に焦慮《せうりよ》してゐるのも、固《もと》より無理《むり》ならぬところであり、寧《むし》ろ當然《たうぜん》といふべきであるが、しかも實際問題《じつさいもんだい》として、かやうな事態《じたい》に陷《おちゐ》ツたことの不幸《ふかう》は、客觀的《かくくわんてき》に憂慮《いうりよ》し、焦燥《せうさう》する當局者《たうきよくしや》、乃至專門家《ないしせんもんか》よりも、體位低下《たいゐていか》したといはれる、國民自體《こくみんじたい》にある筈《はず》である。當局者並《たうきよくしやなら》びに專《せん》門家《もんか》の對策講究《たいさくかうきう》に、依據《いきよ》すべきはいふまでもないけれど、同時《どうじ》に寧《むし》ろ先《さき》んじて、國民自身《こくみんじしん》に覺醒《かくせい》し、對處《たいしよ》すると共《とも》に、當局者並《たうきよくしやなら》びに專門家《せんもんか》に對《たい》しては、この際更《さいさら》に一步《ぽ》進《すゝ》めて、指導方針《しだうはうしん》の再檢討《さいけんとう》を求《もと》むべきだと思《おも》ふ。

學問《がくもん》が進《すゝ》み、智識《ちしき》が普及《ふきふ》したに拘《かゝ》はらず、ナゼ反對《はんたい》に體位《たいゐ》が低下《ていか》したか。それは人口《じんこう》の增殖《ぞうしよく》に反《はん》して、物資《ぶつし》の供給《きようきふ》が伴《ともな》はず、文化《ぶんくわ》の發達《はつたつ》に隨《したが》ツて、生活樣式《せいくわつやうしき》の複雜《ふくざつ》したこと、その他原因《たげんいん》はいろ〳〵あらうが、一面現在《めんげんざい》の學問乃至智識《がくもんないしちしき》が、果《はた》して萬全《まんぜん》のものであるか否《いな》か、同時《どうじ》にそれ等《ら》を基礎《きそ》とする食《しよく》養生活《やうせいくわつ》が、當《たう》を得《え》てゐるか否《いな》かといふことが、最《もつと》も重大《ぢゆうだい》な問題《もんだい》であることを、等閑視《とうかんし》してはならぬ。當局者《たうきよくしや》も專門家《せんもんか》も、一部《ぶ》の智識階級者《ちしきかいきふしや》も、實《じつ》は學問《がくもん》の權威《けんゐ》なるものに眩惑《げんわく》されて、もツと大切《たいせつ》な實際《じつさい》問題《もんだい》を、忘却《ばうきやく》し若《も》しくは遺失《ゐしつ》してはゐないか。科學的《くわがくてき》には門外漢《もんぐわいかん》たる筆者《ひつしや》が、國民《こくみん》の一員《ゐん》としての疑《ぎ》問《もん》は、茲《こゝ》から發《はつ》する。

國土《こくど》と民族《みんぞく》との因果關係《いんぐわくわんけい》——即《すなは》ちいかなる國土《こくど》にも、適《てき》する者《もの》のみが生存《せいぞん》し得《う》ると同時《どうじ》に、適者《てきしや》として生存《せいぞん》するものゝ爲《ため》には、またその國土《こくど》に適《てき》する物資《ぶつし》が、自然《しぜん》に生產《せいさん》し供給《きようきふ》される。假《かり》に食物《しよくもつ》の場《ば》合《あひ》とすれば、民族《みんぞく》に適《てき》する食料《しよくれう》が生產《せいさん》され、生產《せいさん》された食料《しよくれう》はまた、その民族《みんぞく》に適《てき》するやうに調理《てうり》され、攝取《せつしゆ》されるのが原則《げんそく》であり、その方則《はうそく》にさへ從《したが》へば、民族《みんぞく》の健康《けんかう》は保《たも》たれるのが、自然《しぜん》の理法《りはふ》であることは、既《すで》に屢々《しば〳〵》述《の》べたところであり、學者《がくしや》の裏書《うらがき》を得《え》てゐることだから、敢《あへ》て詳述《しやうじゆつ》することを避《さ》けて、現在行《げんざいおこな》はれてゐる指導方針《しだうはうしん》と、それに基《もと》づく食養生活《しよくやうせいくわつ》の實狀《じつじやう》が、果《はた》してその方則《はうそく》に合致《がつち》してゐるか否《いな》かを、先《ま》づ檢討《けんたう》しなければならぬ。固《もと》より門外漢《もんぐわいかん》の臆斷《おくだん》でなく、學者《がくしや》の說《せつ》を尊重《そんちやう》し、それに基準《きじゆん》して述《の》べるのである。

第《だい》一が今《いま》のいはゆる榮養食《えいやうしよく》である。專門家《せんもんか》の說《せつ》によると、現在日本人《げんざいにつぽんじん》の攝《と》ツてゐるといふ、四百乃《ない》至《し》五百種《しゆ》の多數《たすう》に上《のぼ》る食品中《しよくひんちう》、一として理想的《りさうてき》のものはないさうである。茲《こゝ》にいふところの理想的《りさうてき》とは、その一種《しゆ》をさへ攝《と》れば、あらゆる榮養素《えいやうそ》を備《そな》へてゐるものとの意《い》だから、現在《げんざい》そんな食品《しよくひん》のないことは、誰《だれ》でも知《し》つてゐる。そこでやむを得《え》ず種々《しゆ〴〵》の食品《しよくひん》を、併《あは》せ攝《と》らなければならぬとの說《せつ》も、實《じつ》際《さい》には古來行《こらいおこな》はれ來《きた》ツてゐる。たゞ學者《がくしや》はこれを「已《や》むを得《え》ず」といひ、一般國民《ばんこくみん》は多《おほ》く無意識《むいしき》に、意識《いしき》する場合《ばあひ》には嗜好的《しかうてき》に、實行《じつかう》して來《き》たゞけの相違《さうゐ》であるが、こゝに人智《じんち》を主《しゆ》とすべきか、自然《しぜん》を尊重《そんちやう》すべきかの岐《わか》れ目《め》が生《しやう》ずる。

「已《や》むを得《え》ず」とする專門家《せんもんか》は、あらゆる學問智識《がくもんちしき》を傾《かたむ》けて、いはゆる理想的食品《りさうてきしよくひん》の發見《はつけん》、若《も》しくは創造《さうざう》に、日《ひ》も足《た》らずとして努力《どりよく》する。いかにも結構《けつこう》なことではあるが、不幸《ふかう》にして未《いま》だ發見《はつけん》するに至《いた》らず、創造《さうざう》も急《きふ》には遂《と》げ難《がた》いところから、次善策《じぜんさく》として提唱《ていしやう》されたのが、今《いま》のいはゆる榮養食《えいやうしよく》であらうと推《すゐ》せられる。國民《こくみん》の健康《けんかう》を保持《はうち》し、更《さら》に增進《ぞうしん》する爲《ため》には、多少《たせう》の犧牲《ぎせい》を忍《しの》んでも、つまり少々《せう〳〵》不《ま》味《づ》いと思《おも》ツても、努《つと》めてこの榮養食《えいやうしよく》を攝《と》るべしと、學者《がくしや》は唱道《しやうだう》し、識者《しきしや》は支援《しゑん》する。固《もと》よりさうあるべきだらうけれど、一般《ばん》國民《こくみん》の多數《たすう》は、兎角《とかく》これに面《おもて》を背《そむ》けたがツてゐるのが實狀《じつじやう》である。國民體位《こくみんたいゐ》の低下《ていか》が、そこに起因《きいん》するのだと、若《も》し說《と》く人《ひと》があツたら、大《おほ》きな早計《さうけい》といはなければならぬ。

　どんな榮養食料《えいやうしよくれう》を攝《と》ツても、消化吸收《せうくわきふしう》しなかツたら、何《なん》の實效《じつかう》も擧《あが》らぬ、消化吸收《せうくわきふしう》せしめるには、當人《たうにん》の體質《たいしつ》を考慮《かうりよ》することも大切《たいせつ》だが、更《さら》に一層《そう》肝要《かんえう》なのは、食慾《しよくよく》を增進《ぞうしん》させること、即《すなは》ち美味《うま》いと感《かん》じて攝《と》らせることだと、やはり學者《がくしや》は說《と》いてゐる。たとへどんな美食《びしよく》でも、滿腹《まんぷく》の時《とき》いや〳〵攝《と》ツたのでは、何《なん》の養《やしな》ひにもならず、反對《はんたい》にどんな粗食《そしよく》でも「空腹《ひもじ》い時《とき》の不味《まづ》いものなし」で、美味《うま》いと思《おも》ツて食《た》べた時《とき》は、悉《ことごと》く消化吸收《せうくわきふしう》することを、無學《むがく》の素人《しろうと》でも辨《わきま》へてゐる。不味《まづ》くても食《く》へといふのでは、學說《がくせつ》の矛盾《むじゆん》を感《かん》じさせる。

　學者《がくしや》のいはゆる理想的食品《りさうてきしよくひん》は、一品《ぴん》若《も》しくは一食《しよく》に、あらゆる榮養素《えいやうそ》を具備《ぐび》することが目標《もくへう》であるから、單位《たんゐ》としては複雜《ふくざつ》であるが、繰返《くりかへ》される時《とき》は單調《たんてう》になる。次善策《じぜんさく》として提唱《ていしやう》される榮養食《えいやうしよく》もさうである。完全《くわんぜん》に消化吸收《せうくわきふしう》されゝば、勿論結構《もちろんけつこう》にちがひないが、複雜《ふくざつ》な食味《しよくみ》は舌《した》に泥《なづ》み易《やす》く、舌《した》に泥《なづ》んで變化《へんくわ》がないと、飽《あ》きられるのは當然《たうぜん》である。これは單《たん》なる食味《しよくみ》の問題《もんだい》のみでなく、生理的現象《せいりてきげんしやう》としても、常《つね》にあらゆる榮養素《えいやうそ》が、飽和狀態《はうわじやうたい》にある時《とき》は、何等《なんら》の刺激《しげき》をも生《しやう》じないから、特《とく》に食慾《しよくよく》の起《おこ》らなくなるのは、また當然《たうぜん》である。學者《がくしや》が提唱《ていしやう》し、識者《しきしや》が支持《しぢ》するに拘《かゝ》はらず、國民大衆《こくみんたいしう》が敬遠《けいゑん》して、背《せ》を向《む》ける理由《りいう》を考察《かうさつ》しなければならぬ。

榮養食若《えいやうしよくも》しくは完全食《くわんぜんしよく》と名《な》づけて、團體的《だんたいてき》に供給《きようきふ》される場合《ばあひ》、各方面《かくはうめん》の有志《いうし》を招《まね》いて、試食批評《ししよくひひやう》を求《もと》める催《もよほ》しがある。低廉《ていれん》な價格《かかく》を以《もつ》てして、充分《じうぶん》な榮養《えいやう》を得《え》られる上《うへ》、食味《しよくみ》に於《おい》ても豫期以上《よきいじやう》と、好評《かうひやう》を博《はく》するのが常《つね》である。參會者《さんくわいしや》の多《おほ》くは、その供給《きようきふ》を受《う》ける階級《かいきふ》に比《ひ》して、概《がい》して上層《じやうそう》の生活《せいくわつ》を營《いとな》み、或《ある》ひは味覺《みかく》の發達者《はつたつしや》だから、この人々《ひとびと》に褒《ほ》めらるゝ食品《しよくひん》なら、當然喜《たうぜんよろこ》ばれる筈《はず》だとして、安心《あんしん》し誇稱《こしやう》する傾向《けいかう》のあるのも、亦早計《またさうけい》の甚《はなは》だしきもので、諺《ことわざ》にも「隣《とな》りの雜炊《ざふすゐ》」といふ、珍《めづら》しくさへあれば誰《たれ》にでも喜《よろこ》ばれる。平常《ふだん》滅多《めつた》に口《くち》にする機會《きくわい》の少《すくな》いものほど珍《めづら》しがられる。これを常食《じやうしよく》する場《ば》合《あひ》、常食《じやうしよく》しなければならない人《ひと》の場合《ばあひ》と、混同《こんどう》してはならぬ。假《かり》に西洋料理《せいやうれうり》は科學的《くわがくてき》であり、支那料《しなれう》理《り》は榮養的《えいやうてき》であるとしても、これを常食《じやうしよく》しなければならないとなると、恐《おそ》らく日本人《につぽんじん》の大多數《だいたすう》は、悲《ひ》鳴《めい》を擧《あ》げるにちがひない。多年《たねん》の研究經驗《けんきうけいけん》によツて、定評《ていひやう》ある料理《れうり》すら然《しか》り、況《いは》んやをやである。

宇宙《うちう》に晴曇《せいどん》雨風《うふう》の變化《へんくわ》があツて、初《はじ》めて眞《しん》の大調節《だいてうせつ》ができるのだとすれば、食物《しよくもつ》にも好惡過不足《かうをくわふそく》の變化《へんくわ》があツてこそ、初《はじ》めて眞《しん》の大調節《だいてうせつ》が行《おこな》はれるのではあるまいか。假《かり》に蛋白質《たんぱくしつ》が缺乏《けつぼう》したとすれば、生理的《せいりてき》に蛋白質《たんぱくしつ》のものを欲求《よくきう》し、これを得《う》れば直《たゞ》ちに完全《くわんぜん》に、消化吸收《せうくわきふしう》することは、また學者《がくしや》が證明《しようめい》してゐる。含水炭素《がんすゐたんそ》でも、無機鹽類《むきえんるゐ》でも、ヴヰターミンでも、同《おな》じ道理《だうり》であるわけである。晴曇《せいどん》雨風《うふう》相交錯《あひかうさく》することによツて、宇宙《うちう》に活力《くわつりよく》を生《しやう》ずるのが、自然《しぜん》の理法《りはふ》である。天候《てんこう》は人力《じんりき》で左右《さいう》できないから、晴曇《せいどん》雨風《うふう》を同時《どうじ》に具現《ぐげん》することはできぬが、食養《しよくやう》は人力《じんりき》で左右《さいう》できるからといツて、一食《しよく》にあらゆる榮養素《えいやうそ》を具備《ぐび》せしめ、食味《しよくみ》の變化《へんくわ》を遮斷《しやだん》して、食慾《しよくよく》を沈滯《ちんたい》せしむることが、眞《しん》の健康體《けんかうたい》を造《つく》る所以《ゆゑん》であるか否《いな》かを、再檢討《さいけんたう》すべきだといふのである。

自己《じこ》の嗜好《しかう》を中心《ちうしん》とし、若《も》しくは味覺《みかく》に執着《しふちよく》する、世《よ》のいはゆる食通者《しよくつうしや》や、調理《てうり》技術《ぎじゆつ》に囚《とら》はれ易《やす》い專門《せんもん》技術者《ぎじゆつしや》や、營利《えいり》を目的《もくてき》とする經營者《けいえいしや》の提供《ていきやう》し、或《ある》ひは需《もと》める食品《しよくひん》が、必《かなら》ずしも國民大衆《こくみんたいしう》の食養《しよくやう》に、適應《てきおう》するものでないことは、また屢々《しばしば》述《の》べたところであるが、これを超越《てうゑつ》し除外《ぢよぐわい》することになると、どこに適從《てきじう》してよいかに迷《まよ》ツてゐるのが、今《いま》の一般《ぱん》家庭料理《かていれうり》であるところに、國民體位《こくみんたいゐ》の低下《ていか》といふ、重大危機《ぢゆうだいきき》が孕《はら》まれてゐるのではないか。家庭料理《かていれうり》の再檢討《さいけんたう》が、喫緊《きつきん》の問題《もんだい》となる所以《ゆゑん》はこゝにある。

學者《がくしや》の研究發表《けんきうはつぺう》する榮養食《えいやうしよく》に、前述《ぜんじゆつ》の如《ごと》き疑問《ぎもん》、乃至《ないし》缺陷《けつかん》があるとしても、經費《けいひ》及《およ》び榮養價《えいやうか》の點《てん》から、營業調理《えいげふてうり》に優《まさ》ること、萬々《まんく》であるとはいひ得《え》られる。そこで學者《がくしや》は營業者《えいげふしや》を捉《とら》へて、榮養智識《えいやうちしき》の缺如《けつじよ》を批難《ひなん》すると、營業者《えいげふしや》はまた學者《がくしや》の所説《しよせつ》が、實際《じつさい》に即《そく》しないことを指摘《してき》して、甚《はなは》だしいは机上《きじやう》の空論《くうろん》だとさへ叫《さけ》ぶ。水掛論《みづかけろん》では果《はて》しがなく、いづれも楯《たて》の半面《はんめん》に過《す》ぎぬから、穩健論者《をんけんろんしや》は双方《さうはう》の長《ちやう》を採《と》ツて、短《たん》を補《おぎな》はしむべきだとし、學者《がくしや》も榮養價《えいやうか》の外《ほか》に、食味《しよくみ》をも考慮《かうりよ》に入《い》るべきことを求《もと》め、營業《えいげふ》者《しや》には食味《しよくみ》以上《いじやう》に、榮養智識《えいやうちしき》の重《おも》んずべきことを强調《きやうてう》して、國民體位《こくみんたいゐ》の向上《かうじやう》を圖《はか》らうとするのが、現《げん》在《ざい》の趨勢《すうせい》であり、調理士制度《てうりしせいど》の設定《せつてい》といふ如《ごと》きも、この意味《いみ》で首肯《しゆこう》されるらしいが、しかも更《さら》にもツと重大《ぢゆうだい》な、いはゞ根本問題《こんぽんもんだい》を、各方面《かくはうめん》に忘《わす》れられてゐる。

學者《がくしや》の目《もく》する日本料理《につぽんれうり》は、すべて營業料理《えいげふれうり》であり、一般人《ばんじん》の認《みと》める榮養智識《えいやうちしき》は、すべて學者《がくしや》の分析《ぶんせき》的學説《てきがくせつ》であツて、眞《しん》の日本料理《につぽんれうり》、自然《しぜん》の榮養價値《えいやうかち》が、顧《かへり》みられてゐないことである。營業料理《えいげふれうり》の興《おこ》ツたのは、漸《やうや》く徳川中期《とくがはちうき》以後《いご》、僅《わづ》かに二百餘年《よねん》に過《す》ぎず、人工《じんこう》によツて自然《しぜん》の榮養價《えいやうか》が失《うしな》はれた。人工《じんこう》によツて失《うしな》はれたものを、人智《じんち》によツて取戻《とりもど》さうとするのが、今《いま》の榮養學《えいやうがく》である。人智《じんち》以上《いじやう》に卓越《たくゑつ》した自然《しぜん》の榮養價《えいやうか》を、如實《によじつ》に活用《くわつよう》して來《き》たのが、眞《しん》の日本料理《につぽんれうり》であり、眞《しん》の日本料理《につぽんれうり》は、一家族《かぞく》を單位《たんゐ》とする家庭《かてい》に發生《はつせい》し、成育《せいいく》し、現《げん》に家庭《かてい》にのみ存續《そんぞく》してゐる。これを忘失《ばうしつ》し、これを除外《ちよぐわい》して、日本《につぽん》料理《れうり》を論《ろん》じ、對處《たいしよ》せんとするところに、根本的謬算《こんぽんてきびうさん》があるといふのである。

日本料理《につぽんれうり》は觀《み》る料理《れうり》だといはれる。それは營業料理《えいげふれうり》のことである。營業料理《えいげふれうり》を標準《へうじゆん》として、これに榮養智識《えいやうちしき》を盛《も》らんとするのが、今《いま》の一般《ばん》狀勢《じやうせい》である。營業料理《えいげふれうり》以外《いぐわい》に、若《も》し日本《につぽん》になしとすれば、それも或《ある》ひは已《や》むを得《え》ず、また結構《けつこう》ともいひ得《え》やうが、眞《しん》の日本料理《につぽんれうり》たる家庭料理《かていれうり》が、他《た》になほ存續《そんぞく》する以上《いじやう》、これを標準《へうじゆん》として、これに籠《こも》る自然《しぜん》の榮養《えいやう》を認《みと》め、闡明《せんめい》し、それを基準《きじゆん》とする榮養智識《えいやうちしき》によつて、一層《そう》改善《かいぜん》發達《はつたつ》せしめることにしたらどうか。抽象論《ちうしやうろん》でなく、實際《じつさい》に應用《おうよう》し得《う》るのである。

今《いま》の學者《がくしや》の說《と》く榮養食《えいやうしよく》は、多《おほ》く團體生活者《だんたいせいくわつしや》に適《てき》する、恐《おそ》らく團體生活者《だんたいせいくわつしや》が目標《もくへう》であらうと思《おも》はれる。文化《ぶんくわ》の發達《はつたつ》、生活樣式《せいくわつやうしき》の變遷《へんせん》に伴《ともな》ふて、將來團體生活者《しやうらいだんたいせいくわつしや》の增加《ぞうか》することは、當然豫想《たうぜんよさう》できることだし、現《げん》に多數《たすう》の團體生活者《だんたいせいくわつしや》が、存在《そんざい》することも事實《じじつ》だけれど、日本《につぽん》に家族制度《かぞくせいど》の存續《そんぞく》する限《かぎ》り、現在《げんざい》は勿論將來《もちろんしやうらい》と雖《いへど》も、國民大多數《こくみんだいたすう》の生活《せいくわつ》は、家庭《かてい》に於《おい》て營《いとな》まるべきだから、その原動力《げんどうりよく》たる食養上《しよくやうじやう》の諸問題《しよもんだい》も、當然家庭《たうぜんかてい》が根幹《こんかん》となるべきである。團體生活者《だんたいせいくわつしや》の榮養《えいやう》も、固《もと》より大切《たいせつ》ではあるが、更《さら》に大《たい》切《せつ》なのは、家庭生活者《かていせいくわつしや》の榮養《えいやう》である。大多數國民《だいたすうこくみん》の體位《たいゐ》は、家庭料理《かていれうり》の如何《いかん》によツて、低下《ていか》もすれば向上《かうじやう》もする。

學者《がくしや》の說《と》く榮養食《えいやうしよく》が、團體生活者《だんたいせいくわつしや》に適《てき》するのは、畫一的《くわくいつてき》に處理《しより》さるべき團體生活者《だんたいせいくわつしや》に對《たい》し、畫一的《くわくいつてき》の食料《しよくれう》を供給《きようきふ》する上《うへ》に、多《おほ》くの便宜《べんぎ》があるからである。便宜《べんぎ》の範圍內《はんゐない》に於《おい》て、比較的豐富《ひかくてきほうふ》に榮養《えいやう》を供《きよう》し得《う》る。團體生活者《だんたいせいくわつしや》は多《おほ》くの場合《ばあひ》、性《せい》も、年齡《ねんれい》も、健康度《けんかうど》も、畧《ほ》ぼ共通《きようつう》し、或《ある》ひは相似《さうじ》してゐる。起《き》居動作《きよどうさ》、勤勞《きんらう》の程度《ていど》も同《おな》じであるから、多少《たせう》の好惡《かうを》をさへ克服《こくふく》すれば、容易《ようい》に實行《じつかう》できるわけだが、家庭料理《かていれうり》はさう行《ゆ》かず、さう行《ゆ》かぬところに特色《とくしよく》があり、獨自性《どくじせい》があるべきだ。

團體生活《だんたいせいくわつ》は社會《しやくわい》の一部面《ぶめん》だけれど、單《たん》なる一部面《ぶめん》に過《す》ぎないのに對《たい》し、家庭生活《かていせいくわつ》は國家《こくか》の縮圖《しゆくづ》である。性《せい》も、年齡《ねんれい》も、起居動作《ききよどうさ》も、乃至勤勞《ないしきんらう》の程度《ていど》も、各々異《おの〳〵こと》ツてゐるものが、同《おな》じ屋根《やね》の下《した》に住《す》んで、同《おな》じ鍋《なべ》のものを食《しよく》し、しかもそれ〴〵の體質《たいしつ》に應《おう》じて、適當《てきたう》の榮養《えいやう》を攝《と》らなければならぬのだ。團體生活《だんたいせいくわつ》には便宜《べんぎ》な畫《くわく》一調理《てうり》も、家庭生活《かていせいくわつ》には不便《ふべん》となり、不經濟《ふけいざい》となり、或《ある》ひは非榮養《ひえいやう》になる場合《ばあひ》さへ多《おほ》い。團體調理《だんたいてうり》の材料《ざいれう》は、なるべく多量《たりやう》に生產《せいさん》し、いつでも間《ま》に合《あ》ひ、どこでも得《え》られるものが主《しゆ》となるから、自然採用《しぜんさいよう》の範圍《はんゐ》が制限《せいげん》され、食味《しよくみ》の單調《たんてう》を免《まぬか》れ難《がた》いが、家庭料理《かていれうり》の場合《ばあひ》には、どんな少量《せうりやう》な材料《ざいれう》、たとへば蔬菜《そさい》一株《ひとかぶ》、雜魚《ざこ》一尾《び》でも、採《と》ツて直《たゞ》ちに應用《おうよう》できるのだから、利用《りよう》の範圍《はんゐ》に限《かぎ》りがなく、隨《したが》ツて食味《しよくみ》の變化《へんくわ》に備《そな》へ得《う》る。食味《しよくみ》の變化《へんくわ》は食慾《しよくよく》を增進《ぞうしん》し、複雜《ふくざつ》な材料《ざいれう》からは、複雜《ふくざつ》な榮《えい》養《やう》が得《え》られるから、老幼強弱《らうえうきやうじやく》分《ぶん》に應《おう》じて、必要《ひつえう》なだけの榮養量《えいやうりやう》を攝取《せつしゆ》し得《う》る便宜《べんぎ》がある。

大量《たいりやう》の材料《ざいれう》を消費《せうひ》する場合《ばあひ》には、一種《しゆ》の調理《てうり》に除外《ぢよぐわい》された部分《ぶぶん》をも、更《さら》に他《た》の調理《てうり》に利用《りよう》し得《う》るから、材料《ざいれう》に無駄《むだ》の出《で》ることが少《すくな》く、經濟的《けいざいてき》に扱《あつか》ひ易《やす》いけれど、家庭《かてい》に同《おな》じ手法《しゆはふ》を踏襲《たふしふ》すると、利用應《りようおう》用《よう》の範圍《はんゐ》が狹《せば》められて、材料《ざいれう》に無駄《むだ》の出《で》ることが多《おほ》く、却《かへ》ツて不經濟《ふけいざい》な結果《けつくわ》を見《み》る場合《ばあひ》が多《おほ》い。團體《だんたい》生活《せいくわつ》を目標《もくへう》として、研究發表《けんきうはつぺう》された榮養料理《えいやうれうり》が、家庭《かてい》に行《おこな》はれ難《がた》い所以《ゆゑん》はそこにあり、強《し》ひて行《おこな》へば不便《ふべん》であり、不經濟《ふけいざい》であり、非榮養《ひえいやう》でさへあるのみならず、手《て》をかけて金《かね》をかけて、しかも豫算《よさん》の範《はん》圍內《ゐない》で、最《もつと》も不味《まづ》い物《もの》を食《く》はなければならなくなる理由《りいう》はこゝにある。

四面《めん》環海《くわんかい》、山野起伏《さんやきふく》、地勢氣候風土《ちせいきこうふうど》の關係《くわんけい》から、最《もつと》も天產物《てんさんぶつ》に惠《めぐ》まれてゐる日本《につぽん》には、由來獨自《ゆらいどくじ》の食物調理法《しよくもつてうりはふ》があり、しかも地方《ちはう》によツて材料《ざいれう》を異《こと》にすると共《とも》に、材料《ざいれう》に適應《てきおう》する調理法《てうりはふ》が、各地《かくち》に於《おい》て發達《はつたつ》し、各家庭《かくかてい》に傳《つた》へられ、現《げん》になほ存續《そんぞく》してゐる。加《くは》ふるに槪《がい》して四季《き》の序《じよ》が正《たゞ》しく、多種多《たしゆた》樣《やう》、横《よこ》に複雜《ふくざつ》な材料《ざいれう》は、更《さら》に縱《たて》の複雜《ふくざつ》を加《くは》へて、現《げん》に學者《がくしや》の說《と》く如《ごと》く、數《すう》百種《しゆ》の食用材料《しよくようざいれう》を有《も》ツてゐる。この數百種《すうしゆ》とは、恐《おそ》らく主要材料《しゆえうざいれう》であツて、各地《かくち》に分布《ぶんぷ》し、四季《き》に變移《へんい》する、あらゆる食品《しよくひん》を網羅《まうら》して、具《つぶ》さに分類《ぶんるゐ》を試《こゝろ》みたら、更《さら》に幾倍數《いくばいすう》に達《たつ》するか知《し》れぬ。すべてが天《てん》の惠賜《たまもの》であり、一として何等《なんら》かの榮養素《えいやうそ》を備《そな》へぬはない筈《はず》だから、自然《しぜん》に對《たい》して從順《じうじゆん》であり、敬虔《けいけん》の念《ねん》をさへ失《うしな》はなかツたら、別《べつ》に榮養學《えいやうがく》を修《をさ》めなくても、自然《しぜん》の榮養《えいやう》が身《み》に適《かな》ひ、充分健康《じうぶんけんかう》を保持《ほち》し得《え》たのが、祖先《そせん》の傳統生活《でんとうせいくわつ》であツた。日本人《につぽんじん》の榮養智識《えいやうちしき》が幼稚《えうち》といはれるのも、因由《いんいう》はこゝに發《はつ》してゐるが、實《じつ》は幼稚《えうち》なのではなく、生《うま》れながらに體得《たいとく》してゐたから、學問《がくもん》として興《おこ》らなかツたまでゞある。

日本人《につぽんじん》の體位《たいゐ》が衰《おとろ》へ始《はじ》めたのは、自然《しぜん》の惠《めぐ》みに狎《な》れて、自然《しぜん》を輕《かろ》んじ、人間《にんげん》の小才覺《こさいかく》から、必要以上《ひつえういじやう》の技巧《ぎかう》を加《くは》へて、自然《しぜん》に反《そむ》いた遊戯料理《いうぎれうり》、營業料理《えいげふれうり》の發生以來《はつせいいらい》である。これではならぬと氣《き》がついて、新《あら》たに榮養學說《えいやうがくせつ》が皷吹《こすゐ》され、榮養智識《えいやうちしき》の普遍化《ふへんくわ》が、やゝ緒《ちよ》に就《つ》きかけたところで、更《さら》に國民體位《こくみんたいゐ》の低下《ていか》が、强調《きやうてう》されるのは何故《なぜ》であるか。學問《がくもん》として興《おこ》ツた榮養智識《えいやうちしき》は、團體生活《だんたいせいくわつ》には適《てき》するだらうが、家庭生活《かていせいくわつ》に適《てき》しないことは既《すで》に述《の》べた。傳統日本《でんとうにつぽん》の家庭料理《かていれうり》は、あらゆる天產物《てんさんぶつ》を受入《うけい》れて、複雜《ふくざつ》な榮養素《えいやうそ》の中《うち》から、必要量《ひつえうりやう》を攝《と》るところに、特色《とくしよく》と獨自性《どくじせい》とがある。現在學問的《げんざいがくもんてき》に發見《はつけん》されてゐる榮養素《えいやうそ》は、必《かなら》ずしも天然物《てんねんぶつ》の含《ふく》む榮養素《えいやうそ》の全部《ぜんぶ》であるとはいへぬ。醫療用《いれうよう》の藥品《やくひん》ですら、原材《げんざい》の有《も》つ藥養價値《やくやうかち》と、抽出劑《ちうしゆつざい》の發揮《はつき》する藥品價値《やくひんかち》との間《あひだ》には、大《おほ》きな徑庭《けいてい》のあることが、雄辯《ゆうべん》にこれを物語《ものがた》り、現《げん》に食用材料《しよくようざいれう》の中《うち》から、年々《ねんねん》夥多《おびたゞ》しい新榮養素《しんえいやうそ》の發見《はつけん》されるのが、自《みづか》ら立證《りつしやう》してゐる通《とほ》りである。

應用材料《おうようざいれう》の範圍《はんゐ》を局限《きよくげん》し、材料《ざいれう》の生産時期《せいさんじき》を無視《むし》し、各地方《かくちはう》の特殊材料《とくしゆざいれう》と、特殊調理法《とくしゆてうりはふ》を疎外《そぐわい》する團體調理《だんたいてうり》が、先《ま》づ都會《とくわい》の家庭《かてい》に浸潤《しんじゆん》し、やがて地方《ちはう》の各家庭《かくかてい》をも席捲《せきけん》せんとするに及《およ》んで、國民體位《こくみんたいゐ》の低下《ていか》が問題《もんだい》になることは、爲政者《ゐせいしや》も、國民《こくみん》も、最《もつと》も愼重《しんちよう》に考慮《かうりよ》し、講究《かうきう》すべきことではあるまいか。敢《あへ》て私見《しけん》を加《くは》へるならば、營業料理《えいげふれうり》は特殊料理《とくしゆれうり》として、趣味的《しゆみてき》にまたは藝術的《げいじゆつてき》に、保存研究《ほぞんけんきう》さるべきであらう。團體料理《だんたいれうり》は便宜《べんぎ》を主《しゆ》として、今日《こんにち》のいはゆる榮養料理《えいやうれうり》が、一層改善《そうかいぜん》されるであらう。家庭料理《かていれうり》は傳統《でんとう》と、國民性《こくみんせい》とに準據《じゆんきよ》して、前二者《ぜんしや》とは全然別個《ぜんぜんべつこ》に、美味《びみ》と、營養《えいやう》と、簡易《かんい》と、經濟《けいざい》との四徳《とく》を兼《か》ねた大盤石《だいばんじやく》の上《うへ》に、大自然《だいしぜん》を冠《かんむ》りとして確立《かくりつ》さるべきである。國民體位《こくみんたいゐ》の向上《かうじやう》は、この家庭料理《かていれうり》からである。

（ろ）榮《えい》養《やう》日《につ》本《ぽん》主《しゆ》義《ぎ》

學者《がくしや》のいはゆる榮養食《えいやうしよく》は、一品《ぴん》一食《しよく》の中《うち》に、あらゆる榮養素《えいやうそ》を盛込《もりこ》まうといふのだが、日本《につぽん》に古來《こらい》傳統《でんとう》する榮養食《えいやうしよく》は、幾多《いくた》の榮養材料《えいやうざいれう》を併食《へいしよく》すると同時《どうじ》に、その材料《ざいれう》の有《も》つ自然《しぜん》の榮養素《えいやうそ》を、完全《くわんぜん》に攝取《せつしゆ》するところに特色《とくしよく》があツた。分析的《ぶんせきてき》と綜合的《そうがふてき》と、一寸《ちよつと》考《かんが》へると同《おな》じに似《に》て、實際《じつさい》の上《うへ》には水火《すゐくわ》の相異《さうい》だ。

いくら公式的《こうしきてき》に完全《くわんぜん》な調理《てうり》でも、理論《りろん》だけでは榮養《えいやう》にならず、公式《こうしき》が完全《くわんぜん》であればあるほど、食慾《しよくよく》を鈍《にぶ》らせる理由《りいう》は前《まへ》に說《と》いた。この獻立《こんだて》にさへ準據《じゆんきよ》すれば、完全《くわんぜん》に健康《けんかう》を保持《ほぢ》し得《う》るから、卽《すなは》ち完全《くわんぜん》食《しよく》だと名《な》づけて、鳴物入《なりものい》りで提唱《ていしやう》されても、食慾《しよくよく》のないところへ詰込《つめこ》まれたのでは、完全《くわんぜん》に消化吸收《せうくわきふしう》しやう道理《だうり》がなく、消化吸收《せうくわきふしう》の不完全《ふくわんぜん》なのが、完全食《くわんぜんしよく》だなんてことになると、笑《わら》ひごとでは濟《す》まなからう。學校教育《がくかうけういく》は完全《くわんぜん》なのだが、それで完全《くわんぜん》な人間《にんげん》になれなかツたら、なれない方《はう》が惡《わる》いのだといはれるのと同《おな》じで、教育者《けういくしや》はそれでよいかも知《し》れぬが、實際社會《じつさいしやくわい》へ出《で》て働《はたら》かうとするものは助《たす》からぬ。そこで切實《せつじつ》な問題《もんだい》として、教育制度《けういくせいど》の改革《かいかく》、乃至本質《ないしほんしつ》の刷新《さつしん》が叫《さけ》ばれる。實際問題《じつさいもんだい》だからである。

旣《すで》に理想的食品《りさうてきしよくひん》がなく、併食《へいしよく》の必要《ひつえう》を認《みと》めた以上《いじやう》、何《なに》も一時《じ》にあれもこれもと、口《くち》を割《わ》ツて搔込《かきこ》ませるには及《およ》ばぬ。朝《あさ》なら晝《ひる》もあり晩《ばん》もあり、今日《けふ》なら明日《あす》もあり明後日《あさつて》もある。生理的《せいりてき》に缺乏《けつばふ》するものがあツたら、自然《しぜん》に慾求《よくきう》する筈《はず》だから、その時《とき》攝《と》れば美味《うま》くもあり、隨《したが》ツて消化《せうくわ》も吸收《きふしう》も完全《くわんぜん》になる。一品《ぴん》づゝに分類《ぶんるゐ》するなら、不全完食《ふぜんくわんしよく》ほど個性《こせい》があり、不完全食《ふくわんぜんしよく》でなければ魅力《みりよく》はない。それが幾《いく》品《ひん》か集《あつ》まツて、完全食《くわんぜんしよく》になり得《え》た時《とき》、眞《しん》の健康《けんかう》はそこから生《うま》れる。日本人《につぽんじん》の食養生活《しよくやうせいくわつ》は、昔《むかし》から如法《によはふ》に營《いとな》まれたのだ。學生《がくせい》は形式《けいしき》の學歴《がくれき》よりも、學問《がくもん》の内容《ないよう》を重《おも》んじ、智識《ちしき》は實効《じつかう》を尙《たつと》んで、先《ま》づ實生活《じつせいくわつ》に役立《やくだ》て、修養《しうやう》としては何《なに》を措《お》いても、人間《にんげん》になることに努《つと》めた。さういふ教育方針《けういくはうしん》であツた。

日本人《につぽんじん》の食養智識《しよくやうちしき》は、先《ま》づ年中行事《ねんちうぎやうじ》によツて培《つちか》はれた。年中行事《ねんちうぎやうじ》の仕來《しきた》りを見《み》て、半《なか》ば迷信《めいしん》に類《るゐ》した、形式的《けいしきてき》な習俗《しふぞく》に過《す》ぎぬやうに、解釋《かいしやく》するものが多《おほ》いけれど、それは解釋《かいしやく》し得《え》ないものゝ不明《ふめい》で、實際《じつさい》に頗《すこぶ》る意義《いぎ》の深《ふか》いものが多《おほ》い。否《いな》その悉《ことごと》くが尊《たふと》い教訓《けうくん》であるといツて差支《さしつか》へない。例《たと》へば新年《しんねん》の蓬萊臺《ほうらいだい》に載《の》せられる食摘物《くひつみもの》である。今《いま》こそ床飾《とこかざ》りの一種《しゆ》として、ほんの形式《けいしき》に備《そな》へらるゝに過《す》ぎなくなツてゐるが、昔《むかし》は實際《じつさい》の料《れう》として、家族《かぞく》が食《く》ひ、客《きやく》にも侑《すゝ》めたものである。そして取合《とりあは》せる材料《ざいれう》は『米《べい》』『昆《こん》』『菓《くわ》』を主《しゆ》として、これを天地人《てんちじん》三才《さい》に象《かたど》る。米《べい》は穀類《こくるゐ》の代表《だいへう》で田《た》の物《もの》、昆《こん》は水産《すゐさん》の義《ぎ》で海《うみ》の物《もの》、菓《くわ》は果實《くわじつ》の意《い》で山《やま》の物《もの》、卽《すなは》ち『山《さん》』『海《かい》』『田《でん》』の物《もの》を網羅《まうら》し、しかも自然《しぜん》のまゝを用《もち》ひて、人《じん》工《こう》を費《つひや》せし物《もの》を用《もち》ひず、これを正月《しやうぐわつ》の料《れう》としては、不易《ふえき》の種々《しゆぐ》を集《あつ》むる慣《なら》ひといふのである。偏食《へんしよく》を警《いまし》めて萬代《ばんだい》に悖《もと》らず、中外《ちうぐわい》に誇《ほこ》るに足《た》る卓見《たくけん》ではないか。これを根源《こんげん》とし、これを布衍《ふえん》して、信仰的《しんかうてき》に植《う》ゑつけられ、自《おのづ》から體得《たいとく》し來《きた》ッたのが、祖先《そせん》の食養生活《しよくやうせいくわつ》だッた。外國風《ぐわいこくふう》の科學《くわがく》にかぶれて、一頃《ひところ》これを疎《うと》んじた學者《がくしや》も、逐年兜《ちくねんかぶと》を脫《ぬ》ぐに至《いた》ッたのが、雄辯《ゆうべん》に價値《かち》を物語《ものがた》ッてゐるといッてよい。祖先《そせん》の道《みち》が衰《おとろ》へた、これを復興《ふくこう》することが、當面《たうめん》の急務《きふむ》である。

榮養智識《えいやうちしき》と調理技術《てうりぎじゆつ》とは、固《もと》より車《くるま》の兩輪《りやうりん》だけれど、兩輪《りやうりん》ばかりで心棒《しんぼう》がなかッたら、車《くるま》は忽《たちま》ちばら〳〵になッてしまふ。過渡期《くわとき》の學者《がくしや》と技術者《ぎじゆつしや》とが、各々《おの〳〵》自《みづか》ら得《え》たりとして、互《たが》ひに侮《あなど》り輕《かろ》んじ合《あ》ひ、道《みち》に車《くるま》を往生《わうじやう》させて、徒《いたづ》らに交通《かうつう》を妨《さまた》げてゐる、食養界《しよくやうかい》の現狀《げんじやう》がそれだ。心棒《しんぼう》とは信念《しんねん》である。料理《れうり》の場合《ばあひ》には調理者《てうりしや》の魂《たましひ》だ。いくら智識《ちしき》と技術《ぎじゆつ》とを併《あは》せ備《そな》へても、調理者《てうりしや》の魂《たましひ》が籠《こも》らなかッたら、それは形骸《けいがい》のみの料理《れうり》で、活《いき》た料理《れうり》とはいへない。調理者《てうりしや》の魂《たましひ》を籠《こ》めて、材料《ざいれう》の魂《たましひ》を活《い》かした料理《れうり》、これこそ學問《がくもん》をも技術《ぎじゆつ》をも超越《てうゑつ》した、そして實際問題《じつさいもんだい》として、美味《びみ》と榮養《えいやう》とを兼備《かねそな》へた、眞《しん》の理想的料理《りさうてきれうり》といひ得《う》るのではないか。魂《たましひ》の現《あら》はれは、先《ま》づ材料《ざいれう》に對《たい》する同情《どうじやう》から發《はつ》する。

いかなる材料《ざいれう》にも、自然《しぜん》に與《あた》へられた魂《たましひ》が宿《やど》ッてゐる。その魂《たましひ》を活《い》かすには、調理者自身《てうりしやじしん》の魂《たましひ》で磨《みが》く外《ほか》ない。魂《たましひ》と魂《たましひ》と相倚《あひよ》る時《とき》、そこに當然起《たうぜんおこ》るのが、卽《すなは》ち惻隱《そくいん》の情《じやう》——同情《どうじやう》である。どんな材料《ざいれう》に對《たい》しても、同情《どうじやう》し尊重《そんちやう》する心《こゝろ》があッたら、その材料《ざいれう》のいかなる部分《ぶぶん》、たとへば魚《さかな》の頭《あたま》でも、骨《ほね》でも、臟物《ざうもつ》でも、野菜《やさい》の皮《かは》でも、切《き》れッ端《はじ》でも、勿體《もつたい》なくて棄《す》てることはできなくなる。これを應用《おうよう》することによッて、また美味《びみ》と榮養《えいやう》との加《くは》はることは、心《こゝろ》ある者《もの》の周知《しうち》するところである。同《どう》情《じやう》すれば同情《どうじやう》される、心《こゝろ》と心《こゝろ》との融合《ゆうがふ》は、人間《にんげん》の場合《ばあひ》に明《あきら》かである如《ごと》く、人間《にんげん》と食養材料《しよくやうざいれう》との間《あひだ》にも、當然《たうぜん》起《おこ》るべき筈《はず》だから、卽《すなは》ち調理者《てうりしや》の同情《どうじやう》に酬《むく》いる爲《ため》、材料《ざいれう》の方《はう》でも全能率《ぜんのうりつ》を擧《あ》げて、美味《びみ》と榮《えい》養《やう》とを提供《ていきやう》してくれるものといへやう。

昔《むかし》の家庭料理《かていれうり》はそれであッた。正月《しやうぐわつ》の二十日《か》を『骨正月《ほねしやうぐわつ》』と名《な》づけたのも、暮《くれ》に仕入《しい》れた正月《しやうぐわつ》の食《しよく》料《れう》、たとへば鮭《さけ》のアラ等《とう》を始《はじ》め、厨房《ちうばう》に溜《たま》ッた種々《しゆぐ》の殘材《ざんざい》を、整理《せいり》する意味《いみ》の方便《はうべん》であッたことは明《あきら》かだ。それが今《いま》では外國人《ぐわいこくじん》から「日本《につぽん》の芥箱《ごみばこ》は露地《ろち》の寶庫《はうこ》だ」と、皮肉《ひにく》をいはれるまでになッた。厨《ちう》房《ばう》の廢物利用法《はいぶつりようはふ》は、今《いま》の指導者《しだうしや》にも盛《さか》んに說《と》かれるけれど、實生活《じつせいくわつ》に卽《そく》しないから、實際《じつさい》に應用《おうよう》されない證據《しようこ》だ。科學《くわがく》の進步《しんぽ》は工業的《こうげふてき》に、いかなる廢物《はいぶつ》をも利用《りよう》して、盛《さか》んに商品化《しやうひんくわ》するけれど、それは少數《せうすう》の資本家《しほんか》を利《り》するだけで、多《おほ》くの家庭生活者《かていせいくわつしや》は、自《みづか》ら廢物《はいぶつ》として棄《す》てるか、或《ある》ひは顧《かへり》みなかッたものに、高價《かうか》を拂《はら》ッて使用《しよう》するか、使用《しよう》させられるかして、資本家《しほんか》の懷中《ふところ》を肥《こや》してゐること、化學肥《くわがくひ》料《れう》の發達《はつたつ》が、農村《のうそん》を疲弊《ひへい》せしめたのと、何《なん》の異《ことな》るところがあるか。

經濟上《けいざいじやう》の問題《もんだい》のみではない。質《しつ》の問題《もんだい》であると共《とも》に、心《こゝろ》の問題《もんだい》にまで及《およ》ぶ。前者《ぜんしや》は食料《しよくれう》の商品化《しやうひんくわ》が、盛《さか》んになるのに正比例《せいひれい》して、あらゆる食品《しよくひん》が不味《まづ》くなツた。廉《やす》く賣《う》ツて多《おほ》く儲《まう》けやうとするには、質《しつ》を落《おと》しても多產《たさん》しなければならぬからだ。後者《こうしや》は人心《じんしん》を懶惰《らんだ》に導《みちび》き、勤勉《きんべん》の風《ふう》を失《うしな》はしめる。僅《わづ》かの價《あたひ》をさへ拂《はら》へば、手《て》づから調理《てうり》しなくても間《ま》に合《あ》ひ、手《て》づから調理《てうり》する場合《ばあひ》にも、便利《べんり》に出來《でき》た商品《しやうひん》に依賴《いらい》して、修練《しうれん》の勞《らう》を吝《をし》み得《う》るからだ。いづれにしても退轉《たいてん》は免《まぬか》れぬ。食養生活《しよくやうせいくわつ》の上《うへ》にも、日本魂《にっぽんだましひ》の振興《しんこう》が、急務《きふむ》である所以《ゆゑん》である。

(は) 貯《ちよ》藏《ざう》品《ひん》の認《にん》識《しき》

鑵詰《くわんづめ》が國《くに》を亡《ほろ》ぼすといツたら、鑵詰業者《くわんづめげふしや》は憤慨《ふんがい》し、多《おほ》くの學者《がくしや》、技術者《ぎじゆつしや》、指導者《しだうしや》、研究者《けんきうしや》から、蜂《はち》の巢《す》を突《つ》ツついたやうに、抗議《かうぎ》が百出《しゆつ》するであらう。それ等《ら》を承知《しようち》の上《うへ》で、敢《あへ》て『鑵詰亡國論《くわんづめばうこくろん》』を唱《とな》へるのは、必《かなら》ずしも鑵詰《くわんづめ》そのものが惡《わる》いといふのではない。鑵詰《くわんづめ》の價値《かち》を過信《くわしん》して、必要以上《ひつえういじやう》に利用《りよう》され、濫費《らんぴ》され、宛《さなが》ら鑵詰萬能時代《くわんづめばんのうじだい》の觀《くわん》がある現狀《げんじやう》に對《たい》して、多分《たぶん》に亡國《ばうこく》の兆《きざし》を感《かん》ずるといふのである。

或《あ》る椎茸《しひたけ》の産地《さんち》で、生椎茸《なまじひたけ》の罐詰《くわんづめ》を思《おも》ひ立《た》ツた。椎茸《しひたけ》は古來《こらい》日本《にっぽん》が主産地《しゆさんち》で、生《なま》でも用《もち》ひられるけれど、乾燥《かんさう》されるのが本格《ほんかく》で、單《たん》に椎茸《しひたけ》といへば、乾椎茸《ほしじひたけ》を意味《いみ》する位《くらゐ》である。古《ふる》くは仲哀天皇《ちうあいてんのう》が、熊襲《くまそ》御《ご》征討《せいたう》の砌《みぎり》、筑紫《つくし》の民《たみ》が供御《くご》として、香《かんば》しい椎《しひ》の菌《きのこ》を上《たてまつ》ツた、香椎《かしひ》の宮《みや》の名稱《めいしやう》は、これに由《よ》ツて起《おこ》ツたとある。椎茸《しひたけ》の美味《びみ》と芳香《はうかう》とは、乾燥《かんさう》するほど加《くは》はるのだから、天皇《てんのう》の御《ご》賞美《しやうび》になツたのも、乾椎茸《ほしじひたけ》ではないかと思《おも》はれる。同《おな》じ乾燥品《かんさうひん》の中《うち》にも、日光《につくわう》で乾燥《かんさう》したのと、火熱《くわねつ》で乾燥《かんさう》したのと二種《しゆ》あるが、古法《こはふ》は全部《ぜんぶ》日光乾燥《につくわうかんさう》で、現在《げんざい》でもその方《はう》が優良品《いうりやうひん》として揚《あ》げられるのは、椎茸《しひたけ》の主要榮養分《しゆえうえいやうぶん》たるヴヰタ－ミンDが、日光乾燥《につくわうかんさう》によツて、能力《のうりよく》を發揮《はつき》する爲《ため》とされてゐる。即《すなは》ちヴヰタ－ミンDの母體《ぼたい》たるエルゴステリンは、一種《しゆ》の高級《かうきふ》アルコールで、日光若《につくわうも》しくは紫外線《しやわいせん》に當《あ》てると、忽《たちま》ちヴヰタ－ミンDに變化《へんくわ》するが、火熱乾燥《くわねつかんさう》では効果《かうくわ》が乏《とぼ》しい。乾椎茸《ほししひたけ》が食物《しよくもつ》の燃燒《ねんせう》を旺《さか》んにし、糖尿《たうねう》・腎臟等《じんざうとう》の諸疾患《しよしつくわん》に偉効《ゐかう》があり、骨《ほね》や齒《は》の榮養《えいやう》となり、佝僂病《せむし》を治《なほ》したといふ實驗例《じつけんれい》まで發表《はつぺう》されてゐるのは、いづれもヴヰタ－ミンDの作用《さよう》だといふから、これを多《おほ》く生《なま》のまゝで用《もち》ひず、日光乾燥《につくわうかんさう》した古法《こはふ》は、今《いま》の學理《がくり》に照《てら》しても、全《まつた》く理想的《りさうてき》の貯藏法《ちよざうはふ》だツたわけで、その後《ご》大量製造《たいりやうせいざう》の爲《ため》、火熱乾燥《くわねつかんさう》に替《か》へたのさへ、大《おほ》きな退轉《たいてん》であツたのを、更《さら》に引戻《ひきもど》して生《なま》のまゝ、鑵詰《くわんづめ》にしやうと計畫《けいくわく》したのだ。

生椎茸《なまじひたけ》の含《ふく》むエルゴステリンが、一種《しゆ》のアルコール分《ぶん》である爲《ため》かどうか知《し》らぬけれど、昔《むかし》にはこれを多食《たしよく》すると、却《かへ》ツて人體《じんたい》に害《がい》があり、殊《こと》に姙娠中《にんしんちう》などは、往々流産《わう〳〵りうざん》の虞《おそ》れがあるとて、なるべく避《さ》けしめた位《くらゐ》であつた。それを都會地《とくわいち》の珍《めづら》し物好《ものず》きが、新奇《しんき》を自慢《じまん》に賞翫《しやうくわん》するから、生産者《せいさんしや》がこれに引《ひ》かれたのか、或《ある》ひは乘《じよう》ずるつもりかで、思《おも》ひついたものにちがひない。鑵詰萬能時代《くわんづめばんのうじだい》ではあり、首尾《しゆび》よく成功《せいこう》の曉《あかつき》は、更《さら》に能率《のうりつ》が急進《きふしん》し、利潤《りじゆん》も伴《ともな》ふわけだから、乘出《のりだ》したのに不思議《ふしぎ》はないが、さうは問屋《とんや》で卸《おろ》さなかツた。幾度試《いくたびこゝろ》み直《なほ》しても、鑵《くわん》の内部《ないぶ》が眞黑《まつくろ》になツて、到底商品《たうていしやうひん》にならないといふので、主務省《しゆむしやう》の試驗場《しけんぢやう》へ泣込《なきこ》むと、指導部《しだうぶ》の技師《ぎし》が引受《ひきう》けて、三年《ねん》だか研究《けんきう》の結果《けつくわ》、初《はじ》めて完成《くわんせい》したとの發表《はつぺう》が、新聞紙上《しんぶんしじやう》で大々的《だい〳〵てき》に報道《はうだう》された。

産地以外《さんちいぐわい》では得難《えがた》い生椎茸《なまじひたけ》が、鑵詰《くわんづめ》になツて普及《ふきふ》されるから、食味界《しよくみかい》の一大福音《だいふくいん》であると共《とも》に、乾《ほし》椎茸《じひたけ》の如《ごと》く長時間《ちやうじかん》を要《えう》して、水《みづ》に戻《もど》す手數《てすう》が省《はぶ》けるから、調理界《てうりかい》にも畫期的《くわくきてき》の光明《くわうみやう》だといふのだ。そこで概畧《あらまし》の工程《こうてい》を伺《うかゞ》ふと、生椎茸《なまじひたけ》の鑵詰《くわんづめ》が、鑵《くわん》の内部《ないぶ》を黑《くろ》くするのは、生椎茸《なまじひたけ》そのものに、揮發油分《きはつゆぶん》を多《おほ》く含《ふく》んでゐるから、鑵《くわん》の鐵分《てつぶん》を腐蝕《ふしよく》させるのだ、それさへ除《のぞ》けば大丈夫《だいぢやうぶ》であり、それが先決問題《せんけつもんだい》といふので、攝氏《せつし》百度《ど》以上《いじやう》の高熱《かうねつ》をかけて、數回《すうくわい》茹零《ゆでこぼ》して見《み》たところ、果《はた》して効果《かうくわ》が歴然《れきぜん》で、滿《まん》一年《ねん》貯藏《ちよざう》した結果《けつくわ》、何等《なんら》の反應《はんおう》もないことが確《たし》かめられた、即《すなは》ち成功《せいこう》であるといふのだ。批評《ひひやう》を加《くは》へる必要《ひつえう》はない、たゞ開《あ》いた口《くち》が塞《ふさ》がらなかツたゞけである。

　かういツた鑵詰《くわんづめ》の生椎茸《なまじひたけ》が、その後《ご》商品《しやうひん》となツて、市場《しぢやう》に出《で》たかどうかは知《し》らない。またこんなのは例外《れいぐわい》としても、似《に》たやうな話《はなし》は幾《いく》つも聞《き》いてゐる。もと〳〵貯藏品《ちよざうひん》は、生物《なまもの》の代用《だいよう》であり、いはゞ次善策《じぜんさく》だけれど、有無共通《うむきやうつう》の利益《りえき》と、四季常用《しきじやうよう》の便宜《べんぎ》があるから、自然《しぜん》に惠《めぐ》まれた日本《につぽん》でも、古《ふる》くから研究應用《けんきうおうよう》された。そして得《え》たのが鹽藏法《えんざうはふ》と、乾燥法《かんさうはふ》との二通《ふたとほ》りだツた。ところが鑵詰《くわんづめ》の方《はう》は、佛蘭西《フランス》のナポレオン一世時代《せいじだい》、軍隊行糧《ぐんたいかうりやう》として用《もち》ひられたのが始《はじ》めだといふから、歴史《れきし》としてはせいぜい百三四十年《ねん》、勿論《もちろん》その間《あひだ》には、相當進歩《さうたうしんぽ》の跡《あと》もあり、現《げん》に幾多《いくた》の改良《かいりやう》が、企《くはだて》られ來《きた》ツたことは認《みと》められるが、しかもなほ本質的《ほんしつてき》には、依然《いぜん》として生物《なまもの》の代用《だいよう》であり、次善策《じぜんさく》として以上《いじやう》に出《いで》ず、食味《しよくみ》においても榮養價《えいやうか》においても、到底新鮮《たうていしんせん》な生物《なまもの》には、及《およ》ばないのが事實《じじつ》であり、當業者《たうげふしや》も指導者《しだうしや》も認《みと》めてゐるが、日本《につぽん》のはさうでない。

　千年以上《ねんいじやう》の歴史《れきし》と、原始的《げんしてき》な手法《しゆはふ》の爲《ため》、新《あたら》しがりの近代人《きんだいじん》には、いかにも舊式《きうしき》で幼稚《えうち》なやうにいはれ、また信《しん》じられてゐるやうだけれど、それこそ甚《はなは》だしい認識不足《にんしきふそく》で、歴史《れきし》は經驗《けいけん》の蓄積《ちくせき》であり、原《げん》始的《してき》は自然《しぜん》の尊重《そんちやう》である。爭《あらそ》はれぬ證據《しようこ》は多年《たねん》の經驗《けいけん》と、自然《しぜん》に起《おこ》ツた作用《さよう》とにより、これ等《ら》の鹽藏《えんざう》品《ひん》・乾燥品《かんさうひん》は、必《かなら》ずしも生物《なまもの》の代用《たいよう》、若《も》しくは次善《じぜん》の意味《いみ》でなく、たとへば前述《ぜんじゆつ》の椎茸《しひたけ》を始《はじ》め、或《ある》ひは干瓢《かんぺう》・湯波《ゆば》の如《ごと》く、凍豆腐《こほりとうふ》・麩《ふ》の如《ごと》く、さては鯣《するめ》やクサヤの干物《ひもの》、鮑《あはび》や海鼠《なまこ》や貝類《かひるゐ》の干物《ひもの》、その他《た》あらゆる漬物類《つけものるゐ》、海苔《のり》や昆布《こぶ》等海藻類《とうかいそうるゐ》の如《ごと》く、獨立《どくりつ》した一種《しゆ》の食料品《しよくれうひん》となツて、味《あぢ》に於《おい》ても榮養價《えいやうか》に於《おい》ても、却《かへ》ツて優《まさ》るものさへ多《おほ》いのに、何故《なぜ》劣《おと》ツた鑵詰《くわんづめ》の方《はう》が、重《おも》んぜられなければならないのか。

西洋料理《せいやうれうり》では鮭《さけ》も鱒《ます》も、川《かは》に生《うま》れて海《うみ》に育《そだ》つ、同《おな》じ習性《しふせい》の魚族《ぎよぞく》として、ほゞ同《おな》じやうに用《もち》ひるらしいが、春夏《しゆんか》の鱒《ます》は生《なま》が美味《うま》く、秋冬《しうとう》の鮭《さけ》は鹽《しほ》に適《てき》するので、日本《につぽん》では昔《むかし》から『生鱒鹽鮭《なまますしほざけ》』と對稱《つゐしよう》はしても、用途《ようと》はちやんと區別《くべつ》されてゐるのに、近頃《ちかごろ》はすべて鑵詰《くわんづめ》にして、盛《さか》んに生鮭《なまざけ》が用《もち》ひられる。輸《ゆ》出向《しゆつむき》は兎《と》も角《かく》も、内地人《ないちじん》への訴及《そきふ》は困《こま》るといふのだ。食養《しよくやう》の第《だい》一が新鮮材料《しんせんざいれう》にあることは、必《かなら》ずしも日本《につぽん》のみではない。四季《き》を通《つう》じて新鮮《しんせん》な材料《ざいれう》が、多種豐富《たしゆほうふ》に得《え》られるなら、次善策《じぜんさく》としての貯藏食品《ちよざうしよくひん》は、どこにも不要《ふえう》な筈《はず》である。新鮮《しんせん》な材料《ざいれう》の不充分《ふじうぶん》な地方《ちはう》、若《も》しくは季節《きせつ》に、補給《ほきふ》の意味《いみ》で用《もち》ふるのは、實《じつ》は已《や》むを得《え》ないからだ。どうせ補給《ほきふ》の意味《いみ》でなら、同《おな》じ貯藏品《ちよざうひん》の中《うち》でも、先《ま》づ優秀《いうしう》なものから採《と》り、それでもまだ不足《ふそく》する場合《ばあひ》に、初《はじ》めて次《つぎ》へ移《うつ》るべきはいふまでもない。日本《につぽん》の家庭生活人《かていせいくわつじん》とすれば、先《ま》づ材料《ざいれう》の優秀《いうしう》な旬《しゆん》の物《もの》を採《と》り、それで足《た》りないところを乾燥品《かんさうひん》か、鹽藏品《えんざうひん》かで補《おぎな》ひ、まだ足《た》りなかツた場合《ばあひ》に、鑵詰物《くわんづめもの》を開《あ》けるのが順序《じゆんじよ》で、原則《げんそく》としてその通《とほ》り實行《じつかう》さへすれば、經濟的《けいざいてき》に美味《うま》い物《もの》が食《く》へて、國民《こくみん》の體位《たいゐ》は上《あが》るのである。

固《もと》より鑵詰《くわんづめ》の長所《ちやうしよ》を、認《みと》めないわけではない。第《だい》一材料《ざいれう》の統整《とうせい》に便利《べんり》である、工程《こうてい》が比較的簡易《ひかくてきかんい》だから、大量生産《たいりやうせいさん》に適《てき》する、外氣《ぐわいき》と絶縁《ぜつえん》されてゐるから、長期《ちやうき》の貯藏《ちよざう》に堪《た》へる、荷造運搬《にづくりうんぱん》に便《べん》だから、軍旅《ぐんりよ》の携行《けいかう》に適《てき》し、一般《ぱん》への普及力《ふきふりよく》も盛《さか》んだ、一應《おう》材料《ざいれう》が處理《しより》されて、概略調味《あらましてうみ》されたものが多《おほ》く、尠《すくな》くとも殺菌程度以上《さつきんていどいじやう》には、加熱《かねつ》してあるのが原則《げんそく》であるから、使用《しよう》の際《さい》に調法《てうはふ》である等《とう》、常識的《じやうしきてき》に考《かんが》へても、普遍《ふへん》するのは有理《もつとも》だと思《おも》ふが、要《えう》するに調法《てうはふ》だといふことが、最《もつと》も大《おほ》きな理由《りいう》である。謂《い》ふところの文化時代《ぶんくわじだい》に、便利調法《べんりてうはふ》といふことが、有力《いうりよく》な條件《でうけん》として、用《もち》ひられるのに不思議《ふしぎ》はないが、調法《てうはふ》必《かなら》ずしも向上《かうじやう》でないことは、誰《だれ》でも知《し》ツてゐる、問題《もんだい》はいづれを重《おも》んずべきかである。

大量生産《たいりやうせいさん》による食料《しよくれう》の商品化《しやうひんくわ》が、本質《ほんしつ》を退轉《たいてん》せしめることは前《まへ》に述《の》べた。需要《じゆえう》が盛《さか》んで供給《きやうきふ》の伴《ともな》はない地方《ちはう》には、或《あ》る程度《ていど》まで忍《しの》ばなければなるまい。輸出向商品《ゆしゆつむきしやうひん》として、鑵詰《くわんづめ》が重要《ぢゆうえう》な地位《ちゐ》を占《し》めるなら、それも結構《けつこう》なわけである。外地《ぐわいち》に遠征《ゑんせい》し、若《も》しくは駐屯《ちゆうとん》する軍隊《ぐんたい》、物資《ぶつし》の乏《とぼ》しい僻地《へきち》の旅行者等《りよかうしやとう》に、鑵詰《くわんづめ》が重《おも》んじられるのは、便宜《べんぎ》の方《はう》が主要《しゆえう》だからである。歐羅巴《ヨーロッパ》に於《お》ける鑵詰《くわんづめ》の創始《さうし》が、ナポレオンの遠征《ゑんせい》に發祥《はつしやう》したのも、日本《につぽん》に於《お》ける鑵詰《くわんづめ》の發達《はつたつ》が、日清《につしん》・日露《にちろ》の兩役《りやうえき》に促進《そくしん》されたのも、同《おな》じ條件《でうけん》によることは明《あきら》かだ。ところが滿洲事變《まんしうじへん》以來《いらい》、最近《さいきん》の軍旅《ぐんりよ》では、行糧《かうりやう》を携帶《けいたい》する兵勇《へいゆう》が、携帶重量《けいたいぢゆうりやう》の大半《たいはん》を占《し》め、しかも比較的不廉《ひかくてきふれん》の鑵詰類《くわんづめるゐ》よりも、せめて半量《はんりやう》でもよいから、廉價《れんか》で輕量《けいりやう》な味噌《みそ》の如《ごと》き、日常食品《にちじやうしよくひん》を希望《きばう》したとかで、給養方面《きふやうはうめん》でも認識《にんしき》を改《あらた》め、味噌《みそ》、醬油《しやうゆ》、梅干《うめぼし》、油揚等《あぶらあげとう》、傳統日常《でんとうにちじやう》の食品《しよくひん》を選《えら》び、粉末《ふんまつ》または固形《こけい》にして、携帶並《けいたいなら》びに攝用《せつよう》の便《べん》を講《かう》じ、豫期以上《よきいじやう》の能率《のうりつ》を擧《あ》げてゐるといふ。

調法《てうはふ》を長所《ちやうしよ》とのみ思《おも》ツてゐると、却《かへ》ツて短所《たんしよ》である場合《ばあひ》も多《おほ》い。殺菌《さつきん》して外氣《ぐわいき》と絕緣《ぜつえん》されてゐるから、衞生的《ゑいせいてき》であるといふことも、一旦鑵《たんくわん》を開《ひら》いたら、却《かへ》ツて急速《きふそく》に腐敗《ふはい》すること、他《た》の貯藏品《ちよざうひん》に幾倍《いくばい》するから、一時《じ》に多量《たりやう》を消費《せうひ》する、團體調理《だんたいてうり》なら兎《と》も角《かく》も、少數《せうすう》の家庭生活《かていせいくわつ》には、危險《きけん》を釀《かも》す虞《おそ》れが多《おほ》く、屢《しばし》ば實例《じつれい》をも見聞《けんもん》する。その弊害《へいがい》を免《まぬか》れやう爲《ため》、强《しひ》て一時《じ》に消費《せうひ》したり、殘材《ざんざい》を廢棄《はいき》することになると、不經濟《ふけいざい》はいふまでもなく、なまじツかの調味《てうみ》は食味《しよくみ》を傷《そこな》ひ、加熱《かねつ》が自然《しぜん》の本質《ほんしつ》を失《うしな》ふことは、例外《れいぐわい》のない事實《じじつ》である。

在來《ざいらい》の乾燥法《かんさうはふ》・鹽藏法《えんざうはふ》は、これを本格的《ほんかくてき》に行《おこな》はうとすれば、丹念《たんねん》に手《て》をかけなければならず、丹念《たんねん》に手《て》をかけたのでは、到底採算《たうていさいさん》にならないといふ。調法《てうはふ》な鑵詰《くわんづめ》の跋扈《ばつこ》する時代《じだい》に、生産量《せいさんりやう》に於《おい》ても、不利《ふり》な條件《でうけん》を忍《しの》びながら、強《しひ》て立場《たちば》を守《まも》らうとすると、自然加工《しぜんかこう》の手《て》を省《はぶ》き、原料《げんれう》の選擇《せんたく》も忽緒《ゆるがせ》になるとの意《い》であらう。鑵詰《くわんづめ》の流行《りうかう》が直接的《ちよくせつてき》に、在來《ざいらい》の貯藏法《ちよざうはふ》を壓迫《あつぱく》する上《うへ》、間接《かんせつ》に本質《ほんしつ》を退轉《たいてん》せしめるとしたら、亡國《ばうこく》の兆《てう》にあらずして何《なん》ぞやだ。

食料《しよくれう》の機械製品化《きかいせいひんくわ》は、少《すくな》くとも日本《につぽん》に於《おい》ては、世界市場《せかいしぢやう》に於《お》ける商品價《しやうひんか》と、大量消費者《たいりやうせうひしや》を目標《もくへう》とする場合《ばあひ》にのみ限《かぎ》られてよい。いかに人口《じんこう》が増加《ぞうか》しても、人口《じんこう》が増加《ぞうか》すればするほど、人手《ひとで》はあり餘《あま》ッて來《く》る筈《はず》だから、それを利用《りよう》して、せめて家庭生活《かていせいくわつ》にだけでも、印刷物《いんさつぶつ》でない肉筆物《にくひつもの》を、提供《ていきよう》して普《ふ》及《きふ》せしむべきである。この意味《いみ》に於《おい》て鑵詰類《くわんづめるゐ》のみならず、味噌醤油等《みそしやうゆとう》の粉末製品《ふんまつせいひん》、若《も》しくは固形製品《こけいせいひん》も、一般《ばん》家庭《かてい》からは遮斷《しやだん》されなければならぬ。晩春初夏《ばんしゆんしよか》の蔬菜盛熟期《そさいせいじゆくき》に、豐富《ほうふ》な青豌豆《あをゑんどう》を疎外《そぐわい》して、鑵詰《くわんづめ》のグリーン・ピーズに固執《こしふ》するやうな指導態度《しだうたいど》は、よして欲《ほ》しいといふのである。

（に）調理《てうり》の單《たん》純化《じゆんくわ》

單純《たんじゆん》から複雜《ふくざつ》へと進《すゝ》むのが、すべての徑路《けいろ》であるといふ。それが進歩《しんぽ》であるのかも知《し》れぬ。しかし問題《もんだい》は或《あ》る程度《ていど》までゝあツて、あまりに複雜《ふくざつ》に亘《わた》ると、末節《まつせつ》に囚《とら》はれて行詰《ゆきづま》り、却《かへ》ツて收拾《しうしふ》の途《みち》を失《うしな》ふに至《いた》る。こゝでは單《たん》に料理文化《れうりぶんくわ》の上《うへ》のみからいツてもさうである。

これを渡世《とせい》にする專門《せんもん》の調理人《てうりにん》、食器《しよくき》の洗《あら》ひ方《かた》から、材料《ざいれう》の下拵《したごしら》へ、煮物《にもの》、燒物《やきもの》と、年期《ねんき》を入《い》れて修行《しゆぎやう》の末《すゑ》、一本立《ぽんだち》の板前《いたまへ》、押《お》しも押《お》されもせぬ調理人《てうりにん》で通《とほ》るまでには、幾年間苦勞《いくねんかんくらう》しなければならぬか。漸《やうや》くそれをやり遂《と》げて、兎《と》も角《かく》も一人前《にんまへ》になり得《え》たところで、必《かなら》ずしも名人上手《めいじんじやうず》といふわけではない。僅《わづ》かにそれで飯《めし》が食《く》へるやうになツたといふに過《す》ぎぬ。修行《しゆぎやう》は一生《しやう》の仕事《しごと》である。

そんなのは舊式《きうしき》な料理職人《れうりしよくにん》である、これからの調理士《てうりし》は、少《すくな》くとも普通教育《ふつうけういく》を受《う》けて、先《ま》づ頭《あたま》をこしらへた上《うへ》、材料《ざいれう》の本質《ほんしつ》、榮養價等《えいやうかとう》、科學的《くわがくてき》の智識《ちしき》を備《そな》へてから、更《さら》に專門的《せんもんてき》の修行《しゆぎやう》を積《つ》むべきであるから、調理《てうり》に直接關係《ちよくせつくわんけい》のない食器《しよくき》洗《あら》ひなどに、二年《ねん》も三年《ねん》もといふやうな、無駄《むだ》な歳月《さいげつ》を費《つひや》す必要《ひつえう》はない、根柢《こんてい》の素養《そやう》さへあれば、後《あと》は實驗《じつけん》だけの問題《もんだい》だから、一月《ひとつき》三月《つき》半歳等《はんとしとう》、短期間《たんきかん》の研究《けんきう》を經《へ》るだけでも、相應《さうおう》には熟練《じゆくれん》できるわけだと、いふ人《ひと》があるかも知《し》れぬ。いやあるにちがひない、それも一應《おう》は有理《もつとも》である。

基礎《きそ》となるべき素養《そやう》の有無《うむ》、それによツて技術《ぎじゆつ》の上達《じやうたつ》に、遲速《ちそく》のあることはいふまでもない。在來《さいらい》の修行《しゆぎやう》で十年《ねん》かゝつたものが、今後《こんご》の修行《しゆぎやう》によると五年《ねん》で卒業《そつげふ》できる、その位《くらゐ》の差《さ》があることは、寧《むし》ろ當然《たうぜん》であらうけれど、要《えう》は時間《じかん》の問題《もんだい》であツて、十年《ねん》にしろ五年《ねん》にしろ、或《ある》ひは一年《ねん》半歳《はんとし》の短期間《たんきかん》にしろ、修行《しゆぎやう》は同《おな》じく修行《しゆぎやう》である。期間《きかん》を短縮《たんしゆく》すればするほど、修行《しゆぎやう》は一層嚴肅《そうげんしゆく》に、人《ひと》一倍《ばい》にも二倍《ばい》三倍《ばい》にも、專念精進《せんねんしやうじん》しなければ、成功《せいこう》できないことはいふまでもない。問題《もんだい》は精進《しやうじん》の基礎《きそ》を、どこに置《お》くべきかである。

材料《ざいれう》の本質《ほんしつ》と榮養價《えいやうか》、これが智識《ちしき》の徹底《てってい》を、第《だい》一とすべきことに異論《いろん》はない。たゞその智識《ちしき》を机上《きじやう》に得《う》べきか、實驗《じつけん》に俟《ま》つべきかといふに至《いた》ツて、問題《もんだい》は大《おほ》きくなる。科學文明《くわがくぶんめい》の發達《はつたつ》によツて、これ等《ら》の智識《ちしき》が朧氣《おぼろげ》ながらにも、一般《ぱん》に普及《ふきふ》しつゝある、少《すく》なくとも普及《ふきふ》すべき傾向《けいかう》にあることは、大《おほ》いに喜《よろこ》んでよろしい。しかし實際問題《じつさいもんだい》となると、多《おほ》く机上《きじやう》の理論《りろん》に偏《へん》して、本質的《ほんしつてき》には徹底《てってい》しないことの方《はう》が、却《かへ》ツて多《おほ》くなりつゝある嫌《きら》ひはないか。學者《がくしや》の說《と》くところが人《ひと》によツて、或《ある》ひは時《とき》によツて異《こと》り、必《かなら》ずしも一致《ち》し難《がた》いことが、明《あきら》かに立證《りつしよう》してゐるのではないか。

學者《がくしや》がいかに說《と》かうとも、米《こめ》は米《こめ》であり、魚《さかな》は魚《さかな》である。害《がい》になるものは害《がい》になり、益《えき》になるものは益《えき》になる。人間《にんげん》の才覺《さいかく》よりも自然《しぜん》の威力《ゐりよく》の方《はう》が、遙《はる》かに大《おほ》きく且强《かつつよ》いことも忘《わす》れてはならぬ。肉類《にくるゐ》は蛋白《たんぱく》と脂肪《しばう》とに富《と》み、穀類《こくるゐ》には含水炭素《がんすゐたんそ》が多《おほ》い、骨《ほね》を食《く》へばカルシユームがあり、海藻類《かいさうるゐ》は沃度《ようど》を含《ふく》む、野菜《やさい》にはヴヰターミンが多《おほ》いといふやうなことは、學問《がくもん》が敎《をし》へてくれる。人間《にんげん》には目《め》が二《ふた》つあツて、鼻《はな》は一《ひと》つしかない、耳《みゝ》は聽覺《ちやうかく》を掌《つかさど》り、舌《した》は味覺《みかく》に任《にん》ずるといふのは槪念《がいねん》である。しかしその視覺《しかく》、嗅覺《きうかく》、聽覺《ちやうかく》、味覺《みかく》、乃至《ないし》觸覺《しよくかく》の銳鈍《えいどん》に至《いた》ツては、人各々異《ひとおの〳〵ことな》る如《ごと》く、同《おな》じ食品材料《しよくひんざいれう》と雖《いへど》も、產地《さんち》によツて、季節《きせつ》によツて、あるひは鮮度《せんど》に從《したが》ツて、自《おのづか》ら榮養價《えいやうか》に差異《さい》のあるべきはいふまでもない。更《さら》に個々《こゝ》の有《も》つ特質《とくしつ》、人間《にんげん》の個性《こせい》、能力等《のうりよくとう》の如《ごと》きに至《いた》ツては、いくら學問《がくもん》が發達《はつたつ》しても、槪念《がいねん》を以《もつ》ては律《りつ》し得《え》ない如《ごと》く、同《おな》じ產地《さんち》で、同《おな》じ季節《きせつ》に、同《おな》じ條件《でうけん》の下《もと》に捕獲採取《ほくわくさいしゆ》された材料《ざいれう》でも、決《けつ》して一軌《ひとつ》にならないことは、事實《じじつ》が證明《しようめい》してゐる。馬《うま》には乘《の》ツて見《み》ろ、人《ひと》には添《そ》ツて見《み》ろである。眞《しん》に完全《くわんぜん》な料理人《れうりにん》とは、己《おの》れの扱《あつか》ふ材料《ざいれう》の悉《ことごと》く、しかも槪念的《がいねんてき》でなく、個々《こゝ》に對《たい》する特質《とくしつ》を、充分《じうぶん》に闡明《せんめい》し熟《じゆく》知《ち》した上《うへ》でなければ、任《にん》じ得《え》ず許《ゆる》し得《え》ないことになる。理論《りろん》も大切《たいせつ》であるが、經驗《けいけん》の更《さら》に大切《たいせつ》なことは、この一事《じ》に見《み》ても明《あきら》かな如《ごと》く、實世間《じつせけん》のことすべて然《しか》りといツてよい位《くらゐ》のものである。

舊來《きうらい》の調理人《てうりにん》は、尠《すくな》くともこの經驗者《けいけんしや》である。一生《しやう》を修行《しゆぎやう》とする經驗者《けいけんしや》が、それまでに練熟《れんじゆく》し得《え》た技術《ぎじゆつ》を以《もつ》てして、僅《わづ》かに口《くち》を糊《のり》するに過《す》ぎない料理法《れうりはふ》である。難《むづ》かしいといへばどこまでいツても、他《た》のいろ〳〵の藝術《げいじゆつ》などゝ同《おな》じく、天才《てんさい》にあらざる限《かぎ》りは、容易《ようい》に堂《だう》に入《い》り、奥《おく》に達《たつ》し得《う》るやうな、生《なま》やさしい技術《ぎじゆつ》ではないのである。それを近頃《ちかごろ》のいはゆる料理研究者《れうりけんきうしや》、乃至《ないし》その指導者《しだうしや》の多《おほ》くが、舊《きう》來《らい》の調理人《てうりにん》――即《すなは》ち經驗者《けいけんしや》の方《はう》に、學問的《がくもんてき》智《ち》識《しき》の比較的《ひかくてき》乏《とぼ》しいのに乘《じやう》じ、多《おほ》く机上論《きじやうろん》に發《はつ》する榮養學《えいやうがく》者《しや》の說《せつ》を鵜呑《うの》みにして、新《あたら》しい料理法《れうりはふ》を發見《はつけん》し、或《ある》ひは考案《かうあん》し、創造《さうざう》し得《う》るやうに錯覺《さくかく》し、しかも得《とく》得《とく》としてゐるに至《いた》ツては、そのこと自體《じたい》が僭上《せんじやう》であるのみならず、肝腎《かんじん》な國民食養《こくみんしよくやう》の上《うへ》に、寧《むし》ろ害多《がいおほ》くして、益《えき》するところの殆《ほと》んど尠《すくな》い實例《じつれい》を、あまりにも多《おほ》く見《み》せつけられるのである。

舊來《きうらい》の調理人《てうりにん》が、技巧《ぎかう》の末節《まつせつ》に囚《とら》はれて、眞《しん》の食養《しよくやう》を疎畧《おろそか》にした、それが爲《ため》に日本料理《につぽんれうり》の退轉《たいてん》した事實《じじつ》は、既《すで》に繰返《くりかへ》して幾度《いくたび》も說《と》いた。しかし彼等《かれら》は渡世人《とせいにん》である。渡世《とせい》の爲《ため》の方便《はうべん》としてなら、或《あ》る程度《ていど》までは寬恕《くわんじよ》するも已《や》むを得《え》まい、今《いま》の實際問題《じつさいもんだい》としては、寬恕《くわんじよ》すべきであるかも知《し》れぬ。また一般《ぱん》に及《およ》ぼす影響《えいきやう》としても、少數《せうすう》の渡世人《とせいにん》が本末《ほんまつ》を顚倒《てんたう》して、いくら末節《まつせつ》に走《はし》らうとも、大多數《だいたすう》の一般《ぱん》家庭《かてい》が、そんな眞似《まね》をさへしなかッたら、弊害《へいがい》としても高《たか》は知《し》れてゐる。もと〱専門家《せんもんか》であるだけに行詰《ゆきづま》ッたら當然《たうぜん》目覺《めざ》めるであらう、現《げん》に行詰《ゆきづま》ッた結果《けつくわ》として漸《やうや》く目覺《めざ》めんとし、あるひは目覺《めざ》めかけてゐる者《もの》が、一部《ぶ》には相應《さうおう》認《みと》められ來《きた》ッたのである。

一般家庭《ぱんかてい》の多《おほ》くが、料理《れうり》に無關心《むくわんしん》であッた時代《じだい》「どうせ家《うち》のお惣菜《そうざい》ですから」と、謙遜《けんそん》し卑下《ひげ》した時代《じだい》にあッては、いはゆる料理《れうり》屋風《やふう》の料理《れうり》と、一般家庭料理《ぱんかていれうり》との間《あひだ》に、殆《ほと》んど交渉《かうせふ》がなかッたから、事實大《じじつおほ》きな弊害《へいがい》といふほどのものは、なかッたやうに覺《おぼ》えてゐる。ところが近年《きんねん》、殊《こと》に最近《さいきん》に至《いた》ッて、家庭婦人《かていふじん》の自覺《じかく》といふか、多年卑賤《たねんひせん》のする仕事《しごと》として、輕蔑《けいべつ》し來《きた》ッた炊爨《すゐさん》の業《わざ》に、趣味《しゆみ》を持《も》ち干與《かんよ》することの方《はう》が、却《かへ》ッて誇《ほこ》りとなるやうな風潮《ふうてう》を促《うなが》し來《きた》ッた。風潮《ふうてう》としてはまことに結構《けつこう》といふべきであるから、筆者《ひつしや》なども双手《さうしゆ》を擧《あ》げて贊成《さんせい》し、現《げん》に強調支持《きやうてうしぢ》しつゝあるのだが、さて實際《じつさい》に見《み》るとである。

渡世人《とせいにん》の料理《れうり》が、沽《う》らんとするものであるのに對《たい》し、家庭《かてい》の料理《れうり》は、自《みづか》ら養《やしな》はんとする爲《ため》でなくてはならぬといふのが、筆者《ひつしや》の根本持論《こんぽんぢろん》である。偶々《たま〱》來客《らいきやく》などがあッて饗應《きやうおう》する場合《ばあひ》に、手料理《てれうり》をといッて侑《すゝ》めるものも、自家常用《じかじやうよう》の料理《れうり》であり、假《かり》にそれが美味《うま》かッたとしたら、客《きやく》としても一層馳走《そうちそう》と感《かん》ずる道理《だうり》である。客《きやく》の身分《みぶん》や交遊關係《かういうくわんけい》で、あまりに簡素《かんそ》な在合《ありあは》せ物《もの》だけでは、饗應《きやうおう》にならぬと感《かん》ずるやうな場合《ばあひ》も、決《けつ》してないといふのではない。或《ある》ひは豫約《よやく》して客《きやく》を迎《むか》へる場合《ばあひ》など、同《おな》じ手料理《てれうり》にしても、なるべく材料《ざいれう》を選《えら》び、丹念《たんねん》に調理《てうり》し、心《こゝろ》を盡《つく》して饗應《きやうおう》することは、禮儀《れいぎ》でもあり情誼《じやうぎ》でもあり、必《かなら》ずしも餘計《よけい》な見得張《みえば》りとして、それを排撃《はいげき》するものではない。しかし眞《しん》の饗應《もてなし》は、献立《こんだて》ではなくて眞心《まごゝろ》でなくてはならぬ。模倣《もはう》の料理《れうり》に眞心《まごゝろ》は籠《こも》らない。たとへ最初《さいしよ》は敎《をし》へられた料理《れうり》であツても、自《みづか》ら研究修練《けんきうしうれん》して熟達《じゆくたつ》した料理《れうり》であツたなら、それは單《たん》なる模倣《もはう》でなく、立派《りつぱ》にわが家《や》の味《あぢ》であり、わが家《や》の料理《れうり》であるのである。料理《れうり》にも魂《たましひ》が宿《やど》ツて、初《はじ》めて個性《こせい》が現《あら》はれる。個性《こせい》のない料理《れうり》、魂《たましひ》の宿《やど》らない料理《れうり》を、幾《いく》十百種《しゆ》並《なら》べても、互《たが》ひの胸《むね》に情味《じやうみ》が通《かよ》はねば、眞《しん》の饗應《きやうおう》にはならないことを忘《わす》れてはならぬ。

料理屋風《れうりやふう》の料理《れうり》と家庭料理《かていれうり》とは、畫然《くわくぜん》と區別《くべつ》しなければならないといふと、共鳴《きやうめい》する人《ひと》は澤山《たくさん》ある。料理《れうり》に趣味《しゆみ》を持《も》つ家庭婦人《かていふじん》が共鳴《きやうめい》し、これを指導《しだう》する研究家《けんきうか》が共鳴《きやうめい》する、わが意《い》を得《え》たりと思《おも》ツてゐると、どツこいさうではないのである。料理《れうり》に趣味《しゆみ》を持《も》つといふ家庭婦人《かていふじん》の、趣味《しゆみ》そのものを手《た》繰《ぐ》ツて見《み》ると、恐《おそ》らく百人《にん》が悉《ことごと》くといツてよいほど、自《みづか》ら養《やしな》はんとする料理《れうり》ではなくて、客《きやく》に備《そな》へんとする料理《れうり》である。耻《はぢ》を搔《か》くまい爲《ため》よりも、誇《ほこ》りたい爲《ため》の方《はう》が主《しゆ》であることは爭《あらそ》はれぬ。ところが年期《ねんき》を入《い》れた渡世人《とせいにん》でないから、經驗《けいけん》は淺《あさ》く、技術《ぎじゆつ》とても未熟《みじゆく》である。それを補《おぎな》ふべき智識《ちしき》といふものも、多《おほ》く机上《きじやう》に發《はつ》した概念的《がいねんてき》の學理《がくり》に過《す》ぎぬから、いよ〳〵實際《じつさい》に用《もち》ひやうとするには、模倣《もはう》を措《お》いて手段《しゆだん》がない。最初《さいしよ》は模倣《もはう》でも練熟《れんじゆく》すれば、そこから獨創《どくさう》も生《うま》れることは、前《まへ》に述《の》べた通《とほ》りだけれど、それだけの根氣《こんき》と熱心《ねつしん》とのある人《ひと》を、不幸《ふかう》にしてまだ殆《ほと》んど見《み》たことがない。一も速成《そくせい》、二も速成《そくせい》、すべてが速成時代《そくせいじだい》であり、また速成《そくせい》によツて遂《と》げられるやうに、思《おも》ツてゐる人《ひと》の多《おほ》い時代《じだい》である。

これが指導者《しだうしや》を以《もつ》て任《にん》ずる、多《おほ》くの先進研究家《せんしんけんきうか》がまた、需要《じゆえう》に應《おう》じて次《つぎ》から次《つぎ》へと、新手新法《しんてしんぱふ》の案《あん》出《しゆつ》に、日《ひ》もこれ足《た》らずと憂身《うきみ》を窶《やつ》す。いつも同《おな》じことばかり教《をし》へてゐたのでは、自分《じぶん》の權威《けんゐ》に關《くわん》するやうに、思《おも》はれる爲《ため》の豫防《よばう》であるらしい。しかしいくら天才《てんさい》でも、權威者《けんゐしや》でも、さう〳〵無限《むげん》に新手《しんて》新法《しんぱふ》が、案出《あんしゆつ》できるわけのものではない。そこで新《あたら》しい手法《しゆはふ》を仕入《しい》れる爲《ため》には、最初《さいしよ》に枝葉末節《しえふまつせつ》として斥《しりぞ》けた、舊式調理人《きうしきてうりにん》の門《もん》をも覗《のぞ》いて、必要以上《ひつえういじやう》の過《す》ぎたる加工《かこう》、料理《れうり》としては邪道《じやだう》であるべき、技《き》巧本位《かうほんゐ》の調理法《てうりはふ》をも、參考《さんかう》といふことで取入《とりい》れることになる。かういツた實例《じつれい》も澤山《たくさん》ある。簡易《かんい》に材《ざい》料《れう》を活《い》かすべき家庭料理《かていれうり》が、いつの間《ま》にか料理屋風《れうりやふう》の料理《れうり》に劣《おと》らぬほど、煩《わづら》はしい手數《てすう》のかゝるやうになッたのもこれが爲《ため》である。

ところがこれ等《ら》指導者《しだうしや》も、一般家庭婦人《はんかていふじん》に對《たい》してこそ、幾日《いくにち》かの長《ちやう》があるとはいへ、もと〳〵年期《ねんき》を入《い》れて修行《しうぎやう》した、經驗家《けいけんか》の渡世人《とせいにん》ではないから、或《お》る程度《ていど》までは參考《さんかう》として取捨《しゆしや》し、或《ある》ひはそのまま取入《とりい》れ得《え》ても、ヨリ以上《いじやう》に手《て》の込《こ》んだ調理《てうり》となると、驅《か》け出《だ》しの素人上《しろうとあが》りには、到底及《たうていおよ》ばない難《むつ》かしさがある。そんなのに匙《さじ》を投《な》げた結果《けつくわ》が、筆者等《ひつしやら》の提唱《ていしやう》する料理屋風反對《れうりやふうはんたい》に、共鳴《きようめい》といふことになるものと思《おも》はれる。そんな實例《じつれい》も澤山《たくさん》ある。そしてこれ等《ら》の補《おぎな》ひの爲《ため》に、選《えら》ばれたのが西洋風《せいやうふう》、乃至《ないし》支那風《しなふう》の手法取入《しゆはふとりい》れといふことになッたのは明《あきら》かだ。

西洋風並《せいやうふうなら》びに支那風《しなふう》の模倣《もはう》に對《たい》しては、別項《べつかう》に述《の》べたから省略《しやうりやく》するとして、少《すくな》くとも現在家庭《げんざいかてい》の日《に》本料理《ほんれうり》が、料理屋風《れうりやふう》の踏襲《たふしふ》を避《さ》けんとして、實《じつ》は料理屋風《れうりやふう》を宗《そう》とする、煩《わづら》はしい技巧料理《ぎかうれうり》に墮《だ》し、しかも至《いた》らないものであることだけは確《たし》かなのである。一生《しやう》の修行《しうぎやう》であるべき料理《れうり》を、素人《しろうと》が短時日《たんじじつ》に修得《しうとく》して、效《かう》を擧《あ》げやうとするところに、惱《なや》みも、無理《むり》も、墮落《だらく》もあるのだ。これを救《すく》ふ途《みち》は他《ほか》にはない。料理《れうり》を單純《たんじゆん》にし、獻立《こんだて》を簡素《かんそ》にして、たとへ一品《ひとしな》でもよいから、眞《しん》に美味《うま》い、榮養價《えいやうか》のある、そして簡易《かんい》で經濟的《けいざいてき》な、理想的調理《りさうてきてうり》の創造《さうざう》に、全力《ぜんりよく》を傾《かたむ》けることである。家庭《かてい》は料理法《れうりはふ》の競技場《きやうぎぢやう》ではないのである。

或《あ》る友人《いうじん》はいッた「料理《れうり》は美味《うま》く作《つく》らうとして、手《て》をかければかけるほど不味《まづ》くなる」と。それに適《てき》した實例《じつれい》がある。北海道生《ほくかいだううま》れの人《ひと》で、東京《とうきやう》に住《すま》ッてゐた間《あひだ》、冬《ふゆ》になると鄕里《きやうり》から、新卷鮭《あらまきさけ》を取寄《とりよ》せる、鹽加減《しほかげん》のよいところを、たゞ燒《や》いて當《あて》がふと、子供達《こどもたち》は毎日《まいにち》でも喜《よろこ》んで食《く》ふが、偶《たま》には變《かは》ツた調理《てうり》でないと、飽《あ》きるだらうといふ親心《おやごゝろ》から、わざ〱手《て》をかけて作《つく》ッてやると、一度《ど》位《ぐらゐ》は珍《めづら》しがるが、二度《ど》三度《ど》と重《かさな》ると、箸《はし》もつけなくなるといふので、子供《こども》は正直《しやうぢき》だ、鹽鮭《しほざけ》はやはり鹽《しほ》のまゝ、燒《や》いて食《く》ふに限《かぎ》ることが、この一事《じ》でもわからうと聞《き》いたことがある。かくいふと、子供《こども》の味覺《みかく》は低級《ていきふ》だから、信《しん》ずるに足《た》らぬといはれるかも知《し》れぬが、これにはまだ後日譚《こにちばなし》がある。その人《ひと》が北海道《ほくかいだう》へ歸省《きせい》する時《とき》、東京《とうきやう》でもあらゆる美味《びみ》に食飽《くひあ》き、自他共《じたとも》に食通《しよくつう》として、任《にん》じ許《ゆる》されてゐる客《きやく》を伴《ともな》ひ、恰度《ちやうど》秋《あき》の漁期《ぎよき》だッたので、漁場《れふば》で新鮮《しんせん》な生鮭《なまざけ》を、いろ〱に調理《てうり》して振舞《ふるま》ッた後《あと》で、どれが氣《き》に入《い》ッたかと訊《たづ》ねたところ、切身《きりみ》を素燒《しらやき》にして、卸大根《おろしだいこ》に生醬油《きじやうゆ》で食《く》ッたのが、一等《とう》美味《うま》かッたといふ答《こた》へで、骨《ほね》を折《を》ツて工夫加工《くふうかこう》した調理《てうり》は、悉《ことゞ》く落第《らくだい》だッたといふのだ。幼稚《えうち》な子供《こども》の味覺《みかく》と、劫《かふ》を經《へ》た食通《しよくつう》の味覺《みかく》と、共通《きようつう》するところのあるのは、最《もつと》も注意《ちゆうい》すべき點《てん》で、自然《しぜん》の味《あぢ》の尊《たふと》さは、幼稚《えうち》な自然人《しぜんじん》と、不《ふ》自然《しぜん》な味《あぢ》を食《く》ひつくして、もとの自然《しぜん》に還《かへ》らうとする人《ひと》とに、初《はじ》めてわかることの證據《しようこ》ではあるまいか。

更《さら》に簡單《かんたん》に具體的《ぐたいてき》にいへば、日本《につぽん》食養《しよくやう》の根幹《こんかん》は、飯《めし》と、味噌汁《みそしる》と、漬物《つけもの》とである。少《すくな》くともこの三つが、どこのより何時《いつ》も美味《うま》かツたら、それだけでも立派《りつぱ》に誇《ほこ》りとなるのである。この三種目《しゆもく》を充分《じうぶん》修行《しゆぎやう》して後《のち》、更《さら》に一歩《ほ》〳〵、踵《かと》を踏固《ふみかた》めて進《すゝ》むことにしたら、たとへ敎《をし》へられる場合《ばあひ》でも、一を聽《き》いて十を悟《さと》ることができ、同時《どうじ》にあらゆる調理《てうり》に試《こゝろ》みて、常《つね》に脉絡《みやくらく》の一貫《くわん》した、獨自《どくじ》の美味《びみ》が創造《さうざう》できるのである。一《ひと》つの建築《けんちく》に譬《たと》へても、肝腎《かんじん》なのは基礎工事《きそこうじ》である。いかなる金殿玉樓《きんでんぎよくろう》と雖《いへど》も、沙上《さじやう》に築《きづ》かれて何《なん》の結構《けつこう》ぞやである。

單純《たんじゆん》から複雜《ふくざつ》へと進《すゝ》むのが、或《あ》る程度《ていど》までは進歩《しんぽ》であるとしても、その複雜《ふくざつ》が行詰《ゆきづま》ツて、餘弊《よへい》百出《しゆつ》してゐる現狀《げんじやう》にあツては、尠《すくな》くとも一旦《たん》もとの單純《たんじゆん》に還《かへ》して、新規《しんき》に出直《でなほ》し蒔直《まきなほ》すことが、喫緊《きつきん》の急《きふ》務《む》だといふのである。學理《がくり》は進《すゝ》むほど複雜《ふくざつ》になるが、信念《しんねん》は徹底《てつてい》するほど單純《たんじゆん》になる。信念《しんねん》を徹底《てつてい》して見直《みなほ》す時《とき》、日本《につぽん》料理《れうり》の特質《とくしつ》、長所《ちやうしよ》、恐《おそ》らく世界《せかい》に比類《ひるゐ》のない、天惠《てんけい》の豐《ゆた》かさがわかるであらう。それがわからなかツたら、日本《につぽん》民族《みんぞく》の健康《けんかう》は退轉《たいてん》し、日本《やまと》 魂《だましひ》の生命《せいめい》は滅《ほろ》びる。

（ほ）献《こん》立《だて》表《へう》驅《く》逐《ちく》論《ろん》

率直《そつちよく》にいふと、今《いま》の家庭《かてい》から献立表《こんだてへう》と、裏濾《うらごし》とを驅逐《くちく》しなかツたら、眞《しん》の日本料理《につぽんれうり》は興隆《こうりう》しない。なるほど献立表《こんだてへう》は、どこの國《くに》にもある、無論日本《むろんにつぽん》にも昔《むかし》からあツた。たゞ外國《ぐわいこく》の食用材料《しよくようざいれう》は、日本《につぽん》のものに比《くら》べると、よほど單純《たんじゆん》なことは爭《あらそ》はれぬ。獸肉《じうにく》とか、鳥肉《てうにく》とか、魚介類《ぎよかいるゐ》でも、野菜類《やさいるゐ》でも、使用《しよう》される範圍《はんゐ》が畧《ほ》ぼきまり、そして大量《たいりやう》に生産《せいさん》されるから、品質《ひんしつ》に優劣《いうれつ》はあツても、大體同《だいたいおな》じやうなものが、同《おな》じ季節《きせつ》にどこへでも行渡《ゆきわた》る。むしろ季節《きせつ》を超越《てうゑつ》して、大部分《だいぶぶん》は年中同《ねんぢうおな》じ材料《ざいれう》が用《もち》ひられる。

各國《かくこく》の料理中《れうりちう》、最《もつと》も品數《しなかず》の多《おほ》い支那料理《しなれうり》でも、やはり一定《てい》の肉菜類《にくさいるゐ》を除《のぞ》くと、多《おほ》くは貯藏材料《ちよざうざいれう》だから、いつでもどこでも間《ま》に合《あ》ふけれど、本統《ほんとう》の日本料理《につぽんれうり》は、活《いき》た材料《ざいれう》を使《つか》ふところに生命《せいめい》があり、その活《いき》た材料《ざいれう》は、地勢氣候《ちせいきこう》等の關係《くわんけい》から、非常《ひじやう》に複雜《ふくざつ》を極《きは》めてゐる。

ちよツと考《かんが》へると、同《どう》一地方《ちはう》のやうに見《み》えながら、岬一《みさきひと》つ廻《まは》ツたゞけで、山一《やまひと》つ隔《へだ》てたゞけで、もう材料《ざいれう》が異《ちが》ツてゐる。それがまた四季《き》折々《をり〳〵》によツて、異《ちが》ツた材料《ざいれう》を生産《せいさん》する上《うへ》、同《おな》じ材料《ざいれう》でも、山《やま》の裏表《うらおもて》によツて、旬《しゆん》がちがふのだから、到底統一《たうていとう》などできるわけのものでなく、强《しひ》て統《とう》一しやうとすると、不味《まづ》いものばかり食《く》はなければならぬことになる。近頃交通機關《ちかごろかうつうきくわん》の發達《はつたつ》と、人工栽培《じんこうさいばい》の促進等《そくしんとう》から、都會地《とくわいち》などでは、いろ／＼の材料《ざいれう》が、いつでも間《ま》に合《あ》ふところから、物《もの》の旬《しゆん》がわからなくなツたといツて、歎息《たんそく》する人《ひと》の話《はなし》をよく聞《き》くが、いくらわかり難《にく》くなツても、自然《しぜん》に定《さだ》まツてゐる物《もの》の旬《しゆん》が、なくなるわけのものではない。どこの土地《とち》でも、どんな材料《ざいれう》でも、その土地若《とちも》しくはその土地《とち》に近《ちか》く、最《もつと》も多《おほ》く生産《せいさん》する季節《きせつ》が、必《かなら》ず旬《しゆん》ときまツてゐるのだから、第《だい》一に旬《しゆん》の物《もの》は美味《うま》く、多産《たさん》するから價《あたひ》は廉《やす》く、新鮮《しんせん》であるから榮養《えいやう》も豐富《ほうふ》といふことになる。家庭料理《かていれうり》の根本《こんぽん》は、こゝにあることを忘《わす》れてはならぬ。

そこで獻立表《こんだてへう》の問題《もんだい》に戻《もど》ツて、材料《ざいれう》が略《ほ》ぼ一定《てい》して、どこでもいつでも間《ま》に合《あ》ふ料理《れうり》は、獻立《こんだて》を豫《よ》定《てい》することも、便利《べんり》また經濟《けいざい》な場合《ばあひ》があらうけれど、日本《につぽん》の如《ごと》く材料《ざいれう》が複雜《ふくざつ》で、土地《とち》により變化《へんくわ》が多《おほ》く、また家庭《かてい》の事情《じじやう》によツて、材料《ざいれう》を手《て》に入《い》れる上《うへ》に、難易《なんい》の差《さ》の著《いちぢ》るしい國柄《くにがら》のところでは、獻立《こんだて》表《へう》の統《とう》一など、到底《たうてい》できるわけのものでなく、また相當富裕《さうたうふゆう》な家庭《かてい》でも、材料《ざいれう》の方《はう》が活物《いきもの》だから、一ケ月《げつ》はおろか三日先《かさき》のこと、否明日《いなあす》のことだツて、容易《ようい》に豫定《よてい》はできず、また統《とう》一も豫定《よてい》もできぬとところに、料理《れうり》としても變化《へんくわ》を生《しやう》じ、生活《せいくわつ》としての妙味《めうみ》もあるのだ。

なるほど日本《につぽん》にも、昔《むかし》から獻立表《こんだてへう》はあツた。けれども日本《につぽん》の獻立《こんだて》は、もと〱貴族社會《きぞくしやくわい》の便宜《べんぎ》から起《おこ》ツたもので、一般家庭《ぱんかてい》の必要《ひつえう》から生《しやう》じたのではない。階級觀念《かいきふくわんねん》の根深《ねぶか》かツた封建時代《ほうけんじだい》、もツと溯《さかのぼ》ツて王朝以降《わうてういかう》、貴族《きぞく》の主人《しゆじん》と膳部《ぜんぶ》の衆《しう》、實際調理《じつさいてうり》に當《あた》る者《もの》との間《あひだ》は、非常《ひじやう》に懸離《かけはな》れてゐて、容易《ようい》に目《め》通《どほ》りなどはできなかツた時代《じだい》に、どんな料理《れうり》を差上《さしあ》げたらよいかと、膳部《ぜんぶ》の者《もの》が在合《ありあは》せの材料《ざいれう》、または翌日《よくじつ》手《て》に入《い》る豫定《よてい》の材料《ざいれう》を、黄漆《きうるし》の塗板《ぬりいた》に書出《かきだ》して、主任者《しゆにんしや》から取次用人《とりつぎようにん》、宿直番《とのゐばん》の近習《きんじゆ》等《とう》を經《へ》て、主人《しゆじん》に供覽《きようらん》し、好《この》みのものに印《しるし》をつけて、また順々《じゆん〱》に下《さ》げる、これが獻立表《こんだてへう》の起原《きげん》で、今《いま》でも小《こ》料理屋《れうりや》などで往々《わう〱》見受《みう》ける、裏《うら》が朱塗《しゆぬり》になツて、表《おもて》を黄漆《きうるし》で塗《ぬ》ツた獻立板《こんだていた》、あれがその遺風《ゐふう》を傳《つた》へてゐるので、仕入《しい》れに費用《ひよう》を吝《をし》まぬ貴族《きぞく》の獻立《こんだて》ですら、主《しゆ》となるものは材料《ざいれう》で、しかも豫定《よてい》は僅《わづ》かに翌《よく》日《じつ》を越《こ》えない。これが日本料理《につぽんれうり》の原則《げんそく》で、いくら材料《ざいれう》の集散《しふさん》が便利《べんり》になツた現在《げんざい》でも、眞《しん》に料理《れうり》を吟《ぎん》味《み》するところでは、およそ翌日《よくじつ》の獻立《こんだて》は豫想《よさう》しても、實際《じつさい》に材料《ざいれう》が入《はい》ツてからでないと、決定《けつてい》することはできない。強《しひ》て豫定通《よていどほ》りに決行《けつかう》しやうとすると、いくら高價《かうか》な材料《ざいれう》でも、また少々《せう〱》劣《おと》ツた材料《ざいれう》でも、我慢《がまん》して使《つか》はねばならないからだ。材料《ざいれう》の仕入《しい》れに便宜《べんぎ》の多《おほ》い、一流《りう》の料理屋《れうりや》ですら既《すで》に然《しか》り、食養《しよくやう》と經濟《けいざい》とを主《しゆ》とすべき一般家庭《ばんかてい》に、何《なに》を苦《くる》しんで眞似《まね》をする必要《ひつえう》があらう。

かくいふと今《いま》の指導者《しだうしや》、また研究者《けんきうしや》の多《おほ》くは、必《かなら》ずしも豫定《よてい》した獻立表《こんだてへう》に據《よ》らうとも、强《しひ》て據《よ》らせやうとするのでもない、いはゞ參考《さんかう》の爲《ため》に說《と》き、參考《さんかう》の爲《ため》に聽《き》くのだといふ。參考《さんかう》の爲《ため》ならばもッと大切《たいせつ》な、材料《ざいれう》の本質《ほんしつ》と應用法《おうようはふ》とを、徹底普及《てつていふきふ》せしめる方《はう》が、先決問題《せんけつもんだい》ではないか。今《いま》の獻立表《こんだてへう》の多《おほ》くが、どこでも間《ま》に合《あ》ふ材料《ざいれう》で、なるべく經濟的《けいざいてき》にといふことを、目標《もくへう》として作《つく》られるのは、一應結構《おうけつこう》のやうだけれど、複雜《ふくざつ》な材料《ざいれう》を統《とう》一しやうとすれば、活《いき》た材料《ざいれう》が活用《くわつよう》されず、毎日《まいにち》の豫算《よさん》に縛《しば》られると、融通變化《ゆうづうへんくわ》の妙手《めうしゆ》を斷《た》たれて、毎日同《まいにちおな》じ程度《ていど》の不味《まづ》いものしか食《た》べられない。その上《うへ》材料《ざいれう》の應用《おうよう》に疎《うと》いと、豫算内《よさんない》に於《お》ける最《もつと》も不經濟《ふけいざい》な料理《れうり》しかできないことになる。

新鮮《しんせん》な材料《ざいれう》に惠《めぐ》まれてゐる日本料理《につぽんれうり》は、どこまでも材料《ざいれう》が主《しゆ》で、これを應用活用《おうようくわつよう》することにより、美味《びみ》も、榮養《えいやう》も、經濟《けいざい》も、共《とも》に生《うま》れるのであることを强調《きやうてう》して、これが妨《さまた》げになるやうな獻立表《こんだてへう》は、少《すくな》くとも一般家庭《ばんかてい》からは、驅逐《くちく》しなければならぬといふのだ。そこへ行《ゆ》くと裏濾《うらごし》なんか、いはゞ末梢《まつせう》の問題《もんだい》であるが、その末梢《まつせう》に拘泥《こうでい》して、今《いま》の家庭料理《かていれうり》といふと、一にも裏濾《うらごし》二にも裏濾《うらごし》と、何《なん》でも裏《うら》濾《こし》にかけなければ、料理《れうり》にならないやうに考《かんが》へる思想《しさう》、その料簡《れうけん》がどの位《くらゐ》、簡素《かんそ》であるべき家庭料理《かていれうり》を、煩瑣《はんさ》に陥《おちい》らしめてゐるか。剰《あまつさ》へ多《おほ》くの場合《ばあひ》、折角《せつかく》の活《いき》た料理《れうり》を、殺《ころ》してしまふことの弊害《へいがい》が、到底見《たうていみ》てはゐられない意味《いみ》で、共《とも》に驅逐《くちく》することを提唱《ていしやう》するのである。

裏濾《うらごし》の性能《せいのう》を無視《むし》するといふのではない。身《み》だしなみの爲《ため》の化粧《けしやう》は、誰《だれ》にも必要《ひつえう》だらうけれど、それも程度問題《ていどもんだい》である如《ごと》く、料理《れうり》に於《お》ける裏濾《うらごし》は、所詮婦人《しよせんふじん》の化粧《けしやう》に過《す》ぎない。家庭婦人《かていふじん》が朝《あさ》から晩《ばん》迄《まで》、化粧《けしやう》に憂身《うきみ》を窶《やつ》すとしたら、結果《けつくわ》はどういふことになるか。或《あ》る料理屋《れうりや》の板前《いたまへ》が、「裏濾《うらごし》にでもかけなければ、お金《かね》が取《と》れませんからね」と、卒直《そつちよく》に告白《こくはく》したといふ、その一言《こん》に盡《つ》きてゐると思《おも》ふ。

五、食養玄義

イ、味《み》覺《かく》昏《こん》迷《めい》時《じ》代《だい》

織《お》田《だ》信《のぶ》長《なが》から徳《とく》川《がは》家《いへ》康《やす》の許《もと》へ、眞《ま》冬《ふゆ》に桃《もゝ》を送《おく》ッて寄《よ》越《こ》した。

「これは珍《めづら》しい」といッただけで、家《いへ》康《やす》は食《しよく》指《し》を動《うご》かさなかッた。侍《じ》臣《しん》がその理《り》由《いう》を訪《たづ》ねると、「織《お》田《だ》殿《どの》と我《われ》等《ら》とは身《しん》代《だい》が違《ちが》ふ、小《せう》身《しん》の者《もの》が珍《ちん》味《み》を口《くち》にして、舌《した》を奢《おご》りに馴《な》れさせることは、身《しん》家《か》を滅《ほろ》ぼす因《もと》である、殊《こと》にあるじが好《この》むと聞《き》いて、領《りやう》内《ない》の者《もの》が倣《なら》ふなら、百姓《しやう》は無《む》駄《だ》な骨《ほね》身《み》を費《つひや》して、季《き》節《せつ》外《はづ》れの珍《ちん》奇《き》な物《もの》を、競《きそ》ふて作《つく》るやうにならう、さある時《とき》は國《こく》中《ちう》の禍《わざは》ひである」といッた。これは家《いへ》康《やす》がまだ、雌《し》伏《ふく》時《じ》代《だい》の挿《さふ》話《わ》であるが、聞《き》ゝ傳《つた》へた武《たけ》田《だ》信《しん》玄《げん》は、家《いへ》康《やす》の大《たい》志《し》を見《み》抜《ぬ》いて、竊《ひそ》かに舌《した》を卷《ま》いたといふ。

豐《とよ》臣《とみ》家《け》にも似《に》た話《はなし》がある。それは秀《ひで》吉《よし》が關《くわん》白《ぱく》になッてからで、或《あ》る時《とき》毛《まう》利《り》家《け》から、これも季《き》節《せつ》外《はづ》れの桃《もゝ》を獻《けん》上《じやう》した。すると奉《ぶ》行《ぎやう》の石《いし》田《だ》三《みつ》成《なり》が、

「季節外《きせつはつ》れの物《もの》を差上《さしあ》げて、若《も》し間違《まちが》ひでもあツたら、双方《さうはう》の不爲《ふため》であるから、これはこのまゝお持《もち》歸《かへ》りを願《ねが》ひたい」といツて辭退《じたい》した。大器量人《たいきりやうじん》とも覺《おぼ》えぬけれど、さすがは才覺者《さいかくしや》といはれたゞけに「時《とき》ならざれば食《くら》はず」の聖訓位《せいくんぐらゐ》は、心得《こゝろえ》てゐたと見《み》えるとあツて、これは徳川時代《とくがはじだい》の文書《もんしよ》だから、安《やす》く扱《あつか》はれてゐるけれど、三成《みつなり》の才覺《さいかく》だけは認《みと》められてゐる。こんな話《はなし》をすると、今《いま》の人《ひと》は笑《わら》ふであらう。無論時世《むろんじせい》も文化《ぶんくわ》も違《ちが》ふが、自然《しぜん》の方則《はうそく》として、易《かは》らぬものは四季《き》の序《じよ》である。「時《とき》ならざる物《もの》」、季節外《きせつはづ》れやハシリの物《もの》に、本當《ほんたう》の美味《びみ》のないことは、誰《だれ》でも知《し》ツてゐる癖《くせ》に、どこでもハシリ物《もの》を競《きそ》ふ、「自然《しぜん》ならざる物《もの》」、人工《じんこう》によツて栽培《さいばい》したり、養殖《やうしよく》したりしたものに、本統《ほんとう》の美味《びみ》のないことは、誰《だれ》でも知《し》ツてゐる癖《くせ》に、どこでも促成物《そくせいもの》、養殖物《やうしよくもの》を用《もち》ふる、國中《こくちう》の禍《わざは》ひこれより大《だい》なるはない。

果實《くだもの》の栽培《さいばい》だけは、確《たし》かに進歩《しんぽ》したといふ、進歩《しんぽ》したにちがひない。日本《につぽん》は概《がい》して地味《ちみ》がよい爲《ため》、外國種《ぐわいこくしゆ》の果實《くわじつ》を移植《いしよく》して、發達《はつたつ》するものが多《おほ》い。果實《くわじつ》ばかりでなく、蔬菜類《そさいるゐ》もさうであり、その他學《たがく》問宗教等《もんしうけうとう》もさうである。智識《ちしき》を廣《ひろ》く中外《ちうぐわい》に求《もと》めて、採長補短《さいちやうほたん》に資《し》するのであるから、これは無論結構《むろんけつこう》である。たださうして得《え》たる智識《ちしき》を濫用《らんよう》し、在來《ざいらい》の物《もの》の長所《ちやうしよ》をまで、失《うしな》ふに至《いた》ることが禍《わざは》ひだといふのだ。いはゆる鑵詰萬能時代《くわんづめまんのうじだい》が、在來《ざいらい》の貯藏食品《ちよざうしよくひん》を、退轉《たいてん》せしめつゝあることは前《まへ》に述《の》べた。勿論《もちろん》文《ぶん》化食品《くわしよくひん》の一勢力《せいりよく》であるから、一般家庭向《ばんかていむき》としても、これまで日本《につぽん》の貯藏法《ちよざうはふ》になく、あッても在來《ざいらい》の貯《ちよ》藏品《ざうひん》よりも、鑵詰《くわんづめ》の方《はう》が適《てき》するといふ材料《ざいれう》を主《しゆ》とし、鑵詰《くわんづめ》でなくてはならぬといふ方面《はうめん》に、もッと考《かう》慮《りよ》を傾《かたむ》けることにすれば、鑵詰《くわんづめ》その物《もの》の聲價《せいか》もまた、自《おのづか》ら揚《あが》る所以《ゆゑん》であり、現《げん》に東北地方《とうほくちはう》の滑茸《なめこ》や、北海方面《ほくかいはうめん》の鱈場蟹《たらばがに》などは、在來《ざいらい》の貯藏法《ちよざうはふ》よりも、鑵詰《くわんづめ》の方《はう》が或《ある》ひは優秀《いうしう》であり、或《ある》ひは好適《かうてき》であるところから、殆《ほと》んど他《た》の鑵詰類《くわんづめるゐ》は、顧《かへり》みやうともしない筆者《ひつしや》でさへ、進《すゝ》んでこれを推奬《すゐしやう》したり、求《もと》めて自家《じか》の用《よう》に供《きよう》してゐる位《くらゐ》で、一概《がい》に毛嫌《けぎら》ひをするわけではないのだが、多《おほ》く洋風《やうふう》の用途《ようと》を鵜呑《うの》みにして、何《なん》でもそれに盲從《まうじう》し、若《も》しくは迎合《げいがふ》しなくては、文化人《ぶんくわじん》でないと思《おも》ふやうな錯覺《さくかく》から、免《まぬか》れしめたい婆心《ばしん》に外《ほか》ならぬ。殊《こと》に謂《い》ふところの文化人《ぶんくわじん》が、食味《しよくみ》に於《おい》ても調理《てうり》に於《おい》ても、世界《せかい》一と禮讃《らいさん》する支那料理《しなれうり》に、重要《ちゆうえう》な役割《やくわり》を占《し》めてゐるのは、古來日本《こらいにつぽん》の貯藏食品《ちよざうしよくひん》で、恐《おそ》らく鑵詰《くわんづめ》なんか用《もち》ひられないのを見《み》たら、思《おも》ひ半《なか》ばに過《す》ぐるものがある筈《はず》である。それかあらぬか日本《につぽん》でも、最近《さいきん》心《こゝろ》ある方面《はうめん》では、筍《たけのこ》、蕗《ふき》、松茸《まつたけ》など、野菜類《やさいるゐ》の鹽藏法《えんざうはふ》――即《すなは》ち昔《むかし》に行《おこな》はれて、近年殆《きんねんほと》んど跡《あと》を絶《た》ッてゐた貯藏法《ちよざうはふ》の復古運動《ふくこうんどう》が、漸《やうや》く擡頭《たいとう》する傾向《けいかう》だと聞《き》くのは、當然《たうぜん》あるべきことながら、案《あん》を打《う》たしめる快心事《くわいしんじ》だと思《おも》ツてゐる。

交通機關《かうつうきくわん》の發達《はつたつ》と、貯藏設備《ちよざうせつび》の進歩《しんぽ》とが、却《かへ》ツて眞《しん》の食味《しよくみ》を傷《きず》つけたことは、世間周知《せけんしうち》の通《とほ》りだが、こゝで寧《むし》ろ氣《き》の毒《どく》な立場《たちば》にあるのは、冷凍食品《れいとうしよくひん》である。活《い》きた魚《さかな》をそのまゝ凍結《とうけつ》する貯藏法《ちよざうはふ》は、一旦加《たんか》熱《ねつ》して本質《ほんしつ》を變改《へんかい》した罐詰類《くわんづめるゐ》に比《くら》べると、遙《はる》かに進歩《しんぽ》であり、合理的《がふりてき》であるに拘《かゝ》はらず、罐詰《くわんづめ》ほどには利用《りよう》されぬどころか、逆《ぎやく》に輕侮《けいぶ》をさへ受《う》けてゐるのは、家庭《かてい》に於《お》ける取扱《とりあつか》ひ上《じやう》、罐詰《くわんづめ》ほど調法《てうはふ》でない爲《ため》もあらうが、要《えう》は一般《ぱん》の認識不足《にんしきふそく》に基《もと》づいてゐる。土産土法《とさんどはふ》は理想《りさう》であるが、材料《ざいれう》を生産《せいさん》しない都會地《とくわいち》では、實行《じつかう》に困難《こんなん》が多《おほ》いから、次善《じぜん》の方法《はうはふ》として、遠海物《ゑんかいもの》をも除外《ぢよぐわい》するわけには行《ゆ》かない。そこで先《ま》づ利用《りよう》せられたのは、冷藏法《れいざうはふ》であるが、冷藏法《れいざうはふ》は遠海物《ゑんかいもの》に限《かぎ》らず、近海物《きんかいもの》でも鮮度《せんど》を保《たも》つ爲《ため》、夏期《かき》は勿論《もちろん》その以外《いぐわい》でも、製氷《せいひよう》の發達《はつたつ》に伴《つ》れて、常時應用《じやうじおうよう》されることになツた結果《けつくわ》、現《げん》に利便《りべん》も多《おほ》い代《かは》り、弊害《へいがい》の方《はう》は更《さら》に多《おほ》いことを否定《ひてい》できない。近海物《きんかいもの》の鮮度《せんど》を保《たも》つのはよいが、鮮度《せんど》の衰《おとろ》へたものをも、なほ鮮魚《せんぎよ》として彌縫《びほう》し得《う》るのに乘《じやう》じ、これを遠海物《ゑんかいもの》に適用《てきよう》して、最後《さいご》まで商品價値《しやうひんかち》の維持《ゐぢ》に努《つと》めた。當然供給《たうぜんきようきふ》が殖《ふ》えるから、一般《ぱん》の消費量《せうひりやう》もこれに准《じゆん》じて、名《な》ばかりの鮮魚《せんぎよ》がわが世《よ》の如《ごと》く、市場《しぢやう》を壓倒《あつたう》するに至《いた》ツた。それでなくても最初《さいしよ》から、生産額《せいさんがく》の限定《げんてい》された近海物《きんかいもの》は、需要《じゆえう》の増加《ぞうか》に伴《ともな》ふ濫《らん》獲《くわく》と、沿岸工業《えんがんこうげふ》の發達《はったつ》が、魚族《ぎよぞく》の繁殖《はんしよく》を阻害《そがい》する關係《くわんけい》とで、益々《ます〱》生産《せいさん》を減《げん》ずるの外《ほか》なく、優秀品《いうしうひん》の拂《ふつ》底《てい》は、必然《ひつぜん》に魚價《ぎよか》の昂騰《かうとう》を招來《せうらい》するから、漸次《ぜんじ》市場《しぢやう》の中心《ちうしん》から離《はな》れて、一部味覺者《ぶみかくしや》の需要《じゆえう》に應《おう》ずる外《ほか》、殆《ほと》んど影《かげ》を收《をさ》むるに及《およ》んで、市場《しぢやう》を代表《だいへう》する魚味《ぎよみ》の標準《へうじゆん》が、低下《ていか》するのは當然《たうぜん》だツた。

遠海物《ゑんかいもの》が不味《まづ》いのは、氷詰《こほりづめ》になツて來《く》るからだ、冷藏品《れいざうひん》が不味《まづい》いのだといふことになツて、一般《ぱん》の信用《しんよう》を失《うしな》ふたのが、今《いま》に及《およ》んでゐると見《み》てよい。冷藏品《れいざうひん》と冷凍品《れいとうひん》との區別《くべつ》から、この認識《にんしき》は改《あらた》めるべきで、一般《ぱん》にはまだ混同《こんどう》してゐるものが多《おほ》い。冷藏品《れいざうひん》と冷凍品《れいとうひん》と、僅《わづ》かに一紙《し》の差《さ》ではあるが、既《すで》に漁獲《ぎよくわく》されたものを冷藏《れいざう》するのと、最初《さいしよ》から冷凍《れいとう》の目的《もくてき》で漁獲《ぎよくわく》するのとでは、用意《ようい》の上《うへ》に表裏《へうり》の相違《さうゐ》がある。冷凍品《れいとうひん》の特長《とくちやう》は、新鮮《しんせん》な魚《さかな》を漁《と》れる側《そば》から、直《たゞ》ちに船中《せんちう》で凍結《とうけつ》させるところにあるので、凍結《とうけつ》させたまゝ置《お》く分《ぶん》には、いつまでも鮮度《せんど》が保《たも》たれるから、いかなる食料《しよくれう》と雖《いへど》も、速《すみや》かに處理《しより》されるほど美味《うま》いといふ、原則《げんそく》に合致《がつち》するわけだけれど、一度《ひとた》び戻《もど》して空氣《くうき》に當《あ》てると、急速《きふそく》に新鮮味《しんせんみ》を失《うしな》ひ、やがて腐敗《ふはい》の道程《だうてい》へ、驀地《まつしぐら》に驅出《かけだ》すのが弱點《じやくてん》である。同《おな》じ弱點《じやくてん》でも鑵詰《くわんづめ》の方《はう》は、家庭《かてい》に於《お》ける取《とり》扱《あつか》ひ方《かた》が、相當徹底《さうたうてつてい》してゐる爲《ため》、比較的弊害《ひかくてきへいがい》は少《すくな》いけれど、氷詰《こほりづめ》の魚《さかな》は不味《まづ》い物《もの》といふのが、先入觀《せんにふくわん》念《ねん》になツてゐて、どこの臺所《だいどころ》でも輕蔑《けいべつ》される爲《ため》、配給者《はいきふしや》の方《はう》でも自衞上《じゑいじやう》、手許《てもと》で然《しか》るべく戻《もど》したのを、冷凍物《れいとうもの》でないやうな顔《かほ》をして、白々《しら〴〵》しく賣付《うりつ》けることが、益々《ます〳〵》聲價《せいか》を傷《きず》つける因《もと》になッたやうだ。罪《つみ》は消費者《せうひしや》と、仲間業者《ちうかんげふしや》とにあッて、生産者《せいさんしや》・企畫者《きくわくしや》は關《くわん》せず、冷凍魚《れいとうぎよ》その物《もの》には無論《むろん》ない。

産地《さんち》や季節《きせつ》の關係《くわんけい》で、いくら新鮮《しんせん》なものを凍結《とうけつ》させたのでも、季節《きせつ》の本場物《ほんばもの》に及《およ》ばないことはわかッてゐるが、その代《かは》り値段《ねだん》の廉《やす》いといふことを取柄《とりえ》して、適法《てきはふ》にさへ用《もち》ひれば、冷凍品《れいとうひん》は冷凍品《れいとうひん》として、決《けつ》して輕蔑《けいべつ》さるべきでなく、また今《いま》よりもずッと美味《うま》く食《く》へるのだから、消費者《せうひしや》がそのつもりになると同時《どうじ》に、供給者《きようきふしや》の方《はう》でも變《へん》な小細工《こざいく》などせず、大《おほ》ぴらに冷凍品《れいとうひん》として供給《きようきふ》し、活用法《くわつようはふ》さへ研究《けんきう》されゝば、食養《しよくやう》の上《うへ》にも食味《しよくみ》の上《うへ》にも、稗益《ひえき》するところが尠《すくな》からぬ筈《はず》である。

そこで結論《けつろん》に到達《たうたつ》する。鹽藏《えんざう》、乾燥《かんさう》、冷凍《れいとう》、鑵詰《くわんづめ》のいづれを問《と》はず、根本《こんぽん》となるべき材料《ざいれう》は、やはり新鮮《しんせん》でなくてはならぬ、即《すなは》ち貯藏食品《ちよざうしよくひん》と雖《いへど》も、本格優良《ほんかくいうりやう》なるものは、所詮《しよせん》『割鮮《かつせん》』の延長《えんちやう》であり、あらねばならぬことである。

ロ、郷土味《きやうどみ》の本義《ほんぎ》

およそ食味《しよくみ》に關《くわん》する限《かぎ》り、どこにもお國自慢《くにじまん》があり、誰《だれ》でもお國自慢《くにじまん》をする。大隈老侯《おほくまらうこう》は佐賀《さが》の出《しゆつ》身《しん》であツたから、お國自慢《くにじまん》のガンヅケ（蟹漬《かにづけ》）を好《この》み、自慢《じまん》にしてよく近親者《きんしんじや》に侑《すゝ》めた。箕浦勝人翁《みのうらかつんどをう》は豐後《ぶんご》の出身《しゆつしん》だから、よく『黃飯《わうはん》』の話《はなし》を聞《き》かされた。同《おな》じ豐後《ぶんご》でも、矢野龍溪翁《やのりうけいをう》は佐伯《さへぎ》の生《うま》れで、『さつま』と名《な》づくる魚飯《ぎよはん》と共《とも》に、小鰺《こあぢ》の干物《ひもの》を天下《てんか》の珍《ちん》と誇稱《こしよう》した。二寸《すん》ばかりの小鰺《こあぢ》で、淡鹽味《うすしほあぢ》に乾燥《かんさう》したのを、さツと炙《あぶ》ツて頭《あたま》を去《さ》り、兩指《りやうゆび》で背《せ》と腹《はら》とを壓《おさ》へると、皮《かは》も骨《ほね》も同時《どうじ》に離《はな》れて、小《ちひ》さな四節《よふし》に別《わか》れるまで、手《て》づから示《しめ》して客《きやく》に與《あた》へた。町田忠治氏《まちだちうぢし》は秋田《あきた》の出身《しゆつしん》だから、當然《たうぜん》鰰《はたはた》とショツツルの禮讃者《らいさんしや》だ。女流《ちよりう》では下田歌子刀自《しもだうたことじ》が、岐阜縣《ぎふけん》の產《さん》であるところから、鶫《つぐみ》のうるかを珍重《ちんちやう》の由《よし》に聞《き》いた（以上《いじやう》『食物風土記《しよくもつふうどき》』參照《さんせう》）。いかなる地方《ちはう》にも特殊《とくしゆ》の材料《ざいれう》を產《さん》し、材料《ざいれう》に適《てき》する特殊《とくしゆ》の調理《てうり》法《はふ》がある。それがいはゆる土產土法《とさんとはふ》であり、家庭料理《かていれうり》の根幹《こんかん》であるから、土《つち》に魂《たましひ》が繫《つな》がツて、土產《とさん》に養《やしな》はれ、土法《とはふ》が育《そだ》ツた以上《いじやう》、誰《だれ》にだツて鄕土愛《きやうどあい》のない者《もの》はなく、お國自慢《くにじまん》は先天的《せんてんてき》であるのが當然《たうぜん》だ。

但《た》だ先天的《せんてんてき》であると同時《どうじ》に、後天的《こうてんてき》にも變移《へんい》することは爭《あらそ》はれぬ。長《なが》く鄕里《きやうり》を離《はな》れてゐたものが、偶々久闊《たまたまきうくわつ》の歸省《きせい》に、追想《おもひで》の食味《しよくみ》を樂《たの》みにして行《ゆ》くと、意外《いぐわい》に期待《きたい》を裏切《うらぎ》られることがある。どうも不《ふ》思議《しぎ》だといふ話《はなし》をよく聞《き》くが、何《なに》も不思議《ふしぎ》がることはない。筆者《ひつしや》は豫《かね》てこれに對《たい》し、「鄕土《きやうど》の味《あぢ》は初戀《はつこひ》の味《あぢ》」と名《な》づけてゐる。そのまゝ郷土《きやうど》に永住《えいぢゆう》するものは、初戀《はつこひ》を得《え》たのと同《おな》じだから、當然滿足《たうぜんまんぞく》してゐられるが、遠《とほ》く離《はな》れて他國《たこく》に住《す》むものは、懷《なつ》かしい思《おも》ひ出《で》の種《たね》として、心《こゝろ》の殿堂《でんだう》に納《をさ》めて置《お》く間《あひだ》は、いつ覗《のぞ》いて見《み》ても樂《たのし》みになるが、いざ現實《げんじつ》に直面《ちよくめん》して見《み》ると、離《はな》れてゐた時間《じかん》が長《なが》ければ長《なが》いほど、餘計《よけい》に幻滅《げんめつ》を感《かん》ずるのがならひだ。これは必《かなら》ずしも初戀《はつこひ》の相手《あひて》が、劣《おと》ツてゐた爲《ため》でもなく、後《のち》に體得《たいとく》した今《いま》の味覺《みかく》が、進歩《しんぽ》したといふわけでもない。人間《にんげん》の戀《こひ》も味覺《みかく》も、その時々《とき〲》の境遇環境《きやうぐうくわんきやう》と、或《ある》ひは所住《しよぢゆう》の氣候風土《きこうふうど》と、いろ〳〵の關係《くわんけい》から變化《へんくわ》するのが當然《たうぜん》だ、殊《こと》に食味《しよくみ》が對象《たいしやう》となる場合《ばあひ》には、諺《ことわざ》にも水《みづ》に合《あ》ふといふ、意識《いしき》よりも體識《たいしき》の方《はう》が、遙《はる》かに實效的《じつかうてき》に働《はたら》きかけるから、假《かり》に幻滅《げんめつ》を感《かん》じたとしても、決《けつ》して裏切《うらぎ》られたのではない。たゞ後天《こうてん》は先天《せんてん》に比《くら》べると、どうしても根《ね》ざしが淺《あさ》いから、そのまゝ郷里《きやうり》に留《とゞ》まツて、昔《むかし》のまゝの食味《しよくみ》を攝《と》りつゝ、およそ三年《ねん》も經過《けいくわ》したら、十數年《すうねん》を經《へ》て變化《へんくわ》した味覺《みかく》も、恐《おそ》らく復活《ふくくわつ》するにちがひない。土《つち》に繋《つな》がる魂《たましひ》の根強《ねづよ》さである。

　これに對《たい》する適切《てきせつ》な實例《じつれい》は、味噌《みそ》の場合《ばあひ》に觀《み》ることが出來《でき》る。諺《ことわざ》にも手前味噌《てまへみそ》といふ位《くらゐ》で、およそお國自慢《くにじまん》の中《うち》、味噌位食馴染《みそぐらゐたべなじ》んだ味《あぢ》に、執著《しふちやく》の深《ふか》いものはなく、各地方人《かくちはうじん》の集《あつま》ツてゐる東京《とうきやう》で、談《はなし》が偶々《たま〳〵》食味《しよくみ》に及《およ》ぶと、必《かなら》ず誰《たれ》かの口火《くちび》に誘《さそ》はれて、味噌《みそ》のお國自慢《くにじまん》が始《はじ》まる。甲論乙駁《かふろんおつばく》、各自《おの〳〵》固執《こしふ》して譲《ゆづ》らない中《なか》に、東京人《とうきやうじん》が居合《ゐあは》せなかツたり、居《ゐ》ても相手《あひて》にならない限《かぎ》り、結論《けつろん》はきまツて東京味噌《とうきやうみそ》の批難《ひなん》に終《をは》るのが、例外《れいぐわい》なしといツてよい。

一家《か》を擧《こぞ》ツて、新《あら》たに移住《いぢゆう》した人《ひと》でもあるとする。東京《とうきやう》の食物《たべもの》は皆不味《みなまづ》いといふ、しかし家庭《かてい》で贅澤《ぜいたく》はいツてゐられないから、大抵《たいてい》は辛抱《しんばう》してゐるけれど、味噌《みそ》だけは我慢《がまん》ができないので、郷里《きやうり》または前任地《ぜんにんち》から、取寄《とりよ》せてゐるといふ人《ひと》が多《おほ》い、有理《もつとも》だから慰《なぐさ》めて置《お》くが、およそ三年《ねん》も經《た》ツて後《のち》、やツぱり續《つゞ》けてゐるかと訊《たづ》ねると、厄介《やくかい》で迚《とて》も續《つゞ》かないから、兜《かぶと》を脱《ぬ》いで我慢《がまん》することにしたといふのが、殆《ほと》んど板《はん》で捺《お》したやうな答《こた》へだ。勿論最初《もちろんさいしよ》は我慢《がまん》であらうが、いつの間《ま》にか我慢《がまん》でなくて、ちやんと體《からだ》に合《あ》ツて來《き》たことを、氣《き》がつかないでゐるまでゞある。

先天的《せんてんてき》の味覺《みかく》が、後天的《こうてんてき》に變移《へんい》する。變移《へんい》の中《うち》に進展《しんてん》があるのだから、主觀的《しゆくわんてき》には馴《な》れることであり、客觀的《かくくわんてき》には馴《な》れさせなければならぬ。子供《こども》が肉類《にくるゐ》を好《この》むのは本能的《ほんのうてき》だけれど、生理的《せいりてき》には野菜《やさい》を與《あた》へなくてはならぬ。强要《きやうえう》で矯正《けうせい》は難《むづ》かしいけれど、教養《けうやう》で馴《な》れさせることはできる。或《あ》る工場《こうぢやう》での實話《じつわ》だが、玄米食《げんまいしよく》のよいといふ道理《だうり》を認《みと》めて、食堂《しよくだう》の給與《きふよ》を全部玄米飯《ぜんぶげんまいめし》に改《あらた》めたところ、半年經《はんとした》たぬ中《うち》に榮養不良者《えいやうふりやうしや》が續出《ぞくしゆつ》し、脚氣患者《かつけくわんじや》が殖《ふ》えたといふから、すべて話《はなし》はアベコベだ。そんな筈《はず》はないといふので、よく調《しら》べて見《み》たところ、男女工《だんぢよこう》の多《おほ》くが玄米食《げんまいしよく》を忌避《きひ》して、食堂《しよくだう》の飯《めし》を食《く》はずに、そこらの食品店《しよくひんてん》で間食《かんしよく》ばかり攝《と》ッた、お蔭《かげ》で門前《もんぜん》の駄菓子屋《だぐわしや》は、會社《くわいしや》でもう二三年《ねん》も、今《いま》の制度《せいど》を續《つゞ》けてくれたら、藏《くら》が建《た》つといッて喜《よろこ》んでゐたといふのだ。机上論《きじやうろん》の理窟《りくつ》ばかりで、いけないことの證據《しようこ》であると同時《どうじ》に、好《この》むまゝに放任《はうにん》して置《お》くと、更《さら》にいけないことの證《しよう》據《こ》でもある。

ところが或《あ》る夫人《ふじん》の談話《だんわ》として「うちには先代《せんだい》からの關係上《くわんけいじやう》、色《いろ》の黑《くろ》い印度《インド》さんが、毎日《まいにち》のやうに來《く》るのですが、御承知《ごしようち》の如《ごと》く印度人《インドじん》は、大部分《だいぶぶん》が宗教的《しうけうてき》の立場《たちば》から、肉食禁止《にくじききんし》の菜食主義者《さいしよくしゆぎしや》なので、初《はじ》めの頃《ころ》は、肉食《にくしよく》もいゝと思《おも》ッてゐた私《わたし》たちも、いつの間《ま》にか印度《インド》さんに感化《かんくわ》されて、菜食至上主義《さいしよくしじやうしゆぎ》に轉向《てんかう》してしまひました、勿論《もちろん》子供《こども》などは、肉食《にくしよく》が好《す》きだッたのですが、祖國印度《そこくインド》を逐《お》はれて、日本《につぽん》に亡命《ばうめい》して來《き》た偉《えら》い志士《しし》だといふので、頗《すこぶ》る印度《インド》さんを尊敬《そんけい》し、その印度《インド》さんと毎日《まいにち》、一緒《しよ》に食事《しよくじ》をしてゐる間《あひだ》に、印度《インド》さんの食《た》べるものばかり、眞似《まね》して食《た》べてゐる中《うち》に、自然肉食嫌《しぜんにくしよくぎら》ひになッてしまひました」とあるのを讀《よ》んだことがある。感化《かんくわ》の力《ちから》——卽《すなは》ち敎養《けうやう》であるが、いづれにしても人間《にんげん》の習《しふ》性《せい》ほど、頑固《ぐわんこ》なやうで改變《かいへん》し易《やす》いものはない。洋食《やうしよく》だッて、支那料理《しなれうり》だッて、ビールだッて、炭酸《たんさん》水《すゐ》だッて、今《いま》から三四十年《ねん》も前《まへ》に、本統《ほんと》に美味《うま》いと思《おも》ッて飮食《いんしよく》したものは、實際稀《じつさいまれ》だッたのである。

近《ちか》い例《ためし》が西洋茄子《せいやうなす》といツて、婦人《ふじん》などには殊《こと》に氣味惡《きみわる》がられたトマトを、美味《うま》いといツて生《なま》のまま、平氣《へいき》で誰《たれ》でも食《た》べるやうになツたのは、東京《とうきやう》あたりでも震災以來《しんさいいらい》である。

たゞ後天的《こうてんてき》に變移《へんい》した味覺《みかく》は、變移《へんい》を悉《ことゞ》く進展《しんてん》と解《かい》して、底止《ていし》するところを知《し》らないかといふと、そこに自然《しぜん》の攝理《せつり》が現《あら》はれて來《く》る。或《ある》ひは本能《ほんのう》の欲《ほつ》するまゝに、或《あ》ひは趣味《しゆみ》の赴《おもむ》くまゝに、到《いた》るところの食味《しよくみ》を渉《あさ》り、内外諸國《ないぐわいしよこく》の調理《てうり》に通《つう》じて、自《みづか》ら得《え》たりと信《しん》ずるものも、最後《さいご》は必《かなら》ず本然《ほんねん》に還《かへ》ツて、郷土《きやうど》の味《あぢ》に歸《き》一する。それが解脱《げだつ》した眞《しん》の味覺《みかく》である。魂《たましひ》も肉體《にくたい》も、祖先《そせん》に繋《つな》がツてゐる如《ごと》く、眞《しん》の味覺《みかく》も祖先《そせん》に繋《つな》がツてゐる。先天《せんてん》の先天《せんてん》である。先天《せんてん》を失《うしな》ふて、後天《こうてん》にのみ彷徨《さまよ》ふものには、永劫解脱《えいがうげだつ》の機《をり》はない。日本《につぽん》の少年《せうねん》が印度人《いんとじん》の感化《かんくわ》を受《う》けて、肉食《にくしよく》から菜食《さいしよく》に轉向《てんかう》したといふのも、感化《かんくわ》は自然《しぜん》の方便力《はうべんりき》で、少年《せうねん》の體内《たいない》に祖先以來《そせんいらい》、養《やしな》はれながら埋《うも》れてゐた正覺《しやうがく》が、開眼《かいげん》の機縁《きえん》を得《え》たと見《み》るべく、親達《おやたち》はその餘德《よとく》に浴《よく》したのだ。

郷土《きやうど》を有《も》たない都會人《とくわいじん》に、眞《しん》の健康者《けんかうしや》が乏《とぼ》しく、謂《い》ふところの文化人《ぶんくわじん》に、眞《しん》の健康者《けんかうしや》が絶無《ぜつむ》といツてよいのは、自然《しぜん》を敬《うやま》ふ念《こゝろ》が薄《うす》く、人間《にんげん》の智識《ちしき》に思《おも》ひ上《あが》ツて、自然《しぜん》に見離《みはな》された爲《ため》である。自然《しぜん》の食《しよく》味《み》を蔑《ないがし》ろにして、調理技術《てうりぎじゆつ》の進步《しんぽ》したといはれる國家《こくか》に、民族《みんぞく》に、地方《ちはう》に、都邑《という》に、家庭《かてい》に、少《すくな》くとも將來《しやうらい》の興隆《こうりう》を期待《きたい》さるゝものがあッたら、お目《め》にかゝりたい位《くらゐ》のものである。

八、榮《え》耀《えう》の餅《もち》の皮《かは》

人間《にんげん》は日常生活《にちじやうせいくわつ》に、少《すこ》しでも餘裕《よゆう》が出來《でき》ると、直《す》ぐ衣食住《いしよくぢゆう》の贅澤《ぜいたく》をしたがる。立派《りつぱ》な家《うち》に住《すま》ひたい、衣服《いふく》に綺羅《きら》を張《は》りたい、美味《うま》い物《もの》が食《く》ひたい。三つの中《うち》では第一《だいいち》が建築《けんちく》、どんなにも金《かね》はかけられるが、かけたゞけのものは後《あと》に殘《のこ》る。第二《だいに》の服飾《ふくしよく》も、かなり苦々《にがにが》しいと思《おも》ふことはあるけれど、全然《ぜんぜん》無駄《むだ》になるとは限《かぎ》らない。そこへ行《ゆ》くと食《しよく》の方《はう》は、いくら美味《びみ》を漁《あさ》ッても、實費《じつぴ》の高《たか》は知《し》れてゐるが、強《しひ》て贅澤《ぜいたく》を求《もと》めるとなると、無駄《むだ》は即座《そくざ》に消《き》えてしまふ無駄《むだ》だから、害《がい》はあッても益《えき》はなく、天下《てんか》これほど馬鹿《ばか》々々しいことはない。

殷《ゐん》の宰相伊尹《さいしやういいん》が、庖刀《はうちやう》一本《ぽん》で成湯《せいたう》を動《うご》かし、夏《か》の桀王《けつわう》を滅《ほろ》ぼして、中國《ちうごく》を平定《へいてい》せしめた動機《どうき》が、天下《てんか》の美味《びみ》を滿喫《まんきつ》せんには、天位《てんゐ》に陞《のぼ》る外《ほか》ないといふにあッたとは、食味《しよくみ》のいかに重《おも》んずべきかを、後世《こうせい》に示《しめ》したものとはいへやうが、日本《につぽん》には未《いま》だ曾《かつ》て、美食《びしよく》の爲《ため》に侵略《しんりやく》した歴史《れきし》がないから、引例《いんれい》とするには妥當《だたう》でない。尾張《をはり》に生《うま》れた織田信長《おだのぶなが》が、美濃《みの》の齋藤道三《さいとうだうさん》のところへ、初《はじ》めて聟入《むこい》りにいッた時《とき》、異風行列《いふうぎやうれつ》で押出《おしだ》したので、國境《こくきやう》まで迎《むか》へに出《で》た、齋藤《さいとう》の家老《からう》が膽《きも》を潰《つぶ》し、こんな不作法《ぶさはふ》な野人《やじん》に、七五三の饗應《きやうおう》などは無益《むやく》だと、早速使者《さつそくししや》を城中《じやうちう》へ走《はし》らせて、田舍道具《ゐなかだうぐ》の大《おほ》きなものを用意《ようい》させた、ところが信長《のぶなが》は宿《やど》に着《つ》くと、衣冠正《いくわんたゞ》しく整《とゝの》へて、稻葉山《いなばやま》の城中《じやうちう》へ登《のぼ》ッたので、二度吃驚《とびつくり》して騷《さわ》ぎの末《すゑ》、もとの七五三の式法《しきはふ》を用《もち》ひた、すると道《だう》三が歎息《たんそく》して「おれは美濃《みの》一國《こく》を、聟引出《むこひきで》にしてしまッた」といッた話《はなし》。これなどは國《くに》と釣替《つりかへ》の饗應《きやうおう》だから、影響《えいきやう》するところは大《おほ》きいが、問題《もんだい》は人間《にんげん》の器《き》量《りやう》で、饗膳《きやうぜん》そのものではない。寧《むし》ろ食味《しよくみ》に關《くわん》する限《かぎ》りは、出迎《でむか》へた家老《からう》の方《はう》が目《め》は高《たか》く、信長《のぶなが》の野人《やじん》たることに間違《まちが》ひはなかッた。後《のち》に志《こゝろざし》を得《え》て上洛《じやうらく》した時《とき》、三好家《よしけ》一流《りう》と誇《ほこ》る調理人《てうりにん》が、命乞《いのちご》ひの爲《ため》に作《つく》ッたといふのだから、無論腕《むろんうで》に縒《より》をかけた料理《れうり》を、不味《まづ》いといッて一蹴《しう》し、二度目《とめ》に作《つく》り直《なほ》した方《はう》は、美味《うま》いといッて舌皷《したつゞみ》を打《う》ッたが、實《じつ》は第《だい》三流《りう》の料理《れうり》だッたといふ、著聞《ちよもん》した話《はなし》が證明《しようめい》してゐる。しかし實際《じつさい》の優勝者《いうしようしや》は、輕蔑《けいべつ》された野人《やじん》であり、輕蔑《けいべつ》した都人《とじん》が劣敗者《れつぱいしや》であッたことはいふまでもない。

德川末期《とくがはまつき》の奢侈時代《しやしじだい》に、牡丹餅一《ぼたもちひと》つ一匁《もんめ》五分《ふん》、鹿《か》の子餅《こもち》三匁《もんめ》四分《ふん》、鮨一《すしひと》つ二朱《しゆ》といふやうな、いはゆる『贅澤屋《ぜいたくや》』なるものが、江戸府内《えどふない》にも現《あら》はれた。玄米《げんまい》一石《こく》一兩《りやう》を通《とほ》り相場《さうば》とすれば、鮨一《すしひと》つが一斗《と》二升《しよう》五合《がふ》に當《あた》るわけだから、なるほど贅澤屋《ぜいたくや》にちがひないが、無駄《むだ》の方《はう》の親玉《おやだま》は、何《なん》といツても將軍家《しやうぐんけ》の臺所《だいどころ》で、例《れい》の天保改革當時《てんぽうかいかくたうじ》、上様《うへさま》お菓子御用《くわしごよう》と稱《しよう》して、本丸《ほんまる》だけに使用《しよう》される白砂糖《しろざたう》が、一日《にち》千斤《ぎん》づゝに及《およ》んだ。年《ねん》に積《つも》ツて三十六萬斤《まんぎん》、いかに大身代《おほしんだい》でも、お菓子《くわし》の御用《ごよう》には多過《おほす》ぎるといふので、膳番《ぜんばん》の役人《やくにん》が評議《ひやうぎ》の上《うへ》、一應見分《おうけんぶん》すると申渡《まをしわた》したところ、膳所《ぜんしよ》の者《もの》どもは平然《へいぜん》として、いかにも御見分《ごけんぶん》を受《う》けませうといふから、早速立會《さつそくたちあ》ツて見《み》ると、大《おほ》きな半切桶《はんぎりをけ》に砂糖《さたう》を三百斤《きん》ほども入《い》れ、水《みづ》をざぶ〳〵と汲込《くみこ》んで、白木《しらき》の棒《ぼう》で攪拌《かきまは》しながら、この砂糖《さたう》には砂《すな》が澤山混《たくさんまじ》ツてゐる、それでも用《もち》ひて苦《くる》しうないかといふ。砂《すな》の混《まじ》ツた品《しな》では、御用《ごよう》に立《た》つまいと答《こた》へると、せゝら笑《わら》ひながら都合《つがふ》三度《と》まで、同《おな》じことを繰返《くりかへ》して、初《はじ》めてこれなら宜《よろ》しいといふから、砂《すな》の混《まじ》ツたといふ砂糖《さたう》は、どうするかと見《み》てゐると、惜氣《をしげ》もなく桶《をけ》を覆《くつが》へして、ざア〳〵と水《みづ》に流《なが》し棄《す》てゝしまツたので、膳番《ぜんばん》の衆《しう》も呆《あき》れたといふのだ。やかましい改革沙汰《かいかくざた》に對《たい》する、反抗《はんかう》の態度《たいど》であツたことは明《あきら》かだが、食物《たべもの》に冗費《じようひ》をかけるには、こんなことでもする以外《いぐわい》に、術《すべ》がないからである。

近頃《ちかごろ》のいはゆる成金時代《なりきんじだい》に、政商《せいしやう》などが客《きやく》をする場合《ばあひ》に、一人前《にんまへ》五十圓《ゑん》・百圓《ゑん》といふやうな料理《れうり》を註文《ちゆうもん》して、心《こころ》ある者《もの》を顰蹙《ひんしゆく》せしめた例《れい》は度々《たび〳〵》聞《き》いたが、いくら魚《さかな》が高《たか》いといツても、一人《ひとり》で原價拾圓《げんかじふゑん》の材料《ざいれう》は容易《ようい》に食《た》べられぬ。普通《ふつう》の健啖家《けんたんか》で實行《じつかう》し得《う》るのは、先《ま》づ海老《えび》位《くらゐ》のものだらうといはれる。日本《につぽん》に生産《せいさん》する魚介類《ぎよかいるゐ》で、最《もつと》も高價《かうか》なのは海老《えび》であるが、近海《きんかい》の活《い》きた車海老《くるまえび》で、市場《しぢやう》の平均値段《へいきんねだん》を、貫當《くわんあた》り二拾圓《じふゑん》とすると、拾圓《じふゑん》に五百匁《もんめ》である。一尾《び》二十匁前後《もんめぜんご》だと、相當大《さうたうおほ》きい方《はう》だから、それを二十五尾《び》も平《たひら》げたら、大抵健啖家《たいていけんたんか》でもげんなりする筈《はず》だ。そこで問題《もんだい》は加工費《かこうひ》である。加工費《かこうひ》は調《てう》理人《りにん》の腕次第《うでしだい》、供《きよう》する家《いへ》の格次第《かくしだい》だから、一流《りう》を以《もつ》て任《にん》ずることになると、先《ま》づ家屋庭園《かをくていゑん》から、客室《きやくしつ》の設備《せつび》、調度《てうど》、饌具等《せんぐとう》、相當《さうたう》の留意《りうい》を要《えう》するので、固定資金《こていしきん》の利分《りぶん》をも、經營費《けいえいひ》に加《くは》へなければならぬが、これには際限《さいげん》と標準《へうじゆん》がないから、當面《たうめん》の問題《もんだい》は調理技術《てうりぎじゆつ》である。

調理人《てうりにん》の特技《とくぎ》として、剝物《むきもの》といふことが重《おも》んぜられる。原料費《げんれうひ》の廉《やす》い大根《だいこ》だの、薯《いも》だの、人參《にんじん》だの、牛蒡《ごばう》だの、その他《た》いろ〳〵の食用材料《しよくようざいれう》を用《もち》ひて、盆景《ぼんけい》だの、魚鳥《ぎよてう》だの、調度《てうど》だの、人物《じんぶつ》だのと、いろいろの形《かたち》に作《つく》り上《あ》げて、宴席《えんせき》の景容《けいよう》にする。その精巧《せいかう》なものに至《いた》ツては、專門《せんもん》の彫刻家《てうこくか》・技術家《ぎじゆつか》を凌《しの》ぎ、よくも調理用《てうりよう》の庖丁刀《はうちやうたう》で、こんな密技《みつぎ》が出來《でき》るものだと、觀者《くわんじや》の舌《した》を捲《ま》かせるが、しかもたゞそれだけで、實際《じつさい》の食用《しよくよう》になるのではなく、いはゞ比較的廉《ひかくてきやす》い材料《ざいれう》を、比較的高《ひかくてきたか》い材料《ざいれう》に配《はい》して、共《とも》に評價《ひやうか》を釣上《つりあ》げるのが、最初《さいしよ》の趣旨《しゆし》であツた筈《はず》だから、技《わざ》に多少《たせう》の巧拙《かうせつ》はあツても、一人前《にんまへ》の調理人《てうりにん》なら、一應《おう》は皆心得《みなこゝろえ》てゐる。そこで所謂《いはゆる》「觀《み》る料理《れうり》・觀《み》せる料理《れうり》」になツたのだが、特別高價《とくべつかうか》な註文《ちゆうもん》となると、その位《くらゐ》のことでは追付《おつつ》かぬ。求《もと》められるのは新奇《しんき》な趣向《しゆかう》だが、調理技術《てうりぎじゆつ》には限《かぎ》りがあるので、苦《くる》しがツた揚句《あげく》が自然《しぜん》に降參《かうさん》した。特《とく》に玻璃製《はりせい》の容器《ようき》を誂《あつら》へ、中《なか》に海水《かいすゐ》を湛《たゝ》へて、活《いき》た鮮魚《せんぎよ》を泳《およ》がせ、そのまゝ土産《みやげ》に持歸《もちかへ》らせたといふのだ。成金時代《なりきんじだい》の豪華饗應《がうくわきやうおう》といツても、實質《じつしつ》はまアそんなものである。

今《いま》のところ材料費《ざいれうひ》として、最《もつと》も嵩《かさ》むのは果實類《くわじつるゐ》だ。溫室《をんしつ》メロンも、溫室葡萄《をんしつぶだう》も、近頃廉《ちかごろやす》くなツたとはいへ、魚介類《ぎよかいるゐ》に比《くら》べるとずツと高《たか》い。それだけは客《きやく》も心得《こゝろえ》てゐて、寧《むし》ろ買被《かひかぶ》ツてさへゐるのは、「食《しよく》後《ご》の果物《くだもの》」といふことを、西洋渡來《せいやうとらい》の新說《しんせつ》と心得《こゝろえ》て、古來日本《こらいにつぽん》の『菓子《くわし》』とあるのが、果實《くだもの》の意味《いみ》であツたことを、知《し》らぬ爲《ため》の錯覺《さくかく》であらう。ある有名《いうめい》な料理屋《れうりや》で、調理人《てうりにん》のストライキが起《おこ》ツた時《とき》、食《しよく》後《ご》の水菓子《みづぐわし》が値段《ねだん》の王《わう》で、料理《れうり》などは附《つ》けたりのやうに、安《やす》く扱《あつか》はれるのが心外《しんぐわい》だといふのが、一《ひと》つの理由《りいう》になツてゐたなども、笑《わら》へぬナンセンスである。たゞ普通《ふつう》の材料《ざいれう》も、謂《い》ふところのハシリ物《もの》となると、祝儀値段《しうぎねだん》として別格《べつかく》になる。一流料理屋《りうれうりや》の狙《ねら》ツたのはそこで、現《げん》に瀬戸內海《せとないかい》の櫻鯛《さくらだひ》の如《ごと》きも、初網《はつあみ》にかゝるのは極少數《ごくせうすう》だから、一貫目《くわんめ》百圓《ゑん》・二百圓《ゑん》でも羽《はね》が生《は》へ、季節《きせつ》の松茸《まつたけ》も九月上旬《ぐわつじやうじゆん》、京《けい》阪《はん》に近《ちか》い茸山《たけやま》の初荷《はつに》で、一斤《きん》（二百匁《もんめ》）百圓《ゑん》で取引《とりひき》が出來《でき》たとの報道《はうだう》に接《せつ》したことがある。かうなると金《かね》を嚙《か》むやうなものだが、金《かね》に糸目《いとめ》をつけない客《きやく》には、そんな物《もの》を當《あて》がツた方《はう》が、別待遇《べつたいぐう》として喜《よろこ》ばれ、料理屋《れうりや》としては採算《さいさん》になる上《うへ》、客種《きやくだね》を誇《ほこ》る上《うへ》からも、宣傳材料《せんでんざいれう》になるから、競《きそ》ふて糶上《せりあ》げることになる。また一面《めん》からいふと、いはゆる一流料理屋《りうれうりや》の客《きやく》は、常《つね》に美食《びしよく》に食飽《くひあ》きて、大抵榮養過剩《たいていえいやうくわじよう》になツてゐるから、それ以上攝取《いじやうせつしゆ》する必要《ひつえう》はなく、馳走《ちそう》の名分《めいぶん》さへ立《た》てば、料理《れうり》の價《あたひ》と榮養價《えいやうか》とは、反比例《はんぴれい》する方《はう》が合理的《がふりてき》といふ、珍現象《ちんげんしやう》を呈《てい》するのだから、これなどは論外《ろんぐわい》として、二流以下《りういか》の料理屋《れうりや》がこれに倣《なら》ひ、客《きやく》がまた引摺《ひきず》られて、榮養《えいやう》を眼目《がんもく》とすべき家庭《かてい》にまで、惡影響《あくえいきやう》を與《あた》へるに及《およ》んで、問題《もんだい》は再《ふたゝ》び還元《くわんげん》し、料理屋《れうりや》は自家《じか》の客《きやく》に對《たい》して、客《きやく》は自己《じこ》の行《ゆ》く料理屋《れうりや》に對《たい》して、新《あら》たなる認識《にんしき》の下《もと》に、出直《でなほ》さなければならぬといふのだ。

いくら榮耀《ええう》に餅《もち》の皮《かは》を剝《む》いても、餡子《あんこ》以外《いぐわい》の物《もの》は出《で》る道理《だうり》がない。權力《けんりよく》に任《まか》せて、財力《ざいりよく》に任《まか》せて、天下《てんか》の美味《びみ》を究《きは》めたつもりでも、一尾《び》の魚《さかな》、一株《ひとかぶ》の菜《な》すら、生産者《せいさんしや》以上《いじやう》の贅澤《ぜいたく》は許《ゆる》されない。天下《てんか》の美味《びみ》は原則《げんそく》として、漁師《れふし》と百姓《しやう》とに歸《き》してゐることを、生產者《せいさんしや》も消費者《せうひしや》も自覺《じかく》したら、初《はじ》めて軌道《きだう》に乘《の》るのである。

二、强精《きやうせい》食《しよく》の意《い》義《ぎ》

人間《にんげん》は健康《けんかう》でなくてはならぬ、そして長生《ながいき》もしなくてはならぬ。しかしあらゆる人類《じんるゐ》が、不老不死《ふらうふし》の工作《こうさく》をして、生通《いきどほ》しになるとしたら、どんなことになるか。生者必滅《せいじやひつめつ》の天理《てんり》を覆《くつが》へさうなどとは、出來《でき》ない相談《さうだん》だからよいやうなものゝ、いはゆるホルモン時代《じだい》の檢討《けんたう》は、こゝから發足《はつそく》しなければならぬ。ホルモンを補給《ほきふ》すれば若返《わかがへ》り得《う》る、藥用《やくよう》すれば强精劑《きやうせいざい》であり、食用《しよくよう》すれば强精食《きやうせいしよく》だといふ。藥《やく》用《よう》の方《はう》は問題外《もんだいぐわい》として、先《ま》づ「强精《きやうせい》」といふ言葉《ことば》の意味《いみ》である、廣義《くわうぎ》にも狹義《けふぎ》にも解釋《かいしやく》できる。若返《わかがへ》りたいと欲《ほつ》する者《もの》の多《おほ》くが、狹義《けふぎ》に解釋《かいしやく》してゐるとすれば、これまたわれ等《ら》の干與《かんよ》する限《かぎ》りではない。そこで廣義《くわうぎ》に解釋《かいしやく》すると、眞《しん》の食用者《しよくようしや》は、一生《しやう》を健康《けんかう》に送《おく》ツて、天壽《てんじゆ》を完《まつた》うし得《う》るわけだから、特《とく》に强精食品《きやうせいしよくひん》として、補給《ほきふ》を要《えう》する理由《りいう》はない。眞《しん》の食用《しよくよう》を怠《おこた》ツた者《もの》、年齡以上《ねんれいいじやう》に老衰《らうすゐ》したり、常《つね》に精氣《せいき》が缺乏《けつぼふ》してゐるとしたら、眞《しん》の食養《しよくやう》に目覺《めざ》めて、本道《ほんだう》を進《すゝ》むことに努《つと》めさへすればよい。病膏肓《やまひかうかう》に入《い》ツて、既《すで》に手遲《ておく》れを危《あや》ぶまれる場合《ばあひ》には、藥用《やくよう》として補給《ほきふ》する外《ほか》なからう。食用《しよくよう》としては補給量《ほきふりやう》に標準《へうじゆん》がないから、過《す》ぎると却《かへ》ツて副害《ふくがい》を生《しやう》じ、殊《こと》に狹義《けふぎ》の解釋者《かいしやくしや》には、多分《たぶん》の危險《きけん》を伴《ともな》ひ易《やす》い。先《ま》づ注意《ちゆうい》の肝要《かんえう》なことを、辨《わきま》へた上《うへ》でなくてはならぬ。

眞《しん》の食養《しよくやう》は一時的《じてき》の反應《はんおう》でなく、一生《しやう》の健康《けんかう》を保《たも》ち得《う》るのだから、假《か》りに分類《ぶんるゐ》して強精食《きやうせいしよく》と名《な》づけても、最《もつと》も理想的《りさうてき》な道理《だうり》である。要諦《えうてい》は一つである。自然《しぜん》の材料《ざいれう》を尊重《そんちよう》して、偏食《へんしよく》を戒《いまし》めること、その以外《いぐわい》にはない。

肉食動物《にくしよくどうぶつ》の生活《せいくわつ》を見《み》ると、野生《やせい》の猛獸《まうじう》などは、食料《しよくれう》とすべき動物《どうぶつ》を倒《たふ》すと、先《ま》づ第《だい》一に血液《けつえき》を吸《すゝ》る、次《つぎ》に腦髓《なうずゐ》を啖《くら》ふ、それだけで滿足《まんぞく》する時《とき》は、餘《あと》は棄《す》てゝ顧《かへり》みず、不足《ふそく》の場合《ばあひ》に肉《にく》を啖《くら》ふといふ。犬《いぬ》や猫《ねこ》の家畜《かちく》でも、本能的《ほんのうてき》に頸《くび》を咥《くわ》へ、そして最初《さいしよ》に頭《あたま》を啖《くら》ふか、或《ある》ひは臟物《ざうもつ》を貪《むさぼ》る。筆者《ひつしや》の家《うち》で惣菜《ざい》に、秋刀魚《さんま》を二つ切《ぎり》にして、振鹽《ふりしほ》をして置《お》いたのを、猫《ねこ》に取《と》られたことがある、二匹《ひき》の猫《ねこ》が一片《ひときれ》づつ、咥《くわ》へていッたといふから、併《あは》せて一尾《び》なくなッたかと思《おも》ふと、頭《あたま》の方《はう》だけ二尾《び》なくなッてゐた。

北海道《ほくかいだう》・樺太地方《からふとちはう》で、干鱈《ひだら》の作業《さげふ》を視《み》た人《ひと》の話《はなし》に、聯《れん》にして干《ほ》し並《なら》べてある肉《にく》の方《はう》へ、決《けつ》して猫《ねこ》が懸《かゝ》らない、それは廢物《はいぶつ》として棄《す》てる頭《あたま》や、臟物《ざうもつ》に飽食《はうしよく》してゐるからだといふ。

贅澤《ぜいたく》に馴《な》れた人間《にんげん》は、大抵《たいてい》な魚《さかな》の肉《にく》だけ食《く》ッて、頭《あたま》やアラを粗末《そまつ》にし、臟物《ざうもつ》に至《いた》ッては、棄《す》てゝ顧《かへり》みない人《ひと》が多《おほ》い。家畜《かちく》でも犬《いぬ》や猫《ねこ》は、最《もつと》も美味《うま》くて榮養《えいやう》の多《おほ》いところを食《く》ふのに、人間《にんげん》は不味《まづ》くて榮《えい》養《やう》の乏《とぼ》しいところを、贅澤《ぜいたく》のつもりで食《く》ツてゐるのだ。殊《こと》に東京《とうきやう》では近年《きんねん》まで、鳥《とり》でも魚《さかな》でも臟物《ざうもつ》となると、至《いた》ツて安《やす》く扱《あつか》はれたものだが、上方料理《かみがたれうり》の東漸《とうぜん》と、榮養料理《えいやうれうり》の提唱《ていしやう》とから、漸次用《ぜんじもち》ひられて來《く》るやうに、なツたにはなツたやうだが、しかもその調理《てうり》に方《あた》ツては、いろ〱の加工法《かこうはふ》が說《と》かれて、厭《いや》な者《もの》にも強《しひ》て侑《すゝ》めやうとするので、却《かへ》ツて普及《ふきふ》を阻《はゞ》む嫌《きら》ひがなしとしない。これ等《ら》は寧《むし》ろ餘計《よけい》なことで、家庭料理《かていれうり》はどこまでも簡單《かんたん》に限《かぎ》り、簡單《かんたん》なほど美味《うま》いといふ、根本觀念《こんぽんくわんねん》を植付《うゑつ》けてからでないと、本統《ほんと》の効果《かうくわ》は見《み》られないにきまツてゐる。例《たと》へば同《おな》じ鳥鍋《とりなべ》を突《つゝ》つくのでも、精肉《せいにく》ばかりのところよりは、モツ澤山《だくさん》と註文《ちゆうもん》するのが、今《いま》では定式《ぢやうしき》になツてゐる如《ごと》く、簡單《かんたん》で美味《うま》いといふことの、最《もつと》も代表的《だいへうてき》な一例《れい》だと思《おも》ふ。

鳥料理屋《とりれうりや》で作《つく》るモツ燒《やき》なども、もとはやはり上方《かみかた》から、東漸《とうぜん》して來《き》たものらしく、醬油《しやうゆ》と味醂《みりん》とを等分《とうぶん》に合《あは》せ、或《ある》ひは味醂《みりん》の代《かは》りに、酒《さけ》と砂糖《さたう》とを加《くは》へて、一旦煮立《たんにた》せたタレを用意《ようい》して置《お》き、適宜《てきぎ》に切《き》ツた臟物《ざうもつ》を竹串《たけぐし》に刺《さ》して、さツと炙《あぶ》ツてはタレに浸《つ》け、二三度繰返《どくりかへ》して燒上《やきあ》げるか、最初《さいしよ》に暫《しばら》くタレに浸《つ》けてから、附燒《つけやき》にしてもよく、燒上《やきあが》ツたところへ粉山椒《こさんせう》をふりかけ、熱《あつ》い中《うち》に賞翫《しやうくわん》するのだが、タレを煮立《にた》せるのが面倒《めんだう》なら、味《あぢ》を合《あは》せてよく攪廻《かきまは》したゞけでも間《ま》に合《あ》ふ。しかしこれは美味《うま》いけれど、舌《した》に泥《なつ》んで多《おほ》くは食《た》べられず、多《おほ》く食《く》ツては經濟《けいざい》に影響《えいきやう》し、食過《くひす》ぎては健康《けんかう》にも影響《えいきやう》する。

最《もつと》も經濟的《けいざいてき》で、且《かつ》あツさりと美味《うま》いのは、野菜《やさい》を加《くは》へた臟物汁《ざうもつじる》だ。人參《にんじん》と、馬鈴薯《じやがいも》と、玉葱《たまねぎ》とを適宜《てきぎ》に切《き》ツて、汁《つゆ》たツぷりに充分《じうぶん》に煮込《にこ》み、材料《ざいれう》の畧《ほ》ぼ軟《やはら》かくなツた時分《じぶん》に、臟物《ざうもつ》と五分切《ぶぎり》の葱《ねぎ》とを入《い》れ、食鹽《しよくえん》と酒《さけ》とで好《この》みに調味《てうみ》し、葱《ねぎ》の煮加減《にかげん》を適度《てきど》として、椀《わん》に盛《も》ツたところへ胡椒《こせう》か、七色蕃椒《いろたうがらし》を振《ふ》り込《こ》む。美味《うま》いから幾杯《いくはい》でも代《か》へられ、また煮返《にかへ》しが利《き》くから、小人數《こにんずう》の家庭《かてい》でも、たツぷり作《つく》ツて無駄《むだ》にはならない。好《この》みでカレー粉《こ》を加《くは》へるもよし、少量《せうりやう》のメリケン粉《こ》を水溶《みづとき》して入《い》れ、淡《うす》いシチューのやうにしても結構《けつこう》だ。椀《わん》に盛《も》る時《とき》玉苣《たまちさ》を、生《なま》のまゝむしり込《こ》むと、見《み》た目《め》も味《あぢ》も共《とも》に引立《ひつた》つ。

魚《さかな》の方《はう》では白子《しらこ》の美味《うま》いことを、まだ知《し》らぬ人《ひと》が多《おほ》いらしい。眞子《まこ》（卵巣《らんさう》）の方《はう》だと、鯥《むつ》など昔《むかし》から珍重《ちんちやう》され、目《め》の玉《たま》の飛《と》び出《で》るやうな高價《かうか》を貪《むさぼ》られるが、白子《しらこ》だと殆《ほと》んど捨値《すてね》同様《どうやう》に扱《あつか》はれる。白子《しらこ》の豊富《ほうふ》で美味《うま》いのは、鯥《むつ》、鱈《たら》などを始《はじ》め、鯛《たひ》、鰆《さはら》、比良魚《ひらめ》などもよく、寒《さむ》い間《あひだ》なら鰤《ぶり》のでも捨《す》てられない。河豚《ふぐ》の白子《しらこ》は、特《とく》に愛好者《あいかうしや》の珍重《ちんちやう》するところだが、素人《しろうと》料理《れうり》は禁物《きんもつ》だから、これは別問題《べつもんだい》として、鱈《たら》のは通稱《つうしやう》を菊腸《きくわた》、また雲腸《くもわた》とも名《な》づけられ、懸崖作《けんがいづく》りの小菊《こぎく》のやうにも、雲形《くもがた》の長《なが》い紐《ひも》のやうにも見《み》え、景容《けいよう》も一寸《ちよつと》變《かは》ツてゐるが、淡味《たんみ》頗《すこぶ》る掬《きく》すべきものがある。白子《しらこ》は雄《をす》のホルモンだから、所《いは》謂《ゆる》強精食《きやうせいしよく》として効《かう》があり、適宜《てきぎ》に切《き》ツて味噌汁《みそしる》によく、チリ鍋《なべ》によく、淡醤油《うすじやうゆ》でさツと煮上《にあ》げたのも惡《わる》くない。氣味《きみ》が惡《わる》いといふ人《ひと》には、摺流《すりなが》して味噌汁《みそしる》に仕立《した》てると、知《し》らずに誰《たれ》でも舌皷《したづゝみ》を打《う》つ。眞子《まこ》は鯥《むつ》ばかりでなく、鯛《たひ》、鰆《さはら》、比良魚《ひらめ》、鱧《はも》、鱈《たら》、小《ちひ》さいところでは鱚《きす》、鰈《かれひ》、鯊《はぜ》など皆美味《みなうま》く、煮付《につけ》、鍋《なべ》、汁等《しるとう》、あるに任《まか》せ、量《りやう》に隨《したが》ひ、隨時適宜《ずゐじてきぎ》に用《もち》ひられる。眞子《まこ》の煮付《につ》けは、酒《さけ》と味醂《みりん》を等量《とうりやう》に合《あは》せ、食鹽少々《しよくえんせうせう》、砂糖少々《さたうせうせう》を加《くは》へて、最初《さいしよ》から材料《ざいれう》を入《い》れ、ぴたりと蓋《ふた》をして中火《ちうび》にかけ、充分火《じうぶんひ》の徹《とほ》ツたところで醤油《しやうゆ》を加《くは》へ、一沸《ひとたぎ》りしたら火《ひ》を止《と》めて一寸蒸《ちようとむ》らす。普通《ふつう》の煮魚《にざかな》は、汁《つゆ》の煮立《にた》ツたところへ入《い》れるのだが、眞子《まこ》や、白子《しらこ》や膽《きも》などは、膜《まく》が破《やぶ》れて内容《ないよう》が散《ち》るから、最初《さいしよ》から入《い》れることにする。材料《ざいれう》から水分《すゐぶん》が出《で》るから、別《べつ》に水《みづ》は加《くは》へるに及《およ》ばない。煮上《にあ》げた後《あと》の汁《しる》を薄《うす》めて、野菜類《やさいるゐ》を煮《に》ると美味《うま》く、春《はる》なら蕗《ふき》や、筍《たけのこ》や、莢豌豆《さやゑんどう》などに、罌粟粒《けしつぶ》のやうに零《こぼ》れた卵《たまご》のまぶしついたのが、一種《しゆ》の風情《ふぜい》で食味《しよくみ》をそゝる。

膽《きも》で珍重《ちんちやう》されるのは、河豚《ふぐ》を別《べつ》にして鮟鱇《あんかう》などだが、眞子《まこ》・白子《しらこ》と同《おな》じく、鯛《たひ》、鰆《さはら》、比良魚《ひらめ》、鱈《たら》など皆結構《みなけつこう》、鰻《うなぎ》の肝《きも》が精分《せいぶん》に富《と》んで、鳥目《とりめ》の藥《くすり》になることは、昔《むかし》から誰《だれ》でも知《し》ツてゐる。肝吸《きもすひ》と名《な》づけて、どこの鰻屋《うなぎや》でも出《だ》すのは、鰻《うなぎ》を割《さ》いた時出《ときで》る肝《きも》を、丹念《たんねん》に拵《こしら》へて用《もち》ひるので、肝《きも》に附《つ》いた紐狀《ひもじやう》の部分《ぶぶん》も、一寸位《すんぐらゐ》つけて切落《きりおと》し、髓《ずゐ》に含《ふく》んだ汚物《をぶつ》を扱棄《こきす》て、食鹽《しよくえん》を加《くは》へて熱湯《ねつたう》で湯掻《ゆが》き、吸物椀《すひものわん》に取《と》ツて晒《さら》し葱《ねぎ》を加《くは》へ、熱《あつ》い清汁《すまし》をかけるのが普通《ふつう》で、卸生姜《おろししやうが》の搾《しぼ》り汁《じる》を落《おと》すとよい。また竹串《たけぐし》に刺聯《さしつら》ねて、蒲焼《かばやき》のタレで附焼《つけやき》にしても、割醤油《わりした》で時雨煮風《しぐれにふう》にしてもよく、海鰻《あなご》の肝《きも》も同《おな》じに用《もち》ひられる。泥《すつ》鼈《ぽん》の生血《いきち》・生肝《いきぎも》となると、藥食《くすりぐ》ひにしても高級品《かうきふひん》に屬《ぞく》するが、鯉《こひ》の青肝《あをぎも》だけは、過《あやま》ツて潰《つぶ》しでもすると、苦味《にがみ》と臭《くさ》みが容易《ようい》に取《と》れないので、料理人《れうりにん》の耻辱《ちじよく》となツてゐるが、その他大抵《たたいてい》の魚《さかな》の肝《きも》は、小《ちひ》さいからとて棄《す》てるのは勿體《もつたい》ない。アラと一緒《しよ》に煮《に》つけても、チリや味噌汁《みそしる》に入《い》れてもよい。鮟鱇《あんかう》の肝《きも》は、熱湯《ねつたう》で湯掻《ゆが》いたのを適宜《てきぎ》に切《き》り、共酢《ともず》と名《な》づけて調味酢《てうみす》に漬《つぶ》し込《こ》むか、酢味噌《すみそ》に擂混《すりま》ぜたのを、湯掻《ゆが》いた肉《にく》や皮《かは》につけて賞美《しやうび》されるが、一般向《ばんむ》きには鍋《なべ》で煮食《にぐ》ひか、味噌汁《みそしる》にでも一緒《しよ》に入《い》れると、競《きそ》ツて眞先《まつさき》に上《あ》げられる。鱈《たら》は漁獲《ぎよくわく》の多《おほ》い上《うへ》、肝《きも》がまた太《ふと》いので、一部《ぶ》から肝油《かんゆ》を採《と》る外《ほか》、大部分《だいぶぶん》は肥料《ひれう》にされてゐるが、先年《せんねん》ボイルして鑵詰《くわんづめ》に、試作《しさく》されたのを見《み》たことがある。研究《けんきう》に不充分《ふじうぶん》な點《てん》があツて、普及《ふきふ》するまでに至《いた》らぬやうだが、今一息《いまひといき》で成功《せいこう》したら、臓物界《ざうもつかい》の福音《ふくいん》といへやう。その他數《たかず》ある鹽辛類《しほからるゐ》が、いづれも臓物《ざうもつ》の利用《りよう》であり、大抵食過《たいていくひす》ぎたら逆上《のぼせ》るぞといはれ、また九州北西部《しうほくせいぶ》へかけては、鯨《くぢら》の臓物料理《ざうもつれうり》を以《もつ》て、天下《てんか》の珍味《ちんみ》と誇《ほこ》ツてゐる等《とう》、ホルモンの名《な》は知《し》らなくとも、いかに昔《むかし》の日本人《にツぽんじん》が、強精乃至榮養食品《きやうせいないしえいやうしよくひん》に、通《つう》じてゐたかはわかる筈《はず》だ。

ホ、精《じやう》進《じん》料《れう》理《り》新《しん》義《ぎ》

精進料理《しやうじんれうり》は不味《まづ》いものと、頭《あたま》からきめてかゝツてゐる人《ひと》がある。飛《と》んでもないことである。精進物《しやうじんもの》の味《あぢ》のわからない人《ひと》に、本統《ほんと》の食味《しよくみ》を談《だん》ずる資格《しかく》はないのである。精進料理《しやうじんれうり》には榮養價《えいやうか》が乏《とぼ》しい、精《しやう》進料理《じんれうり》ばかり食《く》ツてゐたのでは、健康《けんかう》が保《たも》てないやうに信《しん》じ、また說《と》いてゐる人《ひと》がある。飛《と》んでもないことである。實際《じつさい》は精進料理《しやうじんれうり》こそ、眞《しん》の健康食《けんかうしよく》なのである。肉食《にくしよく》は過《す》ぎると害《がい》になるけれど、足《た》りない方《はう》に害《がい》は少《すくな》い。これに反《はん》して菜食《さいしよく》は、過《す》ぎても害《がい》が少《すくな》い代《かは》りに、不足《ふそく》すると忽《たちま》ち健康《けんかう》を害《がい》する。食養上《しよくやうじやう》に缺《か》くべからざるものは、寧《むし》ろ野菜類《やさいるゐ》――卽《すなは》ち精進物《しやうじんもの》である。

古來肉類《こらいにくるゐ》のことを美物《びぶつ》、野菜類《やさいるゐ》のことを蔬物《そぶつ》といひ慣《なら》はし來《きた》ツたのは、主《しゆ》として需給《じゆきふ》の關係《くわんけい》と、いはゆる大衆《たいしう》の味覺《みかく》とを標準《へうじゆん》としたもので、眞《しん》に陶冶《たうや》されたる味覺《みかく》、若《も》しくは食養《しよくやう》に根據《こんきよ》を置《お》いたものではない。いはゆる大衆《たいしう》の味覺《みかく》、陶冶《たうや》されざる味覺《みかく》は、すべて本能《ほんのう》から發《はつ》する。本能《ほんのう》の力《ちから》の大《おほ》きなことはいふまでもないけれど、發《はつ》するがまゝに任《まか》せて制禦《せいぎよ》を怠《おこた》ると、恐《おそ》るべき惡果《あくくわ》を釀成《じやうせい》することは、幾多《いくた》の實例《じつれい》が立證《りつしよう》してゐる。適當《てきたう》に調節《てうせつ》すべき使命《しめい》を有《も》つものが文化人《ぶんくわじん》である。曠世《くわうせい》の大宗教家《だいしうけうか》であると同時《どうじ》に、當時《たうじ》の大科學者《だいくわがくしや》であツた釋尊《しやくそん》が、熱帶地方《ねつたいちはう》である印度民族《いんどみんぞく》に、肉類《にくるゐ》の過食《くわしよく》を警《いまし》めたのも、後人《こうじん》の忖度《そんたく》するやうな、迷信關係《めいしんくわんけい》などでは無論《むろん》なく、專《もつぱ》ら同信者《どうしんじや》の健康《けんかう》を、顧慮《こりよ》した結果《けつくわ》であることはいふまでもない。これを聽《き》かず、用《もち》ひなかツた背信者《はいしんじや》の群《むれ》に、今《いま》の壞血症《くわいけつしやう》といふが如《ごと》き、恐《おそ》るべき天譴《てんけん》の下《くだ》ツたことは、多《おほ》くの文獻《ぶんけん》がこれを物語《ものがた》ツてゐる。

印度地方《いんどちはう》に比《くら》べると、溫帶圈《をんたいけん》にある日本民族《につぽんみんぞく》には、やゝ多《おほ》くの脂肪分《しばうぶん》を必要《ひつえう》とする關係《くわんけい》から、佛教徒《ぶつけうと》の食養《しよくやう》に、一大革命《だいかくめい》を起《おこ》したのが、眞宗《しんしう》の開祖親鸞《かいそしんらん》で、僧侶《そうりよ》にも肉食《にくじき》を解禁《かいきん》したが、同時《どうじ》に精進日《しやうじんび》なるものを定《さだ》めたことは、前《まへ》に記《しる》した(『料理維新《れうりゐしん》』參照《さんせう》)。肉親《にくしん》・長上《ちやうじやう》の忌辰《きしん》には、特《とく》に肉食《にくじき》を禁斷《きんだん》して、精進物《しやうじんもの》を攝《と》らしめるといふので、實《じつ》は食養調節《しよくやうてうせつ》の一方便《はうべん》であツた。しかもこの精進日《しやうじんび》は、年《とし》を取《と》るに隨《したが》ツて、增加《ぞうか》するのが當然《たうぜん》だから、比較的多《ひかくてきおほ》くの脂肪並《しばうなら》びに蛋白《たんぱく》を必要《ひつえう》とする少靑年期《せうせいねんき》——卽《すなは》ち發育時代《はついくじだい》には、或《あ》る程度《ていど》まで肉類《にくるゐ》を多食《たしよく》してもよいが、人體《じんたい》としての完成期以後《くわんせいきいご》——卽《すなは》ち壯老年《さうらうねん》に及《およ》んでは、なるべく精進物《しやうじんもの》を多食《たしよく》せしめる、それが保健《ほけん》の第一條件《だいでうけん》であるといふ、方便《はうべん》としても最《もつと》も合《がふ》理的《りてき》な、主張提唱《しゆちやうていしやう》であツたわけである。こゝにいふ肉食《にくじき》とは、無論日本《むろんにつぽん》に多產《たさん》する、水產肉類《すゐさんにくるゐ》を主《しゆ》とし、從《じう》として鳥獸肉《てうじうにく》を意味《いみ》するのだが、四面環海《めんくわんかい》であり、到《いた》るところに山野起伏《さんやきふく》し、湖沼河川《こせうかせん》の開通《かいつう》する日本《にっぽん》でも、材料《ざいれう》として豐富《ほうふ》に生産《せいさん》するのは、やはり陸上《りくじやう》の穀菜類《こくさいるゐ》であるから、需要供給《じゆえうきようきふ》の關係《くわんけい》上《じやう》、價《あたひ》の高《たか》い肉類《にくるゐ》を美物《びぶつ》とし、比較的低《ひかくてきひく》い野菜類《やさいるゐ》を蔬物《そぶつ》といッたのは、一種《しゆ》の事大思想《じだいしさう》を物語《ものがた》るものでもあッたのだ。

そこで之《これ》を要《えう》するに、味覺《みかく》の眞《しん》に洗煉《せんれん》され、陶冶《たうや》されたといひ得《う》るのは、少青年期《せうせいねんき》の肉食盲愛時代《にくしよくまうあいじだい》を經《へ》て、體質的《たいしつてき》に完成《くわんせい》した壯年期《さうねんき》以後《いご》の、菜食渇仰時代《さいしよくかつかうじだい》に入《い》ッてからといふことになる。これは生理《せいり》的《てき》にであるが、趣味《しゆみ》と、教養《けうやう》と、慣習《くわんしふ》とによッては、これを促進《そくしん》し、或《ある》ひは助成《じよせい》して、後天的《こうてんてき》に嗜好《しかう》の改變《かいへん》を、早《はや》めることができると同時《どうじ》に、放任《はうにん》して置《お》くと一生《しやう》を終《をは》るまで、食養的《しよくやうてき》に目覺《めさ》めない人《ひと》もある。あるのではなく、多《おほ》いのが現狀《げんじやう》である。魚鳥肉類《ぎよてうにくるゐ》のみで足《た》れりとせず、獸肉食《じうにくしよく》の提唱奬勵《ていしやうしやうれい》が旺《さか》んになるに隨《したが》ひ、食料《しよくれう》に原因《げんいん》する疾患者《しつくわんじや》の數《すう》が、近年非常《きんねんひじやう》に增加《ぞうか》したといはれるのも、一にこの點《てん》に目覺《めさ》めず、本能《ほんのう》の自恣《じし》に任《まか》せて、風土《ふうど》と傳統《でんとう》とを無視《むし》せる、外來《ぐわいらい》の榮養學《えいやうがく》を鵜呑《うのみ》にした結果《けつくわ》である。

豆腐《とうふ》と大根《だいこ》との味《あぢ》がわかるやうになッて、初《はじ》めて眞《しん》の食味《しよくみ》を談《だん》ずるに足《た》るといふのが、日本料理《にっぽんれうり》鑑《かん》賞《しやう》の基準《きじゆん》である。そしてこれが解《わか》るやうになるのは、尠《すくな》くとも三十歲以上《さいいじやう》、多《おほ》くは四十の聲《こゑ》がかゝッてからといはれるが、趣味《しゆみ》と教養《けうやう》と慣習《くわんしふ》とによツては、早《はや》く二十臺《だい》で達《たつ》する人《ひと》もあり、五十を過《す》ぎても到《いた》り得《え》ぬ人《ひと》があること、前《まへ》に述《の》べた通《とほ》りである。ところでその人々《ひとびと》の健康狀態《けんかうじやうたい》を檢《けん》すると、殆《ほと》んど除外例《ぢよぐわいれい》なしに、早《はや》く達《たつ》し得《え》たものは健康《けんかう》であり、つひに到《いた》り得《え》ないものは虚弱《きよじやく》である。一面《めん》また四十歳《さい》を超《こ》えると、多《おほ》く健康體《けんかうたい》になり得《う》るといはれるのも、好惡《かうを》に拘《かゝ》はらず、生理的《せいりてき》に、多少共《たせうとも》この影響《えいきやう》を受《う》ける關係《くわんけい》であり、好《この》んでこれを攝《と》る者《もの》は、悉《ことごと》く健康長壽《けんかうちやうじゆ》である。眞《しん》に食味《しよくみ》を解《かい》する者《もの》に對《たい》しては、美味《びみ》と榮養《えいやう》とが兩立《りやうりつ》するといふ所以《ゆゑん》も、こゝに存《そん》するのである。

精進《しやうじん》とは本能《ほんのう》の自恣《じし》を抑《おさ》へて、解脱《げだつ》の門《もん》に參入《さんにふ》すべく、身神《しんしん》を修養《しうやう》するの謂《いひ》である。佛教徒《ぶつけうと》が修行《しゆぎやう》の道程《だうてい》として、口《くち》にいはゆる美物《びぶつ》を絶《た》ち、蔬物《そぶつ》に甘《あま》んずるの風《ふう》を興《おこ》してから、肉類《にくるゐ》を禁斷《きんだん》する料理《れうり》を、すべて精進《しやうじん》と呼《よ》ぶやうになツたので、本來精進料理《ほんらいしやうじんれうり》とは、修養料理《しうやうれうり》の義《ぎ》である。修養《しうやう》を經《へ》ずしていかなる事理《じり》でも、堂奥《だうあう》に徹底《てつてい》し得《え》ないと同《おな》じく、單《たん》なる味覺《みかく》の上《うへ》のみからいツても、精進料理《しやうじんれうり》の洗《せん》禮《れい》を經《へ》ずして、達《たつ》し得《う》る道理《だうり》はないのだが、同《おな》じ道《みち》を行《ゆ》くのでも、引摺《ひきず》られてやむを得《え》ず歩《あゆ》むのと、自《みづか》ら勇往邁進《ゆうわうまいしん》するのとでは、本質的《ほんしつてき》に異《ことな》ると同時《どうじ》に、功徳《くどく》に於《おい》ても霄壤《せうじやう》の差《さ》がある。

美物《びぶつ》を絶《た》ツて蔬物《そぶつ》に甘《あま》んずる、いや〱ながら追從《つゐじう》する者《もの》は、忽《たちま》ち苦痛《くつう》を愬《うつた》へて、退轉《たいてん》するか邪道《じやだう》に逸《そ》れる。精進料理《しやうじんれうり》を不味《まづ》いものと極《き》めて、せめて美物《びぶつ》に外觀《ぐわいくわん》だけでも似《に》せ、または名稱《めいしよう》なりとも通《かよ》はせて、僅《わづ》かに自《みづか》ら慰《なぐさ》めんとする料理《れうり》、さては自《みづか》ら慰《なぐさ》めると同時《どうじ》に、他《た》をも惑《まど》はすやうな料理《れうり》、たとへば刺身《さしみ》や、蒲鉾《かまぼこ》、鰹節《かつぶし》などに擬《なぞ》らへた獻立《こんだて》、鴫燒《しぎやき》、雉子燒《きじやき》、狸汁等々《たぬきじるとう〱》、所詮《しよせん》は座興《ざきよう》に過《す》ぎぬとはいへ、さも物欲《ものほ》しさうに見《み》え聞《きこ》えて、創製者《さうせいしや》若《も》しくは命名者《めいめいしや》の心事《しんじ》が、推測《おしはか》られるやうな料理《れうり》は、いかに外觀《ぐわいくわん》や調味《てうみ》の上《うへ》に、優《すぐ》れた技巧《ぎかう》が施《ほどこ》されてゐても、動機《どうき》に於《おい》て退轉《たいてん》であり、邪道《じやだう》だといふに憚《はゞか》らぬのである。美物《びぶつ》・蔬物《そぶつ》の假名《けみやう》に拘泥《こうでい》せず、人爲的《じんゐてき》の評價《ひやうか》を超越《てうゑつ》して、眞《しん》に物《もの》の本質《ほんしつ》に徹《てつ》すれば、およそいかなる材料《ざいれう》にも、自然《しぜん》の美味《びみ》と榮養價《えいやうか》とは備《そな》はる、それを闡明《せんめい》し活用《くわつよう》することが、修養料理《しうやうれうり》の本義《ほんぎ》だとして、專念精進《せんねんしやうじん》するに於《おい》ては、たとへ路傍《ろばう》の一草根《さうこん》と雖《いへど》も、忽《たちま》ち魂《たましひ》が躍動《やくどう》して、口《くち》には美味《びみ》として感《かん》じられ、體《からだ》には榮養《えいやう》となツて現《あら》はれる、活《い》かした料理《れうり》こそ、眞《しん》の精進料理《しやうじんれうり》なのである。

修養途上《しうやうとじやう》の方便《はうべん》としては、必《かなら》ずしも在來《ざいらい》の手法《しゆはふ》に囚《とら》はれず、植物性《しよくぶつせい》の材料《ざいれう》である場合《ばあひ》、動物性《どうぶつせい》の煮出《だし》を用《もち》ひても、やはり精進料理《しやうじんれうり》と呼《よ》んで、差支《さしつか》へないと思《おも》ふのである。いはゆる精進物《しやうじんもの》の調理《てうり》に、腥物《なまぐさ》の煮出《だし》を用《もち》ひては、眞《しん》の精進《しやうじん》にならぬといふやうな、在來《ざいらい》の囚《とら》はれた觀念《くわんねん》が、いかに精進料理《しやうじんれうり》を不味《まづ》くし、或《あ》ひは不味《まづ》い物《もの》に感《かん》ぜしめたか知《し》れぬ。本能《ほんのう》の自恣《じし》を戒《いまし》める意味《いみ》の精進《しやうじん》には、すべていはゆる蔬物《そぶつ》に徹《てつ》することが、眞義《しんぎ》であるかも知《し》れぬけれど、佛前《ぶつぜん》などに供《きやう》する場合《ばあひ》、形式《けいしき》のみにさうするのであツたら、却《かへ》ツて本統《ほんとう》の精進《しやうじん》にはならず、單《たん》なる迷信《めいしん》に過《す》ぎぬことになる。固《もと》より精進料理《しやうじんれうり》には、精進料理《しやうじんれうり》の特色《とくしよく》があるから、在來《ざいらい》の手法《しゆはふ》に准據《じゆんきよ》しても、技《わざ》に熟練《じゆくれん》さへすれば、腥物《なまぐさ》の煮出《だし》を用《もち》ひなくても、美味《びみ》な調理《てうり》はできる筈《はず》だけれど、その熟練《じゆくれん》が一般人《はんじん》には、一朝《てう》一夕《せき》といふ譯《わけ》に行《ゆ》かぬ、そこで用《もち》ひる方便《はうべん》である。況《いは》んや調味《てうみ》の原則《げんそく》として、動物性《どうぶつせい》の材料《ざいれう》には、植物性《しよくぶつせい》の煮出《だし》が調和《てうわ》し、植物《しよくぶつ》性《せい》の材料《ざいれう》には、動物性《どうぶつせい》の煮出《だし》が適《てき》するに於《おい》てをやである。天《てん》の配劑《はいざい》を重《おも》んずるのであるから、方便以《はうべんい》上《じやう》の眞理《しんり》だともいへる。

親鸞《しんらん》ほどには及《およ》ばずとも、これまた食養上《しよくやうじやう》の一革命《かくめい》であらう、これによツて一般《ぱん》の精進料理《しやうじんれうり》が美味《うま》くなり、美味《うま》いと感《かん》ぜられるやうになツたら、外觀《ぐわいくわん》や名稱《めいしよう》の模擬《もぎ》によツて、當面《たうめん》を糊塗《こと》せんとするが如《ごと》き、インチキな精進料理《しやうじんれうり》法《はふ》に比《くら》べて、遙《はる》かに意義《いぎ》のあることだと思《おも》ふ。

へ、乾《かん》物《ぶつ》類《るゐ》再《さい》認《にん》識《しき》

いはゆる精進物《しやうじんもの》の中《うち》で、重要《ぢゆうえう》な地位《ちゐ》を占《し》めるのは乾物《かんぶつ》だ。日本傳來《につぽんでんらい》の食品貯藏法《しよくひんちよざうはふ》による、鹽藏品《えんざうひん》も乾燥品《かんさうひん》も、共《とも》に『延喜式《えんぎしき》』に出《で》てゐる位《くらゐ》だから、起源《きげん》が更《さら》にずッと古《ふる》いことは明《あきら》かであり、殊《こと》に主食《しゆしよく》物《ぶつ》たる米《こめ》を始《はじ》め、麥《むぎ》、豆《まめ》、粟《あは》、黍《きび》、稗等《ひえとう》、その他《た》多《おほ》くの穀類《こくるゐ》は、もと〳〵乾燥貯藏《かんさうちよざう》するやうに出來《でき》てゐるのだから、その意味《いみ》からいふと乾燥品《かんさうひん》は、食料《しよくれう》の大部分《だいぶぶん》を占《し》めることになるが、同《おな》じ鹽藏品《えんざうひん》でも、鹽物《しほもの》と呼《よ》ぶのは魚介類《ぎよかいるゐ》で、野菜《やさい》の方《はう》は漬物《つけもの》といふ如《ごと》く、乾燥品《かんさうひん》の穀類《こくるゐ》を除外《ぢよぐわい》して、魚介類《ぎよかいるゐ》は干物（ひもの）と呼《よ》び、いはゆる精進物《しやうじんもの》に限《かぎ》ッて、乾物（かんぶつ）といふ慣《なら》ひだから、こゝに擧《あ》げる乾物《かんぶつ》も、便宜上植物性《べんぎじやうしよくぶつせい》に限《かぎ》ることにする。但《た》だ精進物《しやうじんもの》といッたからとて、必《かなら》ずしも僧院《そうゐん》や佛事《ぶつじ》にのみ、用《もち》ひられる意味《いみ》ではなく、一般國民《ばんこくみん》の日常食《にちじやうしよく》として、優越《いうゑつ》な地位《ちゐ》を認《みと》むべきが、主眼《しゆがん》であることはいふまでもない。

乾物《かんぶつ》の種類《しゆるゐ》も數多《あまた》あるが、最《もつと》も榮養價《えいやうか》の勝《すぐ》れた點《てん》で、代表的《だいへうてき》といはれるのは、前《まへ》に述《の》べた椎茸《しひたけ》を始《はじ》め、凍豆腐《こほりどうふ》と、麩《ふ》と、湯波《ゆば》とを四絶《ぜつ》とし、配《はい》するに海藻類《かいさうるゐ》を以《もつ》てすれば、略《ほ》ぼ大要《たいえう》を盡《つく》し得《う》るかと思《おも》ふので、端的《たんてき》にその實用法《じつようはふ》を擧《あ》げて見《み》る。

【凍豆腐《こほりどうふ》の戻《もど》し方《かた》】　蛋白質《たんぱくしつ》五十%、脂肪《しばう》二〇%、凍豆腐《こほりどうふ》を四片《きれ》食《く》へば、大人《おとな》の榮養量《えいやうりやう》を充《みた》し得《う》るといふ、結構《けつこう》な食品《しよくひん》を「あんなまづいものはない」といッて、殊《こと》に關東人《くわんとうじん》の多《おほ》くが顧《かへり》みないのは、恐《おそ》らく戻《もど》し方《かた》が悪《わる》いか、或《あ》ひは知《し》らないかの爲《ため》と思《おも》はれる。そこで近頃《ちかごろ》は、アク戻《もど》しを要《えう》さないといふ、新製品《しんせいひん》も出《で》てゐるが、やはり原則《げんそく》として、戻《もど》し方《かた》を心得《こゝろえ》て置《お》かないと、不都合《ふつがふ》な場合《ばあひ》が多《おほ》いやうだ。普通《ふつう》には重曹《ぢゆうさう》を湯《ゆ》に溶《と》かして、その中《なか》に暫《しばら》く浸《ひた》して置《お》けば、軟《やはら》かく戻《もど》るわけだけれど、重曹《ぢゆうさう》の量《りやう》が多《おほ》過《す》ぎたり、湯《ゆ》が熱過《あつす》ぎたりすると、軟《やはら》かくなり過《す》ぎて形《かたち》が崩《くづ》れたり、風味《ふうみ》を損《そん》する場合《ばあひ》もあるから、そこへ少量《せうりやう》の食鹽《しよくえん》を加《くは》へ、落《おと》し蓋《ぶた》をして置《お》くと、非常《ひじやう》な不良品《ふりやうひん》でない限《かぎ》り、絶對《ぜつたい》に戻《もど》り損《そこな》ひはないといツてよい。そこで湯《ゆ》を流《なが》し棄《す》てる一方《ぱう》、新《あたら》しい水《みづ》を靜《しづ》かに加《くは》へながら、輕《かろ》く兩掌《りやうて》にはさんで、白《しろ》い汁《しる》の出《で》なくなるまで絞《しぼ》り洗《あら》ひ、最後《さいご》に輕《かろ》く搾《しぼ》り上《あ》げて調理《てうり》すれば、必《かなら》ず馬鹿《ばか》にならぬ味《あぢ》であることがわかる。ひた〳〵位《ぐらゐ》の煮出汁《だし》に入《い》れて、砂糖《さたう》をたツぷり加《くは》へ、酒《さけ》と鹽《しほ》とで淡味《うすあぢ》をつけ、最後《さいご》に少量《せうりやう》の醬油《しやうゆ》で調味《てうみ》し、充分《じうぶん》に煮含《にふく》ませるのが普通《ふつう》で、また、一等美味《とうびみ》なのだが、一寸變《ちよつとかは》ツた調理法《てうりはふ》としては乾燥《かんさう》したまゝの凍豆腐《こほりどうふ》を、餠網《もちあみ》に載《の》せてこんがりと焙《あぶ》り、別《べつ》に淡味《うすあぢ》の汁《しる》をこしらへた中《なか》へ熱《あつ》い中《うち》に浸《ひた》すと、ぷうと膨《ふく》れて一種《しゆ》の風味《ふうみ》がある。名物高野山《めいぶつかうやさん》の即席料理《そくせきれうり》だ。

【麩食《ふしよく》に癌腫《がんしゆ》なし】　麩《ふ》といふと關東人《くわんとうじん》は、金魚《きんぎよ》の餌食《ゑじき》と輕蔑《けいべつ》し、關西《くわんさい》にも「ふあしらひ」などゝいふ、將棋《しやうぎ》擬《もど》きの惡洒落《わるじやれ》をいはれるが、いづれも優良品《いうりやうひん》を知《し》らないからにちがひない。良質《りやうしつ》の麩《ふ》は大部《だいぶ》分蛋白質《ぶんたんぱくしつ》で、榮養價《えいやうか》の高《たか》いことはいふまでもなく、同《おな》じ蛋白質《たんぱくしつ》でも、動物性《どうぶつせい》と植物性《しよくぶつせい》とでは、作用《さよう》に特異《とくい》があるものか、學者《がくしや》に訊《き》くとそんな筈《はず》はないといふことだから、さすれば蛋白質以外《たんぱくしついぐわい》のものに、何等《なんら》か別《べつ》の作用《さよう》があるか、癌腫《がんしゆ》のものが麩《ふ》を連食《れんしよく》すると、自然《しぜん》に解消《かいせう》するといはれ、また常食《じやうしよく》にすると、豫防《よばう》になるともいはれるやうになツた。尤《もつと》も癌腫《がんしゆ》の特効藥《とくかうやく》としては、藤蔓《ふぢづる》に生《しやう》ずる瘤《こぶ》（特《とく》に白藤《しらふぢ》がよいといふ）を煎《せん》じて、日常《にちじやう》の茶代《ちやがは》りに飲《の》むとか、海鼠《なまこ》を二三年連食《ねんれんしよく》すると、不思議《ふしぎ》に治癒《ちゆ》するといはれ、現《げん》に冬期《とうき》は容易《ようい》だけれど、季節以外《きせついぐわい》には不如意《ふによい》だから、乾燥品《かんさうひん》のキンコを利用《りよう》して、命拾《いのちびろ》ひをしたといふ話《はなし》も聞《き》いたが、學者《がくしや》の實驗《じつけん》でないから、學問的《がくもんてき》には認《みと》められないけれど、麩《ふ》の方《はう》は學者《がくしや》が提唱《ていしやう》して、實例《じつれい》など示《しめ》されるものだから、學問《がくもん》としての根據《こんきよ》はわからなくても、一般《ばん》の注意《ちゆうい》を惹《ひ》いたことは確《たし》かだ。いづれにしても消化《せうくわ》はよく、從《したが》ツて吸收《きふしう》がよいので、病人《びやうにん》や幼小兒《えうせうに》には、殊《こと》に推奬《すゐしやう》すべきだとなツてゐる。本統《ほんと》に美味《うま》いのは生麩《なまぶ》だが、便宜上《べんぎじやう》一般《ばん》には燒麩《やきぶ》が用《もち》ひられる。主産地《しゆさんち》は京《けい》阪地方《はんちはう》だが、地方的《ちはうてき》には山形縣《やまがたけん》の庄内《しやうない》、愛知縣《あいちけん》の津島《つしま》に優良品《いうりやうひん》ができる。水《みづ》に浸《つ》けて搾《しぼ》り上《あ》げる時《とき》、形《かたち》の崩《くづ》れるやうなのは劣等品《れつとうひん》、いくら煮《に》てもとろけないのを、良質《りやうしつ》と見《み》れば間違《まちが》ひはない。調理法《てうりはふ》もいろ〳〵研究《けんきう》されてゐるが、最《もつと》も簡單《かんたん》で本質《ほんしつ》を活《い》かすのは、結局吸物《けつきよくすひもの》と酢《す》の物《もの》、その他《た》は鍋物《なべもの》に配《はい》するのが一等《とう》だ。吸物《すひもの》は煮出汁《だし》に食鹽《しよくえん》と酒《さけ》、なるべく少量《せうりやう》の醬油《しやうゆ》で、好《この》みに調味《てうみ》して清汁《すまし》を作《つく》り、麩《ふ》は水《みづ》に軟《やはら》げて、搾《しぼ》り上《あ》げたのを入《い》れ、獨活《うど》、三つ葉《ば》、春菊《しゆんぎく》、芹《せり》などの香味料《かうみれう》を添《そ》へる。酢《す》の物《もの》は同《おな》じく搾《しぼ》り上《あ》げたのを、淡味《うすあぢ》に一旦《たん》下煮《したに》をすればよし、急《いそ》ぐ場合《ばあひ》にはそのまゝで、酢《す》、醬油《しやうゆ》、酒《さけ》と、等分《とうぶん》に合《あは》せた三杯酢《ばいず》に和《あ》へ、やはり香味《かうみ》のある野菜《やさい》を配《はい》する。炒胡麻《いりごま》を擂《あた》ッて三杯酢《ばいず》に伸《の》ばした、胡麻酢《ごまず》和《あ》へにしたのも賞翫《しやうくわん》に値《あたひ》する。優良品《いうりやうひん》は生麩《なまふ》でも燒麩《やきふ》でも、鍋物《なべもの》などに配《はい》した場合《ばあひ》、餅《もち》のやうに軟《やはら》かで、餅《もち》よりも微妙《びめう》な風味《ふうみ》がある。

【輕淡《けいたん》な湯波《ゆば》の味《あぢ》】　湯波《ゆば》は豆腐《とうふ》を作《つく》る時《とき》と同《おな》じく、搾《しぼ》ッて雪花菜《きらず》を除《のぞ》いた汁《しる》、即《すなは》ち豆乳《とうにう》ばかりを鍋《なべ》に入《い》れて煮立《にた》てると、牛乳《ぎうにう》を溫《あたゝ》める時《とき》のやうに、表面《へうめん》に薄皮《うすかは》が張詰《はりつ》める。それを引揚《ひきあ》げて乾燥《かんさう》するので、いはゞ豆腐《とうふ》のエキスのやうなもの、隨《したが》ッて蛋白《たんぱく》と脂肪《しばう》とに富《と》み、しかも消化《せうくわ》がよいといふのだから、老人子供《らうじんこども》にも理想的《りさうてき》といはれる道理《だうり》である。本場《ほんば》はやはり京都《きやうと》だが、大阪《おほさか》でも優良品《いうりやうひん》が出來《でき》、その他《た》どこでも製造《せいざう》される。關東《くわんとう》では先《ま》づ日光《につくわう》で、われ等《ら》自身《じしん》で行《ゆ》く時《とき》は勿論《もちろん》、知人《ちじん》に注文《ちゆうもん》する時《とき》でも、土産《みやげ》は必《かなら》ず湯波《ゆば》ときめてゐる。湯波《ゆば》にもいろ〳〵の種類《しゆるゐ》があり、本來白《ほんらいしろ》いのを普通《ふつう》とするが、見《み》た目《め》の感《かん》じから、食用黄粉《しよくようきこ》を加《くは》へた黄湯波《きゆば》、また形《かたち》によッて平湯波《ひらゆば》、糸湯波《いとゆば》、卷湯波《まきゆば》といふ風《ふう》に別《わか》れ、近《ちか》頃《ころ》は渦巻形《うづまきがた》に切《き》ツて、油《あぶら》に揚《あ》げたのなどもあるが、普遍的《ふへんてき》で調法《てうはふ》なのは平湯波《ひらゆば》だらう。ちよツと水《みづ》に浸《ひた》して引揚《ひきあ》げ、水氣《みづけ》を切《き》ツて適宜《てきぎ》に庖丁《はうちやう》すれば、淡味《うすあぢ》に煮含《にふく》めてよく、清汁《すまし》の實《み》によく、酢《す》の物《もの》、和《あ》へ物《もの》にも適《てき》し、冬分《ふゆぶん》は蒸鮨《むしずし》や五目飯《もくめし》に配《あしら》ひ、いろ〳〵の鍋料理《なべれうり》に用《もち》ひて、輕淡《けいたん》な味《あぢ》が喜《よろこ》ばれる。

【不老長生海藻類《ふらうちやうせいかいそうるゐ》】四面環海《めんくわんかい》の日本《につぽん》に、あらゆる海藻類《かいそうるゐ》を豐富《ほうふ》に生産《せいさん》することは、大《おほ》きな天《てん》の惠《めぐ》みとして、殊《こと》に感謝《かんしや》しなければならぬ。凡《およ》そ海藻類《かいそうるゐ》には、多量《たりやう》の沃度《ヨード》を含《ふく》み、その他《た》蛋白質《たんぱくしつ》、含水炭素《がんすゐたんそ》、ヴヰターミン等《とう》の榮養價《えいやうか》が高《たか》く、殊《こと》にアルカリ性《せい》の灰分《くわいぶん》に富《と》んでゐることは、日本人《につぽんじん》の如《ごと》く、酸性《さんせい》の米《こめ》を常食《じやうしよく》とする民族《みんぞく》に取《と》ツて、最《もつと》も肝要《かんえう》な食品《しよくひん》であるのみならず、海《うみ》に遠《とほ》い大陸地方《たいりくちはう》に、特有《とくいう》の疾患《しつくわん》とされる甲狀腺腫《かふじやうせんしゆ》が、實《じつ》は沃度《ヨード》の缺乏《けつぼふ》に原因《げんいん》するとわかツて以來《いらい》、日本《につぽん》に於《お》ける認識《にんしき》も、近頃《ちかごろ》はよほど改《あらた》まツて來《き》たやうだが、それも海苔《のり》を筆頭《ひつとう》として、昆布《こんぶ》・和布《わかめ》までは持囃《もてはや》されるが、荒布《あらめ》・鹿角《ひじ》菜《き》となると、まだ〳〵輕蔑《けいべつ》されてゐる。芝居《しばゐ》の河内山宗春《かうちやまそうしゆん》が、質屋《しちや》へ押借《おしがり》にいツて「お前《まへ》たちは鹿角《ひじ》菜《き》に油揚《あぶらあげ》ばかり食《く》ツてゐるから、いゝ智慧《ちゑ》が出《で》ないんだ」といふと、觀客《けんぶつ》は喜《よろこ》んでドツと笑《わら》ふが、飛《と》んでもない失言《しつげん》で、鹿角菜《ひじき》といひ油揚《あぶらあげ》といひ、精進物《しやうじんもの》中《ちう》の理想的食品《りさうてきしよくひん》に對《たい》する、大《おほ》きな冒瀆《ばうとく》といはねばならず、秦《しん》の始皇《しくわう》が徐福《じよふく》をして、東海《とうかい》に不老不死《ふらうふし》の藥《くすり》を求《もと》めしめたといふのも、實《じつ》は鮑《あはび》に海鼠《なまこ》と限《かぎ》らず、寧《むし》ろ昆布《こんぶ》、荒布《あらめ》、鹿角菜《ひじき》の類《るゐ》ではなかツたかと、新說《しんせつ》を出《だ》す人《ひと》がある位《くらゐ》で、現《げん》に最近盛《さいきんさか》んに海《かい》外《ぐわい》へ、輸出《ゆしゆつ》されるやうになツたのは事實《じじつ》だ。しかもいづれも乾物《かんぶつ》である。

【海苔《のり》の鑑別常識《かんべつじやうしき》】江戸《えど》以來《いらい》の名物《めいぶつ》、何《なん》といツても淺草海苔《あさくさのり》だが、近頃《ちかごろ》は原料《げんれう》を各地《かくち》から取寄《とりよ》せ、加《か》工《こう》だけ東京《とうきやう》でするといふもの、或《ある》ひは旣《すで》に加工《かこう》されたものに、商標《しやうへう》だけ附《つ》けるといふものもあるらしいが、本場《ほんば》の優良品《いうりやうひん》は、黑紫色《こくししよく》を帶《おび》て光澤《くわうたく》が强《つよ》く、日光《につくわう》に透《すか》すと靑色《あをいろ》に見《み》え、しかも芳香《かほり》の高《たか》いのが誇《ほこ》りだから、鑑別《かんべつ》の標準《へうじゆん》をそこに置《お》く。近頃《ちかごろ》は各地方共《かくちはうとも》、いろ〳〵研究向上《けんきうかうじやう》してゐるけれど、色澤《しきたく》と香氣《かうき》の點《てん》で、まだ不充分《ふじうぶん》を免《まぬか》れず、日本海方面《につぽんかいはうめん》のものは、概《がい》して漉方《すきかた》の厚《あつ》いのが特徵《とくちよう》だ。家庭《かてい》でこれを貯藏《ちよざう》する場合《ばあひ》、鐵葉《ブリキ》鑵《くわん》に入《い》れて置《お》くことは、どこでも實行《じつかう》されてゐるが、更《さら》にその底《そこ》へ炒麥《いりむぎ》か、炭《すみ》の粉《こな》でも入《い》れた上《うへ》へ、新聞用紙《しんぶんようし》などに包《つゝ》んで藏《しま》ふことにすると、入梅期《にふばいき》を越《こ》しても大抵安全《たいていあんぜん》である。また一度焙《どあぶ》ツた海苔《のり》でも、錫器《すゞき》に入《い》れて蓋《ふた》を固《かた》く密閉《みつぺい》して置《お》くと、數日間《すうじつかん》はそのまゝ使《つか》へる。味付海《あぢつけの》苔《り》や燒海苔《やきのり》の鑵入《くわんいり》になツてゐるのは、そのまゝ用《もち》ひられるから調法《てうはふ》で、使用《しよう》の都度注《つどちゆう》意《い》して、目張《めば》りして置《お》くことにすると、相當《さうたう》の期間貯藏《きかんちよざう》に堪《た》へる。半紙型《はんしがた》の海苔《のり》を焙《あぶ》る場合《ばあひ》には、裏《うら》を外《そと》にして二枚《まい》合《あは》せ、强火《つよび》で手早《てばや》く返《かへ》しながら、兩面同時《りやうめんどうじ》に火取《ひど》ることにすると、一層香味《そうかうみ》が活《いき》て來《く》る。一枚《まい》で足《た》りる場合《ばあひ》には、二つ折《をり》にして焙《あぶ》るのが定式《ぢやうしき》だ。熱《あつ》い中《うち》に折目《をりめ》をつけると、指先《ゆびさき》で容易《ようい》に截斷《せつだん》できるが、即座《そくざ》に兩掌《りやうて》で揉碎《もみくだ》いて、いはゆる揉海苔《もみのり》を拵《こしら》へ、山葵醤油《わさびしやうゆ》に花鰹《はながつを》と和《あ》へると、酒《さけ》の下物《さかな》にも溫飯《ぬくめし》にも適《てき》し、雅名《がめい》を『錦木《にしきぎ》』と呼《よ》ばれる。この山葵和《わさびあ》へを溫飯《ぬくめし》に載《の》せ、熱《あつ》い晩茶《ばんちや》をかけたのが『磯茶漬《いそちやづけ》』、この場合《ばあひ》には、更《さら》に揉海苔《もみのり》を加《くは》へ、醤油加減《しやうゆかげん》をも調節《てうせつ》する。また即席《そくせき》の吸物《すひもの》には、淡味《うすあぢ》の清汁《すまし》を作《つく》ツて、水溶《みづとき》した葛粉《くずこ》を流《なが》し込《こ》み、攪拌《かきまは》してどろりとなツたところを椀《わん》に盛《も》り、揉海苔《もみのり》を加《くは》へて生姜《しやうが》の搾《しぼ》り汁《しる》を落《おと》す。青海苔《あをのり》を焙《あぶ》ツて揉《も》んだのでもよい。

【昆布《こんぶ》のいろ〳〵】昆布《こんぶ》は昔《むかし》から毛髪《まうはつ》を養《やしな》ひ、根氣《こんき》を強《つよ》くし、また水腫《すゐしゆ》の病《やまひ》に効《かう》があり、黒焼《くろやき》にして用《もち》ふると、口舌齒牙《こうぜつしが》の病《やま》ひを治《ち》するといはれ、殊《こと》に防寒補溫《ばうかんほをん》に適《てき》するので、多《おほ》く冬季《とうき》に用《もち》ひられるが、夏《なつ》の鹽昆布《しほこんぶ》は、炎暑《えんしよ》に衰《おとろ》へた食慾《しよくよく》を増進《ぞうしん》する意味《いみ》で、食味家《しよくみか》の卓上《たくじやう》に常備《じやうび》される。主産地《しゆさんち》は北海《ほくかい》道《だう》で、三陸《りく》一帶《たい》の海岸《かいがん》にも産《さん》し、品種《ひんしゆ》としては眞昆布《まこんぶ》、長昆布《ながこんぶ》、鬼昆布《おにこんぶ》、利尻昆布等《りーじりこんぶとう》、また製法《せいはふ》による名稱《めいしよう》には、元揃《もとぞろへ》昆布《こんぶ》、白板昆布《しらいたこんぶ》、青板昆布等《あをいたこんぶとう》、その他細工昆布《たさいくこんぶ》と總稱《そうしよう》される加工品《かこうひん》には、刻昆布《きざみこんぶ》、とろゝ昆布《こんぶ》、朧昆布《おぼろこんぶ》、初霜昆布《はつしもこんぶ》、茶昆布《ちやこぶ》、菓子昆布等々《くわしこんぶとう〳〵》、枚擧《まいきよ》に遑《いとま》がない。普通煮出昆布《ふつうだしこぶ》といはれる黒昆布《くろこんぶ》は、北海道《ほくかいたう》の西北宗谷海峽《せいほくそうやかいけふ》に近《ちか》い、利尻島附近《りーしりたうふきん》に多産《たさん》する利尻昆布《りーじりこんぶ》で、グルタミン酸《さん》に富《と》む爲《ため》、優秀《いうしう》な煮出《だし》材料《ざいれう》になり、眞昆布《まこんぶ》は糖分《たうぶん》が多《おほ》いから、多《おほ》く菓子《くわし》材料《ざいれう》に用《もち》ひられる。鬼昆布《おにこんぶ》は肉《にく》が厚《あつ》いので、板昆布《いたこんぶ》の材料《ざいれう》となり、廣《ひろ》い葉《は》を縮《ちゞ》ませぬやうに、乾燥《かんさう》してから積重《つみかさ》ね、更《さら》に重石《おもし》を置《お》いて、夜中《やちう》に壓迫《あつぱく》を加《くは》へ、翌日陽光《よくじつやうくわう》に當《あて》て、乾上《ほしあ》げて結束《けつそく》したのが元揃昆布《もとそろへこぶ》、普通《ふつう》に板昆布《いたこぶ》と呼《よ》ばれるのがこれ。白板《しろいた》は元揃《もとそろ》への外面《ぐわいめん》を削《けづ》り取《と》ツて白《しろ》くしたもの、青板《あをいた》は長《なが》さ一尺《しやく》五六寸《すん》、幅《はゞ》二三寸《ずん》に切揃《きりそろ》へたのを、青《あを》たけで着色《ちやくしよく》したものだ。

〔昆布煮出《こぶだし》の取方《とりかた》〕　煮出昆布《だしこんぶ》は長《なが》く煮出《にだ》すほど、よい煮出《だし》が出《で》ると思《おも》ふのは間違《まちが》ひで、煮過《にす》ぎるとぬめりが出《で》て昆布臭《こぶくさ》くなる。サツと煮立《にた》てゝ直《す》ぐ引上《ひきあ》げるのが口傳《くでん》で、水《みづ》一升《しよう》に約《やく》二十匁位《もんめくらゐ》の割合《わりあひ》とし、堅《かた》く絞《しぼ》ツた濡布巾《ぬれふきん》で、兩面《りやうめん》の砂《すな》や埃《ごみ》を拂《はら》ひ去《さ》る程度《ていど》とし、水洗《みづあら》ひなどはしないこと、これを水《みづ》から入《い》れるか、湯《ゆ》の煮立《にた》つ間際《まぎは》に入《い》れ、一分間《ぶんかん》も煮立《にた》てたら直《す》ぐ引揚《ひきあ》げる。これは清汁《すまし》用《よう》に使《つか》ひ、もう一度《ど》煮返《にかへ》したのは、二番煮汁《ばんだし》として煮物《にもの》に用《もち》ひ、後《あと》は醤油《しやうゆ》で煮付《につ》けて置《お》くと、調法《てうはふ》な佃煮《つくだに》が出來《でき》、また糠味噌《ぬかみそ》に入《い》れてもよい。昆布卷《こぶまき》は正月《しやうぐわつ》の獻立《こんだて》として、どこでも拵《こしら》へられ、東京地方《とうきやうちはう》では多《おほ》く青板《あをいた》を用《もち》ふるが、關西《くわんさい》では寧《むし》ろ白板《しろいた》の方《はう》を尙《たつと》ぶ。最初《さいしよ》に晩茶《ばんちや》の煮出《にだ》したのを、かぶる位《くらゐ》入《い》れて文火《とろび》で煮込《にこ》むと、中《なか》の小魚《こざかな》は骨《ほね》まで軟《やはら》かになる。刻《きざ》み昆布《こぶ》は暫《しばら》く水《みづ》に浸《つ》けて軟《やはら》げ、適宜《てきぎ》に切《き》ツて煮染《にし》め、また吸物《すひもの》の實《み》にもする、鱈昆布《たらこぶ》に調和《てうわ》するのはこれである。とろゝ昆布《こぶ》や朧昆布《おぼろこぶ》は、そのまゝ飯《めし》に塗《まぶ》してよく、また適宜《てきぎ》に椀《わん》に取分《とりわ》けて、花鰹《はなかつを》と、微塵《みぢん》に刻《きざ》んだ三つ葉《ば》、または葱《ねぎ》を加《くは》へ、醬油《しやうゆ》を落《おと》して熱《あつ》い湯《ゆ》を濺《そゝ》ぎ、一分間蓋《ぶんかんふた》をして置《お》くと、美味《うま》い即席《そくせき》の吸物《すひもの》が出來《でき》る。

【自家製《じかせい》の鹽昆布《しほこぶ》】　卓上《たくじやう》に常備《じやうび》して、夏《なつ》の食慾《しよくよく》を進《すゝ》める鹽昆布《しほこぶ》、普通市場《ふつうしぢやう》に賣《う》ツてゐるのは、煮出《だし》殼《がら》や屑昆布《くづこぶ》を刻《きざ》んだ佃煮風《つくだにふう》で、煮方《にかた》も附味《つけあぢ》が主《しゆ》になツてゐるから、本格《ほんかく》の鹽昆布《しほこぶ》は、やはり自家製《じかせい》に限《かぎ》る。良質《りやうしつ》の板昆布《いたこんぶ》を選《えら》んで、兩側《りやうがは》の緣《へり》を切落《きりおと》し、これは煮出用《だしよう》にするとして、眞中《まんなか》の厚《あつ》いところを用《もち》ふる。砂《すな》や埃《ごみ》は布巾《ふきん》で拭《ふ》く程度《ていど》（良質《りやうしつ》のものにはそんな必要《ひつえう》もない位《くらゐ》）で、水洗《みづあら》ひなどはしないこと。鋏《はさみ》で五分角位《ぶかくくらゐ》に切《き》り、深鍋《ふかなべ》に竹《たけ》の皮《かは》を敷《し》いた中《なか》へ入《い》れ、上等《じやうとう》の濃口醬油《こいくちしやうゆ》をかぶる位《くらゐ》に加《くは》へ、文火《とろび》にして折々箸《をり〳〵はし》を入《い》れながら、汁《しる》のなくなるまで氣永《きなが》に煮詰《につ》める。酒《さけ》または味醂《みりん》を、少々《せう〳〵》加《くは》へる位《くらゐ》は隨意《ずゐい》だが、原則《げんそく》としては生醬油《きじやうゆ》で、更《さら》に煮揚《にあが》る前《まへ》に食鹽《しよくえん》をぱら〳〵と振込《ふりこ》む人《ひと》もある位《くらゐ》、たゞ昆布《こぶ》が密着《みつちやく》したり、焦《こげ》つかぬやう絶《た》えず注意《ちゆうい》し、充分《じうぶん》に醬油《しやうゆ》が滲《し》みて、煮汁《にしる》がなくなつたら、口《くち》の廣《ひろ》い器《うつは》に取《と》ツて煽《あふ》ぎ冷《さま》し、すツかり冷《さめ》ると照《てり》が出《で》て、表面《へうめん》には鹽《しほ》を吹《ふ》きながら、黑光《くろびか》りのするやうになるから、そこで壜《びん》にでも貯藏《ちよざう》すると、いつまでも保存《ほそん》に堪《た》へ、黴《かび》の出《で》る氣遣《きづか》ひなんか決《けつ》してない。鹽《しほ》が鹹《から》いので、副食《ふくしよく》には向《む》き兼《かね》るが、二三片《ぺんと》取ツて飯《めし》に載《の》せ、または湯呑《ゆのみ》に取《と》ツて熱《あつ》い茶《ちや》を濺《そゝ》ぐと、初《はじ》めて本統《ほんとう》の風味《ふうみ》が現《あら》はれる。隨《したが》ツて山椒類《さんせうるゐ》など、舌《した》に泥《なづ》む香辛料《かうしんれう》は、用《もち》ひない方《はう》に賛成《さんせい》する。

【鳴門和布《なるとわかめ》の長所《ちやうしよ》】鳴門和布《なるとわかめ》の名《な》で通《とほ》ツてゐる位《くらゐ》、和布《わかめ》の主産地《しゆさんち》は德島縣《とくしまけん》となツてゐるが、それは同《どう》地《ち》の製造業者《せいざうげふしや》が、夙《はや》く優秀《いうしう》な乾燥貯藏法《かんさうちよざうはふ》を發明《はつめい》した爲《ため》で、原料《げんれう》としては遠《とほ》く三陸方面《りくはうめん》から、三重《へ》・兵《ひやう》庫《ご》諸縣《しよけん》の所產《しよさん》まで移入《いにふ》し、鳴門和布《なるとわかめ》の名《な》を以《もつ》て賣弘《うりひろ》め、長時間《ちやうじかん》水《みづ》に浸《ひた》しても、內容物《ないようぶつ》が滲出《しんしゆつ》して、とろ〳〵にならないのを特色《とくしよく》としてゐる。最《もつと》も普遍《ふへん》してゐるのは、味噌汁《みそしる》の實《み》として好適《かうてき》なのを始《はじ》め、葱《ねぎ》や分葱《わけぎ》に魚介《ぎよかい》を和《あ》へたぬた、筍《たけのこ》に配《はい》した清汁《すまし》で、普通《ふつう》に『若竹《わかたけ》』と呼《よ》ばれる吸物等《すひものとう》、いづれも水《みづ》に浸《つ》けて軟《やはら》げ、筋《すぢ》の硬《かた》いところを除《のぞ》き、五六分《ぶ》長《なが》さに押切《おしき》ツて用《もち》ふるのだが、汁《しる》の場合《ばあひ》には、先《ま》づ煮《に》出汁《し》に入《い》れて煮立《にた》たせ、適度《てきど》の煮加減《にかげん》になツた時《とき》、桶《をけ》に笊《ざる》を載《の》せて打揚《うちあ》げ、煮汁《にしる》だけもとの鍋《なべ》に戻《もど》して、或《ある》ひは味噌《みそ》を溶《と》かし、或《ある》ひは吸味《すひあぢ》をつけ、若布《わかめ》なり筍《たけのこ》なりは、別《べつ》の器《うつは》に取《と》ツて置《お》くと、必要《ひつえう》に應《おう》じて汁《しる》だけ溫《あたゝ》めれば、いつでも間《ま》に合《あ》ふ上《うへ》、汁《しる》の實《み》が煮《に》え過《す》ぎたり、汁《しる》が煮詰《につま》ツたりして、どろどろになる憂《うれ》ひがなく、そして和布《わかめ》の風味《ふうみ》は、充分汁《じうぶんしる》に含《ふく》んでゐるから、美味《うま》くてしかも調法《てうはふ》だ。ぬたは鮪《まぐろ》のぶつ切《ぎ》りか、淺蜊《あさり》などの剝身《むきみ》を空炒《からいり》して、酢洗《すあら》ひした後《あと》の殘《のこ》り酢《す》を利用《りよう》し、和布《わかめ》は水《みづ》から搾《しぼ》り上《あ》げて生《なま》のまゝ、葱《ねぎ》や分葱《わけぎ》は割《さ》いて五分《ぶ》切《ぎ》りにしたのを、ざツと湯搔《ゆが》いて冷《さま》したのと一緒《しよ》に、同《おな》じく酢洗《すあら》ひして一旦引揚《たんひきあ》げ、後《あと》へ白味噌《しろみそ》または赤味噌《あかみそ》を加《くは》へて擂伸《すりのば》し、砂糖《さたう》、酒《さけ》、食鹽等《しよくえんとう》で調味《てうみ》した中《なか》へ、材料《ざいれう》を一緒《しよ》に入《い》れて和《あ》へるのが普通《ふつう》で、獨活《うど》の短冊刻《たんざくきざ》み、芽紫蘇《めじそ》等《とう》を加《くは》へ、また酢味噌《すみそ》に少量《せうりやう》の芥子《からし》を利《き》かせると、一層引立《そうひつた》つことになる。一寸《ちよつと》變《かは》ツた手法《しゆはふ》では、和布《わかめ》を水《みづ》に軟《やはら》げず、砂《すな》と埃《ごみ》とを落《おと》したゞけで、そのまゝ遠火《とほび》に焙《あぶ》り、乾燥《かんさう》したところを揉碎《もみくだ》いて粉《こ》にし、卵《たまご》を潰《つぶ》して擂混《すりま》ぜ、別《べつ》に吸味《すひあぢ》の清汁《すまし》を作《つく》り、薄葛引《うすくずひき》にしてどろりとなツたところへ、徐《しづ》かに流《なが》し入《い》れて一沸《ひとたぎ》りさせ、火《ひ》から卸《おろ》して椀《わん》に盛《も》るといふ擂流《すりなが》し汁《じる》、また新和布《しんわかめ》の軟《やはら》かいのを選《えら》び、遠火《とほび》に焙《あぶ》ツて揉碎《もみくだ》き、淡鹽味《うすしほあぢ》に仕立《した》てた溫《ぬく》飯《めし》にふり込《こ》むと、一寸《ちよつと》菜飯《なめし》に似《に》てゐるところから、一名《めい》を菜飯《なめし》もどきともいひ、出雲地方《いづもちはう》では布《め》の葉《は》と呼《よ》ぶ、木《こ》の葉《は》に似《に》た和布《わかめ》の優秀品《いうしうひん》で、專《もつぱ》らこれに用《もち》ひられるのがある。和布《わかめ》を焙《あぶ》る場合《ばあひ》には、手焙《てあぶ》りの蔽《おほ》ひに用《もち》ひる助炭《じよたん》に當《あ》てるか、日本紙《にほんし》に挿《はさ》んで焙《あぶ》るとよい。

【鹿角菜《ひじき》に油揚《あぶらあ》げ】鹿角菜《ひじき》の成分《せいぶん》は、約《やく》四割《わり》の含水炭素《がんすゐたんそ》、三割《わり》四分《ぶ》の灰分《くわいぶん》、約《やく》一割《わり》の蛋白質《たんぱくしつ》から成《な》り、沃土《ヨード》その他《た》のアルカリ性《せい》を多分《たぶん》に含有《がんいう》するので、血管硬化《けつくわんかうくわ》を防《ふせ》ぎ、性病《せいびやう》に特效《とくかう》があり、常《つね》に用《もち》ひると齒《は》を丈夫《ぢやうぶ》にし、頭髮《とうはつ》の艶《つや》をよくし、姙婦《にんぷ》に食《た》べさせると、胎兒《たいじ》の骨《ほね》の發達《はつたつ》を助《たす》けるといふのだから、大《たい》した榮養價値《えいやうかち》である。日本《にっぽん》では沿海至《えんかいいた》るところに産《さん》し、東京附近《とうきやうふきん》でも鎌倉《かまくら》・横須賀方面《よこすかはうめん》から、良質《りやうしつ》のものが澤山出《たくさんで》る。製法《せいはふ》によッて粉《こ》ヒジキと、長《なが》ヒジキと二種《しゆ》あるが、調法《てうはふ》なのは粉《こ》ヒジキで、近頃《ちかごろ》は精撰《せいせん》されたのが、衛生的《ゑいせいてき》の包裝《はうさう》になッて、どこの乾物屋《かんぶつや》にもある。煮《に》ると非常《ひじやう》に殖《ふ》えるから、材料《ざいれう》は少《すくな》い加減《かげん》に取《と》り、暫《しばら》く水《みづ》に浸《つ》けて軟《やはら》げ、膨《ふや》けたら水《みづ》を替《か》へて綺麗《きれい》に洗《あら》ひ、熱湯《ねったう》に入《い》れて充分《じうぶん》に湯煮《ゆに》をする。この湯煮《ゆに》が足《た》りないと、煮染《にしめ》てから澁《しぶ》かッたり、硬《かた》くて齒《は》に觸《さは》ッたりする。笊《ざる》に取《と》ッてよく水《みづ》を切《き》り、鍋《なべ》に少量《せうりやう》の胡麻《ごま》の油《あぶら》を落《おと》し、充分熱《じうぶんねつ》したところへ入《い》れて、一寸《ちよつと》炒《いた》めてから味《あぢ》をつけるとよく、食鹽《しよくえん》、砂糖《さたう》、酒等《さけとう》で淡味《うすあぢ》に仕立《した》て、落《おと》し蓋《ぶた》をしてよく煮含《にふく》め、油揚《あぶらあげ》は縦二《たてふた》つ切《ぎ》りにして、更《さら》に小口《こぐち》から一分位《ぶぐらゐ》に刻《きざ》み、鹿角菜《ひじき》の大體煮《だいたいに》えた頃《ころ》に入《い》れると、黒《くろ》くならないで見《み》た目《め》もよい。最後《さいご》になるべく少量《せうりやう》の醤油《しやうゆ》を加《くは》へ、味《あぢ》を見《み》て火《ひ》を細《ほそ》め、暫《しばら》く煮込《にこ》んで器《うつは》に盛《も》る。調理《てうり》にさへ注意《ちゆうい》すれば、味《あぢ》としても決《けっ》して馬鹿《ばか》にはならぬ。

【荒布《あらめ》の食用方便《しよくようはうべん》】昆布《こんぶ》が北海道《ほくかいだう》・三陸等《りくとう》、寒冷《かんれい》の海《うみ》に産《さん》するに對《たい》し、荒布《あらめ》は南海《なんかい》・瀬戸内海等《せとないかいとう》、溫《をん》暖《だん》な海《うみ》に饒産《ねうさん》し、眞夏《まなつ》に採取《さいしゆ》して乾燥《かんさう》する。成分《せいぶん》は鹿角菜《ひじき》や和布《わかめ》と畧《ほ》ぼ似《に》てゐるが、沃度《ヨード》と含水炭素《がんすゐたんそ》とが豐富《ほうふ》で、カロリーも優《すぐ》れてゐるところから、關西《くわんさい》の商家《しやうか》では、月何回《つきなんくわい》と日《ひ》を定《きめ》て、使用人《しようにん》に食《く》はせる風習《ふうしふ》があり、動脈硬化《どうみやくかうくわ》、老衰防止《らうすゐばうし》に役立《やくだ》てるといふ。昔《むかし》から縁喜物《えんぎもの》として、正月元旦《しやうぐわつぐわんたん》の神饌《しんせん》に、必《かなら》ず供《そな》へられるといふのも、この意味《いみ》の方便《はうべん》だと思《おも》はれる。鹽干荒布《しほぼしあらめ》、鹽脱荒布《しほぬきあらめ》、煮干荒布《にぼしあらめ》、刻荒布《きざみあらめ》等《とう》、製法《せいはふ》によツて異稱《いしよう》されるが、一般《ぱん》には刻荒布《きざみあらめ》が調法《てうはふ》だ。調理法《てうりはふ》は鹿角菜《ひじき》とほゞ同《おな》じく、湯煮《ゆに》をする時《とき》、少量《せうりやう》の酸《す》を加《くは》へると軟《やはら》かくなる。その他吸物《たすひもの》、和《あ》へ物《もの》、酸《す》の物《もの》、甘露煮《かんろに》などにも用《もち》ひられ、味噌汁《みそしる》に入《い》れると、とろゝのやうな粘《ねば》りが出《で》て味《あぢ》を増《ま》し、またとろゝの汁《しる》を作《つく》る時《とき》、煮出《だし》に荒布《あらめ》を用《もち》ひると、とろゝに熱《ねつ》を加《くは》へても切《き》れない。甘露煮《かんろに》は充分水《じうぶんみづ》に軟《やはら》げ、醤油《しやうゆ》に砂糖《さたう》を加《くは》へて、蜜《みつ》のやうになるまで煮詰《につ》めると、魚菜《ぎよさい》の附合《つけあは》せになる。荒布《あらめ》の茹汁《ゆでしる》で腰湯《こしゆ》を使《つか》ふと、痔《ぢ》に特効《とくかう》があるともいふ。變《かは》り種《だね》では出雲《いづも》の十六島苔《うつぷるいのり》、また神馬藻《じんばそう》、茨城《いばらぎ》・福島《ふくしま》の松藻《まつも》等《とう》あるが、一般的《ぱんてき》でないから、『食物風土記《しよくもつふうとき》』の方《はう》へ讓《ゆづ》る。

六、味《み》覺《かく》正《しやう》法《ばふ》

人間《にんげん》の舌《した》に感《かん》じ得《う》る味《あぢ》を分類《ぶんるゐ》して、甘《かん》（あまみ）、鹹《かん》（しほからみ）、酸《さん》（すツぱみ）、辛《しん》（からみ）、苦《く》（にがみ）の五味《み》といふのが、昔《むかし》からの定法《ちやうはふ》で、更《さら》に澁《じふ》（しぶみ）を加《くは》へて六味《み》ともいはれるが、これ等《ら》の味《あぢ》は好惡《かうを》に拘《かゝ》はらず、いづれも個々《こゝ》に獨立《どくりつ》して、美味《びみ》を感《かん》ぜしめるものではない。尠《すくな》くとも二種《しゆ》以上《いじやう》を併《あは》せるか、或《ある》ひは全體《ぜんたい》を配合《はいがふ》し、若《も》しくは綜合《そうがふ》して、初《はじ》めて眞《しん》のうまみ——謂《い》ふところの醍《だい》醐《ご》味《み》に達《たつ》するのだが、この眞《しん》のうまみは、五味《み》或《ある》ひは六味《み》を、技術的《ぎじゆつてき》に調合《てうがふ》したところで、決《けつ》して得《え》られない微妙《びめう》の味《あぢ》である。科學《くわがく》の進步《しんぽ》した西洋《せいやう》に、この微妙《びめう》なうまみがなく、東洋《とうやう》にのみこれを認《みと》め、殊《こと》に日本《につぽん》に於《おい》て、最《もつと》も發達《はつたつ》してゐると、近頃《ちかごろ》の學者《がくしや》は發表《はつぺう》してゐる。ナゼであるか、學術的《がくじゆつてき》に分《ぶん》類《るゐ》し得《う》る、五味《み》乃至《ないし》六味《み》以外《いぐわい》に、若《も》しくは以上《いじやう》に、何等《なんら》かの作用《さよう》がなくてはならぬ。即《すなは》ち自然《しぜん》の味《あぢ》である。

科學《くわがく》では割切《わりき》れない、自然《しぜん》の味《あぢ》を尊重《そんちやう》する點《てん》で、日本《につぽん》にこの微妙《びめう》な味覺《みかく》が發達《はつたつ》したとすれば、それは技術《ぎじゆつ》の境《さかひ》を超越《てうゑつ》した、寧《むし》ろ信念《しんねん》の問題《もんだい》であらうと思《おも》はれる。味《あぢ》は主觀的《しゆくわんてき》なものだから、甲《かふ》が美味《うま》いと感《かん》じたからとて、乙《おつ》も必《かなら》ず共鳴《きようめい》するものではなく、各人《かくじん》の嗜好《しかう》を無視《むし》して、一律《りつ》には定《き》められぬといふのも、これが爲《ため》であると同時《どうじ》に、自《おのづか》ら一定《てい》の基準《きじゆん》があるべきも當然《たうぜん》である。やはり卽《すなは》ち自然《しぜん》に據《よ》ることである。

美味《びみ》は遠《とほ》きに需《もと》むるを須《もち》ひず、わが家《や》の厨房《ちうばう》に新鮮《しんせん》を採《と》るべし。これが原則《げんそく》である。いかなる國《くに》の食味《しよくみ》も、調理者《てうりしや》の手《て》を離《はな》れて、攝取者《せつしゆしや》の口《くち》に入《はい》るまでの時間《じかん》と空間《くうかん》とが、最《もつと》も近《ちか》いほど美味《うま》く、遠《とほ》ざかるに隨《したが》ツて不味《まづ》くなることは爭《あらそ》はれぬ。卑近《ひきん》な例《れい》は小鍋立《こなべだて》でもわかる。たとへば牛肉《ぎうにく》の鋤燒《すきやき》が美味《うま》いとする、自分《じぶん》で煮《に》ながら食《く》ふのだから、時間的《じかんてき》にも空間的《くうかんてき》にも、これほど近《ちか》いものはない。ところが同《おな》じ鋤燒《すきやき》でも、少《すこ》し勿體《もつたい》振《ぶ》られる座敷《ざしき》で、鍋《なべ》は次《つぎ》の間《ま》に用意《ようい》され、給仕《きふじ》の者《もの》が運《はこ》んで呉《く》れたのでは、旣《すで》に餘程《よほど》味《あぢ》の違《ちが》ふことを、實驗《じつけん》した人《ひと》は多《おほ》い筈《はず》である。立食《たちぐひ》の鮨《すし》が美味《うま》い、天麩羅《てんぷら》が美味《うま》い、おでんが美味《うま》い、西洋料理《せいやうれうり》でもグリルでないと、本統《ほんとう》の味《あぢ》はわからぬといはれる、皆同《みなおな》じ道理《だうり》である。

調理《てうり》がさうである以上《いじやう》、調理《てうり》以前《いぜん》の材料《ざいれう》も、さうであるべきは當然《たうぜん》で、百の榮養《えいやう》智識《ちしき》も、千の調理《てうり》技術《ぎじゆつ》も、本場《ほんば》に於《お》ける旬《しゆん》の味《あぢ》の前《まへ》には、何等《なんら》の權威《けんゐ》をも有《も》ち得《え》ないのが、道理《だうり》であると共《とも》に眞實《しんじつ》である。先《ま》づ優秀《いうしう》なる材料《ざいれう》を提供《ていきよう》してくれる、生產者《せいさんしや》に感謝《かんしや》しなければならぬ。理想的《りさうてき》には自分《じぶん》で作《つく》ることだが、作《つく》り得《え》ない場合《ばあひ》には、中間《ちうかん》の配給者《はいきふしや》に對《たい》しても、同《おな》じ感謝《かんしや》を拂《はら》ふべきであり、司厨者《しちうしや》は勿論給《もちろんきふ》仕者《じしや》に對《たい》しても、同《おな》じであるべきが原則《げんそく》だ。當然自分《たうぜんじぶん》のすべき事《こと》を、自分《じぶん》に代《かは》ツてしてくれる、代理《だいり》者《しや》に對《たい》する感謝《かんしや》であり、いはゞ自分《じぶん》の分身《ぶんしん》である筈《はず》だから、自然《しぜん》に發《はつ》する惻隱《そくいん》の情《じやう》、卽《すなは》ち自分《じぶん》への同《どう》情《じやう》である。この同情《どうじやう》と感謝《かんしや》とがあツて、初《はじ》めて眞《しん》の美味《びみ》がわかる。客觀的《きやくくわんてき》にいへば材料《ざいれう》の方《はう》でも、感《かん》孚《ぶ》して眞《しん》の美味《びみ》を發《はつ》し、調理者《てうりしや》もまた發奮《はつぷん》して、眞《しん》の技倆《ぎりやう》を盡《つく》すから、益々《ます〳〵》美味《びみ》が加《くは》はるのでもある。

この相對《さうたい》は絶對《ぜつたい》である。自然《しぜん》に對《たい》する信念《しんねん》を缺《か》いて、眞《しん》の味覺《みかく》に徹《てつ》し得《え》やう道理《だうり》はない。世《よ》のいはゆる食道樂者《しよくだうらくしや》、若《も》しくは自稱《じしよう》する食通位《しよくつうぐらゐ》、一知《ち》半解《はんかい》の者《もの》はなく、所詮半可通《しよせんはんかつう》の域《ゐき》を脫《だつ》し得《え》ないのは、そのいはゆる食通《しよくつう》の全部《ぜんぶ》が、消費地《せうひち》たる都會人《とくわいじん》だからである。凡《およ》そ子《こ》を產《う》んだことのない石女《うまずめ》に、眞《しん》の母性愛《ぼせいあい》がわからぬと同《おな》じく、生產《せいさん》を知《し》らない消費者《せうひしや》に、材料《ざいれう》の本質《ほんしつ》がわからう道理《だうり》はない。やゝ同《どう》感《かん》し得《う》るのは、己《おの》れを沒《ぼつ》して愛《あい》し得《う》る者《もの》、他人《たにん》の子《こ》に對《たい》しても、慈母《じぼ》の心《こゝろ》を以《もつ》て養《やしな》ひ得《う》るか、自《みづか》ら生《せい》產《さん》せぬ材料《ざいれう》に對《たい》しても、生產者《せいさんしや》の心《こゝろ》を以《もつ》て愛撫《あいぶ》し、尊重《そんちやう》し得《う》る者《もの》に限《かぎ》る。農夫《のうふ》は一粒《りふ》の米《こめ》をも勿體《もつたい》ながり、落《お》ちたるを見《み》れば戴《いたゞ》いて拾《ひろ》ふが、都會人《とくわいじん》は子供《こども》の時分《じぶん》から、不注意《ふちうい》で零《こぼ》した飯粒《めしつぶ》をすら、口《くち》に入《い》れることは不行儀《ふぎやうぎ》として敎《をし》へられる。

殘飯殘茶《さんぱんさんさい》を水《みづ》に流《なが》し、芥箱《ごみばこ》の肥《こや》しとして顧《かへり》みないのも、生産《せいさん》の冥利《みやうり》を知《し》らぬ身《み》には、寧《むし》ろ當然《たうぜん》として看過《かんくわ》される。材料《ざいれう》の本質《ほんしつ》を知《し》らぬ者《もの》に、眞《しん》の美味《びみ》の解《わか》らう道理《だうり》がない。

或《ある》ひは鮨《すし》の通《つう》であるといひ、或《ある》ひは蕎麥《そば》の通《つう》であるといふ。鰻《うなぎ》の通《つう》に天麩羅《てんぷら》の通《つう》、さてはトンカツの通《つう》までであるが、その目標《もくへう》とするところは、馴染《なじみ》の店《みせ》か調理人《てうりにん》の、比較評論《ひかくひやうろん》に過《す》ぎず、偶々《たまたま》材料《ざいれう》の出所《しゆつしよ》、特長《とくちやう》、調理法《てうりはふ》の一端《たん》をでも知《し》り得《う》れば、鬼《おに》の首《くび》でも捕《と》ツたほどに喜《よろこ》び、吹聽《ふいちやう》する位《くらゐ》が落《おち》で、材料《ざいれう》の本質《ほんしつ》を知《し》らず、技術《ぎじゆつ》の急所《きふしよ》に徹《てつ》しないから、往々《わうわう》にして胡麻化《ごまくわ》しに遭《あ》ひ、飛《と》んだ耻《はぢ》を掻《か》きながら、耻《はぢ》と知《し》らないから洒然《しやぜん》として、甘《あま》く見《み》られてゐる實例《じつれい》は、數《かぞ》へ切《き》れないほど見聞《けんもん》してゐる。稀《まれ》に當業《たうげふ》者《しや》を屈服《くつぷく》させ、指導《しだう》するほどの通《つう》に達《たつ》し得《え》たところで、所縁《しよえん》の一二地方《ちはう》に於《お》ける一種目《しゆもく》、若《も》しくは數《すう》種目《しゆもく》に限《かぎ》られた通《つう》で、食味全體《しよくみぜんたい》の上《うへ》からいへば、所詮《しよせん》五十歩《ぽ》百歩《ぽ》に過《す》ぎない。

何處《どこ》で何《なに》を食《く》ツて見《み》ても、美味《うま》いと觀《くわん》じ得《う》る者《もの》が、眞《しん》の食通《しよくつう》であるといツて、曾《かつ》て一部《ぶ》の營業者《えいげふしや》から、非常《ひじやう》に叱《しか》られたことがある。材料《ざいれう》の選擇《せんたく》、調理《てうり》の研究等《けんきうとう》、當業者《たうげふしや》の苦心《くしん》を無視《むし》して、何《なん》でも美味《うま》いといふのが通《つう》なら、夜店《よみせ》で賣《う》ツてゐるやうな安陶器《やすたうき》と、銘《めい》の聞《きこ》えた高級品《かうきふひん》を混同《こんどう》し、無名畫家《むめいぐわか》の出來合幅《できあひふく》と、大家《たいか》に懇囑《こんしよく》した名畫《めいぐわ》を同《どう》一視《し》し、鑑別《かんべつ》の能力《のうりよく》すらないのも通《つう》かといふ、手嚴《てきび》しい反撃《はんげき》であツた。一應《おう》は理窟《りくつ》に聞《きこ》えるけれど、堅白異同《けんぱくいどう》の辯《べん》は通《とほ》らない。陶器《たうき》にしろ畫幅《ぐわふく》にしろ、佳《よ》いものはよくて惡《わる》いものは惡《わる》いに極《きま》ツてゐる、既《すで》に定評《ていひやう》のあるものに對《たい》し、敢《あへ》て通《つう》を要《えう》しないことはいふまでもない。況《いは》んやいはゆる無名畫家《むめいぐわか》の作《さく》、必《かなら》ずしも拙劣《せつれつ》と極《きま》らず、またいはゆる大家《たいか》の作《さく》と雖《いへど》も、悉《ことごと》く秀逸《しういつ》といへない實例《じつれい》は、決《けつ》して乏《とぼ》しからざるに於《おい》てをやである。

どこの産物《さんぶつ》どこの材料《ざいれう》にも、既《すで》に存在《そんざい》する以上《いじやう》、何等《なんら》かの特色《とくしよく》があり、その特色《とくしよく》の中《うち》には、また何《なん》等《ら》かの美味《びみ》が、含《ふく》まれてゐるべきに不思議《ふしぎ》はない。それを單《たん》なる都鄙《とひ》の別《べつ》、若《も》しくは技術者《ぎじゆつしや》の格付《かくづけ》のみによツて、先入的《せんにふてき》に輕蔑《けいべつ》することの非《ひ》であると同時《どうじ》に、公平《こうへい》なる味覺《みかく》を以《もつ》て、いかなる食物調理《しよくもつてうり》からも、何等《なんら》かの美味《びみ》を發見《はつけん》し得《え》たら、どツちが通《つう》であるかはわかる筈《はず》である。

沾《う》らんとするものは自家《じか》の商品《しやうひん》に拘泥《こうでい》し、通《つう》たらんとするものは自己《じこ》の趣味《しゆみ》に囚《とら》はれる。眞《しん》の通者《つうしや》は自分《じぶん》を超越《てうゑつ》し、自然《しぜん》に順應《じゆんおう》して自然《しぜん》に同化《どうくわ》する。融通無碍《ゆうづうむげ》でなくてはならぬ。

七、調理修行

イ、都《と》會人《くわいじん》の錯覺《さくかく》

生産地《せいさんち》に調理《てうり》なしといふのは、日本《につぽん》の如《ごと》く材料《ざいれう》に惠《めぐ》まれた國《くに》では、材料《ざいれう》が新鮮《しんせん》でさへあれば、殆《ほと》んど調理技術《てうりぎじゆつ》の必要《ひつえう》がなく、寧《むし》ろ加工《かこう》しない方《はう》に、眞《しん》の美味《びみ》が備《そな》はツてゐるからである。都會地《とくわいち》に調理《てうり》が發達《はつたつ》するのは、材料《ざいれう》を生産《せいさん》しない爲《ため》である。いかに文化《ぶんくわ》が進《すゝ》んでも、自然《しぜん》を創造《さうざう》することは出來《でき》ない。材料《ざいれう》に於《おい》て劣《おと》るから、調理《てうり》によツて補《おぎな》ふのである。材料《ざいれう》が主《しゆ》であツて、調理《てうり》は從《じう》である。都會人《とくわいじん》の味覺《みかく》が洗煉《せんれん》されてゐるといふのは、都會人《とくわいじん》の錯覺《さくかく》である。洗煉《せんれん》されたのではなく、痲痺《まひ》したのである。痲痺《まひ》した味覺《みかく》は刺激《しげき》によツて、僅《わづ》かに一時《じ》を救《すく》ひ得《う》るが、刺激《しげき》には程度《ていど》があり、狎《な》れると刺激《しげき》も刺激《しげき》でなくなる。珍奇《ちんき》を四方《はう》に求《もと》めたり、調理《てうり》に技巧《ぎかう》を凝《こら》したりして、當座《たうざ》を慰《なぐさ》めてゐる中《うち》に、いつか刺激《しげき》に中毒《ちうどく》して、不感症《ふかんしやう》になツてしまふのが、都會人《とくわいじん》の味覺《みかく》である。

この時《とき》割鮮《かつせん》の手術《しゆじゆつ》を行《おこな》ふと、多《おほ》くは忽《たちま》ち覺醒《かくせい》するのが、日本料理《につぽんれうり》の功徳《くどく》である。足《あし》一度《ひとたび》都門《ともん》を離《はな》れて、或《ある》ひは山村《さんそん》の客《きやく》となり、或《ある》ひは海邊《かいへん》に旅《たび》して、新鮮《しんせん》な魚菜《ぎよさい》の洗禮《せんれい》を受《う》け、初《はじ》めて自然《しぜん》の美味《びみ》を知《し》ッて、轉向《てんかう》することになるのだが、中《なか》には病《やまひ》膏肓《かうかう》に入《い》ッて、即座《そくざ》には甦生《かうせい》し得《え》ず、或《ある》ひは結緣《けちえん》の薄《うす》い爲《ため》、却《かへ》ッて誹謗《ひばう》する者《もの》も、絶無《ぜつむ》とはいへないけれど、それ等《ら》はいづれも教化《けうくわ》次第《しだい》である。曾《かつ》て或《あ》る婦人《ふじん》から、意外《いぐわい》な質問《しつもん》を受《う》けた。

「夏中《なつちう》暫《しばら》く房州《ばうしう》へいッてゐましたが、あちらでは新《あたら》しい小魚《こざかな》が、いくらでも廉《やす》く手《て》に入《い》るのですけれど、食馴《たべな》れませんせいか、腥《なまぐさ》くて困《こま》りました」といふのだ。さういはれて偶《ふ》と思《おも》ひ出《だ》したのは、先《せん》年《ねん》宮内省大膳寮《くないしやうだいぜんれう》の某有司《ばういうし》が、瀬戸内海方面《せとないかいはうめん》へ、魚味《ぎよみ》の視察《しさつ》に出懸《でか》けた時《とき》の批評《ひひやう》に、

「どの魚《さかな》を試《こゝろ》みても、皆藻《みなも》の臭《にほ》ひがする」といッて、あまり賞翫《しやうくわん》されぬので、地元《ちもと》の人《ひと》が或《ある》ひは失望《しつばう》し、或《ある》ひは憤慨《ふんがい》したといふ話《はなし》を聞《き》いたことがある。その有司《いうし》の出身地《しゆつしんち》が、どこであるかは知《し》らぬけれど、調理《てうり》並《なら》びに食味《しよくみ》の上《うへ》では當然專門家《たうぜんせんもんか》であり、權威者《けんゐしや》であらうところの人《ひと》から、古來海内隨《こらいかいだいずゐ》一と、定評《ていひやう》になッてゐる瀬戸内海《せとないかい》の魚味《ぎよみ》が、劣《おと》ッてゐるやうにいはれては、地元《ちもと》の人々《ひとびと》が納《をさ》まらないのは有《もつ》理《とも》だし、鄕土《きやうど》を同《おな》じうする筆者等《ひつしやら》も、大《おほ》いに平《たひら》かならざるを得《え》ないわけで、その時《とき》先《ま》づ考《かんが》へさせられた。

帝劇《ていげき》がまだ華《はな》やかだツた時代《じだい》、ホテルに泊《とま》ツてゐる或《あ》る觀光外人《くわんくわうぐわいじん》が、あの玄關《げんくわん》から入場《にふぢやう》の際《さい》、卒然《そつぜん》として醤油《しやうゆ》臭《くさ》いと叫《さけ》び、不快《ふくわい》さうに眉《まゆ》を顰《ひそ》めたといふ、その癖今《くせいま》では多數《たすう》の歐米人《おうべいじん》から、世界《せかい》でも優秀《いうしう》なソースとして、日本《につぽん》の醤油《しやうゆ》が推奬《すゐしやう》されてゐると聞《き》く。以前《いぜん》は歐米《おうべい》に在留《さいりう》する邦人《はうじん》が、偶々《たま〳〵》秘密《ひみつ》に燒《や》からとでもすると、周圍《しうゐ》から蜂《はち》の巢《す》を突《つ》ツついたやうに、猛烈《まうれつ》な抗議《かうぎ》を浴《あ》びたといふ鰻料理《うなぎれうり》が、最近《さいきん》では非常《ひじやう》に歡迎《くわんげい》されて、逐年盛《ちくねんさか》んに行《おこな》はれてゐるとも聞《き》く。暫《しばら》く日本《につぽん》に住馴《すみな》れた外人《ぐわいじん》なら、刺身《さしみ》でも、納豆《なつとう》でも、澤庵《たくあん》でも、日本酒《につぽんしゆ》でも、平氣《へいき》で飮食《いんしよく》するばかりでなく、美味《うま》いといツて賞翫《しやうくわん》する人《ひと》も、決《けつ》して珍《めづら》しくないのが現狀《げんじやう》だ。日本人《につぽんじん》にしても、或《ある》ひはバタ臭《くさ》いといツて、或《ある》ひはニンニク臭《くさ》いといツて、容易《ようい》に受入《うけい》れなかツた異國料理《いこくれうり》に、舌鼓《したつゞみ》を打《う》つやうになツたのと同《おな》じである。

瀬戸內海《せとないかい》の魚《さかな》を藻臭《もくさ》いといふのも、所詮《しよせん》は食馴《くひな》れないから、眞《しん》の味《あぢ》を知《し》らないのだ。藻臭《もくさ》い魚《さかな》が惡《わる》かツたら、香魚《かうぎよ》といツて賞美《しやうび》される鮎《あゆ》は、一體何《たいなに》を食《く》ツてゐるのか、硅藻臭《けいそうくさ》くない鮎《あゆ》があツたら、それこそ劣等品《れつとうひん》として、少《すこ》しでも食味《しよくみ》を談《だん》ずる人《ひと》には、一顧《こ》も與《あた》へられぬではないか。といツた風《ふう》に考《かんが》へて、寧《むし》ろその專門家《せんもんか》に對《たい》しても、權威者《けんゐしや》としての敬意《けいい》を表《へう》し兼《かね》たものだが、今《いま》またこの婦人《ふじん》の奇問《きもん》である。「食馴《たべな》れないせいかも知《し》れませんけれど」と、女性《によしやう》らしく謙遜《けんそん》されたにしても、謙遜《けんそん》されゝばされるほど、かういふ問題《もんだい》が續出《ぞくしゆつ》すると、一層《そう》考《かんが》へなくてはならぬ、そこで試《こゝろ》みに訊《き》いて見《み》た。

「どういふ風《ふう》に調味《てうみ》しましたか」

「いゝえ、東京《とうきやう》と同《おな》じやうにしたのですけれど、どうしても東京《とうきやう》でいたゞくやうに、美味《おいし》く參《まゐ》りませんでした」

この一言《ごん》で釋然《しやくぜん》と氷解《ひようかい》した。大慈大悲《だいじだいひ》の釋迦牟尼《しやかむに》は、佛敵《ぶつてき》である提婆達多《だいばだつた》をも、なほ且善智識《かつぜんちしき》といはれた。これはそれほどの反對者《はんたいしや》でも、また無論惡意《むろんあくい》でもないけれど、善智識《ぜんちしき》であることは同《おな》じだ熟々《つく〴〵》省《かへり》みさせられたのである。と、

海邊《かいへん》に近《ちか》く生《うま》れ育《そだ》ツて、新鮮《しんせん》な魚味《ぎよみ》に眤《なじ》んでゐると、山國《やまぐに》の人《ひと》の味覺《みかく》に對《たい》して、兎角輕蔑《とかくけいべつ》したがる者《もの》が多《おほ》い、かくいふ筆者《ひつしや》もそれまでは、その一人《にん》であツたのだが、たゞさう考《かんが》へたゞけでは、大《おほ》いなる間違《まちが》ひであツたと、初《はじ》めて氣《き》がついたのは、今《いま》いツた瀨戸内海沿岸地方《せとないかいえんがんちはう》で、優秀《いうしう》な鮮魚《せんぎよ》は先《ま》づ生《なま》で食《く》ふ、刺身《さしみ》か膾《なます》かである。それから燒《や》いて食《く》ふ、鹽燒《しほやき》か照燒《てりやき》かである。あり餘《あま》ツて食《く》ひきれない場《ば》合《あひ》、棄《す》てるのも勿體《もつたい》ないから、まア煮《に》て置《お》けである。つまり煮付《につ》けるやうな魚《さかな》は、材料《ざいれう》としても處分《しよぶん》法《はふ》としても、一等見縊《とうみくび》られた時《とき》である。隨《したが》ツて仕事《しごと》はやツつけでよい、誰《たれ》にでもできる、無論生醬《むろんきじやう》

油《ゆ》で煮《に》るのだが、それでも都會《とくわい》の手《て》をかけた調理《てうり》よりは、遙《はる》かに美味《うま》いといふのが自慢《じまん》で、また事實《じじつ》でもあるから、結果《けつくわ》に於《おい》て誤謬《ごびう》はないが、信念《しんねん》に於《おい》ては未斷惑《みだんなく》を免《まぬか》れなかツた。この婦人《ふじん》のいふ如《ごと》く、本質的《ほんしつてき》に新鮮潑剌《しんせんはつらつ》たる小魚《こざかな》を、都會風《とくわいふう》の調味《てうみ》といふ以上《いじやう》、酒《さけ》や味醂《みりん》や醬油《しやうゆ》の外《ほか》に、恐《おそ》らく砂糖《さたう》などを加《くは》へたにちがひない。さうして煮付《につ》けたらどんな味《あぢ》になるかといふことは、固《もと》より必要《ひつえう》でないから、産地《さんち》の者《もの》は試《こゝろ》みもせず、隨《したが》ツて研究《けんきう》したこともない、問題《もんだい》はその味《あぢ》である。

もと／＼魚《さかな》はナマグサである、活《いき》のよひほど腥臭《なまぐさみ》の強《つよ》いのは、それが魚《さかな》の體臭《たいしう》だからである。香氣《かうき》を生命《せいめい》とする鮎《あゆ》が、活《いき》のよいほど馥郁《ふくいく》として、嗅覺《きうかく》をそゝるのと同《おな》じ道理《だうり》である。たゞ一般《ぱん》の小魚《こざかな》は、細鱗《さいりん》であるほど腥臭《なまぐさみ》が強《つよ》い、そして新鮮《しんせん》であるほどである。この腥臭《なまぐさみ》は一般人《ぱんじん》の嗅覺《きうかく》を、恐《おそ》らく快《こゝろ》よくしない。味《あぢ》は新鮮《しんせん》なほど美《び》だけれど、匂《にほ》ひは新鮮《しんせん》なほど猛《まう》である。これを整調《せいてう》する爲《ため》に發見《はつけん》され、經驗《けいけん》の結果用《けつくわもち》ひられてゐるのが、割鮮《かつせん》であるところの刺身《さしみ》であり、膾《なます》であり、次《つ》いで燒物《やきもの》である。煮付《につ》ける場合《ばあひ》の生醬油《きじやうゆ》といふのも、醬油《しやうゆ》の香氣《かうき》と鹹味《からみ》とによツて、鮮鱗《せんりん》の腥氣《せいき》をカモフラージユするのである。「新鮮《しんせん》でさへあれば、生醬油《きじやうゆ》でもうまい」のではなく、「新鮮《しんせん》であればあるほど、生醬油《きじやうゆ》でなければまづい」のである。

　こゝに氣《き》がついて見《み》ると、一口《ひとくち》に鮮魚《せんきよ》といツても、そのまゝ煮《に》つける場合《ばあひ》には、腥臭《せいしう》の強《つよ》い魚《さかな》ほど、鹹味《からみ》が強《つよ》くなくてはならぬ。最《もつと》も新鮮《しんせん》を尙《たつと》ぶと同時《どうじ》に、最《もつと》も腥《なまぐさ》い淡水魚《たんすゐぎよ》となると、生醬油《きじやうゆ》でなほ慊焉《あきたら》ず、更《さら》に香氣《かうき》の高《たか》い味噌《みそ》を配《はい》するか、生姜《しやうが》、蕃椒《たうがらし》、蓼《たで》、山椒等《さんせうとう》、香辛料《かうしんれう》をも加味《かみ》しなくてはならぬ。ところが同《おな》じ鮮魚介《せんぎよかい》でも、比較的腥臭味《ひかくてきなまぐさみ》の淡《うす》い、烏賊《いか》、章魚《たこ》、海老《えび》、蟹類《かにるゐ》となると、ぐツと鹹味《からみ》を淡《うす》くしてよく、淡《うす》くしなければ不味《まづ》い道理《だうり》も、おのづから會得《ゑとく》できるのである。腥《なまぐさ》い魚《さかな》は一旦素燒《たんしらやき》にし、或《ある》ひは燒干《やきぼし》にして、更《さら》に煮浸《にびだ》しか甘露煮《かんろに》にすると、ぐツと鹹味《からみ》を淡《うす》くした上《うへ》、甘味《あまみ》を加《くは》へて差支《さしつか》へなく、その方《はう》が美味《びみ》になり、腥臭味《なまぐさみ》も失《う》せるのと同《おな》じ道理《だうり》である。

　筆者《ひつしや》の郷里《きやうり》は海《うみ》に近《ちか》いと同時《どうじ》に、川《かは》にも近《ちか》く水田《すゐでん》が拓《ひら》けて、用水《ようすゐ》が四通八達《つうたつ》してゐるから、淡鹹共《たんかんとも》に小魚《こざかな》の豐富《ほうふ》な地方《ちはう》だが、淡水魚《たんすゐぎよ》の概《がい》して不味《まづ》い暑中《しよちう》など「田鮒《たぶな》は夏《なつ》の腹藥《はらぐすり》」といツて、よく食《く》はされたものである。炎天《えんてん》が續《つゞ》くと用水《ようすゐ》が涸《か》れ易《やす》い、水田《すゐでん》の落口《おちぐち》などに、無數《むすう》の小鮒《こぶな》が溜《たま》ツてゐるのを、造作《ざうさ》なく掬《すく》ひ取《と》ツて食用《しよくよう》するので、早春產卵孵化《さうしゆんさんらんふくわ》した子鮒《こぶな》は、首尾《しゆび》を併《あは》せてやツと一寸《すん》になるかならずだから、一々料理《れうり》する遑《いとま》はない、洗《あら》ひ上《あ》げてそのまゝ擂鉢《すりばち》に入《い》れ、笹葉《さゝは》數枚《すうまい》を加《くは》へて、がら〳〵と攪拌《かきまは》すと、大抵鱗《たいていうろこ》だけ除《と》れるのを、味噌汁《みそじる》にするか煮付《につ》けるのである。頭《あたま》も、骨《ほね》も、鰭《ひれ》も、尾《を》も、臟《ざう》物《もつ》も、全《ぜん》部《ぶ》食《く》ツてしまふのだから、盛夏《せいか》の食料《しよくれう》としては、榮養價滿點《えいやうかまんてん》である。そこで「腹藥《はらぐすり》」と名《な》づけた、古人《こじん》の善巧方便《ぜんかうはうべん》に、今更感歎《いまさらかんたん》してゐるのだが、これを煮《に》つける時《とき》が、無論生醬油《むろんきじやうゆ》である、そしてあの辛味苛辣《しんみからつ》な紅蓼《べにたで》を加《くは》へる。炎天灼熱《えんてんしやくねつ》の日盛《ひざか》りに、厨房《ちうばう》からこの匂《にほ》ひが漏《も》れるのを嗅《か》ぐと、當時《たうじ》淡水魚《たんすゐぎよ》は嫌《きら》ひであツた幼年《えうねん》の筆者《ひつしや》すら、思《おも》はず味覺《みかく》のそゝられたことを、今《いま》もまざ〳〵と記憶《きおく》してゐる。

話《はなし》が岐路《わきみち》へ逸《そ》れたが、消費地《せうひち》である都會人《とくわいじん》は、いくら新鮮《しんせん》を求《もと》めても、到底生産地《たうていせいさんち》には及《およ》ばないから、眞味《しんみ》に徹《てつ》し難《がた》いのも、強《あなが》ち無理《むり》とはいへないけれど、錯覺《さくかく》を錯覺《さくかく》と知《し》らずして、自《みづか》ら得《え》たりと誇《ほこ》ることは、その人々《ひとびと》の不幸《ふかう》であるのみならず、累《るゐ》を生産地《せいさんち》にまで及《およ》ぼすから、その影響《えいきやう》の方《はう》が寒心《かんしん》に堪《た》へぬ。それを救《すく》ふ唯《ゐ》一の道《みち》として、筆者《ひつしや》が竊《ひそ》かに期待《きたい》してゐるのは、近頃都會人《ちかごろとくわいじん》の間《あひだ》に、釣遊《てういう》の流《りう》行《かう》することだ。趣味《しゆみ》の問題《もんだい》を別《べつ》としても、生産《せいさん》を知《し》らぬ都會人《とくわいじん》に、僅《わづ》かでも知《し》らしめる機縁《きえん》になるからである。どんな小魚《こざかな》一尾《び》でも、みづから漁《と》ツて試《こゝろ》みれば、いかに新鮮《しんせん》なものゝ美味《びみ》であるかゞわかる。一を聞《き》いて十を知《し》るなら、必《かなら》ずしも鮪《まぐろ》は釣《つ》らなくても、鮪《まぐろ》の味《あぢ》も解《わか》る道理《だうり》である。そこが味覺《みかく》の第《だい》一門《もん》であり、また生産者《せいさんしや》の世界《せかい》である。

ロ、無駄《むだ》なし料理《れうり》

乃《の》木《ぎ》將軍《しやうぐん》が曾《かつ》て、軍隊《ぐんたい》の調理部《てうりぶ》を視察《しさつ》した時《とき》、鳥肉《とりにく》を綺麗《きれい》に處理《しより》してゐるのを見《み》て「あんなものは骨《ほね》ごとぶつ切《き》りして、少《すこ》しでも兵《へい》を休養《きうやう》させたらどうだ」といッたといふ。さすがに名將《めいしやう》の至言《しげん》、料《れう》理《り》の本義《ほんぎ》を道破《だうは》されたものといッてよい。尤《もつと》も將軍《しやうぐん》は汽《き》車旅行《しやりよかう》の際《さい》、驛賣《えきうり》の辨當《べんたう》を求《もと》めると、隅《すみ》から隅《すみ》まで綺麗《きれい》に平《たひら》げて、飯一粒《めしひとつぶ》、菜《さい》一箸《はし》も殘《のこ》さず、同伴者《どうはんしや》でも隨行者《ずゐかうしや》でも、到底眞似《たうていまね》ができないといッて、悉《ことごと》く兜《かぶと》を脱《ぬ》いだといふ。その心遣《こゝろづか》ひがあッて、調理《てうり》の上《うへ》にも初《はじ》めて口《くち》が利《き》けるのだ。調理者《てうりしや》と食事者《しよくじしや》の心構《こゝろがま》へは、當然《たうぜん》一致《ち》すべきであり、必《かなら》ず一致《ち》しなければならぬ。美味《びみ》と榮養《えいやう》とが一致《ち》する如《ごと》くにである。

魚《さかな》の骨《ほね》や貝殼《かひがら》など、どうせ硬《かた》くて食《く》へる物《もの》でないからとて、決《けつ》して無駄《むだ》に棄《す》てゝはならぬ。その骨《ほね》なり貝殼《かひが》などから、どんな美味《うま》い煮汁《だし》が出《で》て、またどんな榮養《えいやう》になるかは、魚《さかな》なら骨付《ほねつき》と肉《にく》だけと、貝《かひ》なら貝《かひ》のまゝと剝身《むきみ》にしたのと、同《おな》じ汁《しる》にでも仕立《した》てゝ見《み》たら、立《た》ちどころに會得《ゑとく》できる筈《はず》だ。海《え》老《び》や蝦蛄《しやこ》の皮《かは》でも、剝《む》いて煮燒《にやき》したのとそのまゝでしたのと、どッちが美味《うま》いか食比《くひくら》べて見《み》るとわかる。魚《さかな》の頭《あたま》で珍重《ちんちゆう》されるのは、今《いま》のところ鯛《たひ》だけのやうだが、大抵《たいてい》の魚《さかな》は皆頭《みなあたま》が美味《うま》い。俗《ぞく》に鯒《こち》の頬《ほゝ》肉《み》といふ、鯒《こち》の兩頬《りやうほゝ》に突出《とつしゆつ》した肉塊《にくくわい》が、殊《こと》に美味《びみ》なことをいふのだが、うツかり魚屋任《さかなやまか》せにして措《お》くと、鯒《こち》の頭《あたま》なんか棄《す》てられてしまふ。鱸《すゞき》でも鯊《はぜ》でも、頬《ほゝ》の肉《にく》は皆美味《みなうま》い。それから脣《くちびる》が美味《うま》い。また俗《ぞく》にカマといふ、喉側《のどがは》の骨附《ほねつき》は、行儀《ぎやうぎ》など構《かま》はずしやぶりつくに限《かぎ》る。鰈《かれひ》や比良魚《ひらめ》は緣側《えんがは》といふ、左右《さいう》の鰭《ひれ》の兩面《りやうめん》に、細《こま》かく並《なら》んだ肉《にく》のうまさは、誰《だれ》でも知《し》ツた振《ふ》りはするが、丹念《たんねん》に取《と》ツて賞翫《しやうくわん》する人《ひと》が、實際幾人《じつさいいくたり》あるだらう。中骨《なかほね》の內側《うちがは》に、髓《ずゐ》の通《とほ》ツた背腸《せわた》を、引出《ひきだ》さないで見逃《みのが》す人《ひと》はないか。鰹《かつを》の場合《ばあひ》には血合《ちあひ》よりも美味《うま》く、鮭《さけ》のは集《あつ》めて鹽辛《しほから》にしたのが、北海《ほくかい》の珍味《ちんみ》と持囃《もてはや》されるメフンだ。鮑《あはび》の緣《へり》をミヽといふ、水貝《みづがひ》にしても酢貝《すがひ》にしても、コリ〳〵として美味《うま》いところを、硬《かた》いといツて大抵《たいてい》は棄《す》てる。鯔《ぼら》やイナの腹《はら》から出《で》る、算盤玉《そろばんだま》のやうな肉塊《にくくわい》、地方《ちはう》によツては臍《へそ》とも臼《うす》ともいふが、鹽燒《しほやき》にしてもうまく、鱧皮《はもかは》の燒《や》いたのが乙《おつ》なことは、關西人《くわんさいじん》なら誰《だれ》でも知《し》ツてゐる。海老《えび》の天麩羅《てんぷら》でも尻《しつ》尾《ぽ》を食《く》へば、中毒《ちうどく》しない禁厭《まじない》だといはれるのも、カルシユーム分《ぶん》を攝《と》らせる方便《はうべん》だらう。鬼殼燒《おにがらやき》や具《ぐ》足煮《そくに》は、なるべく皮《かは》も食《た》べること、頭《あたま》に詰《つま》ツた味噌《みそ》を殘《のこ》したら、それこそ海老《えび》を食《く》ふ甲斐《かひ》はないといツてよい。

更《さら》に野菜物《やさいもの》となると、大根《だいこ》の皮《かは》を剝《む》く、蕪《かぶ》の皮《かは》を剝《む》く、人參《にんじん》の皮《かは》を剝《む》く、茄子《なす》の皮《かは》を剝《む》く、瓜《うり》でも、薯《いも》でも、果物《くだもの》でも、必要以上《ひつえういじやう》に皮《かは》を剝《む》き過《す》ぎる。すべてこれ等《ら》の材料《ざいれう》は、新鮮《しんせん》で傷《いた》みさへなかツたら、皮《かは》を剝《む》く必要《ひつえう》のないものが多《おほ》く、また動植物《どうしよくぶつ》を通《つう》じて、本統《ほんとう》の美味《びみ》と榮養價《えいやうか》は、殆《ほと》んど除外例《ぢよぐわいれい》なく、肉《にく》と皮《かは》との間《あひだ》にあり、殊《こと》に大根《だいこ》の莖《くき》や葉《は》には、野菜中《やさいちう》に珍《めづら》しいほど、ヴヰターミンAを多量《たりやう》に含《ふく》んで、最《もつと》も大切《たいせつ》と敎《をし》へられながら、惜氣《をしげ》もなく棄《す》てゝ顧《かへり》みない人《ひと》が多《おほ》い。香氣《かうき》を生命《せいめい》とする松茸《まつたけ》の皮《かは》を、地肌《ちはだ》の出《で》るまでこそげ過《す》ぎて、物笑《ものわら》ひになる例《れい》さへいくらもある。和布《わかめ》なども水《みづ》に浸《つ》けて、中《ちう》央《あう》の太《ふと》い條《すじ》を拔《ぬ》くなどは、お體裁過《ていさいす》ぎた心《こゝろ》なしで、味噌汁《みそしる》の實《み》に入《い》れる場合《はあひ》など、そのまゝで一向差《かうさし》支《つか》へない。この點京都《てんきやうと》あたりでは、その太《ふと》い條《すじ》だけを集《あつ》めて、鯨《くぢら》の蕪骨《かぶらぼね》と一緒《しよ》に漬《つ》けるなど、頗《すこぶ》る要《えう》領《りやう》を得《え》てゐる。

無駄《むだ》なし料理《れうり》を押進《おしすゝ》めて行《ゆ》くと「無《む》から有《う》を生《しやう》ずる」ことになる。家庭料理《かていれうり》の眼目《がんもく》で、必《かなら》ずこゝまで進《すゝ》ましめねばならぬ。近頃《ちかごろ》の料理獻立《れうりこんだて》を見《み》ると、普通《ふつう》五人前《にんまへ》が單位《たんゐ》になツてゐる。それは家族《かぞく》が五人《にん》なのか、來客《らいきやく》が五人《にん》なのか、また家族《かぞく》と來客《らいきやく》とで五人《にん》なのか、一向《かう》ハツキリしてゐないところに、有無相通《うむさうつう》の妙手《めうしゆ》が生《うま》れて來《く》る。假《かり》に來客《らいきやく》が五人《にん》の豫定《よてい》だとすると、五人前《にんまへ》の材料《ざいれう》を用意《ようい》するのは當然《たうぜん》だが、不意《ふい》に一人《ひとり》二人《ふたり》殖《ふ》へることがあツても、少《すこ》し頭《あたま》を働《はたら》けば、それだけの料理《れうり》で間《ま》に合《あは》せて、決《けつ》して失禮《しつれい》でなくできるし、また家族《かぞく》が五人《にん》あるとすると、それには別《べつ》に用意《ようい》しなくても、使《つか》ひ殘《のこ》りの材《ざい》料《れう》で、充分惣菜《じうぶんそうざい》に充《あ》てられる、つまり五人前《にんまへ》の材料《ざいれう》が、七人前《にんまへ》にも十人前《にんまへ》にも働《はたら》くわけで、料理屋《れうりや》などではさう行《ゆ》かぬが、家庭《かてい》では立派《りつぱ》に出來《でき》るのである。

例《たと》へば魚《さかな》の切身《きりみ》が必要《ひつえう》だとして、眞正直《まつしやうぢき》に五切《き》れだけ求《もと》めたのでは、頭數《あたまかず》以上《いじやう》に働《はたら》かないけれど、切身《きりみ》で買《か》ふのは最《もつと》も不經濟《ふけいざい》なので、魚《さかな》の種類《しゆるゐ》と性質《せいしつ》に應《おう》じ、或《ある》ひは一尾《び》そツくりとか、片身《かたみ》とか四半《はん》分《ぶん》とか、目分量《めぶんりやう》で買《か》ふ方《はう》が、ずツと經濟的《けいざいてき》であり、却《かへ》ツて廉《やす》い場合《ばあひ》もある。第《だい》一切身《きりみ》で買得《かひう》る都會地《とくわいち》なら兎《と》も角《かく》も、産地《さんち》に近《ちか》い地方《ちはう》などでは、そんな調法《てうはふ》なわけに行《ゆ》かないから、必要《ひつえう》なだけの切身《きりみ》を取《と》ツたら、餘材《よざい》の利用法《りようはふ》を工夫《くふう》するが、獻立表《こんだてへう》に囚《とら》はれて、應用法《おうようはふ》を知《し》らないと、忽《たちま》ち無駄《むだ》が出《で》るわけである。

また假《かり》に家族《かぞく》五人《にん》のみとしても、その中《なか》には男《をとこ》もあり、女《をんな》もあり、年齢《ねんれい》による食物《しよくもつ》の適《てき》不《ふ》適《てき》と、各自《めいく》の好《す》き嫌《きら》ひとがあツて、必《かなら》ずしも平等《びやうどう》といふわけには行《ゆ》かず、またその必要《ひつえう》もない。この場合《ばあひ》やはり無《む》から有《う》を生《しやう》ずるのだ。よく手前共《てまへども》の家《うち》では、差別待遇《さべつたいぐう》をしない、主人《しゆじん》から家族雇人《かぞくやとひにん》まで、食物《たべもの》も平等《びやうどう》にするといツて、自慢《じまん》にする人《ひと》を見受《みう》ける。平等固《びやうどうもと》より結構《けつこう》、差別待遇《さべつたいぐう》など以《もつ》ての外《ほか》だが、それは外形的《ぐわいけいてき》でなく、精神的《せいしんてき》でなくてはならぬ。外形《ぐわいけい》を重《おも》んずる平等主義《びやうどうしゆぎ》で、例《たと》へば同《おな》じ切身《きりみ》を一《ひと》つ宛《づゝ》つけるとする、好《す》きなものもあれば嫌《きら》ひなものもあり、體質《たいしつ》の關係《くわんけい》、その時《とき》の氣持《きもち》で、不足《ふそく》を感《かん》ずる者《もの》もあれば、滿腹《まんぷく》して食殘《たべのこ》す者《もの》もある、よしそんなことがないとしても、強《しひ》て平等《びやうどう》にしやうとすれば、必《かなら》ず經費《けいひ》に影響《えいきやう》する、そこで同《おな》じ切身《きりみ》でも、甲《かふ》より乙《おつ》の廉《やす》い方《はう》を買《か》ふことになる、結局皆《けつきよくみん》なが不味《まづ》いものを食《く》はなければならぬ。一《ひと》つの物《もの》をも分《わ》け合《あ》ツて食《く》ふ精神《せいしん》、それが本統《ほんとう》の家族主義《かぞくしゆぎ》で、平等《びやうどう》も融和《ゆうわ》もそこから生《うま》れる、必《かなら》ずしもいつも同《おな》じ切身《きりみ》をつけなくとも、經濟的《けいざいてき》に美味《うま》いものを、皆《みん》なで食《た》べ合《あ》ふことができれば、それが第《だい》一ではないか。偏食《へんしよく》の弊《へい》といふことも、多《おほ》くは食《く》はず嫌《ぎら》ひだから、この精神的平等主義《せいしんてきびやうどうしゆぎ》が徹底《てつてい》すると、自然《しぜん》に改《あらた》まるものであり、そんな實例《じつれい》も澤山《たくさん》ある。

八、調味《てうみ》の素《もと》は鹽《しほ》

味《あぢ》の源《みなもと》は水《みづ》だといはれる。なるほど水《みづ》は生命《いのち》の淵《ふち》であり、飲食《いんしよく》の根元《こんげん》であるが、これを料理《れうり》に應《おう》用《よう》する時《とき》、調味《てうみ》の素《もと》となるものは鹽《しほ》である。古來鹽梅《こらいあんばい》といはれて、鹽《しほ》と對立《たいりつ》された酢《す》でも、鹽《しほ》を離《はな》れたら河童《かつぱ》の陸歩《をかある》きで、酢《す》としての性能《せいのう》を發揮《はつき》することができぬ。第《だい》一鹽《しほ》を加《くは》へなければ酢《す》は利《き》かぬ、砂糖《さたう》もさうである、すべての漬物《つけもの》が鹽《しほ》を基調《きてう》とすることは、三尺《じやく》の童子《どうじ》でも知《し》ツてゐる。味《あぢ》ばかりではない、成分《せいぶん》としても、すべての物《もの》の腐敗《ふはい》を防《ふせ》ぐのは鹽《しほ》である。雪《ゆき》や氷《こほり》も鹽《しほ》を混ぜれば、一層冷度《そうれいど》を增《ま》すと同時《どうじ》に、攝氏《せつし》百度《ど》以上《いじやう》には沸騰《ふつとう》しない水《みづ》も、鹽《しほ》を加《くは》へると更《さら》に熱度《ねつど》が上昇《じやうしよう》する。食鹽注射《しよくえんちゆうしや》、食《しよく》鹽含漱《えんがんそう》と、繩張《なはば》り外《ぐわい》まで出《で》れば限《かぎ》りはないが、直接《ちよくせつ》としてのみいツても、やはり王座《わうざ》を下《くだ》るものではない。然《しか》るに醬油《しやうゆ》が普及《ふきふ》して、鹹味《かんみ》を代表《だいへう》するやうになツて以來《いらい》、一般《ぱん》の家庭《かてい》では鹽《しほ》の恩《おん》を忘《わす》れて、漬物《つけもの》でもする以外《いぐわい》には、殆《ほと》んど用《よう》のないもの丶やうに輕蔑《けいべつ》し、調味料《てうみれう》としては醬油《しやうゆ》、味醂《みりん》、酒《さけ》、酢《す》、砂糖《さたう》、味噌《みそ》、味《あぢ》の素《もと》などの最下位《さいかゐ》に置《お》かれ、甚《はなは》だしいに至《いた》ツては、往々《わうわう》鹽《しほ》を絶《き》らしてゐる家《うち》さへある。これが抑々《そもそも》食味《しよくみ》と共《とも》に、健康《けんかう》を退轉《たいてん》せしめた第《だい》一原因《げんいん》で、「鹽《しほ》がなくなると小遣錢《こづかひせん》に不自由《ふじいう》する」と、婉曲《えんきよく》に警《いまし》めた古人《こじん》の用意《ようい》は、流石《さすが》に周到《しうたう》であツたことを感《かん》ぜしめる。

魚《さかな》を調理《てうり》する時《とき》、たゞの眞水《まみづ》で洗《あら》ふと、蛋白質《たんぱくしつ》が溶解《ようかい》して、折角《せつかく》の美味《うまみ》が逃《に》げて行《ゆ》く、そこへ鹽《しほ》が加《くは》はると、蛋白質《たんぱくしつ》が凝結《ぎようけつ》して、一種《しゆ》の膜《まく》を作《つく》るから逃《に》げない、必《かなら》ず鹽水《しほみづ》で洗《あら》ふことである。茹《ゆが》く時《とき》に鹽湯《しほゆ》を用《もち》ひるのも同《おな》じ意味《いみ》である。また煮肴《にざかな》を作《つく》る時《とき》は、姿《すがた》のまゝでも切身《きりみ》でも、一〇%位《ぐらゐ》の鹽水《しほみづ》に、五分乃至十分《ぶんないしぶん》間位《かんぐらゐ》浸けて置《お》くと、その膜《まく》がやゝ厚《あつ》くなるから、鍋《なべ》の中《なか》に重《かさ》ねても、決《けつ》して密着《くつつ》かず、身崩《みくづ》れもしない。海老《えび》や蟹《かに》の類《たぐひ》は、一層色《そういろ》が鮮《あざや》かに揚《あが》る。

野菜類《やさいるゐ》を茹《ゆ》でる前《まへ》にも、暫《しばら》く鹽水《しほみづ》に浸《つ》けて置《お》くと、少々萎《せうくしを》れかゝツたのでも、見る〱中《うち》に甦《よみがへ》ツて來《く》る。これは切花《きりばな》の水揚《みづあ》げと同《おな》じ作用《さよう》だ。茹湯《ゆでゆ》にもやはり鹽《しほ》を加《くは》へると、青《あを》い物《もの》は一層青《そうあを》く揚《あが》る。

豆腐《とうふ》を煮《に》る時《とき》も鹽《しほ》を加《くは》へると、大抵硬《たいていかた》い豆腐《とうふ》でも、溶《とろ》けるやうに軟《やはら》かくなり、しかも決《けつ》して巣《す》ができぬ。これは鹽魚《しほざかな》の鹽出《しほだ》しをする時《とき》、呼鹽《よびしほ》を入《い》れるのと同《おな》じ道理《だうり》で、豆腐《とうふ》を寄《よ》せる爲《ため》に用《もち》ひた苦汁《にがり》が、呼鹽《よびしほ》に誘《さそ》ひ出《だ》されるからだ。凍豆腐《こほりどうふ》のアク戻《もど》しに、重曹《ぢゆうさう》と共《とも》に用《もち》ひると、戻《もど》り過《す》ぎを牽制《けんせい》して、中和《ちうわ》を得《う》ることは前《まへ》に述《の》べた。

鰹節《かつをぶし》などの煮出汁《だし》を引《ひ》く時《とき》、火《ひ》を止《と》めてから直《す》ぐに漉《こ》さず、上澄《うはずみ》を待《ま》つつもりで放置《はうち》すると、折角《せつかく》吐出《はきだ》したよい味《あぢ》を、再《ふたゝ》び吸收《きふしう》するものだが、少量《せうりやう》の鹽《しほ》を加《くは》へると、その氣遣《きづか》ひがなくなる、但《た》だ最初《さいしよ》から鹽《しほ》を入《い》れると、鰹《かつを》が煮出《だし》を吐《は》かないから、これは火《ひ》を止《と》めると同時《どうじ》にする。

生食《せいしよく》に適《てき》する野菜類《やさいるゐ》は、大抵食鹽《たいていしよくえん》に調和《てうわ》する。獨活《うど》や、胡瓜《きうり》や、トマトや、セロリや、西瓜《すゐくわ》でも林檎《りんご》でもさうである。里芋《さといも》の衣被《きぬかつ》ぎや、馬鈴薯《じやがいも》や、甘藷《さつまいも》や、枝豆《えだまめ》、蚕豆《そらまめ》、玉蜀黍など、鹽茹《しほゆで》にしたのが美味《うま》いことは、誰《たれ》でも知《し》ツてゐる。大抵《たいてい》な小魚《こざかな》は鹽燒《しほやき》が一等《とう》。それから煮物《にもの》でも、汁物《つゆもの》でも、鹽味《しほあぢ》を主《しゆ》とすると、あツさりと高級《かうきふ》な味《あぢ》になる。潮煮《うしほに》、潮汁《うしほじる》、鹽蒸《しほむ》しの類《たぐひ》である。今《いま》からでも遲《おそ》くはない、鹽《しほ》の功德《くどく》を再認識《さいにんしき》して、他《た》のあらゆる調味料《てうみれう》に對《たい》し、一躍最上位《やくさいじやうゐ》に置替《おきか》へることにしたら、それだけでも手料理《てれうり》の味《あぢ》が、幾倍上進《いくばいじやうしん》するか知《し》れない。同時《どうじ》に鹽《しほ》の種類品質《しゆるゐひんしつ》にも、いろ〳〵の區別等差《くべつとうさ》はあるが、槪《がい》して漬物用《つけものよう》の場合《ばあひ》には、寧《むし》ろ粗鹽《あらしほ》の方《はう》がよく、調味料《てうみれう》としては精鹽《せいえん》が優《まさ》る。

二、調味料《てうみれう》の濫用《らんよう》

「あらゆる食物《たべもの》は鹽味《しほあぢ》で活《い》きる、鹽《しほ》くらゐ結構《けつこう》なものはない」と聞《き》いた三太郎《たらう》が、家《うち》へ歸《かへ》ると早速《さつそく》、古澤庵《ふるたくあん》に鹽《しほ》をつけて見《み》て「こんな鹹《から》いものをどこが美味《うま》いんだらう、ペツペツ」といツて吐出《はきだ》したといふ話《はなし》がある。笑《わら》ひごとではない、これに類《るゐ》したことをやツて、折角美味《せつかくうま》く食《た》べられるものを、わざと不味《まづ》くして食《く》ツてゐる例《れい》は澤山《たくさん》ある。

物《もの》の味《あぢ》はすべて調和《てうわ》にある。辛《しん》、酸《さん》、鹹《かん》、苦《く》、甘《かん》の五味《み》、乃至澁《ないしじふ》を加《くは》へた六味《み》が調和《てうわ》して、初《はじ》めて眞《しん》の醍醐味《だいごみ》を生《しやう》ずるとは、古來《こらい》のいひ傳《つた》へであり、誰《たれ》でも知《し》ツてゐるが、これを鵜呑《うの》みにして、あらゆる食物《しよくもつ》に五味乃至《みないし》六味《み》を、必《かなら》ず盛込《もりこ》まうとするものがあツたら、前《まへ》の三太郎《たらう》以上《じやう》である。囚《とら》はれてはならぬ。調理《てうり》すべき材料《ざいれう》の本質《ほんしつ》を知《し》り、配《はい》すべき調味料《てうみれう》の性能《せいのう》を知《し》ることが、第《だい》一歩《ぽ》である。次《つぎ》には材料《ざいれう》と調味料《てうみれう》との適應性《てきおうせい》を知《し》ることである。これを知《し》ツて材料《ざいれう》を活《いか》し、調味料《てうみれう》を活《いか》すことによツて、初《はじ》めて活《い》きた料理《れうり》となる。材料《ざいれう》の本質《ほんじつ》が活《い》き、調味料《てうみれう》の性能《せいのう》が活《い》き、渾然《こんぜん》調和《てうわ》して一味《み》となる時《とき》、材料《ざいれう》もなければ調味料《てうみれう》もない、存《そん》するのは味《あぢ》の一點《てん》となる、この境地《きやうち》が眞《しん》の醍醐味《だいごみ》である。

鹽《しほ》、醬油《しやうゆ》、味噌《みそ》、酢《す》、砂糖《さたう》等《とう》、それ〴〵味《あぢ》の異《こと》ると共《とも》に、異《こと》る味《あぢ》に適《てき》する材料《ざいれう》があり、適《てき》しない材料《ざいれう》があり、或《ある》ひはその中《なか》の幾種《いくしゆ》かを併用《へいよう》することに適《てき》し、若《も》しくは適《てき》しない材料《ざいれう》がある。これを會得《ゑとく》することは、一々の材料《ざいれう》に就《つ》き、調味料《てうみれう》に就《つ》いて、實驗研究《じつけんけんきう》を經なくてはならぬが、いかに適應《てきおう》する材料《ざいれう》でも、調味料《てうみれう》でも、過不足《くわぶそく》があツてならぬことは、いふまでもない。不足《ふそく》はまだしも補《おぎな》ひ得《う》るが、過《す》ぎたるは到底及《たうていおよ》ばざるに若《し》かない。今《いま》の一般家庭料理《ぱんかていれうり》に、最《もつと》も濫用《らんよう》されてゐるのは、醬油《しやうゆ》と、砂糖《さたう》と、味《あぢ》の素《もと》とである。

醬油《しやうゆ》の歴史《れきし》は詳《つまびら》かでないが、發端《ほつたん》が味噌《みそ》であることは明《あきら》かだ。味噌《みそ》は未醬《みしやう》である、未《いま》だ搾《しぼ》らざる醬《ひしほ》から發達《はつたつ》して、自然《しぜん》の溜汁《たまりじる》を用《もち》ひるやうになツたのが、醬油《しやうゆ》の前身《ぜんしん》たる豆油《たまり》である。現在《げんざい》もなほ愛《あい》知縣《ちけん》では、盛《さか》んに用《もち》ひられてゐるが、この豆油《たまり》から思《おも》ひついて、汁《しる》を取《と》ることを目的《もくてき》とする醬《ひしほ》が作《つく》られ、初《はじ》めて搾《しぼ》ッた醬油《しやうゆ》が出來《でき》たのは、室町時代《むろまちじだい》といはれるが、長足《ちやうそく》の發達《はつたつ》を遂《と》げたのは、明治以降《めいぢいかう》と見《み》てよい。それまでは豆油《たたり》と醬油《しやうゆ》とが、兩立《りやうりつ》して共《とも》に存在《そんざい》し、地方《ちはう》によッて或《ある》ひは併用《へいよう》され、或《ある》ひは偏用《へんよう》されたらしく、また一般《ぱん》には醬油《しやうゆ》と豆油《たまり》と、限界《げんかい》をはッきり區別《くべつ》せず、豆油《たまり》の方《はう》が舊名《きうめい》であるから、その方《はう》が通用《つうよう》したと見《み》え、江戸時代《えどじだい》の料理書《れうりしよ》には、大抵《たいてい》たまりと記《しる》されて、醬油《しやうゆ》の名稱《めいしよう》は殆《ほと》んど見當《みあた》らない。

大豆《だいづ》と小麥《こむぎ》と鹽《しほ》とを原料《げんれう》とし、醱酵《はつかう》させて釀《かも》された醬油《しやうゆ》は、大體《だいたい》鹹味《からみ》を中心《ちうしん》として、單純《たんじゆん》な鹽《しほ》に比《くら》べると、ずッと味《あぢ》が複雜化《ふくざつくわ》してゐるから、時好《じかう》に投《とう》じて普及《ふきふ》するに隨《したが》ひ、鹽《しほ》の勢力範圍《せいりよくはんゐ》を壓《あつ》して、いつの間《ま》にか鹹味《からみ》を代表《だいへう》する觀《くわん》を呈《てい》し、調味界《てうみかい》の主要座《しゆえうざ》を占《し》めるに至《いた》ッた。鹽《しほ》としては庇《ひさし》を貸《か》して、母《おも》家《や》を取《と》られた形《かたち》である。

醬油《しやうゆ》の普及發達《ふきふはつたつ》が、一般《ぱん》の食味《しよくみ》を改革《かいかく》し、增進《ぞうしん》させたことは勿論《もちろん》だが、同時《どうじ》に伴《ともな》ふ弊害《へいがい》をも免《まぬか》れなかッた。庇《ひさし》と母家《おもや》と併存《へいそん》した間《あひだ》は、それだけ食味《しよくみ》を添《そ》へたのだが、母家《おもや》の退轉《たいてん》することは、鹽《しほ》の功德《くどく》の忘《わす》れられることで、やがて醬油《しやうゆ》の濫用《らんよう》となると大屋根《おほやね》の拔《ぬ》けた雨漏《あまも》りの洪水《こうずゐ》で、勝手元《かつてもと》の鹽《しほ》は皆流《みなwhile》

れ出《だ》してしまツた。商品化《しやうひんくわ》された醬油《しやうゆ》の發祥地《はつしやうち》は、紀州《きしう》の湯淺《ゆあさ》といふことだツたが、これを關東《くわんとう》に傳《つた》へたのは、日本中《につぽんぢう》の漁師《れふし》が集《あつま》る、下總《しもふさ》の銚子港《てうしみなと》で、德川《とくがは》の初期時代《しよきじだい》に、やはり紀州《きしう》の漁師《れふし》が齎《もたら》したらしい。東京《とうきやう》の醬油《しやうゆ》が全部濃口《ぜんぶこいくち》なのに對《たい》し、京阪《けいはん》では濃口《こいくち》と淡口《うすくち》とを併用《へいよう》する。淡口《うすくち》の本場《ほんば》は播州龍野《ばんしうたつの》だが、在來《ざいらい》の豆油《たまり》は濃淡《のうたん》の中間《ちうかん》で、後《のち》の濃口《こいくち》に比《くら》べると、ずツと鹹味《からみ》が勝《か》ツてゐた。一般《ぱん》の味覺《みかく》が鹽《しほ》味《あぢ》から、漸《やうや》く遠《とほ》ざかるに及《およ》んで、豆油《たまり》よりも更《さら》に鹽《しほ》を鹹《から》く、且色《かついろ》を淡《うす》めたのが出來《でき》たのは、一種《しゆ》の反《はん》動的《どうてき》と見《み》てよい。海岸地方《かいがんちはう》から出發《しゆつぱつ》した濃口《こいくち》に對《たい》し、寧《むし》ろ山間寄《さんかんよ》りの地方《ちはう》に、淡口《うすくち》が勃興《ぼつこう》したといふことは、同《おな》じ反動的《はんどうてき》にしても、鹽《しほ》を重《おも》んずる點《てん》に於《おい》て、生產地《せいさんち》と消費地《せうひち》との關係《くわんけい》が、自然《しぜん》に反影《はんえい》したものとも見《み》られる。

完成《くわんせい》された醬油《しやうゆ》の美味《びみ》は、原則《げんそく》として生醬油《きじやうゆ》に存《そん》する。複雜微妙《ふくざつびめう》な味《あぢ》を備《そな》へて、他《た》の調味料《てうみれう》に比《ひ》し、最《もつと》も獨立性《どくりつせい》に富《と》んだ點《てん》が、醬油《しやうゆ》の地位《ちゐ》を向上《かうじやう》せしめたのだから、恐《おそ》らく現在《げんざい》の生產者《せいさんしや》としては、他《た》の調味料《てうみれう》を配《はい》して、初《はじ》めて價値《かち》を認《みと》めらるゝ如《ごと》き解釋《かいしやく》は、容易《ようい》に首肯《しゆこう》し難《がた》いところであらう、その意味《いみ》からいツても、醬油《しやうゆ》の評價《ひやうか》は生醬油《きじやうゆ》によツて定《さだ》められるべきだ。新鮮《しんせん》な刺身《さしみ》を生醬油《きじやうゆ》で食《た》べる、醬油《しやうゆ》の味《あぢ》の粹《すゐ》である。鹽燒《しほやき》の魚《さかな》や漬物類《つけものるゐ》は、その鹽味《しほあぢ》を重《おも》んずべきだけれど、少量《せうりやう》の醬油《しやうゆ》を配《はい》すると、更《さら》に食味《しよくみ》の加《くは》はる例《れい》はいくらもある。本質的《ほんしつてき》に割《かつ》を主《しゆ》とし、烹《はう》を從《じう》として成立《せいりつ》した日本料理《につぽんれうり》が、その原始的時代《げんしてきじだい》に、いはゆる鹽梅《あんばい》を以《もつ》て、調味《てうみ》の基礎《きそ》としたことは、既《すで》に幾度《いくたび》も述《の》べた。割烹《かつぱう》を車《くるま》の兩輪《りやうりん》として、併立時代《へいりつじだい》に生《うま》れたのが、豆油《たまり》乃至《ないし》醬油《しやうゆ》であツたが、しかも發生《はつせい》の動機《どうき》、並《なら》びに當初《たうしよ》の目的《もくてき》は、自然《しぜん》の味《あぢ》を活《いか》すべく、割《かつ》に從《したが》ふ意味《いみ》であツた筈《はず》だから、當然《たうぜん》生醬油《きじやうゆ》として用《もち》ひられたにちがひない。これを烹炙《はうしや》に應用《おうよう》し、或《ある》ひは醬油《しやうゆ》自體《じたい》にも、調味醬油《てうみしやうゆ》が幅《はゞ》を利《き》かすやうになツたのは、割主烹《かつしゆはう》從《じう》を建前《たてまへ》とする日本料理《につぽんれうり》が、退轉《たいてん》して烹主割從《はうしゆかつじう》となるにしたがひ、本來《ほんらい》の鹽梅《あんばい》が輕《かる》んじられるに至《いた》ツた爲《ため》だ。

料理屋《れうりや》では土佐醬油《とさしやうゆ》といふものを作《つく》り、常用《じやうよう》することを以《もつ》て、一種《しゆ》の誇《ほこり》とする風《ふう》がある。醬油《しやうゆ》に鰹節《かつをぶし》を入《い》れて加熱《かねつ》し、冷《さま》して用《もち》ふる煮出《だし》醬油《しやうゆ》である。たとへば數《かず》の子《こ》などの如《ごと》く、補助味《ほじよみ》として花鰹《はなかつを》を添《そ》へることを、普通《ふつう》とする材料《ざいれう》の場合《ばあひ》の如《ごと》きは、鰹節《かつをぶし》の滓《かす》の附着《ふちやく》する見苦《みぐる》しさを厭《いと》ふ上《うへ》から、意義《いぎ》があるとも思《おも》ふけれど、近頃《ちかごろ》の數《かず》の子《こ》には、この土佐醬油《とさしやうゆ》を用《もち》ひながら、なほ且《かつ》花鰹《はなかつを》をふりかけて、屋《をく》上屋《じやうをく》を架《か》するに至《いた》ツた。刺身《さしみ》に土佐醬油《とさしやうゆ》を用《もち》ふるに至《いた》ツては、正《まさ》に邪道《じやだう》といふべきである。何《なん》となれば刺身《さしみ》にする魚《さかな》は、その魚《さかな》の持《も》つ味《あぢ》と脂《あぶら》が、生醬油《きしやうゆ》と融和《ゆうわ》することによツて、初《はじ》めて眞味《しんみ》が活《い》きるのである。なまじツか鰹節《かつをぶし》の煮出《だし》が加《くは》はると、却《かへ》ツて二味《ふたあぢ》になる道理《だうり》だからである。更《さら》にまた刺身《さしみ》醤油《しやうゆ》や、漬物《つけもの》に用《もち》ふる生醤油《きじしやうゆ》に、味《あぢ》の素《もと》を加《くは》ふるに至《いた》ツては、醤油《しやうゆ》に對《たい》する侮辱《ぶじよく》である以外《いぐわい》に、何等《なんら》の意《い》義《ぎ》をも有《いう》しない。味《あぢ》の素《もと》でも加《くは》へなくては、食《た》べられないやうな醤油《しやうゆ》なら、最初《さいしよ》から思《おも》ひきツて、優《いう》良品《りやうひん》を求《もと》むべきである。

日本料理《にっぽんれうり》の材料《ざいれう》が、強《しひ》て加工《かこう》すればするほど、本來《ほんらい》の味《あぢ》を失《うしな》ふと同《おな》じく、完成《くわんせい》された醤油《しやうゆ》にも、餘《よ》計《けい》な調味《てうみ》をすればするほど、本來《ほんらい》の味《あぢ》を失《うしな》ふので、原則《げんそく》としては生醤油《きじやうゆ》だが、割《かつ》を主《しゆ》とすべき日本料《にっぽんれう》理《り》にも、自《おのづか》ら烹《ばう》の必要《ひつえう》がある如《ごと》く、生醤油《きじやうゆ》のまゝ用《もち》ひるのが、最《もつと》も美味《びみ》に出來《でき》てゐる醤油《しやうゆ》でも、烹《ばう》炙《しや》に用《もち》ひてならぬ道理《だうり》はなく、烹炙《はうしや》に應用《おうよう》することによツて、食味《しよくみ》を加《くは》へる場合《ばあひ》もあることは、勿論《もちろん》であり實例《じつれい》もある。但《た》だその場合《ばあひ》であり、適應性《てきおうせい》である。調理《てうり》さるべき材料《ざいれう》と、材料《ざいれう》に適《てき》する調理法《てうりはふ》とに應《おう》じて、用《もち》ひられる醤油《しやうゆ》の質《しつ》と、用《もち》ひ方《かた》とを考慮《かうりよ》されなければならぬ。たとへばいはゆる濃口醤《こいくちしやう》油《ゆ》と、淡口醤油《うすくちしやうゆ》との特異點《とくいてん》である。いかなる醤油《しやうゆ》でも長時間加熱《ちやうじかんかねつ》すると、必《かなら》ず癖《くせ》が出《で》て味《あぢ》を損《そん》ずる中《なか》に、生醤油《きじやうゆ》として美味《うま》いのは、概《がい》して濃口《こいくち》に多《おほ》いが、煮《に》て癖《くせ》の出《で》るのも濃口《こいくち》に多《おほ》い。そこで汁物《しるもの》や淡《うす》味《あぢ》の煮物《にもの》には、淡口《うすくち》が選《えら》ばれることになる、見《み》た目《め》の感《かん》じばかりでなく、味《あぢ》も淡泊《たんぱく》に揚《あが》るからである。

淡口《うすくち》の醤油《しやうゆ》は鹹《から》いから、少量用《せうりやうもち》ひても效果《ききめ》が著《いちじ》るしい。それは鹽分《えんぶん》が多《おほ》いからで、水《みづ》に溶《と》け易《やす》いと共《とも》に、比較的單味《ひかくてきたんみ》だから、他《た》の調味料《てうみれう》ともよく融和《ゆうわ》する。煮物《にもの》・汁物《しるもの》に適《てき》する所以《ゆゑん》だが、獨立《どくりつ》しては鹹味《かんみ》が強《つよ》いから、生醤油《きじやうゆ》としての美味《びみ》は劣《おと》り、水《みづ》を離《はな》れては調和性《てうわしやう》が少《すくな》い。蒲燒《かばやき》・照燒用《てりやきよう》の味醂醤油《みりんしやうゆ》、煮物《にもの》でも佃煮類等《つくだにるゐとう》、水《みづ》を要《えう》しない場合《ばあひ》に限《かぎ》ッて、濃口《こいくち》の方《はう》が重《おも》んぜられるのは、元來《もとく》濃厚《のうこう》な醤油《しやうゆ》の應用法《おうようはふ》として、發達《はつたつ》した調理《てうり》だからである。味醂醤油《みりんしやうゆ》に加熱《かねつ》するのは、兩者《りやうしや》を融合《ゆうがふ》の爲《ため》であり、更《さら》に濃厚《のうこう》な蒲燒《かばやき》のタレは、長《なが》く保存《ほぞん》するほどよいとされ、殘液《ざんえき》には多年《たねん》に亘《わた》ッて、魚《さかな》の脂《あぶら》が混在《こんざい》するから、新《あたら》しく造《つく》り加《くは》へる度《たび》に、三者新舊融合《しやしんきうゆうがふ》の爲《ため》だが、決《けつ》してぐら〳〵と煮《に》るわけではなく、沸騰直前《ふつとうちよくぜん》に火《ひ》を止《と》めるのが定式《ちやうしき》であり、魚《さかな》も最初《さいしよ》は素燒《しらやき》にして、タレを附《つ》けるのは最後《さいご》である。また佃煮《つくだに》は食《しよく》味《み》よりも、貯藏《ちよざう》の方《はう》が主要目的《しゆえうもくてき》だから、問題《もんだい》は自《おのづか》ら別《べつ》な筈《はず》だ。

砂糖《さたう》の原産地《げんさんち》は、東印度《ひがしインド》となッてゐるが、それは原料《げんれう》たる甘蔗《さとうきび》で、製糖法《せいたうはふ》の發明者《はつめいしや》は、支那人《しなじん》だといふ說《せつ》もある。歐羅巴《ヨーロッパ》へ傳《つた》はッたのは、西曆紀元前《せいれききげんぜん》三四百年頃《ねんころ》といふのだが、食用《しよくよう》として一般《ぱん》に普及《ふきふ》したのは、西紀《せいき》七百年以降《ねんいかう》で、それまではずッと藥用品《やくようひん》であッたらしい。それがいはゆる南蠻船《なんばんぶね》に依《よ》ツて、初《はじ》めて日本《につぽん》に齎《もたら》されたのは、戰國時代《せんごくじだい》の天文年間《てんもんねんかん》といふことになツてゐるが、藥品《やくひん》としての初《はつ》渡來《とらい》は、やはりずツと古《ふる》く、奈良朝時代《ならてうじだい》に端《たん》を發《はつ》してゐる。即《すなは》ち人皇第《にんのうだい》四十六代孝謙天皇《だいかうけんてんのう》の天平勝寶《てんぺうしようはう》五年《ねん》（皇紀《くわうき》一四一三、西紀《せいき》七五三）、例《れい》の味噌《みそ》や茶《ちや》などゝ共《とも》に、唐僧鑑眞《たうそうかんじん》の持參《ちさん》した獻上品中《けんじやうひんちう》に、「砂糖《さたう》二斤《きん》十四兩《りやう》」と記《しる》され、外《ほか》に若干《じやくかん》の甘蔗《かんしよ》と石蜜《せきみつ》とがあツた、石蜜《せきみつ》は氷砂糖《こほりざたう》のことだが、砂糖《さたう》の量目《りやうもく》から推《お》しても、悉《ことごと》く僅少量《きんせうりやう》であツたことは想像《さうざう》できる。一兩《りやう》はわが四匁《もんめ》で、斤量《きんりやう》なども後世《こうせい》とは、多《た》少《せう》の差異《さい》はあるかも知《し》れぬが、いづれにしても貴重品扱《きちやうひんあつか》ひであツたにちがひない。

古來日本《こらいにつぽん》に用《もち》ひられた甘味《あまみ》は、千歳虆《あまづら》と名《な》づける蔓《かつら》の汁《しる》で、外《ほか》に干柿等《ほしがきとう》も用《もち》ひたらしいが、米食國《べいしよくこく》であるだけに、夙《はや》くから飴《あめ》が發達《はつたつ》してゐた。起原《きげん》は詳《つまびら》かでないが、既《すで》に『神武紀《じんむき》』の記載《きさい》に、神武《じんむ》天皇御東征《てんのうごとうせい》の砌《みぎり》、倭國《やまと》の磯城《しき》及《およ》び高張《たかはり》の邑《むら》に、八十梟帥《やそたける》があツて王師《わうし》に抗《かう》したので、天皇丹生《てんのうにふ》の川上《かはかみ》に至《いた》りたまひ、天神地祇《てんじんちぎ》を祀《まつ》ツて祈《いの》り宣《のたま》はく、「吾今當《われいままさ》に、八十平瓮《やそのひらが》を以《もつ》て、水無《みづな》くして飴《たがね》を造《つく》らん、飴成《たがねな》らば則《すなは》ち、吾必《われかなら》ず鋒刀《ほこがたな》の威《ゐ》を假《か》らずして、坐《ゐなが》らに天下《あめがした》を平《たひら》げんと、乃《すなは》ち飴《あめ》を造《つく》る、飴自《あめおのづ》から成《な》る」とあるのに見《み》ると、無論《むろん》その以前《いぜん》から行《おこな》はれてゐたことは明《あきら》かだ。神武紀《じんむき》には飴《あめ》をタガネと訓《くん》じてあるが、音《おん》は「怡《い》」で、古書《こしよ》には阿女《あめ》と訓《くん》じ、今《いま》もアメである。この點《てん》からいふと日本《につぽん》は、甘味《あまみ》に於《おい》ても西洋《せいやう》に比《くら》べて、遥《はる》かに先進國《せんしんこく》であり、殊《こと》に常食《じやうしよく》の穀菜類《こくさいるゐ》は、それ〴〵に糖分《たうぶん》を含《ふく》んでゐるから、食味《しよくみ》の上《うへ》に不自由《ふじいう》のないは勿論《もちろん》、榮養的《えいやうてき》にも不足《ふそく》はなかツたと見《み》てよい。歐羅巴《ヨーロツパ》では十八世紀《せいき》の中葉《ちうえふ》頃《ころ》、獨逸《ドイツ》で甜菜糖《かんさいたう》が發見《はつけん》され、その後《ご》ナポレオン一世《せい》の大陸封鎖《たいりくふうさ》で、甘蔗《かんしよ》の輸入《ゆにふ》が杜絶《とぜつ》した爲《ため》、一時《じ》大《おほ》いに發展《はつてん》したが、今《いま》では漸次《ぜんじ》衰《おとろ》へて、原料《げんれう》の有《も》つ大根《だいこ》の風味《ふうみ》が、珈琲用《コーヒーよう》として調和《てうわ》するといふ、特《とく》異《い》の存在《そんざい》になツてゐるのと、北米《ほくべい》に一種《しゆ》の楓《かへで》から採《と》ツた、楓糖《かへでたう》といふ粘液體《ねんえきたい》のものが、ホツト・ケーキ用《よう》として珍重《ちんちやう》される外《ほか》、熱帶地方《ねつたいちはう》に砂糖椰子《さたうやし》から採《と》ツた、椰子糖《やしたう》といふのがあるけれど、これは品《ひん》質《しつ》が劣《おと》るさうで、今《いま》や殆《ほと》んど世界《せかい》の甘味《あまみ》は、甘蔗糖《かんしよたう》の勢力下《せいりよくか》に歸《き》してゐるといふ。日本《につぽん》でも德川時代《とくがはじだい》に、甘蔗《かんしよ》の栽培《さいばい》が盛《さか》んに行《おこな》はれ、平賀源内《ひらがげんない》などの指導《しだう》で、製糖業《せいたうげふ》もやゝ進《すゝ》んだが、急速《きふそく》に發達普及《はつたつふきふ》したのは明治以降《めいちいかう》、殊《こと》に臺灣領有後《たいわんりやういうご》である。

砂糖《さたう》の食味上《しよくみじやう》、並《なら》びに榮養上《えいやうじやう》の價値《かち》は、萬人周知《ばんじんしうち》のことであり、同時《どうじ》に伴《ともな》ふ弊害《へいがい》に就《つい》ても、既《すで》に『料理維新《れうりゐしん》』の章《しやう》に述《の》べたが、夙《はや》くこの弊害《へいがい》を認《みと》めて、砂糖亡國《さたうばうこく》を説《と》いたのは、幕末大阪《ばくまつおほさか》の儒醫《じゆい》中井《なかゐ》履軒《りけん》で、「文祿以後《ぶんろくいご》、短命《たんめい》に終《をは》る者《もの》の多《おほ》くなツたのは、正《まさ》に砂糖輸入《さたうゆにふ》の爲《ため》である、藥用《やくよう》ならいざ知《し》らず、一般《ぱん》に砂糖《さたう》を用《もち》ふれば、有害恐《いうがいおそ》るべし」といふのだ。文祿《ぶんろく》は豐太閤《ほうたいかふ》の晩年《ばんねん》で、支那《しな》は明朝《みんてう》の末《まつ》期《き》、沖繩《おきなは》を經由《けいゆ》して薩摩《さつま》へ、盛《さか》んに黑砂糖《くろざたう》が輸入《ゆにふ》されたといふ。以來濫用《いらいらんよう》の風《ふう》を馴致《じゆんち》し、國民《こくみん》の健康《けんかう》を損《そこな》ふたとの意《い》であらう。單《たん》に調理用《てうりよう》からいツても、近頃《ちかごろ》の砂糖濫用《さたうらんよう》が、材料本來《ざいれうほんらい》の食味《しよくみ》を傷《きず》つけ、延《ひ》いて國民全體《こくみんぜんたい》の味覺《みかく》を、いかに退轉《たいてん》せしめたかは、識者《しきしや》の等《ひと》しく認《みと》むるところだ。

或《あ》る蒲鉾屋《かまぼこや》の歎息話《たんそくばなし》を聞《き》く。優良品《いうりやうひん》をといふ注文《ちゆうもん》を受《う》けて、取引先《とりひきさき》のデパートへ、見本《みほん》を持《も》ツていツたところ、食品部《しよくひんぶ》の仕入主任《しいれしゆにん》が、早速試食《さつそくししよく》しての批評《ひひやう》に、「どうも味《あぢ》が足《た》りないね」、雛祭《ひなまつり》の賣出用《うりだしよう》で、罐詰《かんづめ》の體裁上《ていさいじやう》、間《ま》に合《あは》せに添《そ》へた配色物《いろどりもの》に箸《はし》が及《およ》ぶと、「これは美味《うま》い、この調子《てうし》でなくちや」といはれて、うんざりしたといふのだ。味《あぢ》といふのは甘味《あまみ》のことで、砂糖《さたう》さへ利《き》いてゐればうまいと思《おも》ふのが、主任者《しゆにんしや》の味覺《みかく》だとあツては、近頃《ちかごろ》の蒲鉾《かまぼこ》が肴《さかな》よりも、菓子《くわし》の方《はう》に近《ちか》くなる筈《はず》で、一般家庭《いつぱんかてい》の煮物《にもの》となると、鹹《から》いといツては砂糖《さたう》を加《くは》へ、甘《あま》いといツては醬油《しやうゆ》を入《い》れる、どこまでいツても甘鹹《あまから》の併行《へいかう》で、止度《とめど》がないのも無理《むり》はない。そこへ現《あら》はれたのが味《あぢ》の素《もと》だ。

學名《がくめい》で呼《よ》ぶとグルタミン酸《さん》ナトリウム、またはグルタミン酸曹達《さんソーダ》といふのださうだが、兎《と》も角《かく》もこの發見《はつけん》が、食味並《しよくみなら》びに調味界《てうみかい》に、劃期的《くわくきてき》の變革《へんかく》を與《あた》へたといふのは事實《じじつ》だ。發明以來《はつめいいらい》三十年《ねん》に過《す》ぎない新製品《しんせいひん》で、しかも發賣《はつばい》の當初《たうしよ》は、保守的思想者《ほしゆてきしさうしや》の多《おほ》い調理界《てうりかい》や、一般食味界《ぱんしよくみかい》の頑固者流《ぐわんこしやりう》に、いろいろのケチをつけて拒否《きよひ》せられ、或《ある》ひは排撃《はいげき》されたので、實際普及《じつさいふきふ》した期間《きかん》は、やツと二十年位《ねんくらゐ》だらうが、早《はや》くも濫用期《らんようき》に入《い》ツたのに見《み》ても、いかに傳播力《でんぱりよく》の旺盛《わうせい》であるかはわかる。最初《さいしよ》の宣傳《せんでん》に、鰹節《かつをぶし》の代用《だいよう》若《も》しくは以上《いじやう》の效力《かうりよく》があり、味《あぢ》の素《もと》さへ用《もち》ひれば、他《た》に何等《なんら》のダシ材料《ざいれう》も要《い》らないやうに說《と》かれのが、却《かへ》ツて誤解《ごかい》や非難《ひなん》を招《まね》いたやうだが、實際《じつさい》は昆布《こぶ》ダシの旨味《うまみ》が、研究《けんきう》の動機《どうき》だツたさうで、隨《したが》ツてダシ代用《だいよう》としては、最《もつと》も昆布《こぶ》の味《あぢ》に近《ちか》く、しかも選《えら》ばれた原料《げんれう》は、植物性《しよくぶつせい》の小麥粉《こむぎこ》だから、動物性《どうぶつせい》のダシ代用《だいよう》には適《てき》せず、寧《むし》ろ一種《しゆ》の調味料《てうみれう》として、甘味《かんみ》、酸味《さんみ》、鹹味等《かんみとう》、卽《すなは》ち砂糖《さたう》、酢《す》、鹽《しほ》、醬油《しやうゆ》などの、各々《おの〳〵》獨立《どくりつ》した味《あぢ》を調節《てうせつ》して、渾然《こんぜん》一味《み》に融和《ゆうわ》する、つまりツナギの役目《やくめ》に用《もち》ひて、最《もつと》も效果《かうくわ》があるのだから、必《かなら》ずしも多量《たりやう》に用《もち》ひたからとて、相手《あひて》の料理《れうり》が美味《うま》くなるわけのものではなく、却《かへ》ツて多《おほ》く用《もち》ひ過《す》ぎると、折角諸味《せつかくしよみ》を調節《てうせつ》しながら、自分《じぶん》の味《あぢ》だけが獨立《どくりつ》して、渾然《こんぜん》一味《み》を裏切《うらぎ》ることになる。

近頃《ちかごろ》の料理《れうり》は、どこで食《く》ツても同《おな》じ味《あぢ》だ、特色《とくしよく》がないといはれるのは、この味《あぢ》の素《もと》の味《あぢ》が、獨立《どくりつ》して舌《した》に泥《なづ》むからで、濫用《らんよう》の弊害《へいがい》たることは爭《あらそ》はれぬ。普通《ふつう》の調理《てうり》定式《ぢやうしき》として、味《あぢ》の素《もと》を加《くは》へたら直《す》ぐ火《ひ》を止《と》めるか、或《ある》ひは火《ひ》を止《と》めて後《のち》に加《くは》へるか、いづれにしても加熱《かねつ》は禁物《きんもつ》だといふことになツてゐる。百度《ど》以《い》上《じやう》の熱《ねつ》を加《くは》へたら、味《あぢ》の素《もと》は飛《と》んでしまツて、効果《かうくわ》を失《うしな》ふといふのだが、味《あぢ》の素《もと》の能率《のうりつ》を高《たか》める上《うへ》からは、一應有理《おうもつとも》のやうだけれど、この場合《ばあひ》には他《た》の諸味《しよみ》と共《とも》に、味《あぢ》の素《もと》も獨立性《どくりつせい》を失《うしな》ツてこそ、初《はじ》めて一味《み》に融合《ゆうがふ》するので、自分《じぶん》の味《あぢ》だけが生殘《いきのこ》ると、忽《たちま》ち舌《した》に泥《なづ》むのは當然《たうぜん》だ。この意味《いみ》からいふと、眞《しん》の渾然《こんぜん》一味《み》を得《う》る爲《ため》には、味《あぢ》の素《もと》を入《い》れてからも、やはり相當《さうたう》の熱《ねつ》を加《くは》ふべきで、生《なま》のまゝの使用《しよう》こそ禁物《きんもつ》だと思《おも》ふ。その例證《れいしよう》は、酢《す》に試《こゝろ》みれば贖面《てきめん》にわかる。何《なん》の酢《す》の物《もの》でも鮓《すし》の飯《めし》にでも、生《なま》の味《あぢ》の素《もと》を加《くは》へると、當座《たうざ》は酸味《さんみ》が緩和《くわんわ》されて、確《たし》かに旨《うま》いにちがひないが、半日《はんにち》置《お》いたら酸《さん》味《み》が半減《はんげん》し、假《かり》に一夜《や》も經過《けいくわ》させたら、あらゆる滋味《じみ》の喪失《さうしつ》に、驚《おどろ》かぬ人《ひと》は恐《おそ》らくあるまい。

人間《にんげん》の好奇心《かうきしん》は一種《しゆ》の本能《ほんのう》だから、いかなる時代《じだい》でも新《あたら》しいものは喜《よろこ》ばれる。醬油《しやうゆ》にしろ、砂糖《さたう》にしろ、味《あぢ》の素《もと》にしろ、濫用《らんよう》されるほどのものは、必《かなら》ず中樞《ちうすう》をなすものであるが、同時《どうじ》にその中樞《ちうすう》をなすものが、濫用《らんよう》されるといふことは、喜《よろこ》ぶべき現象《げんしやう》でないことといふまでもない。生產者《せいさんしや》の側《かは》からいツても、單《たん》に大量《たいりやう》に消費《せうひ》されるといふ、一時的《じてき》の打算《ださん》から、喜《よろこ》んでゐる道理《だうり》はない。みづから生產《せいさん》するものは、それが最《もつと》も有効《いうかう》に、良心的《りやうしんてき》に使《つか》はれてこそ、本懷《ほんくわい》を感《かん》ずべきだからである。消費者《せうひしや》は濫用《らんよう》を愼《つゝし》むことによツて、當然生《たうぜんしやう》ずべき餘剩《よじよう》を、質《しつ》の優秀《いうしう》なものに振向《ふりむ》け得《う》るから、優秀《いうしう》ならざる粗製品《そせいひん》は、自然淘汰《しぜんたうた》を受《う》けることにならう。量《りやう》よりも質《しつ》の尊《たと》ばれる時《とき》、眞《しん》の意味《いみ》の料理《れうり》は向上《かうじやう》する。

ホ、煮出《だし》の調和性《てうわせい》

およそ如何《いか》なる材料《ざいれう》でも、自身《じしん》にダシを有《も》たぬものはないから、その持味《もちあぢ》を活《い》かすのが第一《だいい》だが、實際調理《じつさいてうり》の場合《ばあひ》には、更《さら》に過不足《くわぶそく》を調整《てうせい》して、一層食味《そうしよくみ》を豐《ゆた》かにする必要上《ひつえうじやう》、煮出汁《だし》が重要《ちゆうえう》な役割《やくわり》を勤《つと》めることになる。隨《したが》ツて特《とく》に煮出材料《だしざいれう》として、選《えら》ばれたもの丶種類《しゆるゐ》も多《おほ》いが、原則的《げんそくてき》に大別《たいべつ》すると、植物性《しよくぶつせい》の材料《ざいれう》には、動物性《どうぶつせい》の煮出《だし》が調和《てうわ》し、動物性《どうぶつせい》の材料《ざいれう》には、植物性《しよくぶつせい》の煮出《だし》が調和《てうわ》する、つまり野菜《やさい》・乾物《かんぶつ》には、鰹節《かつをぶし》、煮干《にぼし》、干貝《ほしがひ》の類《るゐ》、魚介類《ぎよかいるゐ》の場合《ばあひ》には、昆布《こんぶ》・海藻《かいさう》といツた工合《ぐあひ》に、反對性《はんたいせい》のものが調和《てうわ》することになツてゐるが、總《そう》じて動物性《どうぶつせい》の材料《ざいれう》には、それ自身《じしん》のダシが豐富《ほうふ》だから、特《とく》殊《しゆ》の調理《てうり》でない限《かぎ》り、必《かなら》ずしも他《た》の補給《ほきふ》を要《えう》せず、多《おほ》く植物性《しよくぶつせい》の材料《ざいれう》——野菜乾物《やさいかんぶつ》の場合《ばあひ》に、必要《ひつえう》とする煮出《だし》だから、家庭《かてい》の常備用《じやうびよう》としては、やはり鰹節《かつをぶし》や煮干《にぼし》の類《たぐ》ひが、一等無事《とうぶじ》といふことになる。但《た》だ共通《きやうつう》の便宜上《べんぎじやう》、昆布《こぶ》と鰹節《かつをぶし》とを併用《へいよう》する場合《ばあひ》もあり、また腥氣《なまぐさ》を厭《いと》ふ精進料理《しやうじんれうり》には、昆布《こぶ》や野《や》菜《さい》・乾物《かんぶつ》の持味《もちあぢ》を、利用《りよう》する外《ほか》ないのだから、除外例《ちよくわいれい》として妨《さまた》げぬことはいふまでもない。

鰹節《かつをぶし》にしろ昆布《こぶ》にしろ、材料《ざいれう》はなるべく良質《りやうしつ》のものを選《えら》ぶべきで、最初《さいしよ》の値段《ねだん》は少々《せう〳〵》高《たか》くても、煮《だ》出汁《し》としての味《あぢ》と、効果《きゝめ》と、煮出殼《だしがら》の應用法《おうようはふ》などを考慮《かうりよ》すれば、必《かなら》ず本筋《ほんすぢ》のものが經濟的《けいざいてき》で、目先《めさき》の安價《あんか》や調法《てうはふ》に惑《まど》はされると、結局《けつきよく》「安物買《やすものかひ》の錢失《ぜにうしな》ひ」になる場合《ばあひ》が多《おほ》い。分量《ぶんりやう》も假《かり》に鰹節《かつをぶし》として、水《みづ》一升《しよう》に三十匁《もんめ》、或《ある》ひは四十匁《もんめ》、または五十匁《もんめ》などゝ、人《ひと》により調理《てうり》によツてちがひ、勿論《もちろん》節《ふし》の質《しつ》にもよるから、一概《がい》には決《き》められないが、先《ま》づ良質《りやうしつ》のもの二三十匁《もんめ》を標準《へうじゆん》とし、鰹《かつを》と昆布《こぶ》とを併用《へいよう》する場合《ばあひ》には、鰹節《かつをぶし》十五匁《もんめ》に煮出昆布《だしこぶ》五寸位《すんくらゐ》でよからうと思《おも》はれる。煮出汁《だし》の引《ひ》き方《かた》は、湯《ゆ》の煮立《にた》ツたところへ、削《けづ》り立《た》ての節《ふし》を一度《ど》に投込《なげこ》み、一沸《ひとたぎ》りしたら直《す》ぐ火《ひ》を止《と》めて、さツと引《ひ》くのが定式《ぢやうしき》になツてゐるが、昆布《こぶ》と併用《へいよう》する場合《ばあひ》には、昆布《こぶ》だけ最初《さいしよ》水《みづ》から入《い》れて、煮立《にた》ツたところへ節《ふし》を入《い》れる手《て》もあり、また昆布《こぶ》も節《ふし》も水《みづ》から入《い》れて、煮立《にた》ツと同時《どうじ》に火《ひ》を止《と》める手《て》、反對《はんたい》に昆布《こぶ》も節《ふし》も煮立《にた》ツたところへ同時《どうじ》に入《い》れる手《て》、更《さら》にまた鰹節《かつをぶし》だけでも、最初水《さいしよみづ》から入《い》れた方《はう》が、癖《くせ》が出《で》なくてよいといふ人《ひと》もある。その場合《ばあひ》には熱《ねつ》するに隨《したが》ひ、表面《へうめん》に浮上《うきあが》る泡沫《あぶく》が、だん〳〵細密《さいみつ》になツて、しまひには鍋《なべ》一面《めん》を蔽《おほ》ふから、側《そば》に附切《つきき》ツて注意《ちゆうい》し、ぷくりと一度《ど》沸《たぎ》るのを待《ま》ツて、直《す》ぐ火《ひ》を止《と》めることにすれば、決《けつ》して引損《ひきそこな》ひはない。少《すこ》しでも長《なが》く煮《に》た方《はう》が、よく煮出汁《だし》が出《で》やうといふやうな、物吝《ものをし》みをするやうな考《かんが》へ方《かた》は禁物《きんもつ》で、一番《ばん》煮出汁《だし》はどこまでも、あッさりと癖《くせ》のないことを主眼《しゆがん》とし、これを吸物用《すひものよう》にすると、約《やく》一升《しよう》で十人前《にんまへ》は取《と》れる。

一旦濾取《たんこしと》ッた後《あと》へ、半分位《はんぶんくらゐ》の水《みづ》を加《くは》へて、やゝ長時間煮出《ちやうじかんにだ》したのを、料理屋《れうりや》などでは二番《ばん》と名《な》づけて、煮物用《にものよう》に使《つか》ふのだが、一般家庭《ぱんかてい》では臨機應變《りんきおうへん》にする。煮出濾《だしこし》は盆笊《ぼんざる》でも、味噌濾《みそこし》でも用《もち》ひ、清潔《せいけつ》な布巾《ふきん》を二重《ぢゆう》に敷《し》いて濾《こ》すと、濁《にご》りのない煮出汁《だし》が出來《でき》、隨《したが》ッて澄《す》んだ清汁《すまし》になる。煮出濾《だしこし》の用意《ようい》がなく、上澄《うはずみ》を待《ま》つ場合《ばあひ》には、火《ひ》を止《と》めると同時《どうじ》に、一《ひと》つまみの食鹽《しよくえん》を投《とう》じて、煮出《だし》の逆戻《ぎやくもど》りを遮斷《しやだん》する（前項參照《ぜんかうさんせう》）。およそどんな煮出汁《だし》でも、鹽味《しほあぢ》を不必要《ふひつえう》とする氣遣《きづか》ひはないから、一向邪魔《かうじやま》にはならぬ筈《はず》だ。また同《おな》じ一本《ぽん》の鰹節《かつをぶし》でも、部分的《ぶぶんてき》には優劣《いうれつ》があるから、良質《りやうしつ》の節《ふし》だからとて、どこも同《おな》じには使《つか》はず、たとへば清汁《すまし》の場合《ばあひ》には、色《いろ》の鮮《あざや》かな優秀部《いうしうぶ》を用《もち》ひ、血合《ちあひ》の混《まじ》ッてゐるやうなところは、味噌汁《みそしる》に使《つか》ふといふやうに、應用《おうよう》の頭《あたま》を働《はたら》かせる。煮出殼《だしから》は鰹節《かつをぶし》だけでも、昆布《こぶ》があれば纖《せん》に刻《きざ》んで一緒《しよ》に、醬油《しやうゆ》七・酒《さけ》三位《くらゐ》の割合《わりあひ》で、佃煮風《つくだにふう》にして置《お》くと、茶漬《ちやづけ》の友《とも》として無駄《むだ》にはならぬ。その他《た》煮《に》干《ぼし》・焼干《やきぼし》の雜魚類《ざこるゐ》でも、工夫次第《くふうしだい》でいかやうにも應用《おうよう》できる。

へ、鮮《せん》魚《ぎよ》庖《はう》丁《ちやう》要《えう》領《りやう》

魚介類《ぎよかいるゐ》の生命《せいめい》は、新鮮第一《しんせんだい》であるが、殊《こと》に淡水魚《たんすゐぎよ》は、活《いき》てゐる位《くらゐ》でなくてはならぬ。そこで活送法《くわつそうはふ》の研究《けんきう》となり、既《すで》に淡水魚《たんすゐぎよ》の方《はう》は、十數年前《すうねんまへ》から行《おこな》はれ、現《げん》に東京《とうきやう》あたりの街頭《がいとう》でも、玻璃張《ガラスば》りの水《すゐ》槽《さう》に遊弋《いうよく》させて、行人《かうじん》の味覺《みかく》に訴及《そきふ》してゐることは、誰《だれ》でも知《し》ツてゐるところだが、鹹水魚《かんすゐぎよ》の方《はう》は近《きん》海物《かいもの》に限《かぎ》り、生簀《いけす》に飼養《しやう》される外《ほか》、遠海物《ゑんかいもの》の活送《くわつそう》は、幾度《いくたび》か試驗《しけん》されたけれど、容易《ようい》に成功《せいこう》しないので、纔《わづ》かに夏向《なつむき》の洗肉用《あらひよう》だけ、濺《さ》し水《みづ》をして壽命《じゆみやう》を保《たも》たせ、兎《と》も角《かく》も活物《いけるもの》といふことで、多年間《たねんかん》に合《あは》せ來《きた》ツたところ、數年前志州鳥羽《すうねんぜんししうとは》の研究家《けんきうか》が、獨特《どくとく》の活魚槽《くわつぎよさう》を發明《はつめい》して、鮮鯛《せんだひ》の活送《くわつそう》に成功《せいこう》したとて、當時《たうじ》の新聞紙《しんぶんし》が物々《ものもの》しく報道《はうだう》し、隨《したが》ツて好事家《かうずか》の味覺《みかく》を刺戟《しげき》し、筆者《ひつしや》も偶然《ぐうぜん》の機會《きくわい》から、試食《ししよく》の席《せき》に立會《たちあ》はされたが、東京近海《とうきやうきんかい》の鯛《たひ》は、相當《さうたう》イキのよいものでも、刺身《さしみ》にすると肉割《みわ》れがして、見《み》た目《め》も味《あぢ》も劣《おと》るのに對《たい》し、さすがは伊勢灣近海《いせわんきんかい》の物《もの》だけに、肉《にく》は緊《しま》ツて味《あぢ》もよく、産地《さんち》による關係《くわんけい》は爭《あらそ》はれぬと、一應《おう》は首肯《しゆこう》したものゝ、しかしこれは必《かなら》ずしも、活送《くわつそう》した爲《ため》の美味《びみ》であるか否《いな》か、若《も》し漁《とり》立《た》てのものを、そのまゝいはゆる野締《のじめ》にして、急送便《きふそうびん》で屆《とゞ》いたのと、比較翫味《ひかくぐわんみ》した結果《けつくわ》、どれだけの差《さ》があるかは、よほど疑問《ぎもん》ではあるまいかと思《おも》ツた。なるほど活《いき》た鮮鯛《せんだひ》が、水槽中《すゐさうちう》に躍《をど》ツてゐるところは、見《み》た目《め》の快感《くわいかん》と、よツて來《きた》るところの聯想《れんさう》とで、一般人《ばんじん》の味覺《みかく》をそゝるにはちがひないが、眞《しん》の食味《しよくみ》といふことになると、自《おのづか》ら別問題《べつもんだい》の筈《はず》だ。

早《はや》い話《はなし》が鮎《あゆ》を鵜《う》で漁《と》らせる、他《た》の漁法《ぎよはふ》によツた獲物《えもの》よりも、鵜飼《うかひ》によツたものゝ方《はう》が、遙《はる》かに珍重《ちんちやう》されるのは、パクリと鵜《う》の嘴《はし》にかゝツた途端《とたん》に、即死《そくし》を遂《と》げるからだといふ。銀座《ぎんざ》あたりの水槽《すゐさう》で、幾日《いくにち》も活《い》けてある鮎《あゆ》を、活《いき》てゐるからといふだけで、新鮮美味《しんせんびみ》なつもりで調理《てうり》させたら、どんな結果《けつくわ》に逢着《ほうちやく》するかは、いふだけが野暮《やぼ》である。松魚《かつを》の美味《びみ》は釣立《つりたて》のものを、その場《ば》で頭《あたま》だけ切落《きりおと》し、細引《ほそびき》綱《づな》を尾《を》に結《むす》んで、海中《かいちう》に引流《ひきなが》しながら、二三里《り》漕戻《こぎもど》ツたところで、調理《てうり》するにあるといはれるのも、生血《いきち》が適度《てきど》に流《なが》れ去《さ》ツて、肉《にく》の緊《しま》る爲《ため》にはちがひないが、主因《しゆいん》は即死《そくし》させるところにある。同《おな》じ瀬戸《せと》内海《ないかい》の鯛《たひ》でも、特《とく》に播州明石《ばんしうあかし》が著聞《ちよもん》し、値段《ねだん》も高《たか》い代《かは》り美味《びみ》でもあるのは、明石《あかし》の鯛《たひ》は網《あみ》によらず、悉《こと〴〵》く鈎《はり》に懸《かゝ》ツたものだからで、自然《しぜん》のまゝの自由生活《じいうせいくわつ》から、死《し》に至《いた》るまでの苦痛《くつう》も少《すく》く、且《かつ》その時《じ》間《かん》を短縮《たんしゆく》することによツて、優秀《いうしう》な本質《ほんしつ》の傷《そこな》はれないところが、賞美《しやうび》される所以《ゆゑん》である。一網打盡《まうだじん》する鯛網《たひあみ》の獲物《えもの》でも、水《みづ》を離《はな》れて船《ふね》に上《あ》げられたら、片《かた》ツ端《ぱし》から手鈎《てかぎ》を打込《うちこ》んで、即死《そくし》させるのもこの意味《いみ》からである。これが野締《のじめ》で、自然《しぜん》に斃死《へいし》したのはあがりだが、いくら即死《そくし》させた野締物《のじめもの》でも、死《し》後《ご》長時間《ちやうじかん》を經過《けいくわ》したものに比《くら》べたら、散々《さん〴〵》苦《くるし》ませた活《い》け物《もの》でも、即座《そくざ》に調理《てうり》した方《はう》が、美味《びみ》であることは當然《たうぜん》だけれど、それは時間《じかん》の問題《もんだい》であッて、活魚《くわつぎよ》必《かなら》ず最美味《さいびみ》といふ理由《りいう》にはならない。況《いは》んや遠《ゑん》路《ろ》を活送《くわつそう》する場合《ばあひ》には、裝置《さうち》の上《うへ》にも經費《けいひ》の上《うへ》にも、非常《ひじやう》な手數《てかず》と負擔《ふたん》を要《えう》し、一部《ぶ》贅澤《ぜいたく》階級《かいきふ》以外《いぐわい》の口《くち》には、容易《ようい》に入《い》り難《がた》いに於《おい》てをやである。但《たゞ》し場違《ばちが》ひ物《もの》を本場《ほんば》に移《うつ》して、養殖增補《やうしよくぞうほ》するやうな場《ば》合《あひ》は、自《おのづか》ら別問題《べつもんだい》だが、要《えう》はあらゆる食料《しよくれう》に對《たい》して、生産者《せいさんしや》も消費者《せうひしや》も、もッと本質的《ほんしつてき》に研究會得《けんきうゑとく》し、同《おな》じ文化《ぶんくわ》に浴《よく》するにしても、機宜《きぎ》に應《おう》じて活用《くわつよう》すべきである。

冷凍魚《れいとうぎよ》の長所《ちやうしよ》は、この新鮮《しんせん》な間《あひだ》に凍結《とうけつ》させることにあるが、同時《どうじ》にまた短所《たんしよ》もそこから生《しやう》じて來《く》る。凍結《とうけつ》するのは魚肉《ぎよにく》ではなく、魚肉《ぎよにく》の含《ふく》む水分《すゐぶん》であるが、水分《すゐぶん》は氷《こほ》ると膨張《ばうちやう》するから、肉《にく》の細胞《さいばう》を壓迫《あつぱく》して、內部《ないぶ》の組織《そしき》を傷《きず》つける。それが氣溫《きおん》の上昇《じやうしよう》で溶解《ようかい》すると、水《みづ》だけ分離《ぶんり》して流《なが》れ出《だ》すから、魚《さかな》は肉離《にくばな》れがして軟《やはら》かく、それだけ味《あぢ》の落《お》ちると共《とも》に、腐敗《ふはい》の速度《そくど》を加《くは》へる點《てん》である。そこでこの缺《けつ》點《てん》を、最小限度《さいせうげんど》に防《ふせ》ぐ爲《ため》には、何《なに》よりも迅速《じんそく》に處理《しより》することである。先《ま》づその戻《もど》し方《かた》——氷《こほり》の溶解法《ようかいはふ》としては、なほいろ〳〵と研究中《けんきうちう》であり、また材料《ざいれう》と用途《ようと》とによッて、臨機《りんき》の要領《えうりやう》もあらうと思《おも》ふが、いづれにしても急速《きふそく》に戻《もど》して、直《す》ぐ調理《てうり》することが肝要《かんえう》だから、材料《ざいれう》を傷《きず》つけない限《かぎ》り、餘分《よぶん》の氷《こほり》を碎《くだ》く手《て》もあらうし、微溫湯《ぬるまゆ》に浸《つ》けて早《はや》く溶《と》かし、溶《と》けると同時《どうじ》に冷水《れいすゐ》に取《と》るとか、笊《ざる》に載《の》せて熱湯《ねつたう》をかけ、やはり手早《てばや》く冷水《れいすゐ》に取《と》るとか、たゞの冷水《れいすゐ》でなく、鹹目《からめ》の食鹽水《しよくえんすゐ》を用《もち》ひるとか、それ〴〵實驗《じつけん》の上《うへ》、功果《こうくわ》を認《みと》められてゐる方法《はうはふ》だが、なほ研究《けんきう》の餘地《よち》はありさうだ。

米國《べいこく》ではフイツシユ・フイレーと名《な》づけて、頭《あたま》も骨《ほね》も臓物《ざうもつ》も除《のぞ》き、肉《にく》の部分《ぶぶん》だけを冷凍《れいとう》して、包裝《はうさう》したものが行《おこな》はれ、包裝《はうさう》さへ解《と》けば洗《あら》ふ世話《せわ》もなく、そのまゝパン粉《こ》をつけてフライにするとか、ボイルするとか、炙《あぶ》るとか、自由《じいう》に調理《てうり》が出來《でき》るとて、大《たい》さう歡迎《くわんげい》されてゐるさうだが、不必要《ふひつえう》として棄《す》てられる部分《ぶぶん》に、實際《じつさい》の美味《びみ》も榮養《えいやう》もあることを考《かんが》へたら、便利《べんり》調法《てうはふ》といふだけで、直《たゞ》ちに移《うつ》し入《い》れることは、よほどの考《かんが》へ物《もの》だと思《おも》ふ。それでなくてさへ近頃《ちかごろ》は、殊《こと》に都會地《とくわいち》の一般《はん》家庭《かてい》では、手料理《てれうり》の丹念《たんねん》を厭《いと》ひ、魚《さかな》の扱《こな》し方《かた》なんか、すべて魚屋《さかなや》任《まか》せといふのが、普通《ふつう》になツてゐる今日《こんにち》、そんな風潮《ふうてう》を助長《じよちやう》するだけでも、容易《ようい》に賛成《さんせい》し難《がた》い意味《いみ》で、標準的《へうじゆんてき》な扱《こな》し方《かた》の手順《てじゆん》と、應用法《おうようはふ》の要領《えうりやう》を掲《かゝ》げる。

小魚《こざかな》の王者《わうじや》は鯛《たひ》だから、先《ま》づ見本《みほん》として一尾《び》の鯛《たひ》を持出《もちだ》すことにする。最初《さいしよ》は鱗《うろこ》を去《さ》るのだが、鯛《たひ》の鱗《こけ》は荒《あら》くて硬《かた》い。道具《だうぐ》が揃《そろ》はなかツたり、不馴《ふな》れで除《と》り難《にく》い場合《ばあひ》には、在合《ありあは》せの大根《だいこ》で逆《ぎやく》に擦《こす》ると、不思議《ふしぎ》に造作《ざうさ》なく剝落《わけお》ちる。次《つぎ》に腹《はら》を開《あ》けて臓物《ざうもつ》を出《だ》し、腮《えら》を脱《ぬ》き、水洗《みづあら》ひして頭《あたま》を切落《きりおと》し、もう一度別々《どべつ〳〵》に水洗《みづあら》ひして、水氣《すゐき》を拭取《ふきと》り、胴《どう》を二枚《まい》か三枚《まい》かに卸《おろ》す。頭《あたま》は普通潮汁《ふつううしほ》にするか、チリにするか、アラ煮《に》にするかだが、少《すこ》し凝《こ》ると、山椒焼《さんせうやき》といふ手《て》がある。三枚《まい》に卸《おろ》した場合《ばあひ》には、中落《なかおち》も粗扱《あらこな》しをして、大體同《だいたいおな》じに用《もち》ひられる。眞子《まこ》、白子《しらこ》、肝《きも》なども、決《けつ》して棄《す》てないで、アラと一緒《しよ》にチリにするか、煮付《につ》けるか、或《ある》ひは汁《しる》の實《み》にする。肉《にく》の方《はう》は刺身《さしみ》にするか、膾《なます》にするか、切身《きりみ》にして鹽《しほ》焼《やき》にするか、その時々《ときぐ》の都合《つがふ》だが、一時《どき》に食《た》べきれない場合《ばあひ》は、淡鹽《うすじほ》にするか、味噌《みそ》の中《なか》に漬《つ》けて置《お》く。場違《ばちが》ひの不味《まづ》い鯛《たひ》でも、一晩味噌《ひとばんみそ》に漬《つ》けてから焼《や》くと、肉《にく》が緊《しま》ツて案外食《あんぐわいた》べられる。潮汁《うしほ》でもアラ煮《に》でも、鯛《たひ》の身上《しんしやう》は目玉《めだま》となツてゐるが、鎌《かま》のところや唇《くちびる》など、目玉《めだま》に次《つ》いで賞美《しやうび》され、たゞの切身《きりみ》などより美味《うま》い。そこで頭《あたま》の庖丁《はうちやう》だが、先《ま》づ脳天《なうてん》から二《ふた》つ割《わり》にして、焼《や》く場合《ばあひ》にはそのまゝ用《もち》ひ、潮汁《うしほ》その他《た》の場合《ばあひ》には、目玉《めだま》の周圍《しうゐ》を四角《かく》に切落《きりおと》し、餘《あと》は適宜《てきぎ》に扱《こな》して用《もち》ふる。切身《きりみ》を鹽焼《しほやき》にするには、二枚《まい》に卸《おろ》した骨附《ほねつき》を用《もち》ひても、また三枚《まい》に卸《おろ》してもよく、頸《くび》の附根《つけね》は鎌《かま》もそのまゝ、小口《こぐち》から適宜《てきぎ》の大《おほ》きさに切《き》り、刺身《さしみ》は中骨《なかぼね》を離《はな》した片身《かたみ》で、肋骨《あばらぼね》のある腹側《はらがは》を削去《そぎさ》り、肉《にく》の部分《ぶぶん》だけ用《もち》ひるので、この調整《てうせい》を木取《きど》るといふ、材木《ざいもく》の處理《しより》に倣《なら》ふからであらう、枝骨《えだぼね》が肉中《にくちう》に殘《のこ》ツてゐたら、毛拔《けぬき》で一々拔去《ぬきさ》るのが定法《ぢやうはふ》だ。皮《かは》を引《ひ》いて作《つく》るのが普通《ふつう》だが、皮附《かはつき》のまゝ用《もち》ひる場合《ばあひ》は、俎板《まないた》に載《の》せて布《ふ》巾《きん》を被《かぶ》せ、上《うへ》から靜《しづ》かに熱湯《ねつたう》を灑《そゝ》ぎ、その布巾《ふきん》を除《のぞ》いたら、冷水《れいすゐ》をかけて急《きふ》に冷《さま》し、霜降《しもふ》りにして作《つく》るので、皮《かは》の縮《ちゞ》れる景容《けいよう》から、鹿《か》の子作《こづく》りと呼慣《よびなら》はしてゐる、鯛《たひ》に限《かぎ》ツての名稱《めいしよう》だ。削落《そぎおと》した腹側《はつかは》は、やはり適宜《てきぎ》に扱《こな》してアラに加《くは》へる。膾は刺身《さしみ》と同《おな》じだが、刺身《さしみ》より細目《ほそめ》に作《つく》るのが普通《ふつう》で、これは酢《す》で殺《ころ》すから、皮附《かはつき》でもそのまゝで差支《さしつか》へない。かうして處理《しより》すれば、少《すこ》しも無駄《むだ》の出《で》る氣遣《きづか》ひがなく、たゞ一種《ひといろ》の魚《さかな》でも、結構《けつこう》飽《あ》きずに食《た》べられる。

ト、魚《ぎよ》菜《さい》調《てう》味《み》加《か》減《げん》

すべて調味《てうみ》の目的《もくてき》は、材料《ざいれう》に不足《ふそく》するところを補《おぎな》ひ、また過《す》ぎたるを矯《た》め、潜《ひそ》みたるを顯はすのが主《しゆ》で、どこまでも自然《しぜん》を基《もと》とすべきだから、徒《いたづ》らに人工《じんこう》を弄《もてあそ》び過《す》ぎて、末節《まつせつ》の附味《つけあぢ》に走《はし》り、根幹《こんかん》たる本味《ほんあぢ》を失《うしな》ふ如《ごと》きは、最《もつと》も愼《つゝし》み戒《いまし》めなければならぬ。調味《てうみ》する人《ひと》の遠慮《ゑんりよ》として、先《ま》づ掲《かゝ》げなければならぬのは、過《す》ぎたるは及《およ》ばざるが如《ごと》しでなく、及《およ》ばざる方《はう》は機《き》に應《おう》じて、どんなにも調節《てうせつ》できるけれど、過《す》ぎた方《はう》は駟《し》も及《およ》ばず、到底引戻《たうていひきもど》しは不可能《ふかのう》だから、最初《さいしよ》から細心《さいしん》の注意《ちゆうい》を拂《はら》ひ、寧《むし》ろおッかな吃驚《びつくり》で、足《た》りない位《くらゐ》をよしとすることである。そして大體《だいたい》の目安《めやす》としては、魚類《ぎよるゐ》は寧《むし》ろ鹹《から》い目《め》に、野《や》菜《さい》はやゝ淡《うす》い目《め》に、そして乾物類《かんぶつるゐ》に限《かぎ》り、思《おも》ひきッて砂糖《さたう》を用《もち》ひる位《くらゐ》にすれば、略《ほ》ぼ目的《もくてき》に庶幾《ちか》からうかと思《おも》はれる。十人《にん》十色《いろ》の味覺《みかく》に對《たい》して、調味料《てうみれう》の分量《ぶんりやう》を一定《てい》するなどは、到底出來《たうていでき》ない相談《さうだん》であり、料理《れうり》の精神《せいしん》にも悖《もど》るから、煮燒《にやき》の時間《じかん》や火加減《ひかげん》と共《とも》に、劃《くわく》一的《てき》な公式《こうしき》には、あまり拘泥《こうでい》することなく、どこまでも實際《じつさい》に即《そく》して、味覺《みかく》なり、視覺《しかく》なり、嗅覺《きうかく》なりに、全神經《ぜんしんけい》を働《はたら》かさねば、獨自《どくじ》の味《あぢ》は出《で》るものでない。同《おな》じ名稱《めいしよう》の調味料《てうみれう》でも、器具《きぐ》でも、燃料《ねんれう》でも、家々《いへ〳〵》によッて實質《じつしつ》なり、實體《じつたい》なりは異《ことな》るのだから、いはゞほんの參考程度《さんかうていど》に、概略《がいりやく》を記《しる》すと、鹽《しほ》は專賣局《せんばいきよく》の精製鹽《せいせいえん》、砂糖《さたう》は純白《じゆんぱく》、酒《さけ》・味醂《みりん》は煮物用《にものよう》として、普通《ふつう》に行《おこな》はるゝ中《なか》の優良品《いうりやうひん》、醬油《しやうゆ》は煮物《にもの》・汁物《つゆもの》に限《かぎ》ッて、特《とく》に淡口《うすぐち》を用《もち》ふる。

【煮肴《にざかな》と味加減《あぢかげん》】　一口《ひとくち》に煮肴《にざかな》といッても、腥味《なまぐさみ》の多《おほ》いものと少《すくな》いものとで、調味《てうみ》の加減《かげん》を異《こと》にすることはいふまでもない。細鱗《さいりん》のものほど腥臭《なまぐさ》く、鱗《うろこ》のないものはそれほどでない。小魚《こざかな》などはなるべく鹹目《からめ》に、川魚《かはうを》は殊《こと》に鹹目《からめ》にする。最初《さいしよ》に酒《さけ》と味醂《みりん》と、少量《せうりやう》の食鹽《しよくえん》を加《くは》へて煮立《にた》たせ、材料《ざいれう》を入《い》れたらぴたりと蓋《ふた》をするか、或《ある》ひは落《おと》し蓋《ぶた》にして、焦付《こげつ》かぬ程度《ていど》に火《ひ》を弱《よわ》め、充分熱《じうぶんねつ》の徹《とほ》ッたところで醬油《しやうゆ》を加《くは》へ、一沸《ひとたぎ》りしたら火《ひ》を止《と》めて、暫《しばら》く蒸《むら》し含《ふく》めると、味《あぢ》が活《いき》て腥臭《なまぐさ》くない。煮汁《にしる》を利用《りよう》する目《もく》的《てき》の外《ほか》は、魚自身《さかなじしん》に水分《すゐぶん》を有《も》ツてゐるから、別《べつ》に水《みづ》は加《くは》へるに及《およ》ばぬ。材料《ざいれう》が新鮮《しんせん》でさへあれば、砂《さ》糖《たう》などは殆《ほと》んど加《くは》へず、加《くは》へるにしても極少量《ごくせうりやう》に止《とゞ》め、煮過《にす》ぎない程度《ていど》にさツと煮上《にあ》げる。昔《むかし》にはこの煮加減《にかげん》を試《み》る爲《ため》に、火《ひ》を點《てん》じた附木《つけぎ》を鍋《なべ》の上《うへ》に翳《かざ》して、湯氣《ゆげ》の爲《ため》に消《き》えなかツたら、それでよいとしたもので、甘鹹《あまから》に長時間《ちやうじかん》煮染《にし》めるのは、イキの悪《わる》い魚《さかな》の擬装《カモフラージュ》に過《す》ぎない。季節《きせつ》によツて山椒《さんせう》の葉《は》を煮込《にこ》むか、煮上《にあが》りに生姜《しやうが》の搾《しぼ》り汁《しる》を加《くは》へると、風味《ふうみ》を引立《ひつた》てる上《うへ》に効果《かうくわ》がある。海老《えび》や鮹《たこ》などは、醬油《しやうゆ》を幾分控《いくぶんひか》へ目《め》にして、代《かは》りに砂糖《さたう》をやゝ多《おほ》くし、烏賊《いか》などは更《さら》に醬油《しやうゆ》を減《へら》して、鹽味《しほあぢ》の方《はう》を主《しゆ》とする。大體《だいたい》の割合《わりあひ》をいふと、

△小魚《こざかな》　醬油《しやうゆ》六、酒《さけ》二、味醂《みりん》二、食鹽少々《しよくえんせう〱》。

△章魚《たこ》・海老《えび》　醬油《しやうゆ》四、酒《さけ》三、味醂《みりん》三、食鹽少々《しよくえんせう〱》、砂糖適宜《さたうてきぎ》。

▽烏賊《いか》　醬油《しやうゆ》三、味醂《みりん》三、酒《さけ》四、食鹽砂糖適宜《しよくえんさたうてきぎ》。

以上《いじやう》は煮《に》る場合《ばあひ》の味加減《あぢかげん》だが、魚類《ぎよるゐ》を清汁《すまし》の材料《ざいれう》にする場合《ばあひ》には、一旦《たん》湯搔《ゆがい》て用《もち》ひるから、汁《つゆ》は食《しよく》鹽《えん》と酒《さけ》と味醂《みりん》とで淡味《うすあぢ》をつけ、醬油《しやうゆ》はほんの風味《ふうみ》を添《そ》へる程度《ていど》に止《とゞ》め、潮《うしほ》は食鹽《しよくえん》と酒《さけ》だけで調味《てうみ》す

る。また牡蠣《かき》・蛤《はまぐりとう》等は、湯搔《ゆが》き棄《すて》ては風味《ふうみ》を失《うしな》ふから、食鹽《しよくえん》と酒《さけ》とで淡味《うすあぢ》をつけた汁《しる》に生《なま》のまゝ入《い》れ、牡蠣《かき》は色《いろ》の變《かは》ッた程度《ていど》で火《ひ》を止《と》め、蛤《はまぐり》は貝《かひ》の口《くち》を開《あ》くのを度《ど》とする。牡蠣《かき》には極少量《ごくせうりやう》なら醤油《しやうゆ》を落《おと》してもよいが、蛤《はまぐり》は酒《さけ》と食鹽《しよくえん》だけに限《かぎ》る。

【燒肴《やきざかな》の味加減《あぢかげん》】新鮮《しんせん》な魚《さかな》は鹽燒《しほやき》が第《だい》一だから、これさへ巧《うま》くできれば、先《ま》づ不自由《ふじいう》はないといッてよい。姿《すがた》のまゝ、若《も》しくは開《ひら》いたり、切身《きりみ》にして、兩面《りやうめん》にぱら〳〵と鹽《しほ》を振《ふ》りかけ、十分乃至《ぶんないし》二十分《ぶん》位置《くらゐお》いてから、ざッと洗《あら》ひ上《あ》げて水氣《すゐき》を拭《ふ》き去《さ》り、更《さら》に化粧鹽《けしやうじほ》を振《ふ》るといふのが普通《ふつう》の手順《てじゆん》だが、まんべんなく鹽《しほ》の行渡《ゆきわた》る點《てん》で、寧《むし》ろ同時《どうじ》間立鹽《かんたてじほ》に浸《つ》ける方《はう》が、調法《てうはふ》でもあり効果《かうくわ》もある。立鹽《たてじほ》は鹹目《からめ》に作《つく》ッた食鹽水《しよくえんすゐ》で、先《ま》づ水《みづ》の量《りやう》に對《たい》して、鹽《しほ》一割《わり》といふところだ。引揚《ひきあ》げたら水氣《すゐき》を去《さ》ッて、同《おな》じく化《け》粧鹽《しやうじほ》をふり、金串《かなぐし》または竹串《たけぐし》に刺《さ》して、强火《つよび》の遠火《とほび》に翳《かざ》すのだが、不馴《ふな》れな人《ひと》は渡《わた》し金《がね》に挾《はさ》んだり、金網《かなあみ》に載《の》せて燒《や》いたりする。たゞこの場合《ばあひ》には、金屬《きんぞく》が充分熱《じうぶんねつ》してからにしないと、皮《かは》や肉《にく》が密着《みつちやく》して形《かたち》を崩《くづ》す。

遠火《とほび》でなければ焦《こ》げ易《やす》く、强火《つよび》でないと水分《すゐぶん》が蒸發《じようはつ》して、燒上《やきあが》るまでに乾燥《かんさう》する、焦《こが》さず手早《てばや》くといふのが要領《えうりやう》だから、燃料《ねんれう》はやはり優秀《いうしう》な、炭火《すみび》に越《こ》したことはない。尾《を》や鰭《ひれ》のやうな焦易《こげやす》い部分《ぶぶん》には、鹽《しほ》を厚目《あつめ》に塗付《ぬりつ》けて置《お》くと、大抵《たいてい》は助《たす》かり、祝儀用《しうぎよう》の鯛《たひ》など、丹念《たんねん》に焼《や》く場合《ばあひ》には、強《つよ》い生紙《きがみ》を濡《ぬら》して貼付《はりつ》け、上《うへ》から擂鉢《すりばち》でも冠《かぶ》せて、蒸焼《むしやき》のやうにする。昔《むかし》は反古《ほご》焼《やき》と稱《しよう》し、特《とく》に反古紙《ほごがみ》を用《もち》ひたものだが、今時《いまどき》そんな反古《ほご》なんか、滅多《めつた》に見《み》ることすらできない。枯《か》れた墨汁《ぼくじふ》が、脂肪《しばう》を吸收《きふしう》するといふので、白紙《はくし》をわざ〲墨《すみ》に染《そ》めて、包《つゝ》ませた好事家《かうずか》もあツたといふ。俗《ぞく》に川魚《かはうを》は皮《かは》から、海魚《うみざかな》は身《み》から焼《や》くといふが、切身《きりみ》にするのは大抵《たいてい》海魚《うみざかな》だから、身《み》から焼《や》くことに間違《まちが》ひはない。また昔《むかし》から餅《もち》は下司《げす》に焼《や》かせろ、魚《さかな》は大名《だいみやう》に焼《や》かせろといふ諺《ことわざ》のある通《とほ》り、魚《さかな》を焼《や》くのに目《め》まぐるしく、弄《いぢ》り廻《まは》すことは禁物《きんもつ》だ。最初《さいしよ》の片面《かためん》で七分《ぶ》通《どほ》り火《ひ》を徹《とほ》し、裏返《うらがへ》してからは三分《ぶ》通《どほ》りといふのが、味《あぢ》も焼上《やきあが》りもよい。火《ひ》の中《なか》へ脂肪《あぶら》が落《お》ちると、それが燻《いぶ》ツて燻《いぶ》り臭《くさ》く、また色《いろ》も見苦《みぐる》しくなるから、絶《た》えず注《ちゆう》意《い》して煙《けむり》を拂《はら》ふ。秋刀魚《さんま》や鰯《いわし》などは燻《いぶ》ツた方《はう》が、一種《しゆ》の燻蒸《くんじよう》作用《さよう》を起《おこ》して、美味《びみ》だといふ人《ひと》もあるけれど、萬人向《ばんにんむき》とはいへないやうだ。鰻屋《うなぎや》が必《かなら》ず團扇《うちは》を持《も》ツて、絶《た》えずバタ〲やツてゐるのもこの爲《ため》だ。

素焼《しらやき》は魚田《ぎよでん》にする場合《ばあひ》、或《ある》ひは煮浸《にびた》し、甘露煮《かんろに》にする場合《ばあひ》、焼干《やきぼし》にして貯藏《ちよざう》する場合等《ばあひとう》に用《もち》ふるが、焼立《やきた》てを生姜醤油《しやうがじやうゆ》で試《こゝろ》みると、大抵《たいてい》な小魚《こざかな》は美味《うま》く、また醤油《しやうゆ》と酢《す》と、味醂《みりん》または酒《さけ》と、等量《とうりやう》に合《あは》せた中《なか》へ、焼立《やきた》てを入《い》れてジュンといはせ、刻蕃椒《きざみたうがらし》でも加《くは》へて、そのまゝ貯藏《ちよざう》して置《お》くと、長時《ちやうじ》間《かん》の保存《ほぞん》に堪《た》へ、骨《ほね》まで軟《やはら》かくなる。附焼《つけやき》は味醂醤油《みりんじやうゆ》、生姜醤油《しやうがじやうゆ》、山椒醤油《さんせうじやうゆ》などに浸《ひた》し、また附《つ》けながら焼《や》くのだが、同《おな》じ意味《いみ》で照焼《てりやき》・蒲焼《かばやき》なども、一種《しゆ》の附焼《つけやき》といへやう。味醂《みりん》と醤油《しやうゆ》とを等分《とうぶん》に合《あは》せるか、好《この》みで酒《さけ》・砂糖《さたう》を加《くは》へたタレを用《もち》ひ、照焼《てりやき》の場合《ばあひ》には、焼上《やきあが》りにさッと味醂《みりん》を刷《は》いて照《てり》を添《そ》へる。

焼干《やきぼし》の魚《さかな》を煮浸《にびた》し、甘露煮《かんろに》、昆布巻《こぶまき》等《とう》にする場合《ばあひ》は、鍋《なべ》に敷笊《しきざる》または竹《たけ》の皮《かは》を敷《し》いて魚《さかな》を並《なら》べ、番《ばん》茶《ちや》の煮出《にだ》したのを被《かぶ》る位加《くらゐくは》へて落《おと》し蓋《ぶた》をし、文火《とろび》で軟《やはら》かくなるまで煮込《にこ》み、煮詰《につま》ッたらまた注足《つぎた》して、煮汁《にしる》のひた〳〵になッたところで味《あぢ》をつける。

▽煮浸《にびた》し　醤油《しやうゆ》六、味醂《みりん》二、酒《さけ》二、砂糖適宜《さたうてきぎ》。

▽昆布巻《こぶまき》・甘露煮《かんろに》　醤油《しやうゆ》五、味醂《みりん》三、酒《さけ》二、砂糖適宜《さたうてきぎ》。

右《みぎ》の割合《わりあひ》で、材料《ざいれう》の被《かぶ》る位《くらゐ》を程度《ていど》とし、煮浸《にびた》しは煮汁《にしる》のひた〳〵になる位《くらゐ》、昆布巻《こぶまき》・甘露煮《かんろに》は、煮《に》汁《しる》のほゞなくなるまで煮詰《につ》める。煮浸《にびた》しには器《うつは》に盛《も》ッてから、生姜《しやうが》の搾《しは》り汁《しる》を一《ひと》たらし、昆布巻《こぶまき》・甘《かん》露煮《ろに》には、山椒《さんせう》の實《み》を一緒《しよ》に煮込《にこ》むと、仄《ほの》かに風味《ふうみ》を引立《ひつた》てる。

【野菜《やさい》の味加減《あぢかげん》】野菜《やさい》は煮《に》るにも和《あ》へるにも、また浸《ひた》し物《もの》にも、すべて煮出汁《だし》を必要《ひつえう》とする。煮《に》る場合《ばあひ》には、生《なま》からでも茹《ゆ》でたのでも、最初《さいしよ》は煮出汁《だし》だけで、適度《てきど》に湯煮《ゆに》をしてから調味《てうみ》する。大根《だいこ》、蕪《かぶ》、八つ頭等《がしらとう》、軟《やはら》かいほど美味《うま》くなるものは別《べつ》として、茹過《ゆです》ぎが禁物《きんもつ》であるやうに、煮過《にす》ぎもまた禁《きん》物《もつ》で、折角《せつかく》の風味《ふうみ》を失《うしな》ふ。煮加減《にかげん》を見《み》て、食鹽《しよくえん》、酒《さけ》、醤油《しやうゆ》で淡味《うすあぢ》をつけ、少量《せうりやう》の味《あぢ》の素《もと》を加《くは》へれば、大根《だいこ》、蕪《かぶ》、芋《いも》、葉菜類《えふさいるゐ》、その他野菜類《たやさいるゐ》の多《おほ》くは、自身《じしん》に甘味《あまみ》を有《も》ツてゐるから、砂糖《さたう》は必要《ひつえう》とせず、強《しひ》て加《くは》へると二味《ふたあぢ》になツて、本味《ほんみ》を損《そん》する場合《ばあひ》の方《はう》が多《おほ》い。野菜《やさい》の煮物《にもの》で砂糖《さたう》を要《えう》するのは、蓮根《はす》と牛蒡《ごばう》位《ぐらゐ》のもの、それから筍《たけのこ》・蕗《ふき》なども、少《すこ》しなら差支《さしつか》へないが、なるべくは味醂位《みりんぐらゐ》で間《ま》に合《あは》せたい。煮《に》る場合《ばあひ》の手順《てじゆん》は、先《ま》づ食鹽《しよくえん》と酒《さけ》とで下味《したあぢ》をつけ、醤油《しやうゆ》はなるべく少《すくな》く、また醤油《しやうゆ》を入《い》れたら、せい〴〵含《ふく》ませる程度《ていど》に止《とゞ》め、決《けつ》して長《なが》く煮《に》ないことだ。醤油《しやうゆ》を入《い》れて長《なが》く煮《に》ると、必《かなら》ず癖《くせ》が出《で》て苦《にが》ツぽくなる。

【浸《ひた》し物《もの》・和物《あへもの》】野菜《やさい》の浸《ひた》し物《もの》には、醤油《しやうゆ》三、酒《さけ》一、煮出汁《だし》五位《ぐらゐ》の割合《わりあひ》で、味《あぢ》の素《もと》を少々《せう〳〵》振込《ふりこ》む。花《はな》鰹《がつを》をかけることを以《もつ》て、定式《ちやうしき》のやうに考《かんが》へてゐる人《ひと》もあるが、鰹節《かつをぶし》の煮出汁《だし》で割醤油《わりした》を作《つく》る以上《いじやう》、寧《むし》ろ炒胡麻《いりごま》でも載《の》せた方《はう》が、見《み》た目《め》も香味《かうみ》も優《すぐ》れてゐると思《おも》ふ。和《あ》へ物《もの》の場合《ばあひ》には、少々《せう〳〵》醤油《しやうゆ》を多《おほ》くして、煮出汁《だし》の方《はう》を減《へら》し、その代《かは》り砂糖《さたう》を適宜《てきぎ》に加《くは》へる。胡麻《ごま》・胡桃《くるみ》などが入《はい》ツて、自然濃厚《しぜんのうこう》な味《あぢ》が出《で》るから、浸《ひた》し物《もの》に比《くら》べると、味《あぢ》もこツてりな方《はう》がよい。白和《しらあ》へは見《み》た目《め》の白《しろ》いことが必要《ひつえう》だから、醤《しやう》油《ゆ》は避《さ》けて、白味噌《しろみそ》と食鹽《しよくえん》とで調節《てうせつ》する。膾《なます》、酢《す》の物《もの》、、ぬたなどには、魚類《ぎよるゐ》の浸酢《つけす》を利用《りよう》することが、調法《てうはふ》でも經濟《けいざい》でもある。生魚《なまうを》の作《つく》り身《み》、貝類《かひるゐ》の剝身《むきみ》、茹《ゆ》た蝦《えび》など、ぱら〳〵と鹽《しほ》をふツて、被《かぶ》る位《くらゐ》の酢《す》につけ、約《やく》十分間《ぶんかん》も經《た》ツて、作《つく》り身《み》の表面《へうめん》が白《しろ》くハゼたら、浸酢《つけず》を搾《しぼ》ツて、その酢《す》に味醂《みりん》または酒《さけ》、砂糖等《さたうとう》で、好《この》みの加減《かげん》に調味《てうみ》し利用《りよう》すると、味《あぢ》もずツと立優《たちまさ》る。酢《す》の物《もの》の酸味《さんみ》を緩和《くわんわ》する爲《ため》、一般《ぱん》に砂糖《さたう》を用《もち》ひ過《す》ぎるやうだが、俗《ぞく》に甘酸《あまず》ツぱいといふのは、不氣味《ぶきみ》なことの代名詞《だいめいし》に使《つか》はれる位《くらゐ》だから、なるべく控《ひか》へ目《め》にしたい。味《あぢ》の素《もと》を加《くは》へると、その點頗《てんすこぶ》る調法《てうはふ》だが、長《なが》く置《お》くと酸味《さんみ》が飛《と》ぶので、當座《たうざ》に使《つか》ひきらねばならぬことは前《まへ》に記《しる》した。味噌《みそ》を加《くは》へる場合《ばあひ》には、必《かなら》ずしも芥子和《かしあ》へと限《かぎ》らず、アク脫《ぬ》き芥子《からし》を少《すこ》し加《くは》へると、ぐツと味《あぢ》が引立《ひきた》つものだ。

【乾物《かんぶつ》の味加減《あぢかげん》】　乾物類《かんぶつるゐ》に限《かぎ》ツて、味付《あぢつ》けは甘目《あまめ》にといツたが、凍豆腐《こほりどうふ》、湯波《ゆば》、干瓢《かんぺう》、椎茸等《しひたけとう》、中《なか》には材料自身《ざいれうじしん》に甘味《あまみ》を持《も》つ物《もの》でも、やはり砂糖《さたう》を加《くは》へないと、乾物《かんぶつ》としての本味《ほんあぢ》は出《で》ない。凍豆腐《こほりどうふ》、椎茸《しひたけ》、香茸等《かうたけとう》は、殊《こと》に砂糖《さたう》を要求《えうきう》する。しかしそれも程度問題《ていどもんだい》で、砂糖漬《さたうづけ》のやうになツては駄目《だめ》、やはりあツさりと甘《あま》い、淡味《うすあぢ》が身上《しんじやう》で、その點骨法《てんこつぱふ》は野菜類《やさいるゐ》と同《おな》じく、たゞ砂糖《さたう》を幾分《いくぶん》多《おほ》く加《くは》へるといふだけの差《たが》ひだ。凍豆腐《こほりどうふ》は滌《ゆす》ぎが肝腎《かんじん》といはれる位《くらゐ》、アク戻《もど》しを終《をは》ツたら、白《しろ》い汁《しる》の出《で》なくなるまで、充分《じうぶん》に晒《さら》し流《なが》して搾《しぼ》り上《あ》げ、最初《さいしよ》は煮出汁《だし》だけで湯煮《ゆに》をしてから、砂糖《さたう》、酒《さけ》または味醂《みりく》、食鹽《しよくえん》で淡味《うすあぢ》をつけ、最後《さいご》に少量《せうりやう》の醤油《しやうゆ》を加《くは》へる。假《かり》に凍豆腐《こほりどうふ》と、干瓢《かんぺう》と、椎茸《しひたけ》を煮《に》るとすると、先《ま》づ凍豆腐《こほりどうふ》十片《きれ》に、被《かぶ》る位《くらゐ》の煮出汁《だし》と、大匙《おほさじ》三杯位《ばいくらゐ》の砂糖《さたう》と、茶匙《ちやさじ》一杯半位《ぱいはんくらゐ》の食鹽《しよくえん》と、味醂《みりく》、酒《さけ》、醤油《しやうゆ》、味《あぢ》の素等《もととう》、適宜《てきぎ》に加《くは》へて、充分味《じうぶんあぢ》の含《ふく》むまで煮込《にこ》んだら、平《たひら》な器《うつは》に並《なら》べ揚《あ》げて、煮汁《にしる》を少々《せうく》かけて置《お》く、さうでないと直《す》ぐパサ〱になるからだ。次《つぎ》に、殘《のこ》ツた煮汁《にしる》に煮出汁《だし》を加《くは》へて干瓢《かんぺう》を煮《に》る、軟《やはら》かくなツたら、少量《せうりやう》の醤油《しやうゆ》を足《た》して煮上《にあ》げ、その後《あと》で椎茸《しひたけ》を煮《に》ることにする。干瓢《かんぺう》は汁《しる》を引《ひ》くから、煮汁《にしる》は少《すこ》ししか殘《のこ》らないが、足《た》りなかツたら煮出汁《だし》を加《くは》へ、砂糖《さたう》と醤油《しやうゆ》を適宜《てきぎ》に加《くは》へ、ほゞ汁《しる》のなくなるまで煮《に》ると、手順《てじゆん》もよく、煮汁《にしる》に少《すこ》しも無駄《むだ》が出《で》ない。椎茸《しひたけ》や干瓢《かんぺう》は水《みづ》に浸《つ》けて、軟《やはら》かく戻《もど》して置《お》くこといふまでもなく、引上《ひきあ》げた殘《のこ》りの水《みづ》を濾《こ》して、煮出汁《だし》の補給《ほきふ》に用《もち》ひる手《て》もある。

チ、酒饌料理解説《しゆせんれうりかいせつ》

「日本料理《にっぽんれうり》は酒《さけ》の爲《ため》に出來《でき》てゐる、宴會《えんくわい》にでも行《ゆ》くと、最後《さいご》まで飯《めし》を出《だ》されぬので、下戸《げこ》は空腹《くうふく》を凌《しの》ぎ兼《かね》る」といふ非難《ひなん》をよく聞《き》く。一應《おう》は有理《もつとも》であり、また事實《じじつ》日本料理《にっぽんれうり》が、酒饌《しゆせん》を中心《ちうしん》として發達《はったつ》したことも、間違《まちが》ひではない。しかしいかなる國《くに》の料理《れうり》と雖《いへど》も、酒《さけ》を離《はな》れて發達《はったつ》した例《れい》はないさうである。その點《てん》からいふと日本《にっぽん》の方《はう》が、寧《むし》ろ遙《はる》かに飯《めし》を重《おも》んじてゐるともいへる。本膳式《ほんぜんしき》の一の膳《ぜん》、卽《すなは》ち本膳《ほんぜん》には、先《ま》づ飯《めし》のつくのが定法《ぢやうはふ》である。單《たん》に飯《めし》を食《く》ふのが目的《もくてき》なら、一の膳《ぜん》だけで、さッさと濟《す》ませばよいのだが、それだけでは呆氣《あつけ》ないといッて、下戸《げこ》も滿足《まんぞく》しないから、二の膳《ぜん》・三の膳《ぜん》といふやうに、いろ〳〵の佳饌《かせん》が出《で》ることになると、どんな美味《うま》い料理《れうり》でも、飯《めし》に滿腹《まんぷく》した後《あと》では、箸《はし》が進《すゝ》まないから、自然飯《しぜんめし》は後廻《あとまは》しといふ、今《いま》の便宜主義《べんぎしゆぎ》になッて、本膳式《ほんぜんしき》が崩《くづ》れたのである。隨《したが》ッて酒饌料理《しゆせんれうり》といッても、時《とき》と場合《ばあひ》と家々《いへ〳〵》によッて、必《かなら》ずしも方式《はうしき》は一定《てい》せず、かなり區々《まち〳〵》になッて居《を》り、またそれで差支《さしつか》へないのだが、大抵共通《たいていきようつう》するところで、簡單《かんたん》な解說《かいせつ》を試《こゝろ》みると、先《ま》づ最初《さいしよ》はどこでも、

▽通《とほ》し物《もの》　である。關西《くわんさい》で『突出《つきだ》し』といふ。近頃《ちかごろ》は支那料理《しなれうり》を眞似《まね》て、『前菜《ぜんさい》』など〻氣取《きど》ッてゐるが、もと〳〵間《ま》に合《あは》せの意味《いみ》で、ちよいとした嘗物《なめもの》とか、干物《ひもの》とか、料理《れうり》が出《で》るまでのツナギとして、いつでも用意《ようい》の出來《でき》てゐるもの、無料《むれう》といふのが不文律《ふぶんりつ》だッたから、簡素《かんそ》な思《おも》ひつきで、客《きやく》をも

でなす趣意《しゆい》であツたのが、漸々《だん〳〵》嵩《かう》じて珍奇《ちんき》を競《きそ》ひ、幾品《いくしな》か取揃《とりそろ》へて前菜《ぜんさい》といふことになると、立派《りつぱ》な有料品《いうれうひん》になツた。

▽吸《すひ》　物《もの》　椀《わん》に盛《も》るので椀盛《わんもり》とも、陶器《たうき》を用《もち》ひて茶碗《ちやわん》ともいふ。汁《しる》を主《しゆ》にした献立《こんだて》の先驅《せんく》で、調理《てうり》人《にん》の技倆定《ぎりやうさだ》めといはれる。ところが開《ひら》き直《なほ》ツて「吸物《すひもの》とは何《なん》ぞや」と問《と》はれると、明確《めいかく》に答《こた》へ得《う》る者《もの》が幾人《いくたり》あるか、料理《れうり》人《にん》の說《せつ》さへ一定《てい》しない。日本料理《につぽんれうり》に付屬《ふぞく》する汁物《しるもの》の一種《しゆ》といへば、正《たゞ》しいには正《たゞ》しいのだが、それなら同《おな》じ汁物《しるもの》の中《うち》で、ナゼ區別《くべつ》されたか、どう區別《くべつ》すればよいかといふことになる。元來《ぐわんらい》汁《しる》は熱《あつ》いのを本義《ほんぎ》とするから、以前《いぜん》にはすべて『羹《あつもの》』といひ、夏季《かき》など特《とく》に冷《ひや》して用《もち》ふる場合《ばあひ》に限《かぎ》り、ヒヤシルまたはヒヤシツュと呼《よ》んだが、饗膳式《きやうぜんしき》の複雜《ふくざつ》になるに隨《したが》ひ、汁《しる》の數《かず》も多《おほ》くなツたと共《とも》に、最初《さいしよ》の一《ひと》つを單《たん》に汁《しる》、次《つぎ》は二の汁《しる》と呼《よ》び、その他《た》を吸物《すひもの》と名《な》づけられたのが濫觴《はじまり》で、更《さら》に近世《きんせい》に及《およ》んでは、味噌《みそ》、醬油《しやうゆ》、鹽《しほ》など、仕立《したて》の如何《いかん》に拘《かゝ》はらず、飯《めし》の場合《ばあひ》には汁《しる》といひ、酒《さけ》の場合《ばあひ》には吸物《すひもの》と呼《よ》ぶやうになツた。さすれば酒《さけ》の場合《ばあひ》には、味噌仕立《みそじたて》の物《もの》でも吸物《すひもの》として差支《さしつか》へなく、現《げん》に味噌《みそ》吸物《すひもの》の呼稱《よびな》もある位《くらゐ》だが、實際問題《じつさいもんだい》としては、淡泊《たんぱく》な方《はう》が酒《さけ》に向《む》くので、一般《ばん》に吸物《すひもの》と呼《よ》ばれるのは、多《おほ》く淸汁《すまし》か潮汁《うしは》かである。汁物《しるもの》の味《あぢ》を引立《ひつた》てる爲《ため》、木《き》の芽《め》、柚子《ゆず》、生姜《しやうが》、葱《ねぎ》、芹等《せりとう》の香辛料《かうしんれう》を

加《くは》へるのを吸口《すひくち》といふ。

▽口取《くちとり》 獻立《こんだて》の中心《ちうしん》をなすもので、海《うみ》の者《もの》、山《やま》の物《もの》、野《の》の物《もの》を揃《そろ》へ、また燒《や》いた物《もの》、煮《に》た物《もの》、蒸《む》した物《もの》、和《あ》へた物等《ものとう》を配合《はいがふ》し、甘《かん》、鹹《かん》、酸《さん》、辛《しん》、苦《く》の五味《み》を盛《も》り、また色彩《しきさい》に注意《ちゆうい》して、五品《ひん》、七品《ひん》、また九品《ひん》を、昔《むかし》は洲濱臺《すはまだい》、硯蓋等《すゞりぶたとう》に盛《も》り、初口取《はつくちとり》と稱《しよう》して、客《きやく》の嗜好《このみ》により、隨意《ずゐい》に取分《とりわ》けたものであッたが、略《りやく》して大皿盛《おほざらもり》となり、近頃《ちかごろ》は更《さら》に略《りやく》して、口取代用《くちとりだいよう》の意《い》で口替《くちかはり》と名《な》づけ、品數《しなかず》も減《げん》じて三種位《しゆくらゐ》とし、その場《ば》で食終《くひをは》れるやうになッた。盛方《もりかた》は海《うみ》の物《もの》を先《さき》とし、次《つ》いで山《やま》の物《もの》、野《の》の物《もの》と、體裁《ていさい》よく配列《はいれつ》するのが定法《ぢやうはふ》だ。

▽刺身《さしみ》 昔《むかし》は膾《なます》が本格《ほんかく》であッたが、醬油《しやうゆ》の發達《はつたつ》から、轉《てん》じて刺身《さしみ》となッたらしい。關西《くわんさい》では作《つく》り身《み》と稱《しよう》し、新鮮《しんせん》な魚味《ぎよみ》を活用《くわつよう》するのが趣旨《しゆし》で、最《もつと》も日本料理《にほんれうり》の特色《とくしよく》を發揮《はつき》するもの、取合《とりあは》せの菜藻《さいさう》を、昔《むかし》は鴨頭《かうとう》、またはケンとも呼《よ》んだが、今《いま》は一般《ぱん》にツマといふ。原則《げんそく》として魚味《ぎよみ》を助《たす》け、または魚毒《ぎよどく》を消《け》すといふので、食殘《くひのこ》さないのが本筋《ほんすぢ》である。

▽煮物《にもの》 關西《くわんさい》では炊合《たきあは》せと稱《しよう》し、魚鳥肉《ぎよてうにく》に野菜乾物類《やさいかんぶつるゐ》を煮合《にあは》せ、上置《うはおき》として青味《あをみ》の物《もの》を取合《とりあは》せるのが法《はふ》で、甘煮《うまに》を用《もち》ひるところもあるが、近頃《ちかごろ》は淡白《たんぱく》に煮含《にふく》め、多少《たせう》の煮汁《にしる》をも添《そ》へるのが、一般向《ぱんむき》に

なツたやうだ。

▽燒物《やきもの》　饗膳式《きやうぜんしき》には向詰《むかふづめ》として、頭付《かしらつき》の燒魚《やきざかな》を用《もち》ひるのだが、略式《りやくしき》には食燒《くひやき》と稱《しよう》し、季節《きせつ》の魚鳥肉《ぎよてうにく》に、菌類《きんるゐ》、木《こ》の實《み》、野菜《やさい》などを配《はい》して好《この》みに燒《や》き、その場限《ばかぎ》りに食終《くひをは》らせるのを本意《ほんい》とするやうになツた。

その他《た》酢《す》の物《もの》、揚物《あげもの》、蒸物等《むしものとう》、いづれも型《かた》の如《ごと》く、最後《さいご》に止椀《とめわん》と稱《しよう》し、最初《さいしよ》の吸物《すひもの》が多《おほ》くは、魚介《ぎよかい》を用《もち》ひた清汁《すまし》なのに對《たい》し、こゝには野菜《やさい》を主《しゆ》とした味噌汁《みそしる》が用《もち》ひられ、漬物《つけもの》と共《とも》に飯《めし》が出《で》る。それから食後《しよくご》の果物《くだもの》となツて、最後《さいご》に煎茶《せんちや》で菓子《くわし》といふのが、普通《ふつう》の様式《やうしき》だ。

り、注意《ちうい》事項《じこう》一斑《ぱん》

料理《れうり》に秘訣《ひけつ》があるかないか、あるともいへればないともいへる。昔《むかし》の調理人《てうりにん》が、いはゆる秘事《ひじ》口傳《くでん》を大切《たいせつ》にして、一子相傳《しさうでん》だの、一人相承《にんさうじやう》だの、それほどでなくても他流《たりう》を拒絶《きよぜつ》し、門外不出《もんぐわいふしゆつ》の如《ごと》くに裝《よそほ》ツて、容易《ようい》に傳授《でんじゆ》しなかツたのは、それによツて門戸《もんこ》を張《は》り、勿體振《もつたいぶ》ツて高《たか》く留《とま》り、その實《じつ》渡世《とせい》の護《まも》りにしたので、多《おほ》くは偶然《ぐうぜん》の發見《はつけん》か、發見者《はつけんしや》からの聞傳《きゝつた》へか、或《ある》ひは過《あやま》ちの功名《こうみやう》といふやうなことで、わざと秘密《ひみつ》にしたに過《す》ぎぬから、時《とき》を經《ふ》る中《うち》には何等《なんら》かの機會《きくわい》で、或《ある》ひは口傳《くでん》に、或《ある》ひは文獻《ぶんけん》に、自《おのづか》ら公表《こうへう》されてゐるといツてよい。それをも秘訣《ひけつ》といひ得《う》るなら、こゝに記《しる》す種明《たねあか》しの如《ごと》きは、全部《ぜんぶ》が受賣《うけうり》であり、たゞそれを實驗《じつけん》して來《き》たまでゞある。一般《ぱん》に普及《ふきふ》してゐるものもあれば、案《あん》外珍《ぐわいめづら》しいものもあるかも知《し》れぬが、それ等《ら》を突《つ》ツくるめて、また既《すで》に本書《ほんしよ》の中《うち》にも、隨所《ずゐしよ》に記載《きさい》したものまで、一纏《ひとまと》めにして列擧《れつきよ》すると、

一、魚《さかな》は必《かなら》ず鹽水《しほみづ》で洗《あら》ふこと、眞水《まみづ》で洗《あら》ふと味《あぢ》が逃《に》げる。

一、魚《さかな》を煮《に》る前《まへ》に、一割以上《わりいじやう》の鹹鹽水《からしほみづ》に暫時《ざんじ》浸《つ》けると、身崩《みくづ》れがせず、密着《くつゝき》もせぬ。

一、豆腐《とうふ》を煮《に》る時《とき》、一《ひと》つまみの鹽《しほ》を加《くは》へると、少々硬《せうくかた》いのでも軟《やはら》かくなり、また煮過《にす》ぎても巣《す》が立たぬ。

一、鹽魚《しほざかな》の鹽出《しほだ》しには、一《ひと》つまみの呼鹽《よびしほ》を加《くは》へると、早《はや》く持鹽《もちじほ》を吐出《はきだ》す。

一、野菜《やさい》を茹《ゆで》る前《まへ》にも、食鹽水《しよくえんすゐ》に暫《しばら》く浸《つ》けると、水《みづ》を揚《あ》げて生々《いきく》と甦《よみが》へる。

一、數《かず》の子《こ》、干鰊《ほしにしん》、干鱈《ひだら》を戻《もど》す時《とき》は、米《こめ》の磨汁《とぎしる》を用《もち》ひると、早《はや》く戻《もど》ツて澁味《しぶみ》が脱《ぬ》ける。白水《しろみづ》のない時《とき》は、糠《ぬか》を代用《だいよう》する。

一、野菜《やさい》を茹《ゆ》でる時《とき》は、鹽湯《しほゆ》を煮立《にた》てたところへ入《い》れ、鍋《なべ》の蓋《ふた》をしないこと。青《あを》い物《もの》は一層《そう》色《いろ》よく揚《あが》る。

一、筍《たけのこ》・蕗《ふき》を茹《ゆ》でる時《とき》は、米糠《こめぬか》を少々《せう〳〵》加《くは》へる。筍《たけのこ》は皮《かは》つきのまゝ、梢《すゑ》を斜《はす》に切落《きりおと》し、竪《たて》に淺《あさ》く庖刀《はうちやう》を入《い》れて置《お》くと、茹《ゆで》てから一氣《き》に剝《む》ける。蕗《ふき》も茹《ゆで》てから筋《すぢ》を除《と》れば、造作《ざうさ》もなく剝《む》けて、指《ゆび》先《さき》にアクが染《し》みない。

一、蓮根《れんこん》・牛蒡《ごばう》を茹《ゆ》でる時《とき》、一たらしの酢《す》を落《おと》せば、アクが出《で》ないで白《しろ》く揚《あが》る。蓮根《れんこん》は茹《ゆで》るにも煮《に》るにも、皮《かは》つきのまゝ用《もち》ひると、皮《かは》を剝《む》いた時《とき》見《み》た目《め》が美《うつく》しい。

一、芋《いも》の皮《かは》を剝《む》く時《とき》、少量《せうりやう》の重曹《ぢゆうさう》を加《くは》へると、手《て》が痒《かゆ》くならぬ。煮《に》る前《まへ》によく鹽《しほ》で揉《も》むと、ぬめりが出《で》ない。燒明礬《やきみやうばん》を少量《せうりやう》加《くは》へると、一層效果《そうかうくわ》がある。

一、茄子《なす》や胡瓜《きうり》や越瓜《しろうり》の鹽壓《しほおし》に、燒明礬《やきみやうばん》を加《くは》へると、色《いろ》がよくなる。

一、高野豆腐《かうやどうふ》のアク戻《もど》しに、重曹《ぢゆうさう》と同量《どうりやう》の鹽《しほ》を加《くは》へると、戻《もど》り損《そこな》ひがなく、形《かたち》も崩《くづ》れぬ。

一、とろゝ汁《じる》に荒布《あらめ》の煮出汁《だし》を用《もち》ゐると、熱《ねつ》を加《くは》へても切《き》れない。

一、果實酢《くわじつす》を搾《しぼ》る時《とき》は、輪切《わぎり》にして一息《ひといき》に搾《しぼ》り切《き》る。幾度《いくたび》も繰返《くりかへ》すと、皮《かは》の汁《しる》が出《で》て苦《にが》くなる。

一、山葵《わさび》は莖《くき》を削《けづ》り落《おと》した方《はう》から、逆《ぎやく》にして廻《まは》しながら卸《おろ》すと、よく利《き》く。

一、素麺《そうめん》を茹《ゆで》る時《とき》、鐵火箸《かなひばし》で掻廻《かきまは》すと脂氣《あぶらけ》が脱《ぬ》ける。茹《ゆで》たのを水《みづ》に晒《さら》す時《とき》、冷《さ》めない中《うち》に手《て》を入《い》れることは禁物《きんもつ》だ。手《て》の脂《あぶら》が吸收《きふしう》されて臭《くさ》くなる。

一、牛蒡《ごばう》を煮《に》る時《とき》、藁《わら》の芯《しん》を少《すこ》し入《い》れると、早《はや》く軟《やはら》かくなる。

一、海鼠《なまこ》を藁《わら》で縛《しば》ると直《す》ぐ溶《と》ける。乾海鼠《きんこ》を煮《に》ても容易《ようい》に軟《やはら》かくならぬ時《とき》、藁《わら》を加《くは》へると直《す》ぐ軟《やはら》かくなる。

一、章魚《たこ》の足《あし》を日本紙《にほんし》の小撚《こより》で縛《しば》ると、造作《ざうさ》なく切斷《せつだん》される。章魚《たこ》を煮《に》るのに、小豆《あづき》でも蚕豆《そらまめ》でも少々《せう〱》加《くは》へると軟《やはら》かくなる。藁《わら》でも黒砂糖《くろさたう》でも効目《きゝめ》がある。

一、鱈《たら》を煮《に》る時《とき》、豌豆《ゑんどう》を一つまみ加《くは》へると、肉《み》崩《くづ》れがしない。

一、魚《さかな》を湯搔《ゆが》くには、原則《げんそく》として鹽水《しほみづ》を煮立《にた》たせたところへ入《い》れるが、蟹《かに》だけは水《みづ》から入《い》れないと、脚《あし》が離《はな》れ落《お》ちてしまふ。

一、魚《さかな》の白子《しらこ》、眞子《まこ》、肝《きも》、鮑《あはび》の腸等《わたなど》は、煮《に》るにも湯搔《ゆが》くにも、やはり最初《さいしよ》から入《い》れて、なるべく弱《よわ》い火《ひ》にかける。熱湯《ねつたう》に入《い》れたり、火《ひ》が強過《つよす》ぎると、膜《まく》が破《やぶ》れて崩《くづ》れたり散《ち》る虞《おそ》れがある。

一、燒干《やきぼし》した魚《さかな》の煮浸《にびた》しや、甘露煮《かんろに》や、昆布卷《こぶまき》は、山楂子《さんざし》を入《い》れると、骨《ほね》まで軟《やはら》かくなる。晩茶《ばんちや》を煮出《にだ》して用《もち》ひてもよい。そして充分軟《じうぶんやはら》かくなツた時味《ときあぢ》をつける。

一、天麩羅《てんぷら》の衣《ころも》に、とろゝ薯《いも》を混《まぜ》るとからりと揚《あが》る。慈姑《くわゐ》を卸《おろ》して入《い》れてもよい。小麦粉《こむぎこ》を溶《と》く時《とき》、箸《はし》でぐる〳〵攪拌《かきまは》すと、粘《ねば》りが出《で》て衣《ころも》が煎餅《せんべい》のやうになる。箸《はし》ではさみ切《き》るやうにして、少《せう》少粒《せうつぶ》になツてゐる位《くらゐ》がよい。

一、魚《さかな》を燒《や》く時《とき》、尾《を》や鰭《ひれ》に鹽《しほ》を塗《ぬ》ツて置《お》くと焦《こ》げない。

八、基本三則

料理《れうり》の研究《けんきう》が盛《さか》んになッて、結構《けつこう》だといはれる割合《わりあひ》に、どこの家庭《かてい》で聞《き》いて見《み》ても、本統《ほんと》に料理《れうり》が美味《うま》くなッたといふ話《はなし》を、殆《ほと》んど耳《みゝ》にしたことがない。何故《なぜ》であるか。由來日本《ゆらいにつぽん》の家庭《かてい》では、三度《ど》の飯《めし》と、朝々《あさ〱》の味噌汁《みそしる》と、四季《き》の漬物《つけもの》と、この三つが食膳《しよくぜん》の中心《ちうしん》になッてゐる。傳統《でんとう》の根《ね》ざしが深《ふか》いから、今後《こんご》もさうあるべきであり、さうあることによッて、日本人《につぽんじん》の健康《けんかう》は保《たも》たれ、養《やしな》はれ、淨化《じやうくわ》されるのである。どこでも作《つく》り、誰《だれ》にでも出來《でき》ることであッて、しかも三度《ど》々々《〱》、あるひは毎朝《まいあさ》、あるひは一年《ねん》を通《つう》じて、眞《しん》に美味《うま》い飯《めし》、美味《うま》い味噌汁《みそしる》、美味《うま》い漬物《つけもの》の備《そな》はッてゐるといふ家《うち》は、さうザラにあるわけのものでなく、寧《むし》ろないといッた方《はう》が當《あた》ッてゐる。料理《れうり》に趣味《しゆみ》を持《も》ち、料理《れうり》を研究《けんきう》してゐると稱《しよう》する婦人《ふじん》で、自《みづか》ら米《こめ》を磨《と》ぎ、自《みづか》ら味噌《みそ》を擂《す》り、自《みづか》ら糠味噌《ぬかみそ》を攪拌《かきまは》すことに興味《きようみ》を有《も》ち、そして實行《じつかう》してゐる人《ひと》が幾人《いくたり》あるか。女中《ちよちう》でも置《お》いてあるやうな家庭《かてい》では、殆《ほと》んど全部《ぜんぶ》が女中任《ちよちうまか》せではないか。美味《うま》くできやう道理《だうり》がない。

いくら西洋料理《せいやうれうり》や支那料理《しなれうり》の眞似《まね》ごとが上手《じやうず》に出來《でき》ても、或《ある》ひは料理屋風《れうりやふう》の外觀料理《ぐわいくわんれうり》が立派《りつぱ》に出來《でき》ても、實際家庭料理《じつさいかていれうり》の基本《きほん》たるべき、この三つを輕《かろ》んじて、生命《せいめい》の宿《やど》らう筈《はず》がないから、折角趣味《せつかくしゆみ》を持《も》ち、研究《けんきう》して、蘊蓄《うんちく》を傾《かたむ》けた自慢料理《じまんれうり》が、目標《もくへう》にした來客《らいきやく》にさへ、お世辭《せじ》に何《なん》とかいはれる以外《いぐわい》、眞《しん》に美味《うま》いと思《おも》はれないから、內心敬遠《ないしんけいゑん》されるのも、寧《むし》ろ當然《たうぜん》といはねばならぬ。

砂上《さじやう》に造《つく》ッた樓閣《ろうかく》は、いくら輪奐《りんくわん》の美《び》を極《きは》めても、雨《あめ》にも風《かぜ》にも直《す》ぐ崩《くづ》れる。基礎工事《きそこうじ》さへ確乎《しつか》りしてゐれば、その上《うへ》に置《お》かれた建造物《けんざうぶつ》は、たとへ不恰好《ぶかくかう》な掘立小屋《ほつたてごや》でも、ビクともするものでないことを、本統《ほんとう》に體得《たいとく》しなければ、百の研究《けんきう》も徒勞《とらう》に過《す》ぎない。飯《めし》と味噌汁《みそしる》と漬物《つけもの》と、家庭料理《かていれうり》の基礎工《きそこう》事《じ》に、先《ま》づ年季《ねんき》を入《い》れてからでないと、外觀《ぐわいくわん》ばかりの模倣料理《もはうれうり》は、何等《なんら》の意義《いぎ》をもなすわけがない。三つの中《うち》の一《ひと》つでも、立派《りつぱ》に出來《でき》てゐる家庭《かてい》だッたら、どんな簡素《かんそ》な料理《れうり》でも、必《かなら》ず美味《うま》いにきまッてゐる。どんな客《きやく》にも卑下《ひげ》するに當《あた》らず、そこから發足《ほつそく》した自慢《じまん》なら、屹度感心《きつとかんしん》されることを保證《ほしよう》する。

(天)、有難《ありがた》い米《こめ》の飯《めし》

祖先以來《そせんいらい》の主食物《しゆしよくぶつ》、命《いのち》の親《おや》の米《こめ》の飯《めし》である。イヒまたはメシといひ、字音《じおん》はハンである。もと穀類《こくるい》を炊《かし》いだ物《もの》の總稱《そうしよう》であッたが、五穀中米《こくちうこめ》が首座《しゆざ》を占《し》めるので、單《たん》に飯《めし》といへば米飯《べいはん》に通《つう》じ、他《た》の物《もの》を混《こん》じた場合《ばあひ》には、特《とく》に混合物《こんがふぶつ》の名《な》を冠《くわん》して、麥飯《むぎめし》、粟飯《あはめし》、稗飯《ひえめし》、小豆飯《あづきめし》などゝ呼《よ》ぶ。上古《じやうこ》は米《こめ》を蒸熟《じやうじゆく》したものを單《たん》にイヒと呼《よ》び、籠《かご》または瓦器《ぐわき》、乃至木器《ないしもくき》に盛《も》り、木《き》の葉《は》か藁《わら》を敷《し》いて蒸《む》した爲《ため》、槲《かしは》などの廣葉《ひろは》をカシキバ、藁《わら》をコシキワラなどゝ呼《よ》び、これが轉《てん》じて炊爨《すゐさん》のカシグ、容器《ようき》の甑《こしき》などとなッた。籠《かご》を用《もち》ひた名殘《なごり》が蒸籠《せいろう》である。即《すなは》ち原始時代《げんしじだい》の飯《めし》は今《いま》の强飯《こはめし》で、平安朝時代《へいあんてうじだい》には消化等《せうくわとう》の關係《くわんけい》から、イヒは本式《ほんしき》の儀禮用《ぎれいよう》となり、常食《じやうしよく》にはヒメを使用《しよう》した。ヒメは糄糅《ひめ》と書《か》き、もと軟弱《なんじやく》の意《い》で、强《こは》飯《めし》に對《たい》する軟飯《やはらかめし》であッた。これが今用《いまもち》ひられる普通《ふつう》の飯《めし》で、つまり强飯《こはめし》と粥《かゆ》との中間《ちうかん》に位《くらゐ》する爲《ため》、別名《べつめい》を硬粥《かたかゆ》とも呼《よ》び、今行《いまおこな》はれる粥《かゆ》は、特《とく》に汁粥《しるかゆ》とも呼《よ》んだ。なほ飯《いひ》をメシと呼《よ》ぶのは、御食《みよし》また食《めし》物《もの》の略《りやく》で、共《とも》に食料《しよくれう》を尊重《そんちやう》する意《い》から出《で》たといはれ、高貴《かうき》の人《ひと》に對《たい》しては、御物《おもの》、供御《くご》、御臺《みだい》、御料《ごれう》などゝいふ。

【今昔飯《こんじやくめし》の炊方《たきかた》】　今《いま》一般《ばん》に飯《めし》と稱《しよう》せられるものゝ炊方《たきかた》にも、いろ〳〵の方法《はうはふ》があるが、古來傳《こらいつた》はるものに炊乾飯《たきぼしめし》、湯取飯《ゆとりめし》、二度《と》飯《めし》の三法《ばふ》があり、現在行《げんざいおこな》はれてゐる諸法《しよはふ》も、これが基準《きじゆん》になッてゐる。『大《やま》和《と》本草《ほんざう》』によると「粳飯《うるちめし》、凡《およ》そ稻飯《いねめし》を炊《かし》ぐに三法《ばふ》あり、炊乾飯《たきぼしめし》、湯取飯《ゆとりめし》、二度《と》飯《めし》なり、タキボシは白《はく》米《まい》をよく洗《あら》ひて笊《ざる》に揚《あ》げ置《お》き、薪《たきゞ》多《おほ》く炊《た》き釜《かま》に熱湯《ねつたう》を沸《わか》して米《こめ》を入《い》れ、蓋《ふた》をして一沸《ひとたぎり》して薪《たきゞ》を減《げん》じ、火《ひ》を柔《やはら》かに焚《た》き、よく熟《じゆく》したる時《とき》蓋《ふた》を開《ひら》く、未《いま》だ熟《じゆく》さざる中《うち》に蓋《ふた》を開《ひら》くこと勿《なか》れ、水《みづ》の分量《ぶんりやう》は米《こめ》の多少《たせう》によらず、釜《かま》の中《なか》にて米《こめ》の上《うへ》に水《みづ》一寸《すん》あがるほどなるべし、また一説《せつ》に、凡《およ》そ米《こめ》一斗《と》に水《みづ》一斗《と》二升《しよう》を用《もち》ふ、初《はじ》め火《ひ》を盛《さか》んに多《おほ》く焚《た》き、後《あと》は薪《まき》を去《さ》るもよし、初《はじ》め二三度《ど》の間《あひだ》、飯《めし》の熟《じゆく》する加減《かげん》を知《し》らずして、炊《た》きそこなふことあり、この法米《はふこめ》の多少《たせう》によらず、炊習《たきなら》ひて後《のち》は誤《あやま》りなし、炊乾《たきぼし》は脾胃《ひゐ》壮《さう》實《じつ》の人《ひと》に宜《よろ》し、また或《ある》ひは曰《い》ふ、陣中《ちんちう》などにて飯《めし》の早熟《さうじゆく》せんことを欲《ほつ》せば、飯鍋《めしなべ》の下《した》を水《みづ》に浸《つ》くれば早《はや》く熟《じゆく》す、湯取飯《ゆとりめし》、朝《あさ》の飯《めし》は、白米《はくまい》を前夜《ぜんや》より水《みづ》に浸《ひた》し置《お》きて、明朝釜《みやうてうかま》に水多《みづおほ》く入《い》れて火《ひ》を焚《た》き、沸《わ》く時米《ときこめ》を入《い》れ、半過熟《なかばすぎじゆく》したる時《とき》、杓《しやく》に汲《く》みて笊《ざる》に揚《あ》げ、水《みづ》を頻《しき》りにかけて、ねばりなきほどによく洗《あら》ひ、蒸籠《せいろう》にかけてよく蒸《む》すべし、また鍋《なべ》に入《い》れて、下《した》に炭火《すみび》を置《お》きて蒸《む》すもあり、これは飯糊《めしのり》の如《ごと》くになり、ねばりて悪《あし》し、蒸籠《せいろ》にて蒸《む》すがよし、晩《ばん》の飯《めし》は、朝飯過《あさめしすぎ》より米《こめ》を水《みづ》に浸《ひた》し置《お》くべし、湯取飯《ゆとりめし》は脾胃虚《ひゐきよ》の人《ひと》、積滞《せきたい》ある人《ひと》に宜《よろ》し、壮人《さうじん》には宜《よろ》しからず、二度《ど》飯《めし》また二法《はふ》あり、一法《はふ》は炊乾《たきぼし》の冷飯《ひやめし》を用《もち》ふ、先《ま》づ鍋《なべ》に湯《ゆ》を沸《わ》かし、たぎる時《とき》に飯《めし》を入《い》れ、やがて飯《めし》を鍋《なべ》に置《お》きながら、その湯《ゆ》を鍋《なべ》の口《くち》より悉《ことごと》くしたみ去《さ》りて蓋《ふた》を掩《おほ》ひ、薪《たきゞ》を去《さ》り火《ひ》を少《すこ》し燃《も》し、やがて熟《じゆく》す、或《ある》ひは炭火《すみび》にて熟《じゆく》す、この法飯《はふめし》よく熟《じゆく》し、軟《やはら》かにしてねばらず、幾度《いくたび》にても仕損《しそん》ぜず、温《あたゝ》かなる飯《めし》を二度飯《とめし》にするもこの法《はふ》なり、但《たゞ》し冷飯《ひやめし》のよきには若《し》かず、朝《あさ》に晩《ばん》の飯《めし》を一度《と》に炊《た》きて、晩《ばん》は冷飯《ひやめし》をかくの如《ごと》くしてよし、常《つね》に冷飯《ひやめし》を温《あたゝ》むるもこの法《はふ》よし、この法《はふ》も湯取飯《ゆとりめし》と同《おな》じく、脾胃虚《ひゐきよ》の人《ひと》、積滞《せきたい》ある人《ひと》に宜《よろ》し、また一法《はふ》は湯取飯《ゆとりめし》を用《もち》ふ、蒸籠《せいろう》にて蒸《む》す、湯取飯《ゆとりめし》を鍋《なべ》にて二度《と》温《あたゝ》むれば、糊《のり》の如《ごと》くになりて悪《あし》し」とあるが、湯取飯《ゆとりめし》や二度飯《とめし》は、米《こめ》の榮養價《えいやうか》を失《うしな》ふ意味《いみ》で、今《いま》は殆《ほと》んど用《もち》ひられず、脾胃虚弱《ひゐきよじやく》の者《もの》には、寧《むし》ろ粥《かゆ》か重湯《おもゆ》を用《もち》ひ、一般《ぱん》に行《おこな》はれるのは炊乾法《たきぼしはふ》である。

【炊乾《たきぼし》にも二法《はふ》】あツて、洗《あら》ひ上《あ》げた米《こめ》を前掲《ぜんけい》の如《ごと》く、熱湯《ねつたう》の沸《たぎ》ツたところへ入《い》れるを、俗《ぞく》に湯立《ゆたて》飯《めし》といふが、水《みづ》から入《い》れて炊上《たきあ》げる方《はう》が一般的《ぱんてき》である。燃料《ねんれう》が區々《まち〱》だツたり、従事者《じうじしや》の不《ふ》熟練等《じゆくれんとう》から、火熱《くわねつ》にムラがあると、往々《わう〱》炊損《たきそん》じの虞《おそ》れがあるから、これを防《ふせ》ぐ上《うへ》からは、湯立飯《ゆたてめし》の方《はう》が調法《てうはふ》だけれど、洗《あら》ひ上《あ》げて水分《すゐぶん》を含《ふく》んでゐる米《こめ》に、いきなり熱湯《ねつたう》が觸《ふ》れると、急激《きふげき》な刺戟《しげき》を受《う》けて、表面《へうめん》の組織《そしき》が荒《あ》れるから、炊上《たきあ》げた飯《めし》に光澤《つや》の乏《とぼ》しいのが、この方法《はうはふ》の缺點《けつてん》である。多人數《たにんず》を賄《まかな》ふ團體生活《だんたいせいくわつ》などでは、一度《ど》に大量《たいりやう》を炊《た》く便宜《べんぎ》から、多《おほ》く湯立飯《ゆたてめし》にし、或《ある》ひはパイプで蒸氣《じようき》を送《おく》る法《はふ》なども用《もち》ひられるが、少人數《せうにんず》の一般家庭《ぱんかてい》では、水加減《みづかげん》と加熱《かねつ》に注意《ちゆうい》して、最初《さいしよ》から米《こめ》を入《い》れる方《はう》が、ふツくらとしたよい飯《めし》が出來《でき》る。水加減《みづかげん》は米《こめ》の質《しつ》により、乾燥度《かんさうど》により、一定《てい》するわけに行《ゆ》かぬが、新米《しんまい》の間《あひだ》はやや控《ひか》へ目《め》にし、古米《こまい》の場合《ばあひ》はやゝ多《おほ》くするのが定式《ぢやうしき》で、新米《しんまい》と古米《こまい》と混用《こんよう》される季節《きせつ》には、その混合《こんがふ》量等《りやうとう》に應《おう》じ、絶《た》えず注意《ちゆうい》を拂《はら》ふことである。米《こめ》の磨《と》ぎ方《かた》は、最初《さいしよ》の一回《くわい》を丹念《たんねん》にし、量《りやう》の多《おほ》い場合《ばあひ》には、二回目《くわいめ》もざッと磨《と》ぐことは妨《さまた》げぬが、二升以下《しよういか》なら一回《くわい》に止《とゞ》め、あとは水《みづ》を替《か》へるだけにする、その代《かは》り成《な》るべく回數《くわいすう》を多《おほ》く、すッかり濁《にご》りの出《で》なくなるまで滌《すゝ》ぐことが肝要《かんえう》で、滌《すゝ》ぎが足《た》らぬと食《しよく》味《み》を損《そん》し、夏《なつ》などは早《はや》く腐敗《ふはい》する。磨立《とぎたて》よりも笊《ざる》に上《あ》げて、一二時間經過《じかんけいくわ》した方《はう》がよく、冬《ふゆ》なら朝炊《あさだき》の分《ぶん》を、前夜仕懸《ぜんやしか》けて置《お》いて差支《さしつか》へない。釜《かま》は鑄物《いもの》の鐵《てつ》に越《こ》したことはないが、やむを得《え》ずば合成金《がふせいきん》でも、なるべく分厚《ぶあつ》な方《はう》がよく、蓋《ふた》は重《おも》いほどよい。いはゆる三升炊《じようだき》の釜《かま》とすれば、二升乃至《しようないし》二升《しよう》五合以内《がふいない》に止《とゞ》め、局量《きよくりやう》まで炊《た》くことは、張釜《はりがま》と稱《しよう》して昔《むかし》から禁物《きんもつ》である。諺《ことわざ》に「飯炊《めした》くは、初《はじ》めちよろ〳〵、中《なか》くわッくわ、親《おや》が死《し》ぬとも蓋《ふた》とるな」といふのは、確《たし》かに火加減《ひかげん》の要領《えうりやう》である。噴上《ふきあが》ッて溢《あふ》れ出《で》る粘液《ねんえき》が、釜《かま》の縁《ふち》で乾《かわ》き始《はじ》めたら、大抵火《たいていひ》を引《ひ》いてよい。燃料《ねんれう》の關係《くわんけい》で、餘熱《よねつ》を考慮《かうりよ》に入《い》れることはいふまでもない。十五分乃至《ふんないし》二十分間《ぶんかん》、そのまゝ置《お》いて追熟《むら》すのが定式《ぢやうしき》で、それから釜《かま》を卸《おろ》したら、蓋《ふた》の下《した》に乾《かわ》いた布巾《ふきん》を掩《おほ》ひ、五分間經《ふんかんた》ッて飯櫃《めしびつ》に移《うつ》せば、先《ま》づ理想的《りさうてき》な筈《はず》だ。登山《とざん》やキャンプ生活《せいくわつ》などで、鍋釜《なべがま》のない場合《ばあひ》は、飯盒《はんがふ》などを代用《だいよう》するのが普通《ふつう》だが、古法《こはふ》になか〳〵趣味《しゆみ》の深《ふか》いのがある。一は米《こめ》を白布《はくふ》に包《つゝ》んで、よく水《みづ》を含《ふく》ませ、地《ち》を掘《ほ》ツて埋《うづ》めた上《うへ》で、榾火《ほだび》を焚《た》くといふ方法《はうはふ》、もう一《ひと》つは竹筒《たけづゝ》に米《こめ》を六七分《ぶ》、水《みづ》を一杯《ぱいい》入れて固《かた》く栓《せん》をし、焚火《たきび》の上《うへ》で廻《まは》しながら焙《あぶ》ると、筒《つゝ》の中《なか》で加《か》減《げん》よく飯《めし》になるといふのだ。

【玄米飯《げんまいめし》の炊方《たきかた》】　上古《じやうこ》は皆玄米《みなげんまい》を、甑《こしき》で蒸《む》して用《もち》ひたのだが、奈良朝時代《ならてうじだい》に半搗米《はんつきまい》、平安朝時代《へいあんてうじだい》に白米《はくまい》の用《もち》ひられた記錄《きろく》はあるけれど、メシとは貴人《きじん》の召上《めしあが》らるゝ物《もの》との意《い》から出《で》たといはれる位《くらゐ》で、旣《すで》に米《こめ》その物《もの》が尊《たふと》く、一般庶民《ばんしよみん》に至《いた》ツては、米《こめ》ばかりの飯《めし》すら食《く》ひ得《う》る者《もの》が少《すくな》く、多《おほ》くは雜穀《さこく》か、雜《ざ》穀混用《こくこんよう》の飯《めし》が關《せき》の山《やま》だツた筈《はず》だから、その米《こめ》も無論玄米《むろんげんまい》か、せい〴〵モツソウ程度《ていど》であツたことは明《あき》かだ。淨瑠璃《じやうるり》の『太功記《たいこうき》』に「モツソウ飯《はん》の切米《きりまい》」とあるのがそれで、僅《わづ》かに杵《きね》を當《あ》てたに過《す》ぎぬ下白《げはく》米《まい》である。これを常食《じやうしよく》とした遺風《ゐふう》は、筆者《ひつしや》の記憶《きおく》する範圍《はんゐ》でも、中國地方《ちうごくちはう》の祭禮《さいれい》には、產土神《うぶすながみ》に供《そな》へる神饌《しんせん》として、モツソウを蒸《ふか》した盛切飯《もりきりめし》を作《つく》り、氏子《うぢこ》も攝伴《せうばん》するのが慣例《ならひ》で、明治《めいぢ》の中葉《ちうえふ》まで存《そん》してゐた。質實剛健《しつじつがうけん》を尙《たつと》んだ鎌倉時代《かまくらじだい》から、爭亂相次《さうらんあひつ》いだ室町時代《むろまちじだい》、諸民疲弊《しよみんひへい》の戰國時代《せんごくじだい》を通《つう》じて、一部《ぶ》少數《せうすう》の贅澤階級《ぜいたくかいきふ》を除《のぞ》き、多數國民《たすうこくみん》の常食《じやうしよく》が、やはり玄米《げんまい》であツたことは、加藤清正《かとうきよまさ》が家中《かちう》に申渡《まをしわた》したといふ、七ケ條《でう》の法令中《はふれいちう》に「食《しよく》は黒飯《くろめし》たるべし」とあるのでも窺《うかゞ》はれる。清正《きよまさ》は右條々《みぎでう〳〵》の中《うち》、一ケ條《でう》たりとも守《まも》り難《がた》き者《もの》は、武士《ぶし》たる資格《しかく》のないものとして、その印《しるし》をつけて追放《つゐはう》すると、嚴《きび》しく戒《いまし》めてゐる。白米食《はくまいしよく》の普及《ふきふ》したのは、徳川氏《とくがはし》の中期以降《ちうきいかう》で、精白《せいはく》の度《ど》が加重《かぢゆう》したのは、恐《おそら》く明治以後《めいぢいご》であツたが、近年榮養學《きんねんえいやうがく》の發達《はつたつ》から、玄米食《げんまいしよく》の復興《ふくこう》が提唱《ていしやう》されたのは、大正《たいしやう》の大震災《だいしんさい》を契機《けいき》とする、一種《しゆ》の反《はん》動《どう》であツたともいへる。たゞ多年《たねん》の因習《いんしふ》と、食味並《しよくみなら》びに消化《せうくわ》の點《てん》で、精白米《せいはくまい》に及《およ》ばぬ爲《ため》、急激《きふげき》に改《あらた》め難《がた》いところから、或《ある》ひは半搗米《はんつきまい》、或《ある》ひは七分搗《ぶつき》と、漸次《ぜんじ》歩《あゆ》み寄《よ》られて、現在《げんざい》では胚芽米《はいがまい》といふのが、比較的多方面《ひかくてきたはうめん》に支持《しぢ》されるらしい。胚芽米《はいがまい》の炊方《たきかた》は、白米《はくまい》の炊方《たきかた》と略同《ほゞおな》じである。

玄米飯《げんまいめし》の普及《ふきふ》が困難《こんなん》なのは、食味《しよくみ》の問題《もんだい》が主《しゆ》である外《ほか》、炊事《すゐじ》に多少《たせう》の不便《ふべん》があり、消化不良《せうくわふりやう》の間接《かんせつ》原因《げんいん》ともなるので、便宜上壓力釜《べんぎじやうあつりよくがま》の使用《しよう》が提唱《ていしやう》されたけれど、經費《けいひ》と技術《ぎじゆつ》との兩點《りやうてん》から、臆劫《おくくふ》がられてゐるやうだが、少《すこ》しの注意《ちうい》さへ拂《はら》へば、普通《ふつう》の釜《かま》でも炊《た》けないことはない。卽《すなは》ち時間《じかん》の餘裕《よゆう》があれば、約《やく》四五十時間《じかん》水《みづ》に浸《つ》けて置《お》けば、常《つね》の炊方《たきかた》と殆《ほと》んど變《かは》りなく、急《いそ》ぐ時《とき》でも常《つね》の飯《めし》より、やゝ水加《みづか》減《げん》を多《おほ》くして、先《ま》づ中火《ちうび》にかけ、噴上《ふきあが》ツたら零《こぼ》さぬ程度《ていど》に、一旦火《たんひ》を消《け》して二三十分間蒸《ぶんかんむ》らし、更《さら》に強火《つよび》にかけて、二度目《どめ》に噴《ふ》いて來《き》たら直《す》ぐ火《ひ》を止《と》め、十分間位蒸《ぶんかんくらゐむ》らせばよい。この場合《ばあひ》、蓋《ふた》の上《うへ》に重《おも》石《し》を置《お》けばなほよく、また水《みづ》を盛《も》ッた茶碗《ちやわん》を、蓋《ふた》の上《うへ》に載《の》せると、早《はや》く熟《なれ》るといふのが、これは昔《むかし》からの口傳《くでん》である。要《えう》は口《くち》に食《たべ》馴《な》れて、體《からだ》をも馴《な》らすことである。

「飯《めし》の腐敗防止《ふはいばうし》」　夏向《なつむ》き飯《めし》の饐《す》ゑ易《やす》い時《とき》、少量《せうりやう》の酢《す》を入《い》れて炊《た》くと、効果《かうくわ》のあることは誰《たれ》でも知《し》ッてゐるが、關西《くわんさい》・西國方面《さいこくはうめん》では、笊《ざる》に入《い》れて簀《す》蓋《ふた》を掩《おほ》ひ、或《ある》ひは簾《すだれ》の容器《ようき》などを作《つく》ッて、暑中《しよちう》の常用《じやうよう》としてゐるけれど、實際《じつさい》には案外効果《あんぐわいかうくわ》が薄《うす》い。このことは既《すで》に江戸時代《えどじだい》の隨筆《ずゐひつ》『竈《かまど》の賑《にぎは》ひ』に「夏《なつ》秋《あき》は何國《いづく》にても、炊《た》きたる飯《めし》を腐《くさ》らかすことあり、畿内《きない》・西國邊《さいこくへん》にては、多《おほ》く笊《いかき》に入《い》れ、風透《かぜすき》よき所《ところ》に釣《つ》り置《お》く風《ふう》あれども、やゝもすれば惡《あ》しくなることを見《み》る、また關東邊《くわんとうへん》、就中江戸《なかんづくえど》にては、冬春《ふゆはる》の通《とほ》りおはち（上方《かみがた》にておひつ、西國《さいこく》にて飯《めし》つぎといふ）へ釜《かま》より移《うつ》し、直《す》ぐに蓋《ふた》をして、風透《かぜすき》よき所《ところ》に置《お》くに、笊《ざる》に入《い》るゝよりも腐《くさ》ること遲《おそ》しと覺《おぼ》ゆ、これは釜《かま》よりおはちに移《うつ》したる時《とき》、直《す》ぐに蓋《ふた》をして、暫《しばら》く置《お》いて蓋《ふた》を取《と》れば、蓋《ふた》の内面《ないめん》に湯氣《ゆげ》多《おほ》く溜《たま》るなり、これをしたみ取《と》り、また蓋《ふた》をして暫《しばら》く置《お》き、また取《と》り見《み》るに、この度《たび》は少《すくな》けれどもよくしたみ取《と》り、布巾《ふきん》にて拭取《ふきと》り、蓋《ふた》をして風透《かぜすき》よき所《ところ》に置《お》くに、七月中旬頃《ぐわつちうじゆんごろ》にても、二日《か》位《くらゐ》は腐《くさ》ることなし、考《かんが》ふるにこの蓋《ふた》につく露《つゆ》の、飯《めし》の中《なか》に落込《おちこ》めば、その露《つゆ》の落《お》ちたるところより腐《くさ》れかゝると見《み》えたり、隨分米性《ずゐぶんこめしやう》を吟味《ぎんみ》して、上白《じやうはく》を洗《あら》ひ、よくして炊《た》き、右《みぎ》の如《ごと》くして圍《かこ》へば惡《あ》しくなること、上方《かみがた》・西國《さいこく》の如《ごと》くして貯《かこ》ふより遲《おそ》しと覺《おぼ》ゆ」とあり、また腐《くさ》らない炊方《たきかた》としては、「さて仲夏《ちうか》より仲秋《ちうしう》まで、飯《めし》を炊《た》くには米性《こめしやう》をたゞすべし、米性《こめしやう》惡《あ》しきと、洗《あら》ひの足《た》らざるは、早《はや》く腐《くさ》るなり、隨分《ずゐぶん》よく洗《あら》ふべし、また、川水《かはみづ》にて炊《た》くと、井水《ゐどみづ》にて炊《た》くは、井《ゐど》水《みづ》の方半日《はうはんにち》も保《たも》ち方惡《かたわる》し、井水《ゐどみづ》にて洗《あら》ひても、川水《かはみづ》にて一遍滌《べんすゝ》ぎて、川水《かはみづ》にて炊《た》けば、初《はじ》めより川水《かはみづ》にて洗《あら》ひたるも同《おな》じことにて、保《たも》ち方《かた》よろし、朝炊《あさた》かんと思《おも》はゞ、前日《ぜんじつ》の夕方《ゆふかた》、右《みぎ》の如《ごと》く洗《あら》ひて釜《かま》に入《い》れ、そのまゝ炊《た》くやうの水加減《みづかげん》に仕掛《しか》け置《お》き、翌朝水《よくてうみづ》を仕《し》かふることなく炊《た》くべし、火《ひ》は初《はじ》め強《つよ》く、噴上《ふきあが》りたらば半分《はんぶん》に薪《たき》を減《げん》じ、隨分《ずゐぶん》蓋《ふた》を開《あ》けざるやうに炊《た》くべし、蓋《ふた》を開《ひら》きて炊《た》きたるものは、味《あぢ》はひ水《みづ》くさく、一升《しよう》にて一杯《ぱい》の飯《めし》は少《すくな》し、さて右《みぎ》の如《ごと》くして炊《た》く米《こめ》の中《なか》に、梅干《うめぼし》を一《ひと》つ入《い》れて炊《た》けば、假令《たとへ》一日《にち》にて惡《あ》しくなるは、二日《か》も保《たも》つべし、これ飯《めし》の惡《あ》しくならざる秘傳《ひでん》なり、梅干《うめぼし》の酸味《すみ》、飯《めし》に移《うつ》ることなし」とある。筆者《ひつしや》の實驗《じつけん》によると、飯櫃《めしびつ》は空《から》になッた時《とき》、必《かなら》ずそのまゝ水《みづ》を張《は》らず、一旦熱湯《たんねつたう》を濺《そゝ》いで、内部《ないぶ》を隈《くま》なく廻《まは》した後《のち》、改《あらた》めて水《みづ》で洗《あら》ふと、殺菌作用《さつきんさよう》が行《おこな》はれるわけで、確《たし》かに腐敗《ふはい》を防《ふせ》ぎ得《う》る。飯櫃《めしびつ》の内部《ないぶ》に、黝《くろず》んだ浸染《しみ》を存《そん》することは禁物《きんもつ》で、いつも爽《さわや》かに乾《かは》いてゐねばならぬ。洗《あら》ッた後《のち》は天日《てんぴ》に當《あ》てることで、生乾《なまかは》きを火力《くわりよく》で乾燥《かんさう》させるのもよくない。からりと乾《かは》いて冷《さめ》たところへ飯《めし》を移《うつ》し、乾《かわ》いた布巾《ふきん》を掩《おほ》ふて蓋《ふた》をすれば、眞夏《まなつ》でも二日《か》位《くらゐ》は大丈夫《だいぢやうぶ》だ。玄米《げんまい》や胚芽米飯《はいがまいめし》は、白米《はくまい》に比《くら》べると保《たも》ちが惡《わる》い。

【良質米《りやうしつまい》の吟味《ぎんみ》】稻《いね》の原産地《げんさんち》は、亞細亞《アジア》の暖帶《だんたい》・熱帶地方《ねつたいちはう》、並《なら》びに阿弗利加《アフリカ》方面《はうめん》で、一說《せつ》には中央《ちうあう》濠洲《がうしう》だともいふが、恐《おそ》らくそれは偶然《ぐうぜん》の發生《はつせい》で、東印度《ひがしインド》から埃及《エヂプト》地方《ちはう》に傳《つた》はり、歐羅巴《ヨーロッパ》へ初《はじ》めて入《はい》ッたのは、西曆紀元前《せいれききげんぜん》四百年頃《ねんごろ》、希臘《キリシヤ》が先驅《さきがけ》であッた。現在歐洲《げんざいおうしう》の米產國《べいさんこく》といはれる伊太利《イタリー》は、ずッと下《くだ》ッて十五世紀《せいき》、亞米利加《アメリカ》は更《さら》に後《のち》の十七世紀《せいき》からで、殊《こと》に西班牙《スペイン》の如《ごと》きは、幕末長崎《ばくまつながさき》に來《き》てゐたシーボルトの口《くち》から、「御國《おくに》の稻種《いなたね》を傳《つた》へて作《つく》り試《こゝろ》みたのが、每年《まいとし》よく繁茂《はんも》し豐熟《ほうじゆく》してゐる」と語《かた》ッたといふ。亞細亞《アジア》には至《いた》るところに、自生《じせい》の稻《いね》が發見《はつけん》されるといふから、無論日本《むろんにつぽん》にも自生《じせい》したに相違《さうゐ》なく、現《げん》に『小車錦《をぐるまにしき》』といふ著者不祥《ちよしやふしやう》の寫本《しやほん》にも「日《し》向國《ふがのくに》臼杵郡《うすきごほり》高千穂峯岩《たかちほのみねいは》の間《あひた》に、人蒔《ひとま》かずして自然《しぜん》に稻《いね》を生《しやう》じて、實熟《みじゆく》すといふ、それを見《み》たる人《ひと》の語《かた》りしは、稻實小粒《いねのみこつぶ》なりと、他國《たこく》に持來《もちきた》りて蒔《ま》くにまた生《は》ふ、高千穂《たかちほ》といふは、稻穗《いなほ》に依《よ》るの名《な》なりといふ」（岡崎蘭馨博士藏《をかざきらんけいはかせざう》）とあり、また紀州《きしう》の熊野《くまの》にも、奥州《あうしう》の仙臺《せんだい》にも、穭生《じねんばえ》のものがあると、平賀源内《ひらがげんない》の『物類品隲《ぶつるゐひんしつ》』に載《の》ッてゐる。

しかし問題《もんだい》は、分布《ぶんぷ》よりも品質《ひんしつ》で、古來日本《こらいにつぽん》は米《こめ》の良質《りやうしつ》なること、世界無比《せかいむひ》と稱《しよう》せられ、上下《じやうげ》のこれを尊重《そんちよう》したことはいふまでもなく、人皇第《にんのうだい》五十一代平城天皇《だいへいじやうてんのう》の大同《だいどう》三年《ねん》（皇紀《くわうき》一四六八、西紀《せいき》八〇八）、安倍眞直《あべのまなほ》が出雲廣貞《いづもひろさだ》と共《とも》に、勅《ちよく》を奉《ほう》じて撰述《せんじゆつ》し、本邦醫書《ほんぱういしよ》の權輿《けんよ》といはれる『大同類聚方《だいどうるゐしうはう》』には「天地間之衆味《てんちかんのしうみ》、米第《こめだい》一」と記《しる》され、また一休和尚《きうをしやう》は「一代《だい》の守本尊《まもりほんぞん》は、飯《めし》と汁《しる》となり、奢《おご》りを斥《しりぞ》け儉約《けんやく》を違《たが》へず、家事《かじ》をよく勤《つと》め、一杯《ぱい》飲《の》んで寢《ね》たところ、即《すなは》ち極樂《ごくらく》なり」云々《うんぬん》。徳川初期《とくがはしよき》の名醫《めいい》小《こ》林見宜《はやしけんぎ》は「人參《にんじん》は人《ひと》を助《たす》くるの最上《さいじやう》なり、また毒《どく》となり害《がい》をなすことも早《はや》し、日本《につぽん》と唐《から》と人《ひと》の生質《せいしつ》違《たが》ふ、第《だい》一米穀《べいこく》は日本《につぽん》の如《ごと》き宜《よろ》しき米《こめ》なし、されば病人食事《びやうにんしよくじ》だに進《すゝ》めなば、外《ほか》に藥力《やくりよく》も入《い》るべからず、日本《につぽん》の人參《にんじん》は米《こめ》なり」と推讃《すゐさん》し、また國學者本居宣長《こくがくしやもとをりのりなが》は、隨筆《ずゐひつ》『玉勝間《たまかつま》』に「上《うへ》もなき尊《たつと》きものなれば、神《かみ》とも佛《ほとけ》とも申《まを》すべきものなり」と、絶對讃仰《ぜつたいさんかう》してゐる。

日本自慢《につぽんじまん》の戯歌《されうた》にも「米《こめ》、刀《かたな》、女《をんな》の才智《さいち》、富士《ふじ》の山《やま》、疊《たゝみ》、美濃紙《みのがみ》、味噌《みそ》、鰹節《かつをぶし》」とあツて、米《こめ》を第《だい》一に置《お》いてあるなど、例證《れいしよう》は枚擧《まいきよ》に遑《いとま》ないほどあるが、しかも現在《げんざい》の日本人《につぽんにん》は、多《おほ》く米《こめ》の恩《おん》を忘《わす》れ、米《こめ》を閑却《かんきやく》してゐる。單《たん》に世界的産額《せかいてきさんがく》のみからいツて、米《こめ》は小麥《こむぎ》に及《およ》ばぬから、穀類《こくるゐ》としての國際的地《こくさいてきち》位《ゐ》が、第《だい》二位《ゐ》に落《お》ちるといはれると、直《たゞ》ちにその本質《ほんしつ》までが劣《おと》るやうに錯覺《さくかく》して、米《こめ》を主食《しゆしよく》するよりも、小麥《こむぎ》を主食《しゆしよく》することの方《はう》が、文化的《ぶんくわてき》でもあるかの如《ごと》く、誤信《ごしん》する者《もの》を生《しやう》じた抔《など》が一例《れい》である。

なるほど農務當局者《のうむたうきよくしや》は、專《もつぱ》らこれが改良發達《かいりやうはつたつ》を奬勵《しやうれい》し、農業者自身《のうげふしやじしん》も怠《おこた》らず、多量多產《たりやうたさん》に努《つと》めてはゐる。しかし實際《じつさい》に於《おい》て、われ等《ら》の日々《にちにち》食《く》ツてゐる米《こめ》の飯《めし》は、少《すくな》くとも明治時代《めいぢじだい》に食《く》ツた米《こめ》の飯《めし》に比《ひ》して、確《たし》かに不味《まづ》くなツて居《を》り、だん〳〵不味《まづ》くなりつゝあると、少《すこ》しでも食味《しよくみ》に關心《くわんしん》を持《も》つ者《もの》は皆《みな》いツてゐる。勿論《もちろん》それにはいろ〳〵の原因《げんいん》があらう、竈《かまど》の問題《もんだい》、釜《かま》の問題《もんだい》、燃料《ねんれう》の問題《もんだい》、炊事者《すゐじしや》の技術《ぎじゆつ》問題等々《もんだいとう〳〵》。しかし根本《こんぽん》をなす米《こめ》の品質《ひんしつ》はどうか、それに就《つ》いて或《あ》る實際家《じつさいか》から、曾《かつ》て聞《き》いたことがある。

農務當局《のうむたうきよく》も、農業者自身《のうげふしやじしん》も、いはゆる改良發達《かいりやうはつたつ》に、努力《どりよく》はしてゐるに違《ちが》ひないけれど、その目的《もくてき》とするところは、人口《じんこう》の增加《ぞうか》に對《たい》する供給能力《きようきふのうりよく》、即《すなは》ち食糧問題《しよくりやうもんだい》の解決《かいけつ》であツた。これが第《だい》一の重大問題《ちゆうだいもんだい》であることはいふまでもないが、あまりに傾倒《けいたう》した結果《けつくわ》は、多產第《たさんだい》一と奬勵《しやうれい》され、遵奉《じゆんぽう》されて、食味《しよくみ》のことなどは顧《かへり》みられなかツた。改良即《かいりやうすなは》ち多產《たさん》と解釋《かいしやく》して、選《えら》ばれる品種《ひんしゆ》は悉《ことごと》く、收獲《しうくわく》の多量《たりやう》が目標《もくへう》となツた。果《は》ては人工媒合《じんこうばいがふ》まで行《おこな》はれて、一にも多產《たさん》、二も收穫量《しうくわくりやう》である、いくら優秀《いうしう》な品質《ひんしつ》のものでも、收穫量《しうくわくりやう》の少《すくな》い品種《ひんしゆ》は、漸次驅逐《だん〳〵くちく》されて影《かげ》を收《をさ》め、或《ある》ひは變種《へんしゆ》されて本體《ほんたい》を失《うしな》ツた。當然《たうぜん》の結果《けつくわ》として、產地《さんち》に對《たい》する信用《しんよう》が薄《うす》らいだ。由來市場《ゆらいしぢやう》の格付《かくづけ》には、國名《こくめい》を冠《くわん》せらるゝ慣例《ならひ》で、既《すで》に平安《へいあん》

朝《てう》の初中期《しよちうき》、米《こめ》に名《な》を得《え》た國《くに》として、

伊賀《いが》、伊勢《いせ》、尾張《をはり》、參河《みかは》、近江《あふみ》、美濃《みの》、若狹《わかさ》、越前《ゑちぜん》、加賀《かが》、丹波《たんば》、丹後《たんご》、播磨《はりま》、美作《みまさか》、備前《びぜん》、備《びつ》中《ちう》、備後《びんご》、周防《すはう》、長門《ながと》、紀伊《きい》、淡路《あはぢ》、阿波《あは》、讃岐《さぬき》、伊豫《いよ》、土佐《とさ》、筑前《ちくぜん》、筑後《ちくご》、肥前《ひぜん》、肥後《ひご》、豐《ぶ》前《ぜん》、豐後《ぶんご》、

の諸國《しよこく》が擧《あ》げられ、陸奧《むつ》、出羽《では》の二國《こく》も多產地《たさんち》として認《みと》められ、近江《あふみ》、飛驒《ひだ》、若狹《わかさ》の三國《ごく》は、糯米《もちごめ》を以《もつ》て名《な》を得《え》たとあるが、德川期《とくがはき》に入《い》ツては、寬永《くわんえい》・正保頃《しやうはうごろ》、

山城《やましろ》、大和《やまと》、河內《かはち》、近江《あふみ》、出羽《では》、播磨《はりま》、備前《びぜん》、伊豫《いよ》、筑後《ちくご》、豐前《ぶぜん》、肥前《ひぜん》、日向《ひうが》、大隅《おほすみ》、薩摩《さつま》、

の諸國《しよこく》が著聞《ちよもん》し、糯米《もちごめ》は土佐《とさ》、播磨《はりま》、また多產地《たさんち》としては、やはり陸奧《むつ》を擧《あ》げてあるが、これは三陸《りく》を一國《こく》としての產額《さんがく》だからだらう。正德頃《しやうとくごろ》には、畿內及《きないおよ》び美濃《みの》、尾張《をはり》、近江《あふみ》を上米《じやうまい》、肥前《ひぜん》、播磨《はりま》、讃岐《さぬき》を中米《ちうまい》、加賀《かが》、能登《のと》、陸奧《むつ》を下米《げまい》としてあるが、元文中諸國藏米《げんもんちうしよこくざうまい》の格付《かくづけ》には、畿內《きない》、播磨《はりま》、備《び》前《ぜん》、備後《びんご》、淡路《あはぢ》、豐前《ぶぜん》、周防《すはう》、長門《ながと》を上米《じやうまい》、肥後《ひご》、筑前《ちくぜん》、筑後《ちくご》、讃岐《さぬき》、安藝《あき》を中米《ちうまい》、加賀《かが》、出雲《いづも》、土《と》佐《さ》、豐後《ぶんご》、肥前《ひぜん》、薩摩及《さつまおよ》び北國《ほくこく》を下米《げまい》としてあるが、しかも市中《しちう》の取引《とりひき》では、肥後《ひご》・肥前《ひぜん》の米《こめ》が、いつも高價《かうか》であツたとあり、これ等《ら》の概念並《がいねんなら》びに慣習《くわんしふ》は、最近《さいきん》まで市場《しぢやう》を支配《しはい》してゐたから、假《かり》に上米《じやうまい》

の産地《さんち》とされてゐる國《くに》の農業者《のうげふしや》で、頭腦《あたま》のよいのが多産種《たさんしゆ》を耕作《かうさく》し、それを市場《しぢやう》に出《だ》すとしたら、一種《しゆ》の不當利得《ふたうりとく》となるに反《はん》し、劣等《れつとう》とされてゐる國《くに》の生産者《せいさんしや》が、正直《しやうぢき》に品種《ひんしゆ》の改良《かいりやう》を圖《はか》り、優良《いうりやう》なるものを作《つく》り得《え》ても、容易《ようい》に市價《しか》の更改《かうかい》は得《え》られないといふ、不合理《ふがふり》が發生《はつせい》したとしても、當業者《たうげふしや》が這間《このかん》の消息《せうそく》に疎《うと》く、業者《げふしや》が知《し》らない位《くらゐ》だから、素人《しろうと》の消費者《せうひしや》に解《わか》らう道理《だうり》がなく、品種《ひんしゆ》も品質《ひんしつ》も滔々《たう〳〵》として、低下《ていか》の一路《ろ》を辿《たど》る外《ほか》なかッた。ところが最近數年來《さいきんすうねんらい》、多産主義《たさんしゆぎ》に豐作《ほうさく》の拍車《はくしや》がかゝッて、生産過剩《せいさんくわじよう》に伴《ともな》ふ米價《べいか》の下落《げらく》から、例《れい》の減反問題《げんたんもんだい》といふやうな、窮餘《きうよ》の拙策《せつさく》が唱《とな》へらるゝに及《およ》んで、初《はじ》めて本道《ほんだう》に立直《たちなほ》らうとしても、最早手遲《もはやておく》れではあるまいかといふので、筆者《ひつしや》に試食《ししよく》させてくれたのが、朝鮮《てうせん》新義州《しんぎしう》の産米《さんまい》といふことであッた。朝鮮米《てうせんまい》といふと今《いま》もなほ、内地米《ないちまい》より劣《おと》る如《ごと》く、内地人《ないちじん》の多《おほ》くは先入的《せんにふてき》に誤解《ごかい》してゐるやうだけれど、その米《こめ》は實《じつ》に優秀《いうしう》なものであッた。相手《あひて》はまた解説《かいせつ》して曰《い》ふ、産地《さんち》は朝鮮《てうせん》であるけれど、品種《ひんしゆ》は内地《ないち》の優良種《いうりやうしゆ》だ。内地《ないち》の農業者《のうげふしや》は多産《たさん》に眩惑《げんわく》されて、折角《せつかく》の良種《りやうしゆ》をも保《たも》ち得《え》ないが、植民地《しよくみんち》では産額《さんがく》よりも、先《ま》づ品質《ひんしつ》を主《しゆ》とし、殊《こと》に僻遠《へきゑん》にあッては、正直《しやうぢき》に規格《きかく》を守《まも》るから、斯《か》くの如《ごと》き優良米《いうりやうまい》が出來《でき》るのだ。國別格付《こくべつかくづけ》の無意味《むいみ》なことは、この實例《じつれい》に見《み》てもわかるであらうと。

有理《もつとも》な話《はなし》だと思《おも》ツてゐると、今度《こんど》は南部《なんぶ》の知人《ちじん》から、南部米《なんぶまい》の試食《ししよく》を求《もと》められた。南部《なんぶ》でも、庄内《しやうない》でも、秋田《あきた》でも、東北地方《とうほくちはう》の優良米《いうりやうまい》は、早冷《さうれい》の爲《ため》の不作《ふさく》を警戒《けいかい》して、なるべく早期《さうき》に收穫《しうくわく》するところにあツた。早稲《わせ》、中稲《なかて》、晩稲《おくて》と、三大別《だいべつ》される産米《さんまい》の中《うち》、收穫《しうくわく》の最《もつと》も多《おほ》いのは晩稲《おくて》で、中稲《なかて》がこれに亞《つ》ぎ、早稲《わせ》は一等劣《とうおと》るが、これは南方《なんぱう》の暖國《だんこく》で、二度作付《どさくつけ》の出來《でき》るやうな地方《ちはう》を除《のぞ》き、殆《ほと》んど試作程《しさくてい》度《ど》に過《す》ぎぬから、これは問題外《もんだいぐわい》として、氣候《きこう》の中和《ちうわ》な地方《ちはう》では、品種《ひんしゆ》よりも收穫量《しうくわくりやう》を主《しゆ》として、多《おほ》く晩稲《おくて》を作《つく》るのに對《たい》し、冷氣《れいき》の早《はや》い東北地方《とうほくちはう》では、危險率《きけんりつ》の多《おほ》い點《てん》で、當局者《たうきよくしや》が沮止《そし》の方針《はうしん》を執《と》り、農《のう》業者《げふしや》も度々《たび〳〵》の苦《にが》い經驗《けいけん》に懲《こ》りて、なるべくこれを避《さ》けることになると、收穫量《しうくわくりやう》は減《げん》じても、品種《ひんしゆ》の勝《まさ》るのは中稲《なかて》に多《おほ》いから、當然良米《たうぜんりやうまい》を産《さん》するわけで、つまり天惠《てんけい》の薄《うす》いことが、却《かへ》ツて逆効果《ぎやくかうくわ》を擧《あ》げることになるのだ。試食《ししよく》を求《もと》められたのは、古來南部《こらいなんぶ》の自慢物《じまんもの》で、品種《ひんしゆ》をアカスネといひ、特《とく》に藩主《はんしゆ》の用米《ようまい》として、寧《むし》ろ産額《さんがく》の少《すくな》いことを、誇《ほこ》りとした位《くらゐ》だから、今《いま》は殆《ほと》んど跡《あと》を絶《た》ツて、産地《さんち》でも滅多《めつた》に見《み》られないのを、偶々《たま〳〵》或《あ》る篤農家《とくのうか》の許《もと》で、少量手《せうりやうて》に入《い》れ得《え》たといふことで、解說《かいせつ》だけの價値《かち》はある、確《たし》かに優良米《いうりやうまい》であツたが、それでさへ知人《ちじん》は附言《ふげん》して曰《い》ふ、馬《うま》の産地《さんち》の南部地方《なんぶちはう》では、廐《うまや》で馬《うま》に踏《ふ》ませた堆肥《たひひ》が、最《もつと》も有効《いうかう》な肥料《ひれう》で、それを主《しゆ》とした時代《じだい》に比《くら》べると、品種《ひんしゆ》は同《おな》じでも品質《ひんしつ》は、劣《おと》ツたやうに思《おも》はれるといふのが、古老《こらう》の評言《ひやうげん》であツたと。これも聽《き》くべき意見《いけん》だと思《おも》ツた。

アカスネはまたアカソネともいふ、稻《いね》の轉訛《てんくわ》がシネであるから、赤稻《あかしね》の再轉《さいてん》であることは明《あきら》かであり、穗先《ほさき》の赤《あか》い稻《いね》の意《い》で、俗《ぞく》にダイトウ米《まい》といひ、大冬米《だいとうまい》とも大唐米《だいたうまい》とも書《か》く、名産地《めいさんち》としては、肥《ひ》前《ぜん》、日向《ひうが》、大隅《おほすみ》、薩摩《さつま》等《とう》が擧《あ》げられ、土佐《とさ》ではダイトウ糯米《もちごめ》が名《な》を得《え》たとあるから、冬《ふゆ》の遲《おそ》い暖國《だんこく》に適《てき》するらしく、一說《せつ》には支那《しな》からの輸入種《ゆにふしゆ》だから、大唐米《だいたうまい》であるともいはれ、「薄味《うすあぢ》にして食《しよく》して飢《うゑ》やすし」とも、「味淡白《あぢたんぱく》なるものなり」ともあるのから推《お》すと、必《かなら》ずしも優良種《いうりやうしゆ》とは思《おも》はれないやうだが、不適《ふてき》であるべき寒國《かんこく》に移《うつ》されて、却《かへ》ツて優良化《いうりやうくわ》する例《れい》がないとも限《かぎ》らぬ。それやこれやを考《かんが》へ合《あは》せて、傳統《でんとう》の堆肥《たいひ》、綠肥《りよくひ》、或《ある》ひは魚肥《ぎよひ》を尊重《そんちやう》した時代《じだい》と、現在《げんざい》の如《ごと》く化學産物《くわがくさんぶつ》たる、人造肥料《じんざうひれう》を主用《しゆよう》するやうになツた時代《じだい》と、作物《さくぶつ》に及《およ》ぼす關係《くわんけい》の如何《いかん》は、再檢討《さいけんたう》を要《えう》すべきだと、人《ひと》にも語《かた》ツてゐたところへ、數年前《すうねんぜん》に深刻《しんこく》を極《きは》めた、幾回目《いくくわいめ》かの東北飢饉《とうほくききん》だ。

當局者《たうきよくしや》の發表《はつぺう》によると、凶作《けうさく》の主《しゆ》なる原因《げんいん》は、幾年《いくねん》か續《つゞ》いた豐作《ほうさく》に馴《な》れて、東北人《とうほくじん》がいつの間《ま》にか、心《こゝろ》に締《し》めた手綱《たづな》を弛《ゆる》めて、收穫量《しうくわくりやう》と共《とも》に危險率《きけんりつ》の多《おほ》い、晩稻《おくて》の誘惑《いうわく》に陷《おちい》ツた爲《ため》だとある。しかもそればかりではない、經驗者《けいけんしや》の報告《はうこく》によると、これまで施《ほどこ》し來《きた》ツた肥料《ひれう》は、作物《さくぶつ》の發育《はついく》に應《おう》じて、必《ひつ》要量《えうりやう》だけを放出《はうしゆつ》するから、若《も》し不作《ふさく》の場合《ばあひ》には、翌年《よくねん》に持越《もちこ》して効果《かうくわ》を示《しめ》したが、化學肥料《くわがくひれう》は作柄《さくがら》に拘《かゝ》はらず、積極的《せきぎよくてき》に全部《ぜんぶ》を發散《はつさん》するから、順潮《じゆんてう》な場合《ばあひ》には非常《ひじやう》に能率的《のうりつてき》だが、偶々《たま〱》不順《ふじゆん》に際會《さいくわい》しても、抑制《よくせい》する力《ちから》を有《も》たぬから、作物《さくもつ》の側《がは》からいふと、往々《わう〱》榮養過剩《えいやうくわじやう》に陷《おちい》り、しかも土壤《どじやう》に殘留《ざんりう》せしめない。殊《こと》に早冷《さうれい》の場合《ばあひ》には、從來《じうらい》の綠肥《りよくひ》・堆肥《たいひ》だと、適度《てきど》に養分《やうぶん》を供給《きようきふ》しながら、一面《めん》保溫《ほをん》の作用《さよう》をなすから、凶作《けうさく》ならば凶作《けうさく》なりに、多少《たせう》の收穫《しうくわく》をも擧《あ》げ得《う》るけれども、化學肥料《くわがくひれう》は徒《いたづ》らに、藁《わら》を成育《せいいく》せしめるのみで、結實《けつじつ》には何等《なんら》の效《かう》がないから、全然《ぜんぜん》無《む》收穫《しうくわく》に終《をは》るといふので、これは專門家《せんもんか》の肯定《こうてい》をも得《え》たから、問題《もんだい》はまた新《あら》たになッた。

農村《のうそん》の疲弊《ひへい》は全國的《ぜんこくてき》である。原因《げんいん》は米價《べいか》の低落《ていらく》と、肥料代《ひれうだい》の支拂困難《しはらひこんなん》にあッて、米作《べいさく》が豐穰《ほうじやう》であればあるほど、益々《ます〱》農村《のうそん》は疲弊《ひへい》するといふ、不合理《ふがふり》な奇《き》現象《げんしやう》を否《いな》み得《え》ないに及《およ》び、指導方針《しだうはうしん》が是正《ぜせい》されたと見《み》えて、最近各地方《さいきんかくちはう》に、綠肥《りよくひ》・堆肥《たいひ》の復活《ふくくわつ》が、奬勵《しやうれい》されてゐるやうだから、やがて肥料代《ひれうだい》の節約《せつやく》によッて、農村《のうそん》の經濟《けいざい》が救《すく》はるゝと共《とも》に、米質《べいしつ》の改良《かいりやう》も眞《しん》の意味《いみ》に於《おい》て、期待《きたい》し得《う》ることになるかも知《し》れぬ。ならなければならぬ。

【風流《ふうりう》な粥《かゆ》の味《あぢ》】「奈良茶《ならちや》三ごくの味《あぢ》を知《し》らぬ者《もの》には、風流《ふうりう》を談《だん》ずる資格《しかく》がない」と、尾張《をはり》の横井《よこゐ》也有《やいう》がいひ、俳人仲間《はいじんなかま》の通語《つうご》になッたが、もと〳〵俳聖《はいせい》といはれる芭蕉《ばせを》が、伊賀《いが》の上野《うへの》の藩中《はんちう》で、實《じつ》は膳部衆《ぜんぶしゆ》を勤《つと》め、いろ〳〵の調理《てうり》に飽《あ》きた末《すゑ》、簡素《かんそ》な粥《かゆ》に親《した》しんだのが、宗《そう》をなしたことは明《あきら》かだといふから、風流《ふうりう》の味《あぢ》は茶《ちや》の侘《わび》と、同《おな》じ境地《きやうち》を目《め》ざしたと見《み》てよい。由來關東《ゆらいくわんとう》では、常《つね》に粥《かゆ》を炊《た》かず、上方人《かみがたじん》が粥《かゆ》を以《もつ》て、毎朝《まいあさ》の常食《じやうしよく》とし來《きた》ッたのを、單《たん》なる吝《けち》として笑《わら》ッてゐるが、必《かなら》ずしもさうとのみは片付《かたづ》けられない。古《ふる》くは奈良朝《ならてう》の昔《むかし》、人皇第《にんのうだい》四十五代《だい》聖武天皇《しやうむてんのう》の御宇《ぎよう》、南都東大寺《なんととうだいじ》の大佛《だいぶつ》を建立《こんりふ》された時《とき》、大和《やまと》の民《たみ》は粥《かゆ》を食《く》ひ、米《こめ》を食延《くひの》ばして、造營《ざうえい》のお手傳《てつだ》ひをしたのが、奈良茶粥《ならちやがゆ》の濫觴《らんしやう》だといふ。かうなると吝《けち》などころか、襟《えり》を正《たゞ》さしめる立派《りつぱ》な奉仕《ほうし》で、後世正月《こうせいしやうぐわつ》の七種粥《なゝくさがゆ》も、同《おな》じく十五日《にち》の小豆粥《あづきがゆ》も、皆 源《みなみなもと》はこゝに發《はつ》してゐる。

奈良茶若《ならちやも》しては茶粥《ちやがゆ》といッても、それは勿論後世《もちろんこうせい》の風《ふう》で、當初《たうしよ》はたゞ汁《しる》を多《おほ》くして、米《こめ》の能率《のうりつ》を擧《あ》げるのが、目的《もくてき》であッたにちがひない。米《こめ》ばかりではなく、粟《あは》・稗《ひえ》などの雜穀《ざこく》を混《ま》ぜて、更《さら》に米《こめ》を食《くひ》延《の》ばしたことも明《あきら》かで、現《げん》にその遺風《ゐふう》は殘《のこ》ッて居《を》り、殊《こと》に山中僻地《さんちうへきち》に入《い》ると、穀類以外《こくるゐいぐわい》の木《こ》の實《み》をも混用《こんよう》したことは『太平記《たいへいき》』大塔宮熊野落《おほたふのみやくまのおち》の條《くだり》に、十津川《つがは》の民家《みんか》で、粟飯《あはのいひ》・栃粥《とちのかゆ》などを參《まゐ》ッたとあるのでも知《し》れる。室町時代《むろまちじだい》の故實《こじつ》を記《しる》した『海人藻介《あまのもくず》』に、「八月《くわつ》朔日《ついたち》尾花粥《をばながゆ》、内裏仙洞以下《だいりせんとういか》、良藥《りやうやく》として用《もち》ひしめ給《たま》ふ」とあるのは、精白《せいはく》した米《こめ》ばかりの粥《かゆ》が、文獻《ぶんけん》に現《あら》はれた最初《さいしよ》のものらしく、當時《たうじ》としては恐《おそ》らくなほ、贅澤《ぜいたく》なものであツたと思《おも》はれる。尤《もつと》もこれに就《つい》ては、いろ〳〵の說《せつ》があり、『類聚名物考《るゐじうめいぶつかう》』には、七月《ぐわつ》二十七日《にち》諏訪《すは》の神事《しんじ》に用《もち》ひた薄《すゝき》を、黑燒《くろやき》にして混《ま》ぜるので、尾花粥《をばながゆ》とあるけれど、それは尾花《をばな》の物名《ぶつめい》に囚《とら》はれた附會《ふくわい》で、既《すで》に『空穗物語《うつぼものがたり》』に「尾花色《をばないろ》の强飯《こはいひ》」と記《しる》されてあり、これは白色《はくしよく》のことを、尾花《をばな》の色《いろ》にたとへたものといふ、『飯粥考《はんじゆくかう》』の解釋《かいしやく》が正《たゞ》しさうだ。卽《すなは》ち尾花《をばな》は浪寄《なみよ》ると續《つゞ》けて、歌《うた》に讀《よ》まれた例《ためし》が多《おほ》く、浪《なみ》はまた白妙《しろたへ》の枕詞《まくらことば》に續《つゞ》けられる習《なら》ひだから、何《なん》でも白《しろ》い意味《いみ》に用《もち》ひられたので、たとへば白鶴《はくかく》・白馬《はくば》を、葦《あし》の花《はな》の白《しろ》いに擬《なぞ》らへて、葦田鶴《あしたづ》・葦毛《あしげ》の駒《こま》といふ如《ごと》く、白《しろ》强飯《こはめし》といふべきを、尾花强飯《をばなこはめし》といツた類《たぐ》ひで、尾花粥《をばながゆ》も當然白粥《たうぜんしらかゆ》だといふのだ。たゞ更《さら》に後世《こうせい》『松屋《まつのや》筆記《ひつき》』などに、尾花粥《をばながゆ》・白粥《しらかゆ》と、別物《べつもの》の如《ごと》く並記《へいき》されてあるのは、前《まへ》のやうな異說《いせつ》がある一面《めん》、白粥《しらかゆ》は尾花粥《をばながゆ》よりも、一段《だん》の精白米《せいはくまい》を用《もち》ひられたと見《み》るべきだらう。

いづれにしても粥《かゆ》の起源《きげん》が、舊都《きうと》奈良《なら》に發《はつ》したことは、疑《うたが》ふ必要《ひつえう》がなく、常《つね》に尖端《せんたん》を切《き》ツて、茶粥《ちやがゆ》が行《おこな》はるゝに及《およ》び、模倣者《もはうしや》が續出《ぞくしゆつ》して、單《たん》に奈良茶《ならちや》と略稱《りやくしよう》し、後《のち》にはこれに擬《なぞ》らへた、色付《いろつ》けの茶飯《ちやめし》まで奈良茶《ならちや》と稱《しよう》し、殊《こと》に江戶《えど》で流行《りうかう》した。もと〳〵茶粥《ちやがゆ》の思《おも》ひつきは、前日殘《ぜんじつのこ》ツた冷飯《ひやめし》と、殘《のこ》り茶《ちや》との利用法《りようはふ》であッたらうから、いはゆる入《い》れ茶粥《ちやがゆ》が先《さき》であッたにちがひない。『竈《かまど》の賑《にぎは》ひ』に「入《い》れ茶粥《ちやがゆ》とは、冷飯《ひやめし》を茶粥《ちやがゆ》にするをいふなり、先《ま》づ釜《かま》に煎《せん》じたる茶《ちや》を入《い》れ、鹽《しほ》もほどよく入《い》れ、沸《たぎ》る中《なか》へ冷飯《ひやめし》を入《い》れ、杓子《しやくし》をもて塊《かたまり》をとき、蓋《ふた》をいたし置《お》き、噴上《ふきあが》るを度《ど》として釜《かま》を卸《おろ》し、直《す》ぐに盛《も》りて食《しよく》すべし、米《こめ》より炊《た》く粥《かゆ》の如《ごと》く、暫時《しばし》も蒸《む》し置《お》きては味《あぢは》ひ惡《あし》し、一人前《にんまへ》炊《たき》て食《た》べんと思《おも》はゞ、土鍋《どなべ》にて右《みぎ》の如《ごと》く炊《た》くべし、鐵鍋等《てつなべとう》にて炊《た》くべからず、土鍋《どなべ》より味《あぢは》ひ大《おほ》いに劣《おと》れり」とあるのがそれで、最《もつと》も簡單調《かんたんてう》法《はふ》だが、鹽味《しほあぢ》の茶《ちや》の風味《ふうみ》から、普通《ふつう》の粥《かゆ》に應用《おうよう》されたらしく、京阪地方《けいはんちはう》へ傳播《でんぱ》するに及《およ》んで、新《あら》たな手法《しゆはふ》を案出《あんしゆつ》したのが、いはゆる揚茶粥《あげちやがゆ》であッたと思《おも》はれる。同書《どうしよ》に「大和《やまと》の國《くに》は農家《のうか》にても、一日《にち》に四五度宛《たびづゝ》の茶粥《ちやがゆ》を食《しよく》するなり、これを炊《た》くには白粥《しらかゆ》の米《こめ》を洗《あら》ふ如《ごと》く、ざッと洗《あら》ひ、先《ま》づ茶《ちや》を煎《せん》じ出《だ》して、常《つね》炊《た》く粥《かゆ》より水《みづ》を澤山《たくさん》入《い》れて炊《た》き、米《こめ》の芯《しん》なきやう煮《に》えたる時《とき》、桶《をけ》に笊《いかき》を載《の》せ、その笊《ざる》の中《なか》に柄《ひ》杓《しやく》をもて、殘《のこ》らず酌《く》み上《あ》ぐれば、茶《ちや》の湯《ゆ》は桶《をけ》に溜《たま》り、飯《めし》は笊《ざる》に殘《のこ》るなり、この湯《ゆ》はまた鍋《なべ》に入《い》れて沸《たぎ》らせ、右揚《みぎあ》げたる飯《めし》を椀《わん》に盛《も》りて、この沸《たぎ》る茶《ちや》をかけて食《しよく》するに、至《いた》ッて輕《かろ》くして食《た》べよきものなり、これは普通《ふつう》の茶粥《ちやがゆ》の如《ごと》くして炊《た》けば、ねばりて惡《あ》しき故《ゆゑ》、斯《か》くしたることとなるべし、土人《どじん》これを揚茶《あげちや》粥《がゆ》といふ」とある通《とほ》り、今《いま》でも山間地方《さんかんちはう》へ行《ゆ》けば、一日《にち》に四五度《たび》はおろか、多《おほ》きは六度《たび》も食《しよく》し、用《よう》の少《すくな》い老女《らうぢよ》などは、終日《しうじつ》竈《かまど》の前《まへ》に莚《むしろ》を敷《し》いて、茶釜《ちやがま》と粥鍋《かゆなべ》の番《ばん》をし、栃《とち》の實《み》なども碎《くだ》き入《い》れて、能率《のうりつ》を上《あ》げるといふ。東大寺《とうだいじ》や興福寺《こうふくじ》などでは、熬大豆《いりだいづ》を桝《ます》の底《そこ》で叩《たゝ》き潰《つぶ》したのや、小豆《あづき》、粟《あは》、慈姑《くわゐ》なども混《ま》ぜ入《い》れて、雜穀混炊《ざこくこんすゐ》の面影《おもかげ》を留《とゞ》めてゐる。俳人《はいじん》のいはゆる「奈良茶《ならちや》三ごく」は、これ等《ら》雜穀《ざこく》の意《い》だらうといはれる。

江戸人《えとじん》がこれを茶飯《ちやめし》に改《あらた》めて、兎角粥《とかくかゆ》を輕蔑《けいべつ》するのは、飯《めし》を朝炊《あさだき》にする慣習上《くわんしふじやう》、粥《かゆ》を食馴《たべな》れないからだが、京飯《けいはん》では專《もつぱ》ら晝炊《ひるだ》きのならひで、冬《ふゆ》の朝《あさ》など暖《だん》を取《と》るには勿論《もちろん》、食馴《たべな》れると馬鹿《ばか》にならず、腹工合《はらぐあひ》にもよいので、昔《むかし》から聲《こゑ》を使《つか》ふものは、多《おほ》く粥《かゆ》を好《この》むといはれ、また粥腹《かゆばら》ではこたへがないといふことも、現《げん》に大食《たいしよく》して大力《だいりき》を出《だ》す力士《りきし》が、稽古中《けいこちう》は必《かなら》ず毎朝《まいあさ》、粥《かゆ》を啜《すゝ》るのが仕來《しきた》りなのに見《み》れば、成立《なりた》たないことになる。諸事豪華好《しよじがうくわずき》の豐太閤《ほうたいかふ》が、食事《しよくじ》だけは昔《むかし》を忘《わす》れず、一生割粥《しやうわりがゆ》を好《この》み、高野《かうや》詣《まうで》の時《とき》も注文《ちゆうもん》すると、早速調《さつそくてう》じて出《だ》したので、大《おほ》いに機嫌《きげん》がよかツたところ、下山《げさん》の道中《だうちう》で誰《たれ》が告《つ》げたか、實《じつ》は挽臼《ひきうす》がなかツた爲《ため》、俎板《まないた》に載《の》せて刻《きざ》んだと聞《き》き「乃公《おれ》の威光《ゐくわう》を以《もつ》てすれば、米《こめ》を一粒《つぶ》づつ削《けづ》らせることも自由《じいう》だが、そんな奢《おご》りはせぬものだ」といツて、叱《しか》り飛《と》ばしたのは有名《いうめい》な逸話《いつわ》だ。それは玄米《げんまい》の挽割《ひきわり》だといふから、この點《てん》では秀吉《ひでよし》も、風流人《ふうりうじん》の仲間入《なかまい》りができるわけだ。

粥《かゆ》の種類《しゆるゐ》もいろ〳〵あるが、やはり一等美味《とううま》いのは、そして本味《ほんあぢ》なのは、薄《うす》めに作《つく》ツた白粥《しらかゆ》で、米《こめ》は飯《めし》に炊《た》くよりも、洗《あら》ひ方《かた》をや〻控《ひか》へ、まだ水《みづ》に白《しろ》みのある位《くらゐ》で釜《かま》に入《い》れ、水加減《みづかげん》は米《こめ》一合《がふ》に七八合《がふ》、噴上《ふきあが》ツたら火《ひ》を弱《よわ》め、噴《ふ》き零《こぼ》れるからとて、蓋《ふた》を除《と》ると味《あぢ》を失《うしな》ふ、零《こぼ》れぬ程度《ていど》に少《すこ》し明《あ》け、まだ米《こめ》に芯《しん》のある位《くらゐ》で火《ひ》を引《ひ》き、二三分《ぶん》蒸《む》らして釜《かま》を卸《おろ》し、また二三分《ぶん》蒸《む》らして食《く》ふと、甘味《あまみ》が出《で》て何《なん》ともいへぬ。「かくの如《ごと》くして炊《た》きたる粥《かゆ》を、二年《ねん》が間朝夕《あひだてうせき》する時《とき》は、無病《むびやう》になり容貌麗《ようばううる》はしく、極《きは》めて肥滿《ひまん》するなり、これは浪華《なには》にて多《おほ》くためし見《み》たることなり」と『竈《かまど》の賑《にぎは》ひ』の筆者《ひつしや》が保證《ほしよう》してゐる。

なほ白粥《しらかゆ》には鹽《しほ》を入《い》れないのが本格《ほんかく》とされてゐる。

(地)、廣大味噌《くわうだいみそ》の德《とく》

味噌《みそ》は醱酵《はつかう》して造《つく》られたものだから、蛋白質《たんぱくしつ》などは分解《ぶんかい》されてアミノ酸《さん》となり、これで動物《どうぶつ》を飼育《しいく》して見《み》たら、忽《たちま》ち發育不良《はついくふりやう》になツた、また原料《げんれう》の大豆《だいづ》には、ヴヰターミンが相當多量《さうたうたりやう》に含《ふく》まれてゐる筈《はず》だから、そのつもりで試驗《しけん》したところ、やはり醱酵作用《はつかうさよう》の爲《ため》、豫期《よき》に反《はん》して行方不明《ゆくへふめい》だ、消化作用《せうくわさよう》の促進以外《そくしんいぐわい》に、榮養食品《えいやうしよくひん》としては殆《ほと》んど價値《かち》がないといはれ、日本人《につぽんじん》の賞美《しやうび》する風味《ふうみ》も、外國人《ぐわいこくじん》には堪《たま》らない悪臭《あくしう》だといふことで、いはゆる文化生活者《ぶんくわせいくわつしや》からは、ひどく疎《うと》んぜられたものだが、最近軍隊《さいきんぐんたい》方面《はうめん》で、味噌《みそ》と梅干《うめぼし》と握《にぎ》り飯《めし》とは、皇師《くわうし》勇強《ゆうきやう》の原動力《げんどうりよく》として、再認識《さいにんしき》を受《う》けると同時《どうじ》に、兵勇《へいゆう》がこれを喜《よろこ》び、重用《ちようよう》して効果《かうくわ》の著《いちじる》しいことがわかるに及《およ》び、古人《こじん》の實行《じつかう》して來《き》た如《ごと》く、國人《こくじん》の日常缺《にちじやうか》くべからざる滋養食品《じやうしよくひん》といふことに、折紙《をりがみ》が附《つ》け直《なほ》された。

昔《むかし》は未醬と書《か》いたが、實《じつ》は末醬《しやう》で、搗末《しよまつ》の義《ぎ》、末《まつ》せざるものは常《つね》の醬《ひしほ》、末《まつ》したのがミソで、後世口《こうせいくち》扁《へん》を加《くは》へて味《み》とし、また醬《しやう》の字《じ》を噌《そう》と改《あらた》め、更《さら》に噌《そ》と轉《てん》じた。もと朝鮮《てうせん》の方言《はうげん》で、『鷄林類事《けいりんるゐじ》』には「密祖《みそ》」とあり、昔《むかし》は高麗醬《こまびしほ》ともいッたが、今《いま》ではわが國特有《くにとくいう》の食料品《しよくれうひん》である(『日本料理本道《につぽんれうりほんだう》』參照《さんせう》)。『北窓瑣談《ほくそうさだん》』によると、昔《むかし》は味噌《みそ》のまゝ食用《しよくよう》とし、味噌汁《みそしる》にし始《はじ》めたのは、應仁頃以後《おうにんごろいご》とある。

種類《しゆるゐ》も多《おほ》く、國々《くにぐ》に自慢《じまん》のものがあり、風味《ふうみ》もさまぐ\であるが、概《がい》して寒國《かんごく》には鹹味噌《からみそ》が發達《はつたつ》し、暖國《だんごく》には甘味噌《あまみそ》が用《もち》ひられる。味噌《みそ》を香《かう》といふのは御所言葉《ごしよことば》で、『源氏香盡《げんじかうづく》し』の中《うち》に「蜩《ひぐらし》」といふのが、物《もの》に移《うつ》ツて匂《にほ》ひ深《ふか》く、味噌《みそ》の匂《にほ》ひが物《もの》に染《し》みて、味《あぢ》のよいのに擬《なぞら》へたものといはれ、現《げん》に關西《くわんさい》地方《ちはう》で味噌《みそ》のことを「虫《むし》」、または「おむし」といふのもこの緣《えん》だとある。

現在普通《げんざいふつう》に用《もち》ひられてゐるのは、白味噌《しろみそ》、中味噌《ちうみそ》、赤味噌《あかみそ》、田舍味噌《ゐなかみそ》などで、地方的《ちはうてき》に有名《いうめい》なのは、三河《かは》の八丁《ちやう》味噌《みそ》、仙臺味噌《せんだいみそ》、信州味噌《しんしうみそ》、佐渡味噌等《さどみそとう》である。野菜《やさい》を主《しゆ》とする精進料理《しやうじんれうり》には、多《おほ》く甘《あま》い白味噌《しろみそ》が用《もち》ひられ、魚介《ぎよかい》を主《しゆ》とする普通料理《ふつうれうり》には、多《おほ》く鹹《から》い赤味噌《あかみそ》、または八丁《ちやう》味噌《みそ》を使《つか》ふ。また調味料《てうみれう》として普遍的《ふへんてき》なのは、和《あ》へ物《もの》、味噌煮《みそに》、味噌汁等《みそしるとう》で、嗜好食品《しかうしよくひん》としては、經山寺味噌《きんさんじみそ》、柚味《ゆずみ》噌《そ》、鐵火味噌《てつくわみそ》、蕗味噌《ふきみそ》、鯛味噌《たひみそ》、海老味噌《えびみそ》、鮎味噌等《あゆみそとう》あり、多《おほ》く嘗物《なめもの》として用《もち》ひられ、また各種《かくしゆ》の魚《ぎよ》菜鳥獸肉《さいてうじうにく》を漬込《つけこ》んだ味噌漬《みそづけ》も、美味調法《びみてうはふ》として重用《ちゆうよう》される、その德《とく》まことに廣大無邊《くわうだいむへん》といツてよい。

【味噌汁《みそしる》の要點《えうてん》】諺《ことわざ》に「手前味噌《てまへみそ》は鹹《から》い」といふ、それは皮肉《ひにく》や嘲笑《てうせう》の意味《いみ》でなく、鹹《から》いのが本統《ほんとう》であり、鹹《から》い位《くらゐ》がよいのである。甘《あま》いのは當座造《たうざづく》りで、口當《くちあた》りはよいやうだけれど、長《なが》い期間《きかん》の貯藏《ちよざう》に堪《た》へなくては困《こま》るし、貯藏《ちよざう》するには鹹《から》く造《つく》らなければならぬ、手前味噌《てまへみそ》は鹹《から》いのが當然《たうぜん》なのである。味噌《みそ》は仕込《しこ》んで長《なが》く寢《ね》かせるほどよい、自然《しぜん》の醱酵《はつかう》によツて、充分《じうぶん》に味《あぢ》が熟《な》れるからである。ところが商品《しやうひん》になる味噌《みそ》は、資金《しきん》の固定《こてい》を厭《いと》ふ上《うへ》から、なるべく早期《さうき》に熟《じゆく》させやうとする、自然《しぜん》の醱酵《はつかう》を待《ま》たず、人爲的《じんゐてき》に促進《そくしん》することになる。良質《りやうしつ》のものが出來《でき》やう道理《だうり》はない。或《あ》る有名《いうめい》な味噌屋《みそや》の告《こく》白《はく》に、以前《いぜん》は甘味噌《あまみそ》の寒仕込《かんしこ》みといふことを行《や》ツた、甘味噌《あまみそ》でも寒中《かんちう》に仕込《しこ》んで、自然《しぜん》に醱酵《はつかう》させたものは、土用《どよう》を過《す》ぎても變味《へんみ》しないが、今《いま》の時勢《じせい》には適《てき》しないから、震災後《しんさいご》止《や》めたといふのを聞《き》いた。

そして鹹味噌《からみそ》でも一二ヶ月《げつ》、甘味噌《あまみそ》は一週間《しうかん》か十日《か》位《ぐらゐ》で、ドン〳〵賣出《うりだ》すといふのだ。東北地方《とうほくちはう》で三年《ねん》味噌《みそ》などゝいふ、氣《き》の長《なが》いのに比《くら》べたら、まるで飛行機《ひかうき》とガタ馬車《ばしや》ほどの差《ちが》ひだ。東京《とうきやう》の味噌《みそ》の不味《まづ》いといはれるのも、無理《むり》はないがどうしやうもない。せめて必要量《ひつえうりやう》だけ、その都度《つど》求《もと》めることにして、買置《かひお》きを禁物《きんもつ》にする位《くらゐ》の注意《ちゆうい》だ。

味噌《みそ》の調理法《てうりはふ》は、何《なに》を措《お》いても味噌汁《みそしる》である。味噌汁《みそしる》が最《もつと》も普遍《ふへん》して居《を》り、また最《もつと》も調理甲斐《てうりがひ》がある。『閑山次筆《かんざんじひつ》』に「黄檗《わうばく》の竺仙和尚《ちくせんをしやう》、嵯峨《さが》の桂洲和尚《けいしうをしやう》に語《かた》りて曰《いは》く、唐山《たうざん》にありし時《とき》は、平生獨參湯《へいぜいどくじんたう》を服用《ふくよう》す、虚弱《きよじやく》のゆゑなり、然《しか》るに本邦《ほんぽう》へ來《きた》りては、味噌汁《みそしる》を喫《きつ》するが故《ゆゑ》に、獨參湯《どくじんたう》に及《およ》ばずと、味噌《みそ》の効《かう》を稱揚《しようやう》したまひしとなり」とある通《とほ》り、本家《ほんけ》の支那《しな》を凌《しの》いで發達《はつたつ》した味噌汁《みそしる》だ。桶《をけ》から出《だ》し立《た》ての粒味噌《つぶみそ》を、擂潰《すりつぶ》して用《もち》ひるに越《こ》したことはないが、都會地《とくわいち》などでは便宜上《べんぎじやう》、漉味噌《こしみそ》を賣《う》ツてゐるから、それを用《もち》ふる程度《ていど》は是非《ぜひ》がないとして、いくら便利《べんり》だからといツて、家庭《かてい》で粉末味噌《ふんまつみそ》などは、當然拒絶《たうぜんきよぜつ》すべきである。味噌《みそ》でも醤油《しやうゆ》でも、粉末《ふんまつ》にしたり固形《こけい》にするには、必《かなら》ず乾燥《かんさう》しなければならず、乾燥《かんさう》すれば特有《とくいう》の香味《かうみ》は、大半《たいはん》を失《うしな》はれるのだから、味噌《みそ》のない國《くに》へ旅行《りよかう》する時《とき》か、軍隊《ぐんたい》の携帯《けいたい》行糧《かうりやう》以外《いぐわい》には、推奨《すゐしやう》されないのが本筋《ほんすぢ》である。

味噌《みそ》の選擇《せんたく》は、國々《くにぐ》に自慢《じまん》と特徴《とくちよう》とがあり、人々《ひとぐ》に嗜好《このみ》と因緣《いんねん》とがあるから、一概《がい》にはいへないが、原則《げんそく》としては現住地《げんぢゆうち》に產《さん》する、優良品《いうりやうひん》を用《もち》ひるのが、一等無事《とうぶじ》といふことになる。また到來《たうらい》などの場合《ばあひ》、例《たと》へば寒國產《かんこくさん》の味噌《みそ》で、質《しつ》はよくても鹹過《からす》ぎる爲《ため》、口《くち》に會《あ》はぬといふやうな時《とき》は、口馴《くちな》れた甘味噌《あまみそ》を、適宜《てきぎ》に調合《てうがふ》する手《て》があり、これは大抵効果的《たいていかうくわてき》である。汁《しる》の實《み》にする材料《ざいれう》によツて、味噌《みそ》の選擇《せんたく》に適否《てきひ》のあることは、既《すで》に前《まへ》にもいツた如《ごと》く、魚介類《ぎよかいるゐ》には鹹味噌《からみそ》、菜藻類《さいそうるゐ》には甘《あま》味噌《みそ》といふのが、調和《てうわ》すると思《おも》ツて間違《まちが》ひない。東京《とうきやう》あたりの料理屋《れうりや》で、多《おほ》く魚介類《ぎよかいるゐ》を實《み》にする爲《ため》、鹹《から》い八丁味噌《ちやうみそ》を用《もち》ふるのに對《たい》し、野菜乾物《やさいかんぶつ》の調理《てうり》に優《まさ》ツてゐる京阪地方《けいはんちはう》で、白味噌《しろみそ》が主要《しゆえう》される類《たぐひ》である。味噌汁《みそしる》の煮出《だし》は、昆布《こぶ》でも、鰹節《かつをぶし》でも、煮干《にぼし》でも、燒干《やきぼし》でも、干貝《ほしがひ》でも、好《この》みと、慣習《しきたり》と、在《あ》るに任《まか》せて用《もち》ひるがよく、鰹節《かつをぶし》は血合《ちあひ》のところで差支《さしつか》へない。汁《しる》の實《み》は魚介菜藻《ぎよかいさいそう》、用《もち》ひて殆《ほと》んど可《か》ならざるはないが、特《とく》に家庭《かてい》の惣菜向《そうざいむき》としては、豆腐《とうふ》、和布《わかめ》、葱《ねぎ》、大根《だいこん》、蕪《かぶ》などが用《もち》ひられ、貝類《かひるゐ》では蜆《しじみ》、蛤《はまぐり》、淺蜊《あさり》、牡蠣《かき》など、魚類《ぎよるゐ》ではオコゼ、鮟鱇《あんかう》、赤鱏《あかえい》、鰍《ごり》などが好適《かうてき》する。

最初《さいしよ》に煮出汁《だし》を溫《あたゝ》めて、先《ま》づ材料《ざいれう》を入《い》れ、煮加減《にかげん》を計《はか》ツて笊《ざる》にでも揚《あ》げ、汁《しる》を滴《た》らしたら別《べつ》の器《うつは》に取《と》ツて置《お》き、味噌《みそ》は煮汁《にじる》の方《はう》で溶《と》かし、つまり汁《しる》と實《み》とを別々《べつぐ》にして置《お》くのが要領《えうりやう》である。味噌《みそ》はぐらぐら煮立《にた》たせると、肝腎《かんじん》の香氣《かうき》が失《う》せるから、汁《しる》の熱《ねつ》するを限度《げんど》とし、沸騰《ふつとう》させたり長《なが》く煮《に》ることは禁物《きんもつ》である。食用《しよくよう》の際《さい》は、別《べつ》にしてある汁《しる》の實《み》を、各自《めい〳〵》の椀《わん》に盛分《もりわ》け、上《うへ》から熱《ねつ》した汁《しる》をかければ、材料《ざいれう》は適當《てきたう》に溫《あたゝ》まる。よく家庭《かてい》の味噌汁《みそしる》が不味《まづ》いといはれるのは、食事時間《しよくじじかん》を考慮《かうりよ》せず、當事者《たうじしや》の手都合《てつがふ》で、いはば義務的《ぎむてき》に用意《ようい》され、冷《さ》めたといッては幾度《いくたび》も煮返《にかへ》すから、材料《ざいれう》が煮過《にえす》ぎたり、汁《しる》が煮詰《につま》ッてどろ〳〵になッては、どんな材料《ざいれう》を使《つか》ッても、美味《うま》い道理《だうり》はない。出來立《できたて》を直《す》ぐ用《もち》ひるなら、手《て》をかけて別《べつ》にする必要《ひつえう》はないが、家庭《かてい》の事情《じじやう》で、家族《かぞく》の食事時間《しよくじじかん》が一致《ち》しなかッたり、一定《てい》しなかッたり、來客《らいきやく》の場合《ばあひ》にも、そんな例《れい》は多《おほ》いから、最初《さいしよ》は少々《せう〳〵》臆劫《おくくう》なやうでも、馴《な》れゝばさほど苦《く》にならず、材料《ざいれう》の盛分《もりわ》けにも便利《べんり》だし、必要《ひつえう》に應《おう》じて汁《しる》だけ溫《あたゝ》めれば、いつでも間《ま》に合《あ》ふのだから、却《かへ》ッて係《かゝり》の氣《き》は樂《らく》な筈《はず》だ。

卽《すなは》ち材料《ざいれう》を煮上《にあ》げた後《あと》へ、味噌《みそ》を入《い》れてよく溶《と》かし置《お》き、いざといふ時《とき》火《ひ》にかけたら、鍋《なべ》の蓋《ふた》はせずに附《つき》きりで看視《かんし》し、だん〳〵湯氣《ゆげ》の立《た》つのを待《ま》ッて、最初《さいしよ》に一度《ど》ぷくりと來《く》る途端《とたん》に、火《ひ》を止《と》めて直《す》ぐ用《もち》ひると、それが一等《とう》美味《うま》いわけで、二度目《どめ》からは溫《あたゝ》める程度《ていど》に留《とゞ》めると、最後《さいご》まで比較的《ひかくてき》變味《へんみ》せず、材料《ざいれう》は煮《に》え過《す》ぎる心配《しんぱい》がなく、しかも材料《ざいれう》の有《も》つ味《あぢ》は、煮汁《にしる》の中《なか》に殘《のこ》ッてゐる筈《はず》だから、味《あぢ》も榮養價《えいやうか》も優《まさ》り、最《もつと》も合理的《がふりてき》だと思《おも》ふ。豆腐《とうふ》を實《み》にする場合《ばあひ》は、なるべく小《ちひ》さい賽《さい》の目《め》に切《き》り、別《べつ》の小《こ》鍋《なべ》に一《ひと》つまみの鹽《しほ》を加《くは》へた湯《ゆ》で溫《あたゝ》め置《お》き、穴明杓子《あなあきしやもじ》か網杓子《あみしやくし》かで、よく湯《ゆ》を切《き》ツて椀《わん》に盛《も》り、上《うへ》から熱《あつ》い汁《しる》をかける。冷《さ》めると豆腐《とうふ》は硬《かた》くなるけれど、鹽《しほ》が加《くは》へてある限《かぎ》り、溫《あたゝ》めればまた軟《やはら》かくなる。

白味噌《しろみそ》の甘鹹《あまから》は、味醂《みりん》または砂糖《さたう》か、食鹽《しよくえん》かで調節《てうせつ》し、赤味噌《あかみそ》の場合《ばあひ》は、なるべく砂糖《さたう》を用《もち》ひず、甘《あま》味噌《みそ》と鹹味噌《からみそ》を混用《こんよう》するか、煮出汁《し》か酒《さけ》かで調節《てうせつ》し、或《ある》ひは少量《せうりやう》の醬油《しやうゆ》を加《くは》へて、味《あぢ》の引立《ひきた》つ場合《ばあひ》もある。酒《さけ》の粕《かす》のある時分《じぶん》には、若干《じやくかん》擂混《すりま》ぜると、大抵《たいてい》な味噌《みそ》に調和《てうわ》する。夏向《なつむき》の冷汁《ひやしる》は、特《とく》に燒味噌《やきみそ》を用《もち》ひると、風味《ふうみ》が加《くは》はるので、杉板《すぎいた》などに味噌《みそ》を塗付《ぬりつ》け、蒲鉾《かまぼこ》でも燒《や》くやうに、炭火《すみび》にかけて炙《あぶ》るとよいが、所詮《しよせん》、羹汁《あつもの》には及《およ》ばない。除外例《ぢよぐわいれい》は鯉濃汁《こひこく》で、最初《さいしよ》から味噌汁《みそしる》に入《い》れ、長時間《ちやうじかん》煮込《にこ》むほどよいのだが、これは味噌汁《みそしる》といふよりも、寧《むし》ろ味噌煮《みそに》に屬《ぞく》すると見《み》るべきで、鯛《たひ》、鱸《すゞき》、鯖《さば》、鱒《ます》、鮭《さけ》などにも應用《おうよう》できる。鰌汁《どぜうじる》などは、最初《さいしよ》薄味噌汁《うすみそじる》に入《い》れて、凡《およ》そ一二時間《じかん》も煮込《にこ》むと、頭《あたま》も骨《ほね》も軟《やはら》かくなるから、その時《とき》引揚《ひきあ》げて煮出汁《し》を補《おぎな》ひ、新《あたら》しい味噌《みそ》を加《くは》へると、最《もつと》も効果《かうくわ》がある。鯉濃汁《こひこく》もこの手《しゆ》法《はふ》がよい。

（人）、古《こ》今《こん》漬《つけ》物《もの》往《わう》來《らい》

どんな馳走《ちそう》になツた後《あと》でも、必《かなら》ずあツさりとした漬物《つけもの》で、茶漬《ちやづけ》をさら〳〵と搔込《かきこ》まなくては、氣《き》の濟《す》まないといふのが、日本人《につぽんじん》の傳統生活《でんとうせいくわつ》だ。文獻《ぶんけん》によると太古《たいこ》には、蔬菜《そさい》を生《なま》のまゝ用《もち》ひたと思《おも》はれるが、人皇第《にんのうだい》十二代景行天皇《だいけいかうてんのう》の時代《じだい》には、既《すで》に鹽漬《しほづけ》が用《もち》ひられたと見《み》える。日本料理《につぽんれうり》の祖神《そじん》といはれる磐鹿六雁命《いはかむつかりのみこと》は、當時《たうじ》の膳夫《かしはで》を經《へ》て、醬院《しやうゐん》の司《つかさ》になられたのだから、當然漬物《たうぜんつけもの》の祖神《そじん》でもあらせられる筈《はず》だ。尤《もつと》も廣義《くわうぎ》に解釋《かいしやく》すると、魚鳥《ぎよてう》や獸肉《じうにく》を漬《つ》けたものも、これに屬《ぞく》する譯《わけ》であらうが、普通蔬菜《ふつうそさい》を主《しゆ》とする、狹義《けふぎ》の解釋《かいしやく》になツたのも、かなり古《ふる》くからであツたらしく、既《すで》に延喜式《えんぎしき》には、漬物《つけもの》・漬菜《つけな》の名《な》と同時《どうじ》に、葅《にらぎ》、須々保利《すゞほり》、糟漬《かすづけ》、醬漬《ひしほづけ》、味噌漬等《みそづけとう》の名《な》が見《み》えるから、漸次發達《ぜんじはつたつ》して、種々《しゆ〴〵》の製法《せいはふ》の行《おこな》はれたことがわかる。香物《かうもの》または香々《かう〳〵》の名《な》の起《おこ》りは、ずツと下《くだ》ツて足利時代以後《あしかゞじだいいご》、茶《ちや》の湯《ゆ》聞香《もんかう》の發達《はつたつ》に伴《ともな》ひ、漬物《つけもの》が盛《さか》んに賞美《しやうび》されるやうになツてからだと思《おも》はれる。

古《ふる》くは專《もつぱ》ら鹽漬《しほづけ》にした蔬菜《そさい》を、味噌漬《みそづけ》にし始《はじ》めたのは、もと禪僧《ぜんそう》などの好《この》みだツたらしいが、これを香物《かうもの》と呼《よ》ぶやうになツたのは、足利《あしかゞ》八代《だい》の將軍義政《しやうぐんよしまさ》の治世《ちせい》、いはゆる東山時代《ひがしやまじだい》に、茶《ちや》の湯《ゆ》が盛《さか》んになツてからで、當時《たうじ》は味噌漬《みそづけ》に限《かぎ》ツたといはれる。味噌《みそ》は香《かをり》の高《たか》いもので、異名《いみやう》を『香《かう》』と呼《よ》ばれたから、これに漬《つ》けたのを香《かう》の物《もの》と呼《よ》び、或《ある》ひは香《かう》の附星《つけぼし》に倣《なら》ツて、これを製《せい》したのによるともいふ。香《かう》香《かう》といふのは、香《かう》の物《もの》の重言《ちようごん》であるが、一説《せつ》によると味噌漬《みそづけ》も、大根《だいこん》に限《かぎ》ツて香《かう》と呼《よ》ばれたところから、鹿兒島地方《かごしまちはう》では後世《こうせい》まで、大根漬《だいこづけ》に限《かぎ》ツて香《かう》の物《もの》といひ、更《さら》にまた木曾路《きそぢ》では、生大根《なまだいこ》を香《かう》の物《もの》といふともある。生大根《なまだいこ》は口中《こうちう》の悪氣《あくき》を去《さ》り、美食《びしよく》の後《のち》には殊《こと》に必要《ひつえう》だからといふのだが、一方《ぱう》にはこれを僻事《ひがこと》とし、生《なま》の大根《だいこ》に香《かをり》はないとも反駁《はんばく》してゐる。古書《こしよ》には香物《かうもの》を以《もつ》て、食後《しよくご》に取《と》る湯茶《ゆちや》の溫《をん》度《ど》を、加減《かげん》するに用《もち》ひたとあり、今《いま》もその風《ふう》を存《そん》してゐるし、食後《しよくご》の口直《くちなほ》しとして、味覺《みかく》を一新《しん》する上《うへ》から、茶《ちや》の湯《ゆ》と離《はな》れ難《がた》い關係《くわんけい》が結《むす》ばれるに至《いた》り、必《かなら》ずしも味噌漬《みそづけ》に限《かぎ》らず、鹽漬《しほづけ》でも、糟漬《かすづけ》でも、糠漬《ぬかづけ》でも、それ〴〵の香《かをり》があるところから、すべて香物《かうもの》と呼《よ》び、また材料《ざいれう》も大根《だいこ》と限《かぎ》らず、自然《しぜん》種々《いろ〳〵》の蔬菜《そさい》に及《およ》び、更《さら》に當座《たうざ》の新漬物《しんづけもの》が行《おこな》はれるに至《いた》ツて、新香《しんかう》の名《な》も起《おこ》ツたと思《おも》はれる。

現在行《げんざいおこな》はれてゐる漬物《つけもの》の種類《しゆるゐ》は、鹽漬《しほづけ》、糠漬《ぬかづけ》、味噌漬《みそづけ》、醬漬《ひしほづけ》、粕漬《かすづけ》、麴漬《かうぢづけ》、芥子漬等《からしづけとう》で、粕漬《かすづけ》を奈《な》良漬《らづけ》といふのは、奈良《なら》は古《ふる》い酒《さけ》の產地《さんち》で、粕《かす》の味《あぢ》もまた甘美《かんび》といはれ、夙《はや》く製法《せいはふ》に長《ちやう》じたところから、その名《な》を擅《ほしひ》まゝにするに至《いた》ツたので、その他《た》或《ある》ひは酒《さけ》、醴《あまざけ》に漬《つ》け、或《ある》ひは酒《さけ》と酢《す》とを混合《こんがふ》して漬《つ》けるもあり、更《さら》に支那《しな》、朝鮮《てうせん》、西洋《せいやう》などの風《ふう》が、移入《いにふ》せらるゝに及《およ》んで、新奇《しんき》の工夫《くふう》が續出《ぞくしゆつ》し、却《かへ》ツて煩《はん》に堪《た》へぬ位《くらゐ》だが、日本漬物《につぽんつけもの》の特色《とくしよく》として、基本《きほん》をなすものは、やはり鹽《しほ》と糠《ぬか》とにあることは爭《あらそ》はれぬ。

【家庭《かてい》の漬物《つけもの》】 漬物《つけもの》の味《あぢ》によツて、主婦《しゆふ》の人柄《ひとがら》がわかるといはれる位《くらゐ》、諺《ことわざ》にも糟糠《さうかう》の妻《つま》といふ。普通《ふつう》の家庭《かてい》で、最《もつと》も應用《おうよう》されてゐるのは、鹽漬《しほづけ》と糠味噌《ぬかみそ》であらう。凡《およ》そ漬物《つけもの》は國々《くにぐ》により、材料《ざいれう》と手《しゆ》法《はふ》とを異《こと》にするに隨《したが》ひ、どこにも自慢《じまん》があり、また特色《とくしよく》を有《も》ツてゐるが、家庭《かてい》で最《もつと》も珍重《ちんちやう》されるのは、四季《き》折々《をりく》の新《あたら》しい材料《ざいれう》を、交《かは》る〲漬込《つけこ》んで、いつも漬加減《つきかげん》を供給《きようきふ》するところにある。いはゆる新香《しんかう》に注意《ちゆうい》する點《てん》では、恐《おそ》らく東京《とうきやう》が一等《とう》であらうと思《おも》はれる。

江戸《えど》に於《お》ける漬物屋《つけものや》の元祖《ぐわんそ》は、河村瑞賢《かはむらずゐけん》といふことで、これが新香《しんかう》を流行《はや》らせ始《はじ》めた。寛永末《くわんえいまつ》といふから、ざツと二百九十年前《ねんまへ》、瑞賢《ずゐけん》がまだ七兵衛《べゑ》と稱《しよう》して、車力《しやりき》を業《げふ》としてゐたが、いつまで人《ひと》に使《つか》はれてゐても、梲《うだつ》の上《あが》る時《とき》はないと、發心《ほつしん》して上方《かみがた》へ行《ゆ》く途中《とちう》、小田原《をだはら》の旅籠《はたご》で一老人《らうじん》から、今繁華《いまはんくわ》の江戸《えど》を棄《す》てゝ、旅《たび》へ出《で》るやうな料簡《れうけん》では、成功《せいこう》する氣遣《きづか》ひがないといはれ、再《ふた》び發奮《はつぷん》して引返《ひきかへ》し、品川《しながは》まで戻《もど》ツて來《く》ると、恰度盂蘭盆《ちやうどうらぼん》の後《のち》で、精靈送《しやうれうおく》りの瓜《うり》や茄子《なす》が、濱邊《はまべ》に漂着《へうちやく》してゐるのを見《み》て、これが利用《りよう》を思《おも》ひつき、今《いま》でいふルンペンに小錢《こぜに》をやツて、せい〴〵搔集《かきあつ》めさせたのを、鹽壓《しほお》しにして新香《しんかう》に仕立《した》て、普請場《ふしんば》などへ持込《もちこ》んだところ、辨當《べんたう》の菜《さい》に調法《てうはふ》として、羽《はね》の生《は》へたやうに賣《う》れたのが始《はじま》り、また瑞賢出世《ずゐけんしゆつせ》の緒《いとぐち》であツたといはれてゐる。家庭《かてい》の漬物《つけもの》は、もとこの鹽《しほ》漬けであツたが、糠味噌《ぬかみそ》の發達《はつたつ》するに隨《したが》ひ、その方《はう》が一層新鮮《そうしんせん》であり、また美味《びみ》でもあるところから、專《もつぱ》ら糠味噌《ぬかみそ》に重《おも》きを置《お》かれるに至《いた》ツたと思《おも》はれる。一體漬物《たいつけもの》は、醱酵《はつかう》に伴《ともな》ふ微生物《びせいぶつ》の作用《さよう》で、香味《かうみ》が加《くは》はり、食慾《しよくよく》を進《す》め、分析上《ぶんせきじやう》の榮養價《えいやうか》は兎《と》も角《かく》も、健康《けんかう》の因《もと》となる齒《は》を清潔强健《せいけつきやうけん》にし、乳酸菌《にうさんきん》の存在《そんざい》によツて、整腸《せいちやう》の効果《かうくわ》があり、ヂアスターゼや、プロテアーゼ等《とう》の消化酵素《せうくわかうそ》を含《ふく》み、纖維質《せんゐしつ》の給源《きふげん》として便通《べんつう》をよくし、食鹽《しよくえん》や石灰《せつくわい》その他《た》の無機質《むきしつ》、またヴイターミンの補給《ほきふ》にも、相當役立《さうたうやくだ》つといはれるが、更《さら》に多年《たねん》の傳統《でんとう》により、日本人《につぽんじん》の體質《たいしつ》に、ぴツたり融和《ゆうわ》する點《てん》に於《おい》て、最《もつと》も効果《かうくわ》があるものと見《み》られる。そしてこれ等《ら》の有効成分《いうかうせいぶん》は、概《がい》して長期《ちやうき》の漬物《つけもの》よりも、短期《たんき》の漬物《つけもの》の方《はう》に多《おほ》いのだから、この意味《いみ》からいツても、新香《しんかう》の尙《たつと》ばれることは、合理的《がふりてき》であるといへる。

もと〳〵漬物《つけもの》も、他《た》の鹽藏食品《えんざうしよくひん》や、乾燥食品《かんさうしよくひん》と同《おな》じく、一種《しゆ》の加工貯藏法《かこうちよざうはふ》として、起《おこ》ツたものだから、長期《ちやうき》のものにはまた當然《たうぜん》、長期《ちやうき》の物《もの》としての特色《とくしよく》を有《いう》するが、それは後《のち》に述《の》べるとして、短期《たんき》の漬物《つけもの》にも、四季《き》の材料《ざいれう》と、氣溫等《きをんとう》の關係《くわんけい》から、適不適《てきふてき》があり、また漬込《つけこみ》の期間《きかん》も、一様《やう》でないことはいふまでもない。たゞ概念的《がいねんてき》に大別《たいべつ》すると、夏《なつ》は氣溫《きをん》が高《たか》く、醱酵作用《はつかうさよう》が旺盛《わうせい》だから、すべての漬物《つけもの》は早《はや》く漬《つ》き、冬《ふゆ》は反對《はんたい》の現象《げんしやう》を呈《てい》する ことで、隨《したが》ツて夏《なつ》の漬物《つけもの》には 新陳代謝《しんちんたいしや》を頻繁《ひんぱん》にする必要《ひつえう》があり、冬《ふゆ》の漬物《つけもの》は比較的《ひかくてき》、その必要《ひつえう》が少《すくな》いことになる。同《おな》じ新香《しんかう》にあツても、最《もつと》も新陳代謝《しんちんたいしや》を必要《ひつえう》とするのは、糠味噌漬《ぬかみそづけ》だから、これは殊《こと》に夏向《なつむ》きであり、鹽漬《しほづけ》の方《はう》は鹽加減《しほかげん》によツて、長期《ちやうき》の保存《ほぞん》に堪《た》へるから、これは寧《むし》ろ冬向《ふゆむき》であること、また四季《き》を通《つう》じて、必要量《ひつえうりやう》だけ漬《つ》けるには、糠味噌《ぬかみそ》が便利《べんり》であり、材料《ざいれう》の豐富《ほうふ》な時《とき》には、鹽漬《しほづけ》にするのが調法《てうはふ》なことを辨《わきま》へて置《お》くと、それだけでも家庭《かてい》の漬物《つけもの》が、どんなに美味《うま》くなるかわからない。

【糠味噌《ぬかみそ》の床《とこ》】 糠味噌《ぬかみそ》の 肝腎《かんじん》は、『床《とこ》』の作《つく》り方《かた》にある。普通《ふつう》一斗樽《とだる》といはれる 醬油《しやうゆ》の空樽《あきだる》 （實《じつ》は九升《しよう》）が、一般《ぱん》に便利《べんり》として用《もち》ひられるから、これを標準《へうじゆん》として、最初《さいしよ》に床《とこ》を作《つく》る時《とき》は、先《ま》づ米糠《こめぬか》三四升《しよう》を用意《ようい》する。糠《ぬか》は混砂搗《こんしやづき》でなく、無砂搗《むしやづき》のものを吟味《ぎんみ》して需《もと》め、それを炮烙《ほうろく》に入《い》れて、さら〳〵になるまで炒《い》り、別《べつ》に四五合《がふ》の鹽《しほ》を、二升位《しようくらゐ》の水《みづ》に溶《と》かして、一度沸騰《どふつとう》させ、よく冷《さま》してから糠《ぬか》と合《あは》せ、充分《じうぶん》に攪拌《かきまは》せばそれでよいので、二三日馴《にちなら》して漬始《つけはじ》める。すべての漬物《つけもの》はさうだが、殊《こと》に糠味噌《ぬかみそ》は、少々《せう〳〵》面倒《めんだう》だと思《おも》ツても、無精《ぶしやう》することが大禁物《だいきんもつ》で、常《つね》に鹽加減《しほかげん》を注意《ちゆうい》し、絶《た》えず手《て》を入《い》れて底《そこ》まで攪拌《かきまは》し、少《すこ》しでも水分《すゐぶん》が多《おほ》くなツたら、糠《ぬか》を加《くは》へることを忘《わす》れてはならぬ。

糠味噌《ぬかみそ》は鹽《しほ》が鹹過《からす》ぎていけず、甘過《あます》ぎると漬物《つけもの》が直《す》ぐ酸《すつ》ぱくなる。酸《すつ》ぱくなるから甘過《あます》ぎるのだと思《おも》ツて、鹽《しほ》を加《くは》へると當座《たうざ》は鹹《から》く、少《すこ》し經《た》つと鹹酸《からすつ》ぱくなるといふ人《ひと》がある。それこそ手《て》の入《い》れ方《かた》が足《た》りないので、凡《およ》そ漬物《つけもの》を美味《びみ》にする乳酸菌《にうさんきん》は、空氣《くうき》に遭《あ》はないと繁殖《はんしよく》せず、反對《はんたい》に漬物《つけもの》を酸敗《さんぱい》させる酪酸菌《らくさんきん》は、空氣《くうき》が禁物《きんもつ》なのだから、若《も》し手入《てい》れを怠《おこた》ツたり、空氣《くうき》の流通《りうつう》が不充分《ふじうぶん》になると、忽《たちま》ちこの酪酸菌《らくさんきん》が繁殖《はんしよく》して、乳酸菌《にうさんきん》を死滅《しめつ》せしめる爲《ため》、直《す》ぐ惡臭《あくしう》を發《はつ》したり、酸敗《さんぱい》させたりすることになるのだ。

糠味噌《ぬかみそ》の味《あぢ》をよくするには、最初《さいしよ》に床《とこ》を作《つく》る時《とき》、芥子粉《からしこ》を一袋位混《ひとふくろぐらゐま》ぜると、ぐツと新鮮味《しんせんみ》が加《くは》はり、また蕃椒《たうがらし》を二三本《ほん》、丸《まる》のまゝ入《い》れて置《お》くと、絶對《ぜつたい》に虫《むし》がつかない。芥子《からし》だけでも虫《むし》はつかないわけだが、芥子《からし》の香氣《かうき》と、蕃椒《たうがらし》の辛味《からみ》とで、漬物《つけもの》の風味《ふうみ》を加《くは》へるから、併用《へいよう》した方《はう》がよいと思《おも》ふ。酒《さけ》の燗冷《かんざま》しになツたのや、昆布《こぶ》の煮出殼《だしがら》など、あるに應《おう》じて入《い》れて置《お》く、その昆布《こぶ》はまた引揚《ひきあ》げて、適宜《てきぎ》に切《き》ツて賞美《しやうび》できる。魚《さかな》の骨《ほね》でも頭《あたま》でも、入《い》れるといふ家《うち》もあるが、味《あぢ》は兎《と》も角《かく》も、感《かん》じとして好《この》ましからず、絶《た》えず手《て》を入《い》れるのに危険《きけん》だから、わが家《や》などでは用《もち》ひない。

葉菜類《えふさいるゐ》を漬《つ》けると、殊《こと》に水分《すゐぶん》が多《おほ》く出《で》るから、床《とこ》の中央《ちうあう》に小笊《こざる》を沈《しづ》めて置《お》き、溜《たま》ツた水《みづ》を汲棄《くみす》てる手《て》もあるが、既《すで》に水《みづ》が溜《たま》るやうになツては、糠味噌《ぬかみそ》の味《あぢ》はおしまひだから、常《つね》に注意《ちゆうい》して水《みづ》づかせず、糠《ぬか》と鹽《しほ》とを怠《おこた》らず加《くは》へ、また折々《をり〳〵》芥子粉《からしこ》をも加《くは》へて、輕《かる》く均《なら》した表面《へうめん》が、浸潤《しんじゆん》はしてゐながら、いつも濡色程度《ぬれいろていど》に、しツかりしてゐるやうでなくては、美味《うま》い新香《しんかう》は食《た》べられない。

常《つね》に手入《てい》れを怠《おこた》らぬ糠味噌《ぬかみそ》は、床《とこ》の古《ふる》いほどよいのだが、秋冬以後《しうとういご》は淺漬《あさづけ》や、澤庵《たくあん》や、鹽壓《しほおし》の菜漬《なづけ》が調法《てうはふ》な爲《ため》、自然糠味噌《しぜんぬかみそ》の使用度數《しようどすう》が、減少《げんせう》する慣《なら》ひだから、毎年春暖《まいねんしゆんだん》と同時《どうじ》に、大手入《おほてい》れをする必要《ひつえう》がある。その際若《さいも》しいさゝかでも、酸味《さんみ》を帶《お》びてゐるやうだツたら、大理石《だいりせき》の破片《かけら》か、石灰石《せきくわいせき》を入《い》れて置《お》くと直《す》ぐ治《なほ》り、また臭氣《しうき》のついた時《とき》は、米《こめ》の磨汁《とぎしる》を入《い》れると効果《かうくわ》がある。

糠味噌《ぬかみそ》に漬《つ》ける材料《ざいれう》は、季節《きせつ》の菜瓜《さいくわ》何《なん》でも妨《さまた》げぬが、夏向《なつむき》は四五時間乃至《じかんないし》十時間《じかん》、冬季《とうき》は一日乃至《にちないし》二日位《かくらゐ》で、漬加減《つきかげん》になるから、季節《きせつ》の氣温《きをん》と、材料《ざいれう》の性質《せいしつ》を考慮《かうりよ》し、食《た》べる時間《じかん》と、必要量《ひつえうりやう》とを計《はか》ツて、いつも漬加減《つきかげん》を供《きよう》し得《う》るやう、漬過《つきす》ぎた材料《ざいれう》を、決《けつ》して床《とこ》に殘《のこ》さぬやう、注意《ちゆうい》することが肝要《かんえう》だ。

新香《しんかう》の味《あぢ》は固《もと》よりだが、同時《どうじ》に鮮麗《せんれい》な色彩《しきさい》が食味《しよくみ》をそゝる上《うへ》に、大切《たいせつ》なことを忘《わす》れてはならぬ。

諺《ことわざ》にも「色《いろ》は茄子《なすび》の一夜《や》漬《つけ》」といふ、紫《むらさき》に紺《こん》の滴《したゝ》るやうな茄子《なす》、緑青色《ろくしやういろ》の目覺《めざ》めるやうな胡瓜《うり》、淺緑《あさみどり》のほのめく越瓜等《しろうりとう》、夏向《なつむき》の瓜類《うりるゐ》を用《もち》ひる場合《ばあひ》には、一々鹽《しほ》を塗《まぶ》しつけ、輕《かる》く揉《も》んでから漬《つ》けると、いづれも色《いろ》よく揚《あが》り、また葉菜類《えふさいるゐ》・根菜類《こんさいるゐ》にも、その都度《つど》ぱら／＼と鹽《しほ》を振《ふ》りかけると、色《いろ》も味《あぢ》もよく漬《つ》くわけである。無論《むろん》それを考慮《かうりよ》に入《い》れて、床《とこ》の鹽味《しほあぢ》を調節《てうせつ》する。

【鹽壓《しほおし》の漬物《つけもの》】鹽壓《しほおし》と鹽漬《しほづけ》とは、同《おな》じやうに考《かんが》へられてゐる。鹽《しほ》に漬《つ》けて壓《おし》をかけるのだから、同《おな》じであることに間違《まちが》ひはないが、漬物工程《つけものこうてい》の上《うへ》では、區別《くべつ》する方《はう》が要領《えうりやう》で、それを辨《わきま》へて置《お》くと、決《けつ》して失敗《しつぱい》はなく、應用上會得《おうようじやうゑとく》するところが多《おほ》い。即《すなは》ち鹽壓《しほおし》は、鹽味《しほあぢ》をつける意味《いみ》でなく、鹽《しほ》によツて水《すゐ》分《ぶん》を誘《さそ》ひ出《だ》すのが目的《もくてき》だから、いはゞ漬物《つけもの》の準備工作《じゆんびこうさく》であり、更《あらた》めて適宜《てきぎ》の鹽味《しほあぢ》に漬直《つけなほ》すのが鹽漬《しほづけ》といふことになる。そこで漬物用《つけものよう》の蔬菜《そさい》は、餘《あま》り水分《すゐぶん》の多《おほ》くない方《はう》がよく、煮食用《にしよくよう》と漬物用《つけものよう》とでは、同《おな》じ野菜《やさい》でも耕地《かうち》や肥料《ひれう》に、適不適《てきふてき》のある所以《ゆゑん》である。鹽漬《しほづけ》は糠味噌《ぬかみそ》とちがツて、必要量《ひつえうりやう》だけその都度《つど》といふわけに行《ゆ》かず、いくらか多《おほ》く一時《じ》に漬《つ》けるから、夏向《なつむき》には變味《へんみ》・變色《へんしよく》の虞《おそ》れがあり、隨《したが》ツて壓《おし》加減《かげん》と、鹽加減《しほかげん》との注意《ちゆうい》が必要《ひつえう》になる。最初鹽壓《さいしよしほおし》の間《あひだ》は、なるべく壓《おし》を強《つよ》くかけ、水《みづ》が載《の》ツて來《く》ると同時《どうじ》に、淡鹽《あまじほ》のものは壓《おし》を輕《かる》くし、長期《ちやうき》に堪《た》へさせる爲《ため》、特《とく》に鹽《しほ》を鹹《から》くするものは、水《みづ》を搾《しぼ》ツて漬直《つけなほ》さなければならぬ。長《なが》く壓《おし》を利《き》かせて置《お》くと、漬物《つけもの》は齒切《はぎ》れが惡《わる》くなるから、淡鹽《あはじほ》のものは早《はや》く輕《かる》くするのだが、鹹鹽《からじほ》のものはやゝ重《おも》くないと、味《あぢ》が融合《ゆうがふ》しないから、齒切《はぎ》れは惡《わる》くなる代《かは》り、長期《ちやうき》の保《ほ》存《ぞん》に堪《た》へるわけである。

茄子《なす》や、胡瓜《きうり》や、越瓜《しろうり》を、鹽壓《しほおし》にする時《とき》は、糠味噌《ぬかみそ》に漬《つ》けるのと反對《はんたい》に、最初《さいしよ》は鹽《しほ》を振《ふ》らないで、そのまゝ漬桶《つけをけ》に詰《つ》め、上《うへ》から鹽《しほ》水《みづ》を灑《そゝ》ぎ込《こ》む。水《みづ》一升《しよう》に鹽《しほ》二合位《がふぐらゐ》の割合《わりあひ》で、材料《ざいれう》に應《おう》じて適量《てきりやう》に作《つく》り、燒明礬《やきみやうばん》を少々《せう〳〵》加《くは》へて、一旦《たん》沸騰《ふつとう》させた後《のち》、火《ひ》から卸《おろ》して充分《じうぶん》に冷却《れいきやく》し、材料《ざいれう》のひた〳〵程度《ていど》に入《い》れて、押蓋《おしぶた》の上《うへ》から壓石《おもし》をかける。漬込《つけこ》んで二日《か》位《ぐらゐ》經《た》つと、たツぷり水《みづ》が上《あが》ツて來《く》るから、桶《をけ》を傾《かたむ》けてその水《みづ》を搾《しぼ》り取《と》り、再《ふたゝ》び鍋《なべ》に入《い》れて、約《やく》三分《ぶん》の二位《ぐらゐ》に煮詰《につ》め、よく冷してから桶《をけ》に戻《もど》して置《お》くと、一兩日後《りやうじつご》から漬加減《つきかげん》になる。最初《さいしよ》から鹽《しほ》を振《ふ》らず、鹽水《しほみづ》に漬《つ》けるのは、水《みづ》の揚《あが》る前《まへ》に變色《へんしよく》するのを防《ふせ》ぐ爲《ため》であり、また燒明礬《やきみやうばん》を加《くは》へるのは、一層《そう》色《いろ》をよくする爲《ため》だが、代《かは》りに銅貨《どうくわ》を一二枚《まい》、一緒《しよ》に煮《に》立《た》ててもよい。銅《どう》から綠青《ろくしやう》が出《で》て、有害《いうがい》だともいふが、一二枚程度《まいていど》なら差支《さしつか》へあるまい。また茄子《なす》を漬《つ》ける前《まへ》に、蔕《へた》を切《き》るといふ人《ひと》もあるが、色彩《しきさい》を尙《たつと》ぶ爲《ため》には、必《かなら》ず蔕《へた》のついたまゝ漬《つ》ける。かうして漬《つ》けた茄子《なす》を冬《ふゆ》まで貯藏《ちよざう》し、新澤庵《しんたくあん》を漬《つ》ける時《とき》、一兩日《りやうにち》天日《てんぴ》に當《あ》てゝざッと乾燥《かんさう》させ、大根《だいこ》と交互《かうご》に疊《たゝ》み漬《つ》けると、茄子《なす》の風味《ふうみ》が大根《だいこ》に移《うつ》り、大根《だいこ》の甘味《あまみ》が茄子《なす》に移《うつ》ッて、双方《さうはう》美味《うま》い漬物《つけもの》になる。これを『百一漬《づけ》』と名《な》づけるのは、古來寺院《こらいじゐん》の什寶《じふはう》を、百一物《もの》と呼《よ》んだのに擬《なぞら》へ、それほど珍重《ちんちよう》されたわけである。たゞ長期間《ちやうきかん》貯藏《ちよざう》する、鹹鹽物《からじほもの》には適《てき》し難《がた》いから、先《ま》づ翌年《よくねん》二三月《ぐわつ》までに食終《くひをは》る、甘鹽《あまじほ》の新澤《しんたく》庵《あん》に應用《おうよう》することである。

冬《ふゆ》の菜漬《なづけ》は二通《ふたとほ》りにして、早《はや》く食《た》べるのは鹽《しほ》を甘《あま》くし、春《はる》まで持越《もちこ》させるのは、やゝ鹹目《からめ》にする必《ひつ》要《えう》がある。京阪《けいはん》地方《ちはう》の水菜《みづな》（東京《とうきやう》でいふ京菜《きやうな》）、中國《ちうごく》地方《ちはう》の眞菜《まな》、九洲《しう》地方《ちはう》の高菜等《たかなとう》、いづれも鹽漬《しほづけ》にして結構《けつこう》だが、米糠《こめぬか》をぱら〳〵と振混《ふりまぜ》ると、一層《そう》味《あぢ》がよくなる。陽氣《やうき》が暖《あたゝ》かくなッてからの菜漬《なづけ》は、京菜《きやうな》でも、小松菜《こまつな》でも、直《す》ぐ醱酵《はつかう》したがるものだが、梅《うめ》の生酢《なます》を少量加《せうりやうくは》へると、淡鹽《うすじほ》のものでも一週《しう》間位《かんくらゐ》は大丈夫《だいぢやうぶ》保《も》ち、また高菜《たかな》は芥子菜《からしな》の一種《しゆ》で、俗《ぞく》に大芥子《おほがらし》ともいはれる、色《いろ》が青々《あをあを》として、一見硬《けんこわ》さうに感《かん》じられるが、これはずッと氣溫《きをん》の高《たか》くなる晩春《ばんしゆん》、普通《ふつう》の漬菜《つけな》だと二三日《にち》で醱酵《はつかう》して、臭《くさ》くなッて食《た》べられぬところを、この菜《な》に限《かぎ》ッて容易《ようい》に醱酵《はつかう》せず、一週間乃至《しうかんないし》十日《か》位《ぐらゐ》堪《た》へられるのが調法《てうはふ》がられる。

【大根《だいこ》の淺漬《あさづけ》】女房詞《にようばうことば》でアサ〳〵、京阪地方《けいはんちはう》ではアッサリといひ、大根《だいこ》をさッと乾《かわ》かして、鹽《しほ》を甘《あま》く、淡泊《たんぱく》に漬《つ》けるのだが、大根《だいこ》の本統《ほんとう》に美味《うま》いのは、秋《あき》から冬《ふゆ》へかけてのものなので、淺漬《あさづけ》も冬《ふゆ》にならないと、本統《ほんとう》の風味《ふうみ》は出《で》ない。東京《とうきやう》では昔《むかし》から十月《ぐわつ》十九日《にち》、蛭子講《えびすかう》の宵宮《よみや》に口開《くちあ》けをする慣《なら》ひで、俗《ぞく》にべッたら市《いち》と呼《よ》ぶところから、べッたら漬《づけ》とも名《な》づけるが、明治以後《めいぢいご》陽暦《やうれき》になッても、やはり同日《どうじつ》月《げつ》を踏襲《たふしふ》する爲《ため》、約《やく》一ケ月早《げつはや》くなッた上《うへ》、更《さら》に近頃《ちかごろ》では、何《なん》の食物《たべもの》でもハシリを競《きそ》ふて、殘暑《ざんしよ》の嚴《きび》しい九月中《ぐわつちう》から、料理屋《れうりや》などでは使《つか》ひ始《はじ》めるので、淺漬《あさづけ》の味《あぢ》はナシになッたが、家庭《かてい》にそんな必要《ひつえう》はなく、當然復舊《たうぜんふくきう》さるべきだと思《おも》ふ。そこで古法《こはふ》を紹介《せうかい》すると、『本朝食鑑《ほんてうしよくかん》』には、大根《だいこ》百本《ほん》に鹽《しほ》三四合《がふ》、鹽《しほ》と大根《だいこ》を交互《かうご》に漬《つ》け、蓋《ふた》をして壓石《おもし》を置《お》き、水《みづ》が上《あが》ッて直《す》ぐに汲棄《くみす》て、三十日《にち》ばかりで熟《じゆく》する、麴《かうぢ》を二三升《じやう》入《い》れゝば、殊《こと》に佳《よ》いとあり『料理山海鄕《れうりさんかいきやう》』には、大根《だいこ》の洗《あら》ひ上《あ》げを直《す》ぐ漬《つ》け、百本《ほん》に鹽《しほ》一升《しやう》、壓石《おもし》を強《つよ》く、二三日中《にちちう》に水《みづ》が上《あが》るやうにし、四十日《にち》過《す》ぎると馴《な》れる、その後《ご》は壓石《おもし》をかけるに及《およ》ばず、冬至《とうじ》前《ぜん》に漬《つ》けて、正月《しやうぐわつ》の料《れう》に適《てき》し、新藁《しんわら》を一遍《べん》づゝ敷《し》くと、色《いろ》がよく匂《にほ》ひも深《ふか》いとあり『合類《がふるゐ》日用料理抄《にちようれうりせう》』には、大根《だいこ》百本《ほん》に鹽《しほ》一升《しやう》、小糠《こぬか》一升《しやう》、麴《かうぢ》三升《じやう》、また水淺漬《みづあさづけ》は、鹽《しほ》一升《しやう》に大根《だいこ》七十本《ほん》、重《おも》石《し》をかけ、三日《か》過《す》ぎて壓《おし》を去《さ》り、水《みづ》をひた〳〵に入《い》れて、また壓《おし》をかけて置《お》くと、五六月頃《ぐわつごろ》變味《へんみ》せずとあり『四季《き》漬物《つけもの》鹽《しほ》嘉言《かげん》』には、太《ふと》い大根《だいこ》を選《えら》び、よく洗《あら》ツて水氣《すゐき》を乾《かわ》かし、酒樽《さかだる》の空《あき》立《た》てへ漬《つ》けるのがよい、大根《だいこ》五十本《ほん》に花麹《はなかうぢ》一枚《まい》、鹽《しほ》一升《しやう》、麹《かうぢ》と鹽《しほ》とよく搔合《かきあは》せ、一段々々《だん／＼》に振《ふ》ツて、その間毎《あひだごと》に新《しん》藁《わら》を十五六本宛《ほんづゝ》敷並《しきなら》べ、上側《うはかは》に鹽《しほ》を二《ふた》つかみほど撒《ま》き、押蓋《おしぶた》をして強《つよ》く壓《おし》をかける。水《みづ》が充分《じうぶん》に上《あが》ツて、二十日《か》ばかり經《た》つと漬加減《つきかげん》になり、風味《ふうみ》のよいところは十餘日《よにち》の中《うち》、日《ひ》を經《へ》ると酸味《さんみ》が出《で》るとある。いづれも參考《さんかう》にして、適宜《てきぎ》に取捨《しゆしや》するとよく、新藁《しんわら》のない場合《ばあひ》には、糠《ぬか》を代用《だいよう》すればよい。

【澤庵漬《たくあんづけ》】貯藏《ちよざう》に堪《た》へる漬物《つけもの》としては、何《なん》といツても澤庵《たくあん》が王座《わうざ》だ。澤庵《たくあん》は淺漬《あさづけ》と同様《どうやう》、近頃《ちかごろ》は新澤《しんたく》庵《あん》の早《はや》きを競《きそ》ひ、見《み》た目《め》の色《いろ》ばかりを尙《たふと》ぶ結果《けつくわ》、色素《しきそ》を用《もち》ひたり、甘味《あまみ》をつけたり、その癖色《くせいろ》は毒々《どく／＼》しく、味《あぢ》は甘鹹《あまから》くなツて、糠《ぬか》と鹽《しほ》との配合《はいがふ》よく、正直《しやうぢき》に漬《つ》けた本統《ほんとう》の風味《ふうみ》が、漸次《だん／＼》失《うしな》はれて行《ゆ》くのは、歎《なげ》かはしいことゝいはねばならぬ。

この漬物《つけもの》の起《おこ》りは、品川東海寺《しながはとうかいじ》の開山《かいさん》たる、澤庵和尙《たくあんをしやう》によツて始《はじ》められたとも、また境內《けいだい》にある和《を》尙《しやう》の墓石《ぼせき》が、澤庵《たくあん》の壓石《おし》に似《に》てゐる爲《ため》だとも、或《ある》ひは『貯《たくは》へ漬《づけ》』の訛《なま》りだとも、いろ／＼に傳《つた》へられるが、恐《おそ》らく前者《ぜんしや》は俗說《ぞくせつ》であり、後者《こうしや》は附會《こぢつけ》に過《す》ぎまい。鹽《しほ》と糠《ぬか》とで疊《たゝ》む漬方《つけかた》は、ずツと以前《いぜん》から行《おこな》はれたこと明《あきら》かだが、江戸《えど》では開府《かいふ》早々《さう／＼》の頃《ころ》、大德《だいとく》といはれた和尙《をしやう》が、禪林《ぜんりん》の簡素《かんそ》な生活《せいくわつ》から、特《とく》にこれを賞用《しやうよう》し、漬方《つけかた》にも一種《しゆ》の創意《さうい》を加《くは》へて、一般《ぱん》に普及《ふきふ》せしめた爲《ため》、この名《な》を呼《よ》ぶやうになツたのだと思《おも》はれる。ところが澤庵《たくあん》の方《はう》からいへば、簡素生活《かんそせいくわつ》に適《てき》する、長期貯藏《ちやうきちよざう》の奬勵《しやうれい》であツたらうが、開府以來江戸人《かいふいらいえどじん》の多數《たすう》には、新開地氣分《しんかいちきぶん》が脱《ぬ》けない爲《ため》、いはゆる宵越《よひごし》の錢《ぜに》を遣《つか》はないといふ、一種《しゆ》の即興享樂主義《そくきようきやうらくしゆぎ》から、氣《き》の長《なが》い澤庵漬《たくあんづけ》の如《ごと》きは、さういツた氣象《きしやう》に合《あ》はなかツたと見《み》えて、前《まへ》に述《の》べた新香《しんかう》の發興以來《はつこういらい》、江戸《えど》は火事《くわじ》早《はや》いといふことゝ、土《つち》一升金《しようかね》一升《しよう》の地價《ちか》に對《たい》して、場塞《ばふさ》げになるといふ理由《りいう》の下《もと》に、最《もつと》も必要《ひつえう》であるべき下町《したまち》の大店《おほだな》などで、自家用《じかよう》の澤庵漬《たくあんづけ》を忌避《きひ》し、掃除屋《さうぢや》として來《く》る板橋《いたばし》あたりの百姓《しやう》に、漬込《つけこ》み並《なら》びに貯藏方《ちよざうかた》を、多《おほ》く委託《ゐたく》してゐたといふ。明治維新後《めいぢゐしんご》の變革《へんかく》に、その仕來《しきた》りが影響《えいきやう》して、早《はや》く生産者側《せいさんしやがは》で商品化《しやうひんくわ》し、澤庵漬《たくあんづけ》に對《たい》する東京人《とうきやうじん》の認識《にんしき》が、退轉《たいてん》したのではないかと思《おも》はれる。

澤庵《たくあん》に適《てき》する大根《だいこ》は、晩夏初秋《ばんかしよしう》に種《たね》を播《ま》いて、晩秋初冬《ばんしうしよとう》に採收《さいしう》する、いはゆる秋大根《あきだいこ》の中《うち》でも、寧《むし》ろ晩生《ばんせい》に屬《ぞく》するものだから、早《はや》く出《で》るものに美味《うま》い道理《たうり》はない。普通尾張大根《ふつうをはりだいこ》と呼《よ》ばれる宮重種《みやしげしゆ》のものが、江戸《えど》に移《うつ》ツて練馬種《ねりましゆ》となり、伊勢《いせ》へ移《うつ》ツては御園種《みそのしゆ》となり、伊勢澤庵《いせたくあん》の名《な》を擅《ほしひ》まゝにするに至《いた》ツたので、もとは同《おな》じ系統《けいとう》に屬《ぞく》し、太《ふと》さと形《かたち》とが整《とゝの》ツて、恰好《かつかう》もよく味《あぢ》もよく、煮《に》るにも漬《つ》けるにも干《ほ》すにも、これが代表的《だいへうてき》になり、地味《ちみ》によッて多少《たせう》異《こと》るが、早生《わせ》のものは尻《しり》が太《ふと》くて浅漬《あさづけ》に適《てき》し、晩《おく》生《て》のものは尻《しり》が長《なが》くて澤庵《たくあん》に適《てき》するとされてゐる。

キハダの粉《こ》で色《いろ》づけしたのや、砂糖《さたう》で甘味《あまみ》をつけるなどは、無論素人《むろんしろうと》だましで、材料《ざいれう》たる大根《だいこ》の吟《ぎん》味《み》と、糠《ぬか》の吟味《ぎんみ》と、鹽加減《しほかげん》と、壓石《おもし》にさへ注意《ちゆうい》して、自然《しぜん》の醱酵《はつかう》を重《おも》んずれば、ほんのりとした淡黄《たんくわう》色《しよく》で、本統《ほんとう》の風味《ふうみ》は出《で》るのだが、食《た》べる時期《じき》によッて乾燥《かんさう》の度《ど》と漬方《つけかた》とを、異《こと》にすることはいふまでもなく、短期漬《たんきづけ》のものには、米糠《こめぬか》の七に對《たい》して、三の粟糠《あはぬか》を加《くは》へると、はんなりと色《いろ》よく揚《あが》るけれど、長期《ちやうき》に亘《わた》る鹹鹽《からじほ》のものには、苦味《にがみ》の伴《ともな》ふ缺點《けつてん》がある。つまり新澤庵《しんたくあん》に適《てき》するわけだ。

普通《ふつう》の漬物容器《つけものようき》は、酒《さけ》・醬油《しやうゆ》の空樽《あきだる》で、四斗樽《とだる》一本《ぽん》を標準《へうじゆん》とし、二升鹽《しようじほ》・三升鹽《しようじほ》などといふのは、糠《ぬか》と鹽《しほ》との總量《そうりやう》一斗《と》に對《たい》する割合《わりあひ》をいふので、例《たと》へば二升鹽《しようじほ》なら、鹽《しほ》二升《しよう》に糠《ぬか》八升《しよう》、三升鹽《しようじほ》なら糠《ぬか》七升《しよう》、また四升《しよう》・五升《しよう》などゝいふ鹹鹽《からじほ》の場合《ばあひ》には、それに準《じゆん》じて糠《ぬか》の量《りやう》を減《げん》じ、合《あは》せて一斗《と》に達《たつ》せしめるのだ。ところで新澤庵《しんたくあん》は、二升乃至《しようないし》二升《しよう》五合《がふ》といふ淡鹽《あまじほ》で、一月《ぐわつ》・二月頃《ぐわつごろ》までに食《た》べ終《をは》らないと、鹽切《しほぎ》れになッて酸敗《さんぱい》する。以下《いか》陽氣《やうき》の暖《あたゝ》かくなるに隨《したが》ひ、つまり貯藏期間《ちよざうきかん》の長《なが》くなるほど、三升《じよう》・五升《しよう》と鹽《しほ》の量《りやう》を増《ま》し、夏《なつ》の土用《どよう》を越《こ》させるものになると、七升鹽《しようじほ》とまで遞増《ていぞう》するが、これは漬物屋《つけものや》か大《だい》家庭《かてい》でゞもない限《かぎ》り、殆《ほと》んど實際《じつさい》には行《おこな》はれないから、先《ま》づ一般《ぱん》の家庭《かてい》では、二升乃至《しようないし》三升鹽《しようじほ》を標準《へうじゆん》とし、取捨《しゆしや》よろしきに隨《したが》ふべきである。糠《ぬか》は無砂搗《むしやづき》の良質《りやうしつ》なものを選《えら》ぶこと勿論《もちろん》だが、鹽《しほ》は精製《せいせい》してさら〳〵したものより、寧《むし》ろ粗鹽《あらじほ》の方《はう》がよく、鹹鹽《からじほ》の長期物《ちやうきもの》には、殊《こと》に色《いろ》の黝《くろず》んだ位《くらゐ》、粗製《そせい》のものがよいとされてゐる。樽《たる》も新澤庵程度《しんたくあんていど》なら、新《あたら》しい酒《さけ》の空樽《あきだる》を用《もち》ふるが、鹹鹽《からじほ》のものになると、幾年《いくねん》も使《つか》ひ古《ふる》して、眞黒《まつくろ》になッたやうな古樽《ふるだる》でないと、味《あぢ》を損《そん》する虞《おそ》れが多《おほ》い。

大根《だいこ》の乾燥度《かんさうど》も、鹽《しほ》の量《りやう》に比例《ひれい》して、新澤庵《しんたくあん》なら四五日干《にちほ》して、表《おもて》に皺《しわ》の寄《よ》る程度《ていど》でよく、だんだんよく干《ほ》して、三四升鹽以上《しようじほいじやう》になると、曲《ま》げて輪《わ》にしても折《を》れないほど、十日以上《かいじやう》十四五日《にち》も干《ほ》さなければならぬ。土地《とち》の慣習《くわんしふ》により、葉房《はぶさ》のついたまゝ束《たば》にして、木《き》の枝《えだ》などに掛干《かけぼ》すところや、根《ね》だけ切離《きりはな》して聯《れん》に組《く》み、或《ある》ひは井桁《ゐげた》に重《かさ》ねたのを、繩《なは》にからげて干《ほ》すところなど、いろ〳〵の仕來《しきた》りに隨《したが》ツてよいが、強《つよ》い霜《しも》にでも遭《あ》はせると、一夜《や》の中《うち》に凍結《とうけつ》して、役《やく》に立《た》たなくなるから、氣溫《きをん》に對《たい》する注意《ちゆうい》も怠《おこた》れない。

そこでいよ〳〵漬込《つけこ》みになると、先《ま》づ糠《ぬか》と鹽《しほ》とを、ばら〳〵によく混《ま》ぜて置《お》き、最初樽底《さいしよたるそこ》に、葉房《はぶさ》の干《ほ》したのを敷《し》いてから、糠鹽《ぬかしほ》と大根《だいこ》とを交互《かうご》に疊重《たゝみかさ》ね、最後《さいご》にまた干葉《ひば》を蔽《おほ》ひ、押蓋《おしぶた》をして壓石《おもし》をかけるのだが、漬込《つけこ》み方《かた》にも流儀《りうぎ》があツて、大根《だいこ》を一並《ひとなら》べにぎツちり詰《つ》めるのをサンマ漬《づけ》、樽《たる》の中央《ちうおう》から放射狀《はうしやじやう》に詰《つ》めるのを車漬《くるまづけ》、縱横《じうわう》に組《く》んで方形《はうけい》に漬《つ》けるのを井桁漬《ゐげたづけ》といふが、車漬《くるまづけ》は壓《おし》が充分《じうぶん》に行渡《ゆきわた》り難《がた》く、井桁漬《ゐげたづけ》は大根《だいこ》に型《かた》のつく缺點《けつてん》があり、いはゆるサンマ漬《づけ》の方《はう》が、一等無事《とうぶじ》なやうである。壓《おも》石《し》はなるべく强《つよ》くかける必要《ひつえう》があり、鹹鹽《からじほ》のものほど、一層《そう》この注意《ちうい》が肝要《かんえう》だ。そして樽《たる》から取出《とりだ》す時《とき》は、美味《うま》さうなのをといふので、下《した》の方《はう》から引出《ひきだ》すことは大禁物《だいきんもつ》、必《かなら》ず端《はし》から行儀《ぎやうぎ》よく出《だ》すこと、出《だ》した後《あと》は必《かなら》ず壓石《おもし》を忘《わす》れぬこと、かうすれば大抵《たいてい》いつでも、美味《うま》い澤庵《たくあん》を食《く》ふことができる。また樽底《たるそこ》と蔽《おほ》ひとに漬《つ》けた干葉《ひば》が、かくやに刻《きざ》むととても美味《うま》く、ひね臭《くさ》いのを水出《みづだ》しして、生姜《しやうが》の搾《しぼ》り汁《じる》など加《くは》へる。

【かくや香物《かうもの》】　漬物《つけもの》を細《こま》かく刻《きざ》んだのを『かくや』といふが、これは『松屋日記《まつやにつき》』によると「香《かう》の物《もの》にさま〴〵の漬物《つけもの》を集《あつ》めて、細《こま》かに刻《きざ》み、酒《さけ》・醬油《しやうゆ》を加減《かげん》してかけたるを、世《よ》にカクヤといへり、これは神祖《しんそ》（徳川家康《とくがはいへやす》）の御時《おんとき》、岩下覺彌《いはしたかくや》といへる料理人《れうりにん》が、調《てう》じて奉《たてまつ》れるを御感《ぎよかん》あり、やがてその名《な》を覺彌《かくや》といふべきよし、宣《のたま》ひしに起《おこ》れりとなん、そは岩下氏《いはしたし》の家傳說《かでんせつ》のよし、屋代弘賢《やしろひろかた》ものがたれりき」とあるが、『柳亭記《りうていき》』には「或《あ》る老人《らうじん》の話《はなし》に、高野山《かうやさん》に隔夜堂《かくやだう》といふあり、二人《ふたり》の僧《そう》一夜《や》おきに守《まも》るが故《ゆゑ》の名《な》なり、此處《ここ》を守《まも》るは老僧《らうそう》の役《やく》にて、多《おほ》くは齒《は》の薄《うす》きが故《ゆゑ》、隔夜料《かくやれう》とて香《かう》の物《もの》を、房《ばう》より刻《きざ》みて送《おく》る、刻《きざ》みたる香《かう》の物《もの》をカクヤといふは、こゝに起《おこ》れり」ともある。どッちでもよいやうなものだが、カクヤの詞《ことば》は關西《くわんさい》よりも、寧《むし》ろ東京《とうきやう》で多《おほ》く使《つか》はれる。駿府《すんぷ》の興津鯛《おきつだひ》と共《とも》に、命名親《なづけおや》は家康《いへやす》に讓《ゆづ》ツて置《お》いても、差支《さしつか》へないやうだ。

【味噌漬《みそづけ》】味噌漬《みそづけ》は寧《むし》ろ鹹《から》いのが特色《とくしよく》で、少《すくな》くとも三年位《ねんぐらゐ》經過《けいくわ》したものが優良《いうりやう》とされてゐる。味噌《みそ》は主《しゆ》として赤味噌《あかみそ》を用《もち》ひ、白味噌《しろみそ》の場合《ばあひ》は、麴《かうぢ》または粕《かす》と合《あは》せて、麴漬《かうぢつけ》または粕漬風《かすづけふう》の甘鹽《あまじほ》にするか、多《おほ》くは魚鳥肉《ぎよてうにく》の貯藏《ちよざう》に用《もち》ひる。材料《ざいれう》は大根《だいこ》、瓜《うり》、茄子《なす》等《とう》を主《しゆ》とし、一旦《たん》鹽壓《しほおし》したのを、ざッと日光《につくわう》に當《あ》てるか、陰干《かげぼし》にしてから用《もち》ゐる。東北《とうほく》・北越《ほくゑつ》地方《ちはう》の味噌漬《みそづけ》が、特《とく》に優秀《いうしう》として賞美《しやうび》されるのは、氣候風土《きこうふうど》の關係《くわんけい》から、同地方《どうちはう》に產《さん》する味噌《みそ》は、概《がい》して鹹《から》いのが原則《げんそく》になッてゐるからだ。普通《ふつう》には上等《じやうとう》の赤味噌《あかみそ》を味醂《みりん》でゆるめ、鹽漬《しほづけ》にした材料《ざいれう》を、一日位《にちくらゐ》風干《かざぼし》して漬込《つけこ》み、上面《じやうめん》に竹《たけ》の皮《かは》を當《あ》てゝ蓋《ふた》をし、目張《めば》りをして冷暗所《れいあんしよ》に置《お》くと、半年位《はんとしくらゐ》で食加減《くひかげん》に馴《な》れる。鹹味噌《からみそ》に漬《つ》けたものは、都會人《とくわいじん》の口《くち》に合《あ》はないとて、持餘《もてあま》す話《はなし》をよく聞《き》くが、これはそのまゝ用《もち》ひないで、ちよッと水《みづ》に戻《もど》すとよく、水《みづ》と酒《さけ》とを同割《とうわり》した中《なか》に、十分間《ぶんかん》も浸《つ》けて置《お》くと、一層結構《そうけつこう》になる。その汁《しる》は味噌汁《みそしる》でも作《つく》る時《とき》、利用《りよう》すれば無駄《むだ》にはならない。また薄《うす》く刻《きざ》んで煮出汁《だし》を加《くは》へ、好《この》みで味醂《みりく》か砂糖《さたう》を混《こん》じ、ざツと煮冷《にざま》して用《もち》ひる。これを飯《めし》に載《の》せて茶漬《ちやづけ》にでもすると、何《なん》ともいへない風味《ふうみ》があり、新潟《にひがた》あたりで自慢《じまん》する手法《しゆはふ》だ。

【奈良漬《ならづけ》】奈良漬《ならづけ》には酒《さけ》の粕《かす》と味醂《みりん》を用《もち》ひ、費用《ひよう》も手數《てすう》もかゝるので、漬物中《つけものちう》の高級品《かうきふひん》とされてゐるが、むしろ下戸《げこ》に向《む》くもので、婦人子供《ふじんこども》にも喜《よろこ》ばれる割《わり》には、飲酒家《いんしゆか》に好《この》まれぬのが、一種《しゆ》の皮肉《ひにく》でも不思議《ふしぎ》でもあるやうだ。奈良漬《ならづけ》に用《もち》ひる材料《ざいれう》は、主《しゆ》として越瓜《しろうり》で、大根《だいこ》、蕪《かぶ》、茄子《なす》など併用《へいよう》されるが、酒《さけ》の粕《かす》の出《で》るのは冬季《とうき》だから、新粕《しんかす》が出《で》たら酒《さけ》の空樽《あきだる》に詰《つ》め、目張《めば》りをして冷暗所《れいあんしよ》に貯藏《ちよざう》して置《お》く。また奈良漬用《ならづけよう》の粕《かす》は、古《ふる》いほど製品《せいひん》の香味《かうみ》も、色澤《しきたく》もよく揚《あが》るとされ、專門《せんもん》の製造家《せいざうか》は、數年貯《すうねんちよ》藏《ざう》したものを用《もち》ひる。奈良漬《ならづけ》の容器《ようき》には、專《もつぱ》ら酒《さけ》の空樽《あきだる》が用《もち》ひられ、澤山孔《たくさんあな》のあいた中底《なかぞこ》を用意《ようい》する。普通《ふつう》に用《もち》ひられる越瓜《しろうり》は、先《ま》づ縱《たて》二つ割《わり》にして核《たね》を去《さ》り、內部《ないぶ》にたツぷり鹽《しほ》を塗《ぬ》ツて、數時間日《すうじかんにつ》光《くわう》に當《あ》てゝ置《お》く。酒《さけ》の粕《かす》一貫目《くわんめ》を、味醂《みりん》一合《がふ》の割《わり》でゆるめ、擂鉢《すりばち》にでも取《と》ツて、よく混和《こんわ》する必要《ひつえう》がある。樽底《たるぞこ》に米糠《こめぬか》と鹽《しほ》と混《こ》ぜたものを、かなり厚目《あつめ》に敷《し》いてから、中底《なかぞこ》を入《い》れ、鹽《しほ》を振《ふ》ツて、初《はじ》めて用意《ようい》の粕《かす》を敷《し》く。瓜《うり》はさツと洗《あら》ツて水氣《すゐき》を拭取《ふきと》り、粕《かす》の上《うへ》へ上向《うはむ》きに並《なら》べて、また粕《かす》を載《の》せ、順次漬《じゆんじつけ》込《こ》んで行《ゆ》くのだが、粕《かす》の中《なか》で瓜同士《うりどうし》が、觸合《ふれあ》ふやうなことは絶對《ぜつたい》に禁物《きんもつ》とされてゐる。最後《さいご》に粕《かす》を載《の》せたら、鹽《しほ》を振《ふ》ツて押蓋《おしぶた》を當《あ》て、落着《おちつ》くまで壓石《おもし》をかけて後《のち》、目張《めば》りをして冷暗所《れいあんしよ》に置《お》く、瓜《うり》から滲《にじ》出《みだ》す水分《すゐぶん》は、中底《なかぞこ》の下《した》になツた糠《ぬか》に吸收《きふしう》させる仕組《しくみ》である。半年乃至《はんとしないし》十ケ月《げつ》置《お》けば、相應《さうおう》に馴《な》れるけれど、長《なが》くなるほど優秀《いうしう》になるから、中途《ちうと》で取出《とりだ》して小《ちひ》さな容器《ようき》に分《わ》け、漬直《つけなほ》すのが普通《ふつう》で、その際《さい》別《べつ》の古粕《ふるかす》を用《もち》ひると、一層上等《そうじやうとう》になる。大根《だいこ》や、蕪《かぶ》や、茄子《なす》などは、ざツと鹽壓《しほおし》してから用《もち》ひる。

【芥子漬《からしづけ》】一口茄子《ひとくちなす》の芥子漬《からしづけ》といふ位《くらゐ》、秋茄子《あきなす》の色《いろ》よく小《ちひ》さいのを、丸《まる》のまゝ漬《つ》けるのが普通《ふつう》だが、その他瓜《たうり》でも、筍《たけのこ》でも、人蔘《にんじん》でも、牛蒡《ごばう》でも、好《この》みの野菜《やさい》を何《なん》でも漬《つ》けられる。例《れい》の如《ごと》く鹽壓《しほおし》にしたものを、さツと日《ひ》に當《あ》てゝから用《もち》ひる。芥子粉《からしこ》は香《かをり》の高《たか》い日本芥子《につぽんがらし》を用《もち》ひ、アク抜《ぬ》きは普通《ふつう》日《につ》本紙《ほんし》を蔽《おほ》ひ、水《みづ》を落《おと》した中《なか》に炭火《すみび》を入《い》れて、ジュンといはせるといふのが定式《ぢやうしき》だが、多量《たりやう》に用《もち》ひる場《ば》合《あひ》には、そんなことでは不充分《ふじうぶん》だから、先《ま》づ擂鉢《すりばち》にでもあけてよく搗潰《つきつぶ》し、水《みづ》を加《くは》へて硬目《かため》に煉《ね》り、布《きれ》に包《くる》んで蒸器《むしき》にかけると、完全《くわんぜん》に脱《ぬ》ける。不精《ぶしやう》するなら晩茶《ばんちや》の熱《あつ》いので煉《ね》るか、唯《た》だの熱湯《ねつたう》でも間《ま》に合《あ》ふが、南紀地方《なんきちはう》では煉《ね》ツた芥子《からし》を、一晩《ひとばん》土中《どちう》に埋《う》めて置《お》くといふ風《ふう》もある。芥子粉《からしこ》五合《がふ》に、燒酎《せうちう》五勺《しやく》、酢《す》二勺半位《しやくはんぐらゐ》加《くは》へると、變色變味《へんしよくへんみ》せず、醬油《しやうゆ》五勺《しやく》、砂糖《さたう》半斤《はんきん》、水飴《みづあめ》百匁位《もんめくらゐ》で調味《てうみ》し、鹽漬《しほづけ》した材《ざい》料《れう》を埋《う》めて密閉《みつぺい》し、目張《めばり》をして置《お》くと、二三週間《しうかん》で食《た》べられ、一年位置《ねんくらゐお》いても香氣《かうき》は拔《ぬ》けない。

【麹《かうぢ》・醴《あまざけ》・醤漬《ひしほづけ》】 麹《かうぢ》に食鹽《しよくえん》その他《た》の調味料《てうみれう》を加《くは》へて、甘鹽《あまじほ》にした漬物《つけもの》で、淺漬《あさづけ》などもこの一種《しゆ》といへやう。芥子《からし》を加《くは》へると、相當長期《さうたうちやうき》の保存《ほぞん》に堪《た》へ、また麹《かうぢ》を節約《せつやく》する爲《ため》、飯《めし》を炊《た》いて麹《かうぢ》に搗混《つきま》ぜ、冷《さま》して漬《つ》けるのが醴漬《あまざけづけ》だ。醤漬《ひしほづけ》は俗《ぞく》に嘗味噌《なめみそ》といふ、醤油《しやうゆ》の双味《もろみ》に似《に》た未醤《みしやう》に漬《つ》けるので、自家用《じかよう》に造《つく》る地方《ちはう》では、味噌漬風《みそづけふう》に試《こゝろ》みるが、この未醤《みしやう》を甘《あま》く作《つく》ツて、茄子《なす》、瓜《うり》などを漬混《つけま》ぜ、殆《ほと》んど同化《どうくわ》するまでに馴《なら》して、一緒《しよ》に嘗物《なめもの》としても用《もち》ひる。經山寺味噌《きんざんじみそ》なども、この一種《しゆ》と見《み》てよい。

【大阪漬《おほさかづけ》・千枚漬《まいづけ》】 京阪地方《けいはんちはう》で『くもじ』、または『くき』と名《な》づける切漬《きりづけ》で、一般《ぱん》には大阪漬《おほさかづけ》と呼《よ》ばれる。大根《だいこ》、蕪《かぶ》などを用《もち》ひ、混用《こんよう》したり、一色《ひといろ》でも漬《つ》け、莖《くき》も根《ね》も併用《へいよう》する。根《ね》は長《なが》さ一寸位《すんくらゐ》の短《たん》冊《ざく》に、莖《くき》も同樣適宜《どうやうてきぎ》に刻《きざ》んで、混《ま》ぜながら莚《むしろ》に擴《ひろ》げ、ざツと陰干《かげぼし》したものを、四斗樽《とだる》一本《ぽん》に鹽《しほ》一升《しよう》五合《がふ》、乃至《ないし》二升《しよう》の割合《わりあひ》で漬込《つけこ》み、强《つよ》い壓《おし》をかけて、水《みづ》が上《あが》ツたらやゝ輕《かろ》めると、十日位《かくらゐ》で漬加減《つきかげん》になる。更《さら》にこれを早漬《はやづけ》にするには、刻《きざ》んだ材料《ざいれう》を鹽揉《しほも》みして、擂鉢《すりばち》にでも漬《つ》け、輕《かる》い壓《おし》を加《くは》へて置《お》くと、夕方《ゆふがた》漬《つ》けて翌朝《よくてう》は食《た》べられるので、一名《めい》を一夜漬《やづけ》と呼《よ》ばれ、家庭《かてい》ではこの方《はう》が調法《てうはふ》される。また大阪淺漬《おほさかあさづけ》といふのは、細大根《ほそだいこん》を葉《は》つきのまゝ、鹽《しほ》だけで漬《つ》けて壓石《おもし》をかけるので、甘口《あまくち》を好《この》まぬ人《ひと》には、却《かへ》ツて單純《たんじゆん》な味《あぢ》が喜《よろこ》ばれる。千枚漬《まいづけ》も京阪《けいはん》の名物《めいぶつ》で、京都《きやうと》の聖護院蕪《しやうごゐんかぶ》、江州《ごうしう》の尾花蕪《をばなかぶ》、大阪《おほさか》では天王寺蕪《てんわうじかぶ》などゝいふのが、優良品《いうりやうひん》として用《もち》ひられる。直徑《ちよくけい》三四寸乃至《すんないし》五寸位《すんくらゐ》、質《しつ》のよい蕪《かぶ》を選《えら》び、厚《あつ》さ一分《ぶ》五厘位《りんぐらゐ》の輪切《わぎり》にして、漬桶《つけをけ》の四斗樽《とたる》一挺《ちやう》に、鹽《しほ》一升《しやう》五合位《がふぐらゐ》の割《わり》で、一週間下漬《しうかんしたづけ》をしてから、本漬《ほんづけ》に移《うつ》る時《とき》は、樽底《たるぞこ》に昆布《こぶ》を敷《し》き、樽《たる》一挺《ちやう》について味醂《みりん》二升《しやう》、糀《かうぢ》一升《しやう》の割《わり》で一度《ど》煮立《にた》たせ、冷《さ》めたところへ輪切《わぎり》の蕪《かぶ》を、一枚毎《まいごと》に浸《ひた》して漬《つ》け、約《やく》一週間後《しうかんご》が漬加減《つきかげん》で、樽《たる》から出《だ》し立《た》ての風味《ふうみ》は格段《かくだん》、旬《しゆん》は十一月《ぐわつ》から三月中《ぐわつちう》で、その前後《ぜんご》にも賣《う》ツてはゐるが、季節《きせつ》の味《あぢ》には及《およ》ばない。進物《しんもつ》や土産用《みやげよう》のものは、小樽《こだる》に漬分《つけわ》けたので、樽出《たるだ》し後《ご》は味《あぢ》の變《かは》り易《やす》いものだから、なるべく新《あたら》しいのを選《えら》び、また口《くち》を開《あ》けたら、その日《ひ》の中《うち》に處分《しよぶん》してしまふやうにする。

【京名物《きやうめいぶつ》『すぐき』】(『食物風土記《しよくもつふうどき》』參照《さんせう》)

【山形《やまがた》『やたら漬《づけ》』】(同上《どうじやう》)

【梅干《うめぼし》の手順《てじゆん》】梅《うめ》の實《み》を鹽壓《しほおし》にして一旦引揚《たんひきあ》げ、本漬《ほんづけ》にする前《まへ》に乾燥《かんさう》するので、梅干漬《うめぼしづけ》または單《たん》に梅《うめ》干《ほし》と呼《よ》ばれる。漬梅《つけうめ》は青々《あをあを》としてゐるのでは早《はや》く、黄熟《くわうじゆく》したのでは遲過《おそす》ぎるから、その間《あひだ》を選《えら》んで需《もと》め、分量《ぶんりやう》は梅《うめ》を山盛《やまもり》一升《しやう》に、鹽《しほ》二合半乃至《がふはんないし》三合《がふ》の割合《わりあひ》で用意《ようい》する。梅《うめ》は少《すくな》くとも十二時間以上《じかんいじやう》、水《みづ》に浸《つ》けてから笊《ざる》に引揚《ひきあ》げ、ざツと水《みづ》を切《き》ツたゞけで、直《す》ぐ桶《をけ》なり甕《かめ》なりに漬《つ》け、押蓋《おしぶた》をして壓石《おもし》をかけると、二三日《にち》で水《みづ》は揚《あが》るが、そのまゝ二週間位置《しうかんぐらゐお》き、土用《どよう》に入《い》ツて天氣《てんき》の好《よ》い日《ひ》を見定《みさだ》め、莚《むしろ》または簀《す》の子《こ》の上《うへ》へ取出《とりだ》して、一粒並《ひとつぶなら》べに並《なら》べ干《ほ》し、翌日《よくじつ》は粒《つぶ》を裏返《うらがへ》して、二日二晩出《かふたばんだ》し放《ぱな》しで、天日《てんぴ》と夜《よ》露《つゆ》とに曝《さら》す。乾《ほ》し了《をは》ツたら梅《うめ》の實《み》だけ、容器《ようき》に入《い》れて十日間以上密閉《かかんいじやうみつぺい》し置《お》き、その間《あひだ》に紫蘇《しそ》の用意《ようい》をする。紅紫蘇《べにしそ》の葉《は》だけ摘取《つみと》ツて三四十匁《もんめ》、少量《せうりやう》の鹽《しほ》で揉《も》んだら、汁《しる》を堅《かた》く搾《しぼ》り棄《す》て、浸《ひた》る位《くらゐ》の梅酢《うめず》に入《い》れて揉擴《もみひろ》げると、やがて眞紅《まつか》に色《いろ》づくから、そのまゝまた表《おもて》へ出《だ》して、二三日日光《にちにつくわう》へ當《あ》て、それから梅《うめ》に混《ま》ぜて、かぶる位《くらゐ》の梅酢《うめず》に漬《つ》け、更《さら》にまた四五日《にち》、容器《ようき》のまゝ天日《てんぴ》に曝《さら》す。かうした手順《てじゆん》を經《へ》た梅干《うめぼし》は、鹹酸《かんさん》が中和《ちうわ》して風味《ふうみ》が濃《こまや》かに、幾年經《いくねんた》ツても變味變色《へんみへんしよく》せず、古《ふる》くなるほど味《あぢ》が馴《な》れて、色《いろ》も寧《むし》ろ冱《さえ》て來《く》る。

【棘薑漬《らつきやうづけ》】棘薑漬《らつきやうづけ》といふと、花棘薑《はならつきやう》の甘酢漬《あまずづけ》が、一般《ぱん》に用《もち》ひられるが、これは小指大《こゆびだい》の小粒《こつぶ》なのを、鹽漬《しほづけ》にして引揚《ひきあ》げると、直《す》ぐ甘酢《あまず》に漬《つ》けるので、これはどこの食料品屋《しよくれうひんや》でも賣《う》ツてゐるから、必要《ひつえう》に應《おう》じて需《もと》める方《はう》が調法《てうはふ》だ。それよりも本統《ほんとう》の風味《ふうみ》は、粒《つぶ》の大《おほ》きいのを酢醬油《すしやうゆ》で、鼈甲色《べつかふいろ》に漬《つ》けたのにある。棘薑《らつきやう》は太《ふと》くて寸《すん》の詰《つま》ツたものを選《えら》び、洗《あら》ひ上《あ》げて水《みづ》を切《き》ツたら、そのまゝ鹽壓《しほおし》にする。鹽加減《しほかげん》は辣韮《らつきやう》一升《しよう》に、二合半乃至《がふはんないし》三合見當《がふけんたう》。壓《おし》をかけて水《みづ》が揚《あが》ッても、そのまゝ一週間位《しうかんくらゐ》置《お》き、梅干《うめぼし》と同《おな》じく、土用《どよう》に入《い》ッて好天氣《かうてんき》を見定《みさだ》め、一日陽光《にちやうくわう》に當《あ》てゝからりとなッたら、そこで體裁《ていさい》よく前後《ぜんご》を切《き》る。最初《さいしよ》にこれをやると、鹽壓《しほおし》にする時中心《ときちうしん》が押出《おしだ》されるからだ。酢醬油《すしやうゆ》の分量《ぶんりやう》は、材料《ざいれう》がかぶる位《くらゐ》に見計《みはから》ひ、酢《す》六、醬油《しやうゆ》四位《くらゐ》の割合《わりあひ》で、一度煮立《どにた》てゝ冷《さま》し、砂糖《さたう》を適宜《てきぎ》に加《くは》へた中《なか》へ漬《つ》け、蕃椒《たうがらし》を丸《まる》のまゝ四五本入《ほんい》れて置《お》くと、虫《むし》のつく氣遣《きづか》ひがない。一月位《ひとつきぐらゐ》で食《た》べ始《はじ》められるが、汁《しる》のよく沁《し》みるほどよく、一年置《ねんお》いても差支《さしつか》へない。そして翌年漬《よくねんつ》ける時《とき》、この酢醬油《すしやうゆ》を應用《おうよう》できる。屋敷内《やしきうち》の廣《ひろ》い家《うち》だと、面白《おもしろ》い漬方《つけかた》があり、地方《ちはう》の農村《のうそん》などで行《おこな》はれる。鹽漬《しほづけ》にした辣韮《らつきやう》を、新《あたら》しい醬油《しやうゆ》の空樽《あきだる》に漬《つ》けるので、普通《ふつう》九升樽《しようだる》の鏡《かゞみ》を抜《ぬ》かずに、上部《じやうぶ》の孔《あな》から一粒《ひとつぶ》づゝ落《おと》し入《い》れ、一杯《ぱい》になッたところで、酢《す》を一杯《はい》に濺《そゝ》ぎ込《こ》む。材料《ざいれう》の空間《くうかん》を塞《ふさ》ぐだけだから、樽《たる》は大《おほ》きくても、酢《す》はいくらも入《はい》らない。それに堅《かた》く栓《せん》をして、炎天《えんてん》の夏中《なつぢう》、莚《むしろ》を長々《ながく》と敷《し》いて、樽《たる》を横《よこ》に寢《ね》かして置《お》き、子供《こども》でも誰《だれ》でも通《とほ》りかゝッたものが、端《はし》から端《はし》まで一度《ど》づゝ轉《ころ》がして通《とほ》る。二月位《ふたつきぐらゐ》やッてゐる中《うち》に、酢《す》は一滴《てき》もなくなるが、そのまま長《なが》く保存《ほぞん》しても決《けつ》して黴《かび》なんか出《で》ず、次第《しだい》に甘味《あまみ》がついて來《く》る。出《だ》す時《とき》は面倒《めんだう》でも、乾《かわ》いた箸《はし》で一《ひと》粒《つぶ》づゝはさみ出《だ》し、あとはまた堅《かた》く栓《せん》をして置《お》く。夜露《よつゆ》や雨《あめ》に當《あ》てない注意《ちゆうい》はいふまでもない。

九、食養三代表

（い）割《かつ》鮮《せん》の粋《すゐ》刺《さし》身《み》

刺身《さしみ》と、大根《だいこ》と、豆腐《とうふ》と、この三つさへあれば、日本人《につぽんじん》は決《けつ》して、食膳《しよくぜん》の貧《まづ》しさを感《かん》ぜず、感《かん》ずる必《ひつ》要《えう》がないのだ。そして健康《けんかう》と長壽《ちやうじゆ》を保《たも》ち得《え》られる、日本食養《につぽんしよくやう》の三代表《だいへう》とする所以《ゆゑん》である。料理《れうり》の品定《しなさだ》めに、刺身《さしみ》と吸物《すひもの》を試食《ししよく》すれば、その料理屋《れうりや》の格《かく》と、調理人《てうりにん》の技倆《ぎりやう》とがわかるとて、俗《ぞく》に「ワン・サシ」の通語《つうご》さへあるのは「割《かつ》」と「烹《はう》」との粋《すゐ》だからである。刺身《さしみ》の理想的調理法《りさうてきてうりはふ》であることは、學《がく》者《しや》もこれを證明《しようめい》して「すべての食品《しよくひん》は調理《てうり》し、或《ある》ひは加工《かこう》することによツて、榮養素《えいやうそ》を損失《そんしつ》するが、刺身《さしみ》の如《ごと》きは生食《せいしよく》するが故《ゆゑ》に、榮養素《えいやうそ》の損失《そんしつ》は全然《ぜんぜん》ない、また刺身《さしみ》は、他《た》のどんな調理《てうり》を施《ほどこ》した食品《しよくひん》よりも、消化《せうくわ》が容易《ようい》である、例《たと》へば鯛《たひ》の刺身《さしみ》一〇〇グラムは、二時間《じかん》三十分《ぶん》で消化《せうくわ》するが、これを焼《や》けば三時間《じかん》十五分《ふん》の消化時間《せうくわじかん》を要《えう》する」といツてゐる。刺身《さしみ》は一に「作身《つくりみ》」といひ、關西地方《くわんさいちはう》では今《いま》も多《おほ》くさういふ。儀禮用《ぎれいよう》には昔《むかし》から、膾《なます》が本格《ほんかく》であるが、醬油《しやうゆ》の發達《はつたつ》と共《とも》に、いつの間《ま》にか實《じつ》際饗膳《さいきやうぜん》には、刺身《さしみ》の方《はう》が主體《しゆたい》となツた。材料《ざいれう》として最《もつと》も普遍的《ふへんてき》なのは鮪《まぐろ》、鯛《たひ》、鰆《さはら》、鰹《かつを》、比良魚《ひらめ》、鰈《かれひ》、鰤《ぶり》、烏賊《いか》、鱸《すゞき》、鯉《こひ》、鮒《ふな》、等《とう》で、關東《くわんとう》では鮪《まぐろ》、鰹《かつを》、關西《くわんさい》では鯛《たひ》、鰆《さはら》が重用《ちゆうよう》されたが、交通機關《かうつうきくわん》の發達《はつたつ》と、貯藏設備《ちよざうせつび》の進歩《しんぽ》に伴《ともな》ひ、漸次接近《ぜんじせつきん》し、共通《きようつう》し、或《ある》ひは交錯《かうさく》するに至《いた》ツた。しかし漁場《ぎよぢやう》の關係《くわんけい》から、概《がい》して赤肉《あかにく》の刺身《さしみ》は關東《くわんとう》、白肉《しろにく》の刺身《さしみ》は關西《くわんさい》の方《はう》が優《すぐ》れてゐる。關東《くわんとう》ではカンパチ、關西《くわんさい》ではハマチと呼《よ》ぶ、鰤科《ぶりくわ》に屬《ぞく》する魚《さかな》、それに酷似《こくじ》した縞鰺《しまあぢ》の刺身《さしみ》は、最《もつと》も食通《しよくつう》に喜《よろこ》ばれ、贅澤《ぜいたく》な方《はう》では海老《えび》の刺身《さしみ》が、近頃關東地方《ちかごろくわんとうちはう》でも、珍重《ちんちやう》せらるゝに至《いた》ツた。

普通《ふつう》の手順《てじゆん》として、魚類《ぎよるゐ》の皮《かは》を引《ひ》き、骨《ほね》を去《さ》ツて、刺身《さしみ》に適《てき》するやうに下拵《したごしら》へすることを、俗《ぞく》に木《き》取《と》るといふのは、材木類《ざいもくるゐ》を用途《ようと》に從《したが》ひ、木取《きど》るといふことから出《で》た言葉《ことば》で、鯛以下《たひいか》の魚《さかな》なら、三枚《まい》に卸《おろ》して、腹側《はらがは》の肪骨部《ろくこつぶ》を削去《そぎさ》り、一節《ひとふし》づゝに切割《きりさ》いて用《もち》ひる。多《おほ》くは皮《かは》を引《ひ》くけれど、好《この》みに依《よ》り、また特殊《とくしゆ》の場合《ばあひ》、或《ある》ひは魚《さかな》の質《しつ》によツて、皮付《かはつき》のまゝ作《つく》ることもある。鯛《たひ》の鹿《か》の子作《こづく》り、鰹《かつを》の叩《たゝ》き、針魚《さより》、鱚《きす》、鮎等《あゆとう》の糸作《いとづく》りなどがその例《れい》である。木取《きど》ツた魚肉《ぎよにく》を、厚《あつ》さ三分位《ぶくらゐ》に、平《ひら》たく作《つく》ツたものを平作《ひらづく》り、木口作《こぐちづく》りにしたものを切重《きりかさ》ね、厚肉《あつにく》の魚《さかな》を中賽形《ちうさいのめ》に切《き》ツたものを角作《かくつく》りといひ、その他霜降《たしもふ》り、細作《ほそづく》り、熨斗作《のしづく》り、菊花作《きくくわつく》り等《とう》の名稱《めいしよう》があるが、大體《だいたい》は平作《ひらづく》りである。海老《えび》の場合《ばあひ》は頭《あたま》を去《さ》り、皮《かは》を剝《む》いて、丸《まる》のまゝぶつ切《ぎ》りにし、鹽《しほ》をふりかけて暫《しばら》く置《お》き、ざツと洗《あら》ひ流《なが》して水氣《すゐき》を拭去《ふきさ》ると、肉《にく》が締《しま》ツて齒觸《はざは》りがよくなる。特《とく》にこれは生《い》きてゐるのでなくてはならぬ。

烏賊《いか》の刺身《さしみ》も東京地方《とうきやうちはう》で、一般《ぱん》に食用《しよくよう》されるやうになツたのは、恐《おそ》らく大正震災以後《たいしやうしんさいいご》で、それまでは海老《えび》などゝ共《とも》に、中毒《ちうどく》を怖《おそ》れて生食《せいしよく》しなかツたものだ。無論新鮮《むろんしんせん》でなければならぬが、新鮮《しんせん》な近海《きんかい》物《もの》も豊富《ほうふ》なのに、關西風《くわんさいふう》の移入《いにふ》されるまで、試《こゝろ》みられなかツたのは不思議《ふしぎ》な位《くらゐ》だ。肉《にく》が厚《あつ》く蒼味《あをみ》を帯《お》びて、餅《もち》のやうな舌觸《したざは》りの美味《びみ》なのは、春《はる》の眞烏賊《まいか》を以《もつ》て第《だい》一とし、夏《なつ》の煽烏賊《あふりいか》は、肉《にく》がやゝ硬《かた》いけれど、季節柄新鮮味《きせつがらしんせんみ》を感《かん》じさせ、豊富《ほうふ》な槍烏賊《やりいか》や鯣烏賊《するめいか》は、秋《あき》に入《い》ツて美味《うま》いとなツてゐる。調理法《てうりはふ》は常《つね》の如《ごと》く、脚《あし》を抜《ぬ》いて墨嚢《すみぶくろ》と甲羅《かふら》を除《のぞ》き、縦《たて》に庖刀《はうちやう》を入《い》れて一杯《ぱい》に切擴《きりひろ》げ、兩面《りやうめん》をよく水洗《みづあら》ひして、薄皮《うすかは》さへ丹念《たんねん》に剝去《むきさ》れば、そのまゝ適宜《てきぎ》に作《つく》ツてよく、普通《ふつう》は平作《ひらづく》りか削身《そぎみ》である。熱湯《ねつたう》をかけて霜《しも》降《ふ》りにするなどは、寧《むし》ろ餘計《よけい》な技巧《ぎかう》で、手《て》をかけて不味《まづ》くするに外《ほか》ならぬ。曾《かつ》て東海道鈴川《とうかいだうすゞかは》の地《ち》引網《びきあみ》で、烏賊《いか》の手《て》なるものを食《く》はされたことがある「烏賊《いか》の手《て》を食《く》はなくては通《つう》でない」といふわけで、漁師《れふし》が盛《さか》んにやツて見《み》せる、果《はた》して手《て》といふべきかどうか知《し》らぬが、普通《ふつう》八本《ぼん》ある短《みじか》い脚《あし》の外《ほか》に、ちやうど霞紐《かすみひも》のやうな、細長《ほそなが》く透明《すきとほ》ツたのが二本《ほん》ある、それを引抜《ひきぬ》いて生《なま》のまゝ、心太《ところてん》でも啜《すゝ》るやうにやらせるのだ、海水《かいすゐ》で濡《ぬ》れてゐるだけの鹽氣《しほけ》だが、ちよツと乙《おつ》な味《あぢ》のするものだツた。

鮪《まぐろ》はシビ、キハダ、メジ等《とう》の總稱《そうしよう》で、普通《ふつう》には旗魚《かじき》をも部類《ぶるゐ》に入《い》れて、カジキマグロと呼《よ》んでゐる。『古今要覽《ここんえうらん》』には「大《だい》なるをシビ、中《ちう》なるをマグロ、小《せう》なるをメジカといふ」とあるが、メジカは皮膚《ひふ》の斑點《はんてん》が鹿《しか》に似《に》て、角《つの》を有《も》たぬとの意《い》から出《で》たらしく、地方《ちはう》によツてメジマグロとも、メジカツヲとも呼《よ》んでゐる。肉質《にくしつ》が淡脆《たんぜい》で、鰹《かつを》に似《に》てゐるからだらう。シビは冬季《とうき》が最《もつと》も美味《うま》く、殊《こと》に嚴寒《げんかん》中《ちう》は、鮮紅色《せんこうしよく》の上肉《じやうにく》よりも、脂肪《しばう》の混入《こんにふ》した腹側《はらがは》の肉《にく》で、俗《ぞく》に霜降《しもふ》りとも、トロとも呼《よ》ばれ、或《ある》ひは中《ちう》トロと呼《よ》ばれる部分《ぶぶん》を賞美《しやうび》されるが、春暖《しゆんだん》と同時《どうじ》に、淡泊《たんぱく》なメジが喜《よろこ》ばれ、夏季《かき》は黃肌《きはだ》といふことになる。黃肌《きはだ》はやはり皮膚《ひふ》の色《いろ》から出《で》た名稱《めいしよう》で、肉《にく》は鮮紅色《せんこうしよく》だが、メジと共《とも》にやゝ軟《やはら》かいので、氣《き》にする向《むき》もあるけれど、新鮮《しんせん》でさへあれば、メジも黃肌《きはだ》も味《あぢ》はよい。肉質《にくしつ》が締《しま》ツて、脂肪分《しばうぶん》も濃厚《のうこう》過《す》ぎず、四季《き》を通《つう》じて用《もち》ひられるところから、最《もつと》も高級視《かうきふし》されてゐるのは、東京近海《とうきやうきんかい》の旗魚《かじき》だが、關西《くわんさい》では劣等視《れつとうし》して輕侮《けいぶ》される。西海《さいかい》・南海方面《なんかいはうめん》の旗魚《かじき》は、肉《にく》が灰白色《くわいはくしよく》に近《ちか》く、魚味《ぎよみ》も格段《かくだん》に劣《おと》るからだ。關西地方《くわんさいちはう》で昔《むかし》から、大魚《おほうを》またはハツと呼《よ》ばれ、今《いま》もその名《な》を耳《みゝ》にするのは、日本海産《にほんかいさん》の鮪《まぐろ》で、東北産《とうほくさん》に比《くら》べると、色《いろ》も脂《あぶら》もやゝ淡《うす》いが、肥前平戸《ひぜんひらと》の産《さん》を上品《じやうひん》とし、關東人《くわんとうじん》が初鰹《はつがつを》を賞《しやう》する如《ごと》く、冬季初網《とうきはつあみ》のハシリ物《もの》を、爭《あらそ》ひ求《もと》めた名殘《なごり》であるといふ。

刺身《さしみ》は普通《ふつう》の場合《ばあひ》、卸山葵《おろしわさび》に生醬油《きじやうゆ》で食《く》ふが、山葵《わさび》の代《かは》りに生薑《しやうが》、芥子《からし》、卸大根《おろしだいこ》を用《もち》ひる地方《ちはう》と、場合《ばあひ》とがある。鰹《かつを》の刺身《さしみ》には、芥子醬油《からししやうゆ》が本格《ほんかく》とされ、叩《たゝ》きには酢《す》を加《くは》へる、烏賊《いか》は三杯酢《ばいす》に生薑《しやうが》が調和《てうわ》し、淡水魚《たんすゐぎよ》には概《がい》して酢味噌《すみそ》、または芥子酢味噌《からしすみそ》がよい。ツマには海髮《おご》、生海苔《なまのり》、防風《ばうふ》、獨活《うど》、茗荷《めうが》、穗紫蘇《ほしそ》、芽紫蘇《めじそ》、蓼《たで》、大根《だいこ》、人參《にんじん》、花胡瓜《はなきうり》など、季節《きせつ》と魚《さかな》の種類《しゆるゐ》に應《おう》じ、いろ〳〵に用《もち》ひられるが、强《しひ》て珍奇《ちんき》を競《きそ》ふ必要《ひつえう》はなく、鮪《まぐろ》には海髮《おご》が最《もつと》も調和《てうわ》する、そしてこれ等《ら》のツマは、すべて魚《さかな》と併《あは》せ食《く》ふべきものである。

（ろ）大《だい》根《こん》の禮《らい》讃《さん》辭《じ》

古來芝居道《こらいしばゐだう》の方《はう》で、未熟《みじゆく》な俳優《はいいう》のことを「大根役者《だいこやくしや》」、略《りやく》して單《たん》に「大根《だいこ》」ともいふ。食味《しよくみ》・食養共《しよくやうとも》に、野菜類中《やさいるゐちう》の首座《しゆざ》に推《お》される大根《だいこん》を、冒瀆《ばうとく》するものかと思《おも》ふと、大根《だいこ》はどんなにして食《く》ツても、決《けつ》して食傷《しよくしやう》らないやうに、未熟《みじゆく》な俳優《はいいう》は何役《なにやく》に使《つか》ツても、當《あた》る例《ため》しがないからの譬喩《たとへ》だといふ、さすれば冒瀆《ばうとく》どころではなく、立派《りつぱ》な大根禮讃辭《だいこんらいさんじ》なのである。原産地《げんさんち》は高架索《コーカサス》地方《ちはう》といはれ、今《いま》から約《やく》六千年前《ねんぜん》、埃及《エジプト》にピラミツドの建設《けんせつ》された當時《たうじ》、從役者《じうえきしや》の食料《しよくれう》に供《きよう》した記錄《きろく》があるといふのだから、歴史《れきし》からいツても最古《さいこ》參者《さんしや》だ。東洋《とうやう》では支那《しな》の周公時代《しうこうじだい》（約《やく》三千年前《ねんぜん》）の古記錄《こきろく》に見《み》え、我國《わがくに》では『日本《にっぽん》書紀《しよき》』の「仁徳記《にんとくき》」に載《の》ツたのが、最初《さいしよ》の文獻《ぶんけん》だといふから、比較的若《ひかくてきわか》いとはいツても、既《すで》に千六百年《ねん》を經過《けいくわ》し、英《えい》・米等《べいとう》の栽培記錄《さいばいきろく》たる、十六世紀中葉《せいきちうえふ》といふのに比《くら》べたら、遙《はる》かに大先輩《だいせんぱい》なわけである。それが日本《にっぽん》の氣候《きこう》・風土《ふうど》、日本人《にっぽんじん》の嗜好《しかう》・體質《たいしつ》に適《てき》するやうに、自然《しぜん》に發達《はつたつ》して來《き》たのだから、現在各地方《げんざいかくちはう》に産《さん》する、各種類《かくしゆるゐ》の大根《だいこ》は、いづれも日本種《にっぽんしゆ》と稱《しよう》して差支《さしつか》へなく、四季《しき》を通《つう》じて生産《せいさん》するが、最《もつと》も美味《びみ》なのは、晩夏《ばんか》・初秋《しよしう》に播種《はしゆ》して、秋冬季《しうとうき》に成熟《せいじゆく》するものである。普通《ふつう》の區別《くべつ》では春大根《はるだいこ》、夏大根《なつだいこ》、秋大根《あきだいこ》といツてゐるが、秋大根《あきだいこ》は秋冬《しうとう》を兼《か》ね、俳諧《はいかい》の季題《きだい》には、寧《むし》ろ冬《ふゆ》の部《ぶ》に屬《ぞく》するものが多《おほ》い。その他《た》にも時不知《ときしらず》、または時無大根《ときなしだいこ》といツて、いつでも播種《はしゆ》されるものがあるから、四時食膳《しいじしよくぜん》に絶《た》えぬわけで、種類《しゆるゐ》は練馬《ねりま》、宮重《みやしげ》、守口《もりぐち》、聖護院《しやうごゐん》、櫻島《さくらじま》、龜戸《かめゐど》など、多《おほ》くは産地《さんち》の名《な》を冠《くわん》してあるが、近年栽培法《きんねんさいばいはふ》の發達《はつたつ》と、生産《せいさん》の商品化《しやうひんくわ》に促進《そくしん》されて、特《とく》に或《あ》る地方《ちはう》の優良種《いうりやうしゆ》を選《えら》んでは、他《た》の地方《ちはう》に移植栽培《いしよくさいばい》する風《ふう》が盛《さか》んになツた爲《ため》、同《おな》じ種子《たね》でも産地《さんち》によツて、或《ある》ひは變質《へんしつ》し、或《ある》ひは退化《たいくわ》し、稀《まれ》に優良化《いうりやうくわ》するものも、絶無《ぜつむ》とはいへないけれど、もと／＼その地方《ちはう》の氣候《きこう》・地味《ちみ》に適《てき》して發達《はつたつ》したのだから、所詮原産地《しよせんげんさんち》には、及《およ》ばないのが常《つね》と見《み》てよい。つまりどこでもその地方《ちはう》で、最《もつと》も豐富《ほうふ》に出來《でき》る種類《しゆるゐ》の、なるべく成育《せいいく》のよいのを用《もち》ひれば、間違《まちが》ひのない道理《だうり》である。漬物《つけもの》に、煮物《にもの》に、乾物《かんぶつ》に、行《ゆ》くとして可《か》ならざるはなく、嫩葉《たば》から干葉《ひば》になるまで、悉《ことごと》く用《もち》ひられ、淡味《たんみ》にしてしかも甘美《かんび》、多量《たりやう》のヂアスターゼを含《ふく》むので、他《た》の食物《しよくもつ》の消化《せうくわ》を助《たす》け、食味《しよくみ》を進《すゝ》める卓効《たくかう》があり、異名《いみやう》を『鏡草《かゞみぐさ》』と呼《よ》ばれるのも、消化力《せうくわりよく》の強《つよ》い點《てん》で、餅《もち》に必《かなら》ず附物《つきもの》とされるからである。たゞ近來都會《きんらいとくわい》の商人《しやうにん》などが、季節《きせつ》の先驅《せんく》を競《きそ》ふ結果《けつくわ》、早成未熟《さうせいみじゆく》の大根《だいこ》を需《もと》めて、生産者《せいさんしや》を惑亂《わくらん》させ、漬物《つけもの》の味《あぢ》を退轉《たいてん》せしめたなどは、甚《はなは》だ心《こゝろ》ない業《わざ》といはねばならぬ（『基本三則《きほんさんそく》』參照《さんせう》）。

【產地《さんち》・特徵《とくちよう》・用途《ようと》】先《ま》づ東京地方《とうきやうちはう》で、大根《だいこ》といへば直《す》ぐ聯想《れんさう》される「練馬《ねりま》」種《しゆ》も、もとは尾張《をはり》から移植《いしよく》されたのが、地味《ちみ》に應《おう》じて長大《ちやうだい》に成長《せいちやう》したので、同時《どうじ》に水分《すゐぶん》が多《おほ》く、質《しつ》も一層軟脆《そうなんぜい》になツた。早《さう》生《せい》のものは尻《しり》つまり、また淺漬大根《あさつけだいこ》と呼《よ》ばれて、根《ね》の尖端《せんたん》が太《ふと》く、丸味《まるみ》を持《も》ツてゐて、煮《に》たり淺漬《あさづけ》に適《てき》し、晩生《ばんせい》のものは尻長《じりなが》、または尻細《しりぼそ》と名《な》づけ、頸《くび》が細《ほそ》くて中腹《ちうふく》が膨《ふく》れ、尻《しり》が長《なが》くまた細《ほそ》まツたもの、俗《ぞく》に澤庵大根《たくあんだいこ》といはれる。これの里方《さとがた》に當《あた》る尾張《をはり》は「宮重《みやしげ》」が代表種《だいへうしゆ》で、普通《ふつう》に尾張大根《をはりだいこ》と呼《よ》ばれ、太《ふと》さと形《かたち》が整《とゝの》ツて體裁《ていさい》よく、肉質《にくしつ》は軟《やはら》かくて甘味《あまみ》があり、煮《に》ても漬《つ》けても干《ほ》してもよく、成長《せいちやう》するに隨《したが》ひ、土《つち》の中《なか》から乘出《のりだ》して、地上《ちじやう》に現《あら》はれた部分《ぶぶん》が、淡緑色《うすみどりいろ》になる爲《ため》、一名《めい》を青頸大根《あをくびだいこ》と呼《よ》ばれる。主産地《しゆさんち》は愛知縣西春日井郡《あいちけんにしかすがゐごほり》地方《ちはう》で、最《もつと》も播植區域《はんしよくくゐき》が廣《ひろ》い。また同縣海部郡《どうけんあまべごほり》地方《ちはう》の特産《とくさん》に「方領《はうりやう》」種《しゆ》といふのがある、ずんぐりと太《ふと》く、肉質《にくしつ》が軟《やはら》かくて、最《もつと》も煮大根《にだいこ》に適《てき》する。隣《とな》りの岐阜縣《ぎふけん》では、「守口《もりくち》」種《しゆ》が著聞《ちよもん》してゐる。同縣稻葉郡《どうけんいなばぐん》地方《ちはう》のものは、せいぐ〳〵一錢銅貨大《せんどうくわだい》の太《ふと》さで、長《なが》さ三四尺《しやく》もあるから、寧《むし》ろ長細根《ながほそね》といふべきだらう。肉《にく》は緻密《ちみつ》で、辛味《からみ》が強《つよ》い爲《ため》、生《なま》や煮食《にぐひ》には向《む》かないが、粕漬《かすづけ》にして名産《めいさん》に擧《あ》げられ、また丸干《まるぼし》にしたのも美事《みごと》だ。京都《きやうと》では「聖護院《しやうごゐん》」種《しゆ》が代表的《だいへうてき》で、太《ふと》く短《みじか》く楕圓《だゑん》形《けい》で、大根《だいこ》と蕪《かぶ》の中間《ちうかん》に位《くらゐ》する、地面《ちめん》から出《で》てゐるところは、やはり淡緑色《うすみどりいろ》を呈《てい》し、軟《やはら》かで甘味《あまみ》があるから、最《もつと》も煮《に》るのに適《てき》し、蕪《かぶ》の代用《だいよう》として千枚漬《まいづけ》にもする。大阪《おほさか》には住吉《すみよし》の近《ちか》くに「田邊《たなべ》」大根《だいこ》といふのがあり、これも太《ふと》くて丸《まる》く、煮《に》たり甘漬《あまづけ》に適《てき》する。しかし供給《きようきふ》が少《すく》ないので、土地《とち》でも充分《じうぶん》には行渡《ゆきわた》らない位《くらゐ》だといふ。鹿兒島産《かごしまさん》の「櫻島《さくらじま》」種《しゆ》は、圖抜《づぬ》けて大《おほ》きいのが特色《とくしよく》で、聖護院《しやうごゐん》を更《さら》に大《おほ》きくした形《かたち》、晩生《ばんせい》の美事《みごと》なのになると、一個《こ》で四五貫目《くわんめ》にも達《たつ》するのがある。これも軟《やはら》かいから煮《に》るのによく、漬《つ》けるには適宜《てきぎ》に切《き》ツて用《もち》ひる。「龜戸《かめゐど》」は細根大根《ほそねだいこ》の一種《しゆ》で、質《しつ》が硬《かた》く辛味《からみ》があるから、生食《せいしよく》には適《てき》しないが、早春《さうしゆん》の新漬物《しんづけもの》として、緑《みどり》の莖《くき》も共《とも》に用《もち》ひるので、季節《きせつ》に珍《めづら》しい淸新味《せいしんみ》が、殊《こと》に東京《とうきやう》人《じん》に喜《よろこ》ばれる。

【成分《せいぶん》と消化力《せうくわりよく》】　分析表《ぶんせきへう》の示《しめ》すところによると、成分《せいぶん》は九五％まで水《みづ》で、剩《あま》すところは僅《わづ》か五％に過《す》ぎないから、榮養食品《えいやうしよくひん》としての價値《かち》は、大《たい》したこともないやうにいはれるけれど、學者《がくしや》のいふ榮養《えいやう》價《か》と、實際《じつさい》に經驗《けいけん》された食養價《しよくやうか》との間《あひだ》には、往々《わうくた》多分《たぶん》の開《ひら》きがあるから、更《さら》になほ研究《けんきう》されるであらう。少《すくな》くとも多量《たりやう》のヂアスターゼを含《ふく》んで、自然《しぜん》の消化劑《せうくわざい》になることは認《みと》められてゐる。搗立《つきたて》の餅《もち》を大根卸《だいこおろ》しで食《く》ふ、いはゆる辛味餅《からみもち》の美味《うま》さと、少々《せうくく》食ひ過《す》ぎても、容易《ようい》に消化《せうくわ》してもたれないことは誰《たれ》でも知《し》ツてゐる。鰮《いわし》や秋刀魚《さんま》のやうな脂《あぶら》の强《つよ》い魚《さかな》も、卸《おろ》しを添《そ》へると淡泊《たんぱく》になり、天麩羅《てんぷら》に必《かなら》ず卸《おろ》しが添《そ》へられ、たツぷりあるほど後口《あとくち》がよいのも、大根《だいこ》に脂肪《しばう》を分解《ぶんかい》する作用《さよう》があるからである。またヴヰターミンCを多《おほ》く含《ふく》み、少量《せうりやう》ながらABも含《ふく》まれてゐる、Aは葉《は》の部分《ぶぶん》に多《おほ》く、Cは皮《かは》の部分《ぶぶん》に多《おほ》いといはれる。都會人《とくわいじん》の多《おほ》くは大根《だいこ》の皮《かは》を剝《む》き、切落《きりおと》した葉《は》を粗末《そまつ》にするが、飛《と》んでもないことであり、勿體《もつたい》ないことである。大根《だいこ》の皮《かは》と身《み》との間《あひだ》にある辛味《からみ》、これこそ大根《だいこ》の生命《せいめい》として、卸しは勿《もち》論《ろん》煮《に》るにも膾《なます》にも、原則《げんそく》として皮《かは》を剝《む》かないのが、古人《こじん》の敎《をし》へた信條《しんでう》だツた。吝嗇《りんしよく》や儉約《けんやく》の爲《ため》ではなく、自得《じとく》して眞價《しんか》を傳《つた》へたのだ。大根《だいこ》の煮汁《にしる》を霧《きり》に吹《ふ》くと、乾《かわ》き難《にく》い冬《ふゆ》の漆器《しつき》塗《ぬり》がよく乾《かわ》く、それが風呂吹《ふろふき》の起《おこ》りであることは既《すで》に述《の》べた。障子《しやうじ》の張替《はりかへ》に、大根《だいこ》の搾《しぼ》り汁《しる》で棧《さん》を拭《ふ》くと、糊《のり》の附着《ふちやく》がよくて、しかも剝《は》がす時《とき》は容易《ようい》であり、障子紙《しやうじがみ》にその汁《しる》を塗《ぬ》ると、雨《あめ》に塗《ぬ》れても滅多《めつた》に破《やぶ》れず、大根卸《だいこおろ》しに熱湯《ねつたう》を濺《つ》いで飲《の》むと、發汗《はつかん》を促《うなが》して風邪《かぜ》が治《なほ》り、また鬱血《うつけつ》を治《なほ》すなど、科學的《くわがくてき》の解釋《かいしやく》は知《し》らぬが、いづれも古人《こじん》が發明《はつめい》して、實驗濟《じつけんずみ》の効果《かうくわ》である。

【つまみ菜《な》の頃《ころ》】食用《しよくよう》の最初期《さいしよき》、種《たね》を播《ま》いて四五日《にち》すると、芽《め》を吹《ふ》いて嫩葉《ふたば》が出《で》る、關東《くわんとう》ではつまみ菜《な》、關西《くわんさい》では貝割菜《かひわりな》といふ、これが間引《まび》き始《はじ》めで、莖《くき》も根《ね》も極軟《ごくやはら》かだから、綺麗《きれい》に洗《あら》ツて笊《ざる》に揚《あ》げ、ざツと茹《ゆで》て水《みづ》に晒《さら》し、固《かた》く搾《しぼ》り上《あ》げたのを、適宜《てきぎ》に切《き》ツてひたし、胡麻和《ごまあ》へ、煮《に》びたし、また生《なま》のまゝ漬物《つけもの》にもする。ひたしに用《もち》ふる割醤油《わりした》は、酒《さけ》と味醂《みりん》と等量《とうりやう》に合《あは》せ、合《あは》せた量《りやう》と同量《どうりやう》の醤油《しやうゆ》を加《くは》へ、そのまゝ用《もち》ひてもよく、ざツと煮立《にた》てゝ冷《さま》して置《お》くと、いつでも間《ま》に合《あ》ツて調法《てうはふ》だ。胡麻和《ごまあ》へは、香《かう》ばしく炒《い》ツた胡麻《ごま》を擂《す》ツて、醤油《しやうゆ》と煮出汁《だし》で加減《かげん》よく伸《のば》し、茹《ゆで》たつまみ菜《な》を入《い》れて和《あ》へる、これには少々《せう〱》砂糖《さたう》を加《くは》へてよい。煮《に》びたしには生揚《なまあげ》を加《くは》へて、煮出汁《だし》、酒《さけ》、食鹽《しよくえん》で淡味《うすあぢ》をつけ、煮加減《にかげん》に醤油《しやうゆ》を加《くは》へる、生揚《なまあげ》の代《かは》りに、バタを少々《せう〱》落《おと》してもよい。漬物《つけもの》は生《なま》のまゝでも、ざツと熱湯《ねつたう》を潜《くゞ》らせてもよい、淡鹽《うすじほ》を當《あ》てゝ、一晩《ひとばん》壓石《おし》をして置《お》くと、翌日《よくじつ》は漬加減《つきかげん》になる、生《なま》の場合《ばあひ》は壓《おし》をやゝ強《つよ》く、湯《ゆ》を潜《くゞ》らせたのは輕《かろ》くする、若《わか》い緑色《みどりいろ》の中《なか》に、白《しろ》い莖《くき》のちら〳〵するのが、いかにも清新《せいしん》で食味《しよくみ》をそそる。嫩葉《ふたば》から四ツ葉《ば》と、だん〳〵大《おほ》きくなるに伴《つ》れて、莖《くき》も根《ね》も多少《たせう》硬《こは》くなるが、硬《かた》い根《ね》だけ切落《きりおと》せば、ひたしにも、漬物《つけもの》にも汁《しる》の實《み》にも調法《てうはふ》だ。

【生《なま》で食《く》ふ大根《だいこ》】田園山村《でんゑんさんそん》の秋《あき》、ハイキングに茸狩《たけがり》といふ時分《じぶん》、路傍《みちばた》の山畑《やまはた》などに、水々《みづく》と成熟《せいじゆく》したのを、そのまゝ嚙《かぢ》ツて喉《のど》をうるほす美味《うま》さは、都人《みやこびと》の知《し》らぬ味《あぢ》だが、大根《だいこ》の自然味《しぜんみ》と食養價《しよくやうか》とは、最《もつと》もこの生《なま》にあるのだから、これを一層徹底《そうてつてい》する必要《ひつえう》がある。家庭《かてい》の食卓《しよくたく》でも、適宜《てきぎ》に切《き》ツて生《なま》のまま、鹽《しほ》でも味噌《みそ》でもつけて試《こゝろ》みるとよい。刺身《さしみ》のツマについてゐる白髪大根《しらがだいこ》も、清潔《せいけつ》に作《つく》られたものである限《かぎ》り、努《つと》めて殘《のこ》さずに食《た》べるべきだ。一般《ぱん》に多《おほ》く用《もち》ひられるのは卸大根《おろしだいこ》だが、これも本來《ほんらい》は皮《かは》を剝《む》かず、また他《た》に何物《なにもの》も加《くは》へず、擂卸《すりおろ》したまゝ搾《しぼ》らずに、生醬油《きじやうゆ》を落《おと》しただけなのが、最《もつと》も美味《うま》いのだけれど、調理《てうり》としての曲《きよく》をつけるなら、卸和《おろしあ》へ、卸煮《おろしに》、卸椀《おろしわん》などだらう。好《この》みの魚鳥《ぎよてう》、豆腐《とうふ》、野《や》菜《さい》、貝類《かひるゐ》の清汁《すまし》へ卸《おろ》しを入《い》れ、溫《あたゝ》まるのを程度《ていど》に火《ひ》を止《と》めて、直《す》ぐ椀《わん》に盛《も》る、勿論《もちろん》清汁《すまし》が出來《でき》上《あが》ツて、下《おろ》し際《ぎは》に入《い》れるので、鯖《さば》や鰯《いわし》などの脂濃《あぶらこ》いものも、卸椀《おろしわん》にすると淡泊《たんぱく》に食《た》べられる。卸煮《おろしに》は汁《しる》を少《すくな》くするだけの相違《さうゐ》で、材料《ざいれう》や方法《はうはふ》は同《おな》じでよく、魚類《ぎよるゐ》の場合《ばあひ》には、一旦《たん》素燒《しらやき》にして用《もち》ひるとよい。

卸和《おろしあ》へは牡蠣《かき》、海鼠《なまこ》、芝海老《しばえび》、干海老《ほしえび》、縮緬雑魚《ちりめんざこ》、素魚干《しらすぼし》、滑茸《なめこ》などが調和《てうわ》し、酢醤油《すしやうゆ》か三杯酢《ばいす》をかける。卸大根《おろしだいこ》は搾《しぼ》るのが禁物《きんもつ》だから、味噌漉《みそこし》にでも擂卸《すりおろ》し、輕《かる》く押《おさ》へて器《うつは》に取《と》る。辛味餅《からみもち》は卸《おろ》し放《ばな》しの大根《だいこ》に生醤油《きじやうゆ》を落《おと》した中《なか》へ、臼取《うすど》りの餅《もち》を適宜《てきぎ》に千切《ちぎ》り込《こ》み、ほの温《あたゝ》かいところを賞翫《しやうぐわん》する。たゞ卸大根《おろしだいこ》は、作《つく》ツてから長時間《ちやうじかん》置《お》かず、汁《しる》に入《い》れても煮過《にす》ぎないことを肝要《かんえう》とする。

【鹽揉膾《しほもみなます》と煮膾《になます》】芝居《しばゐ》の『野崎村《のざきむら》』で、幕開《まくあ》きにお光《みつ》の刻《きざ》む大根《だいこ》は、祝言《しうげん》の用意《ようい》に作《つく》る膾《なます》の料《れう》で、昔《むかし》はどこの家庭《かてい》でも、祝儀《しうぎ》には必《かなら》ず作《つく》ツたものだが、近頃《ちかごろ》漸次《だん〳〵》忘《わす》れられる傾向《けいかう》にあるのは惜《を》しいことだ。纎《せん》に刻《きざ》んだ大根《だいこ》を鹽揉《しほも》みして用《もち》ゐるので、魚《さかな》は鯛《たひ》、比良魚《ひらめ》など、白肉《しろみ》のものが適《てき》し、鯉《こひ》、鮒《ふな》などの淡水魚《たんすゐぎよ》も、冬《ふゆ》は殊《こと》に風味《ふうみ》がある。細作《ほそづく》りにしてぱら〳〵と鹽《しほ》をふり、かぶる位《くらゐ》に酢《す》を加《くは》へて、肉《にく》の固着《こちやく》しないやう、一片《ひときれ》づゝ離《はな》して浸《つ》け、表面《へうめん》の白《しろ》くハゼるのを程度《ていど》に引揚《ひきあ》げ、大根《だいこ》は鹽揉《しほも》みしてしんなりとなツたら、手早《てばや》く洗《あら》ひ流《なが》して固《かた》く搾《しぼ》り上《あ》げ、魚《さかな》の浸酢《つけす》に酒《さけ》、食鹽《しよくえん》、味醂等《みりんとう》で好《この》みに調味《てうみ》し、材《ざい》料《れう》を入《い》れて一緒《しよ》に和《あ》へる。大根《だいこ》ばかりでもよいが、人参《にんじん》を少々《せう〳〵》加《くは》へると、見《み》た目《め》も美《うつく》しく甘味《あまみ》が加《くは》はる。また白味噌《しろみそ》を伸《の》ばして、淡《うす》い酢味噌《すみそ》に仕立《したて》たのもよく、特《とく》に川魚《かはうを》の場合《ばあひ》には、この方《はう》が引立《ひつた》ツてよい。煮膾《になます》は山陰地方《さんいんちはう》に多《おほ》く行《おこな》はれ、船場煮《せんばに》と同工異曲《どうこういきよく》で、寧《むし》ろ酢煎《すいり》といツた方《はう》が當《あた》る。相手《あひて》には鯖《さば》、鰯《いわし》などが用《もち》ひられ、鍋《なべ》に少量《せうりやう》の湯《ゆ》を煮立《にた》たせたところへ、刺身《さしみ》に作《つく》ツた鯖《さば》、鰯《いわし》なら腸《わた》だけ拔《ぬ》いて頭《あたま》ごと入《い》れ、煮《に》えたら箸《はし》で挾《はさ》み上《あ》げ、頭《あたま》をつまんで引拔《ひつこ》くと、骨離《ほねばな》れして肉《にく》だけ殘《のこ》る、そこへ大根《だいこ》を笹《さゝ》搔《が》き風《ふう》に削《けづ》り込《こ》み、食鹽《しよくえん》と酢《す》と酒《さけ》とで好《この》みに調味《てうみ》し、大根《だいこ》のまだがり〳〵する、半煮《はんに》え程度《ていど》を器《うつは》に取《と》り、生姜《しやうが》の搾《しぼ》り汁《しる》を落《おと》して、熱《あつ》い中《うち》に箸《はし》をつける。鯖《さば》などはこの手法《しゆはふ》で、肉《にく》を他《た》の調理《てうり》に用《もち》ひたあと、頭《あたま》やアラを利用《りよう》してよく、即《すなは》ち船場《せんば》煮《に》である。

【風《ふ》呂《ろ》吹《ふき》と葛引《くずひき》】煮《に》大根《だいこ》の代表《だいへう》は風《ふ》呂《ろ》吹《ふ》きで、地方《ちはう》などでは恰度《ちやうど》同季《どうき》に、自家用《じかよう》の味噌《みそ》を作《つく》る時《とき》、大《だい》豆《づ》を煮《に》る釜《かま》で一緒《しよ》に煮《に》るのが、豆《まめ》の煮汁《にしる》とよく調和《てうわ》して、一等美味《とうびみ》とされてゐる。肉質《にくしつ》の緻密《ちみつ》な、太《ふと》くて軟《やはら》かい、そして新鮮《しんせん》な大根《だいこ》を選《えら》び、厚《あつ》さ一寸位《すんくらゐ》の輪切《わぎ》りにして用《もち》ひる。鍋《なべ》に煮出《だし》昆布《こぶ》を敷《し》き、大《だい》根《こ》の切口《きりくち》を上《うへ》にしてぴツたりと並《なら》べ、被《かぶ》る位《くらゐ》の水《みづ》を入《い》れて、少量《せうりやう》の鹽《しほ》を加《くは》へ、落《おと》し蓋《ぶた》をして軟《やはら》かくなるまで、充分《じうぶん》に湯煮《ゆに》をする。一《ひと》つまみの大豆《だいづ》か米《こめ》を入《い》れると、早《はや》く軟《やはら》かくなる。煮《に》える間《あひだ》に胡麻《ごま》味噌《みそ》を作《つく》るのが手順《てじゆん》で、先《ま》づ炒胡《いりご》麻《ま》を擂鉢《すりばち》でよく擂《あた》り、あまり鹹《から》くない味噌《みそ》を擂混《すりま》ぜ、煮出《だ》汁《し》少々《せう〳〵》と、玉《たま》子《ご》の黄味《きみ》などを加《くは》へてよく伸《の》ばし、小鍋《こなべ》に取《と》ツて文火《とろび》にかけ、焦《こ》げつかぬやうに注意《ちゆうい》して攪廻《かきまは》し、どろりとなツた程度《ていど》で火《ひ》を止《と》め、大根《だいこ》がよく煮《に》えたら、箸《はし》または網杓子《あみしやもじ》で、崩《くづ》さぬやうに掬《すく》ひ上《あ》げ、一切《ひとき》れづゝ深《ふか》い蓋物《ふたもの》に盛《も》り、上《うへ》から胡麻《ごま》味噌《みそ》の熱《あつ》いのをたツぷりとかけ、吹《ふ》きながら食《た》べるところに、美《び》味《み》と情趣《じやうしゆ》とがある。味噌《みそ》を好《この》まぬ向《むき》には、最初《さいしよ》から大根《だいこ》を煮出汁《だし》に入《い》れて、軟《やはら》かくなツたところへ、食鹽《しよくえん》と、酒《さけ》と、少量《せうりやう》の醤油《しやうゆ》とで、あツさりと調味《てうみ》したのもよく、また水溶《みづとき》にした葛粉《くずこ》を、そこへ流《なが》し込《こ》んで、薄《うす》く葛引《くずひき》にしたのもよい。大根《だいこ》には自然《しぜん》の甘味《あまみ》を有《も》ツてゐるから、砂糖《さたう》などは加《くは》へぬ方《はう》がよく、煮《に》る時《とき》の注意《ちゆうい》は、上《うへ》へ向《む》けた大根《だいこ》の切口《きりくち》に、落《おと》し蓋《ぶた》をぴツたりと密着《みつちやく》させることで、隙間《すきま》があると肉《にく》が痩《や》せて、中央《ちうあう》の凹《へこ》んだ醜《みにく》い形《かたち》になる。

【經濟《けいざい》な大根鍋《だいこなべ》】およそ鍋物料理《なべものれうり》の中《うち》、簡單《かんたん》で經濟《けいざい》で美味《うま》いのは、大根《だいこ》の小鍋立《こなべだて》に止《とゞ》めを刺《さ》す。厚《あつ》さ五分《ぶ》位《くらゐ》の半月形《はんげつけい》か銀杏《いてふ》に切《き》り、被《かぶ》る位《くらゐ》の煮出汁《だし》に入《い》れて最初《さいしよ》から煮込《にこ》み、少《すこ》し軟《やはら》かになツたところで、火《ひ》にかけたまゝ食卓《しよくたく》に持出《もちだ》し、五七分角《ぶかく》に切《き》ツた生揚豆腐《なまあげどうふ》を加《くは》へ、充分《じうぶん》に軟《やはら》かくなツたところで、鹽《しほ》と酒《さけ》と少量《せうりやう》の醤油《しやうゆ》とで淡味《うすあぢ》をつけ、粉山椒《こざんせう》か、好《この》みで七色蕃椒《なゝいろたうがらし》をふり込《こ》み、煮《に》ながら箸《はし》をつけるので、酒《さけ》の下物《さかな》によく、飯《めし》の菜《さい》になる。同《おな》じ手法《しゆはふ》で、大根《だいこ》を粗《あら》い短冊《たんざく》に切《き》り、同《おな》じく短冊《たんざく》に刻《きざ》んだ人參《にんじん》を、約《やく》三分《ぶん》の一ほど加《くは》へて、汁《しる》をたツぷりに煮合《にあは》せると、人參《にんじん》の甘味《あまみ》が加《くは》はツて、熱《あつ》い飯《めし》にでもかけると、殆《ほと》んど飽《あ》くことを知《し》らぬ。この鍋《なべ》には、最《もつと》も生揚《なまあげ》が調和《てうわ》し、また干蝦《ほしえび》、干貝《ほしがひ》、その他《た》燒干《やきぼし》の小魚《こざかな》を煮出《だし》に用《もち》ふると、煮出殻《だしがら》も一緒《しよ》に賞翫《しやうぐわん》できる。

【大根《だいこ》飯《めし》の口傳《くでん》】冬籠《ふゆごも》りの夜食《やしよく》などに、大根《だいこ》飯《めし》位《くらゐ》溫《あたゝ》まるものはない。大根《だいこ》は纖《せん》に刻《きざ》み、煮出汁《だし》で半煮《はんに》えにし、食鹽《しよくえん》と酒《さけ》と醬油《しやうゆ》で下味《したあぢ》をつけ、飯《めし》は普通《ふつう》に仕《し》かけて、大根《だいこ》の煮汁《にしる》を加《くは》へ、淡《うす》い鹽味《しほあぢ》に加減《かげん》して、上《うへ》に煮出昆布《だしこぶ》を載《の》せ、水《みづ》の引加減《ひきかげん》の時《とき》、手早《てばや》く昆布《こぶ》を引出《ひきだ》し、大根《だいこ》を入《い》れて充分《じうぶん》に蒸《む》らす方法《はうはふ》と、大根《だいこ》を生《なま》から米《こめ》と一緒《しよ》に、煮込《にこ》みにする方法《はうはふ》とある。後《あと》の場合《ばあひ》は、釜《かま》の底《そこ》に煮出昆布《だしこぶ》を敷《し》いて、次《つぎ》に大根《だいこ》、次《つぎ》に洗《あら》ツた米《こめ》を入《い》れ、鹽《しほ》と酒《さけ》と醬油《しやうゆ》とで、好《この》みに味《あぢ》をつけ、水加減《みづかげん》して火《ひ》にかけ、噴上《ふきあが》ツたら文火《とろび》にして、じや〱音《おと》のする時分《じぶん》に火《ひ》を止《と》め、後《あと》は餘熱《よねつ》で充分《じうぶん》に蒸《む》らす、若《も》し焦《こ》げるやうな臭《にほ》ひがしたら、釜《かま》の上《うへ》に鹽水《しほみづ》をかける、といふのが口傳《くでん》になツてゐる。また大根《だいこ》を下煮《したに》する時《とき》、山梔子《くちなし》の汁《しる》を加《くは》へると、見《み》た目《め》も綺麗《きれい》な黄金色《こがねいろ》になり、煮込《にこ》みにする時《とき》揚豆腐《あげとうふ》を、纖《せん》に刻《きざ》んで炊混《たきま》ぜると、よく調和《てうわ》して美味《うま》くなる。大根飯《だいこめし》は熱《あつ》い中《うち》もよいが、前《まへ》の晩炊《ばんた》いたのを翌朝《よくあさ》に殘《のこ》して、冷《つめた》くなツたのが特《とく》に好《す》きだといふ人《ひと》もある。

【鍋物《なべもの》の取合《とりあは》せ】纖《せん》に刻《きざ》んで味噌汁《みそしる》に入《い》れるのを、俗《ぞく》に「千六本《ぼん》」といふ。纖蘿蔔《せんろふ》の轉訛《てんくわ》で「せろツぷ」といふところもある、大根《だいこ》の漢名《かんめい》が蘿蔔《ろふ》であることはいふまでもない。同《おな》じ千六本《ぼん》でも、縱《たて》に刻《きざ》むのと横《よこ》に刻《きざ》むのとでは味《あぢ》が違《ちが》ひ、鹽揉《しほも》みにする場合《ばあひ》には、一寸位《すんくらゐ》の輪切《わぎり》にしたのを、縱《たて》に刻《きざ》んだ方《はう》がよく、味噌汁《みそしる》の實《み》には、薄《うす》い輪切《わぎり》にして、横《よこ》に刻《きざ》んだ方《はう》がよい。東京地方《とうきやうちはう》では、あまり行《おこな》はれないやうだが、ちり鍋《なべ》、牛鍋《ぎうなべ》、鷄鍋《とりなべ》、魚介鍋等《ぎよかいなべとう》に、銀杏《いてふ》か半月《はんげつ》に刻《きざ》んだのを用《もち》ひると、よく調和《てうわ》してどツちも美味《うま》くなり、また正月《しやうぐわつ》の雜煮《ざふに》には、諸國《しよこく》・諸家《しよけ》によツて、異風《いふう》と嘉例《かれい》のあるものだが、古《ふる》くから殆《ほと》んど共通《きようつう》して、大根《だいこ》の用《もち》ひられぬところはない。

【干大根《ほしだいこ》と干葉《ひば》】漬物《つけもの》としての大根《だいこ》は、既《すで》に別項《べつかう》に述《の》べたが（『古今漬物往來《ここんつけものわうらい》』參照《さんせう》）、干大根《ほしだいこ》は大別《たいべつ》して、切干《きりぼし》と丸干《まるぼし》との二種《しゆ》あり、商品《しやうひん》としては愛知縣《あいちけん》が本場《ほんば》で、宮重大根《みやしげだいこ》を主《おも》なる材料《ざいれう》とし、日本中《につぽんちう》はおろか、南洋方面《なんやうはうめん》まで輸出《ゆしゆつ》されるさうで、十二月《ぐわつ》から早春《さうしゆん》にかけ、農閑期《のうかんき》に副業《ふくげふ》として作《つく》られ、冬至《とうじ》を中心《ちうしん》に採《と》ツたのが最優良《さいいうりやう》とされ、機械製品《きかいせいひん》もあるが、多《おほ》くは手製品《てせいひん》で、またその方《はう》が珍重《ちんちやう》される（『食《しよく》物風土記《もつふうどき》』參照《さんせう》）。概《がい》して乾燥《かんさう》によツて、特殊《とくしゆ》の甘味《あまみ》が加《くは》はり、割干物《わりぼしもの》は生《なま》のまゝ、三杯酢《ばいず》に浸《つ》けてハリ〳〵、ざツと茹《ゆ》でゝ和《あ》へ物《もの》、また魚介類《ぎよかいるゐ》と煮合《にあは》せて美味《うま》く、丸干物《まるぼしもの》は小口《こぐち》から刻《きざ》んで、味噌汁《みそしる》にすると最《もつと》も甘美《かんび》だ。東北地方《とうほくちはう》では切餅《きりもち》のやうにしたのを、藁《わら》に括《から》げて凍乾《とうかん》させるが、揚豆腐《あげどうふ》などゝ煮合《にあは》せて殊《こと》に美味《うま》い。切落《きりおと》した葉《は》や莖《くき》は、そのまゝ糠味噌《ぬかみそ》に漬《つ》けてもよく、蔭干《かげぼし》にして置《お》けば、澤庵《たくあん》と一緒《しょ》に漬《つ》けたのが、かくやに刻《きざ》んで最《もっと》も美味《うま》く、ざッと茹《ゆで》て細《こま》かく刻《きざ》めば、淡味《うすあぢ》に煮染《にし》めても、飯《めし》に炊《たき》込《こ》んでも美味《うま》く、煮出《にだ》して浴湯《よくたう》に用《もち》ひると、冷性《ひえしやう》の諸病《しよびやう》に卓効《たくかう》のあることは、知《し》る人《ひと》が多《おほ》いはずである。

(は) 豆腐好《とうふずき》の果報《くわはう》

昔《むかし》から豆腐《とうふ》の好《すき》なものには、果報《くわはう》があるといはれた。すると天邪鬼《あまのじやく》の一人《ひとり》が「おれも豆腐《とうふ》は好《す》きだけれど、この通《とほ》りいつもピイ〱風車《かざぐるま》だ、若《も》し嫌《きら》ひでゞもあッたら、水《みづ》を飲《の》むこともなるまい」といッた「いや、さうではない、どんな山奥海邊《やまおくかいへん》へいッても、豆腐《とうふ》のないところはない、自分《じぶん》の好《す》きなものがあれば、不自由《ふじいう》を感《かん》ずることがないから、それで果報《くわはう》があるといふのだ」と、理解《りかい》をする者《もの》のある側《そば》から、瓢輕《へうきん》な老人《らうじん》が「しかし豆腐《とうふ》にも一《ひと》つの難《なん》がある、せめて一丁《ちやう》が銀《ぎん》五匁《もんめ》もすればよいのに、あんまり廉過《やすす》ぎるから、馬鹿《ばか》にされるのだ」といッて、大笑《おほわら》ひになッたといふ話《はなし》がある。甘諸《さつまいも》がもッと高《たか》かッたら、平民《へいみん》の口《くち》には入《はい》るまいといふのと、同《おな》じである。

豆腐《とうふ》が前漢末《ぜんかんまつ》の准南王劉安《わいなんわうりうあん》の創製《さうせい》にかゝり、既《すで》に二千年《ねん》の歴史《れきし》を有《いう》することは前《まへ》に述《の》べた。日本《にっぽん》に傳來《でんらい》したのは、『虚南留別志《きよなるべし》』によると、「豐太閤朝鮮陣《ほうたいかふてうせんぢん》の兵粮奉行《ひやうらうぶぎやう》に、岡部治部右衞門《をかべちぶゑもん》なるもの、覺《おぼ》え來《きた》りて傳《つた》ふ、故《ゆゑ》にヲカベといひ、またヂブ豆腐《とうふ》などともいふ」とあるが、既《すで》に文安《ぶんあん》、永正《えいしやう》、天文頃《てんもんごろ》に、專《もつぱ》ら行《おこな》はれた文獻《ぶんけん》があるから、その以前《いぜん》からあツたことは明《あきら》かで、恐《おそ》らく隋唐時代《ずゐたうじだい》、僧侶《そうりよ》の手《て》で傳來《でんらい》したと見《み》るべく、一般《ぱん》に普及發達《ふきふはつたつ》したのが、朝鮮陣以後《てうせんぢんいご》であツたと思《おも》はれる。ヲカベといふのは、表面《へうめん》が壁《かべ》に似《に》てゐるからで「白壁《しらかべ》」などとも書《か》き「お」をつけたのは女房言葉《にようばうことば》である。但《たゞ》し原料《げんれう》も製法《せいはふ》も、支那傳來《しなでんらい》であるに拘《かゝ》はらず、日本《につぽん》に於《おい》て發達《はつたつ》し、現《げん》に本家《ほんけ》の支那《しな》でさへ、日本人《につぽんじん》の造《つく》ツた方《はう》が、優良品《いうりやうひん》として持囃《もてはや》されるといふのは、原料《げんれう》たる大豆《だいづ》の本質《ほんしつ》と、それを消化《せうくわ》する技術《ぎじゆつ》とが、日本《につぽん》に於《おい》て優化《いうくわ》し、進歩《しんぽ》したからで、他《た》のすべての文化《ぶんくわ》と同《おな》じである。現在日本《げんざいにつぽん》の豆腐《とうふ》は、植物性蛋白食《しよくぶつせいたんぱくしよく》品《ひん》として、世界的《せかいてき》に優位《いうゐ》を認《みと》められてゐるが、製法《せいはふ》は寧《むし》ろ單純《たんじゆん》で、煮熟《しやじゆく》した大豆《だいづ》を挽潰《ひきつぶ》し、滓《かす》を去《さ》ツた豆乳《とうにう》に、鹽鹵汁《にがり》を加《くは》へて凝固《ぎようこ》させるといふ、それだけの課程《くわてい》に過《す》ぎぬけれど、手法《しゆはふ》の單純《たんじゆん》であるだけに、材料《ざいれう》の大豆《だいづ》と、水《みづ》と、製造者《せいざうしや》の技術《ぎじゆつ》とに、微妙《びめう》の關係《くわんけい》があるので、現《げん》に酒《さけ》と豆腐《とうふ》とは、水道《すゐだう》の水《みづ》では優良品《いうりやうひん》が出來《でき》ぬといはれ、水道設備《すゐだうせつび》のある都市《とし》でも、優秀《いうしう》といはれる豆腐屋《とうふや》は、特《とく》に井戸水《ゐどみづ》を使《つか》ツてゐる位《くらゐ》であり、日本酒《にほんしゆ》の釀造《じやうざう》が同《おな》じであるところを見《み》ると、一種《しゆ》のバクテリヤが作用《さよう》するものと思《おも》はれる。

徳川《とくがは》八代将軍吉宗《だいしやうぐんよしむね》は、下情《かじやう》に通《つう》じて儉素《けんそ》を尙《たつと》び、隨《したが》ツて豆腐好《とうふず》きであツたが、或《あ》る時豆腐《ときとうふ》を供《きやう》すると、「これは白川大豆《しらかはだいづ》で造《つく》ツたか」と訊《き》かれたので、臺所衆《だいどころしう》に尋《たづ》ねると、果《はた》してさうであツたとて、一同感心《どうかんしん》したといふ話《はなし》がある。豆腐《とうふ》は大豆《だいづ》がもとだから、品種《ひんしゆ》と産地《さんち》とによツて、味《あぢ》に優劣《いうれつ》のあるのはいふまでもなく、近頃滿洲大豆《ちかごろまんしうだいづ》が、大量《たいりやう》に移入《いにふ》されるやうになり、隨《したが》ツて價格《かかく》の廉《やす》いところから、一般《はん》に豆腐《とうふ》の味《あぢ》が落《お》ちたといはれるのは、醬油《しやうゆ》や味噌《みそ》も同《おな》じだけれど、醬油《しやうゆ》や味噌《みそ》に比《くら》べると、個々《こゝ》の生産額《せいさんがく》は知《し》れたものなので、比較的《ひかくてき》まだ吟味《ぎんみ》が行《おこな》はれ、現《げん》に朝鮮龍山産《てうせんりうざんさん》の「白眉大豆《はくびだいづ》」といふ、淡黃《たんくわう》色《しよく》の小粒種《こつぶしゆ》が賞用《しやうよう》されるさうだが、所詮《しよせん》は內地産《ないちさん》に及《およ》ばず、東京附近《とうきやうふきん》では、埼玉縣越ケ谷産《さいたまけんこしやさん》が、優等《いうとう》といふことになツてゐる。鹽鹵汁《にがり》はいはゆる鹽《しほ》のアクで、單《たん》に苦汁とも書《か》かれる、食鹽《しよくえん》を貯藏《ちよざう》する際《さい》に、分離《ぶんり》して溜《たま》る液體《えきたい》がそれで、これを液狀苦汁《えきじやうにがり》といひ、昔《むかし》にはこれを用《もち》ひたが、近頃《ちかごろ》は食鹽製造《しよくえんせいざう》の際《さい》、若《も》しくは精製《せいせい》の際《さい》、副産物《ふくさんぶつ》として出來《でき》る固形苦汁《こけいにがり》を、水《みづ》に溶《と》かして用《もち》ふるものが多《おほ》く、或《ある》ひは鹽《えん》化《くわ》カルシーユムを代用《だいよう》すると、味《あぢ》も榮養價《えいやうか》も優《まさ》るといはれる。

豆腐《とうふ》の種類《しゆるゐ》もいろ〳〵あツて、菰豆腐《こもとうふ》、擬製豆腐《ぎせいとうふ》、瀧川豆腐《たきがはとうふ》、葛豆腐《くずどうふ》、胡麻豆腐《ごまとうふ》、卵豆腐等々《たまごとうふとう〳〵》、殆《ほと》んど枚擧《まいきょ》に遑《いとま》なく、もとは豆腐《とうふ》の加工品《かこうひん》であッたけれど、後《のち》には全然縁《ぜんぜんえん》のないものが、豆腐《とうふ》の名《な》を冐《をか》すやうになッて、徒《いたづ》らに食味界《しょくみかい》を混亂《こんらん》させ、餘弊《よへい》は現在《げんざい》に及《およ》んでゐる。しかし何《なん》といッても本來《ほんらい》の味《あぢ》、豆腐《とうふ》の中《なか》の米《こめ》の飯《めし》ともいふべきは、やはり白豆腐《しらとうふ》で、それも所謂絹濾《いはゆるきぬごし》よりは、普通《ふつう》に造《つく》られた木《も》綿豆腐《めんとうふ》である。豆腐《とうふ》の搾囊《しぼりぶくろ》は、細長《ほそなが》い麻袋《あさぶくろ》の中《なか》に、同《おな》じ形《かたち》の木綿袋《もめんぶくろ》を挿込《さしこ》み、つまり二重《ぢゅう》に濾《こ》して、袋《ふくろ》の中《なか》に殘《のこ》るのが雪花菜《きらず》、搾《しぼ》り出《だ》された豆乳《とうにう》が、いはゆる「豆腐《とうふ》のゴ」であるから、絹《きぬ》も木綿《もめん》も區別《くべつ》はなく、いはゞ一樣《やう》に麻濾《あさごし》のわけだ。そこで苦汁《にがり》を加《くは》へると、豆乳《とうにう》がやゝ凝固《ぎょうこ》するのを、俗《ぞく》に「汲豆《くみとう》腐《ふ》」とも、雅稱《がしょう》して「朧豆腐《おぼろどうふ》」ともいひ、食通《しょくつう》の喜《よろこ》ぶところだが、これを寄《よ》せ槽《をけ》に汲込《くみこ》んで、更《さら》に凝《ぎょう》結《けつ》させる時《とき》、普通《ふつう》の白豆腐《しらどうふ》は、布《ぬの》を蔽《おほ》ふて壓搾《あっさく》するところを、所謂絹濾《いはゆるきぬごし》は、壓搾《あっさく》しないで寄《よ》せるだけの相違《さうゐ》で、つまり汲豆腐《くみどうふ》に近《ちか》く、舌觸《したざは》りが軟《やはら》かい爲《ため》、上等品《じゃうとうひん》とされるのだが、形《かたち》を整《ととの》へる爲《ため》には、比《ひ》較的苦汁《かくてきにがり》を利《き》かさなければならぬ結果《けっくわ》、豆腐《とうふ》の本味《ほんあぢ》を損《そん》する。一方《ぱう》は蔽《おほ》ひの布目《ぬのめ》がつく爲《ため》、木綿豆腐《もめんどうふ》と稱《しょう》せられ、一見硬《けんかた》さうに思《おも》はれるが、調理《てうり》次第《しだい》で軟《やはら》かくなり、眞《しん》の風味《ふうみ》はこの方《はう》に存《そん》する。

豆腐《とうふ》の調理法《てうりはふ》に至《いた》ッては、更《さら》に多樣《たやう》に工夫《くふう》され、今《いま》では數《す》百種《しゅ》を算《さん》せられるが、これも眞《しん》の味《あぢ》は湯《ゆ》豆腐《とうふ》に存《そん》し、調理《てうり》の根本《こんぽん》は食鹽《しょくえん》にある。

参州《さんしう》苅谷《かりや》の城主《じやうしゆ》三浦《みうら》壹岐守《いきのかみ》明政《あきまさ》は、有名《いうめい》な料理《れうり》の數寄者《すきしや》で、豆腐《とうふ》だけでも三十六通《とほ》りに仕分《しわ》け「歌《か》仙豆腐《せんとうふ》」と名《な》づけて自慢《じまん》してゐたが、たゞ一《ひと》つ饂飩豆腐《うどんとうふ》といふ、饂飩《うどん》のやうに細《ほそ》く作《つく》ツたのを、切《き》れず固《かた》まらず煮《に》る工夫《くふう》だけは、思案《しあん》に餘《あま》ツてゐたところ、當時《たうじ》の茶博士《ちやはかせ》渡邊幸庵《わたなべかうあん》が、「それは鹽《しほ》一杯《ぱい》に、水《みづ》六七杯《はい》の割《わり》でこしらへ、切《き》ツた豆腐《とうふ》を暫《しばら》く浸《つ》けてから煮《に》ますれば、いかほど煮《に》ても固《かた》まらず、盛《も》る時《とき》も決《けつ》して切《き》れませぬ」と教《をし》へたので、その通《とほ》りにすると、果《はた》して成功《せいこう》した。硬《かた》いといはれる普通《ふつう》の白豆腐《しらとうふ》でも、煮《に》る時《とき》一《ひと》つまみの食鹽《しよくえん》を加《くは》へると、淡雪《あはゆき》のやうに軟《やは》かくなり、少々《せう／＼》煮過《にす》ぎても巣《す》が立《た》たない。『皇都午睡《くわうとごすゐ》』には「饂飩豆腐《うどんとうふ》を細《ほそ》く切《き》るには、刃物《はもの》を左《ひだり》へ／＼と切《き》り行《ゆ》くべし、常《つね》の通《とほ》り右《みぎ》へ切《き》りては、豆腐《とうふ》刃物《はもの》に附《つ》き碎《くだ》くるなり、なほ／＼細《ほそ》くせんと思《おも》ふ時《とき》は、心太《ところてん》の如《ごと》く突出《つきだ》すなり、尤《もつと》も湯《ゆ》を煮立《にた》たし置《お》き、その湯《ゆ》の中《なか》にて突出《つきだ》すがよし」とあるが、今《いま》の瀧川豆腐《たきがはとうふ》は、一旦《たん》擂潰《すりつぶ》した豆腐《とうふ》へ、寒天《かんてん》を加《くは》へて寄《よ》せ直《なほ》し、心太《とふろてん》のやうにして突出《つきだ》すのだから、技《わざ》としては容易《ようい》である。

細川越中守《ほそかはゑつちうのかみ》重賢《しげかた》は、安永《あんえい》・天明頃《てんめいごろ》の明君《めいくん》であツたが、當事《たうじ》諸國《しよこく》とも豆腐《とうふ》の製法《せいはふ》が發達《はつたつ》し、細工豆腐《さいくどうふ》などゝ名《な》づけて、形《かたち》にいろ／＼の技巧《ぎかう》を凝《こ》らすことが流行《はや》り、城地《じやうち》の肥後《ひご》熊本《くまもと》あたりまで及《およ》んだと見《み》え、或《あ》る時《とき》菩提所《ぼだいしよ》の妙華寺《めうけじ》へ佛參《ぶつさん》すると、住職《ぢゆうしよく》が饗應振《もてなしぶ》りに「花豆腐《はなどうふ》」といふのを供《きよう》した。これは豆《とう》腐《ふ》を花形《はながた》に拵《こしら》へ、紅《べに》などで彩色《さいしき》した、見《み》た目《め》の美《うつく》しいものであツたが、越中守《ゑつちうのかみ》は一目《ひとめ》見《み》ると「かかる鄙《ひな》の果《はて》までも、食物《しよくもつ》に徒《いたづ》らな巧《たく》みをして、手間《てま》をも費《つひ》えをも厭《いと》はぬとは、さて〳〵歎《なげ》かはしいことだ、いかに形《かたち》を繕《つくろ》ふとも、味《あぢ》に變《かは》りはあるまいものを」といツた。これは豆腐《とうふ》ばかりでなく、今《いま》の一般《ぱん》の料理《れうり》に對《たい》しても、頂門《ちやうもん》の痛《いた》い針《はり》といふべきだ。

【湯豆腐《ゆどうふ》と冷奴《ひややつこ》】深《ふか》い小《こ》鍋《なべ》に煮出昆布《だしこぶ》を敷《し》き、中央《ちうあう》に附醤油《つけしやうゆ》を入《い》れる壺《つぼ》を置《お》き、醤油《しやうゆ》七、酒《さけ》三の割《わり》で合《あは》せて、壺《つぼ》に七分目《ぶんめ》位《くらゐ》入《い》れ、藥味《やくみ》には花鰹《はなかつを》、微塵葱《みぢんねぎ》、好《この》みで七色蕃椒《いろたうがらし》などを、隨時壺《ずゐじつぼ》の中《なか》へ入《い》れて置《お》くと、風味《ふうみ》が融合《ゆうがふ》してよい、湯《ゆ》をたツぷりと鍋《なべ》に入《い》れ、食鹽一《しよくえんひと》つまみ加《くは》へて、豆腐《とうふ》は好《この》みに切《き》り、また散蓮華《ちりれんげ》やうの金杓子《かなしやくし》で削入《そぎい》れ、煮加減《にかげん》を過《すご》さぬやう、常《つね》に新陳代謝《しんちんたいしや》させる、豆腐《とうふ》は動《うご》き出《だ》して、浮《うき》上《あが》るまでを煮加減《にかげん》とし、壺《つぼ》の中《なか》の附醤油《つけしやうゆ》に、輕《かろ》く浸《つ》けて受皿《うけさら》に取《と》り、熱《あつ》い中《うち》に食《く》ふ、揉海苔《もみのり》、青海苔《あをのり》などを添《そ》へると、一層風味《そうふうみ》がよい。昆布《こぶ》の外《ほか》に鱈《たら》、燒乾鮎《やきぼしあゆ》、同鯊《どうはぜ》などを下敷《したじき》にすると、豆腐《とうふ》の味《あぢ》も加《くは》はり、その煮出殼《だしがら》がまた、附醤油《つけしやうゆ》に浸《つ》けて美味《びみ》である。昆布《こぶ》も長《なが》く入《い》れ放《はな》して置《お》くと、ぬめりが出《で》て汁《つゆ》の味《あぢ》を損《そん》するから、軟《やはら》かくなツたら引出《ひきだ》して、五七分角位《ぶかくくらゐ》に切《き》り、やはり附醤油《つけしやうゆ》で食《く》ふと美味《うま》い。冷奴《ひややつこ》は夏《なつ》の清凉食料《せいりやうしよくれう》として、誰《たれ》にも好《この》まれるが、多《おほ》く生豆腐《なまとうふ》を用《もち》ふる爲《ため》、絹濾《きぬごし》が尙《たつと》ばれ、青柚《あをゆず》の香《か》を添《そ》へたのなど造《つく》られるが、普通《ふつう》の白豆腐《しらとうふ》なら、食鹽《しよくえん》を加《くは》へて一度《ど》加熱《かねつ》し、急《きふ》に冷《ひや》して用《もち》ふると、豆臭《まめくさ》くなく軟《やはら》かでよい。但《たゞ》し冷《ひや》して時間《じかん》が經《た》つと、再《ふたゝ》び硬《かた》くなるから、それだけの注意《ちゆうい》を要《えう》する。附醤油《つけしやうゆ》は生醤油《きじやうゆ》か、少量《せうりやう》の酒《さけ》を割《わ》り、花鰹《はなかつを》を添《そ》へ、藥味《やくみ》は青紫蘇《あをしそ》、晒葱《さらしねぎ》、卸生姜《おろししやうが》、七色蕃椒《なゝいろとうがらし》など。

【八杯豆腐《はいとうふ》・餡掛《あんかけ》】豆腐《とうふ》を太《ふと》さ饂飩《うどん》位《ぐらゐ》、長《なが》さ五分《ぶ》ほどに切《き》り、鍋《なべ》に煮出汁《だし》を煮立《にた》たせ、水溶《みづとき》した葛少《くずせう》少《せう》を加《くは》へて、どろりとしたところへ入《い》れ、豆腐《とうふ》の動《うご》き出《だ》した時分《じぶん》、鹽《しほ》、醤油《しやうゆ》に酒《さけ》を加《くは》へて好《この》みに調味《てうみ》し、浮上《うきあが》ッたら直《す》ぐ椀《わん》に盛《も》り、揉海苔《もみのり》や晒葱等《さらしねぎとう》を載《の》せる。昔《むかし》は水《みづ》四杯《はい》、醤油《しやうゆ》二杯《はい》、酒《さけ》二杯《はい》の割《わり》で、この汁加減《しるかげん》をしたから、八杯《はい》と名《な》づけられたともいふが、八杯豆腐《はいとうふ》は豆腐屋《とうふや》の詞《ことば》で、小形《こがた》の拍子木形《ひやうしぎがた》に切《き》ると、豆腐《とうふ》一丁《ちやう》で八人前《にんまへ》取れるからだといふ、つまりそれを基《もと》として、更《さら》に細《こま》かく切《き》るわけである。餡掛《あんかけ》はこれと反對《はんたい》に、豆腐《とうふ》をやゝ大型《おほがた》に切《き》り、たッぷり水《みづ》を加《くは》へて、例《れい》の食鹽一《しよくえんひと》つまみを入《い》れ、煮加減《にかげん》を掬《すく》ひ上《あ》げ、湯《ゆ》を切《き》ッて深《ふか》い器《うつは》に取《と》り、煮立《にた》てた葛餡《くずあん》をどろりとかけて、上《うへ》に卸生姜《おろししやうが》、晒葱《さらしねぎ》、揉海苔《もみのり》などを添《そ》へる。葛餡《くずあん》は煮出汁《だし》に味醂《みりん》、醤油等《しやうゆとう》で、やゝ濃厚《こつくり》と味《あぢ》をつけ、煮立《にた》たせたところへ、水溶《みづとき》した葛《くず》を適宜《てきぎ》に加《くは》へて煉《ね》る。

【清汁《すまし》と炒豆腐《いりどうふ》】豆腐《とうふ》を賽《さい》の目《め》に切《き》ッて、別《べつ》の小鍋《こなべ》に熱《ねつ》して置《お》くことは、味噌汁《みそしる》の場合《ばあひ》と同《おな》じく(『基《き》本《ほん》三則《そく》』参照《さんせう》）、煮出汁《だし》に食鹽《しよくえん》、酒《さけ》、味醂《みりん》、少量《せうりやう》の醤油《しやうゆ》で、好《この》みに調味《てうみ》した清汁《すまし》を作《つく》り、先《ま》づ豆腐《とうふ》の湯《ゆ》を切《き》ツて椀《わん》に盛《も》り、上《うへ》から熱《あつ》い汁《しる》を濺《そゝ》ぐこと、常《つね》の通《とほ》りだが、季節《きせつ》によツて牡蠣《かき》、また松茸《まつたけ》、初茸《はつたけ》、標茸《しめじ》等《とう》の菌類《きんるゐ》に最《もつと》も調和《てうわ》し、殊《こと》に茸《たけ》の毒消《どくけ》しになるとて、昔《むかし》から重用《ちようよう》された。炒豆腐《いりとうふ》は巻煎《ケンチエン》料理《れうり》からの思《おも》ひつきらしく、單獨《たんどく》では豆腐《とうふ》の本味《ほんあぢ》に反《はん》するが、附味《つけあぢ》で婦人《ふじん》・子供《こども》に喜《よろこ》ばれる。水《みづ》をたツぷり張《は》ツた鍋《なべ》に、豆腐《とうふ》を入《い》れて突崩《つきくづ》し、火《ひ》にかけて煮立《にた》ツたら、布巾《ふきん》を敷《し》いた笊《ざる》に打揚《うちあ》げて、固《かた》く水氣《すゐき》を搾《しぼ》り去《さ》り、更《さら》に鍋《なべ》に入《い》れて揉解《もみほぐ》し、鰹節《かつをぶし》たツぷりに酒少々《さけせう〳〵》、砂糖《さたう》、醤油《しやうゆ》を加《くは》へて、飯杓子《めししやもじ》で絶《た》えず攪混《かきま》ぜながら、から〳〵になるまで炒詰《いりつ》める。これに人參《にんじん》や椎茸《しひたけ》を纖切《せんぎり》にして、下煮《したに》した物《もの》を混合《まぜあは》せる。

その他《た》豆腐《とうふ》の用途《ようと》は廣《ひろ》く、魚鳥類《ぎよてうるゐ》に配《はい》してよく、、、ちり鍋《なべ》にはなくてならぬものとされ、豆腐《とうふ》の味《あぢ》がわかツたら、初《はじ》めて食味《しよくみ》を談《だん》ずるに足《た》るといはれる。加工品《かこうひん》には燒豆腐《やきとうふ》、油揚《あぶらあげ》、雁擬《がんもどき》、飛龍頭《ひりようづ》、凍《こほり》豆腐等《とうふとう》があり、また副産物《ふくさんぶつ》には、湯波《ゆば》、雪花菜《きらず》などがある。また田樂《でんがく》を作《つく》る時《とき》は、大盤《おほばん》に溫湯《をんたう》を湛《たゝ》へて、豆腐《とうふ》を角《かく》のまゝ入《い》れ、切《き》るのも串《くし》に刺《さ》すのも、その湯《ゆ》の中《なか》ですると、どんな軟《やはら》かい豆腐《とうふ》でも、決《けつ》して壞《こは》れ落《お》ちる氣遣《きづか》ひはないといはれるが、今《いま》は却《かへ》ツて水《みづ》を搾《しぼ》ツて用《もち》ひ、或《ある》ひは燒豆腐《やきとうふ》を用《もち》ひる。凍豆腐《こほりとうふ》や湯波《ゆば》の黄色《きいろ》いのは、昔《むかし》は山梔子《くちなし》の汁《しる》を用《もち》ひたので、貯藏中虫《ちよざうちうむし》のつかぬ用心《ようじん》であツた。

一〇、食味《しよくみ》四代表《だいへう》

(甲) 諸國鮓《しよこくすし》の變遷《へんせん》

鮓《すし》と、天麩羅《てんぷら》と、鰻《うなぎ》と、蕎麥《そば》と、最《もつと》も普遍的《ふへんてき》な食物《しよくもつ》で、發祥《はつしやう》の歴史《れきし》を辿《たど》ると、暖簾《のれん》の古《ふる》さも材料《ざいれう》の産地《さんち》も、それ〴〵別《べつ》にありながら、江戸《えど》に於《おい》て最《もつと》も發達《はつたつ》し、現《げん》に東京《とうきやう》を代表《だいへう》する、四大食味《だいしよくみ》の觀《くわん》を呈《てい》し、全國《ぜんこく》に光芒《くわうばう》を放射《はうしや》してゐる。普遍的《ふへんてき》であるだけに、東京《とうきやう》を代表《だいへう》する食味《しよくみ》は、また日本《につぽん》を代表《だいへう》する食味《しよくみ》として、何人《なんぴと》をも首肯《しゆこう》せしむるに至《いた》つた。

鮓《すし》は「酸《す》し」の義《ぎ》で、元來《ぐわんらい》は飯《めし》を加《くは》へず、魚肉貝類《ぎよにくかひるゐ》を鹽壓《しほおし》し、和熟《わじゆく》して自然《じぜん》に酸味《さんみ》を生《しやう》ぜしめたものをいひ、『延喜式《えんぎしき》』に諸國《しよこく》の貢獻品中《こうけんひんちう》、伊勢《いせ》の鯛鮓《たひずし》、近江《あふみ》・筑紫《つくし》の鮒鮓《ふなずし》、近江《あふみ》の阿米魚鮓《あめのうをずし》、若狹《わかさ》の鰒《あはび》の甘鮓《あまずし》、貽貝《いがひ》と保夜《ほや》との交鮓《かたみずし》、三河《かは》・伊豫《いよ》の貽鮓《いがひずし》、讃岐《さぬき》の鯖鮓《さばずし》、志摩《しま》・伊勢《いせ》・尾張《をはり》・備前《びぜん》・阿波《あは》・淡路《あはぢ》・若狹《わかさ》の雜魚鮓等《ざこずしとう》が擧《あ》げられてゐるのを見《み》ると、起原《きげん》の古《ふる》いことがわかる。これ等《ら》はいづれも魚介《ぎよかい》のみで、飯《めし》は加《くは》へられなかッたらしい。飯《めし》を加《くは》へて醱酵《はつかう》を早《はや》め、同時《どうじ》に味《あぢ》を複雑《ふくざつ》ならしめるやうになッたのは、慶長頃《けいちやうころ》からと傳《つた》へられ、後《のち》漸次《ぜんじ》加工鮓《かこうずし》が發達《はつたつ》するに及《およ》び、酸味《さんみ》よりも旨味《うまみ》が重《おも》んぜられ、従《したが》ツて「鮨《すし》」の字《じ》が用《もち》ひられるに至《いた》ツた。種類《しゆるゐ》の多《おほ》いのは材料《ざいれう》と、製法《せいはふ》の多岐多様《たきたやう》に亘《わた》る爲《ため》だが、大《たい》別《べつ》すると、馴鮓《なれずし》と早鮨《はやずし》の二種《しゆ》である。

馴鮓《なれずし》は魚介肉《ぎよかいにく》を、一夜《や》鹽壓《しほおし》して水氣《すゐき》を拭去《ふきさ》り、冷飯《ひやめし》を合《あは》せて桶《をけ》に詰《つ》め、壓石《おもし》を加《くは》へて冷藏《れいざう》し、味《あぢ》の熟《じゆく》するまで漬《つ》けて置《お》くので、早《はや》くても五六日《にち》、遲《おそ》きは二三ケ月《げつ》もかゝツたが、原始時代《げんしじだい》にはそれで通《とほ》り、全國的《ぜんこくてき》に行《おこな》はれた中《なか》に、近江大津《あふみおほつ》の鮒鮓《ふなずし》、大和《やまと》吉野《よしの》の鮎鮓《あゆずし》、山城宇治《やましろうぢ》の鰻鮓等《うなぎずしとう》が有名《いうめい》であツた。江戸時代《えどじだい》になり、文化《ぶんくわ》が進《すゝ》むに隨《したが》ひ、早鮓《はやずし》が發達《はつたつ》すると共《とも》に、馴鮓《なれずし》は漸次衰退《ぜんじすゐたい》するに至《いた》ツた。四條流《でうりう》では鮎《あゆ》を以《もつ》て鮓《すし》の本《もと》とするとある。その鮎《あゆ》の一夜鮓《やずし》につき、『料理物語《れうりものがたり》』には、「鮎《あゆ》を洗《あら》ひ、飯《めし》を常《つね》の鹽《しほ》加減《かげん》より鹹《から》くして魚《うを》を入《い》れ、草苞《くさづと》に包《つゝ》み、庭《には》に火《ひ》を焚《た》き、苞《つと》と共《とも》に炙《あぶ》り、その上《うへ》を菰《こも》にて二三遍巻《べんま》き、かの火《ひ》を焚《た》きたる上《うへ》に置《お》き、重石《おもし》を強《つよ》くかけ候《そろ》、また柱《はしら》に巻付《まきつ》け、強《つよ》く締《し》めたるもよし、一夜《や》に馴《な》れ申《まを》し候《こう》」とある通《とほ》り、これ等《ら》は單《たん》に加熱《かねつ》によツて、醱酵《はつかう》を早《はや》めたに過《す》ぎず、まだ徳川《とくがは》の初期時代《しよきじだい》だから、手法《しゆはふ》は大體馴鮓《だいたいなれずし》の通《とほ》りだが、後《のち》に行《おこな》はれた早鮓《はやずし》は、飯《めし》に酢《す》を加《くは》へて味《あぢ》をつけ、一夜《や》漬《つ》けて食《しよく》するので「一夜鮓《やずし》」とも、また「生成《なまなり》」ともいッた。

江戸《えど》では延寶頃《えんぱうごろ》、松本善甫《まつもとぜんぽ》といふ醫師《いし》が創製《さうせい》したので、世《よ》に「松本鮓《まつもとすし》」と呼《よ》ばれた。府内《ふない》に鮓店《すしみせ》が開《ひら》かれたのは、貞享《でうきやう》の頃《ころ》で、四谷《や》舟町横丁《ふなまちよこちやう》の近江屋《あふみや》と、駿河屋《するがや》とが元祖《ぐわんそ》と稱《しよう》せられ、その後《ご》深川富吉《ふかがはとみよし》町柏屋《ちやうかしはや》の深川鮓《ふかがはずし》、本石町伊勢屋《ほんこくちやういせや》八兵衛《べゑ》の御膳箱鮓《ごぜんはこずし》などが名物《めいぶつ》となり、寶暦頃《はうれきごろ》には、おまんといふ女《をんな》が賣弘《うりひろ》めたとて「おまんが鮓《すし》」といふのが流行《りうかう》した。兩國《りやうごく》の贅澤鮓《ぜいたくずし》、鼈河岸《へつゝひがし》の毛拔鮓《けぬきずし》、本所御舟藏《ほんじよおふなぐら》の阿武松《あふのまつ》を略《りやく》して松《まつ》の鮓《すし》、兩國《りやうごく》の與兵衛鮓《よへゑずし》などが有名《いうめい》になツたのは、ずツと後《のち》のことである。早鮓《はやずし》も最《さい》所《しよ》の間《あひだ》は、三都共押鮓《とともおしずし》であツたが、江戸《えど》に握鮓《にぎりずし》が現《あら》はれてから、筥《はこ》に詰《つ》めた押鮓《おしずし》は勢力範圍《せいりよくはんゐ》を京阪《けいはん》に局限《きよくげん》され、江戸《えど》は專《もつぱ》ら握鮓《にぎりずし》が中心《ちうしん》になツた。これが創案者《さうあんしや》は文化《ぶんくわ》七年《ねん》、初《はじ》めて本所横網《ほんじよよこあみ》に開店《かいてん》した花《はな》屋與兵衛《やよへゑ》、即《すなほ》ち與兵衛鮓《よへゑずし》の祖先《そせん》と傳《つた》へられ、當時《たうじ》は最早《もはや》一夜鮓《やずし》でなく、調味《てうみ》した酢飯《すめし》を煽《あふ》ぎ冷《さま》して、即日《そくじつ》の食用《しよくよう》に供《きやう》し、翌日《よくじつ》に持越《もちこ》したものは、殘飯《ざんぱん》として卑《いや》しむやうになり、現《げん》に與兵衛《よへゑ》の店《みせ》の如《ごと》き、毎《まい》夜《よ》殘飯《ざんぱん》を大川《おほかは》に棄去《すてさ》り、宵越《よひご》しの飯《めし》は使《つか》はぬことを以《もつ》て誇《ほこ》りとし、偶々《たまたま》殘飯《ざんぱん》のない時《とき》は、わざわざ追《おひ》炊《だき》をしてまで棄《す》てさせたといふ、挿話《さふわ》まで殘《のこ》ツてゐる。握鮓《にぎりずし》は江戸《えど》ばかりでなく、それから間《ま》もない文政末年《ぶんせいまつねん》には、早《はや》くも大阪《おほさか》に弘《ひろ》まり、最近《さいきん》殊《こと》に非常《ひじやう》な勢《いきほ》ひで、關西各地《くわんさいかくち》を風靡《ふうび》してゐるが、筥鮓《はこずし》の方《はう》は近頃《ちかごろ》に至《いた》ツて、上方料理《かみがたれうり》の東漸《とうぜん》と共《とも》に、若干東京《じやくかんとうきやう》へも現《あら》はれたけれど、關東《くわんとう》に於《おけ》る勢力《せいりよく》は、至《いた》ツて微《び》弱《じやく》なやうである。鮓《すし》のことを「すもじ」と呼《よ》ぶのは、女房詞《にようばうことば》である。

【握鮓《にぎりずし》】すべて鮓《すし》の生命《せいめい》は、材料《ざいれう》の精選《せいせん》といふことで、先《ま》づ上白米《じやうはくまい》を選《えら》び、普通《ふつう》の飯《めし》よりもやゝ硬目《こはめ》に炊《たき》上《あ》げ、米《こめ》一升《しよう》に付酢《つきす》七勺乃至《しやくないし》一合《がふ》、鹽《しほ》小《こ》盃《さかづき》に一杯《ぱい》の割《わり》で溶《と》かしたものを合《あは》せ、徹底的《てつていてき》に煽《あふ》ぎ冷《さま》す、飯《めし》を炊《た》く時《とき》昆布《こぶ》煮《だ》出汁《し》を用《もち》ひ、或《ある》ひは少量《せうりやう》の酒《さけ》、若《も》しくは味醂《みりん》を加《くは》へること、各自《かくじ》の好《この》みと流儀《りうぎ》とによる。上《うへ》に載《の》せる材料《ざいれう》は、鮪《まぐろ》を筆頭《ひつとう》として、赤貝《あかがひ》、海鰻《あなご》、小鰭《こはだ》、海老《えび》、烏賊《いか》、鮑《あはび》、針魚《さより》、白《しら》魚《うを》、鳥貝《とりがひ》など、なるべく近海《きんかい》の新鮮《しんせん》なものを選《えら》ぶ。江戸《えど》以來《いらい》握鮓《にぎりずし》の發達《はつたつ》したのは、東京灣《とうきやうわん》一帶《たい》に優秀《いうしう》な、小魚介《せうぎよかい》の豐富《ほうふ》であツたのと、外海《ぐわいかい》へ出《で》ても近距離《きんきより》のところに、新鮮《しんせん》な鮓《すし》タネを、多産《たさん》したのによるといツてよい。握鮓《にぎりずし》にも筥鮓《はこずし》にも、必《かなら》ずあるのは卵燒《たまごやき》であるが、これは酢飯《すめし》そのものに及《およ》ぼす影響《えいきやう》が最《もつと》も少《すくな》いから、古來《こらい》いはゆる鮓通《すしつう》は、先《ま》づこれをつまんで見《み》て、飯《めし》の味《あぢ》と職人《しよくにん》の腕《うで》とを試《こゝろ》み、批評《ひひやう》の標準《へうじゆん》にするといふ。握《にぎ》り方《かた》に各々《おのおの》苦心《くしん》があツて、つまんで崩《くづ》れず、口《くち》に入《い》れると忽《たちま》ち解《ほぐ》れるのを、上乘《じやうじよう》としてあるが、これ等《ら》はすべて熟練《じゆくれん》による。更《さら》に鮓《すし》の味《あぢ》を助《たす》けるのは、材料《ざいれう》の表面《へうめん》に刷《は》くタレと、小皿《こざら》に取分《とりわ》ける附醤油《つけしやうゆ》とで、普通《ふつう》の附醤油《つけしやうゆ》は、醤油《しやうゆ》一升《しよう》に二割《わり》の味醂《みりん》を加《くは》へ、一度《ど》煮切《にき》ツて用《もち》ひるが、品質《ひんしつ》が優良《いうりやう》であれば、必《かなら》ずしも生醤油《きじやうゆ》であることを妨《さまた》げぬ。たゞ附醤油《つけしやうゆ》が出《で》てゐる爲《ため》、どんな材料《ざいれう》の鮓《すし》にも、悉《ことごと》くこれをつけるなどは、心《こゝろ》なしの半可通《はんかつう》で、すべて味《あぢ》のついてゐる材料《ざいれう》には、絶《ぜつ》對《たい》に醤油《しやうゆ》をつけず、魚貝共生《ぎよかひともなま》のものに限《かぎ》るのである。鮪《まぐろ》なども以前《いぜん》は、鮓材《すしざい》に切《き》ッたのを、約《やく》五分間《ふんかん》位《ぐらゐ》醤油《しやうゆ》に浸《つ》けてから、少量《せうりやう》の山葵《わさび》を挿《はさ》んで握《にぎ》ッたので、醤油漬《しやうゆづけ》略《りやく》してヅケと呼《よ》び、別《べつ》に附醤油《つけじやうゆ》は必要《ひつえう》としなかつたものであるが、見《み》た目《め》の光澤《くわうたく》を主《しゆ》とするに及《およ》んで、近頃《ちかごろ》は殆《ほと》んど跡《あと》を絶《た》ッた。タレを刷《は》くのは海鱺《あなご》、烏賊《いか》等《とう》で、粗末《そまつ》なところでは、俗《ぞく》にゲバヅメと稱《とな》へて、醤油《しやうゆ》に砂糖《さたう》と葛《くず》などを加《くは》へ、ただどろりとさせたものを用《もち》ひるが、本統《ほんとう》は海鰻《あなご》を旨煮《うまに》にした汁《しる》に、味醂《みりん》を加《くは》へて煮詰《につ》めるのである。

由來握鮓《ゆらいにぎりずし》の食《く》ひ方《かた》は、先《ま》づ拇指《おやゆび》と中指《なかゆび》とでつまみ上《あ》げ、持上《もちあ》げる途中《とちう》に食指《ひとさしゆび》で廻《まは》して、魚《さかな》の附《つ》いた方《はう》を下《した》に向《む》け、先《さき》の方《はう》を一寸《ちよつと》醤油《しやうゆ》に浸《つ》けて縱《たて》に起《おこ》すと、魚全體《さかなぜんたい》に醤油《しやうゆ》が廻《まは》るから、そこを舌《した》の上《うへ》に載《の》せるので、醤油《しやうゆ》の度《ど》が過《す》ぎると、魚《さかな》の味《あぢ》を失《うしな》ふから、二度《ど》つけ直《なほ》すことゝ、飯《めし》の方《はう》へ醤油《しやうゆ》をつけることゝは、禁物《きんもつ》とされてあるが、要《えう》するに拘泥《こうでい》する必要《ひつえう》はなく、たゞ崩《くづ》さぬやうに輕《かろ》くつまむことである。以前《いぜん》は車海老《くるまえび》、芝蝦等《しばえびとう》、鹽茹《しほゆで》にして皮《かは》を剝《む》くか、そぼろにして用《もち》ひたものであるが、近頃《ちかごろ》は生《いき》たのをそのまゝ、皮《かは》を剝《む》いて附《つ》けるのが、誇《ほこ》りとなるやうになッた、これは上方料理《かみがたれうり》にある、海老《えび》の刺身《さしみ》から進轉《しんてん》したものである。

【筥鮓《はこずし》】上方風《かみがたふう》の押鮓《おしずし》に用《もち》ひる酢飯《すめし》は、握鮓《にぎりずし》よりやゝ甘《あま》く、總體《そうたい》に味《あぢ》を輕《かろ》くするところが特長《とくちやう》である。方四寸位《はうすんぐらゐ》の筥《はこ》に、先《ま》づ酢飯《すめし》を半分位《はんぶんくらゐ》入《い》れ、味醂《みりん》、砂糖《さたう》、醬油《しやうゆ》で、こツてりと下煮《したに》した椎茸《しひたけ》を、纎《せん》に切《き》ツて一面《めん》に並《なら》べ入《い》れ、上《うへ》に再《ふたゝ》び酢飯《すめし》を詰《つ》め、卵燒《たまごやき》、鯛《たひ》の作身《つくりみ》、鮑《あはび》の薄切《うすぎり》、鳥貝《とりがひ》、海老《えび》等《とう》を載《の》せ、押蓋《おしぶた》をして壓搾《あつさく》し、筥《はこ》から出《だ》して縱横《たてよこ》十二に切《き》るのが普通《ふつう》で、卽《すなは》ち中《なか》に椎茸《しひたけ》を挿《はさ》み上《うへ》にぴたりとタネの貼付《はりつ》いた、長方形《ちやうはうけい》の切鮓《きりずし》が出來《でき》る。これと同《おな》じ手法《しゆはふ》で、末廣形《すゑひろがた》、菱形《ひしがた》、葵形等《あふひがたとう》の押拔器《おしぬきき》が出來《でき》て居《を》り、一個《こ》づゝそれに詰《つ》めて、押拔《おしぬ》く法《はふ》もあツたが、近年殆《きんねんほと》んど影《かげ》を潛《ひそ》めたやうである。東京風《とうきやうふう》の握鮓《にぎりずし》には、隔《へだ》てに熊笹《くまざゝ》を用《もち》ひ、新古《しんこ》の生姜《しやうが》をちよつと酢取《すど》ツて、薄《うす》く刻《きざ》んだのを添《そ》へるのが、定法《ぢやうはふ》であるのに對《たい》し、上方風《かみがたふう》の筥鮓《はこずし》には、隔《へだ》てに葉蘭《はらん》の細工《さいく》したのを用《もち》ひ、梅漬《うめづ》につけた紅生姜《べにしやうが》を、纎《せん》に刻《きざ》んで添《そ》へるのが特色《とくしよく》である。熊笹《くまざゝ》も葉蘭《はらん》も、單《たん》なる景容《けいよう》ではなく、共《とも》に虫除《むしよ》けの意味《いみ》である。

【卷鮓《まきずし》】酢飯《すめし》を淺草海苔《あさくさのり》に卷《ま》き、適宜《てきぎ》に切《き》ツて用《もち》ひるもので、現《げん》に三都《と》を始《はじ》め各地方《かくちはう》に行《おこな》はれるが、東京《とうきやう》では海苔《のり》の香味《かうみ》を主《しゆ》とする爲《ため》、細卷《ほそまき》にして長《なが》く切《き》り、京阪《けいはん》では寧《むし》ろ飯《めし》と具《ぐ》を主《しゆ》にし、太《ふと》く卷《ま》いて短《みじか》く切《き》るのが對照《たいせう》である。海苔《のり》をさツと炙《あぶ》ツて簾《すだれ》に敷《し》き、酢飯《すめし》を平《たひ》らに置並《おきなら》べて、中央《ちうあう》に具《ぐ》を載《の》せ、簾《すだれ》と共《とも》に縱《たて》にキリ丶と卷締《まきし》め、暫《しばら》く置《お》いて締《しま》ツたところを、小口《こぐち》から適宜《てきぎ》に切《き》るので、東京《とうきやう》では普通《ふつう》干瓢《かんぺう》だけを心《しん》に入《い》れるのに對《たい》し、京阪《けいはん》では干瓢《かんぺう》の外《ほか》に、椎茸《しひたけ》、高野豆腐《かうやどうふ》の煮染《にしめ》、海鱺《あなご》の蒲燒《かばやき》、卵燒《たまごやき》、海老《えび》そぼろ、青味《あをみ》に菠薐草《はうれんさう》、また獨活《うど》などを入《い》れ、京都《きやうと》ではよく澤庵《たくあん》や、菜漬《なづけ》まで入《い》れたものである。自然《しぜん》酢飯《すめし》も厚《あつ》く敷《し》き、巻上《まきあが》ツたところが徑《けい》一二寸《すん》にも及《およ》ぶので、切《き》る時《とき》は厚《あつ》さ四五分《ぶ》止《どま》りであるが、東京《とうきやう》のは小口《こぐち》五六分《ぶ》徑《けい》にしかならぬので、長《なが》さ二寸位《すんぐらゐ》に切《き》る。優《すぐ》れた職人《しよくにん》になると、巻口《まきぐち》から海《の》苔《り》を閉《ひら》いて見《み》るに、飯《めし》の潰《つぶ》れたのや重《かさ》なツたのは、全體《ぜんたい》に亘《わた》ツて一粒《ひとつぶ》もなく、悉《ことごと》く平《たひ》らに並《なら》んでゐることを、自慢《じまん》にしたものであツた。

【散《ちら》し鮓《ずし》】一に「起《おこ》し鮓《ずし》」とも呼《よ》んだ、いろ〳〵の材料《ざいれう》を、酢飯《すめし》と一緒《しよ》に混和《こんわ》するので、食《く》ふ時《とき》箸《はし》で起《おこ》し出《だ》すからの謂《いひ》であり、皿《さら》に盛《も》ればばら〳〵になるから「ばら鮓《ずし》」ともいふ。「骨董鮓《ごもくずし》」といふのも同《おな》じだが、現在《げんざい》東京《とうきやう》に行《おこな》はれてゐるのは、丼《どんぶり》または箱《はこ》に酢飯《すめし》を盛《も》り、表面《へうめん》に椎茸《しひたけ》、蓮《はす》、人參《にんじん》、干瓢等《かんぺうとう》の下煮《したに》したもの、酢《す》に浸《つ》けた鰶《このしろ》、生《なま》の赤貝《あかがひ》、鳥貝《とりかひ》、蒲燒《かばやき》の海鱺《あなご》、鹽茹《しほゆで》した海老《えび》、味付《あぢつ》けしたそぼろなどを隙間《すきま》なく載《の》せてあるに對《たい》し、中國《ちうごく》、四國《こく》、九州《しう》にかけ、多《おほ》く一般家庭《ばんかてい》に行《おこな》はれてゐるものは、ずツと趣《おもむき》を異《こと》にし、味《あぢ》も製法《せいはふ》も研究《けんきう》されて、いはゆる起《おこ》し鮓《ずし》、若《も》しくはバラ鮓《ずし》の態《たい》を備《そな》へてゐる。四時《じ》いつでも試《こゝろ》みられるが、大體春秋《だいたいしゆんじう》二季《き》の材料豊富《ざいれうほうふ》な時《とき》を旬《しゆん》とし、春《はる》は鯛《たひ》または鰆《さはら》の酢浸《すづ》け、海老《えび》の鹽茹《しほゆ》で、海鱺《あなご》の蒲燒《かばやき》、烏賊《いか》の刻《きざ》み煮《に》、椎茸《しひたけ》、干瓢《かんぺう》、高野豆腐等《かうやどうふとう》の乾物類《かんぶつるゐ》、筍《たけのこ》、蕗《ふき》、莢豌豆等《さやゑんどうとう》の野《や》菜類《さいるゐ》に、山椒《さんせう》の木《き》の芽《め》を配《あしら》ひ、秋《あき》は以上《いじやう》の外《ほか》に、或《ある》ひはその代用《だいよう》として、鱧《はも》、松茸《まつだけ》、蓮根《れんこん》、牛蒡《ごばう》、新《しん》生姜等《しやうがとう》を用《もち》ひ、いづれも徹底的《てつていてき》に煽《あふ》ぎ冷《さま》した酢飯《すめし》に混《ま》ぜ、表面《へうめん》にも體裁《ていさい》よく捺《お》しつけて、隨時皿《ずゐじざら》に盛《も》り供《きよう》するので、各戸自慢《かくこじまん》に競《きそ》ひ行《おこな》ふ、酢飯《すめし》の調味《てうみ》は大體同《だいたいおな》じであるが、特色《とくしよく》は酢《す》につけた魚類《ぎよるゐ》や、鹽《しほ》茹《ゆで》した海老《えび》を暫《しばら》く浸《つ》けて、引揚《ひきあ》げた殘《のこ》り酢《す》を利用《りよう》するので、飯《めし》の風味《ふうみ》が一層加《そうくは》はることゝ、材料《ざいれう》に無《む》駄《だ》を出《だ》さない要領《えうりやう》とである。家庭《かてい》に必要《ひつえう》な調理法《てうりはふ》の概略《あらまし》、たとへば鮮魚菜《せんぎよさい》の扱《あつか》ひ方《かた》、煮物《にもの》、燒物《やきもの》、酢《す》の物《もの》、乾物類《かんぶつるゐ》の認識等《にんしきとう》、この鮨《すし》一度作《どつく》る間《あひた》に、總《すべ》てを會得《ゑとく》せしめるといふのが、昔《むかし》の人《ひと》の用意《ようい》であツたと見《み》てよい。鹿兒島地方《かごしまちはう》では、酢《す》の代《かは》りに酒《さけ》を用《もち》ふるのが、また別趣《べつしゆ》の味《あぢ》を生《しやう》ずる。

【溫鮓《ぬくずし》】京阪地方《けいはんちはう》の獨得《どくとく》であツたのが、最近東京《さいきんとうきやう》でも見受《みう》けるやうになツた、冬季《とうき》に行《おこな》はれる蒸鮓《むしずし》である。一體鮓《たいずし》の熱《あつ》いのは、酢《す》の香《か》がツンと鼻《はな》を衝《つ》くので、好嫌《すききら》ひの差《さ》の多《おほ》いものだが、京阪地方《けいはんちはう》の溫鮓《ぬくずし》は、概《がい》して味《あぢ》が輕《かる》いので、不思議《ふしぎ》に酒《さけ》の後《のち》などに喜《よろこ》ばれる。先《ま》づ椎茸飯《しひたけめし》をこしらへ、次《つぎ》に海鱺《あなご》の燒《や》いたのと、栗《くり》とを混《ま》ぜて適宜《てきぎ》に酢《す》をふりかけ、瀨戸物《せともの》の器《うつは》に入《い》れて、約二十分間蒸《やくぶんかんむ》し、上《うへ》に卵燒《たまごやき》の纖《せん》に刻《きざ》んだのをふりかけるので、外《ほか》に木耳《きくらげ》でも混《ま》ぜると、齒切《はぎ》れがよくて一層食味《そうしよくみ》をそゝる。昔《むかし》は底《そこ》に穴《あな》の開《あ》いた錫《すゞ》の器《うつは》で蒸《む》し、また明治《めいぢ》の末葉《まつえふ》までは、蒸籠《せいろう》で蒸《む》したのもあッて、一名《めい》を蒸籠鮓《せいろうずし》といッた。

【稲荷鮓《いなりずし》】『守貞遺稿《もりさだゐかう》』に「天保末年《てんぽうまつねん》江戸《えど》にて、油揚豆腐《あぶらあげとうふ》の一方《ぱう》裂《さ》きて袋形《ふくろがた》にし、木耳《きくらげ》、干瓢等《かんぺうとう》を刻《きざ》み混《ま》ぜたる飯《めし》を入《い》れて、鮓《すし》として賣巡《うりまは》る、夜《よる》を專《もつぱ》らとし、行燈《あんどん》に華表《とりゐ》を畫《ゑが》きて號《なづ》けて稲荷鮓《いなりずし》、或《ある》ひは信田鮓《しのだずし》といふ」とある。勿論天保以前《もちろんてんぽういぜん》にも、江戸《えど》に稲荷鮓《いなりずし》の店賣《みせうり》はあッて、兩國廣小路《りやうごくひろこうぢ》あたりに、田舎者相手《ゐなかものあひて》の安鮨屋《やすずしや》で、普通《ふつう》の鮓《すし》と一緒《しよ》に賣《う》ッてゐたといふから、つまり振賣《ふりうり》の始《はじ》まりらしく、當時《たうじ》晝間《ひるま》は小鰭鮓《こはだずし》、夜《よる》は稲荷鮓《いなりずし》といふのが、流行《りうかう》だッたとある。油揚《あぶらあげ》は狐《きつね》の好物《かうぶつ》といふところから、關西《くわんさい》地方《ちはう》でも古《ふる》くから、狐鮓《きつねずし》といッて作《つく》ッたのを、ひねッて呼名《よびな》にしたことは明《あきら》かだ。油揚《あぶらあげ》を横《よこ》に二《ふた》つ切《ぎり》にして、切口《きりくち》から箸《はし》を入《い》れ、中實《なかみ》を拔出《ぬきだ》して皮《かは》ばかりの袋狀《ふくろじやう》にし、煮出《だ》汁《し》、酒《さけ》、味醂《みりん》、砂糖等《さたうとう》で、相《さう》當甘《たうあま》くこッてりと煮含《にふく》め、引揚《ひきあ》げた後《あと》の煮汁《にしる》で干瓢少々《かんぺうせうく》長《なが》いまゝ、水《みづ》に軟《やはら》げたものを煮染《にし》める。飯《めし》は酒少々《さけせうく》、なほ煮汁《にしる》があッたらそれをも加《くは》へて、普通《ふつう》よりもやゝ硬目《こはめ》に炊《た》き、口廣《くちびろ》の盤臺《はんだい》に移《うつ》して、少《せう》量《りやう》の酢《す》と鹽《しほ》とを合《あは》せ、手早《てばや》く攪混《かきま》ぜて煽《あふ》ぎ冷《さま》し、油揚《あぶらあげ》の一袋《ひとふくろ》に七分目位《ぶんめくらゐ》入《い》れて、切口《きりくち》を折曲込《をりまげこ》み、胴《どう》中《なか》を干瓢《かんぺう》で縛《しば》り、紅生姜《べにしやうが》か酢取生姜《すどりしやうが》の薄刻《うすきざ》み、または纖切《せんぎり》を添《そ》へるのが普通《ふつう》だが、近頃《ちかごろ》は手《て》ッ取《と》り早《はや》く、干瓢《かんぺう》の帶《おび》を締《し》めなくなり、その代《かは》り油揚《あぶらあげ》の袋《ふくろ》を裏返《うらがへ》したりして變化《へんくわ》を見《み》せる。飯《めし》を混《ま》ぜる時《とき》、麻《あさ》の實《み》の炒《い》ツたのを加《くは》へると、香《かう》ばしい風味《ふうみ》が加《くは》はり、また蓮《はす》、椎茸《しひたけ》、人參《にんじん》などを刻《きざ》んで、淡味《うすあぢ》に下煮《したに》したのを混《ま》ぜてもよく、中實《なかみ》に卯《う》の花《はな》を加《くは》へて、からりと炒上《いりあ》げたものを詰《つ》めたのも乙《おつ》である。

その他《た》大阪《おほさか》の雀鮓《すゞめずし》、紀州《きしう》の馴鮓《なれずし》、秋田《あきた》の鰰《はたく》鮓等《ずしとう》は、それ〳〵別項《べつかう》(『食物風土記《しよくもつふうどき》』參照《さんせう》)に記《しる》したが、古書《こしよ》に見《み》える「みさご鮓《ずし》」は、覺賀鳥《みさご》と呼《よ》ぶ鷹《たか》に似《に》た鳥《とり》が、常《つね》に水邊《すゐへん》に魚類《ぎよるゐ》を漁《あさ》ツて、飽食《はうしよく》すると殘《のこ》ツた獲物《えもの》を、秘《ひそ》かに岩間《いはま》などに貯《たくは》へ置《お》くところへ、飛沫《しぶき》がかゝツて自然《しぜん》に馴《な》れるのが、人間《にんげん》の作《つく》ツた鮓《すし》の味《あぢ》に異《かは》らぬとて、漁師達《れふしたち》の名《な》づけたもので、往々《わう〳〵》山中《さんちう》に發見《はつけん》するといふ、猿酒《さるさけ》と同工異曲《どうこういきよく》だ。古《ふる》くは『日本書紀《にほんしよき》』に載《の》り、馬琴《ばきん》の『弓張月《ゆみはりづき》』にも用《もち》ひられてゐるが、今《いま》は昔物語《むかしものがたり》に過《す》ぎまい。

(乙) 天《てん》麩《ぷ》羅《ら》の語《ご》源《げん》

天麩羅《てんぷら》は外來《ぐわいらい》の手法《しゆはふ》であるだけに、四つの中《うち》では最《もつと》も新店《しんみせ》だ。山東京山《さんとうきやうざん》の『蜘《くも》の糸卷《いとまき》』によると、天明《てんめい》の初年《しよねん》といふから、今《いま》から漸《やつ》と百五十年《ねん》そこ〳〵にしかならない。利介《りすけ》といふ大阪者《おほさかもの》が、放蕩《はうたう》の結果《けつくわ》駈落《かけおち》して、愛妓《あいぎ》と一緒《しよ》に下《くだ》ツて來《き》た、路用《ろよう》も充分《じうぶん》にある筈《はず》はないから、忽《たちま》ち生活《せいくわつ》に困《こま》ツて、夜店《よみせ》でも出《だ》さうといふことになり、上方《かみがた》で附揚《つけあげ》といふのが、江戸《えど》にはまだないやうだから、これを辻賣《つじうり》して見《み》たい、然《しか》るべき命名《めいく》をといふ依頼《たのみ》に、京山《きやうざん》の兄《あに》京傳《きやうでん》が、早速《さつそく》「天麩羅《てんぷら》」とつけてやツた、所由《いはれ》は天竺浪人《てんちくらうにん》が、ふらりとやツて來《き》て始《はじ》めるのだから、それ天《てん》ふらだ。尤《もつと》も天《てん》はアマと訓《よ》むから、揚《あ》げるの意《い》に通《つう》じ、麩羅《ぷら》は小麥粉《こむぎこ》の薄衣《うすごろも》をかける義《ぎ》だといふので、京山《きやうざん》自身《じしん》兄《あに》の命《めい》により、看板《かんばん》を書《か》いて與《あた》へたのが、命名《めいめい》の由來《ゆらい》だとあるけれど、これには異説《いせつ》があツて、或《ある》ひは太田《おほた》蜀山人《しよくさんじん》が、越後《ゑちご》から來《き》た天竺浪人《てんちくらうにん》に、同《おな》じ意味《いみ》でつけてやツたとも傳《つた》へられ、また西牙班語《スペインご》のテンプロ（寺《てら》）の轉訛《てんくわ》であるともいふが、初期時代《しよきじだい》の看板《かんばん》には「天麩羅阿希」と、萬葉假名《まんえふかな》で書《か》いてあツたのが、いつの間《ま》にか阿希を略《りやく》して、天麩羅《てんぷら》とのみいふやうになツたといふから「天麩羅阿希」即《すなは》ち「あぶらあげ」の當字《あてじ》であツたと、輕《かる》い意味《いみ》に解釋《かいしやく》してよさゝうだ（『日本料理本道《にっぽんれうりほんだう》』參照《さんせう》）。兎《と》も角《かく》もこの天麩羅《てんぷら》が、時好《じかう》に投《とう》じて流行《りうかう》した爲《ため》、向《むか》ふを張《は》るつもりで新機軸《しんきぢく》を出《だ》したのが、一字《じ》改《あらた》めた「金麩羅《きんぷら》」であツた。

天麩羅《てんぷら》と金麩羅《きんぷら》の區別《くべつ》に就《つ》いては、從來《じうらい》屢《しばく》說明《せつめい》したけれど、容易《ようい》に徹底《てつてい》し難《がた》く、これを專門《せんもん》にしてゐる料理屋《れうりや》自身《じしん》、料理人《れうりにん》自身《じしん》が惑亂《わくらん》してゐるのだから、頗《すこぶ》る始末《しまつ》が惡《わる》い。衣《ころも》の中《なか》に卵《たまご》の黃身《きみ》を混《ま》ぜたのが、金麩羅《きんぷら》だといふ錯覺《さくかく》から初《はじ》まツて、白身《しろみ》を混《ま》ぜたのは銀麩羅《ぎんぷら》だなどゝ、新聞《しんぶん》・雜誌《ざつし》やラヂオなどで、眞面目《まじめ》に脱線《だつせん》してゐる指導者《しだうしや》があるのだから、恐《おそ》れをなさゞるを得《え》ない。天麩羅《てんぷら》に比《くら》べると、金麩羅《きんぷら》の方《はう》が高級《かうきふ》だ、隨《したが》ツて値段《ねだん》も高《たか》い、大方衣《おほかたころも》に卵黄《らんくわう》でも入《い》れるのだらうと、素人《しろうと》の當《あて》ずツぱうで、吹聽《ふゐちやう》したのが始《はじ》まりに違《ちが》ひなく、一犬《けん》虚《きよ》に吠《ほ》えると、萬犬《ばんけん》が皆《みな》さうかと思《おも》ツて、後《のち》には天麩羅《てんぷら》屋自身《やじしん》まで、實《じつ》だと信《しん》ずるに至《いた》ツたのだらう。何《なん》のむづかしい理窟《りくつ》もある譯《わけ》ではなく、衣《ころも》に小麥粉《こむぎこ》を用《もち》ひたのが天麩羅《てんぷら》、蕎麥粉《そばこ》を用《もち》ひたのが金麩羅《きんぷら》と、たゞそれだけの相異《ちがひ》なのだから、子供《こども》にだツて納《なつ》得《とく》できる筈《はず》だ。もと〳〵新手《しんて》を打《う》つだけの意味《いみ》で、饂飩粉《うどんこ》の代《かは》りに蕎麥粉《そばこ》を用《もち》ひ「金麩羅《きんぷら》」の看板《かんばん》を揭《かゝ》げたところ、圖《づ》に當《あた》ツて有名《いうめい》になツたのは、江戸《えど》兩國柳橋深川亭文吉《りやうごくやなぎばしふかがはていぶんきち》だツたと『百科《くわ》辭《じ》典《てん》』にも載《の》ツてゐる。蕎麥粉《そばこ》の衣《ころも》は饂飩粉《うどんこ》に比《くら》べると、色《いろ》がやゝ黑《くろ》く揚《あが》るけれど、優《すぐ》れた風味《ふうみ》があツて、好事家《かうずか》に喜《よろこ》ばれたことが首肯《うなづ》ける。今《いま》は蕎麥粉《そばこ》も白《しろ》いのがあり、小麥粉《こむぎこ》と混ぜてもよい。

現在《げんざい》天麩羅《てんぷら》の名稱《めいしやう》は、全國的《ぜんこくてき》に普及《ふきふ》し、到《いた》るところに行《おこな》はれてゐるが、同《おな》じ衣《ころも》を著《つ》けて揚《あ》げても、野菜類《やさいるゐ》の方《はう》は天麩羅《てんぷら》といはず、或《ある》ひは衣揚《ころもあげ》といひ、東京《とうきやう》でも單《たん》に揚物《あげもの》、若《も》しくは精進揚《しやうじんあげ》といふ。江戸《えど》以來《いらい》東京《とうきやう》で發達《はつたつ》したのは、東京灣内《とうきやうわんない》の小魚《こざかな》、所謂《いはゆる》江戸前《えどまへ》の材料《ざいれう》が、豐富《ほうふ》だツたからだが、近頃《ちかごろ》人口《じんこう》の激增《げきぞう》で、需要《じゆえう》の多《おほ》くなツたに反《はん》し、近海《きんかい》の漁獲《ぎよくわく》が漸減《ぜんげん》する爲《ため》、交通機關《かうつうきくわん》の發達《はつたつ》と、冷藏裝置《れいざうさうち》の進步《しんぽ》を利用《りよう》し、現在《げんざい》天麩羅《てんぷら》の主要材料《しゆえうざいれう》として、全體《ぜんたい》の七割《わり》を占《し》める車海老《くるまえび》の如《ごと》きも、關西《くわんさい》、九州《しう》、朝鮮《てうせん》あたりの遠隔地方《ゑんかくちはう》から、大量《たいりやう》の補給《ほきふ》を受《う》けるに至《いた》り、一般《ぱん》の聲價《せいか》は下《くだ》り坂《さか》にあるけれど、上物《じやうもの》はやはり江《え》戸前《とまへ》に限《かぎ》られ、材料《ざいれう》の新鮮《しんせん》が第《だい》一條件《でうけん》になツてゐる。所謂《いはゆる》江戸前《えどまへ》の車《くるま》は、羽田《はねだ》から船橋《ふなばし》あたりを本場《ほんば》とし、二月末《ぐわつまつ》から六月《ぐわつ》までが、旬《しゆん》となツてゐるけれど、實際《じつさい》は年中使用《ねんちうしよう》され、それも充分《じうぶん》に成長《せいちやう》しきらない、稚若時代《ちじやくじだい》のもの、俗《ぞく》に鞘卷《さやまき》、略稱《りやくしよう》してマキと呼《よ》ばれる、大《おほ》きさ三寸《ずん》五分乃至《ぶないし》四寸位《すんくらゐ》、目方《めかた》にして六匁《もんめ》から八匁位《もんめくらゐ》のものが、最適《さいてき》として賞美《しやうび》される。海老《えび》の外《ほか》には貝柱《かひはしら》、海鰻《あなご》、ぎんぼう、鯊《はぜ》、烏《い》賊《か》、白魚《しらうを》、鱚《きす》などが用《もち》ひられ、ぎんぼうは三月中旬《ぐわつちうじゆん》から、四月《ぐわつ》一杯《ぱい》の短期間《たんきかん》で、やはり船橋《ふなばし》の四五寸《すん》もの、烏賊《いか》は冬季《とうき》の最上《さいじやう》として、浦賀手前《うらがてまへ》の眞烏賊《まいか》、春《はる》は三崎《さき》の煽烏賊《あふりいか》、貝柱《かひはしら》は船橋《ふなばし》、浦安《うらやす》、羽田《はねだ》あたりのバカ貝《かひ》で、十一月《ぐわつ》から二月《ぐわつ》まで、海鰻《あなご》は年中漁《ねんちうと》れるけれど、旬《しゆん》は夏《なつ》から秋《あき》へかけてゞ、羽田物《はねだもの》と極《きま》ツてゐる。海老《えび》は尾《を》だけ殘《のこ》して頭《あたま》と皮《かは》を去《さ》り、その他《た》小魚《こざかな》は開《ひら》いて骨《ほね》を除《のぞ》き、貝柱《かひはしら》はそのまゝ、烏賊《いか》は賽《さい》の目《め》に切《き》ツて三つ葉《ば》を混《ま》ぜ、搔揚《かきあげ》にするのが定式《ちやうしき》である。衣《ころも》は小麥粉《こむぎこ》をざツと水溶《みづと》きし、食《しよく》鹽《えん》、卵等《たまごとう》を加《くは》へる。薯蕷《やまのいも》または慈姑等《くわゐとう》を卸《おろ》して混《ま》ぜると、衣《ころも》がからりと輕《かろ》く揚《あが》る。油《あぶら》は椿《つばき》、榧《かや》、オリーブ等《とう》、いろ〳〵用《もち》ひられるが、無事《ぶじ》なのは本胡麻《ほんごま》の優良品《いうりやうひん》とされる。油《あぶら》が十分《ぶん》に立《た》ツたところへ、どろりと薄衣《うすごろも》をつけて揚《あ》げ、割醤油《わりしやうゆ》に卸生姜《おろししやうが》と、卸大根《おろしだいこ》とを添《そ》へる。

精進揚《しやうじんあげ》といふと、兎角輕蔑《とかくけいべつ》されるけれど、天麩羅《てんぷら》は魚《さかな》ばかりでなく、野菜《やさい》を取合《とりあは》せた方《はう》が、健康《けんかう》の爲《ため》は勿論《もちろん》、食味《しよくみ》の上《うへ》からもよく、家庭《かてい》の常用《じやうよう》としては、寧《むし》ろ野菜《やさい》の方《はう》を勸《すゝ》めたい。材料《ざいれう》の新鮮《しんせん》なのを選《えら》んで、からりと自宅《じたく》で揚《あ》げたのは、いかゞはしい魚《さかな》なんかより、遙《はる》かに美味《うま》いにきまツてゐる。牛蒡《ごばう》、蓮根《れんこん》、人參《にんじん》、茄子《なす》、馬鈴薯《じやがいも》、甘藷《さつまいも》、葱《ねぎ》、さては靑蕃椒《あをたうがらし》、菊《きく》の葉《は》等々《とうく》、それから餘《あま》り一般《ぱん》には行《おこな》はれないやうで、棄《す》てられぬ風味《ふうみ》のあるのは、春《はる》の筍《たけのこ》と、秋《あき》の柿《かき》だ。筍《たけのこ》は生《なま》のまゝ、皮《かは》を剝《む》いて煮《に》染位《しめくらゐ》に切《き》り、柿《かき》の實《み》はまだ靑《あを》くて、澁《しぶ》い位《くらゐ》なのを皮《かは》つきのまゝ輪切《わぎり》にして種《たね》だけ拔《ぬ》くので、筍《たけのこ》のエガ味《み》も、柿《かき》の澁味《しぶみ》も、すツかり脫《ぬ》けて、筍《たけのこ》には淸新味《せいしんみ》、柿《かき》には甘味《あまみ》が出《で》る。衣《ころも》はすべてなるべく薄《うす》く、油《あぶら》は充分《じうぶん》に熱《ねつ》してから揚《あ》げること。また普通《ふつう》に「天《てん》ツユ」と呼《よ》ばれる割醤油《わりしやうゆ》は、酒《さけ》と味醂《みりん》を等量《とうりやう》に合《あは》せ、合《あは》せたのと等量《とうりやう》の醤油《しやうゆ》を加《くは》へ、更《さら》にその合《あは》せたのと、同量《どうりやう》の煮出汁《だし》を合《あは》せる、卽《すなは》ち酒《さけ》一、味醂《みりん》一、醤油《しやうゆ》二、煮出《だし》四位《くらゐ》の割合《わりあひ》で、適宜《てきぎ》に砂糖《さたう》を加《くは》へ、ざツと煮冷《にさま》して用《もち》ひる。小魚《こざかな》を材料《ざいれう》にした場合《ばあひ》は、頭《あたま》や骨《ほね》を素燒《しらやき》にして、それから煮出汁《だし》を取《と》ることにすると、無駄《むだ》にならず味《あぢ》もよい。天麩羅《てんぷら》よりもずツと簡單《かんたん》で、經濟的《けいざいてき》で、且《かつ》美味《うま》いのは、小魚《こざかな》の空揚《からあ》げだ。鰺《あぢ》、鱚《きす》、小鯛《こだひ》、小鰈《こがれひ》、稚鱸《ご》、また鮎《あゆ》でも、山女魚《やまめ》でも、鮒《ふな》でも、鯇《はや》でも、殆《ほと》んど適《てき》しないといふものはなく、大《おほ》きければ切身《きりみ》でもよい。鱗《うろこ》と、腸《わた》と、鰓《えら》だけ除《のぞ》いたら、水洗《みづあら》ひしてよく水氣《すゐき》を切《き》り、或《ある》ひは古新聞《ふるしんぶん》に包《くる》んで、ぎゅッと水氣《すゐき》を搾《しぼ》り取《と》る、鍋《なべ》に胡麻《ごま》の油《あぶら》を立《た》たせて、充分《じうぶん》に熱《ねつ》したところへ、そのまゝ入《い》れて空揚《からあ》げにするので、油《あぶら》が跳《は》ねるからメリケン粉《こ》を塗《まぶ》すといふのが普通《ふつう》だけれど、却《かへ》ッて油《あぶら》が汚《よご》れるから、水氣《みづけ》さへよく搾《しぼ》り取《と》ッたら、裸《はだか》のまゝ揚《あ》げる方《はう》が、無造作《むざうさ》で能率的《のうりつてき》だ。たゞ油《あぶら》はなるべくたッぷりでないと、材料《ざいれう》を入《い》れた時溫度《ときをんど》が急降《きふかう》し、また最初《さいしよ》に油《あぶら》がよく立《た》ッてゐないと、油煮《あぶらに》になッてからりと揚《あが》らず、腹《はら》が切《き》れたりして見苦《みぐる》しくなる。充分熱《じうぶんねつ》したところへ材料《ざいれう》を入《い》れると、シヤアと爽快《そうくわい》な音《おと》がして、鍋《なべ》一杯《ぱい》に泡沫《あぶく》立《だ》つが、暫《しばら》くすると靜《しづ》まッて來《く》るから、そこで裏返《うらがへ》すか、小《ちひ》さいものはそのまゝでもよく、大體《だいたい》靜《しづ》まッたところを揚加減《あげかげん》とし、附合《つけあは》せには前《まへ》に擧《あ》げた野菜《やさい》何《なん》でも、手近《てぢか》なものを取《と》ッてやはり空揚《からあげ》にし、いづれも新聞紙《しんぶんし》に取《と》ッて油氣《あぶらけ》を切《き》り、平皿《ひらさら》に玉苣《たまちさ》でも敷《し》いて盛《も》り、卸《おろ》し生姜《しやうが》を添《そ》へると、見《み》た目《め》の體裁《ていさい》も整《ととの》ふ。かけ醬油《しやうゆ》は煮出汁《だし》五、醬油《しやうゆ》三、酒《さけ》二位《くらゐ》の割合《わりあひ》で、砂糖《さたう》は加《くは》へず、天《てん》ツユより少《すこ》し鹹目《からめ》にする、果實酢《くわじつす》を落《おと》すと一層《そう》よい。大抵《たいてい》な魚《さかな》は頭《あたま》も骨《ほね》も、鰭《ひれ》も尾《を》も香《かう》ばしく、ぽり〳〵と皆《みな》食《た》べられるので、榮養價《えいやうか》はいふまでもない。

（丙）蒲焼《かばやき》の江戸前《えどまへ》

鰻《うなぎ》はどこで產《うま》れるか、いろ〳〵の說《せつ》はあるけれど、まだ決定的《けつていてき》でない。西洋人《せいやうじん》は大西洋《たいせいやう》の眞中《まんなか》、しかも深海《しんかい》の底《そこ》だといふが、日本《につぽん》の鰻《うなぎ》がそんなところから、毎年《まいとし》ちよろ〳〵泳《およ》いで來《く》るとは、常識的《じやうしきてき》にも考《かんが》へられない。山國《やまぐに》に住《す》む者《もの》は、山間《さんかん》の溪流《けいりう》に生《うま》れると信《しん》じ、海邊《かいへん》の漁師《れふし》は、やつぱり海《うみ》にちがひないといふ。山《やま》から下《くだ》る鰻《うなぎ》もあり、海《うみ》から上《のぼ》る鰻《うなぎ》もあるのだから、どッちもさう思《おも》ふのは無理《むり》もないが、一口《ひとくち》に鰻《うなぎ》といッても、現《げん》にいろ〳〵の種類《しゆるゐ》があり、味《あぢ》も姿《すがた》も異《ちが》ふのだから、何《なん》でもそれを一纏《ひとまと》めにして、定說《ていせつ》づけねばならぬ必要《ひつえう》は、實際問題《じつさいもんだい》としてはないやうである。たゞどこに產《さん》する鰻《うなぎ》が美味《うま》いかといふと、それにもお國自慢《くにじまん》やら、個人《こじん》の經驗《けいけん》やら、感情《かんじやう》やらが手傳《てつだ》ツて、容易《ようい》に纏《まと》らぬかも知《し》れぬけれど、特殊《とくしゆ》の例外《れいぐわい》を除《のぞ》いて、淡鹹水《たんかんすゐ》の交流《かうりう》するところ、たとへば潮《しほ》の上《あ》げて來《く》る川筋《かはすぢ》とか、川《かは》の流《なが》れ込《こ》む入江《いりえ》とか、その附近《ふきん》で漁《と》れるものが、槪《がい》して美味《うま》いことだけは、間違《まちが》ひないとしてよいらしい。いはゆる江戸前《えどまへ》の誇《ほこ》りとするところも、この條件《でうけん》に適《てき》してゐるからだ。

【調理法《てうりはふ》の變遷《へんせん》】『夏瘦《なつやせ》してゐる石麿《いそまろ》よ、鰻《うなぎ》でも食《く》ッて肥《ふと》んなさい』と、夙《はや》く奈良朝時代《ならてうじだい》の歌人《かじん》が、その榮養價《えいやうか》を認《みと》めたからといツて、多寡《たくわ》が藥食《くすりぐ》ひの意味《いみ》だから、調理法《てうりはふ》なんか問題《もんだい》であらう筈《はず》はない。蒲燒《かばやき》の語源《ごげん》も、もとは丸《まる》のまゝ長串《ながくし》に刺《さ》したのが、蒲《かま》の穗《ほ》に似《に》てゐたからだといひ、平安朝時代《へいあんてうじだい》の遊樂地《いうらくち》で、鰻料理《うなぎれうり》にも古《ふる》い歴史《れきし》を有《も》つ宇治《うぢ》の名物《めいぶつ》は、最初鰻鮓《さいしよううなぎずし》であツたし、新文明《しんぶんめい》の輸入地《ゆにふち》として、味覺自慢《みかくじまん》の長崎《ながさき》でも、鰻《うなぎ》を酢味噌《すみそ》で食《く》ツたといふから、今《いま》のやうな蒲燒《かばやき》になツて、鰻《うなぎ》が眞價《しんか》を發《はつ》するまでには、長《なが》い年月《ねんげつ》を要《えう》したことが明《あきら》かだ。

徳川初期《とくがはしよき》の料理本《れうりほん》に「鰻《うなぎ》、山椒味噌《さんせうみそ》の杉燒《すぎやき》」とあるのは、本草《ほんざう》にいはゆる調和食《てうわしよく》として、魚毒《ぎよどく》を解《と》き消化《せうくわ》を助《たす》ける、山椒《さんせう》の藥効《やくかう》を認《みと》められたもので、今《いま》の蒲燒《かばやき》になツてからも、粉山椒《こさんせう》または實山椒《みさんせう》が、必《かなら》ず附物《つきもの》になツてゐる理由《りいう》だが、當時《たうじ》既《すで》に割《さ》いて燒《や》いたか、まだ丸《まる》のまゝであツたかはわからぬ。京《きやう》でも元祿頃《げんろくごろ》までは、場末《ばすゑ》へ行《ゆ》かなければ蒲燒屋《かばやきや》はなく、江戸《えど》は更《さら》に下《くだ》ツて、天明頃初《てんめいごろはじ》めて府内《ふない》に見《み》えたとあるが「風流《ふうりう》にはあらねど、うまき匂《にほ》ひとやいはむ」と記《しる》されたところを見《み》ると、漸《やうや》くその時分《じぶん》から、開《ひら》いて附燒《つけやき》にし始《はじ》めたと思《おも》はれる。勿論《もちろん》この手法《しゆはふ》も、もと上方《かみがた》の發明《はつめい》を、江戸《えど》で模倣《もはう》したに過《す》ぎなかツたことは、寛政頃《くわんせいごろ》まで上方《かみがた》と同《おな》じく、腹《はら》から開《ひら》いて腮《あご》を切裂《きりさ》いたといふのでも知《し》れる。江戸《えど》の蒲燒《かばやき》が、獨自《どくじ》の發達《はつたつ》を遂《と》げたのは、少《すくな》くとも寛政以後《くわんせいいご》だツた。

今《いま》も關西風《くわんさいふう》の蒲燒《かばやき》は、割《さ》いた鰻《うなぎ》を頭《あたま》のついたまゝ、素燒《しらやき》にして直《す》ぐタレをつける、いはゆる長燒《ながやき》であるが、それでは脂肪《しばう》が强過《つよす》ぎ、皮《かは》も硬《かた》いといふところから、蒸《む》して脂《あぶら》を脫《ぬ》くと共《とも》に、軟《やはら》かく燒上《やきあ》げるといふのが、江戶《えど》の新工夫《しんくふう》で、現《げん》に行《おこな》はれてゐる如《ごと》く。割《さ》いた鰻《うなぎ》に串《くし》を打《う》ち、先《ま》づ素燒《しらやき》にしたものを、蒸銅壺《むしどうこ》へ入《い》れて一旦蒸上《たんむしあ》げ、更《さら》にタレをつけ燒《や》くには、長《なが》いまゝでは不便《ふべん》だから、頭《あたま》を落《おと》して二《ふた》つに切《き》り、少《すくな》くとも一片《ひときれ》三ケ所以上《しよいじやう》、串《くし》を打《う》つ必要《ひつえう》を生《しやう》じた。腹開《はらびら》きから背開《せびら》きに轉《てん》じたのも、串《くし》を刺《さ》す便宜上《べんぎじやう》の發明《はつめい》で、恐《おそ》らく燒豆腐《やきどうふ》や田樂《でんがく》から、ヒントを得《え》たにちがひない。食養《しよくやう》の問題《もんだい》は兎《と》も角《かく》も、食味《しよくみ》の上《うへ》では軟《やはら》かい方《はう》が、一般《ぱん》に喜《よろこ》ばれる筈《はず》だから、忽《たちま》ち關東《くわんとう》を風靡《ふうび》し、更《さら》に關西《くわんさい》にも移《うつ》ツて、現《げん》に蒲燒《かばやき》といへば、東京風《とうきやうふう》が權威《けんゐ》になり、關西風《くわんさいふう》は地燒《ちやき》と呼《よ》ばれて、漸次《ぜんじ》影《かげ》が薄《うす》くなりつゝある。

【丑《うし》の日《ひ》と鰻飯《うなぎめし》】土用《どよう》の丑《うし》の日《ひ》に鰻《うなぎ》を食《く》ふ風習《ふうしふ》は、或《あ》る鰻屋《うなぎや》が宣傳《せんでん》の爲《ため》、平賀源內《ひらがげんない》の智慧《ちゑ》を藉《か》りて、藥《くすり》になるといひ觸《ふ》らしたのが、圖《づ》に當《あた》ツて以來《いらい》だと、一般《ぱん》に信《しん》ぜられてゐるが、文政頃《ぶんせいごろ》神田《かんだ》和泉橋通《いづみばしどほ》りにあツて、自《みづか》ら「うしの日元祖《ひぐわんそ》」と稱《しよう》したといふ、春木屋善兵衞《はるきやぜんべゑ》方《かた》のいひ傳《つた》へによると、出入屋敷《でいりやしき》の藤堂家《とうだうけ》から、暑中《しよちう》に蒲燒《かばやき》の貯藏法《ちよざうはふ》を訊《き》かれ、恰度《ちやうど》土用《どよう》の子《ね》の日《ひ》から、三日《か》に亘《わた》ツて燒《や》いた鰻《うなぎ》を、それ〴〵瓶《かめ》に入《い》れて密閉《みつぺい》し、土藏《どざう》の穴倉《あなぐら》に埋《うめ》て試驗《しけん》したところ、丑《うし》の日《ひ》に燒《や》いたものだけが、色《いろ》も香味《かうみ》も變《かは》らなかツたとて、暑氣《しよき》に當《あた》らぬ禁厭《まちなひ》にされたのだともいふ。一方《ぱう》ではまた丑《うし》の日《ひ》に、大量《たいりやう》の鰻《うなぎ》が消費《せうひ》される爲《ため》、自然品《しぜんしな》不足《ぶそく》となり、次品《じひん》を使《つか》ツては沽券《こけん》に拘《かゝ》はるといふ理由《りいう》で、名《な》ある鰻屋《うなぎや》が當日《たうじつ》に限《かぎ》り、特《とく》に休業《きうげふ》することになると、それも豫《かね》て發行《はつかう》してある切手《きつて》が、一時《じ》に殺到《さつたう》することを虞《おそ》れて、回避《くわいひ》する爲《ため》の口實《こうじつ》だなどゝ、惡口《わるくち》をいふものもあツて、いろ〳〵問題《もんだい》になツたものだが、要《えう》するに寒《かん》紅《べに》を賣出《うりだ》したり、土用灸《どようきう》を點《す》ゑるのが、いづれも丑《うし》の日《ひ》であるところから、商人《しやうにん》の方便《はうべん》に用《もち》ひられたので、その風《ふう》は今《いま》も存《そん》するけれど、著名店《ちよめいてん》の休業《きうげふ》は、年々《ねん〳〵》減少《げんせう》するやうだ。

江戸《えど》の鰻飯《うなぎめし》は天保頃《てんぽうごろ》、日本橋葺屋町《にほんばしふきやちやう》の大野屋《おほのや》が最初《さいしよ》で、やはり『元祖《ぐわんそ》鰻《うなぎ》めし』といふ、行燈《あんどん》を掲《かゝ》げてゐたさうだが、實《じつ》は三座《ざ》の芝居《しばゐ》が、猿若町《さるわかまち》へ轉《ひ》ける前《まへ》で、忙《いそ》がしい芝居者《しばゐもの》が、蒲燒《かばやき》の冷《さ》めない工夫《くふう》として、炊立《たきた》ての飯《めし》の上《うへ》へ載《の》せさせたのが起《おこ》りだともいふ。鰻飯《うなぎめし》のことを上方《かみかた》では、今《いま》も『まむし』と呼《よ》んでゐる。鰻《うなぎ》に飯《めし》をまぶすから「まぶし」の轉訛《てんくわ》だらうともいふが、語源《ごげん》は詳《つまびら》かでないけれど、歷史《れきし》は江戸《えど》より古《ふる》かツたにちがひなく、飯《めし》の中《なか》へも挿《はさ》んであるのに對《たい》し、江戸《えど》で表面《うはつら》だけに載《の》せたのは、鮓《すし》の握《にぎ》りなどゝ同《おな》じく、諸事《しよじ》上方風《かみがたふう》に反抗《はんかう》する、時代《じだい》の風潮《ふうてう》であツたと思《おも》はれる（『日本料理《につぽんれうり》根源考《こんげんかう》』參照《さんせう》）。

【鰻《うなぎ》の上《のぼ》り下《くだ》り】今《いま》は養殖物《やうしよくもの》の全成時代《ぜんせいじだい》で、眞《しん》の天然産《てんねんさん》を使《つか》ツてゐる家《うち》は、廣《ひろ》い東京《とうきやう》でも數《かぞ》へるほどしかない。養魚《やうぎよ》が天然《てんねん》に及《およ》ばぬことは、誰《だれ》でも知《し》ツてゐるが、主《おも》なる特異點《とくいてん》を擧《あ》げると、養魚《やうぎよ》には脂《あぶら》が少《すくな》く、皮《かは》が軟《やはら》かいから、わざ〳〵蒸《む》さなくてもよく、家庭《かてい》でゞも調理《てうり》する場合《ばあひ》には、ざツと熱湯《ねつたう》を潜《くゞ》らせたゞけで、蒸《む》した位《くらゐ》になるのだから、この點《てん》は調法《てうはふ》だけれど、調法《てうはふ》と味《あぢ》とは別問題《べつもんだい》で、年中《ねんちう》同《おな》じ場所《ばしよ》に、同《おな》じ餌《ゑ》で育《そだ》つ養殖物《やうしよくもの》には、旬《しゆん》といふものがない。隨《したが》ツて脂《あぶら》の乘《の》りきツた、美味《うま》い盛《さか》りがないのに引《ひき》かへ、天然産《てんねんさん》は他《た》の諸食品《しよしよくひん》と同《おな》じく、これが最《もつと》も大切《たいせつ》だから、魚《さかな》の種類《しゆるゐ》も漁獲場所《ぎよくわくばしよ》も、季《き》節《せつ》によツて違《ちが》ふことになる。卽《すなは》ち東京《とうきやう》でいへば、中秋頃《ちうしうごろ》から早春《さうしゆん》へかけては、繁殖《はんしよく》の爲《ため》に海《うみ》へ出《で》る、いはゆる利根川下《とねがはくだ》りが上品《じやうひん》とされ、晩春《ばんしゆん》から盛夏《せいか》を經《へ》て、初秋《しよしう》までの間《あひだ》は、羽田沖《はねだおき》から佃《つくだ》へかけて、外海《ぐわいかい》から寄《よ》ツて來《く》る上《のぼ》り鰻《うなぎ》が、江戸前《えどまへ》として最《もつと》も賞美《しやうび》される、需要《じゆえう》には不便《ふべん》だが、眞《しん》の美味《びみ》はそこにある筈《はず》だ。玄人《くろうと》の說《せつ》によると、同《おな》じ上《のぼ》り鰻《うなぎ》でも、羽田沖《はねだおき》で漁《と》れる「三河《みかは》の蛼蛄釣《しやこつ》り」が、最優良品《さいいうりやうひん》として、特《とく》に珍重《ちんちやう》されるといふ。これは獨特《どくとく》の餌《あさ》で、わざ〳〵三河《みかは》から取寄《とりよ》せ、それにかゝる鰻《うなぎ》といふのだが、恐《おそら》く色《いろ》の青《あを》い種類《しゆるゐ》だらうと思《おも》ふ。備前《びぜん》の青江鰻《あをえうなぎ》といふのは、昔《むかし》から大阪《おほさか》の市場《しぢやう》で、最《もつと》も幅《はゞ》を利《き》かしてゐる品《しな》だが、産地《さんち》は兒島灣內《こじまわんない》で、旭川《あさひがは》の海《うみ》に濺《そゝ》ぐ附近《ふきん》だ。灣內《わんない》に穴蛼蛄《あなしやこ》と呼《よ》ばれる、特殊《とくしゆ》の産物《さんぶつ》があツて、普通《ふつう》の蝉蛄《しやこ》は皮《かは》が硬《かた》く、秋冬季《しうとうき》のものだが、これは名《な》の如《ごと》く穴《あな》に潜《もぐ》ツて、形《かたち》も小《ちひ》さく皮《かは》も軟《やはら》かい、晩春《ばんしゆん》が産卵期《さんらんき》で、煮《に》ると頭《あたま》から食《た》べられ、一寸《ちよつと》松脂《まつやに》の香《か》がするといはれるけれど、人間《にんげん》が食《く》ツてもなか〳〵美味《うま》い、當然《たうぜん》それ等《ら》を食餌《しよくじ》とする、青江《あをえ》鰻《うなぎ》の上品《じやうひん》は「青《あを》」と呼《よ》ばれる種類《しゆるゐ》であり、江戸時代《えどじだい》の鑑別法《かんべつはふ》として、篠本竹堂《さゝもとちくだう》の手記《しゆき》にも「肥《こ》えて頭《かしら》の小《せう》なるもの、色《いろ》の緑濃《みどりこ》きもの、臍《へそ》の上部《じやうぶ》に位《くらゐ》するものを、美味上品《びみじやうひん》とす」とある、三河《みかは》の蝉蛄《しやこ》といふものも、この穴蝉蛄《あなしやこ》の類《たぐひ》らしい。

【便宜拙速時代《べんぎせつそくじだい》】鰻《うなぎ》はどこの部分《ぶぶん》が美味《うま》いかといふと、最《もつと》も活動《くわつどう》する尻尾《しつぽ》だと、少《すこ》しでも通《つう》じたものは皆《みな》いふが、その癖尖端《くせせんたん》は切棄《きりす》てられる、するとまた一説《せつ》には、割《さ》く時錐《ときぎり》を打込《うちこ》まれて、全身《ぜんしん》の精力《せいりよく》が頭《あたま》に集注《しふちゆう》するから、頭《あたま》こそ美味《うま》い道理《だうり》だといふ、しかもその頭《あたま》は、東京風《とうきやうふう》では割《さ》く時《とき》に切落《きりおと》され、上方風《かみがたふう》でも燒《や》いた後《のち》は、半助《はんすけ》と名《な》づけて惣菜《そうざい》にしか用《もち》ひられない、半助《はんすけ》は馘首《くわくしゆ》される罪人《ざいにん》の意《い》だといふ。それよりも大《おほ》きさはどの程度《ていど》かといふと、江戸《えど》の蒲燒流行《かばやきりうかう》の時代《じだい》――即《すなは》ち寛政頃《くわんせいごろ》の看板《かんばん》には、どこでも「大蒲燒《おほかばやき》」と記《しる》した中《なか》に、ひとり駒込《こまごめ》の或《あ》る店《みせ》で「中蒲燒《ちうかばやき》」の看板《かんばん》を揚《あ》げたのが、却《かへ》ツて人目《ひとめ》を惹《ひ》いて繁昌《はんじやう》したとある。そんな意味《いみ》から幕末時分《ばくまつじぶん》に「鰻《うなぎ》は錢丸《ぜにまる》」といふ通語《つうご》が生《うま》れた。「宇治丸《うぢまる》」のもぢりなのだらうが、實際《じつさい》は錢《ぜに》の丸《まる》さほどの大《おほ》きさ、つまり昔《むかし》の青銅《あをせん》で、明治以前《めいぢいぜん》は二十四文《もん》、明治以《めいぢい》後は二厘《りん》に通用《つうよう》した、穴明《あなあ》きの波錢《なみせん》で、直經約《ちよくけいやく》一寸《すん》、舊制《きうせい》の一錢銅貨大《せんどうくわだい》であるから、現在《げんざい》の中串《ちうくし》に相當《さうたう》し、目方《めかた》にして五十目《め》乃至《ないし》七十目《め》といふところだが、明治以後《めいぢいご》はもう一廻《ひとまは》り細《ほそ》い、俗《ぞく》に「小《こ》あら」と呼《よ》ばれる、百目《め》三本《ぼん》どころが食加減《くひかげん》とされてゐる。

江戸以外《えどいぐわい》では靜岡《しづをか》と甲府《かふふ》とが、調理《てうり》に優《すぐ》れたといはれたのは、靜岡《しづをか》は家康《いへやす》の隱棲以來《いんせいいらい》、江戸《えど》と緣故《えんこ》が深《ふか》かツた上《うへ》、明治維新《めいぢゐしん》の變革《へんかく》に際《さい》し、數千人《すうせんにん》の旗本《はたもと》が、江戸《えど》を落《お》ちて移住《いぢう》した間《あひだ》に、いはゆる江戸《えど》前《まへ》を傳《つた》へた爲《ため》であり、甲府《かふふ》も幕府《ばくふ》の直轄地《ちよくかつち》として、徽典館《きてんくわん》と名《な》づくる學校《がくかう》があり、或《ある》ひは甲府勝手《かふふかつて》。山謫《やまながし》など〻稱《とな》へて、直參《ぢきさん》の來往《らいわう》する者《もの》が多《おほ》く、自然共通《しぜんきようつう》したものと思《おも》はれる。燒方《やきかた》も昔《むかし》は客《きやく》の顏《かほ》を見《み》て、或《ある》ひは客《きやく》に選《えら》ばせた魚《さかな》を、割《さ》いて燒《や》いて蒸《む》してまた燒《や》く、それだけの手《て》を經《へ》なければならぬので、鰻屋《うなぎや》の食事《しよくじ》は待《ま》たされるものと、客《きやく》も覺悟《かくご》を極《き》めてか〻ツたから、炭《すみ》も備長《びんちやう》の極上《ごくじやう》を用《もち》ひ、强火《つよび》に熾《おき》のか〻るのを見定《みさだ》めて、焦《こが》さず燥《から》さずこんがりと、丹念《たんねん》に燒上《やきあ》げたものだが、近頃《ちかごろ》のやうなせツかち時代《じだい》に、養殖物《やうしよくもの》の燒置《やきお》きを溫《あたゝ》めて、數扱《かずこな》しの間《ま》に合《あ》せ主義《しゆぎ》になツては、愚痴《ぐち》をいふ方《はう》が野暮《やぼ》になり、却《かへ》ツて田舍《ゐなか》の呑氣《のんき》な地方《ちはう》に、本筋《ほんすぢ》が殘《のこ》ツてゐるともいへる。

【鰻屋《うなぎや》の生命線《せいめいせん》】材料《ざいれう》の選擇《せんたく》、調理《てうり》の煩瑣《はんさ》、それに營業者《えいげふしや》の宣傳《せんでん》も加《くは》はツて、發祥時代《はつしやうじだい》の下級食品《かきふしよくひん》は、いつの間《ま》にか贅澤《ぜいたく》な高級食品《かうきふしよくひん》となり、蒲焼《かばやき》といへば高價《かうか》なもの、專門家《せんもんか》の手《て》を經《へ》なくては、到底《たうてい》食《く》へないものといふ風《ふう》に、多年習慣《たねんしふくわん》づけられた結果《けつくわ》、一般家庭《ばんかてい》から遠《とほ》ざかツて、今《いま》も都會地《とくわいち》ではさうらしいが、いかなるものにも峠《たうげ》があり、行詰《ゆきづま》ツて下《くだ》り坂《ざか》に向《むか》ふ時《とき》は、必《かなら》ず反動《はんどう》の手傳《てつだ》ふのが慣《なら》ひで、東《とう》京《きやう》の蒲焼屋《かばやきや》に致命的《ちめいてき》ともいふべき、大打撃《だいだげき》を與《あた》へたのは、大正《たいしやう》の大震災《だいしんさい》であツた。下町《したまち》を根據《こんきよ》とした著名店《ちよめいてん》が、殆《ほと》んど全滅《ぜんめつ》したことを契機《けいき》に、鰻屋自身《うなぎやじしん》が本音《ほんね》を吐《は》いた。由來鰻屋《ゆらいうなぎや》の生命《せいめい》は、繫《かゝ》ツてタレにあると稱《しやう》し、その年代《ねんだい》の新古《しんこ》によツて、暖簾《のれん》の格《かく》を定《さだ》められた。即《すなは》ち豆油《たまり》に山椒味噌《さんせうみそ》を混《ま》ぜて、附《つけ》焼《やき》にした原始時代《げんしじだい》は、恐《おそ》らくさうでもなかツたらうが、その後醬油《ごしやうゆ》の發達《はつたつ》に伴《ともな》ひ、味醂醬油《みりんしやうゆ》を用《もち》ひるやうになツて、當座《たうざ》は最初《さいしよ》の工夫者《くふうしや》が、秘事《ひじ》として傳《つた》へなかツたかも知《し》れぬ、やがて追々《おひおひ》漏《も》れてからは、タレの古《ふる》いほど老舗《しにせ》だといふことで、沽券《こけん》を誇《ほこ》ツたと思《おも》はれる。つまり一度《ど》作《つく》ツたタレは、いくら濁《にご》ツても棄《す》てることをせず、折々濾《をりくこ》して永久《えいきう》に保存《ほぞん》し、減《へ》ツた量《りやう》だけ補足《ほそく》すると、魚《さかな》の脂《あぶら》が混《まじ》ツてゐるから、古《ふる》くなるほど美味《うま》いといふので、年季《ねんき》を了《を》へた奉公人《ほうこうにん》に、暖簾《のれん》でも分《わ》けてやる時《とき》は、同時《どうじ》に若干《じやくかん》のタレを添《そ》へて與《あた》へるのが、何《なに》よりの恩惠《おんけい》といふ風《ふう》に、當業者《たうげふしや》が重《おも》んずるから、聞傳《きゝつた》へる素人《しろうと》は勿論《もちろん》で、その古《ふる》いタレを持《も》たないことが、玄人《くろうと》に及《およ》ばぬ所以《ゆえん》だと諦《あきら》め、また諦《あきら》めさせることによツて、老舗《しにせ》は高《たか》く矜持《きんぢ》してゐたのだが、震災《しんさい》に伴《ともな》ふ火災《くわさい》で、大部分《だいぶぶん》の鰻屋《うなぎや》が、肝心《かんじん》のタレを失《うしな》ツてしまツた。當時《たうじ》一流店《りうてん》の主人《しゆじん》に訊《き》くと、「何有《なあに》、必《かなら》ずしも古《ふる》いタレがよいとは限《かぎ》りませんよ、味《あぢ》の調合《てうがふ》さへよくすれば、新《あたら》しくても差支《さしつかへ》なく、却《かへ》ツて清潔《せいけつ》です」と答《こた》へた。養魚專門《やうぎよせんもん》の安物店《やすものみせ》が、勃然《ぼつぜん》として起《おこ》ツたのは、果《はた》して間《ま》もなくであツた。

【經濟素人蒲燒《けいざいしろうとかばやき》】物事《ものごと》が一方《ぱう》に偏《へん》すると、必《かなら》ず反對者《はんたいしや》が現《あら》はれるもので、蒲燒《かばやき》の如《ごと》きも東京風《とうきやうふう》が、全《ぜん》國的《こくてき》に勢力《せいりよく》を張《は》ると、却《かへ》ツて膝元《ひざもと》の東京人《とうきやうじん》に、關西風《くわんさいふう》のいはゆる地燒《ちやき》を、自然《しぜん》の味《あぢ》として賞翫《しやうくわん》するものがあり、それを賣物《うりもの》にしてゐる店《みせ》が、現存《げんそん》する世《よ》の中《なか》である。必《かなら》ずしも天邪鬼《あまのじやく》の意味《いみ》でなく、それにも理由《りいう》のあることだから、家庭《かてい》で調理《てうり》する場合《ばあひ》には、殊《こと》に養殖物《やうしよくもの》の氾濫《はんらん》する時代《じだい》には、寧《むし》ろ面倒《めんだう》な手數《てすう》をかけず、簡易《かんい》で經濟的《けいざいてき》な地燒《ちやき》の方《はう》が、實用向《じつようむき》であるともいへる。必《かなら》ずしも鰻《うなぎ》に限《かぎ》らず、海鰻《あなご》でも、鱧《はも》でも、鰌《どぜう》でも、鯰《なまづ》でも、皆蒲燒《みなかばやき》になるのだから、各家庭《かくかてい》でもツと試《こゝろ》みることにするとよい。自《じ》分《ぶん》で割《さ》ける人《ひと》はいふまでもないが、商賣人《しやうばいにん》に割《さ》かせる場合《ばあひ》でも、頭《あたま》や肝《きも》や骨《ほね》を棄《すて》させず、それぞれ利《り》用《よう》することはいふまでもない。竹串《たけくし》の打方《うちかた》には、難《むづか》しい口傳《くでん》があるさうだけれど、蒸《む》さないで濟《す》ます氣《き》になれば、在合《ありあは》せの金串《かなぐし》でもよく、渡《わた》し金《がね》でも金網《かなあみ》でも間《ま》に合《あ》ふ。割《さ》いた鰻《うなぎ》は洗《あら》はないで、ぬめりや血《ち》は乾《かわ》いた布巾《ふきん》で、扱《こ》くやうに拭取《ふきと》ればよい。燃料《ねんれう》は炭火《すみび》で、なるべく堅炭《かたずみ》を用《もち》ひ、ちよツと熨《ねき》のかゝツた位《くらゐ》がよい。そこで先《ま》づ骨《ほね》や頭《あたま》を、さツと焦《こ》がしてタレに入《い》れる。タレは味醂《みりん》と濃口《こいくち》の醤油《しやうゆ》と、等量《とうりやう》に合《あは》せるのが常識《じやうしき》だが、鹹《から》いと思《おも》ツたら酒《さけ》を割《わ》る。さツと煮立《にた》たせて冷《さま》して置《お》けば、いつまでも保存《ほぞん》できるが、當座《たうざ》限《かぎ》りなら火《ひ》にかけず、攪拌《かきまは》したゞけでも差支《さしつかへ》ない。鰻《うなぎ》を焼《や》く火鉢《ひばち》には、長方形《ちやうはうけい》のものが出來《でき》てゐるけれど、家庭《かてい》で偶《たま》に焼《や》く分《ぶん》には、普通《ふつう》の焜爐《ひちりん》で間《ま》に合《あ》ふ。先《ま》づ肉《にく》の方《はう》から焼《や》き、裏《うら》返《かへ》して皮《かは》に移《うつ》るのだが、皮《かは》は焦《こ》げ易《やす》いから、若《も》し火《ひ》が強過《つよす》ぎたら、ちよいと焜爐《しちりん》の口《くち》を塞《ふさ》ぐ。裏表《うらおもて》色《いろ》の變《かは》ツたところで、用意《ようい》のタレに浸《つ》け、二三度《ど》繰返《くりかへ》して、ほんのり色《いろ》の附《つ》いた位《くらゐ》がよく、こち〳〵に焼過《やきす》ぎてはいけない。

俗《ぞく》にメソツコと呼《よ》ばれる、小《ちひ》さい鰻《うなぎ》は牛蒡巻《ごばうまき》にするとよい。いはゆる八幡巻《やはたまき》で、もとはやはり關西《くわんさい》の手法《しゆはふ》だが、牛蒡《ごばう》を茹《ゆで》たり下煮《したに》をしては、肝腎《かんじん》の風味《ふうみ》を失《たく》してしまふ。牛蒡《ごばう》は皮《かは》を擦《こす》ツたゞけで、暫《しばら》く水《みづ》に浸《つ》けてアクを脱《ぬ》いたら、竪《たて》四五寸位《すんくらゐ》に切《き》り、太《ふと》ければ適宜《てきぎ》に割《さ》き、鰻《うなぎ》は肉《にく》の方《はう》を内側《うちがは》にして、牛蒡《ごばう》一面《めん》に飴《あめ》ン棒《ぼう》の如《ごと》く巻付《まきつ》け、前後《ぜんご》を竹釘《たけくぎ》で止《と》めて、蒲焼《かばやき》と同《おな》じ段取《だんど》りに焼《や》くと、鰻《うなぎ》の脂《あぶら》が牛蒡《ごばう》に泌《し》みて、渾然《こんぜん》とした好風味《かうふうみ》になる。牛蒡《ごばう》は寧《むし》ろ硬《かた》い位《くらゐ》に、齒切《はぎ》れのよいところを珍重《ちんちやう》する。

（丁）蕎麥《そば》は何處《どて》へ

蕎麥《そば》といへば昔《むかし》から、信濃《しなの》と相場《さうば》が極《きま》ツてゐるが、それは原料《げんれう》の生産《せいさん》で、食料《しよくれう》としての製品《せいひん》とは、自《おのづか》ら別問題《べつもんだい》であり、現《げん》に近頃《ちかごろ》長野《ながの》へ行《ゆ》くと、「東京蕎麥《とうきやうそば》」の看板《かんばん》を掲《かゝ》げて、得々《とくとく》としてゐる蕎麥屋《そばや》があるといふ。しかしその東京《とうきやう》に、近頃《ちかごろ》の蕎麥《そば》は蕎麥《そば》だか饂飩《うどん》だか、わからぬやうな半《はん》チクになツて、蕎麥《そば》の風味《ふうみ》は失《うしな》はれたと、蕎麥屋《そばや》自身《じしん》がいツてゐる。それは製粉業《せいふんげふ》が盛《さか》んになツて、蕎麥屋《そばや》は製粉《せいふん》の勞《らう》がなくなツた代《かは》り、原料選擇《げんれうせんたく》の自由《じいう》を失《うしな》ひ、一面《めん》には製麵機《せいめんき》の發達《はつたつ》が、製麵技術《せいめんぎじゆつ》の熟練《じゆくれん》を不要《ふえう》とし、何等《なんら》經驗《けいけん》のない素人《しろうと》でも、容易《ようい》に蕎麥屋《そばや》を營《いとな》み得《う》るやうになツた結果《けつくわ》、世《よ》を擧《あ》げて機械蕎麥《きかいそば》の跋《ばつ》扈《こ》に委《ゆだ》ね、手打《てうち》の妙味《めうみ》が地《ち》を拂《はら》ふに至《いた》ツた爲《ため》だといふ。蕎麥《そば》はもと〳〵備荒食料《びくわうしよくれう》で、嗜好食品《しかうしよくひん》でも、贅澤食品《ぜいたくしよくひん》でもないから、大衆《たいしう》の日常食《にちじやうしよく》として、いはゆる腹《はら》の補《たし》にさへなれば、本來《ほんらい》の使命《しめい》は遂《と》げられるのだと、片付《かたづ》けてしまへばそれまでだが、既《すで》に多年《たねん》の傳統《でんとう》を經《へ》て、食養《しよくやう》は勿論《もちろん》食味《しよくみ》の上《うへ》でも、日本《につぽん》人《じん》の嗜好《しかう》・健康《けんかう》に適《てき》し、上下《じやうげ》に重用《ちようよう》せらるゝまでに、折角進歩發達《せつかくしんぽはつたつ》したものを、單《たん》なる便宜《べんぎ》と骨吝《ほねをし》みの爲《ため》に、わざ〳〵退轉《たいてん》させる必要《ひつえう》のないことはいふまでもない。その意味《いみ》でも蕎麥《そば》の再認識《さいにんしき》は、この際《さい》最《もつと》も大切《たいせつ》なことである。

【蕎麥切《そばきり》の變遷《へんせん》】蕎麥《そば》の原産地《げんさんち》は、北方大陸《ほくはうたいりく》の寒冷地帯《かんれいちたい》であらう。暖國《だんこく》よりも寒地《かんち》に適《てき》し、土壌《どじやう》の肥《ひ》瘠《せき》を選《えら》ばず、寧《むし》ろ肥沃《ひよく》の優良地《いうりやうち》よりも、磽确《げうかく》の瘦地《やせち》に産《さん》した方《はう》が、香味《かうみ》共《とも》に勝《まさ》るといふのだから、これほど都合《つがふ》のよい農産物《のうさんぶつ》はない。しかも北地《ほくち》に適《てき》しながら、不思議《ふしぎ》に日本《につぽん》に産《さん》するものは、霜《しも》に對《たい》する抵抗力《ていかうりよく》が弱《よわ》く、僅《わづ》かに韃靼種《だつたんしゆ》と呼《よ》ばるゝものが、嚴寒《げんかん》にも堪《た》へ得《う》るけれど、普通《ふつう》三稜《りよう》である實《み》の表《へう》面《めん》が、稜角波狀《りようかくはじやう》を呈《てい》してゐて、品質頗《ひんしつすこぶ》る劣《おと》るといはれるのに見《み》ても、恐《おそ》らく日本《につぽん》に渡來《とらい》して、質的《しつてき》に向上《かうじやう》したことが想像《さうざう》できる。『續日本紀《しよくにほんき》』によると、人皇第《にんのうだい》四十四代元正天皇《だいげんしやうてんのう》の養老《やうらう》六年《ねん》（皇紀《くわうき》一三八二、西紀《せいき》七二二）、夏《なつ》に雨《あめ》が降《ふ》らず、稲《いね》が生長《せいちやう》しなかツたので、七月《ぐわつ》詔《みことのり》して蕎麥《そば》を植《う》ゑしめ、儲積《ちよせき》して荒年《くわうねん》に備《そな》へしめられたとあり、次《つ》いで五十四代仁明天皇《だいにんみやうてんのう》の承和《しようわ》六年《ねん》（皇紀《くわうき》一四九九、西紀《せいき》八三九）七月《ぐわつ》にも、畿内《きない》に詔《みことのり》して蕎麥《そば》を勸種《くわんしゆ》せしめたまふたとあるから、既《すで》に奈良朝以前《ならてういぜん》に於《おい》て、蕎麥《そば》の植栽《しよくさい》されたことは明《あきら》かであり、奈良《なら》・平安《へいあん》二朝《てう》を通《つう》じて、年《とし》に不順《ふじゆん》のある毎《ごと》に、備荒《びくわう》して米麥《べいばく》の助《たす》けに充《あ》てられたことはわかる。蕎麥《そば》は夏《なつ》にも秋《あき》にも栽培《さいばい》できるから、米《こめ》の作柄《さくがら》を見《み》てからでも、急《きふ》の間《ま》に合《あ》ツたわけである。

日本《につぽん》に於《お》ける蕎麥《そば》の發祥《はつしやう》は、近江《あふみ》の伊吹山下《いぶきさんか》であツたと推定《すゐてい》されてゐる。それが氣候風土《きこうふうど》の關係《くわんけい》から、東漸《とうぜん》して最《もつと》も信濃《しなの》に發達《はつたつ》したもの と思《おも》はれる。蕎麥汁《そばつゆ》の藥味料《やくみれう》として、地方人《ちはうじん》の誇《ほこ》る辛味大根《からみだいこ》も、もとは伊吹山下《いぶきさんか》に發《はつ》したものが、信州《しんしう》に移《うつ》ツて普及《ふきふ》したのだ。しかし最初《さいしよ》から今《いま》の如《ごと》く、蕎麥切《そばきり》として用《もち》ひられたわけ ではなく、原始的《げんしてき》の食用法《しよくようはふ》は、今《いま》も殘《のこ》ツてゐる蕎麥搔《そばがき》であツた。天野信景《あまののぶかげ》の『鹽尻《しほじり》』には「蕎麥切《そばきり》は甲州《かふしう》より始《はじ》まる、初《はじ》め天目山《てんもくさん》へ參詣多《さんけいおほ》かりし時、所《ところ》の民參詣《たみさんけい》の諸人《しよにん》に食《しよく》を賣《う》りけるに、米麥少《べいばくすくな》かりしゆゑ、蕎麥《そば》を煉《ね》りて旅籠《はたご》とせしが、その後饂飩《こうどん》を學《まな》びて、今《いま》の蕎麥切《そばきり》とはなりしと」とあるが、一説《せつ》には徳川《とくがは》の初期時代《しよきじだい》に、朝鮮《てうせん》の僧元珍《そうげんちん》が、南都東大寺《なんととうだいじ》に來《き》て、ツナギに小麥粉《こむぎこ》を入《い》れることを敎《をし》へ、初《はじ》めて蕎麥麵《そばめん》が出來《でき》たともいふ。後世製麵《こうせいせいめん》の技術《ぎじゆつ》が進《すゝ》んで、ツナギにいろ〱の工夫《くふう》を加《くは》へ、高級《かうきふ》な變《かは》り蕎麥《そば》などが出來《でき》るに及《およ》んで、蕎麥屋《そばや》の格《かく》は上《あが》ツたけれど、眞《しん》の風味《ふうみ》の失《うしな》はれることを惜《をし》み、生蕎麥《きそば》の讃仰者《さんぎやうしや》が現《あら》はれると、また競《きそ》ふて「生蕎麥《きそば》」の看板《かんばん》を揭《かゝ》げ、明治《めいち》を經《へ》て現在《げんざい》に至《いた》ツてゐるが、實際生《じつさいき》蕎麥《そば》を供《きよう》する店《みせ》は、明治時代《めいちじだい》にもなかツたといツてよい。

【生蕎麥《きそば》と二八】一體蕎麥《たいそば》は湯《ゆ》に入《い》れて煮《に》ると、切《き》れ〱になツて續《つゞ》かないものであるから、ツナギなしの生蕎麥《きそば》などゝいふものは、問題《もんだい》にすべきでないといふのが、昔《むかし》からの定式《ぢやうしき》だが、たゞ「友《とも》ツナギ」といふ一手《て》がある。假《かり》に蕎麥粉《そばこ》一升《しやう》とすれば、内《うち》一割《わり》の一合《がふ》を別《べつ》にして、徐々《じよ〳〵》に水《みづ》を加《くは》へて溶《と》き、白水位《しろみづくらゐ》になツたものを、鍋《なべ》に入《い》れて文火《とろび》にかけ、絶《た》えず攪拌《かきまは》しながら、糊《のり》のやうになツたところで、殘《のこ》りの九合《がふ》を揑《でつ》ち上《あ》げ、あとは常《つね》の如《ごと》くに打《う》ツて茹上《ゆであ》げれば、風味無類《ふうみむるゐ》の生蕎麥《きそば》が出來《でき》、一日位《にちくらゐ》置《お》いても伸《の》びないといふのだが、こんな手《て》をかけたのでは、商賣《しやうばい》にならぬから、眞《しん》の蕎麥好《そばずき》が、手製《てせい》にでもして樂《たのし》む外《ほか》はない。その他《た》は生蕎麥《きそば》と稱《しよう》しても、鷄卵《けいらん》か、葛粉《くずこ》か、薯蕷《やまのいも》でつないだもので、最《もつと》も普通《ふつう》なのは饂飩粉《うどんこ》を混《ま》ぜる、いはゆる割蕎麥《わりそば》である。饂飩《うどん》二分《ぶ》に、蕎麥粉《そばこ》八分《ぶ》を混《ま》ぜたのが、即《すなは》ち「二八蕎麥《そば》」で、蕎麥通《そばつう》の說《せつ》によると、「友《とも》ツナギ」を別格《べつかく》として、次《つぎ》は「葛《くず》ツナギ」、「鷄卵《けいらん》ツナギ」、「薯蕷《やまのいも》ツナギ」の順位《じゆんゐ》になり、魚《さかな》の擂身《すりみ》を混《ま》ぜた「鯛切《たひきり》」「海老切《えびきり》」、鷄卵《けいらん》を加《くは》へた「卵切《らんきり》」、挽茶《ひきちや》を加《くは》へた「茶蕎麥《ちやそば》」などは、贅澤《ぜいたく》なだけの香味《かうみ》はあるが、蕎麥通《そばつう》の好《この》むものではなく、最《もつと》も無事《ぶじ》なのは「二八」だとある。

「二八蕎麥《そば》」の名《な》は、寛文年間《くわんもんねんかん》に現《あら》はれ、當時《たうじ》蕎麥《そば》の値《ね》が一杯《ぱい》八文《もん》づゝ、もり・かけ二杯《はい》で十六文《もん》だから、即《すなは》ち「二八」と洒落《しやれ》たのが起原《おこり》だともいふが、附會《こちつけ》に過《す》ぎないことは、その後《ご》下《くだ》ツて天保年《てんぱうねん》間《かん》、一杯《ぱい》十六文《もん》の時《とき》、水野越前守《みづのゑちぜんのかみ》の統制《とうせい》で、一文《もん》の値下《ねさ》げを命《めい》ぜられた時《とき》、慌《あわ》て者《もの》の蕎麥屋《そばや》が早速《さつそく》、

「三五蕎麥《そば》」と看板《かんばん》を書替《かきか》へて、物笑《ものわら》ひになツた話《はなし》があるのでも、明《あきら》かであると同時《どうじ》に、この說《せつ》が當《たう》業者《げふしや》の間《あひだ》にまで、勢力《せいりよく》を占《し》めてゐたことが知《し》れる。

【手打《てうち》と機械打《きかいうち》】 いかゞはしい生蕎麥《きそば》より、正直《しやうぢき》に「二八」と名乘《なの》ツた蕎麥《そば》の方《はう》が、親《した》しみ易《やす》いことは當然《たうぜん》だが、餘《あま》りにその名《な》が一般化《ぱんくわ》した爲《ため》、後《のち》には駄蕎麥屋《だそばや》の代名詞《だいめいし》となり、門戶《もんこ》を張《は》ツて格式振《かくしきぶ》る蕎《そ》麥屋《ばや》は、特《とく》に「手打《てうち》」と別稱《べつしよう》するやうになツた。手打《てうち》は必《かなら》ずしも高級店《かうきふてん》に限《かぎ》らず、昔《むかし》はどこの蕎麥屋《そばや》でも、花崗《みかげ》の重《おも》い石臼《いしうす》を据《す》ゑて、先《ま》づ原料《げんれう》の蕎麥粉《そばこ》から、手挽《てびき》にしてかゝツたので、勿論《もちろん》みんな手打《てうち》であツたが、製麵機《せいめんき》の發明《はつめい》せられたのは、明治《めいぢ》の中葉《ちうえふ》以後《いご》で、時間的《じかんてき》にも經濟的《けいざいてき》にも、便利《べんり》調法《てうはふ》なところから、漸次《ぜんじ》熟練工《じゆくれんこう》を驅逐《くちく》し、現在《げんざい》では廣《ひろ》い東京《とうきやう》でも、眞《しん》の手打《てうち》を供《きやう》する店《みせ》は、僂指《るし》にも足《た》らぬまでになツた。

手打蕎麥《てうちそば》の製法《せいはふ》は、單純《たんじゆん》に考《かんが》へると造作《ざうさ》はなく、蕎麥粉《そばこ》を水《みづ》で揑《こ》ねて團子《だんご》を作《つく》り、麵棒《めんぼう》で伸《の》して平《へい》均《きん》に薄《うす》くし、小口《こぐち》から細《ほそ》く切《き》ツたのを、熱湯《ねつたう》で茹《ゆで》て水《みづ》に晒《さら》す、たゞそれだけのことだが、最《もつと》も簡單《かんたん》で誰《だれ》にも炊《た》ける飯《めし》が、實《じつ》は最《もつと》も難《むづ》かしい如《ごと》く、一木鉢《きばち》・二伸《の》し・三庖丁《はうちやう》と、蕎麥職人《そばしよくにん》の通語《つうご》になツてゐる位《くらゐ》、木鉢《きばち》で揑《こ》ねる時《とき》の水加減《みづかげん》、龜裂《ひゞ》の入《い》り易《やす》いものを、平《たひ》らに薄《うす》く伸《の》ばす麵棒《めんぼう》の扱《あつか》ひ、伸《の》したものを敏速《びんそく》に、殆《ほと》んど分厘《ふんりん》の差《ちが》ひもなく、細《ほそ》く切《き》ツて行《ゆ》く庖丁業《はうちやうわざ》、いづれも熟練《じゆくれん》と經驗《けいけん》とで、板前《いたまへ》の腕《うで》を示《しめ》す外《ほか》、最後《さいご》の茹《ゆで》加減《かげん》と洗《あら》ひ方《かた》とで、釜前《かままへ》の巧拙《かうせつ》が岐《わか》れる等《とう》、すべてがコツの一點《てん》にある上《うへ》、どんな優秀《いうしう》な職人《しよくにん》でも、時《とき》の氣分《きぶん》と感情《かんじやう》とで、製品《せいひん》に出來不出來《できふでき》があるといふ、微妙《びめう》な關係《くわんけい》があるのに對《たい》し、機械打《きかいうち》の方《はう》は機械《きかい》にさへ頼《たよ》れば、殆《ほと》んど出來不出來《できふでき》がなく、下拵《したごしら》への捏方《こねかた》でも、ずツと簡單《かんたん》で間《ま》に合《あ》ひ、いくらでも長《なが》く連續《れんぞく》して、切《き》れ目《め》のないものが出來《でき》るので、職人《しよくにん》が氣《き》を利《き》かせて、よい加減《かげん》なところで切《き》るといふ、人間業《にんげんわざ》とは反對《はんたい》の効果《かうくわ》だが、製品《せいひん》の優劣《いうれつ》は四十年《ねん》も前《まへ》に、江戸《えど》以來《いらい》の大通幸《だいつうかう》堂得知翁《だうとくちをう》が「味《あぢ》の可不可《かふか》はいはずもがな、たとへて見《み》れば昔《むかし》の煙草《たばこ》と、今《いま》の煙草《たばこ》との如《ごと》く、手切《てぎり》と機《き》械切《かいぎり》の差別《さべつ》は顯然《けんねん》たり」といツてゐる。蕎麥《そばず》好きの説《せつ》によると、機械打《きかいうち》と手打《てうち》の店《みせ》とでは、食《く》はぬ中《うち》から匂《にほ》ひが違《ちが》ふから、門口《かどぐち》に立《た》ツたゞけでわかるといふ。

機械打《きかいうち》の蕎麥《そば》は堅《かた》く締《し》める爲《ため》、いはゆる壓《おし》が強《つよ》いので、茹《ゆで》る時《とき》幾分《いくぶん》の長時間《ちやうじかん》を要《えう》する、隨《したが》ツて切目《きりめ》の角《かど》が取《と》れて、四角《かく》な筈《はず》のものが丸《まる》くなツてしまふ。自然《しぜん》齒當《はあた》りの軟《やはら》かいのもそれが爲《ため》で、少《すこ》し時間《じかん》が經《た》つと密着《くつつ》いて、容易《ようい》に箸《はし》が上《あが》らなくなる、つまり茹過《ゆです》ぎになるのだが、手打《てうち》と同《おな》じに上《あ》げやうとすれば、火《ひ》が充分《じうぶん》に徹《とほ》らぬから、白《しろ》く心《しん》が殘《のこ》るといふ。現在《げんざい》東京《とうきやう》の蕎麥《そば》は、殆《ほと》んど全部《ぜんぶ》といツてよい位《くらゐ》、どこもこの機械打《きかいうち》である上《うへ》、饂飩粉《うどんこ》の混入《こんにふ》が漸次《ぜんじ》多《おほ》くなり、二八はおろか、三七が上《じやう》の部《ぶ》、四六から五五の半割蕎麥《はんわりそば》といへば、既《すで》に蕎麥《そば》の世界《せかい》から、半分離《はんぶんはな》れたものとして、明治時代《めいちじだい》には顧《かへり》みられなかツたのが、現在甚《げんざいはなは》だしいのになると、饂飩粉《うどんこ》十三割《わり》といふ、肝腎《かんじん》の蕎麥粉《そばこ》よりも饂飩粉《うどんこ》の方《はう》が、三割《わり》も多《おほ》いのがあるといふから、少《すこ》し良心《りやうしん》のある蕎麥屋《そばや》なら、憤慨《ふんがい》するのが當然《たうぜん》だ。

【自慢《じまん》の信州産《しんしうさん》】 本場《ほんば》の信州《しんしう》では、「更科《さらしな》」の名《な》が著聞《ちよもん》してゐるが、それは地方《ちはう》の補充食程度《ほじうしよくていど》から、都《と》會地《くわいち》への移出《いしゆつ》に先鞭《せんべん》をつけた爲《ため》らしく、信州人《しんしうじん》にいはせても、各自《おの〳〵》土地《とち》自慢《じまん》が先《さき》に立《た》ツて、眞《しん》の優劣《いうれつ》は容易《ようい》に定《き》められぬが、俳諧寺《はいかいじ》の一茶《さ》が自慢《じまん》したゞけに、柏原産《かしはばらさん》を始《はじ》め、戸隱《とがくし》、松川等《まつかはとう》いづれも優《すぐ》れ、名物《めいぶつ》には木曾《きそ》の「寢《ね》ざめ蕎麥《そば》」が名高《なだか》い。何《なん》しろ山間磽确《さんかんげうかく》の僻地《へきち》ほど、蕎麥《そば》の質《しつ》はよいといふのだから、蕎麥自慢《そばじまん》と土地自慢《とちじまん》とは、兩立《りやうりつ》し兼《かね》るやうにも思《おも》はれるが、村外不出《そんぐわいふしゆつ》の妙味《めうみ》として、信濃川《しなのがは》の上《じやう》流《りう》千曲川《ちくまがは》の更《さら》に上流《じやうりう》、甲斐《かひ》・武藏《むさし》・信濃《しなの》の三國《ごく》に跨《またが》る、甲武信《こぶし》ケ岳《たけ》の麓《ふもと》に近《ちか》い「川上蕎麥《かはかみそば》」が、信州《しんしう》一と誇《ほこ》るのには、誇《ほこ》るだけの理由《りいう》があるやうだ。年中霧《ねんちうきり》が卷《ま》いてゐて、到底普通《たうていふつう》の穀類《こくるゐ》など、尋常《じんじやう》に實《みの》るべくもない深山《しんざん》の畑地《はたち》に、その霧《きり》の中《なか》で僅《わづ》かに白《しろ》く開花《かいくわ》すると、もう秋冷《しうれい》の氣《き》に打《う》たれて、辛《から》くも實《み》を結《むす》ぶといふのだから、これは珍重《ちんちやう》さるべき筈《はず》で、しかも豐年《ほうねん》の蕎麥《そば》には香氣《かうき》が乏《とぼ》しく、里《さと》に出《で》れば山《やま》の香《か》を失《うしな》ふて、饂飩粉《うどんこ》と選《えら》ばぬといふことになると、正《まさ》に蕎麥《そば》の仙《せん》なるものとする外《ほか》なく、都《と》會地《くわいち》のいはゆる蕎麥通《そばつう》には、頂門《ちやうもん》の一針《しん》であるかも知《し》れぬ。

そこで再《ふたゝ》び俗界《ぞくかい》に取《と》ツて返《かへ》して、東京《とうきやう》のいはゆる「更科蕎麥《さらしなそば》」は、製粉機《せいふんき》にかけて粗粉《あらこ》を除《のぞ》いた、中心《ちうしん》の部分《ぶぶん》で一番粉《ばんこ》と稱《しよう》し、色《いろ》は白《しろ》いが香氣《かうき》に乏《とぼ》しく、また必《かなら》ずしも信州産《しんしうさん》ではない。由來東京《ゆらいとうきやう》では江戸時代《えどじだい》から、多《おほ》く三多摩物《たまもの》を使《つか》ひ、次《つい》で埼玉《さいたま》、茨城《いばらぎ》から三陸地方《りくちはう》と遠《とほ》ざかり、現在《げんざい》では北海道産《ほくかいだうさん》を主《しゆ》とし、足《た》らぬところは滿洲物《まんしうもの》で補《おぎな》ツてゐるのが、實狀《じつじやう》であるといふ。製粉所《せいふんじよ》は三多摩《たま》に近《ちか》い關係《くわんけい》で、夙《はや》くから中央線《ちうあうせん》の中野《なかの》に發達《はつたつ》し、同時《どうに》に集散地《しふさんち》の中心《ちうしん》となツてゐる。三多摩産《たまさん》は夏蕎麥《なつそば》で、しかも後《あと》作《さく》の關係上《くわんけいじやう》、收穫《しうくわく》を急《いそ》いで早刈《はやかり》にする爲《ため》、外皮《ぐわいひ》の中《なか》の甘皮《あまかは》が、まだ靑々《あをあを》としてゐる位《くらゐ》だから、挽粉《ひきこ》にも自然青味《しぜんあをみ》を存《そん》して、淸新味《せいしんみ》の深《ふか》いのを特色《とくしよく》とし、他《た》の秋蕎麥《あきそば》に比《くら》べて、香味《かうみ》共《とも》に優秀《いうしう》とされ、これを代表《だいへう》するものが、名代《なだい》の「深大寺蕎麥《じんだいじそば》」であツた。

【通《つう》のいろ〳〵】　田舍《ゐなか》の蕎麥《そば》は蕎麥《そば》としては美味《うま》いが、汁《つゆ》が不味《まづ》いと誰《たれ》でもいふ。蕎麥《そば》と汁《つゆ》とは鳥《とり》の兩翼《りやうよく》で、どツちが劣《おと》ツても飛躍《ひやく》はできない。蕎麥汁《そばつゆ》の定式《ぢやうしき》は、味醂《みりん》と醬油《しやうゆ》に砂糖《さたう》を加《くは》へて、煮立《にた》たせたものを「本返《ほんかへ》し」と名《な》づけ、蕎麥屋《そばや》ではこれを常備《じやうび》して、隨時《ずゐじ》鰹節《かつをぶし》の煮出汁《だし》と調合《てうがふ》する。或《ある》ひは胡《こ》麻《ま》、罌粟《けし》、胡桃《くるみ》などを擂《す》ツて加《くは》へ、少量《せうりやう》の味噌《みそ》を混《ま》ぜる手《て》もある。藥味《やくみ》は卸大根《おろしだいこ》に刻《きざ》み葱《ねぎ》、七色蕃椒《いろたうがらし》といふのが普通《ふつう》だが『料理物語《れうりものがたり》』には「大根《だいこ》の汁《しる》、花鰹《はなかつを》、卸《おろ》し、淺葱《あさつき》の類《るゐ》、芥子《からし》、山葵《わさび》を加《くは》へてもよし」とあり、信州《しんしう》では辛味大根《からみだいこ》――鼠《ねずみ》のやうに尻尾《しつぽ》が長《なが》いので、俗《ぞく》に鼠大根《ねずみだいこ》ともいふ、小《ちひ》さくて辛辣《しんらつ》な大根《だいこ》の絞《しぼ》り汁《しる》に、燒味噌《やきみそ》を合《あは》せ、葱《ねぎ》の微塵切《みぢんぎり》を添《そ》へる。

蕎麥《そば》の食《く》ひ方《かた》にもいろ〱の通《つう》がある。先《ま》づ箸《はし》で挾《はさ》み上《あ》げたら、三分《ぶん》の一だけ汁《つゆ》に浸《つ》けて、一口《ひとくち》に啜《すゝ》り込《こ》み、噛《か》んでは味《あぢ》を失《うしな》ふといふのが、一通《ひととほ》りの定說《ていせつ》だが、手打《てうち》ならそれで全體《ぜんたい》に、汁《つゆ》が行渡《ゆきわた》るけれど、機械打《きかいうち》は汁《つゆ》が泌《し》みないで、表面《うはつら》を逃《に》げて行《ゆ》くから、當然餘計《たうぜんよけい》につける必要《ひつえう》がある。猪口《ちよく》一杯《ぱい》に蕎麥《そば》を入《い》れて、搔込《かきこ》むやうに食《く》ツてゐるなどは、見《み》てゐても不味《まづ》さうだから、そんなのは問題外《もんだいぐわい》として、別《べつ》に拘泥《こだは》る必要《ひつえう》はないが、眞《しん》の風味《ふうみ》は蒸籠《せいろう》でなければわからず、それも洗《あら》ひ立《た》てよりは、盛《も》ツて來《き》たのを暫《しばら》く置《お》いて、水《みづ》の切《き》れたところを食《く》ふと、特有《とくいう》の香味《かうみ》が活《い》きるとされてゐる。尤《もつと》も伸《の》びてはおしまひだし、急《いそ》いで食《く》ふには滑《すべ》りもよいが、茶蕎麥《ちやそば》だけは蕎麥《そば》の外《ほか》に、茶《ちや》の香氣《かうき》をも併《あは》せ賞《しやう》するのだから、すツかり水《みづ》の切《き》れるのを待《ま》ツて、更《さら》に熱湯《ねつたう》を通《とほ》すと、風味《ふうみ》が一段高揚《だんかうやう》するとある。茶蕎麥《ちやそば》の色《いろ》を讃《たゝ》へるのは半可《はんか》で、色《いろ》づくほど混《ま》ぜたら苦《にが》くなる、匂《にほ》ひさへあればよいものを、多《おほ》くの蕎麥屋《そばや》は青粉《あをこ》を入《い》れるのだ。それから汁《つゆ》を一時《ときに》に、猪口《ちよく》へあけることは禁物《きんもつ》で、食《た》べてゐる中《うち》に淡《うす》くなると、味《あぢ》の失《う》せるのは當然《たうぜん》だから、幾度《いくたび》でも注《つ》ぎ足《た》すやうにしなければならぬ。

【薬効《やくかう》と諸方便《しよはうべん》】　蕎麥《そば》には含水炭素《がんすゐたんそ》と粗蛋白《そたんぱく》が多《おほ》く、ヴヰターミンBも豐富《はうふ》だから、白米常食者《はくまいじやうしよくしや》の補《ほ》給食《きふしよく》としては、この點《てん》でも好適《かうてき》であり、『本朝食鑑《ほんてうしよくかん》』には「蕎麥《そば》は氣味《きみ》甘《あま》く、微寒《びかん》にして毒《どく》なし、氣《き》を降《くだ》し、腸胃《ちやうゐ》の滓《し》穢積滯《えしやくたい》を寛《ゆるやか》にす、水腫《すゐしゆ》、白濁《はくだく》、泄痢《せつり》、腹痛《ふくつう》、上氣《じやうき》を治《ち》し、或《ある》ひは氣盛《きさか》んにして、濕《しつ》熱《ねつ》ある者《もの》によろし」とある。昔《むかし》から寒夜《かんや》の食物《しよくもつ》として「一時溫《ときぬく》めの八時冷《ときひや》し」といはれるのは、過食《くわしよく》の戒《いまし》めであらう。また蕎麥《そば》を燒《や》いた灰汁《あく》で、古器物《こきぶつ》を洗《あら》へば、多年《たねん》の垢《あか》も忽《たちま》ち脫《ぬ》け、金銀細工《きんぎんさいく》をするところでは、金箔《きんぱく》を伸《のば》すに蕎麥粉《そばこ》を打《う》ち、金銀粉《きんぎんぷん》の散《ち》ツたのは、蕎麥粉《そばこ》に吸込《すひこ》ませて寄《よ》せる。或《ある》ひは金《きん》を伸《のば》し、或《ある》ひは金銀《きんぎん》を吸寄《すひよ》せるといふ。これ等《ら》の緣喜《えんぎ》を祝《いは》ツたのが、商家《しやうか》の晦日蕎麥《みそかそば》となり、興行《こうぎやう》の大入蕎麥《おほいりそば》となツた。舊年《きうねん》の穢《けが》れを去《さ》り、五臟《ざう》の停滯《ていたい》を除《のぞ》くといふのが、年越蕎麥《としこしそば》に利用《りよう》されると、清祓《きよはらひ》をする禰宜《ねぎ》に通《かよ》はせて、葱《ねぎ》を共《とも》にする風《ふう》が起《おこ》り、引越《ひつこし》に蕎麥《そば》を配《くば》るのは、おそばに永《なが》くの意《い》だとある、いづれも蕎麥食獎勵《そばしよくしやうれい》の方便《はうべん》であツたと察《さつ》せられる。

なほ蕎麥《そば》は粉《こ》にして用《もち》ふる外《ほか》、外皮《ぐわいひ》だけ去《さ》ツた白《しろ》い中實《なかみ》が、三角《かく》で形《かたち》も面白《おもしろ》く、粒《つぶ》のまゝ吸物《すひもの》に入《い》れたり、飯《めし》と一緒《しよ》に炊混《たきま》ぜると、一種《しゆ》の風趣《ふうしゆ》が食味《しよくみ》をそゝる。また白《しろ》い花《はな》の咲《さ》く前《まへ》、赤《あか》い茎《くき》に青《あを》い葉《は》の幼《をさな》い時分《じぶん》、茹《ゆで》てひたし物《もの》にすれば、菠薐草《はうれんさう》に劣《おと》らぬ風味《ふうみ》があり、胡麻和《ごまあ》へにしても賞翫《しやうぐわん》に値《あたひ》する。

蕎麦《そば》の栽培《さいばい》は容易《ようい》だから、蜜柑箱《みかんばこ》にでも試《こゝろ》みると、繰返《くりかへ》して年中用《ねんちうもち》ひられる。またこの若葉《わかば》を摘《つ》み取り、擂潰《すりつぶ》して搾《しぼ》ツた汁《しる》で蕎麦《そば》を捏《こね》ると、古粉《ふるこ》でも挽茶色《ひきちやいろ》に青《あを》くなり、香味共《かうみとも》に甦《よみがへ》る。

二、食養歳時記

一月《ぐわつ》の巻《まき》

「蓬萊《ほうらい》に聴《き》かばや伊勢《いせ》の初便《はつだよ》り」、新春《しんしゆん》の床飾《とこかざ》りに、蓬萊《ほうらい》と名《な》づけられる食摘臺《くひつみだい》は、今《いま》でこそ新年賀儀《しんねんがぎ》用《よう》の飾《かざ》り物《もの》に過《す》ぎなくなツてゐるけれど、昔《むかし》は必《かなら》ず家族《かぞく》が食《く》ひ、客《きやく》にも侑《すゝ》めたものである。いろ〳〵の縁喜《えんぎ》食品《しよくひん》を、集《あつ》めて載《の》せることいふまでもないが、中心《ちうしん》をなすものは『米《べい》』『昆《こん》』『菓《くわ》』である。米《こめ》は野《の》の物《もの》を代表《だいへう》し、昆《こん》は水産《すゐさん》、菓《くわ》は山《やま》の物《もの》の代表《だいへう》である。野《の》の幸《さち》、海《うみ》の幸《さち》、山《やま》の幸《さち》を取揃《とりそろ》へて、年《とし》の首《はじめ》に試食《ししよく》させるのは、偏食《へんしよく》の戒《いまし》めであツたこと明《あきら》かだ。昆布《こんぶ》を養老昆布《やうらうこんぶ》などゝ書《か》いて「よろこぶ」に通《かよ》はせ、搗栗《かちぐり》を勝利《しようり》に、田作《たつく》りを豊作《ほうさく》に、黑豆《くろまめ》を健康《けんかう》に、數《かず》の子《こ》を子孫繁榮《しそんはんえい》にと、縁語《えんご》に結《むす》んだところから、單《たん》なる附會《こぢつけ》の迷信《めいしん》として、輕《かろ》んずる今《いま》の智識階級《ちしきかいきふ》は、それこそ一知《ち》半解《はんかい》の類《たぐひ》で、古人《こじん》の善巧方便《ぜんかうはうべん》を、洞觀《どうくわん》する力《ちから》が足《た》りないのではないか。いはゆる縁喜物《えんぎもの》の大半《たいはん》は、いづれも合理的《がふりてき》な榮養食品《えいやうしよくひん》で、且《かつ》乾燥貯藏品《かんさうちよざうひん》であるから、いかなる山間僻遠《さんかんへきゑん》にも分布《ぶんぷ》し、また悉《ことごと》く廉價《れんか》な品《しな》だから、どんな家庭《かてい》にも備《そな》へ得《え》られる。貧富《ひんぷ》上下《じやうげ》の差別《さべつ》なく、國《くに》を擧《あ》げて祝《いは》ふべき、新春初頭《しんしゆんしよとう》の賀饌《がせん》に、幸福《かうふく》の縁語《えんご》を擬《ぎ》することは、百千の理論《りろん》よりも實効《じつかう》の上《うへ》に、どれほど役立《やくだ》ッたか知《し》れぬ筈《はず》である。

世《よ》に泰平《たいへい》が續《つゞ》くと、人心《じんしん》は自《おのづか》ら奢侈《しやし》に趣《おもむ》くから、隨《したが》ッて日常《にちじやう》の食膳《しよくぜん》にも、競《きそ》ふて美味《びみ》を盛《も》るやうになる。既《すで》に徳川末期《とくがはまつき》に於《おい》ても「近《ちか》ごろ昌平《しやうへい》に伴《ともな》ひ、人々《ひと〴〵》奢《おご》りに傾《かたむ》いて、常《つね》の膳部《ぜんぶ》にも贅《ぜい》を並《なら》べ、珍《ちん》奇《き》の料理《れうり》を求《もと》める中《なか》に、松《まつ》の内《うち》ばかりはいかなる分限《ぶげん》、不如意《ふによい》を知《し》らぬ長者《ちやうじや》と雖《いへど》も、年々《ねん〳〵》の佳例《かれい》を重《おも》んじて、昔《むかし》のまゝの食味《しよくみ》を調《てう》じ、絶《た》えて庖丁《はうちやう》の華美《くわび》を用《もち》ひない、これは不易《ふえき》の相《すがた》を傳《つた》へるものである」と說《と》いた文獻《ぶんけん》がある。不易《ふえき》の相《すがた》！　これを翫味《ぐわんみ》して、冒頭《ばうとう》の俳句《はいく》に對《たい》すると、國民精神《こくみんせいしん》の尊《たふと》さが、髣髴《はうふつ》として現《あら》はれるではないか。國民精神《こくみんせいしん》は神《かん》ながらの道《みち》である。食摘臺《くひつみだい》の蓬萊《ほうらい》に向《むか》ッて、神代《かみよ》の便《たよ》りを聽《き》きたいといふ、古俳聖《こはいせい》の心境《しんきやう》を、更《あらた》めて再偲《さいし》すべきである。

餅《もち》と酒《さけ》とは上戸《じやうご》と下戸《げこ》と、飲食嗜好《いんしよくしかう》の兩極端《りやうきよくたん》であるが、年《とし》の始《はじ》めの祝儀《しうぎ》には、どちらにも恨《うら》みッこなしに用《もち》ひられる。餅《もち》は『望《もち》』に通《つう》じて、圓滿《ゑんまん》を象徴《しやうちやう》する『鏡《かゞみ》』といふのも同《おな》じ意味《いみ》である。賀儀用《がぎよう》にはすべて丸餅《まるもち》を本義《ほんぎ》とし、熨斗餅《のしもち》は略式《りやくしき》である。關西地方《くわんさいちはう》の雜煮《ざふに》は、多《おほ》く丸餅《まるもち》を用《もち》ふるが、關東地《くわんとうち》方《はう》は殆《ほと》んど切餅《きりもち》だ。文化《ぶんくわ》の古《ふる》い關西《くわんさい》が、古義《こぎ》を重《おも》んずるのに對《たい》し、關東《くわんとう》が略式《りやくしき》を用《もち》ひるのは、實生活《じつせいくわつ》に對《たい》する簡易化《かんいくわ》であツたと思《おも》はれる。切餅《きりもち》を燒《や》くのは膨《ふく》らませて、丸《まる》くする爲《ため》である。正月《しやうぐわつ》の酒《さけ》は屠《と》蘇《そ》に浸《ひた》し、藥酒《やくしゆ》として一家《か》悉《ことごと》くに酌《く》ませる。昔《むかし》は無論酒《むろんさけ》だツたが、婦女子《ふぢよし》の爲《ため》に口當《くちあた》りの甘《あま》い、味《み》醂《りん》を用《もち》ひるやうになツて、上戸《じやうご》との緣《えん》が薄《うす》らぐと共《とも》に、單《たん》なる形式《けいしき》に過《す》ぎなくなツた。

初春《はつはる》の吸物《すひもの》に、鱈昆布《たらこぶ》が用《もち》ひられる。鱈《たら》は活力《くわつりよく》の強《つよ》い魚《さかな》で、死《し》に瀕《ひん》しても高音《かうおん》を聞《き》かせるか、何等《なんら》かの刺激《しげき》を與《あた》へると、更生《かうせい》の氣《き》を示《しめ》すといふので、昔《むかし》から武家《ぶけ》に珍重《ちんちやう》され、町家《ちやうか》でも由緒《ゆゐしよ》のある筋《すぢ》では、わざ〳〵北國《ほくこく》へ使《つか》ひを立《た》てたりして、正月《しやうぐわつ》の料《れう》に用《もち》ひたといふが、鱈《たら》と昆布《こぶ》との榮養價《えいやうか》は、今《いま》の學者《がくしや》が證明《しようめい》してくれてゐる。七日《か》の朝《あさ》の七種粥《なゝくさがゆ》、關西《くわんさい》では雜炊《ざふすゐ》にするが、七種《なゝくさ》はいづれも藥草《やくさう》である。十五日《にち》の小豆粥《あづきかゆ》も、小豆《あづき》の藥効啓發《やくかうけいはつ》である。餅《もち》のある間《あひだ》だから、わざと强飯《こはめし》にしないところに、昔《むかし》の人《ひと》の用意《ようい》が窺《うかゞ》はれる。二十日《か》を骨正月《ほねしやうぐわつ》といふのも、魚鳥《ぎよてう》の頭《あたま》や骨《ほね》は勿論《もちろん》、すべての殘材《ざんざい》を利用《りよう》して、厨房《ちうばう》を整理《せいり》する爲《ため》の行事《ぎやうじ》である。松《まつ》の内《うち》にとろゝを食《く》へば、中風《ちうぶ》に罹《かゝ》らぬ禁厭《まちなひ》になるといふ。薯蕷《やまのいも》が古來《こらい》『山藥《やまぐすり》』と呼《よ》ばれて、尊重《そんちやう》され來《きた》ツた榮養食品《えいやうしよくひん》であることは、また何人《なんぴと》も知《し》るところである。太陽曆《たいやうれき》が用《もち》ひられて以來《いらい》、寒《かん》の入《いり》が年頭《ねんとう》ときまツたのは便利《べんり》だ。寒鰤《かんぶり》、寒鮒《かんぶな》、寒蜆《かんしゞみ》、寒雀《かんすゞめ》と、寒《かん》の字《じ》を冠稱《くわんしよう》されるものは皆《みな》うまい。

二月《ぐわつ》の巻《まき》

「君《きみ》が爲春《ためはる》の野《の》に出《い》でゝ若菜摘《わかなつ》む、わが衣手《ころもて》に雪《ゆき》は降《ふ》りつゝ」と詠《よ》まれた光孝天皇《くわうかうてんわう》は、尊貴《そんき》の御身《おんみ》におはしながら、料理《れうり》の道《みち》に趣味《しゆみ》を有《も》たれ、四條中納言山陰《でうちうなごんやまかげ》に命《めい》じて、新《あたら》しい庖丁式《はうちやうしき》をお定《さだ》めになッた。現《げん》に行《おこな》はれる四條流《でうりう》の起源《きげん》である。雪《ゆき》の降《ふ》る春《はる》といふのは、暦面《れきめん》の立春後間《りつしゆんごま》もない意味《いみ》で、太陽《たいやう》暦《れき》でいへば恰度《ちやうど》二月《ぐわつ》だ。下萠《したもえ》の若菜摘《わかなつみ》、芹《せり》、三つ葉《ば》、菘《すゞな》、薺《なづな》、やがて嫁菜《よめな》に、土筆《つくし》、車前草《おんばこ》等々《とう〳〵》、その味甘美《あぢかんび》にして香《かう》、よく氣《き》を下《くだ》し、胸《むね》を寛《ひら》き、食氣《しよくき》を停滞《ていたい》せしめずとあるのが、新《あたら》しい野菜類《やさいるゐ》の功《く》徳《どく》であり、生命《せいめい》である。近頃《ちかごろ》は溫床栽培《をんしやうさいばい》の發達《はつたつ》に伴《ともな》ひ、季節外《きせつはづ》れの珍蔬奇菜《ちんそきさい》が、いつでも容易《ようい》に得《え》られるけれど、自然《しぜん》の光《ひかり》に惠《めぐ》まれた野生物《やせいぶつ》に、及《およ》ばぬことはいふまでもない。

舊正月《きうしやうぐわつ》は一月末《ぐわつすゑ》か、二月初旬《ぐわつしよじゆん》に當《あた》るのが例《れい》だから、一月遲《ひとつきおく》れの正月《しやうぐわつ》を祝《いは》ふところでは、正月餅《しやうぐわつもち》が寒《かん》餅《もち》になるわけだが、さうでないところでも、寒餅《かんもち》を搗《つ》く風《ふう》はまだ殘《のこ》ツてゐる。四日《か》の節分《せつぶん》から、暦《こよみ》の上《うへ》の春《はる》は立《た》ッても、本統《ほんとう》に嚴《きび》しいのは餘寒《よかん》だから、當分《たうぶん》は鍋物《なべもの》の世界《せかい》だが、季節《きせつ》は爭《あらそ》はれぬもので、覿面《てきめん》に變《かは》るのは餅《もち》の味《あぢ》だから、子供《こども》の爲《ため》に搔餅《かきもち》でも用意《ようい》してやるなら、節分前《せつぶんまへ》に搗《つ》くことだ。第《だい》一水《みづ》の味《あぢ》がちがふ、水餅《みづもち》も寒《かん》の水《みづ》でなくてはならぬ。

強飯《おこは》に、油揚《あぶらあげ》に、稲荷鮨《いなりずし》に、初午祭《はつうままつり》の情景《じやうけい》も、太陽暦《たいやうれき》ではそぐはぬやうだが、關西地方《くわんさいちはう》では初午《はつうま》に、芥子和《からしあ》へを食《く》ふ風習《ふうしふ》のところがある。普通《ふつう》の鶯菜《うぐひすな》でも作《つく》るが、芥子菜《からしな》を用《もち》ひたのが殊《こと》に味覺《みかく》をそゝる。栃木縣《とちぎけん》には『しもつかり』といふものを調《こしら》へる。不思議《ふしぎ》な名前《なまへ》で『下野嘉例《しもつけかれい》』の訛《なま》ツたのだといツてゐるが、必《かなら》ずしも下野《しもつけ》ばかりではない。實《じつ》は『酢《す》むつかり』といふのが本名《ほんみやう》で、『すみつかり』と訛《なま》ツてゐるところもある。大豆《だいづ》を熬《い》ツて、熱《あつ》い中《うち》に酢《す》をかけると、表皮《うはかは》が縮面《ちりめん》のやうになり、酢《す》の香《か》がツンと鼻《はな》に滲《し》みる、その感《かん》じを子供《こども》のむづかるに譬《たと》へたので、當字《あてじ》には『酢憤《すむつかり》』とはめてある。これを卸大根《おろしだいこ》に和《あ》へるのだが、今《いま》では大根《だいこ》の外《ほか》に、油揚《あぶらあげ》や人參《にんじん》を纎《せん》に刻《きざ》み、鹽鮭《しほさけ》のアラなどを加《くは》へ、大豆《だいづ》も熬《い》ツて皮《かは》を剝《む》き、鍋《なべ》に入《い》れて酒《さけ》の粕《かす》など刻《きざ》み込《こ》み、軟《やはら》かくなるまで煮込《にこ》んで酢味《すあぢ》をつける。

大根《だいこ》から出《で》る水分《すゐぶん》と、鮭《さけ》から出《で》る鹽分《えんぶん》とで、水《みづ》も醬油《しやうゆ》も殆《ほと》んど不要《ふえう》、熱《あつ》いところを賞翫《しやうくわん》するので、やはりツンと來《く》る『酢《す》むつかり』、野菜類《やさいるゐ》の乏《とぼ》しい季節《きせつ》で、殊《こと》に農家《のうか》に珍重《ちんちやう》される、野趣滿點《やしゆまんてん》の原《げん》始調理《してうり》、これも初午《はつうま》の景物《けいぶつ》だ。

紀元節《きげんせつ》の建國祭《けんこくさい》にも、いろ〳〵の料理《れうり》を工夫《くふう》されるが、景容《けいよう》に過《す》ぎると實質《じつしつ》が伴《ともな》はぬ。豐後《ぶんご》で舊正《きうしやう》月《ぐわつ》に作《つく》る『黄飯《わうはん》』などは、榮養價《えいやうか》の高《たか》い點《てん》からも、推奬《すゐしやう》してよく容易《ようい》に應用《おうよう》できる。例《れい》の大友宗麟《おほともそうりん》以《い》來《らい》といふので、支那風《しなふう》の影響《えいきやう》を受《う》けたことは明《あきら》か、一種《しゆ》の巻繊料理《ケンチエンれうり》である（『食物風土紀《しよくもつふうどき》』參照《さんせう》）。猪《ちよ》肉《にく》のことを山《やま》くぢらといふが、海《うみ》の鯨《くぢら》の美味《うま》さを、東國《とうごく》には知《し》らない人《ひと》が多《おほ》い。關西地方《くわんさいちはう》では古《ふる》くから賞美《しやうび》されたものだが、近頃《ちかごろ》では貯藏法《ちよざうはふ》が進歩《しんぽ》して、無鹽《むえん》のものが普及《ふきふ》してゐるから、どこでも試《こゝろ》みられるわけだ。鯨《くぢら》も精選《せいせん》したのになると、牛肉以上《ぎうにくいじやう》に高價《かうか》な部分《ぶぶん》もあるが、普通《ふつう》は豚《ぶた》よりもずつと廉《やす》く、味《あぢ》は濃淡《のうたん》の中和《ちうわ》を得《え》て、牛肉《ぎうにく》と鮪《まぐろ》との中間程度《ちうかんていど》と思《おも》へば間違《まちが》ひない。鋤焼風《すきやきふう》の煮食《にぐひ》にする時《とき》、上方《かみがた》では「水菜《みづな》のパリ炊《だ》き」と稱《しよう》し、京菜《きやうな》を生《なま》のまゝ一寸位《すんくらゐ》に切《き》ツて入《い》れるのが、定式《ぢやうしき》になツてゐる。

「月《つき》もおぼろに白魚《しらうを》の」と、『三人吉三《にんきちざ》』でお馴染《なじみ》の名白《めいせりふ》、佃名物《つくだめいぶつ》の白魚《しらうを》は、立春《りつしゆん》を中心《ちうしん》として、舊《きう》正月《しやうぐわつ》の景物《けいぶつ》であツたが、これは殆《ほと》んど跡《あと》を絶《た》ツて、今《いま》は三月《ぐわつ》に入《い》ツてから、遠來品《ゑんらいひん》が市場《しぢやう》を賑《にぎは》してゐる。白魚《しらうを》の優秀《いうしう》なのは、淡水《たんすゐ》と鹹水《かんすゐ》と交流《かうりう》する區域《くゐき》に漁《と》れるもので、味《あぢ》も姿《すがた》も格別《かくべつ》だが、これは産《さん》額《がく》が至《いた》ツて少《すく》く、隨《したが》ツて値段《ねだん》も高《たか》いのが本筋《ほんすぢ》で、湖沼《こせう》など淡水産《たんすゐさん》のものは質《しつ》が劣《おと》り、中《なか》には素魚《しらす》を白魚《しらうを》と、誤認《ごにん》してゐる地方《ちはう》もある。細長《ほそなが》い軀《からだ》がやゝ扁平《へんぺい》で、殆《ほと》んど透明《とうめい》に近《ちか》く、一點瞳《てんひとみ》の黑《くろ》いのが白《しら》魚《うを》で、丸味《まるみ》を有《も》ツて何《なん》となく、灰色《はひいろ》に濁《にご》ツてゐるのは素魚《しらす》だ。

木曾《きそ》を中心《ちうしん》とする鶫《つぐみ》の本場《ほんば》で、舊冬《きうとう》漬《つ》けた鶫《つぐみ》うるかが、恰度《ちやうど》馴《な》れてゐる時分《じぶん》だ。東北《とうほく》・北海道《ほくかいだう》の鮭鮓《さけずし》、秋田《あきた》の鱩鮓《はたくずし》、いづれもこの頃《ころ》が食《く》ひ頃《ごろ》である。岡山《をかやま》の萠《もや》し韮《にら》が、近頃《ちかごろ》諸方《しよはう》へ出《で》るやうだ。淡《たん》黄色《くわうしよく》の軟《やはら》かいので味噌汁《みそしる》によく、チリによく、宇垣大將《うがきたいしやう》の頑張《ぐわんばり》以來《いらい》、韮雜炊《にらざふすゐ》が有名《いうめい》になツた。

三月《ぐわつ》の巻《まき》

萠《も》え出《いで》る木《き》の芽《め》、草《くさ》の芽《め》、三月《ぐわつ》の聲《こゑ》を聞《き》くだけでも、おのづから人《ひと》の心《こゝろ》は和《なご》んで來《く》る。この月《つき》の行《ぎやう》事《じ》は上巳《じやうし》の雛祭《ひなまつり》だ。陰暦《いんれき》三月《ぐわつ》第《だい》一の巳《み》の日《ひ》で、即《すなは》ち上巳《じやうし》といツたのだが、便宜《べんぎ》上《じやう》三日《か》と定《きま》ツてから、重《ちやう》三の節《せつ》とも呼《よ》ばれるやうになり、今《いま》では陽暦《やうれき》の三月《ぐわつ》だから、陽春《やうしゆん》の感《かん》じは薄《うす》いけれど、桃《もゝ》も柳《やなぎ》も間《ま》に合《あ》ふ時世《じせい》で、年々《ねんねん》盛《さか》んに行《おこな》はれる。菱餅《ひしもち》に用《もち》ふる餅草《もちくさ》は、昔《むかし》は餅蓬《もちよもぎ》といはれた鼠麴草《はゝこぐさ》であツたが、今《いま》は艾《もぐさ》を用《もち》ひて、普通《ふつう》にこれを蓬《よもぎ》といひ、本草《ほんざう》には「時氣《じき》を厭《いと》ふ」とあツて、季節《きせつ》の病《やまひ》を除《のぞ》くとされてゐる。京阪《けいはん》では昔《むかし》から生《なま》の蓬《よもぎ》を茹《ゆ》で搗混《つきま》ぜ、色揚《いろあ》げに青粉《あをこ》を用《もち》ひたが、江戸《えど》ではたゞ青粉《あをこ》のみで、殆《ほと》んど蓬《よもぎ》を用《もち》ひなかツたといふ。近頃《ちかごろ》は蓬《よもぎ》の乾燥《かんさう》されたものがあツて、多《おほ》くそれを用《もち》ひられるらしいが、草餅《くさもち》の眞《しん》の風味《ふうみ》は、摘立《つみた》ての蓬《よもぎ》でなくては出《で》ない。

「蛤《はまぐり》は雛《ひな》に對《たい》して昔椀《むかしわん》」といふ、寶暦時代《はうれきじだい》の句《く》がある。世間《せけん》がまだ質素《しつそ》だツた時代《じだい》には、現在《げんざい》のやうな蒔繪《まきゑ》の膳椀《ぜんわん》などは用《もち》ゐず、飯《めし》も汁《しる》も蛤貝《はまぐりがひ》に盛《も》ツて供《そな》へた、即《すなは》ち『昔椀《むかしわん》』であるが、今《いま》も雛壇《ひなだん》の附物《つきもの》として、蛤《はまぐり》と蠑螺《さゞえ》とは缺《か》かせぬやうになツて居《を》り、殊《こと》に陰暦《いんれき》の雛祭《ひなまつり》を中心《ちうしん》として、一年中《ねんちう》の大《おほ》潮《しほ》といはれる汐干狩《しほひがり》の獲物《えもの》に、蛤《はまぐり》や淺蜊《あさり》が大部分《だいぶぶん》を占《し》めるところから、この頃《ころ》を旬《しゆん》のやうに錯覺《さくかく》してゐる人《ひと》が多《おほ》いけれど、大抵《たいてい》の貝類《かひるゐ》は、秋冬《しうとう》から春《はる》のもので、晩春《ばんしゆん》から夏《なつ》にかけては、繁殖期《はんしよくき》に入《はい》るものが多《おほ》いから、秋《あき》を繁殖期《はんしよくき》とする鮑《あはび》を除《のぞ》き、一般《ばん》には用《もち》ひられないのを常《つね》とし、蛤《はまぐり》の如《ごと》きも昔《むかし》には、雛祭《ひなまつり》を最後《さいご》として、八月《ぐわつ》十五夜《や》までは食膳《しよくぜん》に上《のぼ》さなかツた。つまり蛤《はまぐり》でも蠑螺《さゞえ》でも、雛《ひな》に配《はい》するのは季節《きせつ》の終《をは》りで、雛壇《ひなだん》を片付《かたづ》けると同時《どうじ》に、生《い》きてゐる貝《かひ》はそのまゝ、再《ふたゝ》び水中《すゐちう》に放《はな》ちやる風習《ふうしふ》のあるのが、惻隱《そくいん》の情《じやう》といふのみでなく、實《じつ》は合理的《がふりてき》な古人《こじん》の處置《しよち》だツたのだ。

蛤《はまぐり》といへば時雨煮《しぐれに》で有名《いうめい》な、伊勢《いせ》の桑名《くはな》が本場《ほんば》になツてゐるが、房總沿岸《ばうそうえんがん》も歴史《れきし》は古《ふる》く、景行天皇《けいかうてんのう》以來《いらい》の名所《めいしよ》である。伊勢《いせ》と東京灣《とうきやうわん》とには、生産《せいさん》にも食味《しよくみ》にも、どこか共通《きようつう》の點《てん》があるやうだ。蛤《はまぐり》は貝《かひ》のまゝの酒蒸《さかむし》が結構《けつこう》で、兩國《りやうごく》から一歩《ほ》乘出《のりだ》すと、浦安《うらやす》や船橋《ふなばし》あたりの船頭漁師《せんどうれふし》が、船《ふね》の上《うへ》で即席《そくせき》に作《つく》ツてくれる。燒蛤《やきはまぐり》でも吸物《すひもの》でも、貝《かひ》のまゝ用《もち》ゐたのでなくては、本統《ほんとう》の風味《ふうみ》は味《あぢは》はれぬ、貝殼《かひがら》の有《も》つ滋味《じみ》である。同《おな》じ意味《いみ》で蠑螺《さゞえ》はまた、壺燒《つぼやき》にトヾメを刺《さ》すのが通《とほ》り相場《さうば》だ。貝《かひ》の外《ほか》には青味《あをみ》として、せい〴〵三つ葉《ば》を配《はい》する位《くらゐ》で、餘計《よけい》な材料《ざいれう》は混《ま》ぜないに限《かぎ》る。いつぞや房州《ばうしう》で飽食《はうしよく》したことがある。多産地《たさんち》であるから、貝《かひ》一色《しき》は嬉《うれ》しかツたが、肉《にく》ばかりで腸《わた》がない、どうしたのかと訊《き》いて見《み》ると、あんな物《もの》は棄《す》てましたといふ勿體《もつたい》ない話《はなし》。過《す》ぎたるは及《およ》ばざるに若《し》かずで、産地《さんち》の人《ひと》は肝《かん》腎《じん》な、腸《わた》の美味《うま》さを知《し》らぬと見《み》える。

筍《たけのこ》が出《で》る、木《き》の芽《め》が出《で》る、尤《もつと》も本統《ほんとう》の旬《しゆん》は四月《ぐわつ》だが、ハシリ物《もの》の賞翫《しやうくわん》も、木《き》の芽《め》位《くらゐ》は許《ゆる》されてよからう。冬《ふゆ》の間《あひだ》、兎角《とかく》脂肪分《しばうぶん》を攝過《とりす》ぎた後《あと》、胸膈《きようかく》を開《ひら》いて氣《き》を通《つう》ずるといふ若菜類《わかなるゐ》、それを配《はい》した菜《な》飯《めし》には、木《き》の芽《め》田樂《でんがく》が附物《つきもの》だ。菜飯《なめし》に用《もち》ひられるのは、鶯菜《うぐひすな》・京菜《きやうな》の類《たぐひ》だが、香氣《かうき》の優《すぐ》れた點《てん》に於《おい》て、嫁菜飯《よめなめし》は推奬《すゐしやう》に値《あたひ》する。いづれもざツと茹《ゆ》で細《こま》かく刻《きざ》み、ぱら〳〵と鹽《しほ》をふり混《ま》ぜて置《お》き、飯《めし》を移《うつ》す時《とき》混《ま》ぜ入《い》れると、青々《あをく》として見《み》た目《め》もよい。飯《めし》は酒《さけ》と鹽《しほ》とを加《くは》へて、淡鹽味《うすしほあぢ》にして置《お》くと一段《だん》である。

菜飯田樂《なめしでんがく》は、東京《とうきやう》では一時《じ》衰《おとろ》へてゐたが、近頃《ちかごろ》復興《ふくこう》の兆《きざし》があるやうだ。かうした簡素風雅《かんそふうが》な調理《てうり》は、京都《きやうと》が最《もつと》も發達《はつたつ》し、神都伊勢《しんといせ》でも名物《めいぶつ》にしてゐる。葱《ねぎ》の薹《たう》が立《た》ち初《そ》めると、分葱《わけぎ》・淺葱《あさつき》の世界《せかい》で、これの酢味噌和《すみそあ》へが味覺《みかく》をそゝる。分葱《わけぎ》に最《もつと》も調和《てうわ》するのが飯蛸《いひだこ》だ。飯蛸《いひだこ》はやはり大阪以西《おほさかいせい》、瀬《せ》戸内海《とないかい》のものが一等美味《とううま》い。酢味噌《すみそ》には鹽茹《しほゆで》、櫻煮《さくらに》は味醂醬油《みりんしやうゆ》で、さツと煮上《にあ》げたのが本味《ほんあち》である。山間地方《さんかんちはう》の溪流《けいりう》では、そろ〳〵山女魚《やまめ》の季節《きせつ》になる。

四月《ぐわつ》の巻《まき》

花《はな》の咲《さ》く四月《ぐわつ》の膳羞《ぜんしう》は、先《ま》づ櫻鯛《さくらだひ》の聯想《れんさう》から豐富《ほうふ》づけられる。冬期外海《とうきぐわいかい》に潜息《せんそく》する鯛群《たひぐん》が、春暖《しゆんだん》に催《もよほ》されて、陸岸近《りくがんちか》く寄《よ》ツて來《く》る。太平洋岸《たいへいやうがん》は一帶《たい》にさうであるが、殊《こと》に名所《めいしよ》と著聞《ちよもん》してゐるのは、昔《むかし》から瀬戸内海《せとないかい》だ。名物《めいぶつ》の鯛網《たひあみ》、謂《い》ふところの魚島季節《うをじまきせつ》、鹽竈《しほがま》で蒸《む》した濱燒鯛《はまやきたひ》が、竹《たけ》の子笠《こがさ》を被《かぶ》ツて來《く》る、風雅姿《ふうがすがた》もこれからである。但《たゞ》し春《はる》の鯛《たひ》が豐漁《ほうれふ》なのは、繁殖《はんしよく》の爲群來《ためぐんらい》するからで、產卵時《さんらんじ》の魚《さかな》に美《う》味《ま》い道理《だうり》はなく、豐漁期《ほうぎよき》と美味《びみ》とは別《べつ》だといふ人《ひと》もあるが、これまた產卵前《さんらんぜん》と、產卵後《さんらんご》とを混同《こんどう》する說《せつ》で、いはゆる鳴門越《なるとごえ》の若《わか》い初鯛《はつだひ》が珍重《ちんちやう》されるのは、『吉原雀《よしはらすずめ》』の唄《うた》にある通《とほ》り、「實《げ》に花《はな》ならば初《はつ》ざくら、月《つき》ならば十三夜《や》」なのである。(『食物風土記《しよくもつふうどき》』參照《さんせう》)

魚扁《うをへん》に春《はる》と書《か》いて鰆《さはら》と訓《よ》む。初鰆《はつざはら》の漁期《ぎよき》も鯛《たひ》と略《は》ぼ同《おな》じで、四五日乃至《にちないし》一週間位遲《しうかんくらゐおく》れる位《くらゐ》だが、味《あぢ》の濃密《のうみつ》な點《てん》で、一部《ぶ》には鯛《たひ》よりも賞美《しやうび》される。これを冬《ふゆ》の季節《きせつ》とするのも、鯛《たひ》の場合《ばあひ》と同《おな》じ理由《りいう》で、内海《ないかい》へ入《はい》ツて來《く》る初鰆《はつざはら》には當《あた》らぬ。その他《た》いろ〱の魚族《ぎよぞく》が、繁殖作用《はんしよくさよう》のため陸地《りくち》近《ちか》く寄《よ》るのは、この季《き》が最《もつと》も多《おほ》いから、到《いた》るところに漁獲《ぎよくわく》の山《やま》が築《きつ》かれる。魚《うを》じまの語源《ごげん》も、この邊《へん》であらうと思《おも》はれる。

筍《たけのこ》に蕗《ふき》に莢豌豆《さやゑんどう》、春《はる》の野菜《やさい》の三絶《ぜつ》である。筍《たけのこ》の本場《ほんば》は近畿地方《きんきちはう》、殊《こと》に大阪府《おほさかふ》の北部《ほくぶ》で、寛文頃《くわんぶんごろ》薩摩《さつま》から移植《いしよく》したのが濫觴《はじまり》だといふ。東京附近《とうきやうふきん》では、目黑《めぐろ》の藪《やぶ》が衰《おとろ》へて、だん〱郊外《かうぐわい》へ遠《とほ》ざかツて行《ゆ》く。三月《ぐわつ》から解禁《かいきん》になツた峽谷《けふこく》の麗人《れいじん》、山女魚《やまめ》もいよ〱美味《うま》くなる。奧秩父《おくちゝぶ》へ行《ゆ》くと漁立《とりた》ての山《や》女魚《まめ》を、河原《かはら》で石燒《いしやき》にして食《く》はせる。扁平《へんぺい》な自然石《じねんせき》を見《み》つけて、周圍《しうゐ》から榾火《ほだび》で加熱《かねつ》し、魚《さかな》を載《の》せて裏表《うらおもて》から燒《や》き、好《この》みの割醤油《わりした》で味《あぢは》ふ、野趣滿幅《やしゆまんぷく》の好下物《かうかぶつ》である。東北《とうほく》・信越地方《しんゑつちはう》へ行《ゆ》くと、雪解《ゆきげ》と共《とも》に急速《きふそく》に伸《の》びる木《き》の芽《め》・草《くさ》の芽《め》に、特殊《とくしゆ》の風味《ふうみ》のあるものが多《おほ》い。

普通《ふつう》に木《き》の芽《め》といへば、山椒《さんせう》の葉《は》の代名詞《だいめいし》のやうになツてゐるが、雪國《ゆきぐに》では單《たん》に木《き》の芽《め》といふと、通草《あけび》の新芽《しんめ》のことを稱《しよう》し『顯昭拾遺抄《けんせうしふゐせう》』にも「飯《めし》の菜《さい》に木《き》の芽《め》といふは、アケビの蔓《つる》の若《わか》き芽《め》を採《と》りてつけるなり」とある。雪《ゆき》の少《すくな》い地方《ちはう》では、伸《の》びるに随《したが》ひ日光《につくわう》を受《う》けるから、硬《かた》くなツて使《つか》ひ途《みち》にならぬが、長《なが》く雪《ゆき》に鎖《とざ》されて、雪中《せつちう》に萠《も》えたのは、末《すゑ》の方《はう》約《やく》七八寸位《すんぐらゐ》軟《やはら》かく、一寸位《すんぐらゐ》に切《き》ツてざツと茹《ゆ》で、胡桃和《くるみあ》へまたは胡麻和《ごまあ》へにすると、仄《ほの》かな苦味《にがみ》の殘《のこ》るところに、却《かへ》ツて一種《しゆ》の風趣《ふうしゆ》がある。タラの芽《め》には獨活《うど》の風味《ふうみ》があり、やはり茹《ゆで》て和物《あへもの》によく、ウコギやクコの若芽《わかめ》は、また茹《ゆで》て和物《あへもの》にもするが、飯《めし》に炊込《たきこ》んで風味《ふうみ》があり、或《あるひ》は茹《ゆで》て固《かた》く搾《しぼ》ツたのを、俎板《まないた》の上《うへ》でトン〱と、燒味噌《やきみそ》と一緒《しよ》に叩《たゝ》き混《ま》ぜたのなど、溫飯《ぬくめし》に副《そ》へて煮込《にこみ》とは別《べつ》な、懷《なつ》かしい野趣《やしゆ》を漂《たゞよ》はせる。これも焙爐《ほいろ》にかけて乾燥《かんさう》すると、茶《ちや》の代用《だいよう》になり、粉末《ふんまつ》にして燒鹽《やきしほ》に混《ま》ぜて置《お》くと、香煎《かうせん》として夏《なつ》の飲料《いんれう》に喜《よろこ》ばれる。蕨《わらび》と虎《いた》杖《どり》の風味《ふうみ》を兼《かね》て、山菜《さんさい》の王《わう》と誇《ほこ》る牛尾菜《しほで》、訛《なま》ツてショデコとも呼《よ》ばれるのが、胡麻《ごま》か胡桃《くるみ》かに和《あ》へて、東北地方《とうほくちはう》の旅行者《りよかうしや》を喜《よろこ》ばせるのもこの頃《ごろ》だ。三陸沿岸《りくえんがん》の磯燒《いそやき》ガゼ（海膽《うに》）も、簡素《かんそ》なところに魅力《みりよく》がある。

五月《ぐわつ》の巻《まき》

目《め》に青葉時《あをばどき》となツて、山《やま》ほとゝぎすが殆《ほと》んど聞《き》かれなくなると、初鰹《はつがつを》の魅力《みりよく》も衰《おとろ》へたが、清新快適《せいしんくわいてき》な氣候《きこう》に應《ふさ》はしい、山野河海《さんやかかい》の幸《さち》は、先《ま》づこの月《つき》が絶頂《ぜつちやう》といへる。都會《とくわい》の年中行事《ねんちうぎやうじ》が、陽曆《やうれき》で行《おこな》はれるやうになツてから、不都合《ふつがふ》なことだらけの中《なか》に、たゞ端午《たんご》の節供《せつく》だけは、新《あたら》しく活《くわつ》を入《い》れられたといツた人《ひと》がある。陰曆《いんれき》の五月《ぐわつ》は梅雨期《ばいうき》で、物《もの》は不味《まづ》く、氣《き》は重《おも》く、じめ〳〵と憂欝《いううつ》なのに引換《ひきか》へ、陽曆《やうれき》だとすべてが反對《はんたい》に、明《あか》るく朗《ほがら》かだからである。

鰹《かつを》の魅力《みりよく》が衰《おとろ》へたのは、漁法《ぎよはふ》が發達《はつたつ》して大部分《だいぶぶん》遠海物《ゑんかいもの》となり「鎌倉《かまくら》は活《い》きて出《いで》けん初松魚《はつがつを》」のぴち〳〵したのが、容易《ようい》に求《もと》め難《がた》くなツたからだが、その代《かは》り値段《ねだん》は廉《やす》くなツた。芝居《しばゐ》で『髮結新三《かみゆひしんざ》』の買《か》ふ初松魚《はつがつを》は、金《きん》三分《ぶ》といふことだが、當時《たうじ》の三分《ぶ》は、今《いま》の七拾《じふ》五錢《せん》だけれど、貨幣價値《くわへいかち》からいへば、約《やく》三十倍《ばい》に相當《さうたう》し、米《こめ》一石《こく》金《きん》一兩《りやう》といふのが標準相場《へうじゆんさうば》だから、七斗《と》五升《しよう》の米代《こめだい》を、一尾《び》の初鰹《はつがつを》に投《とう》じたわけだ。今《いま》ではどんなことがあツても、一貫目《くわんめ》二圓《ゑん》を越《こ》えず、どうかすると相當新鮮《さうたうしんせん》なのでも、芝居《しばゐ》の小道具《こだうぐ》に使《つか》はれる位《くらゐ》の大《おほ》きさだツたら、本統《ほんとう》の七拾《じふ》五錢位《せんぐらゐ》で、買《か》ふことも珍《めづら》しくない、魅《み》力《りよく》の衰《おとろ》へる筈《はず》だ。

伊豆半島《いづはんたう》を中心《ちうしん》にして、東《ひがし》は房總《ばうそう》、西《にし》は駿遠《すんゑん》、この間《あひだ》の近海《きんかい》で漁《と》れるのが、刺身《さしみ》にして最《もつと》も優《すぐ》れてゐるのは、季節《きせつ》と脂肪《しばう》の中和《ちうわ》によるので、即《すなは》ち青葉時《あをばどき》が旬《しゆん》といふことになる。鰹《かつを》と同時《どうじ》にメジの美味《うま》いのもこの月《つき》だ。メジは地方《ちはう》によッて、鮪《まぐろ》だとも鰹《かつを》だともいふが、本統《ほんと》は鮪《まぐろ》の稚魚《ちぎよ》ださうだけれど、先《ま》づ仲間《ちうかん》と見《み》てよからう。肉《にく》の軟《やはら》かいのを厭《いと》ふ人《ひと》もあるが、新鮮《しんせん》でさへあれば、味《あぢ》は鮪《まぐろ》よりも淡美《たんび》で、値段《ねだん》も今《いま》では鰹《かつを》と伯仲《はくちう》である。

「西國《さいこく》に鮭《さけ》なし、東國《とうごく》に鯧《まなかつを》なし」といはれる、そのマナカツヲの旬《しゆん》もこれからだ。同《おな》じカツヲと名《な》はついても、鰹節《かつぶし》になるのとは全々別《ぜんぐべつ》で、形《かたち》はやゝ方形《はうけい》の扁平《へんぺい》、味《あぢ》は頗《すこぶ》る濃密《のうみつ》で、高級《かうきふ》の食膳《しよくぜん》に珍《ちん》重《ちやう》せられる。冬《ふゆ》はやはり外海《ぐわいかい》に棲《す》んで、九州《しう》・朝鮮方面《てうせんはうめん》に多《おほ》いが、鯛《たひ》や鰆《さはら》よりやゝ遲《おく》れて、青葉時《あをばどき》に内海《ないかい》へ入《はい》ッて來る。姿《すがた》のまゝで燒《や》くとも煮《に》るとも、または一夜味噌《やみそ》に漬《つ》けて炙《あぶ》り、一尾附《びつ》けになる位《くらゐ》のが、最《もつと》も佳品《かひん》として賞美《しやうび》され、切身《きりみ》になるやうなのは、惣菜物《そうざいもの》だと通者《つうしや》はいふ。生殖前《せいしよくぜん》の若《わか》いのが喜《よろこ》ばれるのだ。

鯧《まながつを》の高級扱《かうきふあつか》ひに對《たい》して、大衆向《たいしうむき》なのに鰽《ひら》といふのがある。鰶《このしろ》に似《に》てずッと大《おほ》きく、形《かたち》が扁平《へんぺい》なところから、ヒラと名《な》づけられたのだらうが、地方《ちはう》によッては大鰶《おほこのしろ》ともいふ。「ヒラに小骨《こぼね》がなかッたら、庶民《しよみん》の口《くち》には入《はい》るまい」といはれたほど、味《あぢ》は頗《すこぶ》る甘美《かんび》なのだが、諺《ことわざ》の通《とほ》り小骨《こぼね》が多《おほ》いので、骨切《ほねきり》の必要《ひつえう》がある。煮《に》たり燒《や》いたり膾《なます》にもする。鯛《たひ》や鰆《さはら》も實際《じつさい》は、この月初中旬《つきしよちうじゆん》を絶頂《ぜつちやう》とするのだが、繁殖《はんしよく》の營《いとな》みを終《を》へて、潮《うしほ》のやうに引退《ひきさが》ツた後《あと》へ、サゴシといふのが登場《とうぢやう》する。鰆《さはら》を小形《こがた》にしたやうな感《かん》じで、形《かたち》も味《あぢ》も略《ほゞ》同《おな》じだが、鰆《さはら》とは別《べつ》に扱《あつか》はれる。魚島《うをじま》を過《す》ぎた瀬戸《せと》内海《ないかい》方面《はうめん》で、最《もつと》も大《たい》衆的《しうてき》に漁《と》れるのは、玉筋魚《いかなご》といふ細魚《さいぎよ》だ。形《かたち》がカマスに似《に》てゐるところから、カマス子《こ》と呼《よ》ぶ地方《ちはう》があり、その樣《やう》に解釋《かいしやく》した辭書《じしよ》もあるが、カマスのやうには成育《せいいく》しない、やはり別種《べつしゆ》のものらしい。鹽《しほ》茹《ゆで》にしたのを酢醬油《すじやうゆ》か酢味噌《すみそ》か、萵苣《ちさ》揉《も》みに和《ち》へるのが最《もつと》も妙《めう》である。多産《たさん》地方《ちはう》では煮干《にぼ》してダシに用《もち》ひ、香川縣《かがはけん》では鹽漬《しほづけ》にして魚醬《ぎよしやう》を採《と》る、名《な》づけて玉筋魚《いかなご》醬油《しやうゆ》、秋田《あきた》のショツツルと同工異稱《どうこういしやう》だ。

岡山縣《をかやまけん》の特産《とくさん》といはれるものに、米烏賊《べいか》とベラタといふのがある。前者《ぜんしや》は拇指大《おやゆびだい》の烏賊《いか》に、一杯子《ばいこ》の詰《つま》ツたので、飯蛸《いひだこ》よりも上品《じやうひん》、櫻煮《さくらに》か木《き》の芽《め》和《あ》へにして賞美《しやうび》され、後者《こうしや》は海鰻《あなご》の稚魚《ちぎよ》ださうだが、生《なま》のまゝ芥子《からし》和《あ》への一點張《てんば》り、魚《さかな》の心太《ところてん》といッた感《かん》じの珍味《ちんみ》である。

六月《ぐわつ》の卷《まき》

清流《せいりう》の小公子《せうこうし》、いよ〳〵鮎《あゆ》の季節《きせつ》である。鮎漁《あゆれふ》の解禁期《かいきんき》は、地方《ちはう》によッて多少《たせう》の遲速《ちそく》があるけれど、中部《ちうぶ》日本《につぽん》を中心《ちうしん》として、多《おほ》くは六月《ぐわつ》一日《じつ》である。西國《さいこく》は一月早《ひとつきはや》く、美濃《みの》の長良川《ながらがは》も半月早《はんつきはや》いが、東北地方《とうほくちはう》は概《がい》して七月《ぐわつ》、殿《しんが》りには佐渡《さど》の八月《ぐわつ》といふのがある。假《かり》に東京《とうきやう》でいふと、五月《ぐわつ》三十一日《にち》の夜《や》半《はん》、十二時《じ》をキツカケに、多摩川《たまがは》の沿岸《えんがん》には、鮎《あゆ》の數《かず》よりも竿《さを》の數《かず》が、多《おほ》からうといはれるほど、百千の釣師《つりし》がずらりと並《なら》ぶ。明方《あけがた》の魚河岸《うをがし》へいツて見《み》ると、どこから來《き》たかと思《おも》はれるほど、鮎《あゆ》の山《やま》が築《きづ》かれる。市中《しちう》の料理屋《れうりや》といふ料理屋《れうりや》には、大《だい》なり小《せう》なりこれを仕入《しい》れて、獻立《こんだて》に加《くは》へねば恥《はぢ》のやうにする。

これは解禁當日《かいきんたうじつ》の情景《じやうけい》だが、更《さら》にそれよりも以前《いぜん》、ハシリ鮎《あゆ》の鹽燒《しほやき》や魚田《ぎよでん》が、ちよいと名《な》のありさうな料理屋《れうりや》の食膳《しよくぜん》に珍《めづら》しくないのは、早解地方《さうかいちはう》の供給《きようきふ》として、今《いま》では殆《ほと》んど怪《あや》しまれなくなツたが、仲《なか》買商人《かひしやうにん》の間《あひだ》には、近縣《きんけん》の川筋《かはすぢ》に於《お》ける堪能《たんのう》な鮎漁者《あゆれふしや》、つまり密漁者《みつれふしや》の名簿《めいぼ》が出來《でき》てゐて、拔驅《ぬけがけ》の利得《りとく》が爭《あらそ》はれるといふ、そんなこんなで濫獲《らんくわく》の結果《けつくわ》、昔《むかし》には隨分《ずゐぶん》多摩川筋《たまがはすぢ》でも、手《て》つかみに出來《でき》たといふ鮎《あゆ》が、今《いま》ではわざ〳〵土地《とち》まで出《で》かけても、却《かへ》ツて魚河岸《うをがし》から逆輸入《ぎやくゆにふ》の鮎《あゆ》を、食《く》はされることが珍《めづら》しくない。遠來品《ゑんらいひん》が氷詰《こほりづめ》で來《く》る、飛行機《ひかうき》で來《く》る。それでも足《た》らぬとあツて、人工的《じんこうてき》に養殖《やうしよく》される。鮎《あゆ》くらゐ諸國《しよこく》に分布《ぶんぷ》して、お國自慢《くにじまん》の多《おほ》い魚《さかな》も少《すくな》い。河流《かりう》と食餌《しよくじ》との關係《くわんけい》で、優劣《いうれつ》のあることは爭《あらそ》はれないが、第《だい》一條件《でうけん》は新鮮度《しんせんど》である。東京《とうきやう》で一流《りう》料理屋《れうりや》の有志《いうし》が、諸國《しよこく》の鮎《あゆ》の試食《ししよく》を催《もよほ》したところ、結果《けつくわ》はやはり距離《きより》の近《ちか》いだけ、相模川《さがみがは》の産《さん》が一等好評《とうかうひやう》で、長良川《ながらがは》の鮎《あゆ》も名所《めいしよ》だけには買《か》はれたが、本質的《ほんしつてき》には優秀《いうしう》な、九州《しう》球磨川《くまがは》の産《さん》は、空輸《くうゆ》されたに拘《かゝ》はらず、距離《きより》が遠《とほ》い爲《ため》不評《ふひやう》に終《をは》ツた。鹽《しほ》焼《やき》にしても魚田《ぎよでん》にしても、腸《わた》を持《も》ツたのと抜《ぬ》いたのとでは、値段《ねだん》に懸隔《けんかく》のあることは、誰《たれ》でも知《し》ツてゐる。新鮮《しんせん》な魚《さかな》でなくては、腸《わた》は保《も》たぬからである。すると近頃《ちかごろ》はまた、腸持《わたもち》で遠來《ゑんらい》の鮎《あゆ》がある。腹《ふく》部《ぶ》に食鹽注射《しよくえんちゆうしや》をする方法《はうはふ》が、行《おこな》はれ始《はじ》めてからである。文化《ぶんくわ》の有難《ありがた》さは、居《ゐ》ながらにして遠國《ゑんごく》の腸持《わたもち》鮎《あゆ》が味《あぢ》はへるわけだが、もツとひどい手《て》がある。故郷《こきやう》を岐阜縣《ぎふけん》に持《も》つ人《ひと》の話《はなし》だから、郷里《きやうり》の不名譽《ふめいよ》になるやうな嘘《うそ》はいふまい。長良川《ながらがは》の上流《じやうりう》へ歸省《きせい》して、幻滅《げんめつ》を感《かん》じたといふのだ。九州《しう》から飛行機《ひかうき》で來《く》る鮎《あゆ》が、各務ケ原《かゞみはら》に着陸《ちやくりく》すると、直《す》ぐに岐阜《ぎふ》へ廻《まは》されて、無疵《むきず》の魚《さかな》に鋏《はさみ》やうのもので、頸部《けいぶ》にわざと鈍傷《どんしやう》を負《お》はせ、長良《ながら》の鮎《あゆ》に變装《へんさう》して、東京方面《とうきやうはうめん》へ持込《もちこ》まれる。長良《ながら》は鵜飼《うかひ》の本場《ほんば》だから、鵜《う》の漁《と》ツた魚《さかな》に擬装《ぎさう》する爲《ため》、死魚《しぎよ》に傷《きず》つけるのだと聞《き》いては、うらぶれの小公子《せうこうし》目《め》も當《あ》てられない。本場《ほんば》へいツて本場物《ほんばもの》が食《く》へず、折角新鮮優秀《せつかくしんせんいうしう》な品《しな》を、わざ〱不味《まづ》くして食《く》ツてゐるのが現狀《げんじやう》だ。

そこへ行《ゆ》くと東北地方《とうほくちはう》で、南部《なんぶ》の猿ケ石川《さるがいしがは》など、磈磊《くわいらい》たる岩間《いはま》の急流《きふりう》を上《のぼ》るので、諺《ことわざ》にいふ鮭《さけ》ばかりでなく、鮎《あゆ》まで鼻曲《はなまが》りだといはれる逸品《いつぴん》だが、解禁《かいきん》が一月遲《ひとつきおく》れる爲《ため》、都會《とくわい》の市場《しちやう》に顧《かへり》みられないのは、何《なに》が仕合《しあは》せになるやら知《し》れぬ。佐渡《さど》で自慢《じまん》の石焼《いしやき》は、名物《めいぶつ》の味噌《みそ》を用《もち》ふる手法《しゆはふ》だが、近頃《ちかごろ》は土《みや》産《げ》にもなるやう、石焼《いしやき》鮎《あゆ》味噌《みそ》といふのを作《つく》ツてゐる。土産《みやげ》といへば豐後《ぶんご》日田《ひだ》の切込《きりこみ》うるかが珍品《ちんぴん》だ。腸《わた》の外《ほか》に肉《にく》をも切込《きりこ》んだ鹽辛《しほから》で、折々《をりくく》小骨《こほね》の觸《さは》るところに、却《かへ》ツて風情《ふぜい》があるともいへる。

七月《ぐわつ》の巻《まき》

七夕祭《たなばたまつり》も盂蘭盆會《うらぼんゑ》も、太陽暦《たいやうれき》で行《おこな》はれると、やツと雨期《うき》の終《をは》り頃《ごろ》で、初秋《はつあき》の感《かん》じなどは出《で》ないが、食品《しよくひん》の方《はう》は先走《さきばし》ツて、里芋《さといも》が出《で》る、枝豆《えだまめ》が出《で》る、うツかりしてゐると松茸《まつたけ》に驚《おどろ》かされる。尤《もつと》もこれはサマツと名《な》づける、梅雨《つゆ》明《あ》けのハシリ物《もの》で、形《かたち》は整《とゝの》ツてゐるけれど、惜《をし》いかな肝腎《かんじん》の香氣《かうき》がない。カツと霽《は》れて土用《どよう》に入《い》ると、梅干《うめぼし》、辣薑《らつきやう》の本漬《ほんづけ》時《どき》だ。どツちも鹽漬《しほづけ》になツてゐるのを、天日《てんぴ》に當《あ》てゝ漬直《つけなほ》す。近頃《ちかごろ》は見《み》た目《め》の美《うつく》しさから、花辣薑《はならつきやう》の甘酢《あまず》漬《づけ》が、一般《ぱん》に用《もち》ひられるけれど、本統《ほんとう》に辣薑《らつきやう》の美《う》味《ま》いのは、丸々《まるく》とふくらんで珠《たま》になツたのを、酢《す》醬油《しやうゆ》に漬《つ》けた鼈甲漬《べつかふづけ》だ。辣薑《らつきやう》の煮《に》たのは、都會人《とくわいじん》には知《し》られないやうだが、潰《つぶ》れぬ程度《ていど》に軟《やはら》かく湯煮《ゆに》して、鰹節《かつぶし》と醬油《しやうゆ》で煮含《にふく》めると、百合根《ゆりね》を凌《しの》ぐほどの珍味《ちんみ》になる。梅干《うめぼし》は古《ふる》いほど賞味《しやうみ》されるので、丹念《たんねん》に年々《ねんくく》漬《つ》けることだ。内匠頭《たくみのかみ》の刄傷《にんじやう》から、淺野《あさの》家《け》が改易《かいえき》になツた時《とき》、鐵砲洲《てつぱうず》の屋敷《やしき》にあツた梅干漬《うめぼしづけ》を、二百三四十年後《ねんご》の今日《こんにち》、なほ珍重《ちんちやう》してゐるといふ人《ひと》の話《はなし》を聞《き》いたことがある。

冷麥《ひやむぎ》、冷素麺《ひやさうめん》、心太《ところてん》の季節《きせつ》になツて、古《むかし》の人《ひと》の頭《あたま》のよさに、今更頭《いまさらあたま》の下《さが》るのは、香辛料《かうしんれう》に芥子《からし》をつけることだ。いろ〳〵黴菌《ばいきん》の繁殖期《はんしよくき》に、殺菌第《さつきんだい》一の芥子《からし》である。今《いま》ではよほどの田舍《ゐなか》でゞもない限《かぎ》り、心太《ところてん》の爽凉味《さうりやうみ》などは、殆《ほと》んど顧《かへり》みる者《もの》もなく、世《よ》を擧《あ》げて蜜豆時代《みつまめじだい》になツたが、炎天《えんてん》の日盛《ひざか》りに、筧《かけひ》のある峠茶屋《たうげちやや》にでも休《やす》んで、淸水《しみづ》に冷《ひや》した心太《ところてん》を啜《すゝ》る味《あぢ》は、俳人《はいじん》ならずとも一句《く》あるべき興趣《きようしゆ》だ。心太《ところてん》でも寒天《かんてん》でも、總《そう》じて石花菜製品《てんぐさせいひん》は、黴菌《ばいきん》の繁殖《はんしよく》に最《もつと》も適《てき》するので、培養《ばいやう》の溫床《をんしやう》に用《もち》ひられるといふ、そこで芥子醬油《からししやうゆ》か、芥子酢醬油《からしすじやうゆ》で啜《すゝ》るのが、本格《ほんかく》になツてゐたなどは、いかにも合理的《がふりてき》であることを忘《わす》れて、いかゞはしい店《みせ》の蜜豆《みつまめ》など食《く》ふから、飛《と》んだ目《め》に遭《あ》ふ例《れい》が多《おほ》い。饂飩《うどん》や索麵《さうめん》も、近頃《ちかごろ》は大半機械製品《たいはんきかいせいひん》になツたが、無論手打《むろんてうち》・手伸《てのべ》には及《およ》ばぬ。殊《こと》に饂飩《うどん》の乾燥製品《かんさうせいひん》は、全部機械打《ぜんぶきかいうち》といツてよいから、冷麥《ひやむぎ》は仕方《しかた》がないけれど、索麵《さうめん》にはまだ優秀《いうしう》な、手伸《てのべ》の壽命《じゆみやう》が續《つゞ》いてゐる。なるべく細《ほそ》くて切口《きりくち》の揃《そろ》ツたもの、そして手伸《てのべ》はどんな細《ほそ》いものでも、圓筒狀《ゑんとうじやう》に髓《ずゐ》が通《とほ》ツてゐるから、少《すこ》し注意《ちゆうい》すれば直《す》ぐわかる。新索麵《しんさうめん》は色《いろ》が白《しろ》い代《かは》り、質《しつ》が軟《やはら》かいから、茹上《ゆであが》りのべとつく弊《へい》があり、油《あぶら》が枯《か》れてさらりと行《ゆ》くのは、どうしても古素麺《ふるさうめん》である。冷素麺《ひやさうめん》の附汁《つけつゆ》に、若干味噌《じやくかんみそ》を加《くは》へると、ぐッと香味《かうみ》が引立《ひきた》つ。

土用《どよう》に入《い》ると鰻《うなぎ》の世界《せかい》だ。食慾《しよくよく》の進《すゝ》まぬ炎暑中《えんしよちう》は、淡泊《たんぱく》なものばかりを攝過《とりす》ぎて、脂肪蛋白《しばうたんぱく》が不足《ふそく》するから、偶《たま》には却《かへ》ッて濃厚《のうこう》な物《もの》が、生理的《せいりてき》に欲求《よくきう》される道理《だうり》で、關西地方《くわんさいちはう》では眞夏《まなつ》になると、反動的《はんどうてき》に牛屋《ぎうや》が繁昌《はんじやう》する。蒲鉾材料《かまぼこざいれう》に鱧《はも》を多《おほ》く使《つか》ふ地方《ちはう》では、一種《しゆ》の廢物利用《はいぶつりよう》として、鱧皮《はもかは》の瓜揉《うりも》みといふのが賞美《しやうび》される。蒲鉾屋《かまぼこや》から出《で》る鱧《はも》の皮《かは》を、焼《や》いて刻《きざ》んで瓜揉《うりもみ》に和《あ》へるので、味覺《みかく》をそゝる上《うへ》に頗《すこぶ》る經濟的《けいざいてき》だ。東北地方《とうほくちはう》へ行《ゆ》くと、老海鼠《ほや》といふ珍味《ちんみ》がある。原形《げんけい》は小型《こがた》のパインアップルに似《に》てゐるが、殼《から》を除《のぞ》くと袋狀《ふくろじやう》の柔軟體《じうなんたい》で、淡黄色《たんくわうしよく》のグロテスクな代物《しろもの》、文字通《もじどほ》り海鼠《なまこ》の風味《ふうみ》で、香氣《かうき》が更《さら》に高《たか》い。現存生物中最《げんそんせいぶつちうもつと》も古《ふる》いといはれる原始動物《げんしどうぶつ》で、初心者《しよしんしや》には一寸不氣味《ちよつとぶきみ》らしいが、適宜《てきぎ》に庖丁《はうちやう》して、酢《す》の物《もの》を第《だい》一とし、清汁《すまし》の椀種《わんだね》にしても、一種《しゆ》の魅力《みりよく》が好事家《かうずか》を喜《よろこ》ばせる。昔《むかし》は乾燥《かんさう》または鹽藏《えんざう》したのが、もッと廣《ひろ》く用《もち》ひられたらしく、公家《くげ》・武家《ぶけ》の獻立《こんだて》に、往々《わう〳〵》『ほや』の名《な》を散見《さんけん》するが、今《いま》は殆《ほと》んど生産地方《せいさんちはう》を除《のぞ》くと、名稱《めいしよう》すら知《し》らない人《ひと》が多《おほ》い、退化途上《たいくわとじやう》の生物《せいぶつ》に於《お》ける悲哀《ひあい》であらう。

八月《ぐわつ》の巻《まき》

海《うみ》へ山《やま》への避暑季節《ひしよきせつ》、近頃流行《ちかごろはや》るキヤンピングといふのは、取《とり》も直《なほ》さず原始生活《げんしせいくわつ》である。原始生活《げんしせいくわつ》に調和《てうわ》するものは、原始料理《げんしれうり》でなくてはならぬ。あらゆる装飾《さうしよく》をかなぐり棄《す》てゝ、本然《ほんぜん》の姿《すがた》に還《かへ》るのが、夏《なつ》の生活《せいくわつ》であり、あらゆる技巧《ぎかう》を超越《てうゑつ》して、自然《しぜん》の味《あぢ》に親《したし》むのが、夏《なつ》の食養《しよくやう》である。調味《てうみ》の最《もつと》も原始的《げんしてき》なものは、鹽《しほ》と酢《す》とであり、殊《こと》に鹽《しほ》が根本《こんぽん》である。鹽《しほ》一式《しき》の料理《れうり》の美味《うま》さを、山間海邊《さんかんかいへん》に味《あぢは》ひ得《え》たら、初《はじ》めて眞《しん》の味覺者《みかくしや》として、自《みづか》ら任《にん》じてよく他《た》からも許《ゆる》される。避暑生活《ひしよせいくわつ》の眞意義《しんいぎ》として、これ以上《いじやう》の土産《みやげ》はない。

海岸《かいがん》ならどこへいツても、新鮮《しんせん》な魚介類《ぎよかいるゐ》が容易《ようい》に得《え》られる。鱸《すゞき》でも、鱚《きす》でも、鰺《あぢ》でも、洗肉《あらひ》か刺身《さしみ》か膾《なます》にする外《ほか》は、鹽燒《しほやき》にするのが一等美味《とううま》い。海老《えび》や章魚《たこ》は鹽茹《しほゆで》にする。それへちよい〱食鹽《しよくえん》をつけて食《く》ふと、海老《えび》は具足煮《ぐそくに》や鬼殼燒《おにがらやき》よりも美味《うま》く、章魚《たこ》は櫻煮《さくらに》や酢蛸《すだこ》よりも美味《うま》い。そして最《もつと》も簡單《かんたん》だ。新鮮《しんせん》な小魚《こざかな》の煮付《につけ》など、都會風《とくわいふう》に砂糖《さたう》を濫用《らんよう》したら、迚《とて》も腥《なまぐさ》くて食《た》べられなくなる。

貝類《かひるゐ》の王座《わうざ》を占《し》めて、割鮮《かつせん》を代表《だいへう》するものは鮑《あはび》だ。單《たん》に生貝《なまがひ》といへば鮑《あはび》を意味《いみ》し、水貝《みづがひ》・酢貝《すがひ》といツても鮑《あはび》だ。筆者《ひつしや》は大正《たいしやう》の初年《しよねん》、房州勝山《ばうしうかつやま》に遊《あそ》んで、潜《もぐ》りの海女《あま》が海中《かいちう》から、抱《だ》いて浮上《うきあが》ツた大鮑《おほあはび》を、貝《かひ》の中《なか》でぶつ切《き》りにして、舷側《ふなばた》から海水《かいすゐ》に洗《あら》ひながら、手《て》づかみのまゝ試《こゝろ》みた水貝《みづがひ》、自然《しぜん》の鹽味《しほあぢ》で、コリ〳〵と音《おと》のする齒觸《はざは》り、ほのめく磯《いそ》の香《か》、その時《とき》の美味《うま》かツたことを、四半世紀《はんせいき》後《ご》の今《いま》も忘《わす》れぬ。アザラケキヲサクと訓《よ》ませる方《はう》の割鮮《かつせん》である。ナマスツクルと訓《よ》ませる方《はう》の割鮮《かつせん》なら、當然《たうぜん》酢貝《すがひ》が代表《だいへう》する。刺身《さしみ》が幅《はゞ》を利《き》かせるやうになツてから、酢《す》の物《もの》はやゝ輕《かろ》んぜられるが、昔《むかし》は膾《なます》が本格《ほんかく》だツた。上戸《じやうご》は酒《さけ》によツて、下戸《げこ》は果物《くだもの》によツて、それ〴〵酸《さん》を攝取《せつしゆ》するから、生理的《せいりてき》に欲求《よくきう》を減《げん》じたらしいが、いづれにしても盛夏《せいか》の料《れう》として、酢《す》の物《もの》を除外《ぢよぐわい》することはできぬ。鮑《あはび》は水貝《みづがひ》か、酢貝《すがひ》の外《ほか》、鹽蒸《しほむし》といふのが定式《ちやうしき》だから、結局《けつきよく》鹽《しほ》と酢《す》とに止《とゞ》めを刺《さ》す。貝《かひ》の青味《あをみ》を帶《お》びてゐるのが雄《をす》で、肉《にく》が硬《かた》いから水貝《みづがひ》に適《てき》し、やゝ赭味《あかみ》を帶《お》びてゐるのは雌《めす》で、肉《にく》が軟《やはら》かいから鹽蒸《しほむし》に適《てき》するとなツてゐる。水《みづ》貝《がひ》でも酢貝《すがひ》でも、嚙《か》んで音《おと》のする位《くらゐ》でなかツたら、生《なま》で食《た》べる甲斐《かひ》はない。新鮮《しんせん》でないとさう行《ゆ》かないからで、生貝《なまがひ》の軟《やはら》かいのなど、思《おも》ツたゞけでも氣味《きみ》が惡《わる》い。

次《つぎ》は味噌《みそ》である。やはり房州《ばうしう》あたりの漁師《れふし》が、庖丁《はうちやう》一挺《ちやう》に味噌《みそ》さへあれば、どこでも不自由《ふじいう》しないといふところから、出漁中《しゆつぎよちう》に工夫《くふう》した叩《たゝ》き膾《なます》、簡單《かんたん》で美味《びみ》なところから、これを試食《ししよく》した俳人《はいじん》が、ひねツて『沖膾《おきなます》』と名《な》づけたといふ、これをこんがり焼《や》いたのがサンガ、語源《ごげん》は詳《つまびら》かでないが、克明《こくめい》にサンガ味噌《みそ》ともいふ、濱趣滿幅《ひんしゆまんぷく》ともいふべき珍味《ちんみ》だ。その他鮎《たあゆ》の石焼《いしやき》、山女魚《やまめ》の魚田等《ぎよでんとう》、總《そう》じて淡水《たんすゐ》魚《ぎよ》には、特《とく》に味噌《みそ》が調和《てうわ》する。更《さら》に風流《ふうりう》な原始料理《げんしれうり》、溪流《けいりう》の釣《つり》に出懸《でか》けたり、山《やま》のキャンプの徒然《つれぐ》などに持《も》ツて來《こ》いの水音焼《みづおとやき》といふのがある。鮎《あゆ》でも山女魚《やまめ》でも岩魚《いはな》でも、その他漁立《たとりた》ての小魚《こざかな》なら、何《なん》にでも應用《おうよう》できる。沙《すな》の綺麗《きれい》な水邊《すゐへん》を選《えら》び、手《て》の平《ひら》でぴちや／＼と叩《たゝ》いて見《み》て、水《みづ》つく位《くらゐ》の濕度《しつど》を有《いう》し、四五寸深《すんふか》さに掘《ほ》つて見《み》て、水《みづ》の溜《たま》らぬ程度《ていど》を好適《かうてき》とし、蕗《ふき》や葛等《くずとう》の廣《ひろ》い葉《は》を見《み》つけて底《そこ》に敷《し》き、魚《さかな》は腸持《わたもち》のまゝ、物《もの》によツては腹《はら》を開《あ》けて水洗《みづあら》ひし、水氣《みづけ》を去《さ》ツてぱら／＼と鹽《しほ》を振《ふ》り、一列《れつ》に並《なら》べて上《うへ》からも廣葉《ひろは》を蔽《おほ》ひ、掘返《ほりかへ》した沙《すな》を五六分厚《ぶあつ》さにかけ、表面《へうめん》を平《たひら》に均《なら》して、在合《ありあは》せの榾火《ほだび》を焚《た》き、暫《しばら》く蒸《む》らして頃合《ころあひ》を計《はか》り、熨《おき》を除《のぞ》いて砂《すな》を搔分《かきわ》け、蔽《おほ》ひにした葉《は》が變色《へんしよく》してゐたら、上下《じやうげ》の葉《は》に包《つゝ》んだ形《かたち》のまゝ、靜《しづ》かに引出《ひきだ》して蔽《おほ》ひを去《さ》ると、生《いき》たまゝの色澤《しきたく》で、香味《かうみ》の優《すぐ》れた鹽蒸焼《しほむしやき》になツてゐる。沙床《すなどこ》さへ作《つく》れば、海邊《かいへん》でも家庭《かてい》でも試《こゝろ》みられる。一部地方《ぶちはう》の名物《めいぶつ》では、盛夏《せいか》の一ケ月《げつ》に限《かぎ》ツて、飛切《とびき》り賞美《しやうび》せられるといふ、播州明石《ばんしうあかし》の胡椒鯛《こせうたひ》、豐後日出《ぶんごひち》の城下鰈《しろしたかれひ》、土佐《とさ》の湯鰡等《ゆぼらとう》あるが、いづれも『食《しよく》物風土記《もつふうどき》』に讓《ゆづ》ツて、もう一つ海濱《かいひん》の珍味《ちんみ》に、グロテスクな生《なま》ガゼがある。ガゼは雲丹《うに》の原名《げんみやう》で、當《あて》字《じ》を海栗とも書《か》かれる通《とほ》り、殼《から》のまゝだと毬栗《いがぐり》そツくりだが、臍《へそ》のやうな上部《じやうぶ》の凹《くぼ》みを突破《つきやぶ》ツて、そこから腸《わた》や破片《かけら》を去《さ》ると、周圍《しうゐ》の內壁《ないへき》に、菊瓣《きくべん》の如《ごと》く附着《ふちやく》してゐるのが卵巢《らんさう》だから、それを箸《はし》で挾《はさ》み取《と》ツて、生《なま》のまゝ生姜《しやうが》醬油《じやうゆ》で賞翫《しやうくわん》する。殼《から》を破《わ》られても、まだ刺《とげ》を動《うご》かしてゐるところ、哀《あは》れではあるが親《したし》しまれる。

九月《ぐわつ》の卷《まき》

都會生活者《とくわいせいくわつしや》に釣《つり》が流行《はや》る。趣味《しゆみ》の問題《もんだい》を別《べつ》にしても、材料《ざいれう》を消費《せうひ》することばかり知《し》ツて、生產《せいさん》することを知《し》らない都會人《とくわいじん》に、材料《ざいれう》の本質《ほんしつ》はわからず、本質《ほんしつ》を知《し》らないで、眞《しん》の食味《しよくみ》のわかる筈《はず》はないから、十步《ほ》の空地《あきち》でもあれば野菜《やさい》を作《つく》り、一日《にち》の閑《かん》を割《さ》いては釣遊《てういう》を試《こゝろ》みる、さうして初《はじ》めて魚菜《ぎよさい》とも、新鮮《しんせん》なものゝ眞《しん》の味《あぢ》がわかるといふもの、その意味《いみ》からも結構《けつこう》な流行《りうかう》だ。秋《あき》になると內海《ないかい》に、いろいろの小魚《こざかな》が發生《はつせい》するので、平常《ふだん》は出《で》かけない素人《しろうと》でも、つい誘《さそ》はれて仲間入《なかまい》りをする。たとへば品川沖《しながはおき》へ出《で》ても、鯔《ぼら》、鱸子《せいご》、鯊《はぜ》、鱚《きす》を先驅《さきがけ》として、秋《あき》が深《ふか》くなるに隨《したが》ひ、小鰈《こがれい》、アイナメ、海鰻《あなご》、鯒《こち》といふ風《ふう》に、船《ふね》からでも陸《をか》からでも釣《つ》れ、彼岸《ひがん》の中日《ちうにち》に釣《つ》ツた鯊《はぜ》は、中氣《ちうき》の禁厭《まぢなひ》になるといはれて、昔《むかし》から書入《かきい》れになツてゐる位《くらゐ》、紺碧《こんぺき》に晴《は》れ渡《わた》ツた空《そら》の下《もと》、ぴち／＼と跳《は》ねてゐる魚《さかな》は、どんなに調理《てうり》しても美味《うま》い。鯔《ぼら》は刺身《さしみ》に、鯊《はぜ》と海鱺《あたご》は天麩羅《てんぷら》に、鯒《こち》や鱸子《せいご》はチリに、鰈《かれひ》やアイナメは生醬油《きじやうゆ》で煮《に》つける。新鮮《しんせん》な煮肴《にざかな》に、砂糖《さたう》などは禁物《きんもつ》だ。鱸子《せいご》の二歳《さい》や、それ以上《いじやう》のフクコでも上《あが》ツたら、鹽燒《しほやき》にするとこたへられぬ。淡水魚《たんすゐぎよ》として珍重《ちんちやう》されるウグヒも、海《うみ》へ下《くだ》るとマルタと呼《よ》ばれて、小骨《こぼね》がある爲《ため》輕蔑《けいべつ》されるが、これでも生《いき》てゐる間《あひだ》だツたら、刺身《さしみ》にしても馬鹿《ばか》にならず、擂肉《すりみ》にして摘入《つみい》れにでもすると、本格的《ほんかくてき》の美味《びみ》といふを憚《はゞか》らぬ。

「鰮《いわし》千度《たび》鯛《たひ》の味《あぢ》」といふ、脂肪蛋白《しばうたんぱく》に富《と》み過《す》ぎる爲《ため》、却《かへ》ツて下《げ》魚《うを》扱《あつか》ひを受《う》ける鰮《いわし》も、千度《たび》晒《さら》せば鯛《たひ》の味《あぢ》になるとの諺《ことわざ》だが、必《かなら》ずしも鯛《たひ》を目標《もくへう》とするに及《およ》ばず、秋風《あきかぜ》と共《とも》に味《あぢ》を增《ま》して、大衆食膳《たいしうしよくぜん》の王座《わうざ》を占《し》める。同時《どうじ》に秋刀魚《さんま》が控《ひか》へてゐる。「サンマが出《で》るとアンマが引込《ひつこ》む」とは、うまく洒落《しやれ》たもので、新涼《しんりやう》と同時《どうじ》に人體《じんたい》が健康《けんかう》になるから、按摩《あんま》など上《あが》ツたりになるわけだ。近頃《ちかごろ》の市場《しぢやう》では、何《なん》でもハシリ物《もの》を競《きそ》ふ結果《けつくわ》、秋刀魚《さんま》の如《ごと》きも遠《とほ》く北海《ほくかい》・東察加《カムチヤツカ》方面《はうめん》まで、出漁《しゆつれふ》して濫獲《らんくわく》した爲《ため》、肝腎《かんじん》の旬《しゆん》になツて、美味《うま》い本場物《ほんばもの》が不漁《ふれふ》といふ、惡現象《あくげんしやう》を呈《てい》するに至《いた》ツたので、先年農林省令《せんねんのうりんしやうれい》で、解禁日《かいきんび》を九月《ぐわつ》二十日《か》と定《さだ》められた。秋潮《あきじほ》に乘《の》ツて南上《なんじやう》する魚群《ぎよぐん》が、恰度《ちやうど》三陸《りく》あたりへ來《き》た頃《ころ》で、昔《むかし》から本場《ほんば》といはれる九十九里沖《りおき》へかゝる、一歩手前《ほてまへ》といふところだ。

鮭《さけ》のことを北海道《ほくかいだう》では、秋味《あきあぢ》と呼《よ》んでゐる。秋《あき》になツて本味《ほんあぢ》が出《で》るとの意《い》だらう。諺《ことわざ》にも「生鱒《なまます》鹽鮭《しほさけ》」と呼《よ》ばれて、春《はる》の鱒《ます》は生《なま》が美味《うま》く、秋《あき》の鮭《さけ》は鹽《しほ》にするのが原則《げんそく》だが、生《なま》で食《く》ふなら素焼《しらやき》にして、卸大根《おろしだいこ》に生醤油《きじやうゆ》が一等《とう》、それから越後《ゑちご》の村上《むらかみ》では、鮭《さけ》の川煮《かはに》を名物《めいぶつ》にしてゐる（『食物風土記《しよくもつふうどき》』参照《さんせう》）。秋鯖《あきさば》も日本海方面《につぽんかいはうめん》が美味《うま》い。『夫木集《つぼきしふ》』に「秋《あき》なすびわさゝの粕《かす》に漬《つ》けまぜて、嫁《よめ》にはくれじ棚《たな》に置《お》くとも」とあるのは、これから後《のち》の茄子《なす》である。朝夕《あさゆふ》の露《つゆ》が滋《しげ》くなると共《とも》に、茄子《なす》の紫《むらさき》はいよいよ濃《こ》く、梢葉《こずゑは》末《すゑ》まで滲《にじ》み出《で》る。茄子《なす》の性《せい》は寒利《かんり》、過食《くわしよく》すると胃腸《ゐちやう》を害《がい》し、また冷性《ひえしやう》の婦人《ふじん》には、子宮《しきう》を傷《そこな》ふとあツて、嫁窘《よめいび》りの姑根性《しうとこんじやう》ではなく、却《かへ》ツて嫁可愛《よめかあい》さの老婆心《らうばしん》と解《かい》せられ、或《ある》ひは秋《あき》が深《ふか》くなるに隨《したが》ひ、核中《かくちう》の種子《しゆし》が尠《すくな》くなるから、肖《あやか》ることを忌《い》むのだともいはれるが、所詮《しよせん》は過食《くわしよく》の戒《いまし》めであり、種子《たね》の少《すくな》くなることは、益々《ますく》茄子《なす》を美味《びみ》にする所以《ゆゑん》である。わさゝは早酒《はやざけ》の意《い》だから、その時代《じだい》から粕漬《かすづけ》にしたと見《み》える。

陰暦《いんれき》八月仲秋《ぐわつちうしう》の名月《めいげつ》は、大抵《たいてい》この月《つき》であるが、後水尾院當時《ごみづのをのゐんたうじ》の年中行事《ねんちうぎやうじ》によると、「十五日名月《にちめいげつ》、御《おん》盃常《さかづきつね》の御所《ごしよ》にて參《まゐ》る、先《ま》づ芋《いも》、次《つぎ》に茄子《なす》を供《きよう》す、茄子《なす》を取《と》らせまして、萩《はぎ》の箸《はし》にて穴《あな》をあけ、穴《あな》の中《うち》を三反箸《べんはし》をとほされて、御手《みて》にもたる御盃参《おんさかづきまゐ》りて後《のち》、御前《とぜん》のを撤《てつ》す、清涼殿《せいりやうでん》の庇《ひさし》に構《かま》へたる御座《ぎよざ》にて、月《つき》を御覽《ごらん》あり、彼《か》の茄子《なす》の穴《あな》より御覽《ごらう》じて御願《おんねがひ》あり」とある。里芋《さといも》に、秋茄子《あきなす》に、萩《はぎ》の箸《はし》と、いかにも季節《きせつ》の配合《とりあは》せが床《ゆか》しく、芋名月《いもめいげつ》と呼《よ》ばれる所以《ゆゑん》である。また早稲《わせ》の收穫時《とりいれどき》であるから、新米《しんごめ》の醴《あまざけ》を造《つく》ツて、月《つき》に供《そな》へた慣習《ならはし》もある。松茸《まつたけ》の走《はし》りが出《で》る、栗《くり》の走《はし》りが出《で》る、九月《ぐわつ》九日《か》は栗節供《くりせつく》、また菊節供《きくせつく》ともいふが、これは陰暦《いんれき》の行事《ぎやうじ》だから、陽暦《やうれき》に移《うつ》しては興《きやう》が薄《うす》い。大根《だいこ》の淺漬《あさづけ》はハシリ過《す》ぎて邪道《じやだう》だ。

十月《ぐわつ》の巻《まき》

松茸《まつたけ》の上品《じやうひん》は昔《むかし》から、京都稲荷山《きやうといなりやま》と相場《さうば》がきまツてゐる。京《きやう》を中心《ちうしん》にして、近畿地方《きんきちはう》が本場《ほんば》だが、近頃《ちかごろ》のやうに需要《じゆえう》が激増《げきぞう》しては、本場物《ほんばもの》ばかりでは供給《きようきふ》しきれず、且本場物《かつほんばもの》の出廻《でまは》りは、十月初中旬《ぐわつしよちうじゆん》であるから、氣《き》の早《はや》いハシリ物好《ものず》きには、迚《とて》も待切《まちき》れないとあツて、早《はや》いところが用《もち》ひられる。日本《につぽん》の領土内《りやうどない》で、最《もつと》も早《はや》いのは朝鮮《てうせん》だ。八月中《ぐわつちう》から出始《ではじ》めて、九月《ぐわつ》になると京城《けいじやう》あたりでも、夜店《よみせ》で叩《たゝ》き賣《う》られるといふ、それを飛行機《ひかうき》で持込《もちこ》んだものだが、形《かたち》は整《とゝの》ツてゐても、肝腎《かんじん》の香氣《かうき》がない。内地《ないち》では岩手縣《いはてけん》あたりで、八九月頃《ぐわつごろ》早《はや》いところを見《み》せるが、やはり香氣《かうき》が乏《とぼ》しい。緯度《ゐど》を略《ほ》ぼ同《おな》じうする關係《くわんけい》から、同《おな》じ系統《けいとう》に屬《ぞく》するらしい。尤《もつと》も内地《ないち》でも昔《むかし》から、入梅前後《にふばいぜんご》に出《で》る早松《さまつ》茸、盛夏《せいか》に出《で》る夏松茸《なつまつたけ》、或《ある》ひは土用松茸《どようまつたけ》といふのがあツて、形《かたち》は殆《ほと》んど同《おな》じでも、香氣《かうき》のないのがあるから、朝鮮物《てうせんもの》でも南部物《なんぶもの》でも、秋松茸《あきまつたけ》のハシリといふより、サマツの遲《おく》れと見《み》るべきだらう。東京《とうきやう》へ多《おほ》く移入《いにふ》されるのは、信洲物《しんしうもの》と岐阜物《ぎふもの》だ。

燒松茸《やきまつたけ》に橙酢《だいくず》といふ、東京《とうきやう》は多《おほ》く柚子《ゆず》を用《もち》ひるが、九州《しう》には亞橙《かぼす》といふのがある、酸液《さんえき》の豐富《ほうふ》なのが身上《しんじやう》で、香氣《かうき》も相當《さうたう》に高《たか》い。阿波《あは》の酸橘《すだち》は枳殼《からたち》ほどの大《おほ》きさで、しかも液汁《えきじふ》が多《おほ》く香味《かうみ》がよいので、柑橘類《かんきつるゐ》の小公子《せうこうし》に擬《ぎ》せられる。松茸《まつたけ》に調和《てうわ》する魚《さかな》は鱧《はも》で、これは關西《くわんさい》でないとうまく行《ゆ》かぬ、京《きやう》都《と》が鱧料理《はもれうり》の本場《ほんば》といはれるのは、至《いた》ツて活力《くわつりよく》の強《つよ》い魚《さかな》で、交通《かうつう》の不便《ふべん》だツた時代《じだい》にも、活《いき》て都入《みやこい》りをしたから、自然珍重《しぜんちんちよう》された結果《けつくわ》である。「香松茸《にほひまつたけ》・味標茸《あぢしめぢ》」と、昔《むかし》の人《ひと》はうまいことをいツたもので、松茸《まつたけ》は分布區域《ぶんぷくゐき》が局限《きよくげん》されてゐるのに對《たい》し、標茸《しめぢ》は全國的《ぜんこくてき》に、殆《ほと》んど産《さん》しない山《やま》はないから、雜茸《ざふたけ》の王《わう》として、花《はな》を持《も》たせたものであらう。標茸《しめぢ》を初《はじ》め、初茸《はつたけ》、黑皮《くろかは》、鹿茸《しかたけ》と、雜茸《ざふたけ》の味《あぢ》も馬鹿《ばか》にならず、東北地方《とうほくちはう》では滑茸《なめこ》を筆頭《ひつとう》に、舞茸《まひたけ》、金茸《きんたけ》、網茸《あみたけ》と、山《やま》の幸《さち》は盡《つ》くることなく、果實《くだもの》の王者《わうじや》といはれる柿《かき》も、いよ〳〵本味《ほんあぢ》になる。大和《やまと》の御所《ごしよ》、岐阜《ぎふ》の富有《ふゆ》、靜岡《しづをか》の次郎《じらう》、廣島《ひろしま》の西條等《さいでうとう》、それ〴〵の特色《とくしよく》を以《もつ》て著聞《ちよもん》してゐる。青森縣《あをもりけん》の食用菊《しよくようきく》『阿房宮《あはうきう》』の花盛《はなざか》りで、滿地《まんち》に黄金《こがね》の色《いろ》を漂《たゞよ》はせ、芳香《はうかう》と味覺《みかく》と、目《め》・鼻《はな》・口《くち》を喜《よろこ》ばせる。十五日《にち》からは狩獵家《しゆれふか》の天下《てんか》だ。

この月《つき》を旬《しゆん》とする小魚《こざかな》で、瀬戸内海方面《せとないかいはうめん》に、マヽカリといふのがある。關東《くわんとう》でいふサッパに似《に》てゐるが、味《あぢ》は濃密《のうみつ》で、鰮《いわし》より輕《かる》く、鹽燒《しほやき》によく、素燒《しらやき》を生薑醬油《しやうがしやうゆ》につけてよく、酢《す》に漬《つ》けて新生薑《しんしやうが》を添《そ》へると、大抵《たいてい》な魚《さかな》は蹴《け》られてしまふ。食慾《しよくよく》が進《すゝ》み過《す》ぎて、隣《となり》へ飯《めし》を借《か》りに行《ゆ》くといふところから、ママカリの名《な》が起《おこ》ッたといふのも、大衆食品《たいしうしよくひん》だけに微笑《ほゝゑ》ましい。

十一月《ぐわつ》の巻《まき》

「神無月《かんなづき》降《ふ》りみ降《ふ》らずみ定《さだ》めなき、時雨《しぐれ》は冬《ふゆ》の始《はじ》めなりけり」、陰暦《いんれき》十月《ぐわつ》の神無月《かんなづき》は、およそ陽暦《やうれき》の十一月《ぐわつ》で、暦面《れきめん》の『立冬《りつとう》』はこの月《つき》の初旬《しよじゆん》だ。時雨《しぐれ》蛤《はまぐり》は伊勢《いせ》の名物《めいぶつ》だが、初冬《しよとう》と共《とも》に味《あぢ》の加《くは》はるのは、どこの蛤《はまぐり》にも共通《きようつう》する。

大根《だいこ》の本味《ほんあぢ》になるのもこれからだ。塗師職人《ぬししよくにん》が冬《ふゆ》になッて、漆《うるし》の乾《かわ》き難《にく》いのを歎《たん》じてゐると、或《あ》る人《ひと》が大根《だいこ》の茹汁《ゆでしる》で、風呂《ふろ》へ霧《きり》を吹《ふ》けばよいと教《をし》へた。果《はた》して好成績《かうせいせき》を得《え》たので、いつも汁《しる》だけ用《もち》ひては、不用《ふよう》の大根《だいこ》を近所《きんじよ》へ配《くば》ると、思《おも》ひの外《ほか》に美味《うま》いと賞美《しやうび》され、後《のち》には實《み》の方《はう》を重用《ちゆうよう》するやうになッたが、名稱《めいしやう》だけは原《もと》のまゝ『風呂吹《ふろふき》』と呼《よ》ばれてゐる。恰度《ちやうど》障子《しやうじ》の張替時《はりかへどき》に、大根《だいこ》の汁《しる》を糊《のり》に混《ま》ぜると、粘着《ねんちやく》と乾燥《かんさう》とがよくなり、また張上《はりあ》げの霧《きり》に吹《ふ》くと、仕上《しあが》りよく緊張《きんちやう》するといふのも、同《おな》じ理《り》に基《もと》づくと見《み》てよい。淺漬《あさづけ》の口《くち》開《あ》けは十月《ぐわつ》十九日《にち》、夷講《ゑびすかう》の宵宮《よみや》ときまッて、べッたら市《いち》と俗稱《ぞくしよう》されたが、太陽暦《たいやうれき》を用《もち》ひられるやうになッて、すッかり味《あぢ》を失《うしな》ッたことは、誰《たれ》でも知《し》ッてゐる。

狩獵《しゆれふ》の一般《ばん》解禁《かいきん》は、前月《ぜんげつ》十五日《にち》からだが、古來野鳥《こらいやてう》の代表的《だいへうてき》といはれる雉《きじ》は、この一日《じつ》から禁《きん》を解《と》かれる。雉子《きじ》と山鳥《やまどり》とは、形《かたち》も味《あぢ》も煮《に》てゐるが、概《がい》して暖國《だんこく》に棲《す》むものは臭氣《しうき》が強《つよ》く、寒國産《かんこくさん》のものにはそれが尠《すくな》い。同《おな》じ雉子科《きじくわ》に屬《ぞく》する鳥《とり》で、最《もつと》も形《かたち》の小《ちひ》さいのは鶉《うづら》だが、小《ちひ》さい癖《くせ》に氣《き》が強《つよ》く、また大膽《だいたん》なところから、古來武家《こらいぶけ》の間《あひだ》に愛翫《あいぐわん》せられ、また我國《わがくに》では東北地方《とうほくちはう》を除《のぞ》くと、繁殖率《はんしよくりつ》が少《すくな》いので、自然高級《しぜんかうきふ》に扱《あつか》はれるが、北支那《きたしな》・滿洲方面《まんしうはうめん》では、渡《わた》り時《どき》には掃《は》くほど捕《と》れるといふ。鶉《うづら》の卵《たまご》の榮《えい》養價《やうか》も、以前《いぜん》ほどは宣傳《せんでん》されなくなッたけれど、鷄卵《けいらん》に比《くら》べると濃密《のうみつ》で、それだけ味《あぢ》も優《まさ》るのは事實《じじつ》だ。

小鳥類《ことりるゐ》の中《なか》で、最《もつと》も肉《にく》の量《りやう》が多《おほ》く、美味《びみ》として古《ふる》くから用《もち》ひられる鶫《つぐみ》は、十一月《ぐわつ》から十二月初旬《ぐわつしよじゆん》にかけて、西比利亞《シベリア》方面《はうめん》から盛《さか》んに渡《わた》ッて來《く》る。北陸《ほくろく》から長野《ながの》、岐阜《ぎふ》方面《はうめん》を經《へ》るものが多《おほ》く、美濃《みの》の中《なか》津川《つがは》地方《ちはう》が本場《ほんば》といふことになッてゐるが、關東《くわんとう》では兩毛《りやうまう》地方《ちはう》、秩父《ちゝぶ》方面《はうめん》で、相應霞《さうおうかすみ》網《あみ》にかゝるので、十一月中最《ぐわつちうもつと》も出盛《でさか》る。燒鳥《やきとり》にするのが普通《ふつう》で、京《きやう》では昔《むかし》から、除夜《ぢよや》に炙《あぶ》ッて食《く》ふ風習《ふうしふ》があり、また禁中《きんちう》でも正月《しやうぐわつ》十五日《にち》の中《うち》、燒鳥《やきとり》にして毎日供御《まいにちくご》に上《のぼ》したといはれる。十二月中旬頃《ぐわつちうじゆんころ》までに、一《ひと》しきり渡《わた》り終《をは》ッた後《のち》、その內《うち》の幾分《いくぶん》かづゝ、地方《ちはう》にゐついて越年《をつねん》する。陰曆《いんれき》の師走《しはす》から正月《しやうぐわつ》へかけて、肉《にく》が肥《こ》え脂《あぶら》が乘《の》ッて、最《もつと》も美味《びみ》なのはその種類《しゆるゐ》である。これを歳暮《せいぼ》の節物《せつもの》としたのは、嗣身《つぐみ》の義《ぎ》を祝《いは》ふたので、節分《せつぶん》にも用《もち》ひ、また痔《ぢ》や、血止《ちどめ》や、勞咳《らうがい》にも效《かう》があるといッて珍重《ちんちよう》された。燒《や》いて頭《あたま》も骨《ほね》も食《く》ふので、榮養價《えいやうか》が高《たか》く、殊《こと》にカルシューム分《ぶん》を多量《たりやう》に攝《と》り得《う》るので、結核性《けつかくせい》の疾患《しつくわん》に特效《とくかう》のあることが、昔《むかし》から認《みと》められてゐたことがある。多產地方《たさんちはう》では、臟物《ざうもつ》を鹽辛《しほから》にしたり、佃煮《つくだに》にしたりしてゐるが、珍味《ちんみ》として推奨《すゐしやう》に値《あた》ひする。

養殖牡蠣《やうしよくかき》は昔《むかし》から、廣島《ひろしま》が著聞《ちよもん》してゐる。大阪名物《おほさかめいぶつ》の牡蠣船《かきぶね》は、この廣島《ひろしま》から遠來《ゑんらい》するので、二百餘年《よねん》の歷史《れきし》を有《いう》し、幕府《ばくふ》の保護《ほご》を得《え》て發達《はつたつ》したのだが、無論《むろん》これからが旬《しゆん》である。北海道《ほくかいだう》や兩羽《りやうう》地方《ちはう》では、寧《むし》ろ夏《なつ》の牡蠣《かき》を自慢《じまん》するが、恐《おそら》く氣候《きこう》の關係等《くわんけいとう》で、繁殖期《はんしよくき》を異《こと》にするか、體質《たいしつ》を異《こと》にする爲《ため》だらう。關門名物《くわんもんめいぶつ》の河豚《ふぐ》と同《おな》じく、牡蠣《かき》は菜種《なたね》の咲《さ》く時分《じぶん》になると、繁殖期《はんしよくき》で中毒《ちうどく》の虞《おそ》れがあるとし、その後《ご》は味《あぢ》を失《うしな》ふので、影《かげ》を收《をさ》めるのが常識《じやうしき》だ。局部地方《きよくぶちはう》の特産《とくさん》としては、越前《ゑちぜん》に九頭龍川《くづりうかは》のアラレガコがある。特産《とくさん》といツても鰍《かじか》の一種《しゆ》で、長《なが》さ五六寸《すん》から七八寸《すん》、形《かたち》の大《おほ》きいのが特色《とくしよく》で、自慢《じまん》にする九頭龍川《くづりうかは》でも、年產額《ねんさんがく》五六千尾《び》に過《す》ぎず、隨《したが》ツて値段《ねだん》も廉《やす》くない。方言《はうげん》でガクブツと呼《よ》ぶのも、やはり鰍《かじか》の異名《いみやう》だが、この魚《さかな》の習性《しふせい》として面白《おもしろ》いのは、冬《ふゆ》の初《はじ》めに產卵《さんらん》の爲《ため》、便々《べんべん》たる腹《はら》を仰向《あふむ》けにして、水面《すゐめん》に浮《うか》びながら流《なが》れ下《くだ》る。越路《こしぢ》の初冬《しよとう》は、連日《れんじつ》の如《ごと》く霰《あられ》がたばしるので、自然《しぜん》その便腹《べんぷく》を、霰《あられ》に叩《たた》かれるのでアラレガコ、燒《や》いて煮浸《にびた》すか甘露煮《かんろに》にして、越前中北部《ゑちぜんちうほくぶ》の料亭《れうてい》では、當季第《たうきだい》一の佳饌《かせん》と重用《ぢゆうよう》する。

十二月《ぐわつ》の卷《まき》

「乾鮭《からさけ》に名利《みやうり》のあぶらなかりけり」、几董《きとう》の句《く》は歲末《さいまつ》に、あくせくする人生《じんせい》を諷《ふう》したものらしいが、その慌《あはた》だしさを超越《てうゑつ》して、物《もの》の味《あぢ》は益々《ますます》深《ふか》くなる。人間《にんげん》が防寒《ばうかん》の爲《ため》に脂肪《しばう》を要求《えうきう》すると、魚鳥類《ぎよてうるゐ》も亦同《またおな》じ意味《いみ》から、脂《あぶら》が乘《の》ツて來《く》る。野菜類《やさいるゐ》は霜《しも》を浴《あ》びて軟《やはら》かく、そして味《あぢ》も甘美《かんび》になる。年忘《としわす》れには忙中《ばうちう》の小鍋立《こなべだて》「主客憚《しゆかくはゞか》らず箸《はし》を入《い》れて食《く》ふが本《もと》にて、誠《まこと》に隔意《かくい》なく打和《うちわ》し」などゝ、昔《むかし》の物《もの》の本《ほん》にもあるのは、もと支那風《しなふう》の惣菜料理《そうざいれうり》に、和蘭風《オランダふう》を加味《かみ》された卓袱料理《シツポクれうり》の轉化《てんくわ》だが、潔癖《けつぺき》な日本人《につぽんじん》は、貝殼《かひがら》を鍋《なべ》代用《だいよう》にしたのが始《はじ》まりで、現《げん》に秋田《あきた》のショッツルなど、彼地《かのち》では貝殼鹽燒《かひがらしほやき》、または鹽汁貝燒《ショッツルかひやき》と稱《しよう》し、帆立貝《たてがひ》の殼《から》を鍋《なべ》にして、魚醬《ぎよしやう》の上澄《うはすみ》を調味料《てうみれう》とし、好《この》みの魚菜《ぎよさい》を取揃《とりそろ》へて、じり〳〵煮《に》ながら食《く》ふのだが、家族《かぞく》が五人《にん》あれば貝殼《かひがら》も五枚《まい》、これをかける焜爐《しちりん》も五つ、常《つね》に用意《ようい》してあツて、材料《ざいれう》を中心《ちうしん》にする團欒《だんらん》に、鍋《なべ》は各自《めい〳〵》一《ひと》つ宛《づゝ》有《も》ツて、家族《かぞく》と雖《いへど》も箸《はし》を交《まじ》へない。しかもこれは單《たん》なる潔癖《けつぺき》と、便宜主義《べんぎしゆぎ》からのみではなく、貝殼自身《かひがらじしん》の有《も》つ滋味《じみ》を、應用《おうよう》するところに意義《いぎ》があるので、たとへば蛤《はまぐり》でも、蜆《しゞみ》でも、牡蠣《かき》でも、貝《かひ》のまゝ煮燒《にやき》したのと、剝身《むきみ》にしたのとの間《あひだ》に、どれだけ味《あぢ》の徑庭《けいてい》があるかを試《こゝろ》みたら、直《す》ぐにわかることであり、蠑螺《さゞえ》の壺燒《つぼやき》が全國的《ぜんこくてき》に行《おこな》はれてゐるのでも首肯《しゆこう》できる。これ等《ら》の貝類《かひるゐ》はまた、皆當季《みなたうき》に入《い》ツて味《あぢ》が加《くは》はる。

諺《ことわざ》にも「鴨《かも》の味《あぢ》」といはれる。鴨《かも》の美味《びみ》も十二月《ぐわつ》から早春《さうしゆん》へかけてゞあるが、雉子《きじ》・山鳥《やまどり》などゝ共《とも》に、この月《つき》は贈答用《ぞうたふよう》として、死《し》んだ鳥《とり》に羽《はね》が生《は》へて飛《と》ぶ。猪《しゝ》・鹿《しか》の野獸類《やじうるゐ》も、雪《ゆき》が降《ふ》らないと美味《うま》くならぬ。ショッツルと共《とも》に、秋田人《あきたじん》の自慢《じまん》する 鰰《はたく》も、味《あぢ》が淡泊過《たんぱくす》ぎるので、他國人《たこくじん》には呆氣《あつけ》ないが、三年食馴染《ねんくひなじ》むと病《や》みつきになる。魚扁《うをへん》に雪《ゆき》と書《か》く鱈《たら》の季節《きせつ》はいふまでもない。日本海《につぽんかい》・北海《ほくかい》の眞《ま》鱈《たら》と鯳《すけとう》、太平洋方面《たいへいやうはうめん》の髯鱈《ひげたら》、味《あぢ》に多少《たせう》の相違《さうゐ》はあるが、要《えう》は地理的關係《ちりてきくわんけい》で、新鮮《しんせん》であることを第《だい》一條件《でうけん》とし、新鮮《しんせん》な生鱈《なまだら》の味《あぢ》は、まツたく鯛《たひ》にも優《まさ》るといふのが、必《かなら》ずしも當業者《たうげふしや》の宣傳《せんでん》の みではない。秋味《あきあぢ》の鮭《さけ》は鹽引《しほびき》にして、どん〲各地《かくち》へ搬送《はんそう》され、年末贈答《ねんまつぞうたふ》の大衆座《たいしうざ》を占《し》めるが、俳諧《はいかい》の季題《きだい》にある乾鮭《からさけ》は、青森縣《あをもりけん》では寒鹽引《かんじほびき》といふ、本家《ほんけ》と稱《しよう》する南部《なんぶ》では、新巻《あらまき》の優良品《いうりやうひん》を、一夜寒水《やかんすゐ》に浸《ひた》して引揚《ひきあ》げ、そのまゝ陰乾《かげぼし》にするので、肉《にく》は燻製《くんせい》に似《に》て、燻製以上《くんせいいじやう》の珍味《ちんみ》だが、仕上《しあげ》るまでに手《て》がかゝツて、値段《ねだん》が高《たか》く生産《せいさん》が少《すくな》い爲《ため》、一般《ぱん》には普及《ふきふ》してゐない。もう一《ひと》つ鮭《さけ》の素割《すわり》といふのが、南部《なんぶ》と越後《ゑちご》に行《おこな》はれる。古文獻《こぶんけん》には魚條と書《か》いて『スハヤリ』と訓《よ》ませてあるのが、轉《てん》じて『スワリ』となツたのだらう、鹽鮭《しほさけ》を適宜《てきぎ》に乾燥《かんさう》したもので、いはゆる新巻以前《あらまきいぜん》の手法《しゆはふ》と思《おも》はれる。相當長期《さうたうちやうき》の保存《ほぞん》に堪《た》へ、風味《ふうみ》にも別《べつ》の 趣《おもむき》がある。關東《くわんとう》の鹽鮭《しほさけ》に對《たい》し、關西《くわんさい》では古來鹽鰤《こらいしほぶり》を賞美《しやうび》し、歳末歳首《さいまつさいしゆ》の料《れう》とするのが、多年《たねん》の慣習《くわんしふ》であり、今《いま》も傳統《でんとう》はしてゐるが、宣傳力《せんでんりよく》と價格《かがく》の關係等《くわんけいとう》だらう、年々《ねんく》鮭《さけ》に壓《お》される傾向《けいかう》にあるといふ、惜《をし》いことだ。

東北地方《とうほくちはう》に多産《たさん》する滑茸《なめこ》、十一月中《ぐわつちう》に採收《さいしう》して、鑵詰《くわんづめ》になツた加工品《かこうひん》が、市場《しぢやう》に氾濫《はんらん》するのもこの月《つき》だ。幕末《ばくまつ》の食通間《しよくつうかん》に、天下《てんか》の三珍《ちん》として、三州《しう》擧母《ころも》の海鼠腸《このわた》、越前福井《ゑちぜんふくゐ》の雲丹《うに》、肥前野母《ひぜんのも》のカラスミと擧《あ》げられた中《うち》、越前雲丹《ゑちぜんうに》は夏《なつ》を漁期《ぎよき》とするから、當季《たうき》は代《かは》ツて九州産《しうさん》が幅《はゞ》を利《き》かす外《ほか》、いづれも本場《ほんば》の名《な》を誇《ほこ》ツてゐるが、近頃《ちかごろ》は材料《ざいれう》を多産《たさん》する上《うへ》から、雲丹《うに》・海鼠腸《このわた》は朝鮮物《てうせんもの》、カラスミは臺灣物《たいわんもの》が、盛《さか》んに市場《しぢやう》に跳梁《てうりやう》する。越中《ゑつちう》の烏賊《いか》の黑作《くろつく》り、美濃《みの》の鶫《つぐみ》うるか、備前《びぜん》の糠蝦《あみ》鹽辛《しほから》、豐後《ぶんご》の切込《きつこみ》うるかと、師走《しはす》の食卓《しよくたく》は珍味《ちんみ》の湊《みなと》だ。

漬菜《つけな》の季節《きせつ》になツて、白菜《はくさい》が跋扈《ばつこ》し過《す》ぎる爲《ため》、東京界隈《とうきやうかいわい》では特色《とくしよく》のある三河島菜《みかはしまな》が、全然影《ぜんぜんかげ》を潜《ひそ》めたのが淋《さび》しく、關等葱《くわんとうねぎ》の王座《わうざ》といはれた群馬《ぐんま》の下仁田種《しもにたじゆ》が、謬《あやま》ツた改良栽培《かいりやうさいばい》から、外觀《ぐわいくわん》ばかりが立派《りつぱ》になツて、肝腎《かんじん》の食味《しよくみ》を凡化《ぼんくわ》するのは惜《を》しい。淺漬《あさづけ》や新澤庵《しんたくあん》は、冬至《とうじ》を中心《ちうしん》に漬《つ》けたのが、本格的《ほんかくてき》に美味《うま》いのだけれど、都會地《とくわいち》では需《もと》めるのが無理《むり》になツた。煮食《にしよく》に適《てき》する大蕪《おほかぶ》、小蕪《こかぶ》、小松菜《こまつな》、京菜《きやうな》、葱《ねぎ》の類《るゐ》、霜除《しもよけ》が白《しろ》くなる度《たび》に美味《うま》くなる。新酒《しんしゆ》の仕込《しこみ》が終《をは》ると共《とも》に、美味《びみ》と保溫《ほをん》の粕汁《かすじる》が喜《よろこ》ばれる。關門名物《くわんもんめいぶつ》の河豚料理《ふぐれうり》も、本季節《ほんきせつ》に入《はい》ツた。

一二、食《しよく》物《もつ》風《ふう》土《ど》記《き》

凡《およ》そ都會地《とくわいち》には、調理《てうり》はあッても材料《ざいれう》がない。汎《ひろ》く美味《びみ》を需《もと》めやうとするには、諸國《しよこく》の材料《ざいれう》を知《し》らなければならぬ。「名物《めいぶつ》にうまい物《もの》なし」といふのは、多《おほ》く少數者《せうすうしや》の利益《りえき》の爲《ため》に、本質《ほんしつ》を歪《ゆが》められた加《か》工品《こうひん》である。眞《しん》の美味《びみ》は自然《しぜん》にある。『土産土法《とさんとはふ》』といふ、その土地《とち》に産《さん》するものを、その土地《とち》の法《はふ》で調理《てうり》するのである。殊《こと》に日本《につぽん》のやうな、食用材料《しよくようざいれう》の複雜《ふくざつ》な國《くに》で、一縣下《けんか》といッても海岸《かいがん》と山手《やまて》、同《おな》じ海岸《かいがん》でも岬《みさき》一つ廻《まは》り、同《おな》じ山手《やまて》でも峠《たうげ》一つ越《こ》えれば、既《すで》に材料《ざいれう》と調理法《てうりはふ》とを異《こと》にするところが尠《すくな》からず、更《さら》にそれが季節《きせつ》に應《おう》じて、推移《すゐい》し變化《へんくわ》するといふのだから、假《か》りに旅《たび》をする者《もの》の樂《たのし》みとしたら、半分《はんぶん》は食物《しよくもつ》に繫《かゝ》ッてゐるといッてよい。それが近頃《ちかごろ》のやうに、交通機關《かうつうきくわん》の發達《はつたつ》と、印刷文化《いんさつぶんくわ》の進歩《しんぽ》とにより、何《なん》でも都會中心《とくわいちうしん》に統《とう》一されやうとする結果《けつくわ》、至《いた》るところの料理《れうり》が同《おな》じになッて、土産土法《とさんとはふ》の特色《とくしよく》が失《うしな》はれると、折角《せつかく》の樂《たのし》みが半減《はんげん》されるとは、旅《たび》をする者《もの》の誰《たれ》もが、異口同音《いくどうおん》に唱《とな》へるところである。にも拘《かゝ》はらずこの惡風潮《あくふうてう》は、年《とし》と共《とも》に激流《げきりう》して、殆《ほと》んど底止《ていし》するところを知《し》らざらんとしてゐる。地方《ちはう》の人《ひと》はこの機會《きくわい》に、もッとお國自慢《くにじまん》に目覺《めざ》めて、土産土法《とさんとはふ》の擁護《ようご》に努《つと》むべきである。材料《ざいれう》を生産《せいさん》しない都會地《とくわいち》に、眞《しん》の美味《びみ》のあらう道理《だうり》がない。小魚《こざかな》一尾《び》、野菜《やさい》一株《かぶ》でも、本質《ほんしつ》の美味《びみ》は生産者《せいさんしや》のみが知《し》ツてゐる。訓練《くんれん》された都會人《とくわいじん》の味覺《みかく》などゝ、錯覺《さくかく》して買被《かひかぶ》ツてはならぬ。先《ま》づお膝元《ひざもと》の東京《とうきやう》で、誇《ほこ》りとすべき食品《しよくひん》は、淺草海苔《あさくさのり》が唯《たゞ》一つ、料理《れうり》の方《はう》では鰻《うなぎ》と、鮓《すし》と、蕎麥《そば》と、天麩羅《てんぷら》との四種《しゆ》が、代表《だいへう》してゐる位《くらゐ》のものではないか。

イ、千葉《ちば》・茨城方面《いばらきはうめん》

東京《とうきやう》を振出《ふりだ》しにして、東《ひがし》から南《みなみ》へ廻《まは》ると房總半島《ばうそうはんたう》だ。日本最古《につぽんさいこ》の料理《れうり》文獻《ぶんけん》として『書紀《しよき》』の景行天皇紀《けいかうてんのうき》に、磐鹿六鴈命《いはかむつかりのみこと》が白蛤《うむき》の膾《なます》を上《たて》だとある淡水門《あはのみなと》は、この海岸《かいがん》であることに疑《うたが》ひなく、現《げん》に安房《あは》の千倉町《ちくらまち》には、料理《れうり》の祖神《そしん》たるこの命《みこと》が、高部神社《たかへじんじや》として祀《いつ》かれてゐる位《くらゐ》で、上古以來東京灣内《じやうこいらいとうきやうわんない》が、貝《かひ》の名所《めいしよ》であツたことは明《あきら》かだ。中心《ちうしん》は浦安《うらやす》から八幡浦《やはたうら》へかけての一帶《たい》で、蛤《はまぐり》、淺蜊《あさり》、赤貝《あかがひ》、姥貝《うばがひ》、大野貝《おほのがひ》と、海底《かいてい》一面《めん》に繁殖《はんしよく》し、殊《こと》に檢見川《けみがは》の赤貝《あかがひ》が、東京《とうきやう》の市場《しぢやう》を壓倒《あつたふ》してゐる。蛤《はまぐり》の酒蒸《さかむし》、赤貝《あかがひ》の酢《す》の物《もの》、若《も》しくは山葵醬油《わさびしやうゆ》、姥貝《ばか》の柱山葵《はしらわさび》、青柳鍋等《あをやぎなべとう》、いづれも東京料理《とうきやうれうり》で通用《つうよう》するのだから、珍《めづら》しがられないのもやむを得《え》ぬが、外房州《そとばうしう》から銚子《てうし》へかけて、秋刀魚《さんま》、鰮《いわし》、鮪《まぐろ》、鰹《かつを》、鰤《ぶり》、鮑《あはび》、蠑《さゞえ》螺《え》、と來《く》ると、漸次《だんだん》特色《とくしよく》が加《くは》ツて來《く》る。「サンマが出《で》るとアンマが引込《ひつこ》む」といふ、秋《あき》の健康色《けんかうしよく》を代《だい》表《へう》する秋刀魚《さんま》も、北海《ほくかい》の果《はて》から寒流《かんりう》に乘《の》ツて來《く》る魚群《ぎよぐん》が、恰度《ちやうど》九十九里《り》沖《おき》あたりへ、躍《をど》り上《あが》る頃《ころ》を以《もつ》て、最《もつと》も美味《びみ》とされてゐる。一鹽當《ひとしほあ》てゝ滲込《しみこ》んだところを賞翫《しやうくわん》するのだが、近頃東京《ちかごろとうきやう》あたりの秋刀魚《さんま》が、昔《むかし》に比《くら》べて不味《まづ》くなツたのは、無鹽《ぶえん》のものを買被《かひかぶ》ツて、死《し》んだ魚《さかな》に鹽《しほ》を當《あ》てるからである。すべて小魚《こざかな》は新鮮第一《しんせんだい》、秋刀魚《さんま》でも、鰹《かつを》でも、鰺《あぢ》でも、漁期《ぎよき》に漁師《れふし》が船上《せんじやう》で、無造作《むざうさ》に作《つく》ツてくれる叩《たゝ》き膾《なます》、漁肉《ぎよにく》を七分《ぶ》に味噌《みそ》を三分《ぶ》、船板《ふないた》の上《うへ》で叩《たゝ》き混《ま》ぜた味噌膾《みそなます》だが、俳人《はいじん》はひねツて沖膾《おきなます》といふ。碁《ご》盤目《ばんめ》に庖丁《はうちやう》して、淡鹽水《うすしほみづ》に浮《うか》べるか、調味酢《てうみす》を添《そ》へると、隨分座敷《ずゐぶんざしき》の料《れう》にもなる。これを板《いた》に塗付《ぬりつ》けたまゝ、こんがり炙《あぶ》ツたのがサンガ味噌《みそ》、共《とも》に俳趣滿幅《はいしゆまんぷく》の珍味《ちんみ》である。取合《とりあは》せは可笑《をかし》いが、陸上《りくじやう》では豚《ぶた》と枇杷《びは》との本場《ほんば》だ。

茨城縣《いばらきけん》へ來《く》ると、海《うみ》は荒《あら》い鹿島灘《かしまなだ》で、小魚《こざかな》の味《あぢ》はずツと劣《おと》り、昔《むかし》から水戸《みと》の鯛《たひ》といふと、不味《まづ》い方《はう》の代名詞《だいめいし》にされたものだが、名物《めいぶつ》に海《うみ》のグロテスク鮟鱇《あんかう》がある。幕末水戸《ばくまつみと》の勤王論《きんわうろん》を、幕府《ばくふ》が壓迫《あつぱく》し過《す》ぎた結果《けつくわ》、櫻田《さくらだ》・坂下《さかした》二門《もん》の變《へん》が起《おこ》ツた當時《たうじ》、掃部頭《かもんのかみ》亡《な》い後《のち》の幕閣《ばくかく》で、目《め》の敵《かたき》にされたのは、安藤《あんどう》對馬守《つしまのかみ》であツたところから、お國名物《くにめいぶつ》に擬《なぞ》らへて、鮟鱇《あんかう》（安侯《あんこう》）斬《き》りといふ隱語《いんご》が生《しやう》じた位《くらゐ》、地元《ちもと》では多《おほ》く共酢《ともず》にして食《く》はせる。湯掻《ゆが》いた肉《にく》につける酢味噌《すみそ》が、肝《きも》を潰《つぶ》し込《こ》んであるので共酢《ともず》だが、注文《ちゆうもん》すれば鍋《なべ》もうまく、味噌汁《みそしる》もうまい。もう一《ひと》つの自慢《じまん》は那珂川《なかがは》の鮭《さけ》だ。川《かは》で生《うま》れて海《うみ》で長《ちやう》じた鮭《さけ》が、繁《はん》殖《しよく》の爲再《ためふたゝ》び川《かは》へ溯《さかのぼ》る時《とき》、川口《かはぐち》に勢揃《せいぞろ》ひする期間《きかん》を以《もつ》て、最《もつと》も鮭《さけ》の美味《びみ》とする。那珂川《なかがは》に集《あつま》るのは、水戸《みと》の下市祭《しもいちまつり》（十月《ぐわつ》十五日《にち》）を中心《ちうしん》とし、川口《かはぐち》から約《やく》三里《り》の上流《じやうりう》、壽橋《ことぶきばし》の上下《じやうげ》約半里《やくはんり》の間《あひだ》を、絶好《ぜつかう》の漁區《ぎよく》とされてゐる。切身《きりみ》の鹽燒《しほやき》、鮞子《はらゝこ》の吸物《すひもの》、頭《あたま》も、鰭《ひれ》も一緒《しよ》に叩《たゝ》いて、團子《だんご》に丸《まる》めた味噌汁《みそしる》と、原始的《げんしてき》な調理《てうり》に野趣《やしゆ》が深《ふか》い。北《きた》へ寄《よ》ツて助川《すけかは》あたり、海岸《かいがん》一帶《たい》の磯石《いそいし》に繁《しげ》る海草《かいさう》で、松藻《まつも》といふのがある。一寸杉菜《ちよつとすぎな》に似《に》た感《かん》じで、小鍋立《こなべだて》のツマによく、汁《しる》の實《み》にしても乙《おつ》だ。乾燥《かんさう》して海苔《のり》のやうに漉《す》き、縣外《けんぐわい》へも移出《いしゆつ》してゐる。やはり同方面《どうはうめん》の原始的調理《げんしてきてうり》で、海老《えび》の鎧燒《よろひやき》といふのを食《く》はせる。長《なが》さ一尺《しやく》もある大海老《おほえび》を、背開《せびら》きにして醤油《しやうゆ》を注《つ》ぎ込《こ》み、炭火《すみび》にかけて蒸燒《むしや》くので、いはゞ一種《しゆ》の鬼殻燒《おにがらやき》だが、豪華《がうくわ》なところに魅力《みりよく》がある。淡水魚《たんすゐぎよ》では霞《かすみ》が浦《うら》の公魚《わかさぎ》、これも確《たし》かに他《た》の土地《とち》のよりうまい。さツと白燒《しらやき》にしてあるのを、もう一度焙《どあぶ》り直《なほ》して、酒醤油《さかじやうゆ》にジユンといはせたのが、一等簡單《とうかんたん》で本味《ほんあぢ》だ。素魚干《しらすぼし》、干蝦《ほしえび》などは、やゝ鹽《しほ》が鹹過《からす》ぎる。利根川産《とねがはさん》の鯉《こひ》、鰻《うなぎ》など、天然産《てんねんさん》であるのを身上《しんしやう》とする。近《ちか》頃琵琶湖《ごろびはこ》から移《うつ》した鰉《ひがひ》が、非常《ひじやう》な繁殖力《はんしよくりよく》を示《しめ》し、却《かへ》ツて本場《ほんば》へ逆移出《ぎやくいしゆつ》するとも聞《き》いたが、これは近江《あふみ》や山城《やましろ》あたり、山國《やまぐに》で食《く》ツてこその鰉《ひかひ》だと思《おも》ふ。速成胡瓜《そくせいきうり》だ、白菜《はくさい》だと、野菜《やさい》の自慢《じまん》もあるやうだが、古《ふる》くから傳《つた》はツてゐるのでは、舊藩時代《きうはんじだい》に藩主《はんしゆ》から、將軍家《しやうぐんけ》へ獻《けん》じ、副將軍家《ふくしやうぐんけ》へ贈《おく》ツたといふ笠《かさ》間《ま》の里芋《さといも》、耕地《かうち》が砂地《すなち》であるところへ、培養《ばいやう》の歴史《れきし》も手傳《てつだ》ツて、獨特《どくとく》の風味《ふうみ》を誇《ほこ》るに足《た》るが、ただ大《たい》量生産《りやうせいさん》でないから、出《で》かけた序《ついで》に食《た》べる外《ほか》はない。水戸《みと》の梅羊羹《うめやうかん》、殿中《でんちう》などは、いはゆるお土産《みやげ》用《よう》の名物《めいぶつ》である。

ロ、埼玉《さいたま》・兩毛地方《りやうまうちはう》

上野《うへの》から北行《ほくかう》する旅《たび》では、當分山國《たうぶんやまぐに》ばかりで、海《うみ》の幸《さち》は求《もと》められない。埼玉縣《さいたまけん》では川越《かはごえ》の甘藷《さつまいも》、いろ〱の加工品《かこうひん》もあるが、自然《しぜん》の風趣《ふうしゆ》を賞《め》でることになると、燒《や》くか蒸《ふ》かすかに越《こ》した味《あち》はなく、あまりに普遍《ふへん》し過《す》ぎてゐる。奥秩父《おくちゝぶ》へ入《はい》ると、山《やま》の幸《さち》、溪《たに》の幸《さち》がある。山《やま》の幸《さち》は冬《ふゆ》の小鳥類《ことりるゐ》で、溪《たに》の幸《さち》は春《はる》の山女魚《やまめ》、夏《なつ》の鮎《あゆ》などゝいふ淡水魚《たんすゐぎよ》だ。秩父《ちゝぶ》中津川方面《なかつがははうめん》で、山女魚《やまめ》の石燒《いしやき》を自慢《じまん》にしてゐるのは、佐渡《さど》で鮎《あゆ》の石燒《いしやき》を誇《ほこ》るのと同工異曲《どうこういきよく》だ。春山吹《はるやまぶき》の咲《さ》く頃《ころ》が本季節《ほんきせつ》で、肌《はだ》の斑《ふ》の美《うつく》しいところから、近頃《ちかごろ》は溪流《けいりう》の麗人《れいじん》だなどゝ、都會《とくわい》の釣人《てうじん》に見立《みた》てられる山女魚《やまめ》が、長《なが》い冬《ふゆ》の眠《ねむ》りから覺《さ》めて、充《じう》分に肥滿《ひまん》したところを、山川《やまかは》の岩間《いはま》に渉《あさ》ツて、こゝでは手《て》づかみにしたり、硝子函《ガラスばこ》で透《す》かしながら見《み》突《づ》きにする。河原《かはら》に扁平《へんぺい》な石《いし》を選《えら》び、榾《ほだ》を焚《た》いて灼熱《しやくねつ》したところへ、漁立《とりた》ての魚《さかな》を載《の》せて、河原《かはら》にある水菜《みづな》を取添《とりそ》へ、醬油《しやうゆ》と砂糖《さたう》で好《この》みに調味《てうみ》し、流《なが》れ出《だ》す下地《したち》を搔寄《かきよ》せながら燒《や》くので、野趣滿幅《やしゆまんぷく》の行樂《かうらく》である。

群馬《ぐんま》でも栃木《とちぎ》でも、淸流《せいりう》のあるところには、必《かなら》ず鮎《あゆ》が棲《す》み、山女魚《やまめ》が棲《す》み、更《さら》に溯《さかのぼ》ると岩魚《いはな》が漁《と》れる。水溫《すゐをん》の關係《くわんけい》で、鮎《あゆ》の登《のぼ》り得《え》ぬところに山女魚《やまめ》が棲《す》み、山女魚《やまめ》も登《のぼ》り得《え》ぬところに岩魚《いはな》が棲《す》む。山女魚《やまめ》は鱒《ます》の親類《しんるゐ》で、岩魚《いはな》は鮭《さけ》の一門《もん》だと思《おも》へば間違《まちが》ひはない。坂東《ばんどう》一の利根川《とねがは》は、源《みなもと》を奥上州《おくじやうしう》の山間《さんかん》に發《はつ》してゐるので、その上流《じやうりう》と各支流《かくしりう》では、鮎《あゆ》が漁《と》れ、山女魚《やまめ》が漁《と》れ、岩魚《いはな》も漁《と》れる。群馬縣《ぐんまけん》では吾妻川《あがつまがは》の鮎《あゆ》を、季節《きせつ》になると硝子函《ガラスばこ》に入《い》れて、生《いき》たまゝ獻上《けんじやう》するのを誇《ほこ》りとしたものだが、魚《さかな》はやはり苦《くる》しめないで、一息《ひといき》に殺《ころ》さなくてはうまくない。落鮎《おちあゆ》では澁川《しぶかは》の簗《やな》など有名《いうめい》だ。

推奨《すゐしやう》に値《あたひ》するのは、上州《じやうしう》の下仁田《しもにた》葱《ねぎ》だ。東京《とうきやう》あたりの葱《ねぎ》よりはずツと太《ふと》く、且短《かつみじか》く、白《しろ》い部分《ぶぶん》がせいぐ〳〵二三寸《すん》、地上《ちじやう》に伸《の》びた青《あを》い部分《ぶぶん》は、霜《しも》に打《う》たれて萎《しほ》れ伏《ふ》してゐるから、見《み》た目《め》は見事《みごと》でないけれど、切口《きりくち》が指紋《しもん》のやうに渦卷《うづま》いて、濃密甘美《のうみつかんび》な味《あぢ》は、他《た》のどこの葱《ねぎ》よりも優《すぐ》れ、茶人《ちやじん》はこれを風呂《ふろ》吹《ふき》にして、懐石《くわいせき》に用《もち》ひる位《くらゐ》だが、あまり好事家《かうずか》に珍重《ちんちやう》されると、餘計《よけい》な改良《かいりやう》など企《くはだ》てゝ、却《かへ》ツて本質《ほんしつ》を落《おと》す例《れい》は、他《た》にも枚擧《まいきよ》に遑《いとま》がない。最近《さいきん》の下仁田葱《しもにだねぎ》を見《み》ると、太《ふと》さは變《かは》らないけれど、寸《すん》がずツと伸《の》びて、白《しろ》い部分《ぶぶん》が五六寸《すん》、青《あを》い部分《ぶぶん》が同《おな》じ位《くらゐ》あツて、束《たば》ねたところは立派《りつぱ》になツたけれど、切《き》ツて見《み》て失望《しつばう》した。渦卷《うづまき》の細《こま》かいのは、やツと根本《ねもと》の一寸位《すんぐらゐ》で、それから上《うへ》は中央部《ちうあうぶ》に、綿《わた》のやう髓《ずゐ》が入《はい》ツて、葱坊主《ねぎばうず》の出來《でき》る前《まへ》のやうになツてゐる。土《つち》を深《ふか》く耕《たがや》して、上《うへ》にも藁《わら》か芥《あくた》か、溫床《をんしやう》を厚《あつ》くして作《つく》るらしい。いくら見《み》た目《め》がよくなツても、本質《ほんしつ》が劣《おと》ツては何《なん》にもならない。尤《もつと》もこれと同種《どうしゆ》の葱《ねぎ》は、本場《ほんば》と稱《しよう》する下仁田《しもにだ》以外《いぐわい》、群馬《ぐんま》・栃木《とちぎ》兩縣《りやうけん》に分布《ぶんぷ》して、相當產額《さうたうさんがく》があるやうだから、今《いま》に本場《ほんば》以外《いぐわい》の方《はう》が、實勢力《じつせいりよく》を占《し》めることになるかも知《し》れない。伊香保《いかほ》の紫蕨《ぜんまい》、蕎麥《そば》饅頭《まんぢう》、前者《ぜんしや》は實用的《じつようてき》であり、後者《こうしや》は一寸《ちよつと》變《かは》ツた風味《ふうみ》で、土產物《みやげもの》には調法《てうはふ》である。

野州《やしう》の名物《めいぶつ》は干瓢《かんぺう》と、鹿沼《かぬま》の玉蒟蒻《たまこんにやく》などだが、日光《につくわう》の湯波《ゆば》はやゝ厚目《あつめ》だけれど、味《あぢ》はよく質《しつ》もよい。日光羊羹《につくわうやうかん》などより、もツと珍重《ちんちやう》せらるべきだ。中禪寺湖《ちうぜんじこ》の鱒《ます》も、漁立《とりた》てを直《す》ぐ調理《てうり》させると、燒《や》いてもフライにしてもよい、鹽原《しほばら》で鯉《こひ》の洗肉《あらひ》を註文《ちゆうもん》したところ、大皿《おほざら》に盛《も》ツた下敷《したしき》の野菜《やさい》、芹《せり》に似《に》て香味《かうみ》も髣髴《はうふつ》としてゐるのを、土地《とち》では高菜《たかな》と稱《しよう》してゐたが、一歩《ほ》踏出《ふみだ》して見《み》ると、そこらの濕地《しつち》に簇《そく》生《せい》してゐるので、驚《おどろ》いたことがある。和《あ》へても浸《ひた》しても乙《おつ》だらうと思《おも》ツた。

これは前橋《まへばし》の料理屋《れうりや》での話《はなし》。獻立《こんだて》がすツかり東京風《とうきやうふう》なので、もツと土地《とち》の特色《とくしよく》がありさうなものだといふと、實《じつ》は東京《とうきやう》の客《きやく》よりも、土地《とち》の客《きやく》の方《はう》が多《おほ》いので、たとへば沼田《ぬまた》の奥《おく》あたりから來《き》た人《ひと》に、利根川《とねがは》の鮎《あゆ》を出《だ》したところで、何《なん》の馳走《ちそう》にもならぬからと聞《き》いて、一言《ごん》もなかツたことがある。すると鬼怒川《きぬがは》溫泉《をんせん》では、東京《とうきやう》の客《きやく》が多《おほ》いに拘《かゝ》はらず、やはり東京風《とうきやうふう》を自慢《じまん》に、どうせ山《やま》の中《なか》だから、碌《ろく》な食物《くひもの》はあるまいと、馬鹿《ばか》にして來《き》たところ、これなら結構《けつこう》だといツて、滿足《まんぞく》する客《きやく》が多《おほ》いのだといツた。材料《ざいれう》に惠《めぐ》まれぬ土地《とち》の惱《なや》みだらうが、その後《ご》發展《はつてん》するに隨《したが》ひ、漸次《だん〲》地方色《ちはうしよく》をも加《くは》へるやうになツた。鶫《つぐみ》の燒鳥《やきとり》、赤鮠《あかはや》の魚田《ぎよでん》、鰍《かぢか》の附燒等《つけやきとう》。

八、福島《ふくしま》・三陸《りく》方面《はうめん》

いにしへの『みちのく』の玄關《げんくわん》、白河《しらかは》の關《せき》を越《こ》えると、本街道《ほんかいだう》は山間《さんかん》だけれど、東《ひがし》には初《はじ》めて海《うみ》のある福島縣《ふくしまけん》だ。常磐沿線《じやうばんえんせん》相馬海岸《さうまかいがん》の北寄貝《ほくきかひ》あたりから、大分《だいぶ》東北《とうほく》の地方味《ちはうみ》を帶《お》びて來《く》る。姥貝《ばか》の一種《しゆ》で、ずツと三陸沿岸《りくえんがん》、岩手《いはて》から青森方面《あをもりはうめん》まで獲《とれ》るのが、相馬《さうま》各濱《かくはま》の中《なか》でも、殊《こと》に磯部《いそべ》沖合《おきあひ》のものが、荒海《あらうみ》で育《そだ》つ爲《ため》に砂《すな》を含《ふく》まず、最《もつと》も優良《いうりやう》とされて、遠《とほ》く千葉《ちば》・茨城《いばらき》方面《はうめん》の漁船《ぎよせん》が密漁《みつれふ》に來《く》るとて、時々《ときぐ》海上《かいじやう》に血《ち》腥《なまぐさ》い爭鬪《さうとう》を惹起《ひきおこ》すこともあるといふ位《くらゐ》、剝身《むきみ》にして淺《あさ》い箱《はこ》に並《なら》べたのが、春先《はるさき》なら冷《れい》所《しよ》に置《お》くと、一日《にち》二日《か》は活《い》きてゐる。そのまゝ鹽燒《しほやき》にするか、味醂醬油《みりんしやうゆ》で附燒《つけやき》にすると、腸《わた》の風味《ふうみ》が絶品《ぜつぴん》である。腸《わた》を拔《ぬ》いて酢味噌《すみそ》にしたり、吸物《すひもの》に用《もち》ひてもよく、粕漬《かすづけ》にすれば土産《みやげ》用《よう》にもなる。煮出《だし》用《よう》に煮干《にぼ》したのが、またよい味《あぢ》を出《だ》して調法《てうはふ》だけれど、さうして使《つか》ふのは勿體《もつたい》ない位《くらゐ》だ。加工食品《かこうしよくひん》としては、相馬《さうま》特有《とくいう》の自慢物《じまんもの》に蝦餅《えびもち》がある。舊藩時代《きうはんじだい》に家中《かちう》で、小兒《こども》のおやつや來客《らいきやく》の爲《ため》、茶菓子《ちやぐわし》代用《だいよう》に作《つく》られたものだといふが、この蝦《えび》はもと「お止《とめ》」と稱《しやう》し、藩主《はんしゆ》が先《ま》づ試《こゝろ》みた後《のち》の釣場《つりば》、池《いけ》・沼《ぬま》・浦等《うらとう》から捕《と》ツたのを使用《しよう》したもので、なほ一般《ぱん》の民家《みんか》では、作《つく》られなかツたほどの格式物《かくしきもの》だといふが、時世《じせい》の變遷《へんせん》と共《とも》に、今《いま》ではどこの家庭《かてい》でも作《つく》り、しかも小兒《せうに》のおやつより、寧《むし》ろ主人《しゆじん》の晩酌《ばんしやく》や、來客《らいきやく》の饗應《きやうおう》に用《もち》ひられる方《はう》が多《おほ》く、春《はる》の日《ひ》永《なが》がぽかついて來《く》ると、麥酒《ビール》の下物《さかな》などに珍重《ちんちやう》される。二三寸《ずん》の生蝦《なまえび》を、さツと鹽茹《しほゆで》にして、糯米《もちごめ》の蒸《ふか》したのに搗混《つきま》ぜ、搔餅《かきもち》のやうに切《き》ツて乾燥《かんさう》したので、隨《ずゐ》時《じ》餅網《もちあみ》に載《の》せ、文火《とろび》にかけて伸《のば》しながら燒《や》き、ちよツと醬油《しやうゆ》をつけて食《た》べる、砂糖《さたう》ツ氣《け》などないのがよしとしてある。蝦餅《えびもち》の技巧的《ぎかうてき》なのに對《たい》し、最《もつと》も粗野《そや》な大衆的珍味《たいしうてきちんみ》に『ガニマギ』といふのがある。

俗《ぞく》にもくぞう蟹《がに》といふ、親爪《おやづめ》に毛《け》のやうな苔《こけ》のついた川蟹《かはがに》で、正《たゞ》しくは藻屑蟹《もくづがに》、關西地方《くわんさいちはう》では洲蟹《ずがに》ともいふ。甲羅《かふら》も足《あし》も全部《ぜんぶ》石臼《いしうす》で搗潰《つきつぶ》し、どろ〳〵になツたところへ、味噌《みそ》を入《い》れて攪混《かきま》ぜ、笊《ざる》に取《と》ツて濾《こ》した汁《しる》を、小杓子《こじやくし》に掬《すく》ツて一杯《ぱい》づゝ、鍋《なべ》に沸騰《ふつとう》させた熱湯《ねつたう》に入《い》れ、ふわ〳〵と浮《うか》んだところへ、豆腐《とうふ》と葱《ねぎ》を加《くは》へ、醬油《しやうゆ》、酒《さけ》、味醂《みりん》または砂糖《さたう》で、好《この》みに調味《てうみ》した羹汁《あつもの》で、秋《あき》の夜長《よなが》に食慾《しよくよく》を躍《をど》らせる。

東北《とうほく》六縣《けん》の表玄關《おもてげんくわん》として、間口《まぐち》の廣《ひろ》いこの縣《けん》は、海岸線《かいがんせん》の長《なが》さよりも、やはり山手《やまて》の方《はう》が深《ふか》い。山《やま》の幸《さち》で大量《たいりやう》に産《さん》するのは、紫蕨《ぜんまい》と滑茸《なめこ》、それから柿《かき》に櫻桃《さくらんぼ》など、櫻桃《あうたう》は早《はや》くから認《みと》められてゐるが、柿《かき》は産額《さんがく》の多《おほ》い割《わり》に、近頃《ちかごろ》の研究栽培《けんきうさいばい》でないから、市場《しぢやう》に覇《は》を唱《とな》へるには至《いた》らぬ。滑茸《なめこ》は福島縣以《ふくしまけんい》北《ほく》、東北各縣《とうほくかくけん》に多産《たさん》し、それ〳〵各縣《かくけん》で自慢《じまん》し、本場爭《ほんばあらそ》ひをしてゐるが、東京《とうきやう》の食膳《しよくぜん》に普及《ふきふ》したのは、やツと六七年來《ねんらい》であるに拘《かゝ》はらず、急速《きふそく》な需要《じゆえう》の增加《ぞうか》に煽《あふ》られて、市場《しぢやう》には大分《だいぶ》粗製品《そせいひん》が現《あら》はれ始《はじ》めた。ぬめりが濃《こ》くて、舌觸《したざは》りの微妙《みめう》なところ、茸《きのこ》の蓴菜《じゆんさい》といツた感《かん》じで、二杯酢《はいず》または三枚酢《ばいず》にして、大根卸《だいこおろ》しに混《ま》ぜた卸《おろ》し和《あ》へ、また味噌汁《みそしる》によく、鍋物《なべもの》にもよい。何《なん》の味《あぢ》もつけずボイルしただけで、鑵詰《くわんづめ》になツてゐるのが調法《てうはふ》だ。褄折笠《つまをりがさ》のやうに蕾《つぼ》んでゐるのが優良品《いうりやうひん》で、掌《てのひら》のやうに開《ひら》き切《き》ツたのは排斥《はいせき》される。鑵《くわん》の中《なか》にあるぬら〳〵の液體《えきたい》を、そのまゝ併用《へいよう》するのが生命《せいめい》で、往々《わう〳〵》知《し》らずに棄《す》てるのを見《み》るのは勿體《もつたい》ない。

飯坂《いひさか》、東山《ひがしやま》などゝ、東京人《とうきやうじん》にも馴染《なじみ》の深《ふか》い溫泉地《をんせんち》があるだけに、こゝにも挿話《エピソード》がある。東京《とうきやう》からの團體客《だんたいきやく》が、仙臺《せんだい》から松島《まつしま》を廻遊《くわいいう》して、飯坂《いひざか》へ來《く》るとの豫報《よはう》に接《せつ》し、恰度陽春《ちやうどやうしゆん》のことなり、いはゆる土《と》產《さん》土《と》法《はふ》を提供《ていきやう》しやうと、到着《たうちやく》の時間《じかん》を計《はか》ツて、名物赤鮠《めいぶつあかはや》の燒立《やきた》てをつけたところ、今《いま》では寧《むし》ろ平凡《へいぼん》な、滑茸《なめこ》の椀《わん》が好評《かうひやう》を博《はく》して、代《かは》りを求《もと》めた人《ひと》さへあツたのに、肝腎《かんじん》の自慢《じまん》でつけた川魚《かはうを》の方《はう》へは、箸《はし》をつける人《ひと》さへ稀《まれ》だツたとて、折角《せつかく》の心《こゝろ》づくしが裏切《うらぎ》られた落膽《らくたん》に、土產土法《とさんとはふ》も信《あて》にはならぬと、愚痴《ぐち》を零《こぼ》したといふ話《はなし》を聞《き》いたが、こんな例《れい》は澤山《たくさん》ある。豫備智識《よびちしき》のない客《きやく》に對《たい》しては、一應說明《おうせつめい》するだけの親切《しんせつ》が、どこの土地《とち》にも必要《ひつえう》な證據《しようこ》だ。會津《あひづ》では味噌漬《みそづけ》がうまい。

「行《ゆ》くよ仙臺石《せんだいいし》の巻《まき》」と、磯節《いそぶし》に唄《うた》はれた宮城縣《みやぎけん》へ入《はい》ると、太平洋沿岸《たいへいやうえんがん》で銚子《てうし》と併稱《へいしよう》される漁港《ぎよかう》だけに、海《うみ》の幸《さち》が山《やま》と積《つ》まれる。蒲鉾《かまぼこ》、竹輪《ちくわ》、鰈《かれひ》の蒸干《むしぼし》、烏賊《いか》の生干《なまぼし》と、大量生產《たいりやうせいさん》で頗《すこぶ》る經濟的《けいざいてき》、牡鹿半《をじかはん》島萬石浦《たうまんごくうら》の牡蠣《かき》、これも近頃《ちかごろ》は、大分東京《だいぶとうきやう》あたりへ出《で》る。そのエキスを入《い》れた牡蠣飴《かきあめ》なるものが、石《いし》の巻《まき》から發賣《はつばい》され、米國《べいこく》あたりまで輸出《ゆしゆつ》されるといふ。松島《まつしま》の鰻《うなぎ》もまづくない。鳴子溫泉《なるこをんせん》を中心《ちうしん》とする小牛田《こゞた》線《せん》の山中《さんちう》で、思《おも》ひも寄《よ》らぬ新鮮《しんせん》な魚《さかな》に對面《たいめん》し、吃驚《びつくり》したことがあるが、東《ひがし》にこの石《いし》の卷《まき》を控《ひか》へて、二時間《じかん》足《た》らずで輸送《ゆそう》されると聞《き》けば、寧《むし》ろ當然《たうぜん》である。交通機關發達《かうつうきくわんはつたつ》の善用《ぜんよう》、これなどは理想《りさう》的《てき》である。仙臺鮪《せんだいまぐろ》といふと、昔《むかし》はまたまづい方《はう》の代名詞《だいめいし》であッたが、これも交通機關《かうつうきくわん》の發達《はつたつ》と、貯藏《ちよざう》法《はふ》の進歩《しんぽ》とで、今《いま》では立派《りつぱ》な優等品《いうとうひん》になッた。鹹《から》いがうまい仙臺味噌《せんだいみそ》、それから芹搗《せりつき》といふものゝ風《ふう》味《み》を知《し》ッたのも仙臺《せんだい》だ。田芹《たぜり》をざッと熱湯《ねつたう》に潜《くゞ》らせ、淡鹽《うすしほ》を當《あて》て輕《かろ》く壓《お》したので、いはゞ芹《せり》の新漬《しんづけ》、ツキはツケの訛《なま》りであらう。浸《ひた》しとは別《べつ》の香味《かうみ》で、これはどこでも試《こゝろ》みられる。

進《すゝ》んで岩手縣《いはてけん》へ入《はい》ると、鼻曲《はなまが》りで有名《いうめい》な南部《なんぶ》の鮭《さけ》が控《ひか》へてゐる。鼻曲《はなまが》りの鮭《さけ》は上等品《じやうとうひん》の代名詞《だいめいし》なのだが、讒謗《ざんばう》のやうに誤解《ごかい》してか、土地《とち》の人《ひと》は曲《まが》ッてゐないといふ。兎《と》に角《かく》これを新卷《あらまき》にした優等品《いうとうひん》を、寒流《かんりう》に浸《つ》けて脂《あぶら》を脱《ぬ》き、凍乾《とうかん》させた乾鮭《からさけ》は、一寸《ちよつと》見《み》ると燻製《くんせい》に似《に》てゐるが、燻製《くんせい》の癖《くせ》がなく、鼈《べつ》甲色《かふいろ》に透通《すきとほ》るばかりで、特有《とくいう》の風味《ふうみ》は燻製《くんせい》の比《ひ》でない。尤《もつと》も手《て》がかゝるので、値段《ねだん》にしても燻製《くんせい》に數《すう》倍《ばい》するところから、漸次《だん〱》生産《せいさん》しなくなる。これなどはもッと擁護《ようご》し、發達《はつたつ》させたいものだと思《おも》ふ。青《あを》森《もり》では寒鹽引《かんしほびき》といッてゐるが、『乾鮭《からさけ》』の名《な》は俳諧《はいかい》の季題《きだい》にもなッてゐる。それから新卷《あらまき》に似《に》て、新卷《あらまき》よりも古典的《こてんてき》な楚割《すわり》といふのがある。魚條と書《か》いて『スハヤリ』と訓《よ》ませる、それの約《つま》ッた名稱《めいしよう》だが、原料《げんれう》の優秀《いうしう》を必要《ひつえう》とするため、これも漸次《だん〳〵》減退《げんたい》して、一般向《はんむき》の新巻《あらまき》に壓《お》されるらしい、惜《を》しいことだ。

生鮭《なまさけ》の肉《にく》を短冊型《たんざくがた》に細《こま》かく切《き》り、鮞子《はらこ》を混《ま》ぜて味醂醤油《みりんしやうゆ》に漬《つ》け、刻《きざ》み蕃椒《たうがらし》を振込《ふりこ》んだ紅葉漬《もみぢつけ》、これは近頃《ちかごろ》の製品《せいひん》らしいが、市價《しか》は滿點《まんてん》である。東海岸《とうかいがん》の宮古灣《みやこわん》を中心《ちうしん》として、北寄貝《ほくきがひ》、帆立貝《ほたてがひ》、海膽《うに》の類《るゐ》が豐富《ほうふ》に漁《と》れる。帆立貝《ほたてがひ》をさツと鹽蒸《しほむ》しにしたのは、東京《とうきやう》あたりへも持《も》ツて來《こ》られる。味醂醤油《みりんしやうゆ》で附燒《つけやき》にすると、相當《さうたう》に食《た》べられる。海膽《うに》の原名《げんめい》はガゼであるが、南部《なんぶ》では淸《す》んでカゼといふ。三陸地《りくち》方《はう》の海膽《うに》は、春夏《しゆんか》の候《こう》が漁獲期《ぎよくわくき》で、相當大量《さうたうたいりやう》に生産《せいさん》するらしいが、加工法《かこうはふ》が幼稚《えうち》な爲《ため》、かなり安《やす》く扱《あつか》はれてゐる。卵巣《らんさう》を採《と》ツて鮑貝《あはびかひ》に詰《つ》め、そのまゝ磯《いそ》で燒《や》いた燒《やき》カゼなど、珍重《ちんちやう》するに足《た》る風味《ふうみ》だが、値段《ねだん》は吃驚《びつくり》するほど安《やす》い。先年海嘯《せんねんつなみ》を食《く》ツた釜石《かまいし》には、富山縣《とやまけん》の漁師《れふし》が多數《たすう》に移住《いぢゆう》して、富山名物《とやまめいぶつ》烏賊《いか》の黑作《くろづく》りや、鯣《するめ》、干鰈《ほしかれひ》など、釜石《かまいし》で造《つく》ツて盛《さか》んに鄕里《きやうり》へ送《おく》ツてゐる。これ等《ら》も早《はや》く認《みと》めてやツたら、そんなに迂回《うくわい》せずともだと思《おも》ふ。

南部猿ケ石川《なんぶさるがいしかは》の鮎《あゆ》は、やはり鮭《さけ》と同樣《どうやう》に、鼻曲《はなまが》りなのが特徴《とくちよう》で、それほど岩石《がんせき》の磊瑰《らいくわい》たる急流《きふりう》を、苦勞《くらう》して上《のぼ》るところに値打《ねうち》があるのだと、鮎通《あゆつう》の間《あひだ》にも定評《ていひやう》があり、わざ〳〵東京方面《とうきやうはうめん》から、釣《つり》に行《ゆ》く者《もの》さへあるといふ位《くらゐ》だが、解禁期《かいきんき》が一月遲《ひとつきおく》れの七月《ぐわつ》からな爲《ため》、餘《あま》り市場《しぢやう》には顧《かへり》みられぬ。そんなのが本統《ほんと》のお國自慢《くにじまん》になるのだといツてよい。異相《いさう》の果實《くだもの》として珍重《ちんちやう》される洋梨《やうり》が、南部《なんぶ》には明治以前《めいちいぜん》から栽培《さいばい》されて、近頃流行《ちかごろりうかう》に乘《じよう》じ、急《きふ》に發展《はつてん》したといふから面白《おもしろ》い。誰《たれ》が移植《いしよく》したものか知《し》らぬが、早《はや》く普及《ふきふ》したゞけに、値段《ねだん》は吃驚《びつくり》するほど廉《やす》く、しかも追熟《つゐじゆく》の味《あぢ》は劣《おと》らない。南部《なんぶ》の松茸《まつたけ》は朝鮮《てうせん》と同《おな》じく、香《かをり》は乏《とぼ》しいけれど早《はや》く出《で》るのが名物《めいぶつ》で、八月末《ぐわつすゑ》にはもう出《で》てゐる。さうかと思《おも》ふと早春《さうしゆん》の雪消《ゆきげ》前《まへ》に『雪《ゆき》の下《した》』と名《な》づける茸《きのこ》があツて、吸物《すひもの》などに用《もち》ひられる。カデナと呼《よ》ばれる山菜《さんさい》を、畑《はたけ》に移《うつ》してボウナと稱《しやう》する、やはり早春《さうしゆん》の珍菜《ちんさい》で、浸《ひた》し物《もの》・和《あ》へ物《もの》に適《てき》し、南部《なんぶ》の春《はる》はボウナからといはれる位《くらゐ》、地方人《ちはうじん》に魅力《みりよく》を有《も》ツてゐる。

青森縣《あをもりけん》では八戸《はちのへ》の鱈《たら》が威張《ゐば》ツてゐる。近頃《ちかごろ》市内《しない》に編入《へんにふ》された鮫港《さめみなと》が本場《ほんば》で、旅人《りよじん》の食膳《しよくぜん》を賑《にぎ》はしてくれるが、生鱈《なまだら》は特《とく》に新鮮《しんせん》を第《だい》一の生命《せいめい》とするので、産地以外《さんちいぐわい》の都會人《とくわいじん》などには、まだ一般《ぱん》に認《みと》められてゐない。潮煮《うしほに》に、ちり鍋《なべ》に、また子付膾《こつけなます》にと、新鮮《しんせん》なのを味《あぢ》はツたら、それこそ鯛《たひ》よりうまいといふのが本統《ほんとう》である。青森灣《あをもりわん》の帆立貝《ほたてがひ》、津輕海峽《つがるかいけふ》の柔魚《いか》など、忘《わす》れ得《え》ぬ美味《びみ》であるが、都會《とくわい》に取寄《とりよ》せて調法《てうはふ》なのは、干菊《ほしぎく》と、鮫氷《さめすが》などである。三戸郡《さんのへごほり》に特産《とくさん》する食用菊花《しよくようきくくわ》の『阿房宮《あはうきう》』、大輪《だいりん》の黄菊《きぎく》で香氣《かうき》が勝《すぐ》れ、しかも全然苦味《ぜんぜんにがみ》のないといふ逸品《いつぴん》、生花《せいくわ》を茹《ゆで》て浸《ひた》し物《もの》にし、和物《あへもの》にし、汁《しる》の實《み》にしたり、粕《かす》漬《づけ》にもするが、貯藏用《ちよざうよう》の干菊《ほしぎく》でも、決《けつ》して馬鹿《ばか》にしたものではない。海苔《のり》のやうに漉《す》いてあるので、菊海苔《きくのり》とも呼《よ》ばれてゐるが、熱湯《ねつたう》を潜《くゞ》らせる時《とき》、少量《せうりやう》の酢《す》を加《くは》へると、色《いろ》も美《よ》く、齒切《はぎれ》りもしやきしやきと爽《さわや》かに揚《あが》る。刺身《さしみ》のツマなどには殊《こと》に調法《てうはふ》だ。鮫氷《さめすが》は鮫《さめ》の表皮《へうひ》と肉《にく》との間《あひだ》、よく煮凍《にこゞ》りにする部分《ぶぶん》を、薄《うす》く削《けづ》ツて乾燥《かんさう》したもの、氷《こほり》のやうに透明《とうめい》になツてゐるところから、名《な》づけられたと思《おも》はれる。細《こま》かい短冊形《たんざくがた》に刻《きざ》んで、調味酢《てうみず》に浸《つ》けたのが、かりかりと齒切《はぎ》れよく、海月《くらげ》と共通《きようつう》した舌觸《したざわ》りで、酒卓《しゆたく》の前菜《ぜんさい》に珍重《ちんちやう》される。そしてまた値段《ねだん》の廉《やす》いのが調法《てうはふ》だ。

金華山《きんくわざん》以北《いほく》三陸《りく》の沿岸《えんがん》にかけて、グロテスクなものに老海鼠《ほや》がある。尾索動物科《びさくどうぶつくわ》に屬《ぞく》するといふので、幼虫《えうちう》の間《あひだ》はお玉杓子《たまじやくし》のやうに、尻尾《しつぽ》を垂《た》れて海中《かいちう》を游弋《いうよく》してゐる中《うち》、隨意《ずゐい》の岩礁《がんせう》に根《ね》を卸《おろ》すと、そのまゝ固着生活《こちやくせいくわつ》を營《いとな》むので、原形《げんけい》は鳳梨《パインアップル》の實《み》が、さながら海中《かいちう》に生《は》へた如《ごと》く、ところで海鞘とも書《か》くが、拔《ぬ》き上《あ》げて殼《から》を割《さ》くと、中《なか》は袋狀《ふくろじやう》の柔軟體《じうなんたい》で、文字通《もじどほ》り海鼠《なまこ》に似《に》た香氣《かうき》が、馥郁《ふくいく》として鼻《はな》を衝《つ》く。現存生物中最《げんそんせいぶつちうもつと》も古《ふる》いといはれる原始動物《げんしどうぶつ》で、初心者《しよしんしや》には一寸不氣味《ちよつとぶきみ》かも知《し》れぬが、酢《す》の物《もの》、汁《しる》の實等《みとう》にして、好事家《かうずか》を喜《よろこ》ばせるに足《た》る。季節《きせつ》は五月《ぐわつ》から七月中旬頃《ぐわつちうじゆんころ》までゞ、胡瓜《きうり》と茗荷《みやうが》の子《こ》とに最《もつと》も調和《てうわ》する。昔《むかし》は鹽藏《えんざう》若《も》しくは乾燥《かんさう》したのが、もツと廣《ひろ》く用《もち》ひられたらしく、いろ〳〵の料理《れうり》獻立《こんだて》に、『ほや』の名《な》が散見《さんけん》される。

奥州最北端《あうしうさいほくたん》の靈場《れいぢやう》宇曾利山《うそりさん》、一般《ぱん》には略《りやく》して恐山《おそれさん》とされてゐる。山上《さんじやう》にある周圍《しうゐ》二里《り》の宇曾利湖《うそりこ》、亞硫酸瓦斯《ありうさんガス》が發生《はつせい》するので、どんな魚《さかな》も育《そだ》たない中《なか》に、唯一《たゞひと》つ古《ふる》くから生育《せいいく》し、繁殖《はんしよく》してゐるものにウグヒがある。どんな素人《しろうと》でも鈎《はり》さへ垂《た》れゝば、五六寸《すん》から一尺位《しやくぐらゐ》のものが、面白《おもしろ》いほど釣《つ》れるので、お山雜魚《やまざこ》と呼《よ》んで名物《めいぶつ》とし、山椒味噌《さんせうみそ》で魚田《ぎよでん》にするか、酢味噌和《すみそあ》へなどにして、登山者《とざんしや》に賞翫《しやうぐわん》させてゐる。お山《やま》は無論精進《むろんしやうじん》なので、山門内《さんもんない》は禁制《きんせい》だが、門外《もんぐわい》の宿屋《やどや》で滿喫《まんきつ》できるといふ。

二、山形《やまがた》・秋田地方《あきたちはう》

福島《ふくしま》から板谷峠《いたやたうげ》を越《こ》えて、陸羽線《りくうせん》を裏日本《うらにつぽん》へ廻《まは》ると、世間《せけん》にはあまり知《し》られないやうだが、米澤《よねざは》の牛肉《ぎうにく》がうまい。土地《とち》では神戸《かうべ》以上《いじやう》だと自慢《じまん》してゐる。冬季積雪期間《とうきせきせつきかん》が長《なが》いので、青草《あをくさ》を食《く》ふ間《あひだ》が短《みじか》く、豆腐殼《とうふがら》や麩粕《ふかす》を多《おほ》くやるからだといツてゐる。加工品《かこうひん》には牛味噌《ぎうみそ》、粕漬《かすづけ》、また常磐漬《ときはづけ》といふのがある。醤油《しやうゆ》や味噌《みそ》に生姜《しやうが》を加《くは》へて、ロースの大片《おほぎれ》を漬《つ》けたものだ。水《みづ》が清《きよ》いので、鯉《こひ》も泥臭《どろくさ》くないといふのがまた自慢《じまん》。野菜《やさい》・乾物《かんぶつ》に、鮭《さけ》の鮞子《はらゝこ》などを入《い》れた粒々煮《りふ〳〵に》、正月《しやうぐわつ》に女《をんな》の用《もち》ひる精進料理《しやうじんれうり》の比丘尼《びくに》膾《なます》などゝいふ、變《かは》ツた料理《れうり》もあるさうだが、これ等《ら》はまだ試《こゝろ》みる機會《きくわい》がない。最上《もがみ》から庄内地方《しやうないちはう》へ入《はい》ツて、月山《ぐわつさん》を中心《ちうしん》とする滑茸《なめこ》は、産額《さんがく》に於《おい》ても品質《ひんしつ》に於《おい》ても、恐《おそ》らく東北第一《とうほくだい》であらう。深山《しんざん》の楢《なら》、山毛欅《ぶな》、シデなどの老樹《らうじゆ》に、秋《あき》の九月《ぐわつ》から十一月《ぐわつ》にかけ、ぬら〳〵と泡立《あわだ》ツたやうに簇生《ぞくせい》するので、産地《さんち》では『炒《いり》なめ』と稱《しよう》し、味醂醤油《みりんしやうゆ》で炒《いり》つけたり、鹽漬《しほづけ》にして貯藏《ちよざう》したりするが、大部分《だいぶぶん》はやはり鑵詰《くわんづめ》にして都會《とくわい》へ出《だ》す。大抵《たいてい》な材料《ざいれう》は鑵詰《くわんづめ》にすると、食品價値《しよくひんかち》の劣《おと》るものだが、滑茸《なめこ》だけは産地《さんち》でも、特《とく》に品質《ひんしつ》を精選《せいせん》するし、ぬめりを併存《へいそん》し得《う》る點《てん》で、鑵詰《くわんづめ》の方《はう》が調法《てうはふ》であり、且優良《かついうりやう》でもある。庄内《しやうない》では粥鮨《かゆずし》が珍《めづら》しい。舊正月《きうしやうぐわつ》を中心《ちうしん》として、新酒《しんしゆ》の出《で》る頃作《ころつく》られる。白米《はくまい》一升《しよう》、新酒《しんしゆ》一升《しよう》、糀《かうじ》と少量《せうりやう》の食鹽《しよくえん》を混《ま》ぜたものへ、人參《にんじん》、柚子《ゆず》、數《かず》の子《こ》、筋子《すぢこ》、豌豆《ゑんどう》、玉蜀黍《たうもろこし》などを入《い》れ、掩《おほ》ひに笹《さゝ》の葉《は》を敷詰《しきつ》め、密閉《みつぺい》して二週間《しうかん》もおくと、甘酒《あまざけ》のやうに醱酵《はつかう》する。いはゞ雪國《ゆきぐに》の保溫料理《ほをんれうり》で、古《ふる》くから傳《つた》はツてゐるといふ。新酒《しんしゆ》でないとうまく醱酵《はつかう》しないところが口傳《くでん》とされてゐる。

山形名物《やまがためいぶつ》の矢鱈漬《やたらづけ》は、福神漬《ふくじんづけ》に似《に》て特色《とくしよく》がある。實《じつ》は簡單《かんたん》な味噌漬《みそづけ》で、茄子《なす》、胡瓜《きうり》、大根《だいこん》、紫蘇《しそ》の實《み》、茗荷《みやうが》の子《こ》、人參《にんじん》、甘藍《キヤベツ》などを、一旦鹽壓《たんしほおし》にして、水《みづ》の上《あが》ツた頃引揚《ころひきあ》げ、文字通《もじどほ》り矢鱈《やたら》に刻《きざ》んで、適當《てきたう》の布嚢《ぬのぶくろ》に入《い》れ、味噌桶《みそをけ》の底《そこ》に沈《しづ》めて置《お》くのだが、毎年味噌《まいねんみそ》を仕込《しこ》む時《とき》に限《かぎ》り、一年後《ねんご》に取出《とりだ》すといふのが條件《でうけん》で、普通《ふつう》の味噌漬《みそづけ》ほど鹹《から》くなく、一種特異《しゆとくい》の風味《ふうみ》がある。珍《めづら》しいのは精進節《しやうじんぶし》で、原名《げんめい》を鹿茸《しかたけ》、また六號豆腐《がうとうふ》、或《ある》ひは六淨《じやう》ともいふ。もと支那《しな》から傳《つた》はツた豆腐《とうふ》の加工品《かこうひん》で、一般《ぱん》には殆《ほと》んど跡《あと》を絶《た》ツたのが、西村山郡岩根澤《にしむらやまごほりいはねざは》の特產《とくさん》として殘《のこ》ツてゐる。月山《ぐわつさん》、湯殿山《ゆどのやま》、羽黑山《はぐろさん》と、出羽《でば》三山《ざん》の參《さん》拜者《はいしや》が、精進潔齋《しやうじんけつさい》の食膳《しよくぜん》に賞美《しやうび》したので、製法《せいはふ》は今《いま》も極秘《ごくひ》に附《ふ》せられてゐるが、修驗道《しゆげんだう》と共《とも》に傳來《でんらい》したことはいふまでもない。たゞ製造期間《せいざうきかん》は春《はる》の土用頃《どようごろ》、山毛欅《ぶな》の新芽《しんめ》が出《で》る時分《じぶん》、一週間位《しうかんぐらゐ》に限《かぎ》られるといふから、豆腐《とうふ》としては貴重品扱《きちやうひんあつか》ひだ。平素《ふだん》は風通《かぜとほ》しのよいところへ、鰹節《かつぶし》のやうに吊《つる》して保存《ほぞん》し、削《けづ》ツて浸《ひた》しや和物《あへもの》に混《ま》ぜ、吸物《すひもの》にも用《もち》ひること鰹節《かつぶし》の如《ごと》く、或《ある》ひは溫湯《をんたう》に軟《やはら》げて梅酢《うめず》に浸《つ》け、羊《やう》羹《かん》のやうに切《き》ツて茶受《ちやうけ》にしたりする。もう一ツ最上《もがみ》地方《ちはう》の鯨餅《くぢらもち》といふもの、米《こめ》の粉《こ》に黑砂糖《くろざたう》を混《ま》ぜて、蒲鉾形《かまぼこがた》に仕立《した》てた餅《もち》で、最《もつと》も原始的《げんしてき》な形態《けいたい》、三月《ぐわつ》三日《か》の雛祭《ひなまつり》に、他國《たこく》は菱餅《ひしもち》といふところを、この地方《ちはう》では鯨餅《くぢらもち》を供《そな》へる。今《いま》では菓子屋《くわしや》で年中作《ねんぢうつく》り、停車場《ていしやぢやう》などでも賣《う》ツてゐる。鶴岡在《つるをかざい》の民田《みんで》茄子《なす》といふ、小粒《こつぶ》の揃《そろ》ツた一口《ひとくち》茄子《なす》がなつかしい。芭蕉《ばせを》が『奥《おく》の細道《ほそみち》』を辿《たど》り、出羽《では》の三山《さん》を順拜《じゆんぱい》して、庄《しやう》内《ない》へ下《くだ》ツた時試《ときこゝろ》みて「めづらしや山《やま》を出羽《いでは》の初《はつ》なすび」と詠《よ》んだといふ由緒《ゆゐしよ》つき、濃《こ》い紫《むらさき》の滴《したゝ》るやうなのが積出《つみだ》される。京都《きやうと》紫野《むらさきの》の大茄子《おほなすび》と對比《たいひ》して、東西《とうざい》一對《つゐ》の珍種《ちんしゆ》といへる。鳥海山中《てうかいさんちう》に簇生《ぞくせい》するといふ牛尾菜《しほで》、秋田《あきた》ではショデコといふ、虎杖《いたどり》と蕨《わらび》との合《あひ》の子《こ》のやうな植物《しよくぶつ》で、雪消《ゆきげ》と同時《どうじ》に伸《の》びるのを、浸《ひた》しか和物《あへもの》にして、確《たし》かに珍味《ちんみ》だ。庄內地方《しやうないちはう》では何《なに》を措《お》いても、燒麩《やきふ》を第《だい》一に推《お》さねばならぬ。麩《ふ》のうまさを知《し》らない人《ひと》は、金魚《きんぎよ》の餌《ゑ》として輕蔑《けいべつ》するが、一度《ひとた》び庄內麩《しやうないふ》の優秀品《いうしうひん》を試《こゝろ》みたら、屹度禮讃者《きつとらいさんしや》になるにちがひない。

秋田縣《あきたけん》へ入《はい》ると、お國自慢《くにじまん》がなか〳〵多《おほ》い。湯澤《ゆざは》が酒《さけ》の釀造地《じやうざうち》として、東北《とうほく》一を誇《ほこ》ツてゐるのは格別《かくべつ》とし、橫手《よこて》の人《ひと》は昔《むかし》から、橫手《よこて》の食倒《くひたふ》れといはれたといツて自慢《じまん》してゐる。鮭《さけ》の鮓漬《すしつけ》といふ、鮭《さけ》の肉《にく》と鰤子《はらゝこ》と、大根《だいこん》、人參《にんじん》、蕪等《かぶとう》を、飯《めし》と麴《かうぢ》とに漬《つ》けて、重石《おもし》をかけ、冬籠《ふゆごも》りの珍味《ちんみ》として食《く》はせる。これは橫手《よこて》ばかりでなく、奧羽《あうう》のどこでも作《つく》るのだが、その土地《とち》々々《〳〵》で自慢《じまん》するのだ。鮭《さけ》の頭《あたま》をずたずたに刻《きざ》み、酒《さけ》の粕《かす》と、燒味噌《やきみそ》とを加《くは》へ、香味《かうみ》に芹《せり》と葱《ねぎ》との微塵刻《みぢんきざ》みを添《そ》へて、一緒《しよ》に叩《たゝ》き混《ま》ぜた鮭《さけ》の粕揉《かすも》みなども、上戶黨《じやうごたう》を喜《よろこ》ばせる。しかし秋田《あきた》では何《なん》といツても、鹽汁《しよつつる》と鰰《はた〳〵》とが王座《わうざ》を占《し》める。シヨッツルは字《じ》の如《ごと》く、鹽汁《ひしほじる》の方言《はうげん》で、實質的《じつしつてき》にいへば魚醬油《うをしやうゆ》だ。鰯《いわし》、鰰等《はた〳〵とう》の豐漁期《ほうぎよき》に、生《なま》のまゝ鹽《しほ》鹹《から》く漬込《つけこ》んで、その上澄《うはずみ》を濾《こ》したもの、蒲燒《かばやき》のタレなどゝ同《おな》じく、年數《ねんすう》を經《へ》たほど美味《うま》いとされ、口《くち》の曲《まが》るほど鹹《しよ》ツぱくて、一寸《ちよつと》クサヤのやうな匂《にほ》ひのするのが特色《とくしよく》だ。煮出《だし》を兼《か》ねた醬油《しやうゆ》の代用品《だいようひん》で、土地《とち》では貝燒《かひやき》、若《も》しくは貝殼鹽燒《かひがらしほやき》と名《な》づけ、各自《めい〳〵》小《ちひ》さな焜爐《しちりん》を控《ひか》へ、帆立貝《ほたてがひ》の殼《から》を鍋《なべ》にして、小魚《こざかな》・野菜類《やさいるゐ》を入《い》れ、この液體《えきたい》の薄《うす》めたもので、ジリ〳〵燒《や》くやうに煮《に》るのだが、都會人《とくわいじん》にはぐツと薄《うす》めて、汁《つゆ》たツぷりにした方《はう》が喜《よろこ》ばれる。ちよツと聞《き》くと脂《あぶら》ツ濃《こ》くて、また臭《くさ》くてたまらなさうに思《おも》はれるが、案外《あんぐわい》あツさりとして、婦人子供《ふじんこども》にも賞美《しやうび》される。魚《さかな》は小鯛《こだひ》、鯒《こち》、魴鮄《はうぼう》、鰰《はた〳〵》等、白肉《しらみ》のあツさりしたものがよく、殊《こと》に秋田《あきた》の小鯛《こだひ》は、それ自身《じしん》としても優秀《いうしう》だ。野菜《やさい》は葱《ねぎ》、大根《だいこ》、白菜《はくさい》、豆腐《とうふ》など加《くは》へて、いづれも美味《うま》い。地元《ぢもと》ではサシビルと呼《よ》ばれる野蒜《のびる》の一種《しゆ》が、附物《つきもの》になツて居《を》り、茄子《なす》のある時分《じぶん》には、葱以上《ねぎいじやう》にまた調和《てうわ》する。水《みづ》二十倍位《ばいぐらゐ》に割《わ》ツて、小量《せうりやう》の酒《さけ》を加《くは》へると、他《た》に何《なん》の調味料《てうみれう》も要《い》らないのだから、簡單調法《かんたんてうはふ》なことこの上《うへ》もない。これと同質《どうしつ》のものでは、香川縣《かがはけん》に『玉筋魚醬油《いかなごしやうゆ》』といふものがあり、食通間《しよくつうかん》に珍重《ちんちよう》せられるが、氣候風土《きこうふうど》の關係《くわんけい》と、醬油《しやうゆ》の產地《さんち》である爲等《ためとう》から、一般《ぱん》には普及《ふきふ》してゐないのに反《はん》し、秋田《あきた》のシヨツツルは、近年急《きんねんきふ》に認《みと》められて、都會人《とくわいじん》の賞美《しやうび》を受《う》けるやうになツてから、漸《やうや》く粗製急造品《そせいきふざうひん》が、市場《しぢやう》に現《あら》はれる傾向《けいかう》を示《しめ》した。

鰰《はた〳〵》は初冬《しよとう》から冬至《とうじ》へかけて、日本海《につぽんかい》に雷鳴《らいめい》を聞《き》く時分《じぶん》が旬《しゆん》だといふので、はた〳〵と名《な》づけられる。常《つね》は深海《しんかい》に棲《す》んでゐるのが、産卵《さんらん》の爲《ため》陸地《りくち》に接近《せつきん》したところへ、吹雪時《ふぶきどき》の雷鳴《らいめい》があると、水面《すゐめん》近《ちか》く浮《うか》び上《あが》るらしく、すけとう鱈《だら》を小形《こだた》にした感《かん》じで、頗《すこぶ》る味《あぢ》の輕《かる》いものだから、初《はじ》めて食《た》べる人《ひと》には張合《はりあひ》がなく、何《なん》だこんな物《もの》と思《おも》ふが、食《た》べ馴《な》れると病《や》みつきになる。少《すくな》くとも三年《ねんい》以上《じやう》食續《たべつゞ》けてから感《かん》ずる魅力《みりよく》で、土地《とち》の人《ひと》は一度《ど》に十尾《び》二十尾《び》、ぺろりと平《たひら》げるのが常《つね》である。姿《すがた》に似合《にあは》ず子《こ》は大粒《おほつぶ》で、玉蜀黍《たうもろこし》を遠見《とほみ》にした趣《おもむき》があり、通稱《つうしよう》をブリコと呼《よ》ばれ、煮《に》ても燒《や》いても、中《なか》からどろりと白《しろ》い粘液《ねんえき》の出《で》るのが、初心者《しよしんしや》には氣味《きみ》を惡《わる》がられるが、馴《な》れるとそれがまたいはれぬ珍味《ちんみ》だ。鹽燒《しほやき》にも魚《ぎよ》田《でん》にも適《てき》するが、素燒《しらやき》にして卸醬油《おろしじやうゆ》をつけたのが一等《とう》のやうだ。ショッツル鍋《なべ》には無論《むろん》入《い》れる。保存《ほぞん》用《よう》には壽司漬《すしづけ》といふのがある。鹽《しほ》にして三枚《まい》に卸《おろ》したり、または丸《まる》のまゝ一旦《たん》酢《す》に浸《つ》けて輕《かろ》く搾《しぼ》り上《あ》げ、飯《めし》と麹《かうぢ》とに漬《つ》けたので、かうして置《お》けば春《はる》まで持込《もちこ》す。正月《しやうぐわつ》の珍羞《ちんしう》として、秋田縣人《あきたけんじん》の最《もつと》も樂《たの》しみにする食味《しよくみ》だ。

鹽汁《しよツつる》と鰰《はたく》とは材料《ざいれう》だが、調理《てうり》としては切《きり》タンポを自慢《じまん》してゐる。季節《きせつ》は晩秋《ばんしう》新米《しんまい》の出《で》る時分《じぶん》、鷄《とり》が落穗《おちほ》など拾《ひろ》ひ食《ぐ》ひして、充分《じうぶん》に肥滿《ひまん》した頃《ころ》を上乘《じやうじよう》とし、殊《こと》に縣下《けんか》でも北部地方《ほくぶちはう》、大館《おほだて》を中心《ちうしん》として本《ほん》場《ば》といふのだが、無論《むろん》全縣《ぜんけん》に亘《わた》ツて、冬季中《とうきちう》どこでも試《こゝろ》みる鍋料理《なべれうり》だ。もと〱冷飯《ひやめし》の利用法《りようはふ》として興《おこ》ツたものらしく、普通《ふつう》に炊《た》いた粳米《うるち》の飯《めし》を、擂鉢《すりばち》に入《い》れて搗潰《つきつぶ》し、細《ほそ》い丸竹《まるたけ》に塗付《ぬりつ》けて、二三分厚《ぶあつ》さに仕立《した》て、狐色《きつねいろ》にさツと焼《や》くので、そツくり飯《めし》の焼竹輪《やきちくわ》だが、これを稽古用《けいこよう》のタンポ槍《やり》に見立《みた》て、串《くし》を抜《ぬ》いて削槍《そぎやり》のやうに、五七分幅《ぶはゞ》の斜《はす》かけに切《き》るところから、卽《すなは》ち切《きり》タンポ、これに山椒味噌《さんせうみそ》をつけて、茶受《ちやうけ》にも用《もち》ひるが、普通《ふつう》は深鍋《ふかなべ》に、醤油《しやうゆ》と砂糖《さたう》とで好《この》みの割下地《わりしたぢ》を作《つく》り、鶏肉《けいにく》、芹《せり》、牛蒡《ごばう》、葱《ねぎ》、その他《た》菌類《きのこるゐ》を加《くは》へて、煮《に》ながら食《た》べるといふ寸法《すんぱふ》、酒《さけ》の下物《さかな》にも、飯代《めしかは》りにもなるといふので、調法《てうはふ》な點《てん》がまた自慢《じまん》である。一體《たい》東北《とうほく》地方《ちはう》には、雜茸《ざふたけ》の發生《はつせい》と種類《しゆるゐ》とが多《おほ》く、前《まへ》に擧《あ》げた滑茸《なめこ》の外《ほか》、舞茸《まひたけ》、網茸《あみたけ》、泡茸《あわたけ》、金茸等《きんたけとう》、いろ〳〵あるから隨時《ずゐじ》採《と》り用《もち》ひる。その代《かは》り春《はる》の筍《たけのこ》は、氣候上《きこうじやう》孟宗《もうそう》や淡竹《はちく》などの栽培《さいばい》に適《てき》しないから、殆《ほと》んど篠竹《しのだけ》の一種《しゆ》で、牙彫細工《げぼりざいく》のやうな細《ほそ》いのしかないが、季節《きせつ》遲《おく》れの初夏《しよか》に出《で》るので、旨煮《うまに》、汁《しる》の實《み》などに用《もち》ひると、暖國地方《だんこくちはう》には珍《めづら》しがられる。秋田蕗《あきたぶき》は大《おほ》きいので有名《いうめい》だが、砂糖漬《さたうづけ》以外《いぐわい》には用途《ようと》がなく、茶菓子《ちやぐわし》としてはもろこし落雁《らくがん》が推奬《すゐしやう》できる。もろこしの名《めい》稱《しよう》は、最初《さいしよ》玉蜀黍《たうもろこし》を用《もち》ひたのから出《で》たかとも思《おも》はれるが、今《いま》は小豆《あづき》粉《こ》が原料《げんれう》だといふ。

　八郎《らう》潟《がた》の鰡《ぼら》は、子《こ》を持《も》ツてゐるのが珍《めづら》しい。一體《たい》鰡《はら》は旅行魚《りよかうぎよ》で、繁殖期《はんしよくき》になると西海《さいかい》から、遠《とほ》く臺《たい》灣方面《わんはうめん》へ去《さ》る爲《ため》、カラスミの產地《さんち》たる長崎《ながさき》の一部《ぶ》を除《のぞ》くと、內地《ないち》では殆《ほと》んど子持鰡《こもちぼら》は見《み》たものがないといはれる中《なか》に、この潟《かた》の鰡《ぼら》のみは旅行嫌《りよかうぎら》ひか、近年出口《きんねんでぐち》が塞《ふさ》がツて、湖水《こすゐ》になツた爲《ため》かも知《し》れぬ。旬《じゆん》は四五月頃《ごろ》だから、他《た》の地方《ちはう》よりはずツと早《はや》く、遼東半島方面《れうとうはんたうはうめん》とやゝ共通《きようつう》してゐる。男鹿半島《をがはんたう》を扼《やく》する船川《ふなかは》で、洗肉《あらひ》、汁《しる》、酢《す》の物《もの》、燒物《やきもの》と、鰡《ぼら》一色《しき》の料理《れうり》を供《きよう》せられたことがある。國立公園《こくりつこうゑん》十和田湖《とわだこ》は、青森《あをもり》・秋田兩縣《あきたりやうけん》で、互《たがひ》に地元《ちもと》を競《きそ》ふてゐるが、地域《ちゐき》は青森縣《あをもりけん》に屬《ぞく》する部分《ぶぶん》が多《おほ》いけれど、開發者《かいはつしや》は秋田縣人《あきたけんじん》だといふので、名物《めいぶつ》の姫鱒《ひめます》は秋田側《あきたがは》で養殖《やうしよく》されてゐる。鯉《こひ》も養殖《やうしよく》されたけれど、これは水底《すゐてい》の深《ふか》みに棲《す》む爲《ため》漁獲《ぎよくわく》にならず、近頃《ちかごろ》は淡水蝦《たんすゐえび》が繁殖《はんしよく》して、特異《とくい》の美味《びみ》を提供《ていきよう》してゐる。

ホ、北《ほく》海《かい》道《だう》一圓《ゑん》

青函海峽《せいかんかいけふ》を越《こ》えて、北海道《ほくかいだう》へ渡《わた》る旅客《りよかく》は、多《おほ》く避暑《ひしよ》を兼《か》ねて夏場《なつば》を覘《ねら》ふが、主産物《しゆさんぶつ》たる鰊《にしん》は春《はる》が漁期《ぎよき》であり、鮭《さけ》や鱈《たら》は秋冬《しうとう》である。夏《なつ》の夕《ゆふべ》に聯絡船《れんらくせん》が、函館《はこだて》に近《ちか》づくと、海上《かいじやう》一面《めん》に燈影《とうえい》を見《み》るのは、柔魚《いか》釣船《つりぶね》の漁火《いさりび》だ。柔魚《じうぎよ》は謂《い》ふところのスルメイカだが、新鮮《しんせん》なのは刺身《さしみ》にしても美味《うま》い。牧畜《ぼくちく》の旺《さか》んな北海道《ほくかいだう》で、バターや牛乳《ぎうにう》のうまいのは當然《たうぜん》だが、多《おほ》く乳牛《にうぎう》として飼育《しいく》せられる爲《ため》であらう、牛肉《ぎうにく》としては案外《あんぐわい》まづい。

本道《ほんだう》の在住者《ざいぢゆうしや》が、時《とき》の長官《ちやうくわん》の名前《なまへ》は知《し》らなくとも、三平汁《べいじる》の味《あぢ》を知《し》らなかツたら、末代《まつだい》の耻《はぢ》といはれるほど、自慢《じまん》にしてゐる三平汁《べいじる》は、昔松前藩《むかしまつまへはん》の賄方齋藤《まかなひかたさいとう》三平《べい》なる仁《じん》が、豐漁期《ほうぎよき》の鰊《にしん》を鹽藏《えんざう》して、缺乏時《けつぼふじ》の備《そな》へにしたのが濫觴《はじまり》だといふから、蝦夷地以來《えぞちいらい》の珍饌《ちんせん》である。生鰊《なまにしん》を姿《すがた》のまゝ、澤庵《たくあん》の如《ごと》く糠鹽漬《ぬかしほづけ》にして、强《つよ》い壓《おし》をかけて置《お》くと、夏《なつ》でも腐敗《ふはい》の氣遣《きづか》ひがなく、土地《とち》ではこれを壽司鰊《すしにしん》といツてゐる。水洗《みづあら》ひをしてそのまゝ燒《や》いたり、鹽出《しほだ》しをして附燒《づけやき》にもするが、三平汁《べいじる》にする場合《ばあひ》は、大抵《たいてい》一尾《び》を三四切《き》れにし、たツぷり煮立《にた》てた湯《ゆ》に入《い》れて、少《すくな》くとも一時間以上《じかんいじやう》、時間《じかん》が長《なが》ければ長《なが》いほどよく、充分煮出《じうぶんにだ》したところへ馬鈴薯《じやがいも》、蕗《ふき》など、その他好《たこの》みの野菜《やさい》を入《い》れた汁《しる》で、鰊《にしん》の含《ふく》んだ鹽《しほ》と脂《あぶら》とが、自然《しぜん》のダシになるから、何《なん》の調味料《てうみれう》を加《くは》へなくても、美味《びみ》と榮養《えいやう》と經濟《けいざい》とを具備《ぐび》する。內地《ないち》からの移住者《いぢゆうしや》で、三平汁《べいじる》の味《あぢ》がわかツたら、再《ふたゝ》び內地《ないち》へは歸《かへ》れないといふ。たゞこの壽司鰊《すしにしん》は、殆《ほと》んど自《じ》家用以上《かよういじやう》に作《つく》らないのと、原價《げんか》の廉《やす》いところから、旅行者《りよかうしや》などに供《きよう》する場合《ばあひ》には、多《おほ》く鹽鮭《しほさけ》を代用《だいよう》するやうだが、無論本格《むろんほんかく》は鰊《にしん》である。

昆布《こんぶ》・數《かず》の子《こ》はいふまでもないが、利尻島《りいしりしま》を中心《ちうしん》とする昆布《こんぶ》の主產地《しゆさんち》以外《いぐわい》、噴火灣《ふんくわわん》に面《めん》した森港《もりみなと》の附近《ふきん》に、川汲《かつくみ》といふところがある。限《かぎ》られた地域《ちゐき》で產額《さんがく》が尠《すくな》いから、一般人《ぱんじん》の口《くち》には殆《ほと》んど入《はい》らぬが、それだけに一層《そう》珍重《ちんちやう》される川汲昆布《かつくみこぶ》、質《しつ》も味《あぢ》も、隨《したが》ツて値段《ねだん》も、斷然群《だんぜんぐん》を抜《ぬ》いてゐる。

北海道《ほくかいだう》では鮭《さけ》のことを、秋味《あきあぢ》といふ。秋《あき》になツて本味《ほんあぢ》が出《で》るとの意《い》であらう。石狩川《いしかりがは》を溯江《そかう》するものは、肉色《にくしよく》が灰白化《くわいはくくわ》して、表皮《へうひ》に斑點《はんてん》を生《しやう》ずる爲《ため》、俗《ぞく》に斑鮭《ぶちさけ》といふ。鹽加減《しほかげん》を吟味《ぎんみ》して新巻《あらまき》にしたのを、假《か》りに東京《とうきやう》まで送《おく》ツて來《く》ると、恰度適度《ちやうどてきど》に鹽《しほ》が滲《し》みて、この上《うへ》もない美味《びみ》になるが、供給《きようきふ》が需要《じゆえう》に伴《ともな》はなくなる結果《けつくわ》、人工孵化《じんこうふくわ》も行《おこな》はれてゐるけれど、近年眞《きんねんしん》の本場物《ほんばもの》は、地方《ちはう》の有力者《いうりよくしや》が歳暮用《せいぼよう》として、知己《ちき》の許《もと》へ贈《おく》る程度以上《ていどいじやう》には、大量《たいりやう》に生産《せいさん》しなくなツたといふ。幕末《ばくまつ》の蝦夷《えぞ》開發者《かいはつしや》近藤重藏《こんどうちゆうざう》の手記《しゆき》に、鮭《さけ》や鱒《ます》などゝ共《とも》に、手捕《てどり》になるほど豐富《ほうふ》と記《しる》されてあるアブラコといふのは、東京《とうきやう》あたりでいふアイナメの大《おほ》きいので、關西《くわんさい》ではアブラメといふところもあるから、語脈《ごみやく》の通《つう》じてゐることはわかる。近頃聖魚《ちかごろハリバ》といはれる大鮃《おひやう》は、比良魚《ひらめ》の大《おほ》きいので、すべてやゝ大味《おほあぢ》だが、鱈《たら》の小形《こがた》なすけとうは、北海道《ほくかいだう》ではすけそうと呼《よ》ばれ、近海《きんかい》にかなり多産《たさん》する。すけそうに似《に》てもツと小形《こがた》なのに、氷魚《こまい》と呼《よ》ばれるのがあり、これは膽振《ゐぶり》あたりで、寒中氷《かんちうこほり》を割《わ》ツて釣《つ》るのださうで、淡鹽《うすじほ》を當《あ》てゝ生干《なまぼし》にしたのが、輕淡《けいたん》で酒飯共《しゆはんとも》に賞翫《しやうぐわん》される。南海岸《なんかいがん》を東進《とうしん》すると、釧路《くしろ》あたりにシシヤモといふのが漁《と》れる。ウグヒの小《ちひ》さいのに似《に》て、素干《しらぼし》になツてゐるのに子持《こもち》が多《おほ》く、氷魚《こまい》とは別《べつ》の風味《ふうみ》があり、淡水魚《たんすゐぎよ》かと思《おも》ふと、やはり海《うみ》の産物《さんぶつ》だらうだが、秋季《しうき》一定《てい》の短期間《たんきかん》しか漁《と》れないとのことであツた。

厚岸《あつけし》の名物《めいぶつ》に牡蠣《かき》がある。本道《ほんだう》で牡蠣《かき》の漁《と》れるのは、厚岸《あつけし》と北見《きたみ》とであるが、産額《さんがく》も多《おほ》く著聞《ちよもん》してゐるのは、やはり厚岸《あつけし》である。厚岸湖《あつけしこ》の周圍《しうゐ》約《やく》七里《り》、中《なか》にある大小《だいせう》六十二島《たう》の中《うち》、大部分《だいぶぶん》の四十八は、悉《こと〴〵》く牡蠣殻《かきがら》を以《もつ》て築《きづ》かれた貝島《かひしま》で、最《もつと》も大《おほ》きいのを牡蠣島《かきしま》と稱《しよう》し、辨財天《べんざいてん》を勸請《くわんじやう》して、附近《ふきん》信仰《しんかう》の的《まと》となツてゐるが、これまた海底《かいてい》から全部《ぜんぶ》貝島《かひじま》で、今《いま》では天然《てんねん》記念物《きねんぶつ》として保存《ほぞん》されてゐる。つまり湖中《こちう》一帶《たい》牡蠣《かき》だといツてよい位《くらゐ》で、札幌《さつぽろ》、小樽《をたる》、函館《はこだて》方面《はうめん》まで移出《いしゆつ》されてゐるが、內地《ないち》では春暖《しゆんだん》と共《とも》に、中毒《ちうどく》の虞《おそ》れがあるとして、どこでも禁漁《きんぎよ》となるに反《はん》し、こゝでは春《はる》から夏《なつ》が旬《しゆん》である。尤《もつと》も山形《がた》・秋田《あきた》等《とう》、裏日本《うらにつぽん》方面《はうめん》でも、牡蠣《かき》の旬《しゆん》は暖《あたゝ》かい時分《じぶん》とされ、秋冬期《しうとうき》には海《うみ》が荒《あ》れる爲《ため》、漁獲《ぎよくわく》に困難《こんなん》なところから、顧《かへり》みる遑《いとま》もないといはれるが、つまり水溫《すゐをん》の關係《くわんけい》で、漁期《ぎよき》も異《こと》なるものと思《おも》はれる。

鮭《さけ》の豊富《ほうふ》な北海道《ほくかいだう》で、漁期《ぎよき》に都會《とくわい》の味覺者《みかくしや》を迎《むか》へて、生鮭《なまさけ》の調理《てうり》をいろ〳〵提供《ていきよう》したところ、結局《けつきよく》素燒《しらやき》にしたのを、卸醬油《おろししやうゆ》で侑《すゝ》めたのが、一等《とう》好評《かうひやう》を博《はく》したと聞《き》いたことがある。大根《だいこ》と醬油《しやうゆ》とは、よほど鮭《さけ》に調和《てうわ》すると見《み》えて、筋子《すぢこ》などでも活《いき》さへよければ、醬油漬《しやうゆづけ》に限《かぎ》るとされてゐる。生鮭《なまさけ》の腹《はら》から取出《とりだ》した筋子《すぢこ》を、水《みづ》で洗《あら》ふのは禁物《きんもの》で、卸大根《おろしだいこ》の搾《しぼ》り汁《じる》に浸《ひた》せば、指先《ゆびさき》で造作《ざうさ》なく解《ほぐ》し得《う》る。笊《ざる》に揚《あ》げてすツかり汁氣《しるけ》を去《さ》り、ひた〳〵位《くらゐ》に生醤油《きじやうゆ》をかけ、四五時間《じかん》置《お》いて用《もち》ひるのが最上《さいじやう》で、なまじツか味《あぢ》をよくしやうなど〻、砂糖《さたう》や味醂《みりん》を加《くは》へたら、却《かへ》ツて本味《ほんあぢ》を傷《きず》つける。生醤油《きじやうゆ》なら一週間位《しうかんくらゐ》は保《も》つから、用《もち》ひる時《とき》に大根《だいこ》卸《おろ》しか、卸生姜《おろししやうが》を添《そ》へるとよい。淡水産《たんすゐさん》のものでは、大沼《おほぬま》の鮒《ふな》の雀焼《すゞめやき》が、自然《しぜん》の風味《ふうみ》を存《そん》してよく、定山溪《ぢやうざんけい》で試《こゝろ》みた鰍《かじか》の附焼《つけやき》も美味《うま》かツたが、近頃《ちかごろ》聞《き》くところによると、西洋《せいやう》料理《れうり》で珍重《ちんちよう》されるところから、よく問題《もんだい》になるザリガニが、北海道《ほくかいだう》の山澤《さんたく》には、別《べつ》に珍《めづら》しくないさうで、小樽《をたる》の附近《ふきん》にも、帯廣《おびひろ》の奥《おく》にも、かなり繁殖《はんしよく》してゐるところがあるらしい。野菜《やさい》では近年道廳《きんねんだうちやう》の仕事《しごと》として、百合根《ゆりね》の移出《いしゆつ》を奨勵《しやうれい》されてゐるが、色《いろ》が白《しろ》く、形《かたち》が整《とゝの》ツて、甘美軟脆《かんびなんぜい》なところ、確《たし》かに推奨《すゐしやう》に値《あた》ひする。夏《なつ》は新馬鈴薯《しんじやがいも》の風味《ふうみ》、冬《ふゆ》は赤蕪《あかかぶ》の淡甘味《たんかんみ》と、特色《とくしよく》のある山野《さんや》の幸《さち》も多《おほ》い。特色《とくしよく》といへば札幌《さつぽろ》の市中《しちう》で、夏《なつ》はどこにも生《なま》ビールがあり、鮭《さけ》や鰊《にしん》の燻製《くんせい》も、地廻《ちまは》りの常用品《じやうようひん》は、低温作業《ていをんさげふ》で作《つく》られるので、いつもふツくらとして軟《やはら》かいのが提供《ていきよう》される。

へ、北越《ほくえつ》・佐渡方面《さどはうめん》

太平洋《たいへいやう》と日本海《につぽんかい》と、共通《きようつう》する魚《さかな》の場合《ばあひ》には、大體漁期《だいたいぎよき》が一ケ月位《げつくらゐ》異《ことな》る。たとへば鯛《たひ》の如《ごと》きも、表日《おもてにつ》本《ほん》では四月下旬《ぐわつげじゆん》から、五月《ぐわつ》一杯《ぱい》を豐漁期《ほうぎよき》とし、麥秋《むぎあき》の六月《ぐわつ》になると、繁殖《はんしよく》の營《いとな》みを了《を》へて、肉《にく》も落《お》ち脂《あぶら》も脫《ぬ》けるから、俗《ぞく》に『麥稈鯛《むぎわらだひ》』といふと、不味《まづ》い方《はう》の代名詞《だいめいし》になツてゐるが、裏日本《うらにつぽん》では水溫《すゐをん》の關《くわん》係《けい》から、鯛群《たひぐん》の陸岸《りくがん》に近《ちか》づくのが、凡《およ》そ一ケ月遲《げつおく》れる爲《ため》、五月下旬《ぐわつげじゆん》から六月《ぐわつ》が豐漁期《ほうぎよき》で、麥稈鯛《むぎわらだひ》を待《まち》焦《こが》れる。越後《ゑちご》から佐渡《さど》へかけて、六月頃《ぐわつごろ》に旅行《りよかう》すると、到《いた》るところで鯛攻《たひぜ》めに遭《あ》ふが、新鮮《しんせん》なのはやはり美味《うま》い。しかし北陸方面《ほくろくはうめん》では、何《なん》といツても秋冬期《しうとうき》の鮭《さけ》と、鱈《たら》と、鱈場蟹《たらばがに》だ。鱈《たら》の漁《と》れる方面《はうめん》で漁《と》れるから鱈場蟹《たらばがに》で、甲羅《かぶら》が大《おほ》きく、足《あし》も太《ふと》く、鮮紅色《せんこうしよく》に蒸上《むしあが》ツた色《いろ》が美《うつく》しいので、北國《ほくこく》の人《ひと》は自慢《じまん》にし、一般《ぱん》にも知《し》れ渡《わた》ツてゐるが、足《あし》の肉以外《にくいぐわい》は食用《しよくよう》に適《てき》せず、內海產《ないかいさん》の菱蟹《ひしがに》に比《くら》べると、所詮大味《しよせんおほあぢ》を免《まぬか》れぬから、これは鑵詰《くわんづめ》に讓《ゆづ》るとして、新鮮《しんせん》な生鱈《なまだら》に兜《かぶと》を脫《ぬ》がされる。同《おな》じ北陸《ほくりく》の中《うち》にも、やはりお國自慢《くにじまん》があツて、富山縣《とやまけん》の人《ひと》は越中產《ゑちちうさん》、福井縣《ふくゐけん》の人《ひと》は越前產《ゑちぜんさん》を以《もつ》て、最優品《さいいうひん》と誇《ほこ》ツてゐるし、また同《おな》じ鱈《たら》の種類《しゆるゐ》にも、眞鱈《まだら》とすけとうとある、どツちが美味《うま》いかの議論《ぎろん》もあるが、要《えう》するに漁獲地《ぎよくわくち》の關《くわん》係《けい》と、新鮮《しんせん》の度合《どあひ》によると見《み》てよい。

すけとうは小型《こがた》の鱈《たら》で、朝鮮《てうせん》の明太魚《めんたい》と同《おな》じ物《もの》、北海道《ほくかいだう》ですけそうといふのは、助惣《すけそう》といふ名前《なまへ》の漁師《れふし》によツて、漁獲普及《ぎよくわくふきふ》されたからだ との說《せつ》もあり、また新潟縣《にひがたけん》では、越後《ゑちご》と佐渡《さど》の間《あひだ》が本場《ほんば》だから、佐渡に因《ちな》んで卽《すなは》ちスケトウだともいふが、どッちも餘《あま》りアテにはならない。水産研究家方面《すゐさんけんきうかはうめん》の當《あて》字《じ》で『鯳《すけとう》』と書《か》くところを見《み》ると、常《つね》には深海《しんかい》に棲《す》んでゐるのが、秋田《あきた》の鰰《はた〳〵》など〻同《おな》じく、冬季《とうき》繁殖《はんしよく》の爲《ため》に、陸岸近《りくがんちか》く寄《よ》ツて來《く》るらしい。北陸地方《ほくろくちはう》では、普通《ふつう》の鱈《たら》を眞鱈《まだら》と呼《よ》び、すけとうのことを鱈《たら》と單稱《たんしよう》してゐる。肉《にく》の味《あぢ》は眞鱈《まだら》に及《およ》ばぬけれど、卵巢《らんさう》が特《とく》に美味《うま》いともいふが、實《じつ》は眞鱈《まだら》でもすけとうでも、本統《ほんとう》に美味《うま》いのは眞子《まこ》（卵巢《らんさう》）よりも、菊腸《きくわた》と呼《よ》ばれる白子《しらこ》の方《はう》で、ちり鍋《なべ》にしても、潮《うし》汁《ほ》にしても、摺流《すりなが》して味噌汁《みそしる》にしても、九州人《しうじん》の誇《ほこ》る河豚《ふぐ》の白子《しらこ》と双璧《さうへき》で、危險《きけん》を感《かん》じさせない點《てん》から、鱈《たら》の方《はう》に軍配《うちわ》が揚《あが》るかも知《し》れぬ。眞子《まこ》は酒鹽《さかしほ》でからりと炒上《いりあ》げ、細作《ほそづく》りにした刺身《さしみ》にまぶして、好《この》みの調味酢《てうみず》を添《そ》へた子附膾《こづけなます》に、棄《す》て難《がた》い風情風味《ふぜいふうみ》がある。

鮭《さけ》は生《なま》よりも鹽引《しほびき》といふのが、昔《むかし》からの通《とほ》り相場《さうば》で、輸送《ゆそう》にも貯藏《ちよさう》にも適《てき》するわけだが、生《なま》で美味《うま》いのは村上《むらかみ》の川煮《かはに》だ。羽越本線《うゑつほんせん》で庄内《しやうない》の方《はう》から南上《なんじやう》すると、村上《むらかみ》の驛手前《えきてまへ》を流《なが》れる三面川《めんがは》、俗《ぞく》に鮭川《さけかは》と呼《よ》ばれる位《くらゐ》の名産地《めいさんち》で、漁立《とりた》てのぴん〳〵してゐるのを、そのま〻輪切《わぎ》りにして大釜《おほかま》に入《い》れ、ぐつぐつと味噌煮《みそに》にしたもので、もと〳〵漁師《れふし》の寒《さむ》さ凌《しの》ぎに、川原《かはら》で煮《に》たのが濫觴《はじまり》らしい。今《いま》では町《まち》の料《れう》理屋《りや》から、一般家庭《はんかてい》にも用《もち》ひて、自慢《じまん》の郷土料理《きやうどれうり》になツてゐる。料理法《れうりはふ》は極《きは》めて簡單《かんたん》で原始的《げんしてき》、淡目《うすめ》の味噌汁《みそしる》に入《い》れて、文火《とろび》で氣長《きなが》に二三時間《じかん》も煮込《にこ》んだのを、崩《くづ》さぬやうに取出《とりだ》して、簀《す》の子《こ》か笊《ざる》の上《うへ》に並《なら》べ、汁《しる》を切《き》ツて器《うつは》に盛《も》り、山葵《わさび》醤油《しやうゆ》か生醤油《きじやうゆ》を添《そ》へる。寒《さむ》い時分《じぶん》だから少《すくな》くとも、一週間位《しうかんくらゐ》は保《ほ》存《ぞん》できる。魚《うを》の腥《なまぐさ》味《み》が脱《ぬ》けて、一種《しゆ》の乙《おつ》な風味《ふうみ》がある。殘《のこ》りの味噌汁《みそしる》には、好《この》みの野菜《やさい》を入《い》れて、結構《けつこう》な汁椀《しるわん》ができる。

新潟《にひがた》は北越第一《ほくゑつだいいち》の遊仙窟《いうせんくつ》といはれる。上方風《かみがたふう》と江戸風《えどふう》と、双方《さうはう》の長所《ちやうしよ》を取入《とりい》れて、材料《ざいれう》の豐富《ほうふ》なままに、料理《れうり》はかなり進《すゝ》んでゐるが、最《もつと》も印象《いんしやう》に殘《のこ》るのは茶漬《ちやづけ》だ。海苔《のり》を主《しゆ》とするものと、味噌漬《みそづけ》を主《しゆ》にするものとの二種《しゆ》で、海苔《のり》は焙《あぶ》ツて揉《も》みこなし、味噌漬《みそづけ》は微塵《みぢん》に刻《きざ》んで置《お》き、溫《あたゝ》かい飯《めし》に花鰹《はなかつを》を少《せう》少《せう》、海苔《のり》または味噌漬《みそづけ》を適宜《てきぎ》に載《の》せ、そして少量《せうりやう》の醤油《しやうゆ》を加《くは》へ、焙茶《ほうじちや》の熱《あつ》いのをたツぷりかけ、ちよツと蓋《ふた》をして一分間《ぶんかん》、蒸《む》らしたところで賞翫《しやうくわん》といふ、普通《ふつう》の手法《しゆはふ》だが、總《そう》じて北國《ほくこく》は味噌漬《みそづけ》が美味《うま》いので、東京人《とうきやうじん》にはその方《はう》が所望《しよまう》される。但《たゞ》しその味噌漬《みそづけ》は、少《すくな》くとも三年越《ねんご》しといふので、美味《うま》いけれども頗《すこぶ》る鹹《から》い、そこで常用《じやうよう》する場合《ばあひ》には、適宜《てきぎ》に小出《こだ》しをして薄《うす》く刻《きざ》み、鰹節《かつぶし》の煮出汁《だし》に砂糖《さたう》を加《くは》へて、やゝ甘鹹《あまから》く煮染《にし》めて置《お》くのだといふ。南部《なんぶ》の乾鮭《からさけ》と同《おな》じ手法《しゆはふ》で、ちよツと燻《いぶ》しをかけた寒鹽引《かんしほびき》が、酒飯共《しゆはんとも》に珍重《ちんちやう》に値《あた》ひする。また越後《ゑちご》の特産《とくさん》に、糸魚《いとよ》と呼《よ》ばれる珍魚《ちんぎよ》がある。成魚《せいぎよ》で一寸《すん》五分《ぶ》位《くらゐ》の小魚《こざかな》、皮膚《ひふ》は銀色《ぎんいろ》で、背鰭《せびれ》の前端《ぜんたん》に刺《とげ》があり、水中《すゐちう》に鳥《とり》の巣《す》のやうなものを作《つく》り、その中《なか》で産卵《さんらん》し孵化《ふくわ》する、雌《めす》の繁殖中《はんしよくちう》は、雄《をす》が巣《す》の口《くち》に頑張《ぐわんば》ツて、外敵《ぐわいてき》の襲來《しふらい》を防《ふせ》ぐといふ、日本《につぽん》には稀《まれ》な鬪魚《とうぎよ》の一種《しゆ》で、水産學上《すゐさんがくじやう》でも珍《めづら》しい存在《そんざい》ださうだが、土地《とち》の人《ひと》は委細構《ゐさいかま》はず、燒《や》いて醤油《しやうゆ》につけて食《く》ふ。

柏崎《かしはざき》では鯛《たひ》の子鹽辛《こしほから》を名物《めいぶつ》にしてゐる。もと〳〵料理旅館《れうりりよくわん》の主人《しゆじん》が、自《みづか》ら板前《いたまへ》に立つて調理《てうり》の際《さい》、鯛《たひ》の鮞子《はらこ》などは餘《あま》り客用《きやくよう》にならないので、調理臺《てうりだい》の下《した》に甕《かめ》を備《そな》へて置《お》き、それへ持込《もちこ》んでは鹽《しほ》を加《くは》へて、自家用《じかよう》のつもりにしてゐたのが、意外《いぐわい》に好評《かうひやう》を博《はく》したところから、多量《たりやう》に生産《せいさん》するやうになツたといふことで、起源《きげん》はまだ新《あたら》しいが、贈答用土産用《ぞうたふようみやげよう》として、今《いま》では各地《かくち》に愛好《あいかう》され、都會《とくわい》の百貨店《くわてん》あたりにも出《で》てゐる。調味料《てうみれう》として鹽《しほ》ばかりなのと、麴《かうぢ》を加《くは》へたのと二種《しゆ》あり、酒客《しゆかく》などには鹽《しほ》ばかりのが好《この》まれ、また季節的《きせつてき》には、寒《さむ》い間《あひだ》は麴《かうぢ》を加《くは》へたもの、春先《はるさき》になると鹽《しほ》ばかりでないと、變味《へんみ》の虞《おそ》れがあるといツて作《つく》らない。柏崎《かしはざき》に近《ちか》い米山沖《よねやまおき》で、モヅクの變《かは》ツたのが獲《と》れる。春夏《しゆんか》に採《と》れるモヅクは、軟《やはら》かくて長《なが》いから、長《なが》モヅクと呼《よ》ぶのに對《たい》し、秋風《あきかぜ》が立《た》ツて北《きた》の海《うみ》が荒《あ》れ始《はじ》めると、線條《せんでう》が粗《あら》く短《みじか》くなるので、ザンギリ・モヅクと名《な》づけられる。ぬめりを有《も》ツた海髪《おご》のやうな舌觸《したざは》りで、酢《す》の物《もの》にしても汁《しる》の實《み》にしても、ちよツと齒《は》ごたへのあるのが珍《めづら》しく、季節的《きせつてき》に採收《さいしう》が困難《こんなん》なだけ、長《なが》モヅクより高級《かうきふ》に扱《あつか》はれる。

上越線《じやうゑつせん》の清水《しみづ》トンネルに近《ちか》く、北魚沼郡《きたうをぬまごほり》を中心《ちうしん》に、木蓼《またゝび》の實《み》の鹽漬《しほづけ》、安仁《あんにん》の花《はな》の鹽漬《しほづけ》、アケビの新《しん》芽《め》の和物《あへもの》と、都會人《とくわいじん》には馴染《なじみ》の薄《うす》い、山《やま》の珍味《ちんみ》がいろ〳〵ある。マタヽビは猫《ねこ》の好物《かうぶつ》として有名《いうめい》だが、その實《み》はちよツと零餘子《むかご》位《くらゐ》の大《おほ》きさで、一々形《かたち》の異《こと》ツてゐるのが面白《おもしろ》く、鹽漬《しほづけ》にして貯藏《ちよざう》したのを、そのまゝ嚙《かぢ》るのが普通《ふつう》だが、ちよツと梅酢《うめず》に浸《つ》けてもよく、ある茶《ちや》の湯《ゆ》の宗匠《そうしやう》が、懷石《くわいせき》の一口吸《ひとくちすひ》物《もの》に、自慢《じまん》で出《だ》したといふ話《はなし》を聞《き》いたこともある。安仁《あんにん》の花《はな》といふのは、若木《わかき》の末梢《まつせう》で、ちよツと薺《なづな》の花《はな》に似《に》てゐる。鈴蘭《すゞらん》を小形《こがた》にしたといツた方《はう》が、都會人《とくわいじん》には見當《けんたう》がつき易《やす》いかも知《し》れぬ。地方《ちはう》ではアンニンゴといツてゐる。穗紫蘇《ほじそ》のやうに四五寸《すん》に摘切《つみき》ツて、やはり鹽漬《しほづけ》にするのだが、淡《あは》い酸味《さんみ》があツて、紫蘇《しそ》などゝはまた別《べつ》の風趣《ふうしゆ》だ。通草《あけび》は雪中《せつちう》に下萠《したもへ》したのが、雪解《ゆきげ》と同時《どうじ》にすく〳〵と伸《の》びるところを摘取《つみと》るので、大抵《たいてい》長《なが》さ一尺位《しやくぐらゐ》の束《たば》にされてゐるが、末《すゑ》の方《はう》三分《ぶん》の二位《ぐらゐ》、軟《やは》かいところを一寸《すん》以内《いない》に切《き》り、茹《ゆで》て胡麻和《ごまあ》へ、または胡桃和《くるみあ》へにする。ちよツと苦《にが》ツぽいところのあるのが、却《かへ》ツて好《かう》事家《ずか》に喜《よろこ》ばれる。

佐渡《さど》へ渡《わた》ると味噌《みそ》の世界《せかい》だ。小木《をぎ》港《みなと》に近《ちか》い羽茂《はもち》を中心《ちうしん》に、佐渡味噌《さどみそ》の産地《さんち》として著聞《ちよもん》し、北海道《ほくかいだう》。

樺太方面《からふとはうめん》の需要《じゆえう》を、殆《ほと》んど一手《て》に引受《ひきう》けてゐる。佐渡人《さどじん》の自慢《じまん》する鮎《あゆ》の石燒《いしやき》は、この羽茂川《はもちがは》の鮎《あゆ》を、味噌《みそ》と一緒《しよ》に川原《かはら》の石上《せきじやう》で燒《や》くので、近頃《ちかごろ》は石燒鮎味噌《いしやきあゆみそ》といふのが、土産用《みやげよう》に作《つく》られる。海産《かいさん》は越後《ゑちご》と共通《きようつう》で、最《もつと》も多《おほ》いのは柔魚《するめいか》、大部分《だいぶぶん》は干《ほ》して鯣《するめ》にするが、生《なま》を刺身《さしみ》で供《きよう》する場合《ばあひ》、生姜《しやうが》酢醤油《すしやうゆ》を添《そ》へるのが利《き》いてゐる。

ト、富山《とやま》、石川地方《いしかはちはう》

北陸本線《ほくろくほんせん》を西《にし》へ進《すゝ》んで、親不知《おやしらず》の嶮《けん》を過《す》ぎると、間《ま》もなく西瓜《すゐくわ》の黑部盆地《くろべぼんち》へ出《で》る。宇奈月溫泉《うなづきをんせん》を起《き》點《てん》として、峽谷美《けふこくび》を誇《ほこ》る黑部川《くろべがは》の上流《じやうりう》、猿飛《さるとび》の岩上《がんじやう》で試《こゝろ》みた山女魚《やまめ》の鹽燒《しほやき》、環境《くわんきやう》の故《せい》ばかりでなく美《う》味《ま》かツた。もツと溯《さかのぼ》ると岩魚《いはな》が漁《と》れる。しかし富山縣《とやまけん》を代表《だいへう》する珍味《ちんみ》は、何《なん》といツても烏賊《いか》の黑作《くろづく》りだ。蜃氣樓《しんきろう》で有名《いうめい》な滑川《なめりがは》が中心《ちうしん》で、もとは鮪《まぐろ》の餌《ゑ》にした烏賊《いか》を、冬季《とうき》不漁時《ふれふじ》の食用《しよくよう》に、鹽藏《えんざう》したのが濫觴《はじまり》だといふが、起源《きげん》は寬文年間《くわんもんねんかん》といふから古《ふる》い。元祿年間《げんろくねんかん》に改良《かいりやう》されて、烏賊《いか》の墨囊《すみぶくろ》を混《こん》ずるやうになり、更《さら》に享保年間《きやうはうねんかん》、烏肉《いか》の精肉《せいにく》のみを細《ほそ》く切込《きりこ》み、墨囊《すみぶくろ》を混《こん》じて精製《せいせい》した、今日《こんにち》の所謂《いはゆる》『黑作《くろづく》り』が出來《でき》たとある。加賀《かが》百萬石《まんごく》の前田侯《まへだこう》が、江戸《えど》へ參覲《さんきん》の砌《みぎり》には、必《かなら》ず獻上《けんじやう》する慣《なら》ひで、代々《だいく》の將《しやう》軍《ぐん》に珍重《ちんちやう》されたと、文獻《ぶんけん》に殘《のこ》るほどの由緒《ゆゐしよ》つきである。今《いま》の季節《きせつ》で十月中旬《ぐわつちうじゆん》から、十一月初旬《ぐわつしよじゆん》にかけ、二番烏賊《ばんいか》の最《もつと》も優秀《いうしう》な頃《ころ》、肉質《にくしつ》のよい腹筒部《ふくとうぶ》のみを用《もち》ひるので、普通《ふつう》に庖丁《はうちやう》する如《ごと》く、竪《たて》に割《さ》いて皮《かは》を剝《む》いだのを、二枚《まい》三枚《まい》に薄《うす》く卸《おろ》し、出來《でき》るたけ細作《ほそづく》りして、肉《にく》の量《りやう》に二割位《わりくらゐ》の食鹽《しよくえん》と、墨囊《すみぶくろ》は全《ぜん》部《ぶ》、外《ほか》に百杯《ぱい》に對《たい》し十五杯分位《はいぶんくらゐ》の肝臟《かんざう》を擂混《すりま》ぜて加《くは》へる。かうして作《つく》ツたのは、一ケ月後《げつご》が食頃《たべごろ》で、長《なが》く保存《ほぞん》する爲《ため》には、鹽《しほ》を增《ま》すことといふまでもない。優良品《いうりやうひん》は口《くち》に入《い》れて、齒《は》に引《ひつ》かゝるものがなく、無論《むろん》そのまゝ食《く》ツてよいのだが、小皿《こざら》に取《と》ツて卸大根《おろしだいこ》を添《そ》へるか、果實酢《くわじつす》を落《おと》すと一層珍《そうちん》だ。黑《くろ》作《づく》りにした後《あと》の頭《あたま》や、脚《あし》や、肉鰭《にくひれ》は、普通《ふつう》の鹽辛《しほから》にするが、墨《すみ》を入《い》れないので『赤作《あかづく》り』といふ。近《きん》年需要《ねんじゆえう》の增加《ぞうか》と反對《はんたい》に、漁獲《ぎよくわく》が減《げん》じて原料《げんれう》が高《たか》くなツた爲《ため》、豐富《ほうふ》で廉《やす》い北海道《ほくかいだう》の函館《はこだて》や、岩手《いはて》の釜石《かまいし》方面《はうめん》へ、出張製造《しゆつちやうせいざう》するやうになツたが、本場物《ほんばもの》はやはり滑川《なめりがは》と、魚津《うをつ》の產《さん》とに限《かぎ》られる。富山人《とやまじん》にいはせると、同《おな》じ鱈《たら》でも富山灣《とやまわん》に入《はい》ると、一層美味《そうびみ》が加《くは》はると自慢《じまん》するが、この鱈《たら》はすけとうの意《い》だから、少《すこ》しでも波《なみ》の穩《おだや》かな、沿岸近《えんがんちか》くで漁《と》れるほど、小味《こあぢ》になるといふのは聞《きこ》えてゐる。神通川產《じんつうがはさん》の鱒《ます》鮓《すし》が有名《いうめい》だ。

百萬石《まんごく》の城下《じやうか》で、茶《ちや》の湯《ゆ》と、謠曲《えうきよく》と、骨董趣味《こつとうしゆみ》を誇《ほこ》る金澤《かなざは》に、調理技術《てうりぎじゆつ》の發達《はつたつ》は當然《たうぜん》である。所謂《いはゆる》豪華版《がうくわばん》としては、大鯛《おほだひ》の卵《う》の花蒸《はなむし》が自慢《じまん》される。鮮鯛《せんだひ》の鱗《こけ》を去《さ》ツて腹《はら》は割《さ》かず、頸根《くびね》から背鰭《せびれ》に沿《そ》ふて、およそ七分通《ぶどほ》り庖丁《はうちやう》を入《い》れ、大骨《おほぼね》二三寸《ずん》を切拔《きりぬ》いて、そこから臟物《ざうもつ》を引出《ひきだ》し、水洗《みづあら》ひして淡鹽《うすじほ》を當《あ》て、その腹中《ふくちう》と背筋《せすぢ》の割目《さきめ》へ、詰《つま》る分量《ぶんりやう》の雪花菜《きらず》と、笹搔牛蒡《さゝかきごばう》、刻《きざ》み木耳《きくらげ》、銀杏等《ぎんなんとう》を用意《ようい》し、それぞれ下味《したあぢ》をつけて、からりと炒上《いりあ》げたものを、鯛《たひ》の背腹《せはら》に一杯《ばいつ》詰め、そのまゝ蒸籠《せいろ》にかけて蒸上《むしあ》げるといふから、手法《しゆはふ》は一種《しゆ》の卷繊蒸《けんちんむし》だが、大鯛《おほだひ》といふので壓倒《あつたふ》する。祝儀《しうぎ》の吸物《すひもの》にイナダの鶴擬《つるもど》き、一名《めい》を日《ひ》の出汁《でじる》といふのがある。京都《きやうと》あたりでも用《もち》ひるが、本家《ほんけ》はやはり金澤《かなざは》だといふ自慢《じまん》、しかし由《ゆ》來《らい》を討《たづ》ねると、もと〳〵貴族《きぞく》の食膳《しよくぜん》に上《のぼ》ツた、鶴《つる》の吸物《すひもの》の代用《だいよう》だといふから、百萬石《まんごく》の名譽《めいよ》にかけても、本家《ほんけ》は京都《きやうと》に讓《ゆづ》ツた方《はう》が、無事《ぶじ》でありさうに思《おも》はれる。今《いま》は勿論禁鳥《もちろんきんてう》だが、昔《むかし》でも鶴《つる》は品《しな》が乏《とぼ》しく、隨《したが》ツて値段《ねだん》も高價《かうか》で、手《て》に入《い》り難《がた》いところから、イナダをその代用《だいよう》として、民間《みんかん》にも採用《とりもち》ひるに至《いた》り、しかも鶴《つる》の味《あぢ》を出《だ》すといふので、卽《すなは》ち『鶴擬《つるもど》き』と名《な》づけられた譯《わけ》、日《ひ》の出汁《でじる》といふのは、日《ひ》の出《で》に鶴《つる》の洒落《しやれ》であらう。鹽引《しほびき》したイナダの肉《にく》を、薄《うす》く削《そ》いで水《みづ》に浸《つ》け、鹽出《しほだ》しをして水氣《すゐき》を拭去《ふきさ》り、兩面《りやうめん》に薄《うす》く葛粉《くずこ》を打《う》ツて、熱湯《ねつたう》にさツと湯搔《ゆが》き上《あ》げ、別《べつ》の鍋《なべ》に煮出《だ》汁《し》を煮立《にた》たせ、味噌漬大根《みそづけだいこ》の卸《おろ》したので調味《てうみ》し、椀《わん》にイナダの肉《にく》を入《い》れて、青味《あをみ》には京菜《きやうな》の茹《ゆで》たのでも配《あしら》ふといふ、これも普通《ふつう》の手法《しゆはふ》だが、味噌漬《みそづけ》の大根卸《だいこおろ》しで調味《てうみ》するといふのがミソらしい。

こゝで注意《ちゆうい》を要《えう》するのは、鹽引《しほびき》のイナダである。イナダは鰤《ぶり》の若《わか》いので、およそ一尺《しやく》四五寸止《すんどま》り、一尺以下《しやくいか》はワカシといひ、二尺位《しやくぐらゐ》がワラサ、それ以上《いじやう》をブリといふ、大《おほ》きさによッて名前《なまへ》の異《ことな》るところから、鰤《ぶり》は鱸《すゞき》・鯔《ぼら》などゝ共《とも》に、出世魚《しゆつせうを》と呼《よ》ばれるが、鹽鰤《しほぶり》の本場《ほんば》は石川縣《いしかはけん》である。日本海《につぽんかい》に突出《とつしゆつ》する能登半島《のとはんたう》は、寒水魚《かんすゐぎよ》と溫水魚《をんすゐぎよ》との交錯點《かうさくてん》で、種類《しゆるゐ》も多《おほ》く漁獲《ぎよくわく》も多《おほ》い。鰤《ぶり》と鯖《さば》とは表日本《おもてにつぽん》よりも、こゝから以西《いせい》の裏日本《うらにつぽん》が美味《うま》いといはれる。交通《かうつう》の不便《ふべん》だッた時代《じだい》、大量《たいりやう》に漁獲《ぎよくわく》されて、しかも巨大《きよだい》な魚《さかな》の處分《しよぶん》に、鹽藏法《えんざうはふ》を用《もち》ひたのは當然《たうぜん》で、それから當時《たうじ》の日本海《につぽんかい》を通航《つうかう》する、いはゆる北前船《きたまへぶね》に積《つ》まれて、關門海峽《くわんもんかいけふ》から内海《ないかい》に入《い》り、沿岸《えんがん》の略《ほ》ぼ中央部《ちうあうぶ》、備後《びんご》の尾道《をのみち》に陸揚《りくあげ》されて、毎年師走《まいねんしはす》の八日《か》といふに、鰤市《ぶりいち》が立《た》ッて相場《さうば》が決《きま》り、そこから各地《かくち》へ分布《ぶんぷ》されて、東國《とうごく》に於《お》ける鹽鮭《しほさけ》と同《おな》じく、正月《しやうぐわつ》の料《れう》として關西《くわんさい》では、各戸《かくこ》に鹽鰤《しほぶり》を用《もち》ふるのが、年中行事《ねんちうぎやうじ》の一であッたから、地元《ちもと》の石川縣《いしかはけん》では、序《ついで》にイナダの鹽引《しほびき》も作《つく》る筈《はず》だ。

秋冬渡《しうとうわた》り鳥《とり》の季節《きせつ》になると、鶫《つぐみ》の洪水《こうずゐ》を見《み》ることが珍《めづら》しくない。隨《したが》ッて一般《ぱん》家庭《かてい》にも、いろ〳〵の鶫料理《つぐみれうり》を試《こゝろ》みるが、最《もつと》も普遍的《ふへんてき》なのはぢぶ汁《しる》だ。毛《け》をむしッて臟物《ざうもつ》を拔《ぬ》いたら、骨《ほね》ごと微塵《みぢん》によく叩《たゝ》き、團子《だんご》にした清汁《すまし》仕立《したて》で、藥味《やくみ》には忍《しの》び山葵《わさび》を用《もち》ふる。有名《いうめい》なのはゴリの味噌汁《みそしる》だ。ゴリは鰍《かじか》の種《しゆ》族《ぞく》だから、至《いた》るところに分布《ぶんぷ》してゐるが、特《とく》に金澤《かなざは》ではこの味噌汁《みそしる》を名物《めいぶつ》として自慢《じまん》する。菓子《くわし》の落《らく》雁《がん》、長生殿《ちやうせいでん》などは、茶《ちや》の湯《ゆ》に伴《ともな》ふ副産物《ふくさんぶつ》だ。

チ、越前《ゑちぜん》・若狹方面《わかさはうめん》

漸次《だん〳〵》舊都《きうと》に近《ちか》づくと共《とも》に、食味《しよくみ》も微妙《デリケート》になツて來《く》る。南方近江《なんぱうあふみ》の琵琶湖《びはこ》を隔《へだ》てゝ、敦賀灣《つるがわん》と伊勢灣《いせわん》と相對《あひたい》すると、瓢簞《へうたん》の縊《くび》れに似《に》た地勢《ちせい》になツて、日本海沿岸《にほんかいえんがん》では、最《もつと》も海岸線《かいがんせん》の彎曲《わんきよく》が多《おほ》い。越前《ゑちぜん》で美《び》味《み》を誇《ほこ》るのは、蟹《かに》と雲丹《うに》とだが、著聞《ちよもん》してゐるのは越前雲丹《ゑちぜんうに》だ。雲丹《うに》は地方《ちはう》によツて漁期《ぎよき》を異《こと》にし、こゝでは夏《なつ》を季節《きせつ》とするので、貯藏上《ちよぞうじやう》の便宜《べんぎ》から、煉雲丹《ねりうに》として發達《はつたつ》してゐる。近頃漁獲《ちかごろぎよくわく》の減少《げんせう》から、朝鮮産《てうせんさん》を代用《だいよう》する噂《うはさ》もあツて、自然聲價《しぜんせいか》を落《おと》した傾向《けいかう》を免《まぬか》れぬが、本場《ほんば》の精製品《せいせいひん》は、流石《さすが》に香味《かうみ》共《とも》に優《すぐ》れ、いろ〳〵の應用料理《おうようれうり》や、加工品《かこうひん》もある中《なか》に、同季《どうき》の淡鹹水産《たんかんすゐさん》を併用《へいよう》して、兩香《りやうかう》の調和《てうわ》を誇《ほこ》る鮎《あゆ》の雲丹田樂《うにでんがく》などは、確《たし》かに獨特《どくとく》の珍味《ちんみ》といへる。大衆食品《たいしうしよくひん》のヘシコ漬《づけ》といふのは、豐漁期《ほうぎよき》の廉《やす》い魚《さかな》を、糠鹽漬《ぬかしほづけ》にして壓《おし》をかけたので、鰮《いわし》、鯖《さば》、河豚《ふぐ》、鮪《まぐろ》、何《なん》でも用《もち》ひる。河豚《ふぐ》の卵巢《らんさう》など生《なま》で漬《つ》けて、曾《かつ》て中毒《ちうどく》した例《ため》しがないといふ。炙《あぶ》ツて食《く》ふのが原則《げんそく》だが、糠《ぬか》だけ拭《ぬぐ》ツて生《なま》で食《く》ふほどの好者《すきしや》もゐる。

九頭龍川《くづりうがは》の特産《とくさん》に、珍魚《ちんぎよ》『アラレガコ』がある。特産《とくさん》といツても鰍《かじか》の一種《しゆ》で、長《なが》さ五六寸《すん》から七八寸《すん》、形《かたち》の大《おほ》きいのが特色《とくしよく》で、自慢《じまん》にする九頭龍川《くづりうがは》でも、年産額《ねんさんがく》五六千尾《び》に過《す》ぎず、隨《したが》ツて値段《ねだん》も廉《やす》くない。方言《はうげん》で『ガクブツ』と呼《よ》ぶのも、やはり鰍《かじか》の異名《いみやう》だが、この魚《さかな》の習性《しふせい》として面白《おもしろ》いのは、冬《ふゆ》の初《はじ》めに産卵《さんらん》の爲《ため》、便々《べんべん》たる腹《はら》を仰向《あふむ》けにして、水面《すゐめん》に浮《うか》びながら流《なが》れ下《くだ》る。越路《こしぢ》の初冬《はつふゆ》は、連日《れんじつ》の如《ごと》く霰《あられ》がたばしるので、自然《しぜん》その便腹《べんぷく》を、霰《あられ》に叩《たゝ》かれるので霰《あられ》がこ。需要《じゆえう》は殆《ほと》んど越前中北部《ゑちぜんちうほくぶ》の料亭《れうてい》に限《かぎ》られ、特殊《とくしゆ》の珍味《ちんみ》として賞美《しやうび》される。丸《まる》のまゝで一度《ど》さツと燒《や》き、晩茶《ばんちや》で氣長《きなが》く煮込《にこ》んでから、甘露煮風《かんろにふう》に煮浸《にびた》すので、頭《あたま》から骨諸共《ほねもろとも》、鰤子《はらこ》も臓物《ざうもつ》も剰《あま》さず平《たひら》げられる。

越前蟹《ゑちぜんかに》は氣比宮《けひのみや》に由緣《ゆかり》がある。神功皇后《じんぐくわうごう》三韓經綸《かんけいりん》の根據地《こんきよち》で、應神天皇御製《おうじんてんのうぎよせい》の長歌《ながうた》に『この蟹《かに》は、いづこの蟹《かに》、つぬがの蟹《かに》』とある、つぬがは今《いま》の敦賀《つるが》である。當時《たうじ》この蟹《かに》を用《もち》ひて、蟹醤《かにびしほ》を作《つく》ツたらしく、辛味《からみ》には楡《にれ》の皮《かは》を用《もち》ひたとあるが、恐《おそ》らく朝鮮料理《てうせんれうり》の影響《えいきやう》で、後《のち》に豐太閤《ほうたいかふ》の朝鮮征伐《てうせんせいばつ》から傳《でん》來《らい》し、現《げん》に佐賀《さが》の名物《めいぶつ》になツてゐる蟹味噌《かにみそ》の先蹤《せんせう》をなすものと思《おも》はれる。氣比宮《けひのみや》は一に御食津神《みけつのかみ》と傳《つた》へられ、應神天皇《おうじんてんのう》に海豚《いるか》を供《そな》へたとある。海豚《いるか》は古來《こらい》登山者《とざんしや》が、霧《きり》に中《あ》てられぬ呪《まじな》ひに用《もち》ひたといふ、霧《きり》に中《あて》られるといふのは、今《いま》の山岳病《さんがくびやう》であらう、千六七百年《ねん》の昔《むかし》、既《すで》にその豫防法《よばうはふ》が發見《はつけん》されてゐたとすれば、素晴《すば》らしい文獻《ぶんけん》である。曹洞宗大本山永平寺《さうとうしうだいほんざんえいへいじ》の精進料理《しやうじんれうり》も見《み》のがしてはならぬ。

鰈《かれひ》と、鯖《さば》と、ぐぢの若狹《わかさ》は、いはゞ京都《きやうと》の勝手元《かつてもと》である。淡鹽《うすじほ》の蒸鰈《むしがれひ》、同《おな》じく一鹽《ひとしほ》當《あ》てた生干《なまび》のぐぢ、締鯖等《しめさばとう》、京都料理《きやうとれうり》の粹《すゐ》といはれる海產《かいさん》は、いづれも若狹《わかさ》から運《はこ》ばれるのだ。新鮮《しんせん》な材料《さいれう》を、極簡單《ごくかんたん》に加工《かこう》して、交通機關《かうつうきくわん》の不備《ふび》な時代《じだい》、馬《うま》の背《せ》を借《か》りるか、人《ひと》が擔《かつ》ぐかして、山越《やまごし》に京都《きやうと》へ着《つ》いたところが、恰度《ちやうど》食加減《くひかげん》といふのも、自然《しぜん》に會得《ゑとく》した骨法《こつぱふ》であらう。ぐぢは關東《くわんとう》でいふ甘鯛《あまだひ》で、生干《なまび》のものは鱗《うろこ》のついたまゝで、炙《あぶ》るとその皮《かは》が美味《うま》く、骨《ほね》は焦《こが》して熱燗《あつかん》に浸《ひた》すと、ぐぢ酒《さけ》として賞美《しやうび》される。さて裏日本《うらにつぽん》はこの邊《へん》から引返《ひきかへ》して、再《ふたゝ》び振出《ふりだ》しの東京《とうきやう》から、東海道《とうかいだう》へ出直《でなほ》すことにする。

り、京濱《けいひん》・湘南地方《しやうなんちはう》

一寸《すん》八分《ぶ》の觀世音像《くわんぜおんざう》が、漁師《れふし》の網《あみ》に上《あが》ツた時代《じだい》には、淺草《あさくさ》で海苔《のり》も採《と》れた筈《はず》だが、江戸開府後《えどかいふご》、人《にん》間《げん》が多《おほ》くなるに隨《したが》ひ、水面《すゐめん》はだん〳〵盛上《もりあが》ツて、人《ひと》の住《す》む陸地《りくち》に變《かは》ツて行《ゆ》くと、海苔《のり》もだん〳〵退却《たいきやく》して、品川《しながは》から大森《おほもり》へ、羽田《はねだ》へと遠《とほ》ざかり、名前《なまへ》ばかりの淺草海苔《あさくさのり》となツたが、新市域《しんしゐき》の擴張《くわくちやう》で、所《いは》謂《ゆる》江戸前《えどまへ》から遠《とほ》ざかツてゐた小魚《こざかな》と共《とも》に、新《あら》たに『東京前《とうきやうまへ》』として復活《ふくくわつ》したわけだから、新東京《しんとうきやう》ツ子《こ》は意《い》を強《つよ》うしてよい。しかし東京灣《とうきやうわん》の小魚《こざかな》も、本統《ほんとう》は羽田沖《はねだおき》を廻《まは》ツて、神奈川縣《かながはけん》に進《すゝ》んでからでないと、物《もの》の數《かず》ではなくなツた。海鰻《あなご》に、海老《えび》に、烏賊《いか》に、針魚《さより》に、鱚《きす》に、鯊《はぜ》に、石鰈《いしがれひ》に、菱蟹《ひしがに》に、蝦蛄《しやこ》にと、天麩羅材料《てんぷらざいれう》・鮓材料《すしざいれう》、所謂江戸前料理《いはゆるえどまへれうり》の粋《すゐ》は、いづれもこれ等《ら》の内海物《ないかいもの》から發達《はつたつ》した。惡食《あくじき》をするので泥臭《どろくさ》いといはれる黑鯛《くろだひ》なども、横須賀《よこすか》あたりまで出掛《でか》けると、すツかり味《あぢ》を見直《みなほ》される。鯛《たひ》でも、鮹《たこ》でも、鱸《すゞき》でも、三浦三崎《みうらみさき》が近海物《きんかいもの》を代表《だいへう》する。

星月夜鎌倉名物《ほしづきよかまくらめいぶつ》のハム、年産額《ねんさんがく》百萬圓《まんゑん》といふので、地元大船《ちもとおほふな》のサンドウヰツチが、東海道線各驛《とうかいだうせんかくえき》の汽車辨當《きしやべんたう》を壓倒《あつたう》する、これは世間周知《せけんしうち》の通《とほ》り、古來著聞《こらいちよもん》してゐるものに鎌倉海老《かまくらえび》がある。どこにもある飾海老《かざりえび》だが、鎌倉附近《かまくらふきん》の海岸《かいがん》で漁《と》れるのが、優良《いうりやう》なことを物語《ものがた》る名稱《めいしやう》である。繁殖期《はんしよくき》の七月《ぐわつ》一杯《はい》を禁漁期《きんぎよき》とし、その以外《いぐわい》ならいつでも漁《と》れて、いつでも美味《うま》い。「鎌倉《かまくら》は生《い》きて出《い》でけん初松魚《はつがつを》」と詠《よ》まれた位《くらゐ》に、松魚《かつを》の名聲《めいせい》も古典的《こてんてき》であり、鮑《あはび》も、海鼠《なまこ》もよく、黑鯛《くろだひ》は夏《なつ》から秋《あき》へかけて、素人《しろうと》にも釣《つ》れるところから、稲村ケ崎《いなむらがさき》、飯島ケ崎《いひじまがさき》、さては滑川尻《なめりがはじり》などの海岸《かいがん》に、太公望《たいこうばう》を極《き》め込《こ》むのが、避暑客遊《ひしよかくいう》樂《らく》の一つになツてゐる。鎌倉時代《かまくらじだい》の古雅《こが》な瓦《かはら》を模型《もけい》にした古代瓦煎餅《こだいかはらせんべい》、權五郎《ごんらう》の力餅《ちからもち》などは、鎌倉《かまくら》の有《も》つ歴史《れきし》の遺産《ゐさん》だ。

小田原名物昔《をだはらめいぶつむかし》は外良《うゐらう》、今《いま》は蒲鉾《かまぼこ》と烏賊鹽辛《いかしほから》と、相場《さうば》がきまツてゐたところ、近年藁卷鰤《きんねんわらまきぶり》といふ新名物《しんめいぶつ》が殖《ふ》えた。鰤《ぶり》は古來日本海《こらいにほんかい》が本場《ほんば》とされ、太平洋《たいへいやう》でも漁《と》れるには漁《と》れたが、近頃《ちかごろ》の如《ごと》く盛《さか》んになツたのは、明治中葉以降《めいぢちうえふいかう》だから、この小田原《をだはら》の新名物《しんめいぶつ》も、本家《ほんけ》はやはり石川縣《いしかはけん》で、同縣人《どうけんじん》の水産技師《すゐさんぎし》が、神奈川縣《かながはけん》に在任中《ざいにんちう》、水產試驗場《すゐさんしけんぢやう》で製造《せいざう》し始《はじ》めたのが、いつの間《ま》にか本家《ほんけ》を凌《しの》いで、今《いま》では北陸方《ほくろくはう》面《めん》から、逆註文《ぎやくちゆうもん》を受《う》けるやうになツたといふ。鰤《ぶり》を鰹節《かつぶし》の如《ごと》く四節《ふし》に割《さ》いて、撒鹽漬《まきしほづけ》にしたものを、水洗《みづあら》ひして陰干《かげぼし》にし、適度《てきど》の硬《かた》さになツた時《とき》、植物性《しよくぶつせい》の油《あぶら》で全面《ぜんめん》を拭《ふ》き、横斜《よこなゝ》めに半截《はんせつ》して昆布《こぶ》で卷《ま》き、上《うへ》を藁《わら》で蔽《おほ》ふのが普通《ふつう》だが、更《さら》に表面《へうめん》を晒木綿《さらしもめん》で卷《ま》き、その上《うへ》になほハムの如《ごと》く、光明丹《くわうみやうたん》を塗布《とふ》するので、體裁《ていさい》もよく衞生的《ゑいせいてき》といふところが、本家《ほんけ》を凌《しの》いだものらしいといふ。必要量《ひつえうりやう》だけ藁《わら》の上《うへ》から切取《きりと》ツて、刺身《さしみ》のやうに切《き》ツて食《く》ふ、何《なん》のことはない鰤《ぶり》のハムだが、燻製《くんせい》のやうに癖《くせ》がない。柔魚《いか》の鹽辛《しほから》は麴《かうぢ》を加《くは》へるので、婦人子供《ふじんこども》には喜《よろこ》ばれるが、酒《さけ》の下物《さかな》には甘過《あますぎ》る。蒲鉾《かまぼこ》は蒸《む》して白《しろ》いのを特《とく》色《しよく》とし、優良品《いうりやうひん》は鱚《きす》を主材《しゆざい》とするので、質《しつ》が滑《なめら》かで味《あぢ》もよいが、都會向《とくわいむき》の御多分《ごたぶん》に漏《も》れず、近頃甘味《ちかごろあまみ》を利《き》かせ過《す》ぎる。名物《めいぶつ》の梅干《うめぼし》にも、紫蘇《しそ》巻《まき》を主《しゆ》とするやうになッて、本統《ほんとう》の梅干《うめぼし》愛好者《あいかうしや》を失望《しつぼう》させる。函根《はこね》へかゝッて山北《やまきた》の鮎鮓《あゆずし》が、東海道線《とうかいだうせん》の旅客《りよかく》に馴染《なじ》まれたが、本線《ほんせん》が變《かは》ッて以來《いらい》、國府津《こふづ》まで進出《しんしゆつ》してゐる。

ヌ、伊豆《いづ》・駿河《するが》・遠江《とほとふみ》

伊豆《いづ》は關東《くわんとう》を消費地《せうひち》とする、鰹節《かつぶし》の本場《ほんば》であッたが、今《いま》は大量生産《たいりやうせいさん》の點《てん》で、駿河《するが》の焼津《やいづ》にお鉢《はち》を奪《うば》はれたけれど、東海《とうかい》に於《お》ける鰹《かつを》の味《あぢ》は、この半島《はんたう》が中心《ちうしん》とされる。遠《とほ》く南洋方面《なんやうはうめん》から、黒潮《くろじほ》に乗《の》ッて東上《とうじやう》する鰹《かつを》が、熱帯地方《ねつたいちはう》で不味《まづ》いといはれるのは、氣候關係《きこうくわんけい》から脂肪《しばう》に乏《とぼ》しい爲《ため》で、内地《ないち》の沿海《えんかい》に來《き》ても、西南《せいなん》の暖國地方《だんこくちはう》では、まだ脂肪《しばう》が充分《じうぶん》でない爲《ため》、節《ふし》には適《てき》しても刺身《さしみ》には未《ま》だなのが、進《すゝ》んで伊豆《いづ》に近《ちか》づく頃《ころ》から、漸次《だん〳〵》脂肪《しばう》が乗《の》ッて來《き》て、節《ふし》にも刺身《さしみ》にも好適《かうてき》になる。つまり節《ふし》には伊豆《いづ》までがよく、刺身《さしみ》には伊豆以東《いづいとう》がよいので、双方《さうはう》を兼《か》ねるのが伊豆《いづ》といふことになる。殊《こと》にこの半島《はんたう》の附近《ふきん》は、岸《きし》を離《はな》れると直《す》ぐ水深《すゐしん》が加《くは》はる爲《ため》、最《もつと》も近海《きんかい》で鰹釣《かつをつ》りのできるのが、好條件《かうでうけん》の一《ひと》つであッたが、今《いま》はさうばかりもいッてゐられない。

半島洋上《はんたうやうじやう》の群島《ぐんたう》は、東京府下《とうきやうふか》になツてゐるけれど、伊豆《いづ》七島《たう》で通《とほ》ツてゐるのだから、半島《はんたう》の延長《えんちやう》と見《み》てよく、水産《すゐさん》にも共通《きようつう》するものが多《おほ》い。元祿《げんろく》の昔《むかし》英《はなぶさ》一蝶《てふ》が、幕府《ばくふ》の忌諱《きゐ》に觸《ふ》れて三宅島《みやけじま》へ流《なが》された時《とき》、島《しま》の名物鯵《めいぶつあぢ》の干物《ひもの》に、笹《さゝ》の葉《は》が挿《はさ》んであるのを見《み》たら、無事《ぶじ》な印《しるし》と思《おも》ツてくれといツたといふ、クサヤの本場《ほんば》は今《いま》もこの島々《しま〴〵》だ。材料《ざいれう》は鰘《むろあぢ》の青《あを》を使《つか》ふ、半島《はんたう》では鰘《むろあぢ》を生干《なまび》にする。これは貯《ちよ》藏《ざう》の關係《くわんけい》だが、今《いま》は島《しま》でも昔《むかし》のやうに、丹念《たんねん》に作《つく》ツた本《ほん》クサヤよりも、手《て》を拔《ぬ》いた半《はん》クサヤ、新《しん》クサヤを多《おほ》く作《つく》るらしい。次《つ》いで正德年間《しやうとくねんかん》に、大奧《おほおく》の江島事件《えじまじけん》で、やはり三宅島《みやけじま》へ流《なが》された生島新五郎《いくしましんごらう》が、「初松魚《はつがつを》からしがなくて涙《なみだ》かな」と消息《せうそく》したのに對《たい》し、親友《しんいう》の二代目團十郎《だいめだんらう》が、「その芥子《からし》きいて涙《なみだ》の初松魚《はつがつを》」と返《かへ》したのに見《み》ても、松魚《かつを》の豐漁《ほうぎよ》であツたことはわかる。伊勢海老《いせえび》も島《しま》の物《もの》は、形《かたち》が大《おほ》きくて立派《りつぱ》だけれど、味《あぢ》が劣《おと》るので値《ね》は安《やす》い。變《かは》り種《だね》に蟬海老《せみえび》といふのがある。形《かたち》が蟬《せみ》に似《に》てゐるからの名稱《めいしよう》で、味《あぢ》はほゞ同《おな》じだが、たま〳〵本土《ほんど》へ渡《わた》ツて來《く》るのは、形《かたち》の珍《めづら》しいばかりでなく、伊勢海《いせえ》老《び》を凌《しの》ぐほどの甘美《かんび》さがある。八丈島《ちやうしま》の正覺坊《しやうがくばう》も、感《かん》じがグロテスクで、特異《とくい》の臭《くさ》みはあるけれど、兎《と》も角《かく》も一種《しゆ》の珍味《ちんみ》とはいへる。

伊豆《いづ》の山幸《やまさち》は山葵《わさび》と椎茸《しひたけ》だ。生椎茸《なまじひたけ》の鹽燒《しほやき》など、都會人《とくわいじん》には珍《めづら》しく、また棄《す》て難《がた》い風味《ふうみ》もあるけれど、椎茸《しひたけ》の眞《しん》の香味《かうみ》が、天日《てんぴ》で乾燥《かんさう》したものにあることは爭《あらそ》はれぬ。天城《あまぎ》の山葵《わさび》は定評《ていひやう》がある。これを中心《ちうしん》として、沼津《ぬまづ》から靜岡《しづをか》まで、土産用《みやげよう》の山葵漬《わさびづけ》も周知《しうち》である。沼津名物《ぬまづめいぶつ》の桃羊羹《もゝやうかん》、東海道《とうかいだう》の兩側《りやうがは》に、陽春紅雲《やうしゆんこううん》を漂《たゞよ》はすのが、その原料《げんれう》になる桃林《たうりん》で、字《あざな》を桃郷《たうがう》と呼《よ》ばれる位《くらゐ》、年產額《ねんさんがく》百萬圓《まんゑん》といふのだから、一寸《ちよつと》すばらしい。東海道《とうかいだう》を旅行《りよかう》して、驛賣《えきうり》の茶《ちや》のうまいのは、靜岡《しづをか》だけだといはれる位《くらゐ》、茶《ちや》がよく、柑橘類《かんきつるゐ》がよく、石垣苺《いしがきいちご》の名《な》も久《ひさ》しい。海《うみ》の幸山《さちやま》の幸《さち》と、天惠《てんけい》の豐《ゆた》かなこと、東海第一《とうかいだい》と誇《ほこ》るのも無理《むり》はない。

刺身《さしみ》のまづくなる晚春初夏《ばんしゆんしよか》、肉質《にくしつ》の軟《やはら》かいのを難《なん》ぜられるメジ鮪《まぐろ》も、駿河《するが》で食《く》ふと吃驚《びつくり》するほど美《う》味《ま》い。鰹《かつを》も美味《うま》い。近頃《ちかごろ》は鮪《まぐろ》や鰹《かつを》のソーセージを造《つく》る。由比《ゆひ》・蒲原《かんばら》あたりの沖合《おきあひ》で漁《と》れる櫻蝦《さくらえび》、市場《しぢやう》へ出《だ》すのは煮干《にぼし》だが、地元《ちもと》では生《なま》の櫻蝦《さくらえび》を、三杯酢《ばいず》で食《く》はせるのが迚《とて》も珍味《ちんみ》だ。海苔《のり》につけてさツと天日《てんぴ》に當《あ》てたのを、炙《あぶ》ツて食《く》はせる磯燒《いそやき》、海苔《のり》に包《くる》んで胡麻油《ごまのあぶら》で揚《あ》げた磯揚《いそあげ》、また生蝦《なまえび》を擂潰《すりつぶ》して、鹽《しほ》を加《くは》へた蝦鹽辛等《えびしほからとう》、いろ〳〵に研究《けんきう》され調理《てうり》される。日本海《にほんかい》で若狹《わかさ》ぐぢを自慢《じまん》すると、駿河灣《するがわん》では興津鯛《おきつだひ》で對抗《たいかう》する。どツちも甘鯛《あまだひ》を原料《げんれう》とする、一鹽物《ひとしほもつ》の生干《なまび》だが、こツちは命名親《なつけおや》が權現樣《ごんげんさま》だと威《ゐ》張《ば》ツてゐる。大御所《おほごしよ》家康《いへやす》が駿府《すんぷ》に隱栖中《いんせいちう》、侍女《じちよ》の侑《すゝ》めた甘鯛《あまだひ》の生干《なまび》を賞美《しやうび》し、別《べつ》に名前《なまへ》もないと聞《き》いて、その女《ぢよ》が『興津《おきつ》の局《つぼね》』と呼《よ》んだのに因《ちな》み、興津《おきつ》と命名《めいめい》したといふので、同《おな》じ駿河《するが》内《ない》ではあるが、必《かなら》ずしも興津《おきつ》の産《さん》ではない。むしろ御前崎《おまへざき》、福田《ふくだ》、沼津《ぬまづ》沖《おき》のがよく、わけて田子《たご》の浦《うら》の白皮《しらかは》は、最《もつと》も優秀《いうしう》として、値段《ねだん》も普通物《ふつうもの》の三四倍《ばい》に達《たつ》する。徳川《とくがは》時代《じだい》には大名《だいみやう》か大盡《だいじん》の外《ほか》、庶民《しよみん》の口《くち》には入《はい》らなかツたのが、商品化《しやうひんくわ》したのは明治《めいぢ》になツてからだとある。旬《しゆん》は秋《あき》から春《はる》までゞ、新茶《しんちや》の茶漬《ちやづけ》に副《そ》へるのを、最《もつと》も通《つう》とされてゐる。甘鯛《あまだひ》は普通《ふつう》味噌《みそ》漬《づけ》にし、近頃《ちかごろ》は粕漬《かすづけ》も出來《でき》てゐるが、久能《くのう》鹽《じほ》の生干《なまび》とは、同日《どうじつ》の論《ろん》でないといふのだ。汽車《きしや》辨當《べんたう》の鯛飯《たひめし》は、鱈《たら》の田麩《でんぶ》だといはれるが、これ等《ら》は時世《じせい》で仕方《しかた》があるまい。

遠州《ゑんしう》名物《めいぶつ》濱名《はまな》納豆《なつとう》、これは濱名《はまな》湖《こ》北岸《ほくがん》の三ヶ日《ひ》町《まち》にある大福寺《だいふくじ》の傳來《でんらい》で、『和漢《わかん》三才《さいづ》圖會《ゑ》』にも「濱《はま》名《な》納豆《なつとう》、一名《めい》唐納豆《からなつとう》、始《はじ》め遠州《ゑんしう》大福寺《だいふくじ》に出《い》づ」とある。徳川《とくがは》家康《いへやす》が鎧櫃《よろひびつ》に藏《をさ》め、常《つね》に陣中《ぢんちう》で賞美《しやうび》したとて、納豆《なつとう》料《れう》の朱印《しゆいん》地《ち》を賜《たま》はり、代々《だい〳〵》將軍家《しやうぐんけ》へ獻上《けんじやう》したといふ由緒《ゆゐしよ》つき「山椒皮《さんせうかは》の辛《から》きを混《こん》ずるより、から納豆《なつとう》といひ、或《ある》ひは唐《たう》の時珍《じちん》が鼓說《こせつ》に傚《なら》ふて製《せい》せしより、唐納豆《からなつとう》と名《な》づくともいふ」とあるが、カラといふのは元來《もと〳〵》朝鮮《てうせん》で、辛味《からみ》を好《この》むところから、辛國《からくに》または韓國《からくに》といツたのだから、どツちの附會《こぢつけ》も本統《ほんとう》であらう。蜀山人《しよくさんじん》の狂詠《きやうえい》に「からかわの猫《ねこ》にあらねばさみせんの、いとをもひかぬ濱名《はまな》納豆《なつとう》」とある通《とほ》り、關東人《くわんとうじん》の常食《じやうしよく》とする糸引納豆《いとひきなつとう》と違《ちが》ひ、古風《こふう》な豉納豆《くきなつとう》で、京都《きやうと》や奈良《なら》には澤山《たくさん》あるが、東國《とうごく》には珍《めづら》しいとて賞翫《しやうくわん》されたらしい。遠州自慢《ゑんしうじまん》にもう一つ氣賀蒲鉾《きがかまぼこ》がある。これも濱名湖北岸《はまなこほくがん》の製品《せいひん》で、海産《かいさん》には緣《えん》が遠《とほ》いと思《おも》ふと、もとは海岸《かいがん》の新井《あらゐ》にあツたのが、明治中期《めいぢちうき》に移《うつ》ツたのださうで、材料《ざいれう》は今《いま》でも新井《あらゐ》・舞坂方面《まひさかはうめん》から、毎日發動機船《まいにちはつどうきせん》で運《はこ》び、製品《せいひん》にして豐橋《とよはし》・岡崎《をかざき》から、東《ひがし》は靜岡《しづをか》・沼津方面《ぬまづはうめん》まで、逆移出《ぎやくいしゆつ》するといふのだから、世《よ》はさま〴〵である。この邊《へん》で一寸寄道《ちよつとよりみち》をして、中部《ちうぶ》の山國《やまぐに》へ入《はい》つて見《み》る。

ル、甲斐《かひ》・信濃方面《しなのはうめん》

甲州《かふしう》の名物《めいぶつ》は葡萄《ぶだう》と水晶《すゐしやう》だが、その水晶《すゐしやう》も近頃《ちかごろ》は、北亞米利加《きたアメリカ》あたりから輸入《ゆにふ》するのを、加工《かこう》するだけの方《はう》が主《しゆ》になツたといふ。水晶《すゐしやう》は食物《たべもの》でないが、葡萄《ぶだう》も昔《むかし》から作《つく》り來《き》ツたまゝで、改良《かいりやう》といふことを考《かんが》へないから、一向進歩《かうしんぽ》しないといツて、嗟嘆《さたん》する縣出身者《けんしゆつしんしや》もあツたけれど、本統《ほんとう》の地方味《ちはうみ》はそこにあるのかも知《し》れぬ。その他《た》には搗栗《かちぐり》に枯露柿《ころがき》位《くらゐ》のもの、海《うみ》がないから魚類《ぎよるゐ》は乏《とぼ》しいが、料理《れうり》は眞《しん》の江戸前《えどまへ》を備《そな》へてゐると自慢《じまん》する。舊幕時代《きうばくじだい》幕府《ばくふ》の直轄地《ちよくかつち》で、旗本《はたもと》の甲府詰《かふふづめ》になるものが多《おほ》かツたからだ。日蓮記《にちれんき》に『鵜飼石《うがひいし》』があり、町《まち》に鰍澤《かじかさは》がある位《くらゐ》で、山峡《さんけふ》の溪流《けいりう》が多《おほ》いから、鮎《あゆ》や、山女魚《やまめ》や、鰍《かじか》などの淡水魚《たんすゐぎよ》は豐富《ほうふ》だ。上野原《うへのはら》の鮎漁《あゆれふ》は、東京人《とうきやうじん》にも馴染《なじみ》が多《おほ》く、身延《みのぶ》の宿《やど》で鯉《こひ》の美味《びみ》を滿喫《まんきつ》した經驗《けいけん》もある。海《うみ》のない甲府《かふふ》で唯《た》だ一《ひと》つ、自慢《じまん》する海産《かいさん》に煮貝《にがひ》がある。床臥《とこぶし》の醬油《しやうゆ》煮染《にしめ》で、沼津《ぬまづ》あたりから煮《に》て送《おく》るのだが、馬《うま》の脊《せ》につけて山坂《やまさか》を越《こ》える中《うち》、特殊《とくしゆ》の味《あぢ》に狎《な》れるのだといふ。それも汽車《きしや》が通《つう》じてから、昔《むかし》の味《あぢ》でなくなツたといふが、その代《かは》り生《なま》の海魚《うみざかな》が、見《み》られるやうになツたわけだ。

「信濃《しなの》では月《つき》と佛《ほとけ》とおらが蕎麥《そば》」と、一茶《さ》が兜《かぶと》を脱《ぬ》いでゐる如《ごと》く、名物《めいぶつ》の蕎麥《そば》を除《のぞ》いて、大《たい》した自慢《じまん》も聞《き》かなかツたが、近頃《ちかごろ》は養殖鯉《やうしよくごひ》が幅《はゞ》を利《き》かしてゐる。養殖鯉《やうしよくごひ》はサナギで肥《ふと》る、盛《さか》んな養蠶《やうさん》の副産物《ふくさんぶつ》だと、兎角《とかく》輕蔑《けいべつ》されさうだが、信州人《しんしうじん》にいはせると、一口《ひとくち》に鯉《こひ》といツても、産地《さんち》の氣候《きこう》風土《ふうど》によツて、味《あぢ》に非常《ひじやう》な相違《さうゐ》がある。養殖物《やうしよくもの》でも佐久鯉《さくごひ》は、佐久高原《さくかうげん》の清冽《せいれつ》な水《みづ》と、水中《すゐちう》に含《ふく》まるゝ炭水化物《たんすゐくわぶつ》の微妙《びめう》な働《はたら》きから、體格肥大《たいかくひだい》で、しかも肉《にく》が締《しま》り、普通《ふつう》の鯉《こひ》が有《も》つ特殊《とくしゆ》の臭氣《しうき》がなく、隨《したが》ツて美味《びみ》天《てん》下《か》一だらうといふ。養殖法《やうしよくはふ》の進歩《しんぽ》してゐることは事實《じじつ》で、殊《こと》に佐久鯉《さくごひ》に限《かぎ》り、長距離《ちやうきより》輸送《ゆそう》に堪《た》へるといふので、東京《とうきやう》あたりまで移送《いそう》される。鯉《こひ》こく、洗肉《あらひ》、甘露煮《かんろに》と、普通《ふつう》の鯉料理《こひれうり》の外《ほか》、蒲鉾《かまぼこ》、竹輪《ちくわ》、薩摩揚《さつまあげ》、鹽辛《しほから》、鯉味噌《こひみそ》、鯉《こひ》スープと、鯉《こひ》づくめの加工品《かこうひん》もあるが、鯉《こひ》の押鮨《おしずし》が白眉《はくび》であらう。

　蕎麥《そば》は一口《ひとくち》に更科《さらしな》といはれるが、地元《ちもと》では北安曇《きたあづみ》郡《ごほり》の松川《まつかは》蕎麥《そば》が、最《もつと》も優秀《いうしう》とされてゐる。蕎麥《そば》は、よくても汁《つゆ》がまづいといはれて、無條件《むでうけん》にそれを承認《しようにん》するものか、本場《ほんば》であるべき長野《ながの》の町《まち》に『東京《とうきやう》蕎麥《そば》』の看板《かんばん》を見《み》る時世《じせい》だが、土產《どさん》土法《どはふ》にまさる味《あぢ》はない。一體《たい》蕎麥《そば》は磽确《げうかく》の地《ち》に適《てき》するので、山國《やまぐに》の信濃《しなの》に多產《たさん》する所以《ゆゑん》であり、これに配《はい》するに辛味《からみ》大根《だいこん》を以《もつ》てする。大根《だいこ》は磽确《げうかく》の地《ち》に適《てき》しないから、尻尾《しつぽ》の長《なが》い鼠《ねずみ》のやうなのが出來《でき》る、しかも硬《かた》くて辛味《からみ》が強《つよ》いけれど、蕎麥《そば》の藥味《やくみ》にする場合《ばあひ》は、この大根《だいこ》卸《おろ》しが最《もつと》も調和《てうわ》する。味噌《みそ》を用《もち》ひるのも同《おな》じ意味《いみ》で、信州《しんしう》味噌《みそ》は鹹《から》いけれど、鹹《から》いだけに貯《ちよ》藏期間《ざうきかん》を長《なが》くしないと狎《な》れない、隨《したが》ツて美味《うま》くなる道理《だうり》で、信州人《しんしうじん》の蕎麥《そば》好《ず》きは、この三拍子《ひやうし》が揃《そろ》はないと、美味《うま》くないといふのが本格《ほんかく》だ。最《もつと》も地方味《ちはうみ》の濃厚《のうこう》なものに、煮《に》かけ蕎麥《そば》といふのがある。鹹《から》目《め》に仕立《した》てた味噌汁《みそしる》に、里芋《さといも》、はんぺん、松茸《まつたけ》、大角豆《さゝげ》などを、なるべく細《こま》かく切《き》ツて入《い》れ、ぐらぐらと煮立《にた》ツたところへ、小笊《こざる》に盛《も》ツた蕎麥《そば》をざぶ〳〵と潜《くゞ》らせ、引揚《ひきあ》げて藥味《やくみ》をかけるので、このまた藥味《やくみ》の變《かは》り種《だね》に、葱《ねぎ》を鹽《しほ》揉《も》みして大根《だいこ》と卸《おろ》し混《ま》ぜ、その搾《しぼ》り汁《じる》を用《もち》ひるのがある。

　松茸《まつたけ》といへば近年《きんねん》まで、京都《きやうと》物《もの》でなければならぬやうにいはれ、信州物《しんしうもの》は場違《ばちが》ひと、市場《しぢやう》では口《くち》に輕蔑《けいべつ》しながら、その實《じつ》新鮮《しんせん》な優良品《いうりやうひん》は、本場《ほんば》の京物《きやうもの》として通用《つうよう》させ、日《ひ》まし物《もの》や不良品《ふりやうひん》だけ、信州物《しんしうもの》として賣《う》られた爲《ため》、長《なが》い間《あひだ》東京人《とうきやうじん》から輕《かろ》んぜられてゐたが、逐年需要《ちくねんじゆえう》の增加《ぞうか》と共《とも》に、京物《きやうもの》の拂底《ふつてい》がわかツてから、今《いま》では「本場《ほんば》の信州《しんしう》」として、押《お》しも押《お》されもしなくなツた。事實新鮮《じじつしんせん》な信州物《しんしうもの》は、香《かう》氣《き》も高《たか》く滋味《じみ》もあツて、どうかすると京阪地方《けいはんちはう》から、わざ〱自慢《じまん》で到來《たうらい》したのを、凌駕《りようが》することが多《おほ》い。日本《につぽん》一の大國《たいこく》であり、山國《やまぐに》であり、從《したが》ツて產額《さんがく》が多《おほ》く、輸送上最《ゆそうじやうもつと》も便宜《べんぎ》なだけでも、優越《いうえつ》な地《ち》步《ほ》を占《し》めるわけである。

冬《ふゆ》の寒氣《かんき》が强《つよ》いだけに、寒天《かんてん》や凍豆腐《こほりとうふ》の製造《せいざう》に適《てき》し、槪《がい》して優良《いうりやう》なのが多《おほ》い。信州《しんしう》にはまた溫泉《をんせん》が多《おほ》く、溫泉場《をんせんば》の豆腐《とうふ》は槪《がい》してうまい。淺間《あさま》で湯豆腐《ゆどうふ》を註文《ちゆうもん》したら、果《はた》してうまかツたが、豆腐《とうふ》では價《あたひ》が知《し》れてゐるから、どこでも註文《ちゆうもん》しない限《かぎ》り、進《すゝ》んでは出《だ》してくれぬらしい。諏訪《すは》の蜆《しじみ》は定評《ていひやう》がある。需要《じゆえう》が多《おほ》い爲拂底《ためふつてい》すると、他《た》の土地《とち》から移殖《いしよく》しても、二三週間經過《しうかんけいくわ》したら、諏訪《すは》の味《あぢ》になると誇《ほこ》ツてゐる。霞《かすみ》が浦《うら》から公魚《わかさぎ》をも移殖《いしよく》してゐる。

山《やま》の幸《さち》や、淡水《たんすゐ》の幸《さち》は豐《ゆた》かでも、海《うみ》の幸《さち》に惠《めぐ》まれぬ信州《しんしう》では、自然特殊《しぜんとくしゆ》の食味《しよくみ》を求《もと》める。蛇《へび》を食《く》ふ、サナギを食《く》ふ、蜂《はち》の子《こ》を食《く》ふ、田螺《たにし》や蝗《いなご》は常食《じやうしよく》にしてゐる。日本《につぽん》一の惡食國《あくじきこく》だといふと、信州人《しんしうじん》はよく憤慨《ふんがい》するけれど、惡食《あくじき》は味覺《みかく》の多方面《たはうめん》を示《しめ》すもので、都會人《とくわいじん》なら寧《むし》ろ誇《ほこ》りとする。世界《せかい》一調理《てうり》が發達《はったつ》してゐるといはれる支那《しな》は、また世界《せかい》一の惡食國《あくじきこく》だ。縞蛇《しまへび》は串《くし》に刺《さ》して蒲燒《かばやき》にする。飯《めし》に炊込《たきこ》むともいふが、試《こゝろ》みたことはない。サナギは炒《い》ツて佃煮《つくだに》にする。蜂《はち》の子《こ》は地蜂《ちばち》の巣《す》から採《と》るので、炒《い》ツて甘露煮《かんろに》にしたのが、鑵詰《くわんづめ》になツて市場《しぢやう》に出《で》てゐる。これは酒《さけ》の下物《さかな》にしても乙《おつ》だ。田螺《たにし》は剝身《むきみ》を用《もち》ひる外《ほか》、殼《から》のまゝ味《み》噌《そ》汁《しる》にして粒汁《つぶじる》といふ、寧《むし》ろ蜆汁《しゞみじる》以上《いじやう》の珍味《ちんみ》だ。蛇《へび》を食《く》ふといふ鱒《ます》が、この國《くに》の產物《さんぶつ》として、賞美《しやうび》に値《あたひ》することはいふまでもない。

ヲ、愛知《あいち》・三重《みへ》地方《ちはう》

山國《やまぐに》から引返《ひきかへ》して、再《ふたゝ》び海道《かいだう》に出《で》ると、伊勢灣《いせわん》を中心《ちうしん》にして、海產物《かいさんぶつ》の汎濫《はんらん》だ。參州岡崎《さんしうをかざき》の八丁味《ちやうみ》噌《そ》は何故《なぜ》鹹《から》いか、一體味噌《たいみそ》は原則《げんそく》として、寒國《かんこく》は鹹《から》く、暖國《だんこく》は甘《あま》いのが、自然《しぜん》の理法《りはふ》であるに拘《かゝ》はらず、暖國《だんこく》である三河《かは》の味噌《みそ》が鹹《から》い、この疑問《ぎもん》を解決《かいけつ》するものは、汁《しる》の實《み》にする材料《ざいれう》である。地方的《ちはうてき》には第《だい》一の原則《げんそく》だが、材料的《ざいれうてき》には第《だい》二の原則《げんそく》である。魚介類《ぎよかいるゐ》には鹹味噌《からみそ》が適《てき》し、野菜類《やさいるゐ》には甘味噌《あまみそ》が適《てき》する。近《ちか》く渥美灣《あつみわん》、知多灣《ちたわん》、伊勢灣《いせわん》を控《ひか》へて、小魚《こざかな》の多《おほ》い地方《ちはう》だから、自然鹹味噌《しぜんからみそ》が重用《ぢゆうよう》される。野《や》菜《さい》を主《しゆ》とする京都《きやうと》方面《はうめん》に、甘《あま》い白味噌《しろみそ》の發達《はったつ》したのと同《おな》じだ。三河《みかは》は德川氏《とくがはし》發祥《ほっしやう》の地《ち》で、剛健質實《がうけんしつじつ》、簡素《かんそ》を尙《たつと》んだ氣風《きふう》から、貯藏《ちよざう》に堪《た》へて經濟的《けいざいてき》な鹹味噌《からみそ》を奬勵《しやうれい》し、軍用《ぐんよう》に備《そな》へたといふのも聞《きこ》えるが、昌平數《しやうへいすう》百年《ねん》に及《およ》んで、益々《ます〳〵》用《もち》ひられるのは、この意味《いみ》を外《ほか》にして考《かんが》へられない。東京《とうきやう》は江戸《えど》以來《いらい》、德川氏《とくがはし》との緣《えん》が深《ふか》いばかりでなく、東京灣《とうきやうわん》を擁《よう》して、小魚《こざかな》の豐富《ほうふ》なところから、これを材料《ざいれう》にする料理屋《れうりや》などで、特《とく》に八丁味噌《ちやうみそ》を用《もち》ふるのに見《み》ても、思《おも》ひ半《なか》ばに過《す》ぎるわけである。八丁味噌《ちやうみそ》と共通《きやうつう》するものに、名古屋《なごや》のたまり醬油《しやうゆ》がある。たまりは『豆油』と書《か》き、醬油發達《しやうゆはつたつ》以前《いぜん》の調味料《てうみれう》で、各地《かくち》に行《おこな》はれたが、尾張《をはり》では慶長《けいちやう》十五年《ねん》、名古屋城《なごやじやう》の修築《しうちく》に際《さい》し、多數人夫《たすうにんぷ》の食用《しよくよう》に充《あ》てゝ以來《いらい》、引續《ひきつゞ》き城內《じやうない》で釀成貯藏《じやうせいちよざう》し、有事《いうじ》に備《そな》へたといふ歷史物《れきしもの》、味噌《みそ》を造《つく》る時《とき》に溜《たま》る濃液《のうえき》で、普通《ふつう》の醬油《しやうゆ》に比《くら》べると、色《いろ》はやゝ淡《うす》いが味《あぢ》は濃《こ》く、能率的《のうりつてき》である。維新後醬油《ゐしんごしやうゆ》に壓迫《あつぱく》されながら、改良《かいりやう》を加《くは》へて頑張《ぐわんば》り續《つゞ》け、現《げん》に年產《ねんさん》二百五十萬圓《まんゑん》を得《え》てゐるといふのだから、尾張人《をはりじん》の經濟觀念《けいざいくわんねん》を、代表《だいへう》するものともいへる。

尾張大根《をはりだいこ》は無條件《むでうけん》に美味《うま》い。切干《きりぼし》にもいろ〳〵あるが、景容《けいよう》を主《しゆ》とした割干《わりぼし》よりも、丸《まる》のまゝの捻《ねぢ》干《ぼし》がよい。養鷄王國《やうけいわうこく》の名《な》も久《ひさ》しく、現在《げんざい》一年《ねん》の移出量《いしゆつりやう》が、鷄《とり》の數《かず》で約《やく》五百萬羽《まんば》七百萬圓《まんゑん》、卵《たまご》が三億《おく》六萬個《まんこ》千三百萬圓《まんゑん》といふのだから、物凄《ものすご》い位《くらゐ》のものだ。もとは維新後《ゐしんご》扶持《ふち》に離《はな》れた舊藩士《きうはんし》が、活計《たつき》の補《おぎな》ひに始《はじ》めたのが、この盛大《せいだい》を致《いた》したといふのだから、士族《しぞく》の商法《しやうはふ》も馬鹿《ばか》にはならぬ。もとは名古屋《なごや》コーチンといッたが、いろ〳〵の雜種《ざつしゆ》から改良《かいりやう》して、今《いま》では名古屋種《なごやしゆ》と單稱《たんしよう》してゐる。新名物《しんめいぶつ》ではトマトがすぐれ、隨《したが》ッてトマト・ソースの優良品《いうりやうひん》が出來《でき》る。全國《ぜんこく》の生産額《せいさんがく》百貳拾萬圓《にじふまんゑん》の內《うち》、百萬圓《まんゑん》を占《し》めてゐるといふので鼻息《はないき》が荒《あら》い。名古屋饂飩《なごやうどん》はキシメンとも、紐革《ひもかは》ともいふ平打《ひらうち》で、油揚《あぶらあげ》に葱《ねぎ》を添《そ》へたのがうまい。

渥美灣《あつみわん》の海老《えび》にもづく、知多半島《ちたはんたう》の海鼠《なまこ》に海鼠腸《このわた》、伊勢灣《いせわん》の鯛《たひ》その他《た》、いろ〳〵の小魚《こざかな》は知《し》られてゐるが、伊勢灣《いせわん》の白魚《しらうを》が優秀《いうしう》なことは、案外著聞《あんぐわいちよもん》してゐないやうだ。江戸時代《えどじだい》に幅《はゞ》を利《き》かせた佃《つくだ》の白魚《しらうを》も、尾州家《びしうけ》から獻上《けんじやう》して品川《しながは》へ移植《いしよく》したので、今《いま》は殆《ほと》んど跡《あと》を絕《た》ッたけれど、やはり尾張出身《をはりしゆつしん》の關係《くわんけい》から、池田氏《いけだし》が備前《びぜん》の兒島灣《こじまわん》に移植《いしよく》した白魚《しらうを》は、今《いま》も優秀《いうしう》を誇《ほこ》ッてゐるが、本家《ほんけ》は共《とも》にこゝである。名古屋《なごや》の西郊津島《せいかうつしま》の町《まち》に、麩《ふ》の優良品《いうりやうひん》ができるのを、名古屋《なごや》で重用《ちようよう》しないのは不思議《ふしぎ》だ。

伊勢《いせ》へ廻《まは》ッて、名物桑名《めいぶつくはな》の燒蛤《やきはまぐり》は『膝栗毛《ひざくりげ》』を讀《よ》まない人《ひと》にも知《し》られ過《す》ぎてゐる。時雨蛤《しぐれはまぐり》は元和《げんな》の昔《むかし》、烏丸大納言光廣《からすまるだいなごんみつひろ》が、關東《くわんとう》へ下向《げかう》の途次《みちすがら》、七里《り》の渡《わた》しの船待《ふなまち》に、桑名《くはな》の宿《やど》で供《きよう》せられた、石燒《いしやき》の蛤《はまぐり》を賞美《しやうび》し、「神無月《かんなづき》降《ふ》りみ降《ふ》らずみ定《さだ》めなき、時雨《しぐれ》は冬《ふゆ》の初《はじ》めなりけり」の古歌《こか》に因《ちな》み、『時雨《しぐれ》』と名《な》づけたのが起原《きげん》で、最初《さいしよ》は燒蛤《やきはまぐり》であッたのが、後年大量生産《こうねんだいりやうせいさん》の爲《ため》、佃煮風《つくだにふう》に變《かは》ッたのだともいひ、一説《せつ》には、本願寺《ほんぐわんじ》の名古屋《なごや》門跡《もんぜき》に勤仕《ごんし》した某《なにがし》が、十月《ぐわつ》の時雨《しぐれ》季節《きせつ》に、門主《もんす》の徒然《つれ〴〵》を慰《なぐさ》める爲《ため》、蛤《はまぐり》と生姜《しやうが》とを煮染《にし》めて献《けん》じたところ、美味《びみ》な上《うへ》貯藏《ちよざう》に堪《た》へるので『時雨《しぐれ》』と名《な》づけて賞美《しやうび》され、その後《ご》も屢《しば〴〵》下命《かめい》されたところから、轉《てん》じてその季節《きせつ》に漁《と》れる蛤《はまぐり》をも、時雨《しぐれ》蛤《はまぐり》と呼《よ》ぶやうになツたといふ。それが今《いま》では佃煮風《つくだにふう》に、生姜《しやうが》を加《くは》へたすべての煮染《にしめ》を、時雨煮《しぐれに》と呼《よ》ぶやうになツた。蛤《はまぐり》は時雨煮《しぐれに》も結構《けつこう》だけれど、同《おな》じくは生《いき》た貝《かひ》のまゝ、燒立《やきた》てを食《く》ふに越《こ》した風味《ふうみ》はない。桑名《くはな》の時雨煮《しぐれに》は、貝《かひ》の持《も》つ原液《げんえき》を用《もち》ひるのが特色《とくしよく》で、更《さら》にこの煮汁《にしる》を、湯豆腐《ゆどうふ》などに應用《おうよう》するのが珍味《ちんみ》だ。

伊勢澤庵《いせたくあん》に伊勢索麵《いせさうめん》、どツちも大衆食品《たいしうしよくひん》だが、伊勢澤庵《いせたくあん》は少《すくな》くとも本格的《ほんかくてき》、縞《しま》の半纏《はんてん》に脚絆掛《きやはんがけ》の鄙《ひな》姿《すがた》で、まだうら若《わか》い伊勢乙女《いせおとめ》が、お國訛丸出《くになまりまるだ》しに『澤庵《たくあん》えゝかな』と、京大阪《きやうおほさか》まで賣《う》りに出《で》る。原料《げんれう》は尾張《をはり》の宮重《みやしげ》と同種《どうしゆ》なのだが、太神宮《だいじんぐう》の御料地《ごれうち》御園《みその》に作《つく》り始《はじ》めてから、御園大根《みそのだいこん》と呼《よ》ばれて獨立《どくりつ》し、澤庵用《たくあんよう》の好適品《かうてきひん》として、お國自慢《くにじまん》になツてゐる。一體《たい》澤庵《たくあん》は乾燥時《かんさうじ》が大切《たいせつ》で、一夜《や》の中《うち》に凍結《とうけつ》でもすると、品質《ひんしつ》が全然駄目《ぜんぜんだめ》になるところを、伊勢《いせ》は潮沿《しほぞ》ひの關係《くわんけい》か、寒《さむ》ければ寒《さむ》いほど夕暮《ゆふぐれ》になると、不《ふ》思議《しぎ》に寒風《かんぷう》がぴたりと歇《や》む、いはゆる伊勢《いせ》の夕凪《ゆふなぎ》のお蔭《かげ》で、滅多《めつた》に凍結《とうけつ》する虞《おそ》れのないのが、品質《ひんしつ》をよくする一因《いん》だといツてゐる。索麵《さうめん》も農家《のうか》の副業《ふくげふ》で、全部《ぜんぶ》手伸《てのべ》であるところが特色《とくしよく》だ。新《あたら》しいところでは、食用蛙《しよくようがへる》に力瘤《ちからこぶ》を入《い》れて、盛《さか》んに飼養《しやう》してゐたが、需要《じゆえう》が下火《したび》の傾向《けいかう》にあるので、近頃《ちかごろ》はどうなツたか、到《いた》るところに溢《あふ》れてゐるかも知《し》れぬ。

陽春櫻《やうしゆんざくら》の咲《さ》く時分《じぶん》、神風《かみかぜ》の伊勢《いせ》に參宮《さんぐう》すると、宮川堤《みやがはつゝみ》の葭簀《よしず》張《は》りに『なめしでんがく』と染拔《そめぬき》の幟《のぼり》がはためいて、赤前垂《あかまへだれ》が盛《さか》んに手招《てまね》く。菜飯《なめし》に田樂《でんがく》はつき物《もの》で、春《はる》の情趣《じやうしゆ》に誘《さそ》はれるが、初詣《はつまう》でに志《し》州鳥羽《しうとば》まで伸《の》して、土産《みやげ》に伊勢海老《いせえび》でも求《もと》めやうとすると、目《め》の玉《たま》が飛出《とびで》るほど高《たか》いのに驚《おどろ》く。志摩《しま》の鮑《あはび》が東國《とうごく》一を誇《ほこ》ツてゐる。

ワ、岐阜《ぎふ》・滋賀《しが》方面《はうめん》

東海道本線《とうかいだうほんせん》を岐阜《ぎふ》に入《はい》ると、何《なん》といツても長良川《ながらかは》の鮎《あゆ》だ。鵜匠《うしやう》の美事《みごと》な繩捌《なはさば》きで、篝火《かゞりび》の下《もと》に呑吐《どんと》される鮎《あゆ》は、鵜《う》の嘴《はし》にかゝる途端《とたん》に、即死《そくし》を遂《と》げるから美味《びみ》だといはれる。隨《したが》ツて頸《くび》の附根《つけね》に、鈍《にぶ》い創痕《きずあと》のあるのが特長《とくちやう》で、東京《とうきやう》でも優良品《いうりやうひん》として扱《あつか》はれるが、近頃《ちかごろ》は九州物《しうもの》を空輸《くうゆ》して、各務ケ原《かゞみがはら》から一旦岐阜《たんぎふ》に運《はこ》び、創痕《きずあと》をつけた擬裝品《ぎさうひん》が、長良川産《ながらかはさん》として移送《いそう》されるとて、同縣出身者《どうけんしゆつしんしや》の幻滅談《げんめつだん》を聞《き》いたことがある。守口大根《もりぐちだいこ》は岐阜近郊《ぎふきんかう》、稻葉郡《いなばごほり》一局部《きよくぶ》の特産《とくさん》で、長《なが》さ三四尺《しやく》もあるのに、太《ふと》さはせいぜい一錢銅貨大《せんどうくわだい》に過《す》ぎぬから、いはゞ長細根《ながほそね》である。肉《にく》は緻密《ちみつ》で、辛味《からみ》が強《つよ》い爲《ため》、生《なま》や煮食《にぐひ》には向《む》かないが、粕漬《かすづけ》にして名産《めいさん》に數《かぞ》へられ、また丸干《まるぼし》にしたのも美事《みごと》だ。

東濃地方《とうのうちはう》で初冬《しよとう》になると、渡《わた》り鳥《とり》の鶫《つぐみ》が汎濫《はんらん》する。中央本線《ちうあうほんせん》の中津川方面《なかつがははうめん》が本場《ほんば》で、商品《しやうひん》としては粕漬《かすづけ》や、麴漬《かうぢつけ》にして頒布《はんぷ》するが、無論《むろん》捕《と》り立《た》てを附燒《つけやき》にして、頭《あたま》からぼり〳〵食《く》ふ味《あぢ》には及《およ》ばぬ。臓物《ざうもつ》は鹽辛《しほから》にしたり、佃煮《つくだに》にしてゐるが、これは確《たし》かに珍羞《ちんしう》といへる。養老《やうらう》の瀧《たき》を見《み》にいッて、鯉《こひ》の美味《うま》かッたことを記憶《おぼへ》てゐるが、山間部《さんかんぶ》が多《おほ》いので、淡水魚《たんすゐぎよ》は豐富《ほうふ》らしく、長良《ながら》の上流《じやうりう》郡上《ぐじよう》の八幡《まん》あたりには、グロテスクな山椒魚《さんせうを》もゐる。果實《くわじつ》では柿《かき》が著聞《ちよもん》し、富有柿《ふゆがき》の原産地《げんさんち》である。秋《あき》の松茸《まつたけ》も豐富《ほうふ》だ。關ケ原《せきがはら》を越《こ》えて近江路《あふみぢ》に入《い》ると、琵琶湖《びはこ》の淡水魚《たんすゐぎよ》が待構《まちかま》へてゐる。山野《さんや》の幸《さち》では信樂茶《しがらきちや》、近江蕪《あふみかぶ》に松茸位《まつたけくらゐ》のもので、多《おほ》く知《し》られないやうだが、畜産《ちくさん》では近江《あふみ》の牛肉《ぎうにく》が押《おさ》へてゐる。これは神戸牛《かうべうし》の本場《ほんば》とされる丹波《たんば》・但馬《たじま》を凌《しの》ぐといはれ、神戸《かうべ》へも盛《さか》んに移出《いしゆつ》される。

水産《すゐさん》で有名《いうめい》なのは源五郎鮒《げんごらうぶな》だ。堅田《かただ》を中心《ちうしん》とするところから、昔《むかし》は堅田鮒《かただぶな》と呼《よ》ばれた。衣笠左大臣《きぬがさのさだいじん》家長《いへなが》の歌《うた》に「いにしへはいとも畏《かしこ》し堅田鮒《かただぶな》、つゝみ燒《やき》なる中《なか》の玉章《たまづさ》」とあるのは、人皇《にんのう》三十八代天智《だいてんち》天皇崩御《てんのうほうぎよ》の後《のち》、皇太弟大海人皇子《くわうたいていおほあまのみこ》と、皇太子大友皇子《くわうたいしおほとものみこ》と、御叔甥《おんをぢをひ》の間《あひだ》に御代爭《みよあらそ》ひの起《おこ》ッた時《とき》、皇太子《くわうたいし》の妃《ひ》は皇太弟《くわうたいてい》の女《ちよ》で、従兄妹《いとこ》同志《どうし》であられたが、太子側《たいしがは》に害心《がいしん》のあることを知《し》ツて、御父《おんちゝ》の上《うへ》を悲《かなし》まれ、鮒《ふな》の丸焼《まるやき》があツたのを幸《さいは》ひ、小《ちひ》さな紙片《かみきれ》に御文《おんふみ》を認《したゝ》め、その腹《はら》に忍《しの》ばせて、吉野《よしの》の宮《みや》へ送《おく》られたと、『宇治拾遺物語《うぢしふゐものがたり》』にある故事《ふること》を詠《よ》んだもので、家長《いへなが》は鎌倉初期《かまくらしよき》の人《ひと》だが、主題《しゆだい》となツた壬申《じんしん》の亂《らん》は、約《やく》千三百年《ねん》の昔《むかし》、さゞなみの志賀《しが》の大津《おほつ》に都《みやこ》のあツた時代《じだい》だから、鮒《ふな》の歴史《れきし》がいかに古《ふる》く、また高貴《かうき》の御膳《ごぜん》に供《きよう》せられたかゞわかる。

包焼《つゝみやき》といふのは、鱗《うろこ》も去《さ》らず、腸《わた》も抜《ぬ》かず、姿《すがた》のまゝ丸焼《まるやき》にしたのだが、後《のち》には腹《はら》を開《あ》けて腸《わた》を出《だ》した後《あと》へ、結昆布《むすびこぶ》、串柿《くしがき》、胡桃《くるみ》、罌粟《けし》、栗《くり》の五種《しゆ》を入《い》れて縫《ぬ》ひくるみ、出陣《しゆつぢん》または發途《かどで》の縁喜《えんぎ》に、祝《いは》ツて供《きよう》するやうになツたのが、やがて昆布巻《こぶまき》の濫觴《はじまり》だといふ。昆布《こぶ》を玉章《たまづさ》に用《もち》ひた紙片《しへん》に擬《ぎ》したので、皇太弟御勝利《くわうたいていごしようり》の後《のち》、天武天皇《てんむてんのう》の御位《みくらゐ》に即《つ》かれたからである。源五郎鮒《げんごらうぶな》とは室町時代《むろまちじだい》に、錦織《にしごり》の源《げん》五郎《らう》なるものが、琵琶湖《びはこ》の漁業権《ぎよげふけん》を得《え》て、毎日精選《まいにちせいせん》した鮒《ふな》を、幕府《ばくふ》へ納《をさ》めたからの稱呼《しようこ》で、平鮒《ひらぶな》の優《いう》秀《しう》なのに限《かぎ》るといはれ、一説《せつ》にはその鮒《ふな》が、初夏《しよか》に美味《びみ》なところから、夏頃鮒《げごろぶな》といツたのが、轉訛《てんくわ》したのだともいふが、いづれにしても湖上《こじやう》の遊覧船《いうらんせん》で、芥子《からし》酢《す》味噌《みそ》の膾《なます》を供《きよう》せられたのは美味《うま》かツた。大津《おほつ》の鮒鮓《ふなずし》は、初心者《しよしんしや》を辟易《へきえき》せしめるが、食馴《たべな》れると忘《わす》れられぬ珍味《ちんみ》だ。鱒《ます》も鯉《こひ》も漁《と》れるが、鯉《こひ》は長《ちやう》流《りう》を最《さい》とし、湖水《こすゐ》がこれに亞《つ》ぐとあツて、昔《むかし》から淀《よど》に譲《ゆづ》ツてゐる。瀬田蜆《せたしじみ》に瀬田鰻《せたうなぎ》と、名物《めいぶつ》は交通路《かうつうろ》の便利《べんり》なところに集《あつ》まる。

不思議《ふしぎ》なのは湖水産《こすゐさん》の小鮎《こあゆ》で、食餌《しよくじ》が乏《とぼ》しい爲《ため》であらう、公魚《わかさぎ》ほどにしか育《そだ》たぬが、他《た》の河川《かせん》へ放流《はうりう》すると、ぐん／＼と成長《せいちやう》するので、放流用《はうりうよう》として各地《かくち》へ送《おく》られる。これの稚魚《ちぎよ》を氷魚《ひを》と呼《よ》ばれ、飴煮《あめに》にして賣《う》ツてゐる。佳饌《かせん》として珍重《ちんちやう》されるのは、鰉《ひがひ》とアマゴとが雙璧《さうへき》で、盛《さか》んに京都《きやうと》へ運《はこ》ばれる。鰉《ひがひ》は骨《ほね》が硬《かた》いけれど、明治天皇《めいぢてんのう》が御幼少時《ごえうせうじ》、京《きやう》で召上《めしあが》られた御追想《ごついさう》から、後《のち》まで賞美遊《しやうびあそ》ばしたといふことで、特《とく》に肖《あや》かり物《もの》とされ、普通《ふつう》には附燒《つけやき》にして侑《すゝ》めるが、生《いき》たのを刺身《さしみ》にしたのが珍重《ちんちやう》される。アマゴは山女魚《やまめ》の同族《どうぞく》だといふが、多《おほ》く稚《わか》い間《あひだ》に用《もち》ひられ、空揚《からあげ》にして佳味《かみ》とされる。湖畔人《こはんじん》に最《もつと》も魅力《みりよく》のあるのは、鰣《はす》の鹽燒《しほやき》だ。大津《おほつ》からは一跨《ひとまた》ぎで京都《きやうと》だ。

カ、京都《きやうと》・奈良地方《ならちはう》

千年皇城《ねんわうじやう》の地《ち》、前代文化《ぜんだいぶんくわ》の中心《ちうしん》であツたゞけに、京都《きやうと》は食物《しよくもつ》の歴史《れきし》も古《ふる》いが、三面山《めんやま》に圍《かこ》まれた盆地《ぼんち》で、海《うみ》に遠《とほ》い山國《やまぐに》である爲《ため》、食料《しよくれう》としての生産《せいさん》は豐富《ほうふ》でない。諸國《しよこく》からの貢進《こうしん》は、鹽藏若《えんざうも》しくは乾《かん》燥《さう》した、貯藏品《ちよざうひん》が主《しゆ》となるので、隨《したが》ツて調理技術《てうりぎじゆつ》は發達《はつたつ》した。今《いま》の行政區劃《ぎやうせいくくわく》によると、山城《やましろ》一國《こく》の外《ほか》、丹波《たんば》の一部《ぶ》と、丹後《たんご》一國《こく》が加《くは》はツてゐるから、府《ふ》としては日本海《につぽんかい》に顔《かほ》を出《だ》してゐるけれど、そこは若狹《わかさ》灣《わん》の一部《ぶ》で、交通《かうつう》の便《べん》は若狹《わかさ》に及《およ》ばないから、京都市《きやうとし》として負《お》ふところは尠《すくな》い。鰈《かれひ》や鯖《さば》やぐぢは、やはり若狹《わかさ》から需《もと》め、鰉《ひがひ》やアマゴは琵琶湖《びはこ》から仰《あふ》ぐ。本場《ほんば》として誇《ほこ》るに足《た》るのは、秋《あき》の松茸《まつたけ》であらう。松茸《まつたけ》に附物《つきもの》の鱧料理《はもれうり》は、京都《きやうと》が最《もつと》も優《すぐ》れてゐるので、鱧《はも》は山《やま》で漁《と》れるのだといふ笑話《わらひばなし》さへある。鱧《はも》は活力《くわつりよく》の強《つよ》い魚《さかな》で、水《みづ》を離《はな》れても相當長時間《さうたうちやうじかん》、活《い》きてゐて元氣《げんき》に跳《は》ねるところから、交通《かうつう》の不《ふ》便《べん》だツた時代《じだい》、夜道《よみち》をかけて運搬《うんぱん》する魚屋《さかなや》が、偶《たま》ま途中《とちう》で休《やす》む場合《ばあひ》、道傍《みちばた》に卸《おろ》した荷籠《にかご》の中《なか》から、跳《はね》出《だ》したのを知《し》らずに行《ゆ》くことがある。後《あと》から通《とほ》りかゝツた者《もの》が、砂《すな》まみれになツてゐるのを拾《ひろ》ツて、まだ活《いき》てゐるところから、話《はなし》の種《たね》になるのだが、海産魚《かいさんぎよ》で活《いき》たまゝ京《きやう》に入《はい》るのは、當時《たうじ》鱧《はも》くらゐのものだツたので、珍重《ちんちやう》されることも甚《はなは》だしく、隨《したが》ツて調理《てうり》が發達《はつたつ》したものと思《おも》はれる。身欠鰊《みかきにしん》や棒鱈《ぼうだら》や、支那料理《しなれうり》に賞《めで》られる乾鮑《ほしあはび》、乾海鼠《ほしなまこ》などの調理《てうり》でも、京都《きやうと》が昔《むかし》から進《すゝ》んでゐたのは、活《いき》た海産《かいさん》に乏《とぼ》しい爲《ため》、加工技術《かこうぎじゆつ》を必要《ひつえう》としたからだ。

海《うみ》の幸《さち》に惠《めぐ》まれない限《かぎ》り、淡水魚《たんすゐぎよ》と、野菜《やさい》と、乾物《かんぶつ》とでは、何《なん》といツても皇城《わうじやう》の地《ち》だ。聖護院大根《しやうごゐんだいこ》に聖護院蕪《しやうごゐんかぶ》、壬生菜《みぶな》に白川菜《しらかはな》、「酸莖《すぐき》いらんかいな」と聞《き》くと、酒《さけ》の後《あと》の茶漬《ちやづけ》が一椀進《わんすゝ》むことになる。お馴染蕪《なじみかぶ》の千枚漬《まいづけ》は、聖護院《しやうごゐん》が本格《ほんかく》だけれど、近頃《ちかごろ》は江州蕪《ごうしうかぶ》が幅《はゞ》を利《き》かしてゐる。酸莖《すぐき》は洛北《らくほく》の特産《とくさん》で、上加茂《かみかも》、修學院《しうがくゐん》、一乘寺《じようじ》、松ケ崎《まつがさき》、下鴨《しもかも》あたり、一帶《たい》の地域《ちゐき》以外《いぐわい》には、日本全土《につぽんぜんど》どこにもない。大根《だいこ》とも蕪《かぶ》ともつかぬ一種《しゆ》の野生植物《やせいしよくぶつ》が、栽培《さいばい》されて發達《はつたつ》したのだといふ、漢字《かんじ》を當《あ》てゝ『酸莖菜』と書《か》き、普通《ふつう》の菜漬《なづけ》と同《おな》じく、鹽《しほ》を振《ふ》ツて壓《おし》を強《つよ》くかけるだけだが、漬上《つきあが》ると仄《ほの》かな酸味《さんみ》を有《も》ツて、獨特《どくとく》の好風味《かうふうみ》がある。酸莖《すぐき》は栽培《さいばい》から漬込《つけこ》みまで、一手《て》で丹念《たんねん》に行《おこな》はないと、本統《ほんと》の味《あぢ》が出《で》ないといはれたものだが、近年需要《きんねんじゆえう》の增加《ぞうか》に隨《したが》ひ、賣出《うりだ》しを急《いそ》いで手《て》を拔《ぬ》いたり、餘計《よけい》な人工《じんこう》を加《くは》へたりする爲《ため》、農家《のうか》の自家用以外《じかよういぐわい》には、殆《ほと》んど特有《とくしう》の風味《ふうみ》を失《うしな》ツた。昔《むかし》は三月下旬《ぐわつげじゆん》から、花見時《はなみどき》の四月中《ぐわつちう》を漬加《つきか》減《げん》とし、俗《ぞく》に枇杷色《びはいろ》といふ、莖《くき》も根《ね》も淡黃色《たんくわうしよく》を帶《お》びたのが、美味《びみ》として珍重《ちんちやう》されたのだが、今《いま》は新年《しんねん》用《よう》として、十二月《ぐわつ》になるとハシリを出《だ》すから、莖《くき》は靑《あを》く、根《ね》は白《しろ》く、見《み》た目《め》は鮮《あざや》かだけれど、眞《しん》の愛《あい》好者《かうしや》は皆失望《みなしつばう》する。

豆腐《とうふ》は二軒茶屋《けんちやや》の昔《むかし》から、『祇園豆腐《ぎをんとうふ》』と名《な》に立《た》ツて、全國的《ぜんこくてき》に模倣《もはう》された位《くらゐ》、湯波《ゆば》もうまく、麩《ふ》もうまい。精進料理《しやうじんれうり》の發達《はつたつ》したのも、名刹大寺《めいせつだいじ》の淵藪《えんさう》だからで、寺納豆《てらなつとう》の著聞《ちよもん》したものも多《おほ》い。普茶料《ふちやれう》理《り》の本家《ほんけ》には、宇治《うち》の黄檗山《わうばくさん》がある。干瓢《かんぺう》の本場《ほんば》も山城《やましろ》の木津《きづ》で、今《いま》なほ玄人仲間《くらうとなかま》には、干瓢《かんぺう》のことを『キツ』と呼《よ》ぶ位《くらゐ》だが、これはお株《かぶ》を關東《くわんとう》の栃木《とちぎ》・茨城兩縣《いばらぎりやうけん》に取《と》られた。茶處《ちやどころ》の宇治《うち》を控《ひか》へて、名《めい》菓《くわ》の自慢《じまん》も當然《たうぜん》だが、土産用《みやげよう》としては知《し》れ渡《わた》ツた『八《や》つ橋《はし》』より、蕎麥《そば》ぼうるの方《はう》に軍配《ぐんばい》を擧《あ》げたい。鰻《うなぎ》は昔《むかし》から『宇治《うち》の丸《まる》』といはれて、宇治川《うちがは》の名物《めいぶつ》であり、鯉《こひ》は下流《かりう》の淀川《よどがは》が著聞《ちよもん》してゐる。鯉《こひ》は元來長流《ぐわんらいちやうりう》に棲《す》むものが優《すぐ》れ、湖水《こすゐ》の產《さん》がこれに亞《つ》ぐとある。室町幕府《むろまちばくふ》の管領細川勝元《くわんれいほそかはかつもと》は、鯉《こひ》を好《この》んで鯉《こひ》に長《ちやう》じ「他國《たこく》の鯉《こひ》は作《つく》りて酒《さけ》に浸《ひた》す時《とき》、一兩箸《りやうはし》に及《およ》べばその汁濁《しるにご》れり、淀鯉《よどこひ》は然《しか》らず、いかほど浸《ひた》せども汁《しる》は薄《うす》くして濁《にご》りなし、これ名物《めいぶつ》のしるしなり」といツてゐるが、要《えう》するに當時都《たうじみやこ》の近《ちか》くでは、淀川《よどがは》が最《もつと》も長流《ちやうりう》であツたから、隨《したが》ツて賞美《しやうび》されたと思《おも》はれる。京《きやう》の泥鼈料理《すつぽんれうり》が美味《うま》い。

奈良縣《ならけん》へ入《はい》ると、更《さら》に歷史《れきし》が古《ふる》い。同時《どうじ》に海《うみ》が遠《とほ》いから、魚類《ぎよるゐ》で問題《もんだい》になるのは、鮎位《あゆぐらゐ》なものである。淨瑠璃《じやうるり》の『千本櫻《ほんざくら》』で有名《いうめい》な釣瓶鮓《つるべすし》も、交通不便《かうつうふべん》の時代《じだい》、比較的豐富《ひかくてきほうふ》な鮎《あゆ》の貯藏法《ちよざうはふ》として、發達《はつたつ》したことは明《あきら》かだ。『四條流庖丁書《でうりうはうちやうしよ》』に「鮓《すし》のこと鮎《あゆ》をもとゝすべし」とあるのも、鹽藏鮎《えんざうあゆ》の盛《さか》んに行《おこな》はれた證據《しようこ》である。吉野川沿岸《よしのがはえんがん》の多產地方《たさんちはう》では、鮓以外《すしいぐわい》の貯藏法《ちよざうはふ》として、燒干鮎《やきぼしあゆ》を多《おほ》く出《だ》したが、生《なま》でどん／＼捌《さば》けるやうになツて、燒干《やきぼし》は殆《ほと》んど跡《あと》を絕《た》ツた。葛《くず》を用《もち》ひる料理《れうり》を吉野仕立《よしのじたて》といふ、吉野《よしの》の葛《くず》が有名《いうめい》なからだ。瓜《うり》や茄子《なす》の粕漬《かすづけ》を、奈良漬《ならづけ》といはれるのも、酒《さけ》の産地《さんち》として歴史《れきし》が古《ふる》いからであり、その名殘《なごり》をあられ酒《ざけ》に留《とゞ》めてゐる。酒樽《さかだる》の用材《ようざい》として、吉野杉《よしのすぎ》の珍重《ちんちよう》されるのも、緣《えん》を引《ひ》いてゐるわけだ。特色《とくしよく》のあるのは柳生漬《やぎふづけ》で、茸《きのこ》に野菜《やさい》を配《はい》した早漬《はやづけ》だが、鹽《しほ》さへ利《き》かせばいつまでゞも貯藏《ちよざう》出來《でき》る。秋大根《あきだいこん》と茸《きのこ》の出《で》る時分《じぶん》、松茸《まつたけ》、標茸《しめじ》、初茸《はつたけ》を初《はじ》め、食《た》べられる茸《きのこ》なら何《なん》でも應用《おうよう》する。熱湯《ねつたう》でざッと茹揚《ゆであ》げた茸《きのこ》に、大根《だいこ》の短冊《たんざく》、人參《にんじん》の纎切《せんぎり》、湯《ゆ》に戻《もど》した干《ひ》ずゐき、蕃椒《たうがらし》、柚子《ゆず》等《とう》の香辛料《かうしんれう》を取合《とりあは》せ、振鹽《ふりじほ》をしては壺《つぼ》に漬込《つけこ》み、水《みづ》が上《あが》る程度《ていど》の壓石《おもし》を置《お》き、掩《おほ》ひをして一週間《しうかん》も經《た》つと食《た》べ始《はじ》められる。水氣《すゐき》を搾《しぼ》ッたゞけで洗《あら》はずに用《もち》ひるのが口傳《くでん》で、香味滿點《かうみまんてん》といへる。芋莖《ずゐき》を割《さ》いて干《ほ》したのを、關西地方《くわんさいちはう》では割菜《わりな》といふ、永《なが》く貯藏《ちよざう》に堪《た》へるので、備荒食《びくわうしよく》または軍糧《ぐんりやう》として重《おも》んじられ、加藤清正《かとうきよまさ》の熊本築城《くまもとちくじやう》に對《たい》しては、城壁《じやうへき》の間《あひだ》に塗籠《ぬりこ》めたとか、疊《たゝみ》の芯《しん》に用《もち》ひたといふので、名將《めいしやう》の用意《ようい》を語《かた》る逸話《いつわ》に殘《のこ》ッてゐる位《くらゐ》だが、常食《じやうしよく》にしても馬鹿《ばか》にならぬ、これの主産地《しゆさんち》がまた大和《やまと》で、紀州《きしう》から阿波《あは》、土佐《とさ》に及《およ》んでゐる。栽培《さいばい》されるとろゝ薯《いも》を、大和薯《やまといも》と呼《よ》ばれるのも、こゝが本場《ほんば》で優秀《いうしう》なからだ。凍豆腐《こほりとうふ》は高野《かうや》が有名《いうめい》だが、産額《さんがく》は奈良縣《ならけん》が多《おほ》い。蜜柑《みかん》も紀州《きしう》から大和《やまと》に發展《はつてん》し、西瓜《すゐくわ》の名聲《めいせい》は大和《やまと》が占《し》めてゐる。索麵《さうめん》の主産地《しゆさんち》は播州《ばんしう》に移《うつ》ッたが、本場《ほんば》はやはり三輪索麵《みわさうめん》の名《な》が高《たか》い。

ヨ、大阪《おほさか》・和歌山方面《わかやまはうめん》

昔《むかし》から「大阪《おほさか》の食倒《くひだ》れ」といふ。地勢上材料《ちせいじやうざいれう》が豐富《ほうふ》だから、自然味覺《しぜんみかく》が發達《はつたつ》したと見《み》てよい。淡水《たんすゐ》魚《ぎよ》も、野菜《やさい》も、乾物《かんぶつ》も、京都《きやうと》に亞《つ》いで豐富《ほうふ》な上《うへ》、瀬戸内海《せとないかい》を控《ひか》へてゐる、大消費地《だいせうひち》として、近海《きんかい》の魚《ぎよ》類《るゐ》に惠《めぐ》まれてゐることは、遙《はる》かに東京以上《とうきやういじやう》である。東京《とうきやう》の握《にぎ》り鮓《すし》に對《たい》して、大阪鮨《おほさかずし》は輕淡《けいたん》な筥鮨《はこずし》が代《だい》表《へう》し、冬《ふゆ》は溫鮨《ぬくずし》が賞翫《しやうくわん》に値《あたひ》し、名物《めいぶつ》には雀鮓《すゞめずし》がある。『嬉遊笑覽《きいうせうらん》』に「攝津名物《せつつめいぶつ》の内雀鮓《うちすゞめずし》、江鮒《えぶな》なり、腹《はら》に飯《めし》を多《おほ》く入《い》れたるが、雀《すゞめ》の如《ごと》くふくるれば、かくいふなりといへり、江鮒《えぶな》とは江戸《えど》にてオボコといふ、鯔《いな》の子《こ》なり」とある如《ごと》く、舊《ふる》くから浪速《なには》の名物《めいぶつ》で、もとは江鮒《えぶな》を開《ひら》いて用《もち》ゐたが、後《のち》には專《もつぱ》ら小鯛《こだひ》を用《もち》ひた。それも近頃《ちかごろ》までは、淡路《あはぢ》の二歳物《さいもの》を竹串《たけぐし》に刺《さ》して、ほんのりと焙《あぶ》ツたのか、または生《いけ》船《ぶね》に活《いか》して、毎朝艪聲勇《まいあさろせいいさ》ましく、大阪《おほさか》の雜喉場《ざこば》へ上《あ》げ、これを雀《すゞめ》の屈《こゞ》む形《かたち》に造《つく》ツて、桶詰《をけづめ》、青竹詰《あをだけづめ》、また箱詰《はこづめ》にしたものだが、交通機關《かうつうきくわん》の發達《はつたつ》などから、今《いま》では鮓用《すしよう》の小鯛《こだひ》が拂底《ふつてい》し、雀形《すゞめがた》に作《つく》るほどはなくなツたので、やゝ大《おほ》きい三歳物《さいもの》あたりを、片身《かたみ》か、棒《ぼう》づけにして用《もち》ふるやうになツた。この鯛《たひ》に、米《こめ》は近江《あふみ》の山間米《さんかんまい》、酢《す》は紀州粉河《きしうこかは》の產《さん》に、橙《だいく》酢《す》を混《ま》ぜたものといふ、吟味《ぎんみ》した配合《はいがふ》を誇《ほこ》り、昔《むかし》は無論《むろん》押鮓《なれずし》であツたから、長期《ちやうき》の保存《ほぞん》に堪《た》へたけれど、今《いま》は早酢《はやずし》となツて、日《ひ》を經《ふ》ると風味《ふうみ》を失《うしな》ふから、夏《なつ》なら二日《ふつか》位《ぐらゐ》で處分《しよぶん》せねばならぬが、それでも青竹《あをたけ》に詰《つ》めたのは、冬《ふゆ》なら十日《か》ぐらゐ大丈夫《だいぢやうぶ》だ。

刺身《さしみ》なども東京《とうきやう》では、赤肉《あかみ》の鮪《まぐろ》が標準《へうじゆん》だが、大阪《おほさか》は白肉《しろみ》の鯛《たひ》が代表《だいへう》し、蕎麥《そば》よりは饂飩《うどん》が美味《うま》く、鰻《うなぎ》も東京《とうきやう》の背開《せびら》きに對《たい》し、腹《はら》から割《さ》いて蒸《むし》にかけず、直《す》ぐにタレをつける風《ふう》であツたが、最近《さいきん》では餘《よ》程《ほど》接近《せつきん》し、あるひは共通《きようつう》するやうになツた。魚肉《ぎよにく》の鋤燒《すきやき》を約《つ》めて『魚《うを》すき』といふ、鯛《たひ》、鰆《さはら》、烏賊《いか》、海老《えび》など、季節《きせつ》の魚介《ぎよかい》に、野菜乾物《やさいかんぶつ》を配《はい》した鍋料理《なべれうり》、萬人向《まんにんむき》の美味《びみ》である。煮込《にこみ》おでんが大阪《おほさか》へ移《うつ》り『關東炊《くわんとうだき》』と呼《よ》ばれて發達《はつたつ》した。大阪蒲鉾《おほさかかまぼこ》は調味《てうみ》に於《おい》て優《すぐ》れ、昆布《こぶ》も大阪《おほさか》で加工《かこう》が發達《はつたつ》した。甘《あま》い方《はう》では『粟《あは》おこし』、寶暦年間《はうれきねんかん》の創製《さうせい》といふから、二百年近《ねんちか》い名物《めいぶつ》だ。最初《さいしよ》は無論粟《むろんあは》で作《つく》ツたのだらうが、今《いま》は白米《はくまい》が原料《げんれう》になり、岩《いは》のやうに固《かた》いといふころから、訛《なま》ツて『岩《いは》おこし』と呼《よ》ばれる。

大阪灣《おほさかわん》の海續《うみつゞ》き、和泉《いづみ》の前面《ぜんめん》を茅渟《ちぬ》の海《うみ》といふ。この邊《へん》一帶《たい》に小魚《こざかな》が多《おほ》く、殊《こと》に黑鯛《くろだひ》が美味《うま》い。關《くわん》西地方《さいちはう》で黑鯛《くろだひ》のことを、チヌダヒまた單《たん》にチヌと呼《よ》ぶのは、こゝを本場《ほんば》とする意味《いみ》である。河内《かはち》へ入《はい》ると河内索麵《かはちさうめん》、千早《ちはや》の凍豆腐《こほりどうふ》、觀心寺粉《くわんしんじこ》、道明寺糒《だうみやうじほしひ》と、すべて乾物《かんぶつ》の世界《せかい》だ。河内索麵《かはちさうめん》は三輪傳來《わでんらい》で、南河内郡《みなみかはちごほり》津田村《つだむら》を中心《ちうしん》とするところから、一に『津田索麵《つださうめん》』ともいふ。凍豆腐《こほりとうふ》は楠公《なんこう》の旗擧《はたあ》げで有名《いうめい》な、金剛山麓《こんがうさんろく》の千早村《ちはやむら》が中心《ちうしん》で、產額《さんがく》が多《おほ》い。觀心寺粉《くわんしんじこ》は寒晒《かんざら》し粉《こ》で、通稱白玉粉《つうしようしらたまこ》のことだ。現《げん》在《ざい》は新潟縣《にひがたけん》が主產地《しゆさんち》だが、これも楠公菩提寺《なんこうぼだいじ》の觀心寺《くわんしんじ》で、古《ふる》くから作《つく》られたといふので、關西地方《くわんさいちはう》では觀心寺粉《くわんしんじこ》と呼《よ》ばれる。道明寺《だうみやうじ》は菅公由緒《くわんこうゆゐしよ》の寺《てら》で、『菅原傳授手習鑑《すがはらでんじゆてならひかゞみ》』に出《で》る身代《みがは》り木像《もくざう》が、道明寺天《だうみやうじてん》滿宮《まんぐう》として祀《まつ》られてある、それへ供《そな》へた饌飯《せんぱん》の下《さが》りを、信者《しんじや》の乞《こ》ふまゝに頒《わか》ち與《あた》へたのが、益々盛《ます〳〵さか》んになるに連《つ》れ、豫《あらかじ》め大量《たいりやう》に用意《ようい》する爲《ため》、乾燥貯藏《かんさうちよざう》するやうになッた、卽《すなは》ち糒《ほしいひ》の濫觴《らんしやう》といふわけで、『道《だう》明寺《みやうじ》』が糒《ほしひ》の通《とほ》り名《な》になッた。こゝの特長《とくちやう》は純粹《じゆんすゐ》の糯米《もちごめ》を用《もち》ひ、しかも寒《かん》三十日《にち》に限《かぎ》ッて作《つく》るので、幾《いく》十年經《ねんた》ッても變質《へんしつ》しないといふのが自慢《じまん》だ。

更《さら》に府《ふ》の北部《ほくぶ》では、三島《みしま》・豐能《とよの》二郡《ぐん》に亘《わた》り、秋《あき》は松茸《まつたけ》の產地《さんち》であると共《とも》に、春《はる》は 筍《たけのこ》が名物《めいぶつ》だ。この 筍《たけのこ》は寬文頃《くわんもんごろ》、豐能郡熊野田村《とよのごほりくまのだむら》の人《ひと》が、鹿兒島《かごしま》から根株《ねかぶ》を持歸《もちかへ》ッて、試植《ししよく》したのが始《はじ》まりで、隣《となり》の三島郡《みしまごほり》に延《の》び、やがて京都府《きやうとふ》の南部《なんぶ》に侵入《しんにふ》し、南《みなみ》は河內《かはち》、和泉地方《いづみちはう》に擴《ひろ》がッたのが、今日近畿《こんにちきんき》筍《たけのこ》の盛名《せいめい》を齎《もたら》した由來《ゆらい》だといふから、二百七八十年《ねん》の歷史《れきし》だ。また豐能郡《とよのごほり》は能勢栗《のせぐり》の產地《さんち》で、いはゆる丹波栗《たんばぐり》の大半《たいはん》は、この地方《ちはう》の產出《さんしゆつ》だといふ。それは地理的關係《ちりてきくわんけい》から、丹波《たんば》の龜岡《かめをか》を集散市場《しふさんしぢやう》とした爲《ため》、舊龜岡藩主《きうかめをかはんしゆ》も、龜岡産《かめをかさん》として幕府《ばくふ》に獻上《けんじやう》したといふのだが、粒《つぶ》が大《おほ》きくて料理用《れうりよう》に適《てき》するところ、同《おな》じ系統《けいとう》と見《み》てよからう。三島郡《しまごほり》では獨活《うど》が自慢《じまん》だ。根元《ねもと》の太《ふと》さが舊《きう》二錢銅貨位《せんどうくわくらゐ》あり、長《なが》さ三尺《じやく》に及《およ》ぶ。もとは野生種《やせいしゆ》を栽培《さいばい》したのだが、二百餘年《よねん》の經驗《けいけん》を積《つ》んで、今《いま》の優良種《いうりやうしゆ》を得《え》たのだといふ。

幕末《ばくまつ》七卿落《きやうおち》の一人東久世通禧伯《にんひがしくぜつうきはく》が、明治《めいぢ》になツてから紀州《きしう》へ旅行《りよかう》し、熊野《くまの》の浦《うら》で水貝《みづがひ》を供《きよう》せられた時《とき》「これは八百善《やをぜん》の料理《れうり》と同《おな》じだ」といツて、舌皷《したつゞみ》を打《う》ツたといふ。産地《さんち》で新鮮《しんせん》なものを用《もち》ひれば、美味《うま》いのが當然《たうぜん》で、恐《おそ》らく八百善以上《やをぜんいじやう》であツた筈《はず》だ。紀州《きしう》は南方《なんばう》に突出《とつしゆつ》し、潮岬《うしほみさき》を尖端《せんたん》として、東《ひがし》は熊野灘《くまのなだ》に面《めん》し、西《にし》は瀬戸内海《せとないかい》を扼《やく》してゐるから、外海《ぐわいかい》の魚《さかな》、内海《ないかい》の魚《さかな》、東海《とうかい》の魚《さかな》、西海《さいかい》の魚《さかな》と、殆《ほと》んどその總《すべ》てを網羅《まうら》して、種類《しゆるゐ》が多《おほ》く漁穫《ぎよくわく》も豐富《ほうふ》、鮪《まぐろ》が漁《と》れる、鰹《かつを》が漁《と》れる、鯛《たひ》が漁《と》れて、鰆《さはら》が取《と》れて、鰛《いわし》も漁《と》れゝば、鯨《くじら》も漁《と》れる。その僻陸上《くせりくじやう》の交通《かうつう》が、近頃《ちかごろ》まで比較的不便《ひかくてきふべん》であツた爲《ため》、海岸地方《かいがんちはう》はどこへいツても、新鮮《しんせん》な材料《ざいれう》が汎濫《はんらん》したものだ。名物《めいぶつ》では小鯛《こだひ》の雀鮓《すゞめずし》、これは材料關係《ざいれうくわんけい》から、和歌山《わかやま》の方《はう》が本家《ほんけ》だと威張《ゐば》ツてゐる。白濱溫泉《しらはまをんせん》に交通路《かうつうろ》が開《ひら》けてから、便利《べんり》になツた田邊《たなべ》には、繩卷鮓《なはまきずし》といふのがある。靑竹《あをだけ》に詰《つ》めた鯖鮓《さばずし》で、上《うへ》を新藁《しんわら》の細繩《ほそなは》で、隙間《すきま》もなく卷《まき》きつけてある。包裝《はうさう》に雅致《がち》があり、味《あぢ》もよく狎《な》れてゐる。田邊名物《たなべめいぶつ》にはまた、なんば燒《やき》といふ魚餅《きよべい》がある。一寸厚《すんあつ》さ五寸角位《すんかくくらゐ》の方形《はうけい》に造《つく》ツた燒蒲鉾《やきかまぼこ》で、魚肉《ぎよにく》に混物《まぜもの》がないと見《み》えて、質《しつ》は硬《かた》いが味《あぢ》は優《すぐ》れてゐる。南蠻燒《なんばんやき》の轉訛《てんくわ》だらう。

最《もつと》も原始的《げんしてき》な珍味《ちんみ》は南紀地方《なんきちはう》の狎鮓《なれずし》だ。俗《ぞく》に『下鮓《しもずし》』ともいふのは、和歌山市《わかやまし》を上《かみ》とし、南方《なんぱう》を下《しも》とする意味《いみ》で、新宮市《しんぐうし》を中心《ちうしん》に鮎《あゆ》を主材《しゆざい》としたものと、有田《ありた》・海草兩郡方面《かいさうりやうぐんはうめん》の鯖《さば》、鰺《あぢ》、鮪《まぐろ》、太刀魚《たちうを》、イサキ等《とう》を主材《しゆざい》にしたものとの二種《しゆ》あるが、早鮓《はやずし》に馴《な》れた今《いま》の人々《ひとぐ》には、思《おも》ひも寄《よ》らぬほどの丹念《たんねん》な手法《しゆはふ》で、しかも各々特色《おのくとくしよく》がある。新宮《しんぐう》の鮎鮓《あゆずし》は、成熟《せいじゆく》した鮎《あゆ》または鯖《さば》、カマス、鰺《あぢ》などをも代用《だいよう》するが、いづれも生《いき》てぴち〳〵と跳《はね》るのを、腹《はら》を閉《あ》けて鹽《しほ》を詰《つ》め、小判型《こばんがた》の魚桶《うををけ》に澤庵《たくあん》の如《ごと》く漬込《つけこ》み、約《やく》一ケ月後《げつご》に洗《あら》ひ上《あ》げて飯《めし》を詰《つ》め、青竹《あをだけ》の葉《は》に包《つゝ》んで鮓桶《すしをけ》に漬《つ》け、壓石《おもし》をかけて別《べつ》に淸水《しみづ》を張《は》ツた大桶《おほをけ》に入《い》れ、上《うへ》から筧《かけひ》の水《みづ》を絶間《たえま》なく落《おと》しかけて、また一ケ月《げつ》置《お》く中《うち》に、鹽《しほ》と笹葉《さゝは》と水《みづ》と魚《うを》と飯《めし》とが、五味《み》一體《たい》となツて醱酵《はつかう》する。都合《つがふ》二ケ月《げつ》かゝるのに比《くら》べると、兩郡方面《りやうぐんはうめん》のはやゝ速成《そくせい》で、材料《ざいれう》は秋鯖《あきさば》を主《しゆ》とし、約《やく》一週間鹽水《しうかんしほみづ》に浸《つ》け、飯《めし》にも鹽水《しほみづ》を打《う》ツて冷《さま》したのを腹《はら》に詰《つ》め、葭《よし》の葉《は》で隙間《すきま》なく卷《ま》いた上《うへ》を竹《たけ》の皮《かは》で縛《しば》り、鮓桶《すしをけ》には一並《ひとなら》べ毎《ごと》に笹《さゝ》を敷《し》いて鹽水《しほみづ》を打《う》ち、行儀《ぎやうぎ》よく漬込《つけこ》んだ上《うへ》に壓石《おもし》を置《お》き、蓆《むしろ》で圍《かこ》ツて一週間位置《しうかんくらゐお》くと、蓋《ふた》の上《うへ》に水《みづ》が滲上《しみあが》ツて來《く》るから、そこで桶《をけ》を蓋《ふた》のまゝ逆《さか》さに置替《おきか》へて、四五日《にち》の後《のち》、再《ふたゝ》び舊《もと》の位置《ゐち》に復《ふく》して蓆《むしろ》に包《つゝ》み、約《やく》一週間經過《しうかんけいくわ》する頃《ころ》、笹葉《さゝは》が黄色《きいろ》に變色《へんしよく》すると同時《どうじ》に、特色《とくしよく》の異臭《いしう》を發《はつ》して來《く》ると、乃《すなは》ち完成《くわんせい》といふわけで、都合約《つがふやく》四週間《しうかん》かゝる。以上《いじやう》二種《しゆ》とも、一滴《てき》の酢《す》をも用《もち》ひないのが特異點《とくいてん》で、しかも出來上《できあが》ツたものには仄《ほの》かな酸味《さんみ》がある。いづれも笹葉《さゝは》または葭葉《よしは》に巻《ま》いたまゝ取出《とりだ》し、薄刄庖丁《うすばばうちやう》で一寸位《すんくらゐ》に切《き》り、根生姜《ねしやうが》を添《そ》へるのが定式《ぢやうしき》で、秋祭《あきまつり》と收穫祝《とりいれいは》ひの景物《けいぶつ》だが、由來《ゆらい》は源平時代《げんぺいじだい》、平維盛《たひらのこれもり》の一族殘黨《ぞくざんたう》が、紀州《きしう》の山村《さんそん》に避難《ひなん》した時《とき》、土地《とち》の縁故者《えんこしや》がこれを供《きよう》して、敗殘《はいざん》の武士《ぶし》を犒《ねぎら》つたのに始《はじ》まると傳《つた》へられるが、無論《むろん》その以前《いぜん》から、行《おこな》はれてゐたに違《ちが》ひなく、殆《ほと》んど原始的《げんしてき》のまゝ、現在《げんざい》に傳承《でんしよう》されてゐるらしく、これに使用《しよう》する鮓桶《すしをけ》の如《ごと》きも、家格《かかく》によツて一升桶《しようをけ》、二升桶《しようをけ》、三升桶《しようをけ》、五升桶《しようをけ》といふ風《ふう》に定備《ぢやうび》され、幾代《いくだい》と傳《つた》はツた古《ふる》い桶《をけ》ほど尊重《そんちやう》されるといふ。

松魚《かつを》の腸《わた》を鹽辛《しほから》にした酒盗《しゆたう》——西國邊《さいこくへん》の大名《だいみやう》が、酒《さけ》の下物《さかな》として珍重《ちんちやう》し、いくら飲《の》んでも飽《あ》くことを知《し》らぬとて、酒盗人《さけぬすびと》と名《な》づけたといふ、古《ふる》くから名物《めいぶつ》として、精製《せいせい》されてあるだけに、狎《な》れた鹽味《しほあぢ》がなか〳〵よい。海藻製品《かいさうせいひん》には、南紀地方《なんきちはう》の切荒布《きりあらめ》と、内海近《ないかいちか》くの白藻《しらも》がある。白藻《しらも》は採取當時《さいしゆたうじ》淡黄色《たんくわうしよく》なのが、乾燥《かんさう》すると眞白《まつしろ》になる、酢《す》の物《もの》や刺身《さしみ》のツマにして一寸《ちよつと》珍《ちん》だ。紀州《きしう》は山《やま》が多《おほ》いので、農産物《のうさんぶつ》は振《ふる》はないが、暖國《だんこく》だから柑橘類《かんきつるゐ》に適《てき》し、紀州蜜柑《きしうみかん》の名《な》は知《し》られ過《す》ぎてゐる。

タ、兵庫《ひやうご》・岡山地方《をかやまちはう》

水産《すゐさん》の寶庫《はうこ》、瀬戸内海沿線《せとないかいえんせん》は、何《なん》といツても美味《びみ》の淵藪《えんさう》だ。兵庫縣《ひやうごけん》は淡路島《あはぢしま》を擁《よう》して、内海《ないかい》の東部《とうぶ》を占《し》めてゐる上《うへ》、北《きた》は但馬《たじま》を管轄《くわんかつ》して、日本海《にほんかい》へ突抜《つきぬ》けてゐるのだから、産額《さんがく》よりも種類《しゆるゐ》の豐富《ほうふ》で、日本《につぽん》一の水産國《すゐさんこく》といはれる。山《やま》には松茸《まつたけ》が多《おほ》く、川《かは》には鮎《あゆ》がゐる。灘《なだ》六郷《がう》の酒《さけ》、播州龍野《ばんしうたつの》を中心《ちうしん》とする醤油《しやうゆ》、飲食《いんしよく》の備《そな》はらぬものがなく、味覺天國《みかくてんごく》と威張《ゐば》られても仕方《しかた》がない。

山《やま》の幸《さち》では松茸《まつたけ》の外《ほか》に、例《れい》の丹波栗《たんばくり》である。大阪府《おほさかふ》が能勢栗《のせぐり》を自慢《じまん》するのに對《たい》し、丹波栗《たんばぐり》の本家《ほんけ》はやはり丹波《たんば》で、攝津《せつつ》は從屬關係《じうぞくくわんけい》に過《す》ぎぬと、兵庫縣《ひやうごけん》に屬《ぞく》する丹波《たんば》の一部《ぶ》で頑張《ぐわんば》ツてゐる。人皇第《にんのうだい》三十一代《だい》用命天皇行幸《ようめいてんのうみゆき》の砌《みぎり》、丹波氷上郡小川村《たんばひかみごほりをがはむら》で奉《たてまつ》ツた栗《くり》の實《み》を、御賞美《ごしやうび》の餘《あま》り記念《きねん》にとて、おん親《みづか》らその栗皮《くりかは》に、爪痕《つまあと》をつけてお植《う》ゑになツた、それの成育繁茂《せいいくはんも》した木《き》には、悉《ことごと》く爪痕《つめあと》のある實《み》が生《な》ツたと傳《つた》へられ、現《げん》にお手植栗《てうゑくり》と名《な》づけて、その種類《しゆるゐ》が殘《のこ》ツてゐるといふから、飛鳥朝以前《あすかてういぜん》の古傳統物《こでんとうもの》だ。丹波但馬《たんばたじま》の磽确《げうかく》に産《さん》するキリ薯《いも》、丸形《まるがた》で表皮《へうひ》は眞黑《まつくろ》だが、中實《なかみ》は純白《じゆんぱく》で粘《ねば》りの強《つよ》いところ、本場《ほんば》の大和薯《やまといも》に似《に》て、世間周知《せけんしうち》でないだけに、原始的風味《げんしてきふうみ》の濃密《のうみつ》を感《かん》ぜしめる。葉《は》が大《おほ》きく香《かをり》の高《たか》い朝倉《あさくら》山椒《さんせう》も、但馬朝倉《たじまあさくら》が本場《ほんば》だ。序《ついで》に日本海《にほんかい》へ出《で》て、城崎《きのさき》の松葉蟹《まつばがに》、普通《ふつう》城崎蟹《きのさきがに》と呼《よば》れてゐるが、越前《ゑちぜん》あたりと同種《どうしゆ》の鱈場蟹《たらばがに》で、溫泉客《をんせんきやく》に喜《よろこ》ばれる。隨《したが》ッてこのあたりの鱈《たら》もうまい。肉《にく》の崩《くづ》れやすい鱈《たら》に、豌豆《ゑんどう》一《ひと》つまみ入《い》れて煮《に》ると、決《けつ》して身崩《みくづ》れがしないといふのも、この地方《ちはう》の傳習《でんしふ》だ。

内海方面《ないかいはうめん》で、先《ま》づ指《ゆび》を屈《くつ》せられるのは明石鯛《あかしだひ》だ。鯛《たひ》の習性《しふせい》として、冬期《とうき》は大部分《だいぶぶん》外海《ぐわいかい》に去《さ》るのが、春暖《しゆんだん》に催《もよほ》されて陸地《りくち》近《ちか》く、繁殖《はんしよく》の爲《ため》寄《よ》ッて來《く》るのを、櫻鯛《さくらだひ》と呼《よ》んで賞美《しやうび》するのが、關西方面《くわんさいはうめん》の常識《じやうしき》だけれど、明石鯛《あかしだひ》の旬《しゆん》は秋冬《しうとう》といふことになッてゐる。同《おな》じ内海《ないかい》の中《うち》でも、播磨灘《はりまなだ》は水面《すゐめん》が廣《ひろ》く、隨《したが》ッて水溫《すゐをん》も水深《すゐしん》も、外海《ぐわいかい》に似《に》てゐるところから、居殘《ゐのこ》ッて越年《をつねん》する鯛《たひ》が多《おほ》く、脂《あぶら》の乘《の》ッた秋冬期《しうとうき》に、一層珍重《そうちんちよう》されるわけで、漁法《ぎよはふ》もその頃《ころ》は網《あみ》でなく、多《おほ》く對岸淡路《たいがんあはぢ》の漁師《れふし》が、手釣《てづり》にしたのをその場《ば》で殺《ころ》す、いはゆる野締物《のじめもの》で、魚《さかな》を長《なが》く苦《くる》しめないから、旁《かたが》た味《あぢ》のよい道理《だうり》である。鯛《たひ》の一種《しゆ》で胡椒鯛《こせうだひ》といふのがある。皮膚《ひふ》に黑《くろ》い縞《しま》があッて、平素《ふだん》は不味《まづ》いと輕蔑《けいべつ》され、隨《したが》ッて値段《ねだん》も廉《やす》いのが、土用前後《どようぜんご》の約《やく》三十日間《にちかん》、不思議《ふしぎ》に美味《うま》い季節《きせつ》とされて、値段《ねだん》もその間《あひだ》に限《かぎ》り、本鯛《ほんだひ》の二倍《ばい》三倍《ばい》と、一足飛《そくと》びに昂騰《かうとう》する。これも淡路《あはぢ》の西岸都志《せいがんつし》が本場《ほんば》で、漁獲《ぎよくわく》が少《すくな》いところから、阪神地方《はんしんちはう》では一流《りう》の料理屋《れうりや》で、夏日《かじつ》第《だい》一の佳饌《かせん》と誇《ほこ》り、鹽燒《しほやき》か味噌燒《みそやき》かにして食《く》はせる。

烏賊《いか》でも、章魚《たこ》でも、海鰻《あなご》でも、菱蟹《ひしがに》でも、この内海《ないかい》に産《さん》するものは、小味《こあぢ》な點《てん》で皆優《みなすぐ》れてゐるが、殊《こと》に章魚《たこ》は明石《あかし》の名物《めいぶつ》で、明石《あかし》から西《にし》へ二見《ふたみ》までの沖合《おきあひ》、東西《とうざい》一里半《りはん》、南北《なんぼく》二里《り》の海底《かいてい》は、さながら畑《はたけ》に作物《さくもつ》をする如《ごと》く、井然《せいぜん》と區劃《くくわく》されたところへ、一面《めん》に蛸壺《たこつぼ》が配置《はいち》されて、何村何某《なにむらなにがし》の持場《もちば》と、古《ふる》くから定《さだ》められた通《とほ》り、互《たが》ひに犯《をか》さず犯《をか》されず、現《げん》に天保年間《てんぽうねんかん》この境界争《きやうかいあらそ》ひから、漁民《ぎよみん》の直訴《ぢきそ》騒《さわ》ぎまで持上《もちあが》ッたといふ、因縁《いんねん》つきの蛸畑《たこばたけ》で、京阪神《けいはんしん》に幅《はゞ》を利《き》かす所謂關東炊材料《いはゆるくわんとうだきざいれう》の本場《ほんば》である。蛸《たこ》の子《こ》で、罌粟粒《けしつぶ》ほどの卵《たまご》が粒々《りふりふ》聯接《れんせつ》して、藤《ふぢ》の花房《はなぶさ》に似《に》てゐるところから、海藤花《かいとうげ》と名《な》づけられる珍《ちん》味《み》が、やはり明石《あかし》の名産《めいさん》になッてゐる。蛸壺《たこつぼ》の中《なか》に産落《うみおと》したのを、最初《さいしよ》は素干《しらぼし》にして貯藏《ちよざう》したさうだが、鹽漬《しほづけ》の法《はふ》が用《もち》ひられるやうになッてから、胎卵《たいらん》をも搾《しぼ》り執《と》るやうになり、鹽出《しほだ》しして三杯酢《ばいず》にしたのが、殊《こと》に酒客《しゆかく》に喜《よろこ》ばれる。無鹽《ぶえん》のものはざッと茹《ゆで》て、吸物《すひもの》に落《おと》したり、味醂醤油《みりんしやうゆ》で煮詰《につ》めたりする。明石《あかし》の牡蠣《かき》はいぼた牡蠣《かき》、一名《めい》を牡丹蠣《ぼたんがき》ともいふ、形《かたち》が大《おほ》きくて風味《ふうみ》もよい。西《にし》へいッて高砂《たかさご》は海鰻《あなご》の本場《ほんば》だ。播州《ばんしう》の索麪《さうめん》は、産額《さんがく》に於《おい》て日本《につぽん》一、赤穂《あかほ》の鹽《しほ》は有名過《いうめいす》ぎる。春《はる》の景物《けいぶつ》に舞子《まひこ》の松露《しようろ》があり、夏《なつ》の柑橘《かんきつ》に鳴門《なると》蜜柑《みかん》がある。これは淡路《あはぢ》の原産《げんさん》で、淡路《あはぢ》以外《いぐわい》には餘《あま》り知《し》られなかッたのを、近《ちか》頃《ごろ》鳴門《なると》オレンヂなどゝ名《な》づけて、ちよい〱見《み》かけるやうになッたが、大《おほ》きさと甘酸度《かんさんど》と、恰度《ちやうど》夏蜜《なつみ》柑《かん》とネーブルの中間《ちうかん》で、甘《あま》からず酸《す》ツぱからず、夏《なつ》の果實《くわじつ》として珍重《ちんちやう》するに足《た》る。

瀬戸内海《せとないかい》の中心《ちうしん》は、讃岐《さぬき》の小豆島《せうどしま》から、備前《びぜん》の兒島半島《こじまはんたう》を經《へ》て、備後《びんご》の鞆津《とものつ》に至《いた》る、國立公園指定《こくりつこうゑんしてい》地帶《ちたい》で、風光《ふうくわう》と共《とも》に水產《すゐさん》の美味《びみ》も、この間《あひだ》が中心《ちうしん》になツてゐる。名物櫻鯛《めいぶつさくらだひ》といふところから、花《はな》と漁《ぎよ》期《き》を同《おな》じうするやうに思《おも》はれたり、また宣傳《せんでん》もされるやうだけれど、實《じつ》は花《はな》が散《ち》ツて若葉時《わかばどき》、四月下《ぐわつげ》旬《じゆん》から五月《ぐわつ》へかけて、沿岸地方《えんがんちはう》では『魚《うを》じま』といふ、一年《ねん》を通《つう》じて小魚類《こざかなるゐ》の最豐漁期《さいはうぎよき》、魚《さかな》の島《しま》が築《きづ》かれるとの意味《いみ》であらう、小魚《こざかな》の王者櫻鯛《わうじやさくらだひ》が、金鱗潑溂《きんりんはつらつ》として登場《とうぢやう》する。俗《ぞく》に鳴門《なると》を越《こ》えて來《き》たものでないと、本統《ほんと》の櫻鯛《さくらだひ》ではないといはれる。播磨灘《はりまなだ》を越《こ》えて、國立公園《こくりつこうゑん》の境域《きやうゐき》に進《すゝ》む頃《ころ》が、恰《あたか》も美味《びみ》の絕頂《ぜつちやう》であり、また島嶼《たうしよ》の配列等《はいれつとう》から、網《あみ》の敷設《ふせつ》に便宜《べんぎ》が多《おほ》い爲《ため》、古來鯛網《こらいたひあみ》の名所《めいしよ》として著聞《ちよもん》してゐる。漁立《とりた》てのぴん〳〵跳《はね》てゐるのを、船上《せんじやう》で即座《そくざ》に調理《てうり》し、刺身《さしみ》に、潮汁《うしほ》に、潮燒《しほやき》に、アラ煮《に》などは生醬油《きじやうゆ》で、何等《なんら》の調味料《てうみれう》を加《くは》へず、加《くは》へたら却《かへ》ツて不味《まづ》くなる位《くらゐ》だ。近頃贈答用《ちかごろぞうたふよう》として、可《か》なり普及《ふきふ》して來《き》た濱蒸鯛《はまむしだひ》、竹《たけ》の子笠《こがさ》の二つ折《をり》、風流《ふうりう》な包裝《はうさう》が、都人士《とじんし》の興味《きようみ》を惹《ひ》くらしい。新鮮《しんせん》な鯛《たひ》を竹串《たけぐし》に刺《さ》して、姿《すがた》のまゝ鹽竈《しほがま》で蒸燒《むしやき》にした、原始料理《げんしれうり》の豪華版《がうくわばん》、もとは濱燒《はまやき》といツたものだが、鹽專賣法《しほせんばいはふ》の施行以來《しかういらい》、製鹽竈《せいえんかま》の使用《しよう》を禁止《きんし》されたので、今《いま》では副產鹽用《ふくさんえんよう》として、特別《とくべつ》に竈《かま》を築《きづ》き、專門《せんもん》に用《もち》ひるやうになツてから、鯛《たひ》ばかりでなく鶏《とり》などにも應用《おうよう》し、また鯛《たひ》も季節《きせつ》のみに限《かぎ》らず、殆《ほと》んど年中作《ねんぢうつく》るやうになツた結果《けつくわ》、調法《てうはふ》は調法《てうはふ》にちがひないけれど、魅力《みりよく》の減退《げんたい》は免《まぬか》れぬ。これはそのまゝ挘《むし》り分《わ》けて、生姜醤油《しやうがじやうゆ》で侑《すゝ》めるのが本格《ほんかく》、アラは煮出《にだ》して豆腐汁《とうふじる》、また骨《ほね》や鰭《ひれ》を焦《こが》して、熱燗《あつかん》を濺《そゝ》ぎかけた骨《こつ》酒《ざけ》・鰭酒《ひれざけ》といふ手《て》もある。

魚扁《うをへん》に春《はる》と書《か》いて『鰆《さばら》』と訓《よ》ませる。これも鯛《たひ》と同《おな》じく、冬《ふゆ》は外海《ぐわいかい》に棲《す》むのが、暖氣《だんき》に誘《さそ》はれて内海《ないかい》に入《はい》るのだが、漁期《ぎよき》は鯛《たひ》より一週間遅《しうかんおく》れるのが普通《ふつう》だ。更《さら》に遅《おく》れてサゴシといふのが出《で》る。地方《ちはう》では旬《しゆん》のことをサゴといふので、旬《しゆん》を越《こ》したとの意味《いみ》であらう、殆《ほと》んど鰆《さばら》と同《おな》じだが、後《あと》から出《で》る癖《くせ》に形《かたち》は小《ち》さい。これを魚島《うをじま》の末期《まつき》として、いはゆる不味《まづ》い意味《いみ》の代名詞《だいめいし》、麥稈鯛《むぎわらだひ》の季節《きせつ》に入《い》るのだが、同時《どうじ》に鯧《まながつを》の旬《しゆん》になる。「西海《さいかい》に鮭《さけ》なく、東海《とうかい》に鯧《まながつを》なし」と、古《ふる》い記載《きさい》にある通《とほ》り、紀州以東《きしういとう》では殆《ほと》んど見《み》られぬが、これも常住《じやうぢゆう》の外海《ぐわいかい》から、初夏《しよか》に内海《ないかい》へ來《く》るのが美味《うま》い。但《たゞ》し産額《さんがく》が少《すくな》い爲《ため》、頗《すこぶ》る高級視《かうきふし》されるのに對《たい》し、やゝ大衆的《たいしうてき》なものに曹白魚《ひら》がある。形《かたち》が扁平《へんぺい》なので、ヒラと名《な》づけられたのだらうが、鰶《このしろ》に似《に》てゐるところから、大鰶《おほこのしろ》と呼《よ》ぶ地方《ちはう》もある。「ヒラに小骨《こぼね》がなかツたら、庶民《しよみん》の口《くち》には入《はい》るまい」といふ諺《ことわざ》のある通《とほ》り、味《あぢ》は甚《はなは》だ濃美《のうび》だが、小骨《こぼね》が多《おほ》い爲《ため》骨切《ほねき》りの要《えう》がある。鱧《はも》とは反對《はんたい》に、皮《かは》の方《はう》から庖丁《はうちやう》するので、たとへば森蘭丸《もりのらんまる》が名譽《めいよ》を博《はく》したといふ、信長《のぶなが》の佩刀《はいたう》刻《きざ》み鞘《ざや》の要領《えうりやう》で行《ゆ》くと、煮《に》ても焼《や》いて酢《す》にしてもよい。もツと大衆的《たいしうてき》になると、やはり同期《どうき》の玉筋魚《いかなご》だ。カマスに似《に》てゐるところから、俗《ぞく》にカマス子《ご》と呼《よ》ばれ、辭書《じしよ》などにもカマスの稚魚《ちぎよ》と出《で》てゐるが、實《じつ》はこれだけのもので、普通《ふつう》二三寸止《ずんどま》りだ。鯛《たひ》や鯖《さばら》の餌食《ゑじき》になるので、やゝ大《おほ》きいのはその網時分《あみじぶん》に出《で》るが、これも後《のち》に出《で》る小《ち》さいのが美味《うま》い。ざツと鹽茹《しほゆで》にしたのを、二杯酢《はいず》か酢味噌《すみそ》か、苣揉《ちさも》みに和《あ》へるのが定式《ぢやうしき》だ。煮干《にぼ》しても用《もち》ひるが、味《あぢ》も風味《ふうみ》もずツと劣《おと》る。秋《あき》の大衆小魚《たいしうこざかな》として、この玉筋魚《いかなご》と匹敵《ひつてき》するものに、マヽカリといふのがある。關東《くわんとう》でいふサツパに似《に》てゐるが、味《あぢ》は濃美《のうび》で鰮《いわし》より輕《かろ》く、鹽焼《しほやき》によく、素焼《しらやき》を生姜醤油《しやうがじやうゆ》につけてよく、酢《す》につけて新生姜《しんしやうが》を添《そ》へると、大抵《たいてい》な魚《さかな》は蹴《け》られてしまふ。食慾《しよくよく》が進《すゝ》み過《す》ぎて、隣《とな》りへ飯《めし》を借《か》りに行《ゆ》くといふところから、マヽカリの名《な》が起《おこ》ツたのだといふから、いかにも大衆食品《たいしうしよくひん》らしい。

岡山《をかやま》を中心《ちうしん》として、春《はる》の魚島季節《うをじまきせつ》と、秋《あき》の祭季節《まつりきせつ》とに、自慢《じまん》の骨董鮨《ごもくずし》を作《つく》る。この風《ふう》は中國《ちうごく》、四國《こく》、九州方面《しうはうめん》まで及《およ》んでゐるが、特《とく》に岡山《をかやま》が優《すぐ》れてゐるのは、新太郎少將光政《しんたらうせうしやうみつまさ》以來《いらい》、文教《ぶんけう》を誇《ほこ》ツた藩風《はんぷう》で、同時《どうじ》に儉素《けんそ》を奬勵《しやうれい》する建前《たてまへ》から、親戚故舊《しんせきこきう》の往來《わうらい》は、和親《わしん》の爲《ため》の美俗《びぞく》として認《みと》めても、それによる奢侈《しやし》は嚴重《げんぢゆう》に戒《いまし》め、たとへば祭禮《まつり》客《きやく》の馳走《ちそう》にも、醴《あまざけ》と鮨《すし》とを作《つく》ツたら、あとは里芋《さといも》の平椀《ひらわん》に、竹輪《ちくわ》でも添《そ》へれば澤山《たくさん》だ、それ以上《いじやう》の贅澤《ぜいたく》は禁制《きんぜい》と觸《ふ》れられたのが因《もと》で、法度《はつと》の範圍內《はんゐない》に於《おけ》る贅澤《ぜいたく》、醴《あまざけ》はその餘地《よち》がないから、鮨《すし》と竹輪《ちくわ》蒲鉾《かまぼこ》の類《たぐひ》に、經費《けいひ》と工夫《くふう》とを競《きそ》ふた結果《けつくわ》、明治《めいぢ》以前《いぜん》の計算《けいさん》で、鮨《すし》一升《しやう》に金《きん》一兩《りやう》、竹輪《ちくわ》一本《ぽん》に金《きん》二分《ぶ》といふやうな、豪華《がうくわ》が行《おこな》はれた遺風《ゐふう》だといはれる。天保度《てんぱうど》の改革《かいかく》に、絹布《けんぷ》が法度《はつと》になツた爲《ため》、結城紬《ゆふきつむぎ》が發達《はつたつ》した、つまり鮨《すし》の結城紬《ゆふきつむぎ》だといふわけで、蒲鉾類《かまぼこるゐ》の贅澤《ぜいたく》なものには、魚肉《ぎよにく》のカステイラ燒《やき》といふのが、現《げん》に行《おこな》はれてゐる。

備前《びぜん》には瀨戶內海《せとないかい》の中《なか》に、更《さら》に兒島灣《こじまわん》といふ入江《いりえ》がある爲《ため》、一層《そう》水產《すゐさん》が複雜《ふくざつ》で、秋冬《しうとう》の糠蝦《あみ》、灰貝《はひがひ》、藻貝《もがひ》、牡蠣《かき》、早春《さうしゆん》の白魚《しらうを》、四季《き》にわたる鰻等《うなぎとう》、灣內《わんない》の產《さん》として珍重《ちんちよう》に値《あた》ひする。吉備《きび》の兒島《こじま》の糠蝦《み》は、西行法師《さいぎやうはふし》の『山家集《やまがしふ》』にも詠《よ》まれたほどの古《ふる》い歷史《れきし》を有《も》ち、製鹽《せいえん》の發達《はつたつ》と共《とも》に、鹽漬《しほづけ》にして賞美《しやうび》され、灰貝《はひがひ》・藻貝《もがひ》は小粒《こつぶ》の赤貝《あかがひ》で、各々《おの〳〵》特殊《とくしゆ》の風味《ふうみ》を有《も》ち、青江鰻《あをえうなぎ》の聲價《せいか》は、旭川《あさひがは》の白魚《しらうを》と共《とも》に、阪神《はんしん》の市場《しぢやう》を壓《あつ》してゐる。佃《つくだ》に跡《あと》を絕《た》ツた白魚《しらうを》と同種《どうしゆ》で、伊勢灣《いせわん》からの移植《いしよく》だといふ。その他《た》冬《ふゆ》の海鼠腸《このわた》、春《はる》の飯鮹《いひだこ》、つゞいて米烏賊《べいいか》といふ指拇大《おやゆびだい》の豆烏賊《まめいか》、これは飯鮹《いひだこ》の飯《いひ》の如《ごと》く、粟粒《あはつぶ》ほどの小《ちひ》さな飯《いひ》が、頭《あたま》に一杯《ぱい》詰《つま》ツたもので、櫻煮《さくらに》によく、木《き》の芽和《めあ》へによく、晩春《ばんしゆん》の佳饌《かせん》として上乘《じやうじよう》のもの、最《もつと》も珍味《ちんみ》にベラタといふものがある。海鰻《あなご》の稚魚《ちぎよ》だといはれてゐるが、或《ある》ひは鰻《うなぎ》の稚魚《ちぎよ》かも知《し》れぬ。長《なが》さ二寸位《すんぐらゐ》、透明《とうめい》な灰白色《くわいはくしよく》で、一寸《ちようと》白魚《しらうを》に似《に》てゐるが、白魚《しらうを》よりも長《なが》くて柔軟《じうなん》だ。生《なま》のまゝ芥子和《からしあ》へにするので、魚《さかな》の心太《ところてん》といツた感《かん》じ、芥子和《からしあ》へ以外《いぐわい》には用《もち》ひられぬが、他國《たこく》でも試《こゝろ》みられやうと思《おも》ふ。

名物《めいぶつ》に備前海月《びぜんくらげ》がある。海月《くらげ》には食用《しよくよう》に適不適《てきふてき》があり、昔《むかし》から國名《こくめい》に『前《ぜん》』のつく地方《ちはう》、たとへば越前《ゑちぜん》、筑前《ちくぜん》、豐前《ぶぜん》、肥前等《ひぜんとう》の所產《しよさん》は、食用《しよくよう》に適《てき》するとして珍重《ちんちよう》され、備前《びぜん》はその筆頭《ひつとう》になツてゐる。明礬漬《みやうばんづけ》の外《ほか》に柴漬《しばつけ》といふ、特殊《とくしゆ》の漬方《つけかた》が行《おこな》はれ、產額《さんがく》は少《すくな》いが、それだけ優良品《いうりやうひん》として待遇《たいぐう》される。淡水魚《たんすゐぎよ》では三大川《だいせん》があるので、鮎《あゆ》も鯉《こひ》も優秀《いうしう》とされ、殊《こと》に旭川上流《あさひがはじやうりう》の鮎《あゆ》は、いはゆる鮎通《あゆつう》に認《みと》められてゐるが、餘《あま》り知《し》られない珍味《ちんみ》に、やはり旭川《あさひかは》の上流《じやうりう》、美作《みまさか》の落合附近《おちあひふきん》で捕《と》れる川蟹《かはがに》がある。どこにもある藻屑蟹《もくづがに》だが、淸流《せいりう》に育《そだ》ツて形《かたち》が大《おほ》きく、殆《ほと》んど菱蟹位《ひしがにくらゐ》あツて、茹《ゆで》ても燒《や》いても風味《ふうみ》の甘美《かんび》さは、菱蟹《ひしがに》以上《いじやう》に濃密《のうみつ》だ。グロテスクな方面《はうめん》では、半分《はんぶん》に裂《さ》いても育《そだ》つといふので、俗《ぞく》にハンザキと呼《よ》ばれる山椒魚《さんせうを》が、作州《さくしう》の溫泉境《をんせんきやう》に多《おほ》く棲《す》んでゐる。

山《やま》の物《もの》にも野《の》の物《もの》にも惠《めぐ》まれ、松茸《まつたけ》は京阪《けいはん》に亞《つ》ぐ主產地《しゆさんち》、果實《くだもの》は各種類《かくしゆるゐ》に亘《わた》ツて、日本《につぽん》一の市價《しか》を占《し》め「米《こめ》の生《な》る木《き》をまだ知《し》らぬ」と唄《うた》はれる備前《びぜん》の雄町種《をまちしゆ》が、酒米《さかまい》として鮓米《すしまい》として、米界《べいかい》に覇《は》を唱《とな》へてゐるのも、專門家《せんもんか》は皆知《みなし》ッてゐるが、近頃名物《ちかごろめいぶつ》になッた珍菜《ちんさい》に、早春《さうしゆん》の萌《もや》し韮《にら》がある。普通《ふつう》の韮《にら》を萌《もや》したものだが、嚴冬中《げんとうちう》の溫床栽培《をんしやうさいばい》で、味《あぢ》も香《にほ》ひも毒々《どく〳〵》しくなく、鮮黃色《せんくわうしよく》の軟《やはら》かさと、輕淡《けいたん》な甘美《かんび》さとで、もとは好事家《かうずか》の嗜好食《しかうしよく》だッたのが、漸次《だん〳〵》一般化《ぱんくわ》して、今《いま》では他地方《たちはう》への進物用《しんもつよう》にまでなッた。これまたどこでも試《こゝろ》みられるわけだから、やがて模倣者《もはうしや》が出《で》やう。山陰道《さんいんだう》との境界地方《けいかいちはう》、中國山《ちうごくさん》脈《みやく》に面《めん》して、象牙細工《ざうげさいく》のやうなスヾノコが出《で》る、東北地方《とうほくちはう》に多産《たさん》する熊篠《くまざゝ》の子《こ》と同《おな》じだが、普通《ふつう》の筍《たけのこ》季節《きせつ》よりは、ずッと遲《おく》れて初夏《しよか》に出《で》るのと、比較的質《ひかくてきしつ》が軟《やはら》かいのとで、近頃盛《ちかごろさか》んに罐詰《くわんづめ》になッて出《で》る。

レ、廣島《ひろしま》・山口方面《やまぐちはうめん》

廣島名物《ひろしまめいぶつ》はカキである。貝類《かひるゐ》の牡蠣《かき》と、果物《くだもの》の柿《かき》である。瀨戶內海《せとないかい》の水產《すゐさん》は、大體共通《だいたいきようつう》してゐるが、備後《びんご》の方《はう》から進《すゝ》んで行《ゆ》くと、鞆津《とものつ》の鯛網《たひあみ》が、東京方面《とうきやうはうめん》では著聞《ちよもん》してゐる。隨《したが》ッて櫻鯛《さくらだひ》の濱蒸《はまむ》しが、いつも問題《もんだい》になるやうだが、これは前項《ぜんかう》で述《の》べた通《とほ》り、東《ひがし》は讃岐《さぬき》から西《にし》は備後《びんご》まで、國立公園《こくりつこうゑん》の指定地帶《していちたい》が、最《もつと》も鯛網《たひあみ》の好適場所《かうてきばしよ》で、同時《どうじ》に濱蒸《はまむし》の本場爭《ほんばあらそ》ひを生《しやう》ずる。由來《ゆらい》この間《あひだ》の沿岸《えんがん》で、最《もつと》も製《せい》鹽《えん》の盛《さか》んなのは、兒島半島《こじまはんたう》であッたから、西《にし》に水島灘《みづしまなだ》を控《ひか》へて、漁場《ぎよぢやう》の中心區域《ちうしんくゐき》でもあり、兒島《こじま》で最《もつと》も發達《はつたつ》したが、鹽專賣法《しほせんばいはふ》の施行以來《しかういらい》、鹽竈《しほがま》の利用《りよう》が禁止《きんし》されると、方々《はう〴〵》で應用加工《おうようかこう》を試《こゝろ》み、現在《げんざい》では特《とく》に許可《きよか》を得《え》た設備《せつび》と、加工技術《かこうぎじゆつ》の優《すぐ》れたものが、宣傳《せんでん》と相俟《あひま》ツて覇《は》を競《きそ》ふに至《いた》ツた。公平《こうへい》にいッて讃岐《さぬき》の坂出《さかいで》、備前《びぜん》の下津井《しもつゐ》、備中《びつちう》の玉島《たましま》、備後《びんご》の鞆《とも》、尾道《をのみち》までが、先《ま》づ競爭區間《きやうさうくかん》と見《み》られ、出來榮《できば》えは伯仲《はくちう》にあると觀《み》てよい。鞆津《とものつ》の保命酒《ばうめいしゆ》は、神功皇后《じんぐくわうごう》三韓御征伐以來《かんごせいばついらい》の由緒《ゆゐしよ》といはれ、十六味《み》を備《そな》へた藥酒《やくしゆ》として、今《いま》も行《おこな》はれてゐるが、加工食品《かこうしよくひん》として珍《めづら》しいのは、鞆《とも》から尾道《をのみち》へかけて、近年擡頭《きんねんたいとう》した豆竹輪《まめちくわ》だ。一寸位《すんくらゐ》の燒竹輪《やきちくわ》で、中心《ちうしん》の篠竹《しのだけ》が青々《あを〴〵》と、見《み》た目《め》の感《かん》じも味《あぢ》もよい。尾道《をのみち》はいはゆる北前船《きたまへぶね》の泊《とま》りで、日本海產《につぽんかいさん》の集散地《しふさんち》であッたが、今《いま》も鹽鰤《しほぶり》の中心《ちうしん》になッてゐる。備後《びんご》から安藝《あき》へかけて、優良酒《いうりやうしゆ》の生產《せいさん》が盛《さか》んだ。認《みと》められたのは近年《きんねん》だが、本場《ほんば》の灘《なだ》でも東京向《とうきやうむき》といはれる、甘口酒《あまくちざけ》の釀造《じやうざう》には、特《とく》に廣島杜氏《ひろしまとうじ》を用《もち》ひる位《くらゐ》だ。

養殖牡蠣《やうしよくかき》の本場《ほんば》で、二百年《ねん》の歴史《れきし》を有《も》つ廣島《ひろしま》は、小大阪《せうおほさか》といはれる位《くらゐ》、川《かは》と橋《はし》との多《おほ》い都會《とくわい》で、同《どう》時《じ》に牡蠣船《かきぶね》の發祥地《はつしやうち》だ。大阪名物《おほさかめいぶつ》の牡蠣船《かきぶね》も、實《じつ》はやはりこゝから出《で》たのだ。詩人《しじん》の梁川星巖《やながはせいがん》が、「太《たい》眞乳《しんのち》」と謳《うた》ツた廣島牡蠣《ひろしまかき》は、當時《たうじ》としては大《おほ》きさの美事《みごと》であッたが、今《いま》では大《おほ》きからず小《ちひ》さからず、恰好《かつかう》の中粒《ちうつぶ》で、香味《かうみ》の優秀《いうしう》を稱《しよう》せられる。果實《くわじつ》の柿《かき》は『西條《さいでう》』といふ、安藝《あき》西條《さいでう》を本場《ほんば》とするからの名稱《めいしよう》であらうが、近縣《きんけん》地方《ちはう》へも分布《ぶんぷ》するに及《およ》んで、『最上《さいじやう》』柿《がき》とも呼《よ》ばれてゐる。やゝ竪長《たてなが》の甘澁柿《あましぶがき》で、樽脱《たるぬき》または干柿《ほしがき》にして、澁柿中《しぶがきちう》の王座《わうざ》といはれるが、晩秋木《ばんしうき》に殘《のこ》ツたまゝ、自然《しぜん》に紅熟《こうじゆく》したものの甘美《かんび》さは、他《た》のいかなる種類《しゆるゐ》の追從《ついじう》をも許《ゆる》さない。

山口縣《やまぐちけん》は瀬戸《せと》内海《ないかい》と、日本海《にほんかい》とに取卷《とりま》かれて、外海《ぐわいかい》と内海《ないかい》とを兼《か》ねるだけに、鯛《たひ》の産額《さんがく》に於《おい》ては、日本《につぽん》一の統計《とうけい》を示《しめ》してゐる。出來《でき》ない相談《さうだん》のことを「木《き》に緣《よ》ツて魚《うを》を求《もと》める」といふが、この地方《ちはう》では木《き》どころが、更《さら》に懸離《かけはな》れた空《そら》の鳥《とり》に緣《よ》ツて、魚《うを》を求《もと》める漁法《ぎよはふ》がある。稱《しよう》して『いかり網《あみ》』といふ。いかりといふのは鷗《かもめ》の一種《しゆ》で、常《つね》に海上《かいじやう》を飛廻《とびまは》ツてゐる鳥《とり》だ。春《はる》の漁期《ぎよき》に鯛群《たひぐん》が、陸岸近《りくがんちか》く寄《よ》ツて來《く》る時《とき》、餌食《ゑじき》の玉筋魚群《いかなごぐん》を發見《はつけん》すると、忽《たちま》ち非常《ひじやう》な勢《いきほ》ひで、一團《だん》となツて猛襲《まうしふ》する。海底《かいてい》から潛《もぐ》り追《お》はれる小魚群《せうぎよぐん》は、驚《おどろ》いて水面近《すゐめんちか》くに逃上《にげあが》ると、空中《くうちう》を飛翔《ひしやう》するいかり群《ぐん》は、得《え》たり賢《かど》しと待構《まちかま》へて、浮《うき》上《あが》る玉筋魚《いかなご》を嘴《はさ》みかける。人間《にんげん》と、鳥《とり》と、魚類《ぎよるゐ》二種《しゆ》の四角關係《かくくわんけい》が、こゝに發生《はつせい》するわけで、人間《にんげん》はいかりに要《えう》はなく、いかりは鯛《たひ》に要《えう》はないのが、挾擊《けふげき》される玉筋魚《いかなご》によツて、この複雜《ふくざつ》な關係《くわんけい》が結《むす》ばれる。卽《すなは》ち人間《にんげん》からいふと、いかりの群翔《ぐんしやう》するところには、必《かなら》ず玉筋魚《いかなご》が群居《ぐんきよ》する、玉筋魚《いかなご》の群集《ぐんしふ》するところには、必《かなら》ず底《そこ》に鯛群《たひぐん》がゐる、ソレ網《あみ》を入《い》れろといふわけで、いかり網《あみ》の漁法《ぎよはふ》が行《おこな》はれる。たゞしこの玉筋魚《いかなご》は、早期《さうき》のもので不味《まづ》いから、人間《にんげん》には要《えう》のないわけである。

鯛《たひ》の一種《しゆ》に的鯛《まとうだひ》や、鏡鯛《かゞみだひ》と呼《よ》ばれるのは、本鯛《ほんだひ》よりはずッと扁平《へんぺい》だが、特《とく》に口《くち》が大《おほ》きいので、小魚《こざかな》を鵜呑《うのみ》にすることが多《おほ》い。これが春季《しゆんき》は特《とく》に美味《びみ》で、日本海《にほんかい》に面《めん》した仙崎方面《せんざきはうめん》では、食通《しよくつう》が見《み》つけると争《あらそ》ひ求《もと》める。下関《しものせき》の河豚《ふぐ》は有名過《いうめいす》ぎる。市《し》の名譽《めいよ》にかけて、決《けつ》して中毒《ちうどく》させぬといふので、丹念《たんねん》に料理《れうり》するから、大丈夫《だいぢやうぶ》と信《しん》じて差支《さしつか》へなく、稀《まれ》に失策《しくじ》るのは素人料理《しろうとれうり》である。關門《くわんもん》から西海《さいかい》へかけての雲丹《うに》は、冬《ふゆ》になッて漁期《ぎよき》に入《い》るから、生雲丹《なまうに》、どろ雲丹等《うにとう》、あまり加工《かこう》しないものに美味《びみ》がある。萩《はぎ》の蒲鉾《かまぼこ》も有名《いうめい》だ。

ソ、鳥取《とつとり》・島根地方《しまねちはう》

鳥取海岸《とつとりかいがん》一帶《たい》の砂丘《しやきう》に、春《はる》は無數《むすう》の濱防風《はまばうふう》が出《で》る。遊樂半分《いうらくはんぶん》の採取《さいしゆ》に、ほのかな香味《かうみ》を愛《め》でるのが風流《ふうりう》だ。冬《ふゆ》は逆卷《さかま》く日本海《にほんかい》の怒濤《どとう》を冒《をか》して、沿岸各地《えんがんかくち》の漁港《ぎよかう》から、遠《とほ》く隱岐《おき》の島《しま》あたりまで、蟹漁船《かにとりぶね》が發動機《はつどうき》で繰出《くりだ》す。名物松葉蟹《めいぶつまつばがに》と稱《しよう》してゐるが、越前蟹《ゑちぜんがに》と同形同種《どうけいどうしゆ》だ。湖山池《こざんいけ》の糠蝦《むろ》、東郷池《とうがういけ》の鰻《うなぎ》、いづれも地方味《ちはうみ》を賞美《しやうび》される。岡山縣《をかやまけん》と背中合《せなかあは》せで、近頃《ちかごろ》は果樹《くわじゆ》の栽培《さいばい》に傾倒《けいたう》して、水蜜桃《すゐみつたう》、二十世《せい》紀《き》梨《なし》等《とう》は、本家《ほんけ》の岡山《をかやま》を凌《しの》ぐといはれる位《くらゐ》だ。畜産《ちくさん》は昔《むかし》から因伯牛《いんぱくぎう》として著聞《ちよもん》し、島根縣《しまねけん》へ行《ゆ》けば出《いつ》雲《も》牛《うし》が幅《はゞ》を利《き》かす。

大社《たいしや》と安來節《やすきぶし》で知《し》られた出雲《いづも》では、中《なか》の海《うみ》と宍道湖《しんちこ》を擁《よう》する松江《まつえ》が、日本《にほん》のヴエニスと稱《しよう》して、水《すゐ》郷情趣《きやうじやうしゆ》を誇《ほこ》ツてゐるが、小泉八雲《こいづみやくも》の憧憬《どうけい》した土地《とち》だから、羅馬字《ローマじ》張《ば》りもふさはしくなくはない。宍道《しんち》湖《こ》の鯉《こひ》は、備前《びぜん》から移植《いしよく》した記錄《きろく》があるといふから、やはり長流《ちやうりう》を尙《たつと》んだ意味《いみ》で、故郷《こきやう》は旭川《あさひがは》かも知《し》れぬ。松江《まつえ》の自慢料理《じまんれうり》としては、その大鯉《おほごひ》を生作《いきづく》りにして、大鉢《おほばち》のまゝ座敷《ざしき》に持出《もちだ》し、客《きやく》の一見《けん》に供《きよう》した上《うへ》、庖丁《はうちやう》の棟《むね》で頸部《けいぶ》を撲《う》つと、觀念《くわんねん》して動《うご》かなかツた鯉《こひ》が、ぴちりと一つ跳《は》ねると同時《どうじ》に、われとわが肉《にく》をばら〳〵に解體《かいたい》する。そこを盛分《もりわ》けて侑《すゝ》めるので、殘酷《ざんこく》ではあるが男性的《だんせいてき》で痛快《つうくわい》だ。湖水《こすゐ》で漁《と》れる鱸《すゞき》がそのまゝ「松江《しようかう》の鱸《すゞき》」で、支那《しな》の故事《こじ》に通《つう》ずるのも、實質《じつしつ》は異《こと》るさうだけれど、文雅《ぶんが》の緣《えん》に興味《きようみ》があらう。土地《とち》の自慢《じまん》は公魚《わかさぎ》と白魚《しらうを》で、最《もつと》も白魚《しらうを》を賞美《しやうび》するが、淡水產《たんすゐさん》のものとしては上品《じやうひん》だ。

推賞《すゐしやう》に値《あた》ひするのは和布《わかめ》で、日御崎《ひのみさき》の急潮《きふてう》で採《と》れる布《め》の葉《は》と名《な》づけるのが絕品《ぜつぴん》だ。若《わか》い木《き》の葉《は》の形《かたち》をしたもので、手焙《てあぶ》りの助炭《じよたん》に當《あ》てるか、日本紙《にほんし》に挾《はさ》むかして、ほんのりと遠火《とほび》に焙《あぶ》り、乾燥《かんさう》したところで細末《こなぐ》に揉碎《もみくだ》き、溫飯《ぬくめし》の上《うへ》にふりかけると、香味《かうみ》超俗《てうぞく》の趣《おもむき》がある。『菜飯擬《なめしもど》き』とも呼《よ》ばれるが、菜飯《なめし》以上《いじやう》の雅品《がひん》である。變《かは》ツた海藻製品《かいそうせいひん》に、十六島苔《うつぷるいのり》といふのがある。十六島《うつぷるい》は地名《ちめい》で、その岩《がん》礁《せう》に附着《ふちやく》する、毛髮樣《まうはつやう》の苔《こけ》を乾燥《かんさう》したもので、酢《す》の物《もの》、刺身《さしみ》のツマにもなる。齒切《はぎ》れがよくて一寸《ちよつと》珍《ちん》味《み》だ。和名《わめい》を『なのりそ』と呼《よ》ばれる神馬藻《じんばさう》も、出雲《いづも》が本場《ほんば》といふことになツてゐる。神武天皇御東《じんむてんのうごとう》征《せい》の砌《みぎり》、先《ま》づ神饌《しんせん》に供《きよう》せられたといふ傳說《でんせつ》があり、昔《むかし》から緣喜物《えんぎもの》として、新年《しんねん》の蓬萊台《ほうらいだい》に盛《も》り、また注連飾《しめかざり》にもつけ、吸物《すひもの》として用《もち》ひられる。俗《ぞく》に穗俵《ほんだばら》といふのは、これの長《なが》く延《の》び過《す》ぎた物《もの》だ。歷史《れきし》の古《ふる》い國《くに》らしい產物《さんぶつ》である。近世《きんせい》では不昧公以來《ふまいこういらい》、茶《ちや》の湯《ゆ》の盛《さか》んな土地《とち》だけに、食物《しよくもの》の調理《てうり》、菓子《くわし》の製《せい》法《はふ》では、加賀《かが》の金澤《かなざは》と對抗《たいかう》し、また隱岐《おき》の島《しま》の鯣《するめ》は、遠《とほ》く佐渡《さど》と呼應《こおう》してゐる。

石見《いはみ》では高津川《たかつがは》の鮎《あゆ》が著聞《ちよもん》してゐる。紅葉山人《こうえふさんじん》の隨筆《ずゐひつ》に「石州津和野產《せきしうつわのさん》の乾鮎《ほしあゆ》、天下《てんか》の珍味《ちんみ》」とあるのは、この川《かは》の產物《さんぶつ》で、柄《がら》は小《ちひ》さいが形《かたち》がよく、遠火《とほび》で燒目《やきめ》のつかぬやう、丹念《たんねん》に炙《あぶ》り干《ほ》したもので、美《うつく》しい黃金色《こがねいろ》に光《ひか》ツてゐるのを特色《とくしよく》とし、煮浸《にびた》し、甘露煮《かんろに》にする外《ほか》、湯豆腐《ゆどうふ》の煮出《だし》に入《い》れて最《もつと》も珍《ちん》だが、交通機關《かうつうきくわん》の開《ひら》けると共《とも》に、生《なま》でどん〳〵捌《は》けるから、燒干《やきぼし》は次第《しだい》に減退《げんたい》するやうだ。石見《いはみ》には香茸《かうたけ》が多《おほ》く、品質《ひんしつ》も優《すぐ》れてゐる。

ツ、四國《こく》方《はう》面《めん》

瀬戸《せと》内海《ないかい》を帯《おび》にして、岡山縣《をかやまけん》と相對《あひたい》する香川縣《かがはけん》は、魚島《うをじま》季節《きせつ》の鯛《たひ》や鰆《さはら》をはじめ、鮮魚介《せんぎよかい》は殆《ほと》んど共《きよう》通《つう》してゐるが、特殊《とくしゆ》の加工製品《かこうせいひん》には、鰆《さはら》の唐墨《からすみ》と、玉筋魚醬油《いかなごしやうゆ》とがある。カラスミはもと〳〵鯔《ぼら》の子《こ》であるべきだが、子持鯔《こもちぼら》はまだこのあたりに寄《よ》らず、鰆《さはら》の漁獲《ぎよくわく》が多《おほ》いから、これを代用《だいよう》したわけで、舊藩時代《きうはんじだい》から行《おこな》はれ、高松城下《たかまつじやうか》の製造場《せいざうぢやう》には、紫《むらさき》の幔幕《まんまく》など張《は》ツて、外部《ぐわいぶ》からの隙見《すきみ》を許《ゆる》さず、製《せい》品《ひん》は先《ま》づ優良品《いうりやうひん》を選《えら》んで、藩主《はんしゆ》から將軍《しやうぐん》に獻《けん》じ、親藩《しんぱん》に頒《わか》ち、殘《のこ》りを家中《かちう》に分與《ぶんよ》するので、庶人《しよにん》の膳《ぜん》には、容易《ようい》に上《のぼ》らなかツたといふ。引續《ひきつゞ》き今《いま》も造《つく》ツて、鯔《ぼら》の子《こ》以上《いじやう》と誇《ほこ》ツてゐるが、産額《さんがく》は漸減《ぜんげん》するらしい。玉筋魚醬油《いかなごしやうゆ》は名《な》の如《ごと》く、魚醬《ぎよしやう》を漉《こ》した醬油《しやうゆ》の代表品《だいへうひん》で、秋田《あきた》のショツツルと同《どう》一手法《しゆはふ》だが、早《はや》くから醬油《しやうゆ》の發達《はつたつ》した地方《ちはう》だけに、代用品《だいようひん》を必要《ひつえう》としない爲《ため》、一部《ぶ》の好事家《かうずか》を除《のぞ》くと、一般《ぱん》には行《ゆき》渡《わた》ツてゐず、これまた産額《さんがく》は微々《びゞ》たるものだ。寒霞溪《かんかけい》の奇勝《きしよう》で知《し》られた小豆島《せうどしま》が、昔《むかし》から醬油《しやうゆ》の産地《さんち》で、また索麪《さうめん》を盛《さか》んに造《つく》る。

阿波《あは》の藍玉《あゐだま》は化學染料《くわがくせんれう》に壓《お》されて、殆《ほと》んど影《かげ》を潜《ひそ》めたけれど、魚《さかな》の鮎《あゆ》は吉野川《よしのがは》に育《そだ》ッて、ますく發達《はったつ》するといふ。阿波澤庵《あはたくあん》も關西《くわんさい》一といはれるが、全國的《ぜんこくてき》には鳴門和布《なるとわかめ》だ。和布《わかめ》は潮流《てうりう》に左右《さいう》されるから、日本《にっぽん》一の鳴戸産《なるとさん》が、優良《いうりやう》なのはわかッてゐるが、實際聲價《じっさいせいか》を上《あ》げたのは、獨特《どくとく》の乾燥法發明《かんさうはふはつめい》以來《らい》で、天保《てんぱう》・弘化《こうくわ》の間《あひだ》といふから、ざッと百年《ねん》そこくだ。鳴門和布《なるとわかめ》の特長《とくちやう》は、色《いろ》や香味《かうみ》の優《すぐ》れたばかりでなく、長時間水《ちやうじかんみづ》に浸《ひた》しても、決《けっ》してどろくにならないことで、鳴門沿岸《なるとえんがん》の行商人《ぎやうしやうにん》が、苦心創《くしんさう》製《せい》したのだといふ。現在《げんざい》では近海産《きんかいさん》ばかりでなく、近《ちか》いところで兵庫《ひやうご》・三重《みへ》、遠《とほ》くは三陸方面《りくはうめん》から、原料《げんれう》を移入《いにふ》して製造《せいざう》してゐる。

徳島縣特有《とくしまけんとくいう》の柑橘《かんきつ》に、スダチといふのがある。これは酢《す》を取《と》る爲《ため》に栽培《さいばい》されるので、殆《ほと》んど縣下《けんか》一圓《ゑん》、屋敷廻《やしきまは》りには必《かなら》ず植《う》ッてゐる。枳穀《からたち》ほどの小果實《せうくわじつ》で、しかも酸液《さんえき》が多《おほ》く、香氣《かうき》が高《たか》い、卽《すなは》ち『酸《す》橘《だち》』である。松茸時分《まつたけじぶん》の阪神地方《はんしんちはう》には、果實酢《くわじつず》の小公子《せうこうし》として珍重《ちんちやう》される。挽茶入《ひきちやいり》の干蕎麥《ほしそば》も名物《めいぶつ》だが、近頃《ちかごろ》は桑《くは》の葉《は》や青粉《あをこ》を混《ま》ぜるともいふ。

土佐《とさ》といへば鰹節《かつぶし》が聯想《れんさう》され、同時《どうじ》に生《なま》の調理《てうり》ではタヽキだ。鰹《かつを》は熱帶性《ねったいせい》の魚類《ぎよるゐ》だから、南洋方面《なんやうはうめん》にゐる間《あひだ》は、脂肪不足《しばうふそく》でまづいのが、内地沿岸《ないちえんがん》に近《ちか》づくに隨《したが》ひ、脂《あぶら》が乘《の》ッて美味《びみ》になる。それでも薩《さつ》摩《ま》や土佐《とさ》を過《す》ぎる頃《ころ》は、まだ充分《じうぶん》でないから、節《ふし》には適《てき》するが、刺身《さしみ》では物足《ものた》らぬ。土佐節《とさぶし》の聲價《せいか》が高《たか》い所以《ゆゑん》であると同時《どうじ》に、特殊《とくしゆ》の調理法《てうりはふ》が發明《はつめい》されたわけだらう。タヽキの由來《ゆらい》は幕末頃《ばくまつごろ》、高知《かうち》に在《さい》留《りう》した西洋人《せいやうじん》が、生《なま》の魚肉《ぎよにく》を忌《い》んだので、ビフテキ風《ふう》に焼《や》いたのが起《おこ》りだといふが、肉《にく》の焦《こ》げるほど焼《や》くわけではない。三枚《まい》に卸《おろ》して一節《ひとふし》づゝに木取《きと》ると、皮《かは》つきのまゝ金串《かなぐし》に刺《さ》して、萱《かや》の炭俵《すみだはら》か、よく乾燥《かんさう》した藁《わら》か、炎《ほのほ》がパッと燃《も》え上《あが》ッて、長《なが》く熱《ねつ》の殘《のこ》らない烈火《れつくわ》に翳《かさ》し、表面《へうめん》だけさッと炙《あぶ》ッて、冷《れい》水《すゐ》をかけるか、濡布巾《ぬれぶきん》で蔽《おほ》ふかして急《きふ》に冷《さま》し、ぱら〳〵と淡鹽《うすじほ》を振《ふ》ッた上《うへ》から、酢《す》を塗《ぬ》ッた庖丁《はうちやう》の腹《はら》で輕《かろ》く叩《たゝ》く。タヽキの名稱《めいしやう》はそこから出《で》たので、常《つね》の刺身《さしみ》よりも厚切《あつきり》にして、酢醤油《すじやうゆ》に大蒜《にんにく》を微塵《みぢん》に刻《きざ》むか、卸《おろ》すかしたものを加《くは》へ、卸大根《おろしだいこ》や芥子《からし》などを添《そ》へる。魚毒《ぎよどく》を消《け》す意味《いみ》にも、味《あぢ》を複雑《ふくざつ》にする意味《いみ》にも、大蒜《にんにく》や芥子《からし》は利《き》いてゐるわけだ。

土佐《とさ》の料理《れうり》は『さはち』と名《な》づけて、景容《けいよう》の豪華《がうくわ》に驚倒《きやうたふ》させる。サハチは皿鉢《さらはち》の意《い》であらう、大鉢《おほはち》に盛《も》ッた料理《れうり》を、一々小皿《こざら》に取分《とりわ》ける形式《けいしき》で、澤山《たくさん》の小皿《こざら》を要《えう》するから、これを手掌皿《てしやうさら》と名《な》づけて、普通《ふつう》の家庭《かてい》でも數《す》百枚《まい》を貯《たくは》へてゐる。舊藩時代《きうはんじだい》の遺風《ゐふう》が、そのまゝ殘《のこ》ッてゐるわけで、たとへば鯛《たひ》の姿作《すがたづく》りの如《ごと》き、一二貫目《くわんめ》もある大鯛《おほだひ》をそのまゝ、尾鰭《をひれ》を跳《をど》らせて大鉢《おほばち》に載《の》せ、盆景風《ぼんけいふう》の岩組《いはぐみ》や、剝物《むきもの》の樹木鳥獸《じゆもくてうじう》を配置《はいち》し、海老《えび》、貝《かひ》などを取合《とりおは》せて、座敷《ざしき》の中央《ちうあう》に飾《かざ》り、充分觀賞《じうぶんくわんしやう》させた後《のち》、給仕《きふじ》に盛分《もりわ》けさせるところは、やはり『京《きやう》の膳《ぜん》』の一種《しゆ》と見《み》てよい。地方色《ちはうしよく》の濃厚《のうこう》な料理《れうり》に、湯鯔《ゆぼら》といふのをやる。夏《なつ》から秋《あき》へかけて月明《げつめい》の夕《ゆふべ》など、入江《いりえ》に船《ふね》を漕出《こぎだ》して、溌剌《はつらつ》たる鯔《ぼら》を漁《と》るがまゝに、船上《せんじやう》で料《れう》ッて熱湯《ねつたう》に投《とう》じ、湯搔《ゆが》いて酢醬油《すしやうゆ》をかけるのだから、普通《ふつう》のチリ鍋《なべ》と同《おな》じ手法《しゆはふ》だが、庖丁《はうちやう》の無造作《むざうさ》と、周圍《しうゐ》の情景《じやうけい》とで、思《おも》はず快哉《くわいさい》を叫《さけ》ばしめる。赤肉鯨《あかみくぢら》の刺身《さしみ》だの、潰《つぶ》し蟹《がに》の味噌汁《みそしる》だのと、いかにも原《げん》始的《してき》で且男性的《かつだんせいてき》だ。渡川尻《わたりかはじり》、仁淀川尻《によどかはじり》の青海苔《あをのり》は、京阪市場《けいはんしぢやう》まで聞《きこ》えてゐるが、野中兼山《のなかけんざん》の齎《もたら》した蛤《はまぐり》は、海岸《かいがん》が斷層《だんそう》になツてゐる爲《ため》、つひに育《そだ》たなかツたさうだ。

宿毛《すくも》から豐後水道《ぶんごすゐだう》へ入《はい》ると、地續《ちつゞ》きの伊豫《いよ》と、對岸《たいがん》の豐後《ぶんご》と、食味《しよくみ》は大體共通《だいたいきようつう》することになる。愛《え》媛縣《ひめけん》の海岸線《かいがんせん》は、佐田岬《さだのみさき》を境《さかひ》にして、北《きた》は瀨戸內海《せとないかい》に面《めん》し、西《にし》は豐後水道《ぶんごすゐだう》に臨《のぞ》んでゐるから、水産《すゐさん》の種類《しゆるゐ》もかなり複雜《ふくざつ》で、瀨戸內海《せとないかい》では鯛《たひ》や鰆《さはら》が漁《と》れ、豐後水道《ぶんごすゐだう》は黑潮《くろしほ》の關係《くわんけい》で、鰹《かつを》や、鮪《まぐろ》や、鰮《いわし》が漁《と》れる。西南部地方交通路《せいなんぶちはうかうつうろ》が遲《おく》れたので、豐富《ほうふ》な魚獲《ぎよくわく》を消化《せうくわ》する爲《ため》、宇和島《うわじま》・吉田《よしだ》を中心《ちうしん》として、蒲鉾《かまぼこ》の安價《あんか》で美味《びみ》なこと、恐《おそら》く日本《につぽん》一といはれる。潤目鰮《うるめいわし》、縮緬雜魚《ちりめんざこ》、目刺鰮等《めざしいわしとう》、鰮製品《いわしせいひん》も豐富《ほうふ》でうまい。鯛《たひ》の蒲鉾《かまぼこ》を乾燥《かんさう》して、細《ほそ》い紙《かみ》テープのやうに、薄《うす》く長《なが》く削《けつ》ツたのを、『鯛《たひ》の白浪《しらなみ》』と名《な》づけてゐるのは、煮出材料《だしざいれう》として最《もつと》も淡美《たんび》、またそのまゝ二杯酢《はいず》につけ、或《ある》ひは吸物《すひもの》にも入《い》れる。高濱海上《たかはまかいじやう》の興居島《ごじよしま》は、形《かたち》が富士《ふじ》に似《に》てゐるところから、伊豫《いよ》の小富士《こふじ》と呼《よ》ばれてゐるが、この附近《ふきん》で漁《と》れた小蝦《こえび》や雜魚《ざこ》を、甘辛《あまから》く煮《に》てからりと干《ほ》したのが、小富士煮《こふじに》と名《な》づけて、全國的《ぜんこくてき》に賣捌《うりさば》かれてゐる。九州《しう》の義助煮《ぎすけに》と同一手法《どういつしゆはふ》で、酒《さけ》の通《とほ》しものによく、麥酒《ビール》の友《とも》として殊《こと》に喜《よろこ》ばれる。全島桃《ぜんたうもゝ》と枇杷《びは》とで埋《うま》ツてゐる。伊豫柿《いよがき》の名《な》も高《たか》く、郡中《ぐんちう》の海鰻《あなご》が美味《うま》い。

ネ、九州《しう》一圓《ゑん》

下關《しものせき》の河豚料理《ふぐれうり》が、市《し》の名譽《めいよ》をかけるといふと、溫泉鄕《をんせんきやう》の別府《べつぷ》を有《も》つ大分縣《おほいたけん》では、縣《けん》の消長《せうちやう》を賭《か》けるといふ。關門《くわんもん》の河豚《ふぐ》は周防灘《すはうなだ》を中心《ちうしん》とし、東南姫島《とうなんひめじま》から別府灣《べつぷわん》一帶《たい》が、大分河豚《おほいたふぐ》の產地《さんち》だ。下關《しものせき》では肝《きも》を用《もち》ひないけれど、別府《べつぷ》では共酢《ともず》にして用《もち》ひる。庖丁《はうちやう》に安心《あんしん》ができれば、河豚《ふぐ》の肝《きも》は確《たし》かに美味《うま》い。刺身《さしみ》に、チリに、味噌汁《みそしる》に、下關《しものせき》も別府《べつぷ》もその他《た》の地方《ちはう》も、專門家《せんもんか》の河豚料理《ふぐれうり》は大體同《だいたいおな》じだ。豐後《ぶんご》は大友宗麟以來《おほともそうりんいらい》、海外貿易《かいぐわいぼうえき》の尖端國《せんたんこく》だけに、異色《いしよく》のある調理《てうり》が多《おほ》く、現《げん》に行《おこな》はれてゐる。第《だい》一が『黃飯《わうはん》』である。文字通《もじどほ》り黃色《きいろ》の飯《めし》で、見《み》た目《め》を美《うつく》しくする彩色《さいしき》の意味《いみ》と、解毒驅虫等藥用《げどくくちうとうやくよう》の意味《いみ》から、山梔子《くちなし》の汁《しる》を搾《しぼ》り込《こ》んで炊《た》く、そこで黄飯《わうはん》なわけだが、今《いま》は寧《むし》ろこれに副《そ》へる魚菜《ぎよさい》、つまりカヤクのことを『オホハン』と呼《よ》び、飯《めし》の方《はう》は間《ま》に合《あは》せに、白飯《しろめし》でも差支《さしつか》へないことになツてゐる。一種《しゆ》の巻繊《ケンチエン》料理《れうり》で、美味《びみ》と榮養《えいやう》の理《り》想的《さうてき》郷土《きやうど》料理《れうり》だ。豐後《ぶんご》から日向《ひうが》・薩摩《さつま》にかけて『庖丁汁《はうちやうじる》』といふのが行《おこな》はれる。實《じつ》は餺飩汁《はうたうじる》の轉訛《てんくわ》で、饂飩《うどん》以前《いぜん》の麵料理《めんれうり》だが、これも宗麟《そうりん》傳來《でんらい》といふので、現《げん》に對岸《たいがん》の伊《い》豫《よ》地方《ちはう》に及《およ》び、その他《た》諸國《しよこく》にも傳《つた》はツてゐるが、支那《しな》から傳《つた》へて日本化《につぽんくわ》したのは、この邊《へん》が本家《ほんけ》らしい。

同《おな》じく佐伯《さへき》の『さつま』といふのは、赤魚鯛《あかをだひ》を二枚《まい》に卸《おろ》し、片身《かたみ》は細作《ほそづく》りにして醬油《しやうゆ》で洗《あら》ひ、骨附《ほねつき》の方《はう》はそのまゝ焼《や》いて、肉《にく》を挘《むし》ツた後《あと》は骨《ほね》のスープを取《と》り、炒胡麻《いりごま》と、焼味噌《やきみそ》と、焼肉《やきにく》を擂合《すりあは》せ、スープで擂伸《すりのば》して濃汁《こひじる》を作《つく》り、溫飯《ぬくめし》に生《なま》の作《つく》り身《み》を載《の》せ、藥味《やくみ》を加《くは》へ、上《うへ》から熱汁《あつじる》をかける、鯛茶漬風《たひちやづけふう》の汁《しる》かけ飯《めし》で、高級《かうきふ》な家庭料理《かていれうり》、一寸手《ちよつとて》はかゝるが、美味《うま》いことは受合《うけあ》へる。豐後《ぶんご》水道《すゐだう》で漁《と》れる小鯵《こあぢ》の淡鹽干《うすじほぼし》、海水《かいすゐ》を主《しゆ》とした立鹽《たてじほ》に、姿《すがた》のまゝ浸《つ》けてからりと干《ほ》したもので、この種《しゆ》のものゝ中《うち》第《だい》一の上品《じやうひん》、やはり佐伯《さへき》の自慢《じまん》である。

日出《ひぢ》の城下《しろした》鰈《がれひ》が有名《いうめい》だ。肉《にく》の厚《あつ》い眞子《まこ》鰈《がれひ》の一種《しゆ》だが、特《とく》に日出《ひぢ》城下《じやうか》の豐岡《とよをか》から大神《おほかみ》に至《いた》る、沿岸《えんがん》一里《り》ばかりの間《あひた》を美味《びみ》とするのは、海底《かいてい》から淡水《たんすゐ》の湧出《ゆうしゆつ》する關係《くわんけい》だらうといはれる。梅肉《うめにく》を主《しゆ》とした三杯酢《ばいず》に、生肝《なまきも》を擂《すり》混《ま》ぜた共酢《ともず》で、刺身《さしみ》を食《く》はせるのが特《とく》に珍《ちん》だ。日田《ひだ》盆地《ぼんち》で三隈川《みくまがは》の鮎《あゆ》が著聞《ちよもん》し、殊《こと》にその切込《きりこみ》うるかといふのが珍品《ちんぴん》だ。肉《にく》と膓《わた》とを叩《たゝ》き混《ま》ぜた鹽辛《しほから》で、折々《をりく》小骨《こぼね》の觸《さは》るところに、却《かへ》ツて一種《しゆ》の風趣《ふうしゆ》が感《かん》ぜられる。鱸《すゞき》に似《に》た細鱗《さいりん》で、四國《こく》と九州《しう》との間《あひた》に、鯇《あら》と呼《よ》ばれる白肉《しろにく》の魚《さかな》がある。冬季《とうき》に脂《あぶら》が乘《の》り肉《にく》が締《しま》ツて、刺身《さしみ》にすると絶品《ぜつぴん》といはれる。姫島《ひめじま》では河豚《ふぐ》の外《ほか》に章魚《たこ》がうまい。大分《おほいた》縣《けん》は宮崎縣《みやざきけん》と共《とも》に、椎茸《しひたけ》の產地《さんち》として全國《ぜんこく》の兩大關《りやうおほぜき》だ。木耳《きくらげ》も岩茸《いはたけ》も多《おほ》い。日向《ひうが》は九州《しう》の茶處《ちやどころ》だが、支那種《しなしゆ》の傳來以前《でんらいいぜん》から、日本《にほん》に原產《げんさん》した山茶《やまちや》がある。山上《さんじやう》の嶮所《けんしよ》に自生《じせい》してゐるのを、ロープに縋《すが》ツて絶壁《ぜつぺき》を攀《よ》ぢながら、茶摘《ちやつみ》をするといふので、產額《さんがく》が少《すくな》いから比較的高價《ひかくてきかうか》だが、自然《しぜん》の香味《かうみ》は栽培茶《さいばいちや》を凌《しの》ぐ。

玄海灘《げんかいなだ》を控《ひか》へた北《きた》九州《しう》では、鯨《くじら》が躍《をど》り、鯛《たひ》が群棲《ぐんせい》する。豪宕《がうたう》と纖細《せんさい》との交響樂《かうきやうがく》だ。博多《はかた》名物《めいぶつ》鷄《とり》の『水《みづ》炊《だ》き』は、もと長崎《ながさき》の調理人《てうりにん》が、支那風《しなふう》の調理《てうり》を傳《つた》へたので、今《いま》は博多《はかた》が本場《ほんば》になツてゐるけれど、發祥《はつしやう》は長崎《ながさき》だといふ。長崎自慢《ながさきじまん》の『卓袱料理《シツポクれうり》』も、もとは支那《しな》の惣菜料理《さうざいれうり》で、それに三分《ぶ》の南蠻風《なんばんふう》が加味《かみ》され、長崎《ながさき》の家庭料理《かていれうり》として發達《はつたつ》したのだ。鯨《くじら》の臟物《ざうもつ》を食《く》はなければ、本統《ほんとう》の美味《びみ》はわからぬといふのは、肥前《ひぜん》に育《そだ》ツた松浦潟《まつらがた》の住人《ぢゆうにん》だ。その蕪骨《かぶらぼね》を粕漬《かすづけ》にして、『玄海漬《げんかいづけ》』とも『松浦漬《まつらづけ》』とも名《な》づけたのは、呼子名物《よぶこめいぶつ》となツて各地《かくち》に出《で》てゐる。平戸《ひらと》・五島《ごたう》の劍尖鯣《けんさきするめ》が、形《かたち》に於《おい》ても味《あぢ》に於《おい》ても、斷然《だんぜん》群《ぐん》を拔《ぬ》く優等品《いうとうひん》として、市場《しぢやう》を壓《あつ》してゐることは周知《しうち》だ。この附近《ふきん》の伊勢海老《いせえび》も定評《ていひやう》があるが、昔《むかし》から鮪《まぐろ》を賞美《しやうび》したことは、餘《あま》り知《し》られてゐないやうだ。西國《さいこく》の鮪《まぐろ》は黄肌《きはだ》の種類《しゆるゐ》で、色《いろ》も味《あぢ》もやゝ淡泊《たんぱく》だ。これを『ハツ』と呼《よ》んだのは、關東《くわんとう》で初松魚《はつがつを》を賞美《しやうび》する如《ごと》く、あツちでは初秋《はつあき》を旬《しゆん》とする黄肌鮪《きはだまぐろ》が、平戸《ひらと》の漁師《れふし》の獲物《えもの》になると、初漁《はつれふ》を爭《あらそ》ふて賞翫《しやうくわん》した、その意味《いみ》のハツが語源《ごげん》だといふ。

有明灣《ありあけわん》と大村灣《おほむらわん》と、海岸線《かいがんせん》の彎入《わんにふ》が複雜《ふくざつ》なので、隨《したが》ツて魚介《ぎよかい》の種類《しゆるゐ》も多《おほ》く、西海《さいかい》の水產王國《すゐさんわうこく》といはれる。有明灣《ありあけわん》の珍魚《ちんぎよ》は『陸奥五郎《むつごらう》』に止目《とゞめ》を刺《さ》す。陸奥《むつ》と五郎《ごらう》と、人間《にんげん》のやうな姓名《せいめい》を有《も》つ、命名《めいめい》の由來《ゆらい》は詳《つまびら》かでないが、松浦《まつら》の黨《たう》は陸奥《みちのく》の住人《ぢゆうにん》安倍《あべの》宗任《むねたふ》の末葉《まつえふ》だといふから、そんなことに關係《くわんけい》があるのかも知《し》れない。學問的《がくもんてき》には鯊科《はぜくわ》に屬《ぞく》するさうだが、退潮時《たいてうじ》には干潟《ひがた》を飛歩《とびある》く珍魚《ちんぎよ》で、小《ちひ》さいのは丸《まる》のまゝ附燒《つけや》き、大《おほ》きいのは開《ひら》いて蒲燒風《かばやきふう》にする。高貴《かうき》の御試食《ごしそく》にも供《きよう》して、御賞美《ごしやうび》に浴《よく》したといふが、形《かたち》と性情《せいじやう》の珍《ちん》な上《うへ》、魚味《ぎよみ》も優《すぐ》れて珍《ちん》とするに足《た》る。

形《かたち》の大《おほ》きいすみのえ牡蠣《かき》も、有明灣《ありあけわん》のものはうまく、原始的《げんしてき》な方面《はうめん》では佐賀《さが》の蟹味噌《かにみそ》だ。この干《ひ》潟《がた》を這《は》ツてゐる小《こ》蟹《がに》を、生《なま》のまゝ搗潰《つきつぶ》し、鹽辛《しほから》にして蕃椒《たうがらし》を利《き》かせたもので、訛《なま》ツてガネミソともいひ、蟹漬《かにづけ》の意《い》でガンヅケともいふ。非常《ひじやう》に蕃椒《たうがらし》の利《き》いてゐることを知《し》らず、普通《ふつう》の鹽辛《しほから》のやうに嘗《な》めたら、酷辛味《こくしんみ》に涙《なみだ》を流《なが》すが、食馴《たべな》れると病《やみ》つきになるらしい。蕃椒《たうがらし》の應用《おうよう》は朝鮮傳來《てうせんでんらい》で、恐《おそ》らく豐太閤《ほうたいかふ》以降《いかう》だらうが、もツと古《ふる》いところでは、越前《ゑちぜん》の蟹醬《かにびしほ》に、楡《にれ》の辛皮《からかは》を用《もち》ひた文獻《ぶんけん》がある。楡《にれ》の木《き》も朝《てう》鮮《せん》に多産《たさん》するから、傳來《でんらい》の系統《けいとう》は同《おな》じだと思《おも》はれる。

長崎野母《ながさきのも》の唐墨《からすみ》は、舊幕時代《きうばくじだい》に越前《ゑちぜん》の雲丹《うに》、三河《みかは》の海鼠腸《このわた》と共《とも》に、天下《てんか》の三珍《ちん》と稱《しやう》せられたといふ。一體鯔《たいぼら》は旅行魚《りよかうぎよ》で、繁殖期《はんしよくき》になると西海《さいかい》から、遠《とほ》く南洋方面《なんやうはうめん》まで移動《いどう》するので、內地產《ないちさん》の鯔《ぼら》に胎《たい》卵《らん》を見《み》ることは、殆《ほと》んど絕無《ぜつむ》といツてよい位《くらゐ》だが、旅中長崎《りよちうながさき》あたりへ立寄《たちよ》ツた頃《ころ》には、既《すで》にこれを抱《いだ》いてゐる筈《はず》だから、こゝで漁《と》られて鹽乾藏《えんかんざう》されるのだ。製品《せいひん》が唐墨《たうぼく》に似《に》てゐるからの名稱《めいしやう》で、地方《ちはう》ではこの鯔《ぼら》を『泊《とま》り』といふ。近頃臺灣《ちかごろたいわん》で製造《せいざう》するやうになツて、そツちへ行《ゆ》く時分《じぶん》には、卵巢《らんさう》が充分《じうぶん》發育《はついく》してゐるから、形《かたち》も大《おほ》きく値段《ねだん》も下《さが》ツたが、香味《かうみ》はやはり初期《しよき》に製《せい》した、長崎產《ながさきさん》の小型《こがた》なのに及《およ》ばぬ。野母《のも》の附近《ふきん》では、優良《いうりやう》な雲丹《うに》をも產《さん》するが、こゝの漁期《ぎよき》は春《はる》である。

筑後柳川《ちくごやながは》の鰻《うなぎ》が著聞《ちよもん》してゐる。肥後《ひご》では球磨川《くまがは》の鮎《あゆ》が優秀《いうしう》だ。熊本《くまもと》の水前寺《すゐぜんじ》苔《のり》は、淡水產《たんすゐさん》の原藻《げんさう》を加工《かこう》したもので、三百年《ねん》の歴史《れきし》を有《いう》し、料理《れうり》の取合《とりあは》せとして珍重《ちんちやう》せられるが、これと同質《どうしつ》のものは、隣國福岡縣朝倉郡金川《りんごくふくをかけんあさくらごほりかながは》にも産《さん》する。紫金苔《ことぶきのり》または壽泉苔《じゆせんのり》と名《な》づけ、原藻《げんさう》を川茸《かはたけ》と稱《しやう》し、刺身《さしみ》のツマや吸物《すひもの》に入《い》れて、別《べつ》に香氣《かうき》はないけれど、鮮《あざや》かな青緑色《せいりよくしよく》が、視覺《しかく》を透《とう》して食味《しよくみ》を唆《そゝ》る。

日本海《にほんかい》から西海《さいかい》に多産《たさん》する鱰《しいら》は、鹽燒《しほやき》にでもすれば一寸食《ちよつとく》へるけれど、水《みづ》ツぽい魚《さかな》として、一般《ぱん》には餘《あま》り賞美《しやうび》されぬが、鹽《しほ》にして乾燥《かんさう》したものは、鹽萬引《しほまんびき》と稱《とな》へて、熊本人《くまもとじん》が殊《こと》に珍重《ちんちやう》し、中元《ちうげん》の贈答《ざうたふ》に使《つか》ふ。鹿兒島《かごしま》は輕羹《かるかん》と文旦漬《ぶんたんづけ》、芋燒酎《いもせうちう》と櫻島大根《さくらじまだいこん》位《くらゐ》しか、他國《たこく》の人《ひと》には知《し》られてゐないが、內地《ないち》に於《お》ける鰹漁《かつをれふ》のトツプで、節《ふし》に作《つく》る副產物《ふくさんぶつ》の『せんじ』が、調味料《てうみれう》として推奬《すゐしやう》に値《あたひ》する。鰹《かつを》を煮熟《しやじゆく》する時《とき》、釜底《かまそこ》に沈澱《ちんでん》する濃液《のうえき》で、いはゞ鰹《かつを》のエキスである。近頃各地《ちかごろかくち》に模造品《もざうひん》が出《で》るけれど、いづれも製品《せいひん》としては本家《ほんけ》に及《およ》ばぬ。鹿兒島《かごしま》では石鯛《いしだひ》を『ヒサ』と呼《よ》んで、夏《なつ》の佳饌《かせん》として賞美《しやうび》し、また鹿兒《かご》島鮨《しまずし》は、大體骨董鮨《だいたいこつとうずし》の要領《えうりやう》で、たゞ酢《す》の代《かは》りに酒《さけ》を用《もち》ふるのが異風《いふう》だ。

ナ、滿洲《まんしう》・朝鮮《てうせん》・臺灣《たいわん》

筆者《ひつしや》が滿鮮《まんせん》を旅行《りよかう》したのは、昭和《せうわ》十二年《ねん》の三月《ぐわつ》から四月《ぐわつ》へかけてゞあツたが、「滿洲《まんしう》は食物《たべもの》が不味《まづ》いから、お困《こま》りでせう」と、どこへいツてもさういはれた。彼地《あちら》に住《すま》ツてゐる人《ひと》は、一種《しゆ》のお世辭《せじ》と謙遜《けんそん》とから、さういふのだらうが、內地《ないち》の人《ひと》もみんなさう思《おも》ツてゐる。朝鮮《てうせん》でも臺灣《たいわん》でも滿洲《まんしう》でも、同《おな》じやうに不味《まづ》いのだと思《おも》ツてゐる。その癖支那《くせしな》へ行《ゆ》けば、どこでも支那料理《しなれうり》が美味《うま》く、西洋《せいやう》へ行《ゆ》けば、どこでも西洋料理《せいやうれうり》が美味《うま》いやうに思《おも》ひ、またよくそんな話《はなし》を聞《き》かされる。一應《おう》それに違《ちが》ひないけれど、朝鮮《てうせん》や臺灣《たいわん》や滿洲《まんしう》では、いつも內地《ないち》の食物《しよくもつ》が標準《へうじゆん》になり、他《ほか》ではその土地《とち》の調理《てうり》を目標《もくへう》とするところに、日本人《につぽんじん》のお國自慢《くにじまん》と、他國崇拜《たこくすうはい》との混同《こんどう》から生《しやう》ずる矛盾《むじゆん》がある。

大連《たいれん》の日本料理屋《につぽんれうりや》で、伊勢海老《いせえび》の刺身《さしみ》を出《だ》された。伊勢海老《いせえび》と誰《たれ》にもわかるやう、殼《から》のまゝぶつ切《ぎ》りにしてあるのだが、冷凍物《れいとうもの》では刺身《さしみ》にならぬから、活《いき》たのを內地《ないち》から取寄《とりよ》せるのだといツて、大《たい》さう勿體《もつたい》ぶツてゐる。北九州《きたしう》の伊勢海老《いせえび》は優秀《いうしう》だから、多分《たぶん》それを取寄《とりよ》せるのだらうが、この海老《えび》は濕《しつ》潤《じゆん》な砂《すな》に這《は》はせて、暗《くら》いところにさへ置《お》けば、一週間位《しうかんくらゐ》は生《い》きてゐるのだから、別《べつ》に不思議《ふしぎ》はない代《かは》り、活《いき》てゐるといふだけで、肉《にく》の落《お》ちるのは是非《ぜひ》がない。果《はた》して肉《にく》と殼《から》の間《あひだ》に、箸《はし》の通《とほ》る位《くらゐ》の空隙《くうげき》を生《しやう》じてゐる。そんなにしてまで內地《ないち》のものを取寄《とりよ》せなくても、海老《えび》は朝鮮近海《てうせんきんかい》にも、相當優秀《さうたういうしう》なものが澤山《たくさん》漁《と》れる。車海老《くるまえび》系統《けいとう》のものなら、大連附近《たいれんふきん》でだツて漁《と》れる。關東州《くわんとうしう》は遼東半島《れうとうはんたう》の突端《とつたん》で、三方《ばう》海《うみ》に圍《かこ》まれてゐるのだから、新鮮《しんせん》な魚介《ぎよかい》に不自由《ふじいう》するところはないのだ。宿《やど》の食膳《しよくぜん》に鯔《ぼら》の刺身《さしみ》がついてゐたが、新鮮《しんせん》な點《てん》で遙《はる》かに美味《うま》かツた。高菜《たかな》の漬物《つけもの》も珍《めづら》しかツた。滿洲《まんしう》は地理的關係上《ちりてきくわんけいじやう》、九州人《しうじん》の移住《いぢゆう》が多《おほ》いから、高菜《たかな》に執着《しふちやく》を持《も》つのだと思《おも》はれた。

大連郊外《たいれんかうぐわい》の星《ほし》ヶ浦《うら》、老虎灘《らうこたん》、渤海《ぼつかい》に面《めん》した夏家河子等《かかかしとう》、釣《つり》の名所《めいしよ》で漁獲《ぎよくわく》が多《おほ》い。鯛《たひ》、比良魚《ひらめ》、鯔《ぼら》、鱚《きす》、黑鯛等《くろだひとう》、內地《ないち》の近海《きんかい》と殆《ほと》んど異《こと》らない。日本人《につぽんじん》の移住者《いぢゆうしや》が殖《ふ》えてから、黃海《くわうかい》でも渤海《ぼつかい》でも、魚《さかな》がうまくなツたといはれるのは、かうして魚介類《ぎよかいるゐ》が間引《まび》かれる爲《ため》である。どこへいツても生雲丹《なまうに》を食《く》はせるのは、內地《ないち》の都會地《とくわいち》と同《おな》じく、近頃《ちかごろ》のことらしいが、これにはたゞの醬油《しやうゆ》よりも、生姜醬油《しやうがしやうゆ》をつけた方《はう》が引立《ひつた》つ。蠑螺《さゞえ》も豐富《ほうふ》に漁《と》れるさうだ。旅順《りよじゆん》では鶉《うづら》の粕漬《かすづけ》を名物《めいぶつ》にしてゐるが、滿洲《まんしう》には鶉《うづら》が非常《ひじやう》に多《おほ》い。多《おほ》いだけに安《やす》く扱《あつか》はれるが、味《あぢ》の點《てん》でも內地產《ないちさん》に及《およ》ばないのはやむを得《え》ぬ。

普蘭店《ふらんてん》を經《へ》て滿洲本國《まんしうほんごく》に入《い》ると、海《うみ》にやゝ遠《とほ》い瓦房店《ぐわばうてん》で、鯛《たひ》の刺身《さしみ》がうまかツた。老虎灘《らうこたん》から來《く》るのだといふ、汽車《きしや》で二時間《じかん》足《た》らずだから、新鮮味《しんせんみ》を失《うしな》はない筈《はず》だ。得利寺《とくりじ》の驛前《えきまへ》に龍潭山《りうたんざん》といふのがある。春《はる》は蕨《わらび》の名所《めいしよ》ださうだが、それよりも珍《めづら》しいのは、山腹《さんぷく》の池《いけ》に特產《とくさん》する小蟹《こがに》だ。よく問題《もんだい》になるザリ蟹《がに》と同《おな》じで、油炒《あぶらいた》めにして賞美《しやうび》されるが、北海道《ほくかいだう》に產《さん》すると聞《き》いたのと、恐《おそ》らく同《おな》じ種類《しゆるゐ》であらう。松樹米《しようじゆまい》で知《し》られる松樹《しようじゆ》に、珍《めづら》しい支那料理屋《しなれうりや》の話《はなし》を聞《き》いた。本格《ほんかく》の北京料理《ペキンれうり》で、主人《しゆじん》の腕《うで》が優《すぐ》れてゐるから、大連《たいれん》・奉天《ほうてん》などの都市《とし》から、高給《かうきふ》を拂《はら》ツて雇《やと》ひたいとか、店《みせ》の移轉《いてん》を勸《すゝ》めるものもあるけれども、大《おほ》きな店《みせ》へ雇《やと》はれたり、繁昌《はんじやう》して店《みせ》を擴張《くわくちやう》すると、本統《ほんと》の料理《れうり》ができないといツて應《おう》ぜず、田舍《ゐなか》の小店《こみせ》に甘《あま》んじてゐるので、わざ〳〵食《く》ひに行《ゆ》く客《きやく》があるといふ。滿洲《まんしう》にも名人氣質《めいじんかたぎ》はあると見《み》える。附近《ふきん》の耕地《かうち》は水稻《すゐたう》に適《てき》するが、滿洲人《まんしうじん》は水田《すゐでん》へ入《はい》ることを嫌《きら》ふので、耕作者《かうさくしや》は皆朝鮮人《みなてうせんじん》だ。

熊岳城《いうがくじやう》は溫泉地《をんせんち》で、地熱《ちねつ》の關係《くわんけい》もあらう。果樹蔬菜《くわじゆそさい》の栽培《さいばい》に適《てき》し、名物《めいぶつ》の紅梨《こうり》、林檎《りんご》、甜瓜《まつくわ》、白菜《はくさい》等《とう》の產地《さんち》だ。紅梨《こうり》といふのは文字通《もじどほ》り、表皮《へうひ》の紅味《あかみ》を帶《お》びた梨《なし》で、水分《すゐぶん》の多《おほ》いのを特色《とくしよく》とし、甜瓜《まつくわ》は香瓜《シヤンゴウ》と呼《よ》ばれ、大小《だいせう》百餘種《よしゆ》に上《のぼ》り、滿洲自慢《まんしうじまん》の水菓子《みづぐわし》だが、特《とく》に熊岳城物《いうがくじやうもの》が優秀《いうしう》とされてゐる。白菜《はくさい》は支那《しな》の山東《さんとう》・河北《かほく》が本場《ほんば》で、南方《なんぱう》は劣《おと》るとされてゐるが、さりとて餘《あま》り寒地《かんち》にも適《てき》しないさうで、滿洲《まんしう》ではやはり熊岳城《いうがくじやう》あたりが、優秀《いうしう》といふことになツてゐる。大青幇《ターチンパー》と呼《よ》ばれるのが、いはゆる滿洲白菜《まんしうはくさい》で、葉《は》の丈《たけ》が長《なが》く二三尺《じやく》にも及《およ》ぶのを、ちよツと熱湯《ねつたう》に潛《くゞ》らせて、極淡鹽《ごくうすじほ》に漬込《つけこ》み、自然《しぜん》に酸《さん》味《み》の出《で》たところを、酸菜《サンツアイ》と呼《よ》んで珍重《ちんちやう》する。これはちよツと京都《きやうと》の酸莖《ナぐき》と、異工同曲《いこうどうきよく》といふべきだらう。附近《ふきん》を流《なが》れる熊岳川《いうがくがは》で、渤海《ぼつかい》から上《のぼ》る白魚《しらうを》が漁《と》れ、鮎《あゆ》が漁《と》れ、鯈《はや》などは無數《むすう》にゐる上《うへ》、狩獵期《しゆれふき》には鳥類《てうるゐ》の獲物《えもの》が多《おほ》いので、山野河海《さんやかかい》の幸《さち》に、不自由《ふじいう》しないといツてゐた。

熊岳城《ゆうがくじやう》から蓋平《がいへい》・大石橋《たいせききやう》にかけて、落花生《らくくわしやう》の多産地《たさんち》だ、落花生油《らくくわしやうゆ》が豊富《ほうふ》だから、揚物《あげもの》、炒物《いりもの》、和物《あへもの》などに、これを用《もち》ふるのが調法且美味《てうはふかつびみ》だ。蓋平《がいへい》は葱《ねぎ》の本場《ほんば》で、莖《くき》は細《ほそ》いが甘味《あまみ》に富《と》み、白根《しらね》の長《なが》さが二尺位《しやくぐらゐ》もある。韮《にら》や葫《にんにく》は、特《とく》に滿洲人《まんしうじん》の嗜好品《しかうひん》——といふよりも、必須《ひつす》の榮養食品《えいやうしよくひん》として珍重《ちんちやう》され、韮《にら》は韮菜《チユーツアイ》と稱《しやう》して、殊《こと》に早春《さうしゆん》のハシリを尙《たつと》び、軟白莖《なんぱくけい》の太《ふと》いのが、一寸《ちよつと》見《み》ると菖蒲《あやめ》の芽《め》かと擬《まが》ふばかり、内地《ないち》では岡山附近《をかやまふきん》で賞美《しやうび》する、淡黄色《たんくわうしよく》の萠《もや》し韮《にら》を、もツと立派《りつぱ》にしたやうな感《かん》じだ。葫《にんにく》は蒜《ソワン》と呼《よ》んで、大形《おほがた》の紅蒜《ホンソワン》と、小形《こがた》の白蒜《ハイソワン》とあるが、冬季《とうき》から早春《さうしゆん》にかけては芽《め》を利用《りよう》し、更《さら》に嫩葉《わかば》を賞美《しやうび》する。近頃内地《ちかごろないち》でも、大蒜《にんにく》の藥用食《やくようしよく》が盛《さか》んなやうだから、今《いま》に應用《おうよう》されるだらうと思《おも》ふ。

大石橋《たいせききやう》から分岐《ぶんき》する營口《えいこう》、滿洲最初《まんしうさいしよ》の開港場《かいかうぢやう》として、内地《ないち》にも馴染《なじみ》の深《ふか》い地名《ちめい》だが、大連開港以後《だいれんかいかういご》、やゝ閑散《かんさん》になツたとはいへ、沿岸貿易額《えんがんぼうえきがく》に於《おい》ては、三港《かう》の首位《しゆゐ》を下《くだ》らないといふので、開港場《かいかうぢやう》としての歴史《れきし》は、明治以後《めいぢいご》であるに拘《かゝ》はらず、現在《げんざい》では寧《むし》ろ最《もつと》も、新古典色《しんこてんしよく》を帶《お》びてゐるともいへる。營口米《えいこうまい》の産地《さんち》として、附近《ふきん》に水田《すゐでん》も多《おほ》く、甘藍《キヤベツ》、白菜《はくさい》、葱《ねぎ》、牛蒡《ごばう》、高菜《たかな》、水菜《みづな》、大根《だいこん》と、蔬菜《そさい》の種類《しゆるゐ》も豐富《ほうふ》だ。渤海《ぼつかい》に臨《のぞ》んでグチといふのが盛《さか》んに漁《と》れる。菜《な》の花《はな》の咲《さ》く時分《じぶん》が豐漁期《ほうぎよき》といふので、黃花《くわうくわ》魚《ぎよ》と美稱《びしよう》されてゐるが、內地《ないち》でも西海方面《さいかいはうめん》に多産《たさん》するけれど、肉質《にくしつ》が水分《すゐぶん》に富《と》んで、あまりに淡泊過《たんぱくす》ぎる爲《ため》、殆《ほと》んど干物《ひもの》でしか見《み》たことがなかツたところ、この邊《へん》では支那風《しなふう》の料理《れうり》に、鯉《こひ》の代用《だいよう》として紅炒《こうしや》され、日本人《につぽんじん》の家庭《かてい》では空揚《からあげ》などに用《もち》ひる。ちよツと鱸子《せいご》の感《かん》じでまづくない。

滿鐵本線《まんてつほんせん》の分水《ぶんすゐ》を過《す》ぎると、汽車《きしや》は渤海沿岸《ぼつかいえんがん》から離《はな》れて、いよ〱滿洲《まんしう》の大平野《だいへいや》に入《い》る。海城《かいじやう》は薯《やま》藷《いも》の產地《さんち》で、この邊《へん》はどこでもよくとろゝを食《く》はせるが、海苔《のり》の風味《ふうみ》の薄《うす》いのは是非《ぜひ》がない。湯崗子《たうかうし》溫泉《をんせん》では、遊園地《いうゑんち》の大池《おほいけ》で、競釣會《きやうてうくわい》など催《もよほ》されるといふから、淡水魚《たんすゐぎよ》は相當豐富《さうたうほうふ》らしいが、凍結季《とうけつき》で試《こゝろ》みられなかツた。尤《もつと》も湯元《ゆもと》に近《ちか》い方《はう》の池《いけ》は、年中凍《ねんぢうこほ》ることがなく、いつでも釣《つり》ができるといふことだツたけれど、やはりまだ綸《いと》を垂《た》れてゐる人《ひと》は見《み》なかツた。奉天《ほうてん》は滿洲《まんしう》の舊都《きうと》であるだけに、支那《しな》料理《れうり》は舊《ふる》くから進《すゝ》んでゐた筈《はず》だ。通人《つうじん》にいせると、日本人相手《につぽんじんあひて》の支那料理屋《しなれうりや》に、本格《ほんかく》の北京料理《ペキンれうり》はないといふことだが、烤鴨子《カオヤーズ》だの、烤羊肉《カオヤンロー》だの、さすがに特色《とくしよく》はあると思《おも》ツた。烤鴨子《カオヤーズ》は鶩《あひる》の丸燒《まるやき》で、伊尹以來《いいんいらい》三千年《ねん》、支那料理《しなれうり》を代表《だいへう》するものと見《み》るべく、主賓《しゆひん》にはその腦味噌《なうみそ》を侑《すゝ》める。烤羊肉《カオヤンロー》は羊《ひつじ》の燒肉《やきにく》で、日本人《につぽんじん》の所謂《いはゆる》ヂンギスカン料理《れうり》だが、それよりも鶩《あひる》の雄《をす》ホルモンや、その水搔《みづかき》を食《く》はされたのが珍《ちん》だツた。どツちもシチユウのやうに煮《に》たもので、前者《ぜんしや》は白子《しらこ》のやうに軟《やはら》かく、後者《こうしや》は一寸《ちよつと》齒《は》應《こた》へがあツて、滑《なめら》かな舌觸《したざは》りが妙《めう》だツた。

滿洲《まんしう》には野鳥《やてう》が多《おほ》いから、狩獵家《しゆれふか》に取《と》ツては殊《こと》に樂土《らくど》で、雉子《きじ》でも雁《がん》でも鴨《かも》でも、人《ひと》を恐《おそ》れることを知《し》らないから、どんな素人《しろうと》にでも容易《ようい》に擊《う》てるといふ。獵期《れふき》は定《きま》ツてゐないけれど、大抵《たいてい》勤《つと》め人《にん》などは、八月《ぐわつ》第《だい》三日《にち》曜《えう》から始《はじ》めて、紀元節《きげんせつ》を限《かぎ》りに切上《きりあ》げるといツてゐた。秋《あき》が早《はや》い代《かは》り、立春《りつしゆん》となると陽氣《やうき》は冬《ふゆ》でも、獲物《えもの》の味《あぢ》は落《お》ちるらしい。三月《ぐわつ》中旬《ちうじゆん》雪《ゆき》の中《なか》を、盛《さか》んに雁《かり》は歸《かへ》ツて來《く》るが、平野《へいや》に胡《ご》麻《ま》の如《ごと》く降《お》りてゐても、鐵砲《てつぱう》を向《む》ける者《もの》はなかツた。狩獵家《しゆれふか》に最《もつと》も喜《よろこ》ばれるのは、野生《やせい》の山《やま》七面鳥《めんてう》で、四貫目《くわんめ》以上《いじやう》六貫目《くわんめ》もあるのがあり、肉《にく》も頗《すこぶ》る美味《びみ》だといふ。山鶉《やまうづら》も二月《ぐわつ》限《かぎ》りだが、四月《ぐわつ》になると鴫《しぎ》が多《おほ》く、五六月《ぐわつ》には小鶉《こうづら》が出《で》るさうだ。

奉天《ほうてん》の宿《やど》で、藤豆《ふぢまめ》の和物《あへもの》を食《く》ツたのが美味《うま》かツた。これは殆《ほと》んど全滿《ぜんまん》に亘《わた》り、內地《ないち》と同《おな》じく垣根《かきね》などに植《う》ゑて、家庭《かてい》の自家用《じかよう》に充《あ》て、種類《しゆるゐ》も約《やく》五十種《しゆ》に及《およ》び、冬《ふゆ》は乾燥貯藏《かんさうちよざう》したのを、油炒《あぶらいた》めにもするといふ。蕃椒《たうがらし》は朝鮮《てうせん》で、多《おほ》く赤《あか》いのが用《もち》ひられるのに對《たい》し、滿洲《まんしう》では辣 椒《ラーシヨー》と名《な》づけて、悉《ことごと》く青《あを》いのが好《この》まれる。撫順《ぶじゆん》のグリルで濃羹汁《ポタージユ》を註文《ちゆうもん》すると、「すこし味噌《みそ》が入《い》れてあります」といツて持《も》ツて來《き》た。汁《しる》の實《み》は蜆《しゞみ》の剝身《むきみ》で、何《なん》のことはない蜆《しゞみ》の味噌汁《みそしる》だが、食《た》べて見《み》ると非常《ひじやう》に美味《うま》かツた。西洋料理《せいやうれうり》のスープにも、味噌《みそ》を應用《おうよう》すると共《とも》に、日本料理《につぽんれうり》の味噌汁《みそしる》にも、スープの手法《しゆはふ》を加《くは》へることは、正《まさ》しく効果的《かうくわてき》であると思《おも》ツた。伊勢海老《いせえび》のシチューは、例《れい》のトマト・ソースを用《もち》ひたのだが、案外新鮮《あんぐわいしんせん》なので、どこから來《く》るのかと訊《き》いたところ、これは正直《しやうちき》に「朝鮮《てうせん》」からといふ答《こた》へだツた。安奉線《あんぽうせん》を利《り》用《よう》すれば、その日《ひ》に到着《たうちやく》するわけだから、新鮮《しんせん》なのに不思議《ふしぎ》はなく、强《し》ひて生物《いけもの》の必要《ひつえう》がないから、肉《にく》も殼《から》一杯《ぱい》に詰《つま》ツてゐた。鐵嶺《てつれい》も開原《かいげん》も、別《べつ》に變《かは》ツた獻立《こんだて》には接《せつ》せず、いはゞ普通《ふつう》の日本料理《につぽんれうり》しか試《こゝろ》みなかツたが、味《あぢ》は決《けつ》してまづくなかツた。

四平街《へいがい》には驛賣《えきうり》に、活《いき》た泥鼈《すつぽん》があると聞《き》いたが、季節《きせつ》の關係《くわんけい》でか見《み》かけなかツた。一體支那人《たいしなじん》は、龜《かめ》のことを『忘八《ワンパ》』と稱《しよう》して、昔《むかし》から賤《いやし》んでゐる。孝《かう》、悌《てい》、忠《ちう》、信《しん》、禮《れい》、義《ぎ》、廉《れん》、耻《ち》、の八德《とく》を忘《わす》れた畜生《ちくしやう》といふので、人間《にんげん》でも『龜《かめ》さん』などといふと、耻知《はぢし》らずの代名詞《だいめいし》となツてゐる位《くらゐ》で、泥鼈《すつぽん》など も滿洲《まんしう》では、到《いた》るところに多産《たさん》するに拘《かゝ》はらず、顧《かへり》みる者《もの》もなかツたのを、日本人《にっぽんじん》が珍重《ちんちやう》するやうになツてから、四平街《へいがい》では鋤燒《すきやき》などが行《おこな》はれ、隨《したが》ツて驛賣《えきうり》にも出《で》るやうになツたらしいが、その癖南《くせなん》方支那《ぱうしな》あたりでは、甲魚《チャーユイ》または團魚《トンユイ》などと稱《とな》へて、夙《はや》く用《もち》ひてゐたことは、現《げん》に日本《にっぽん》の泥鼈屋《すつぽんや》で、『マル』と呼《よ》ぶのが立證《りつしよう》してゐる。尤《もつと》もそれは紅燒《ホンシヤオ》と稱《しよう》する、照燒風《てりやきふう》の調理法《てうりはふ》で、日本《につぽん》の如《ごと》く吸物《すひもの》にしたり、汁《しる》たツぷりの鍋《なべ》には用《もち》ひぬらしいが、いづれにしても北方支那《ほくはうしな》、殊《こと》に滿洲地方《まんしうちはう》では、最近《さいきん》まで齡《よはひ》されなかツたので、勿論値段《もちろんねだん》など問題《もんだい》でなく、內地《ないち》へ輸送《ゆそう》を企《くはだ》てられても、多《おほ》く途中《とちう》で斃死《へいし》する話《はなし》は、豫《かね》て聞《き》いてゐたところ、これは不思議《ふしぎ》な動物《どうぶつ》で、尿《ねう》が少《すこ》しでもかゝツたら、仲間《なかま》は勿論自分《もちろんじぶん》のでも、忽《たちま》ち斃死《へいし》するといふので、それが近頃分明《ちかごろぶんみやう》した結果《けつくわ》、輸送《ゆそう》の途《みち》が開《ひら》けたのと、日本人《につぽんじん》が賞翫《しやうくわん》するのを見《み》て、値段《ねだん》も一匹《ぴき》五六十錢位《せんくらゐ》になツたといふ。四平街《へいがい》で內地風《ないちふう》の蕎麥《そば》を食《く》ツて見《み》たが、これは別《べつ》段《だん》どうでもなかツたけれど、公主嶺《こうしゆれい》で試《こゝろ》みた饂飩《うどん》は、珍《めづら》しく本統《ほんとう》の手打《てうち》で、山中知人《さんちうちじん》に會《あ》ツたやうな氣《き》がした。大量生產《たいりやうせいさん》でない有難《ありがた》さを、滿洲《まんしう》の涯《はて》で味《あぢ》はツたわけである。

新京《しんきやう》で特色《とくしよく》のあるといふ、支那料理屋《しなれうりや》へ連《つ》れて行《ゆ》かれて、杁喉頭《パーコンヅ》といふものに對面《たいめん》した。日本語《にほんご》の出來《でき》るコツクがゐて、大《おほ》きな松茸《まつたけ》のやうなものだといふ。それを椎茸《しひたけ》のやうに刻《きざ》んで、例《れい》のどろりとした汁《しる》で、輭《やはら》かく煮《に》てあるのだが、一寸變《ちよつとかは》ツてゐるといふ以外《いぐわい》、別《べつ》の風味《ふうみ》があるわけでもなかツたけれど、後《あと》で實物《じつぶつ》を見《み》ると、拳大《こぶしだい》の大《おほ》きさで、茶褐色《ちやかつしよく》の毛《け》が密生《みつせい》してゐるところ、どう見《み》ても小猿《こざる》の頭《あたま》である。四川產《せんさん》の菌《きのこ》だと聞《き》いて、同行《どうかう》の友人《いうじん》がいツた、「はゝア、四川料理《せんれうり》に猿《さる》の頭《あたま》を食《く》はせるといふのは、つまりこれだな」と。四川《せん》ばかりでなく南方《なんぱう》でも、猿《さる》の腦味噌《なうみそ》を活《いき》ながら食《く》ふといふ、いはゆる地獄料理《ちごくれうり》とは、無論別問題《むろんべつもんだい》である。

吉林《きちりん》は滿洲《まんしう》の京都《きやうと》だといはれる。松花江《しようくわかう》に臨《のぞ》んで、滿洲《まんしう》には珍《めづら》しく周圍《しうゐ》に山《やま》を繞《めぐ》らしてゐる。名勝《めいしよう》舊蹟《きうせき》に富《と》んで、遊覽客《いうらんきやく》の集《あつ》まるせいでもあるか、またそんな家《うち》へ行合《ゆきあは》せた爲《ため》か、海《うみ》には遠《とほ》いに拘《かゝ》はらず、滿洲《まんしう》で試《こゝろ》みに日本料理《にっぽんれうり》の中《うち》、こゝのが一等美味《とううま》かッた。松花江《しようくわかう》は淡水魚《たんすゐぎよ》の寶庫《はうこ》で、鯉《こひ》、鮒《ふな》、鯰《なまづ》、鯈《はや》などは勿論《もちろん》、こんな上流《じやうりう》で白魚《しらうを》が漁《と》れ、前淸時代《ぜんしんじだい》には獻上品《けんじやうひん》だッたといふ。珍《めづら》しいのは鱈《らい》といふ魚《さかな》で、形《かたち》はおよそ鯰《なまづ》の如《ごと》く、山椒魚《さんせうを》のやうな斑《ふ》があッて、肉《にく》は雪白淡脆《せつぱくたんぜい》、洗肉《あらひ》にして最《もつと》も美味《びみ》とされる。

筆者《ひつしや》は試食《ししよく》の機會《きくわい》を得《え》なかッたけれど、各地《かくち》に在留《ざいりう》する邦人《はうじん》が、衆口《しうこう》一致《ち》推奬《すゐしやう》してゐる。鱈《らい》は恐《おそ》らく當字《あてじ》だらうが、たまく字面《じづら》の聯想《れんさう》から、秋田《あきた》のハタくと混同《こんどう》し、飛《と》んだ錯覺《さくかく》を起《おこ》させる向《むき》もあるさうだけれど、ハタくの當字《あてじ》は鰰と書《か》かれ、無論本質的《むろんほんしつてき》に異《こと》ッてゐる。これに似《に》た話《はなし》は、やはり松《しよう》花江《くわかう》で漁《と》れる鰉といふ魚《さかな》だ。內地《ないち》の鰉はヒガイで、明治天皇《めいぢてんわう》が御嗜好《ごしかう》になられたとて、鰉の字《じ》を當《あて》られたと傳《つた》へられるが、支那《しな》では皇字《じ》を偉大《ゐだい》の意味《いみ》に用《もち》ひるので、松花江《しようくわかう》の鰉はヒガイでなく、一種《しゆ》の川鮫《かはさめ》だといふ。川鮫《かはさめ》は少《すくな》くとも丈《たけ》六尺《しやく》以上《いじやう》、江中第《かうちうだい》一の大魚《たいぎよ》だから、その意味《いみ》で鰉を名《な》づけられたわけである。吉林《きちりん》の松花江《しようくわかう》では、五月末《ぐわつすゑ》になると鵜飼《うかひ》が始《はじ》まる。最初《さいしよ》は内地《ないち》から長良川《ながらがは》の鵜匠《うしやう》を聘《へい》して、一年試《ねんこゝろ》みさせたけれど、鮎《あゆ》がゐない爲《ため》不成績《ふせいせき》に終《をは》ツたので、今《いま》は滿洲獨特《まんしうどくとく》の法《はふ》を用《もち》ひ、鵜《う》はすべて放《はな》し飼《がひ》で、しかも自由《じいう》に操縦《さうじう》する。鵜《う》にも純白《じゆんぱく》のものがあツて、黑白技《こくびやくわざ》を競《きそ》ふのが特徴《とくちよう》だ。吉林土《きちりんみや》産《げ》にガマの油《あぶら》といふものがある。媽蛤油または田鷄油と書《か》き、山中《さんちう》に棲息《せいそく》する蛙《かへる》の脂肪《しばう》で、精力劑《せいりよくざい》といふのだが、乾燥《かんさう》したものは寒天《かんてん》の如《ごと》く、水《みづ》に軟《やはら》げて汁《しる》の實《み》にでもすると珍《ちん》だ。

北鮮國境《ほくせんこくきやう》の圖們《ともん》から、牡丹江《ぼたんかう》へ廻《まは》ツて見《み》たが、いづれも新開地《しんかいち》で、別《べつ》に變《かは》ツた食味《しよくみ》はなかツた。東《ひがし》の國境綏芬河《こくきやうすゐふんか》と、哈爾濱《ハルピン》とを繋《つな》ぐ濱綏線《ひんすゐせん》は、滿洲《まんしう》に珍《めづら》しい山間鐵道《さんかんてつだう》で、牡丹江《ぼたんかう》の西横道河子附近《にしわうだうかしふきん》には、今《いま》でも虎《とら》が出《で》るといふ老爺嶺《らうやれい》の山脉《さんみやく》があり、横道河《わうだうか》の釣《つり》と並《なら》んで、冬《ふゆ》は盛《さか》んな狩獵地《しゆれふち》だといはれるが、南滿《なんまん》の平野《へいや》とちがツて、相手《あひて》は熊《くま》や猪《ゐのしゝ》の外《ほか》、たま〳〵出《で》る虎《とら》といふのだから凄《すご》い。ビールの香味料忽布《かうみれうホツプ》の栽培地《さいばいち》として、忽布《ホツプ》ビールを名産《めいさん》とする一面坡以西《イーメンポいせい》、沿線《えんせん》に鈴蘭《すゞらん》が多《おほ》く、その花《はな》を吸《す》ふ蜜蜂《みつばち》によツて、蜂蜜《はちみつ》が各驛《かくえき》の名物《めいぶつ》となり『蜜蜂《ミツポー》』といふ驛名《えきめい》さへある。ほのかに鈴蘭《すゞらん》の香《か》がするといふのだ。

ハルピンは東洋《とうやう》の巴里《パリー》だなどゝいはれる。ロシヤの勢力《せいりよく》が退却《たいきやく》してから、その情調《じやうてう》は大《おほ》いに損《そこな》はれたといふが、面影《おもかげ》はなほ充分《じうぶん》に偲《しの》ばれる。ロシヤ料理《れうり》は概《がい》して單純《たんじゆん》だが、香辛料《かうしんれう》などの刺激《しげき》で、複雑《ふくざつ》な味《あぢ》を出《だ》すものらしい。最《もつと》も勝《すぐ》れてゐるのはスープで、これは野菜《やさい》の應用《おうよう》に、重心《ちゆうしん》が置《お》かれてゐるやうだ。食馴《たべな》れない間《あひだ》は、やゝ僻易《へきえき》したロシヤ料理《れうり》も、數年在留《すうねんざいりう》してゐる中《うち》に、いつの間《ま》にか魅《み》せられたと見《み》えて、偶《たま》に暫《しばら》く旅行《りよかう》でもすると、早《はや》く歸《かへ》ツてこのスープに接《せつ》したいといふ人《ひと》があツた。どこでも住《す》めば都《みやこ》であり、食味《しよくみ》は殊《こと》に馴《な》れることである。ロシヤ人《じん》は殊《こと》に生胡瓜《なまきうり》を好《この》むさうで、今《いま》でもハルピンの町《まち》には、至《いた》るところに大胡瓜《おほきうり》を見受《みう》ける。ホテルのグリルで、牛肉《ぎうにく》の鋤焼《すきやき》が出來《でき》るといふから、試《こゝろ》みたけれどこれは失敗《しつぱい》した。滿洲《まんしう》は牛肉《ぎうにく》ばかりでなく、本場《ほんば》である筈《はず》の豚肉《ぶたにく》さへ、內地產《ないちさん》に比《くら》べると不味《まづ》いといツて、どこでも愚痴《ぐち》を聞《き》かされたが、恐《おそ》らく風土《ふうど》と飼料《しれう》の關係《くわんけい》で、殊《こと》に豚《ぶた》は殆《ほと》んど野生同然《やせいどうぜん》であるから、隨《したが》ツて品種《ひんしゆ》も品質《ひんしつ》も、發達《はつたつ》しなかツたのだと思《おも》はれる。

　隨分奥地《ずゐぶんおくち》の方《はう》へいツても、鮪《まぐろ》の刺身《さしみ》を出《だ》されるのには困《こま》るが、齊々哈爾《チヽハル》でちらし鮨《すし》が出來《でき》るといふから、試《こゝろ》みて見《み》て感《かん》じたのは、乾物《かんぶつ》の應用《おうよう》である。生《なま》の鮪《まぐろ》だけは敬遠《けいゑん》したが、その他《た》の材料《ざいれう》は、椎茸《しひたけ》に干瓢《かんぺう》に、鮑《あはび》に蒲焼《かばやき》に、卵焼《たまごやき》に田麩《でんぶ》に、烏賊《いか》に蝦《えび》に、海苔《のり》に生姜《しやうが》と、大體內地《だいたいないち》の手法《しゆはふ》と異《ことな》らず、そして相應《さうおう》に美味《うま》かツた。蒲焼《かばやき》は鰻《うなぎ》で、佃煮《つくだに》のやうに硬《かた》くなツてゐたが、鮑《あはび》や烏賊《いか》は乾燥品《かんさうひん》を戻《もど》したので、いはゞお手《て》の物《もの》の調理法《てうりはふ》。蝦《えび》は茹《ゆで》たのを酢《す》に浸《つ》けて置《お》けば、相當長時間保存《さうたうちやうじかんほぞん》に堪《た》へるから、配色《いろどり》からいッても無事《ぶじ》であり、卵燒《たまごやき》はどこでも間《ま》に合《あ》ふし、その他《た》は全部乾物《ぜんぶかんぶつ》だから、調味次第《てうみしだい》でどんなにも出來《でき》る。物資《ぶつし》の少《すくな》い大陸《たいりく》では、貯藏食品《ちよざうしよくひん》を活用《くわつよう》することが、司厨者《しちうしや》の最《もつと》も肝腎《かんじん》で、支那料理《しなれうり》の發達《はつたつ》といふのも、いはゞ乾物調理《かんぶつてうり》の練熟《れんじゆく》であり、その乾物《かんぶつ》の大半《たいはん》は、日本《にほん》から仰《あふ》いでゐるのだから、滿洲《まんしう》に在留《ざいりう》する邦人家庭《はうじんかてい》は勿論《もちろん》、現在內地《げんざいないち》に住《す》んでゐる人《ひと》でも、もッと乾物《かんぶつ》を再認識《さいにんしき》し、調理《てうり》に留意《りうい》し研究《けんきう》したら、一般《ばん》家庭《かてい》の食膳《しよくぜん》は、遙《はる》かに幸福《かうふく》になると思《おも》ふ。

齊々哈爾《チチハル》附近《ふきん》は馬鈴薯《じやがいも》の產地《さんち》で、氣溫《きをん》の關係《くわんけい》から、北海道產《ほくかいだうさん》と畧《に》ぼ同《おな》じ美味《うま》さだ。附近《ふきん》を流《なが》れる嫩江《ノンコー》は、また泥鼈《すつぽん》が名物《めいぶつ》で、今《いま》では滿洲人《まんしうじん》も、喜《よろこ》んで食《く》ふやうになッたといふ。齊々哈爾《チチハル》の西北《さいほく》札蘭屯《ジヤラントン》で、川蛇《かはへび》を食《く》ッた人《ひと》の話《はなし》を聞《き》いたが、ボイルしても燒《や》いても、かなり美味《うま》いといふことだけれど、氣《き》の弱《よわ》い人《ひと》には禁物《きんもつ》らしい。札蘭屯《ジヤラントン》は一面坡《イーメンポ》と同《どう》一線上《せんじやう》で、北滿《ほくまん》に於《お》ける東西《とうざい》の避暑地《ひしよち》といはれ、興安嶺《こうあんれい》を負《お》ひ、雅魯川《がろかは》に臨《のぞ》んだ形勝《けいしよう》で、川蛇《かはへび》はこの川《かは》で捕《と》れる、世界的《せかいてき》の珍魚《ちんぎよ》といふことだ。齊々哈爾《チチハル》から再《ふたゝ》び南上《なんじやう》して、四平《へい》街《がい》に出《で》る平齊線《へいせいせん》は、いはゆる蒙古《もうこ》の沙漠地帶《さばくちたい》で、赤《あか》い夕陽《ゆふひ》の外《ほか》に獲物《えもの》はない。奉天《ほうてん》から奉山線《ほうさんせん》で、山海關《さんかいくわん》に向《むか》ふと、山《やま》あり海《うみ》ありで、車窓《しやそう》の風景《ふうけい》と共《とも》に、食味《しよくみ》にも變化《へんくわ》を生《しやう》じて來《く》る。營口線《えいこうせん》の分岐點《ぶんきてん》、溝幇子《こうはうし》の名物《めいぶつ》は、鹵鷄《ローチー》と梨《なし》だ。鹵鷄《ローチー》は鷄《にはとり》の丸燒《まるやき》で、列車《れつしや》の窓《まど》へ賣《う》りに來《く》る。一《ひと》つ五六十錢《せん》で、名物《めいぶつ》にうまい物《もの》ありといふところ。錦縣名物《きんけんめいぶつ》には蝦油小菜《かゆせうさい》がある。文字通《もじとほ》り蝦《えび》の油《あぶら》で漬《つ》けた漬物《つけもの》だが、珍《ちん》とすべきは主材料《しゆざいれう》の花胡瓜《はなきうり》だ。成育《せいいく》すれば三尺位《じやくぐらゐ》にもなる大胡瓜《おほきうり》を、長《なが》さ一寸足《すんた》らずに仕立《した》てる、錦縣獨特《きんけんどくとく》の栽培法《さいばいはふ》ださうで、內地《ないち》では刺身《さしみ》の飾《かざり》ツマとして、珍重《ちんちやう》される花胡瓜《はなきうり》が、ざくざくと樽《たる》に漬込《つけこ》んであるのだ。錦縣《きんけん》は海《うみ》に近《ちか》いので、隨《したが》ツて日本料理《につぽんれうり》が美味《うま》い。

山海關《さんかいくわん》で白《しろ》い刺身《さしみ》を食《く》ツたのが、案外《あんぐわい》の美味《びみ》に訊《き》いて見《み》ると、近海《きんかい》で漁《と》れる鯢《にべ》といふことだツた。鯢《にべ》は石持《いしもち》の大《おほ》きいので、假《かり》に石持《いしもち》を仲鱸《ふくこ》とすれば、鯢《にべ》は全《まつた》く鱸《すゞき》に似《に》てゐる。內地《ないち》でも西海南海《さいかいなんかい》で漁《と》れるが、多《おほ》くは輕蔑《けいべつ》されて蒲鉾材料《かまぼこざいれう》になるところを、刺身《さしみ》にして馬鹿《ばか》にできないのは、活《いき》てゐるのを割《さ》いたからだといふ。材料《ざいれう》の新鮮《しんせん》が口《くち》を利《き》くのだ。引返《ひつかへ》して興城溫泉《こうじやうをんせん》に寄《よ》ツて見《み》ると、山《やま》を負《お》ふて海《うみ》に臨《のぞ》み、川《かは》があり、島《しま》があるといふ形勝《けいしよう》、隨《したが》ツて一層鮮魚《そうせんぎよ》が豐富《ほうふ》だ。海《うみ》には黑鯛《くろだひ》、烏賊《いか》、車海老《くるまえび》の類《るゐ》、無論鯢《むろんにべ》や黃花魚《ぐち》などはザラにある。貝《かひ》の種類《しゆるゐ》も多《おほ》いらしく、マテ貝《がひ》に分葱《わけげ》の酢味噌和《すみそあ》へを供《きよう》せられたなど、異境《いきやう》で肉親《にくしん》に邂逅《めぐりあ》ツたほどの懷《なつか》しさを感《かん》じた。川《かは》は興城川《こうじやうかは》で名《な》づけ、鮎《あゆ》、鯊《はぜ》、鮠等《はやとう》の淡水魚《たんすゐぎよ》を多産《たさん》するが、不思議《ふしぎ》に鮒《ふな》は尠《すくな》いさうだ。鮎《あゆ》は季節《きせつ》でないから試《こゝろ》みなかツたが、二三年前《ねんまへ》までは他《た》の雑《さ》魚《こ》と一緒《しよ》に、一山《ひとやま》いくらと安《やす》く扱《あつか》ツてゐた滿洲人《まんしうじん》も、日本人《にっぽんじん》が珍重《ちんちよう》することを知《し》ツて、急《きふ》に扱《あつか》ひを改《あらた》めたといふ。渤海《ぼつかい》を隔《へだ》てゝ對岸《たいがん》の熊岳城《ゆうがくじやう》と、略《ほゞ》緯度《ゐど》を同《おな》じうし、氣候《きこう》が概《がい》して中和《ちうわ》なので、果樹栽培《くわじゆさいばい》にも適《てき》するだらうと、園藝試驗場《ゑんげいしけんぢやう》が乘出《のりだ》して、梨《なし》や林檎《りんご》を盛《さか》んに奬《すゝ》め、湯《ゆ》を利用《りよう》する溫室《をんしつ》では、メロンやトマトを作《つく》ツてゐる。

滿洲《まんしう》の木曾《きそ》といはれる安奉線《あんぽうせん》では、本溪湖《ほんけいこ》あたりの太子河《たいしか》で、狐鯉《きつねごひ》といふのが漁《と》れる。琿河《こんが》でも漁《と》れるさうだが、體形《たいけい》の三角《かく》なのが特徴《とくちよう》で、最《もつと》も鯉《こひ》こくにして美味《うま》い。櫻《さくら》が咲《さ》いて、菖蒲《あやめ》が咲《さ》いて、初《しよ》夏《か》には螢《ほたる》が飛《と》び、秋《あき》は初茸《はつたけ》がとれるといふ、五龍背溫泉《りうはいをんせん》まで來《く》ると、まるで內地《ないち》に歸《かへ》ツたやうで、滿《まん》洲氣分《しうきぶん》はすツかり洗《あら》ひ去《さ》られる。鴨綠江《あふりよくかう》の鮒《ふな》の刺身《さしみ》を、酢味噌《すみそ》で食《く》はせたのが美味《うま》かツた。鴨綠江《ちふりよくかう》の鰻《うなぎ》や白魚《しらうを》は、既《すで》に人口《じんこう》に膾炙《くわいしや》してゐる。安東《あんとう》には鰻專門《うなぎせんもん》の料理屋《れうりや》があり、白魚《しらうを》の筏燒《いかだやき》などといふ、名《めい》物《ぶつ》の土產物《みやげもの》もある。鴨綠江《あふりよくかう》の白魚《しらうを》は大《おほ》きいので、特《とく》に小《ちひ》さいのを選《えら》んで生《なま》のまゝ、內地《ないち》の市場《しぢやう》へも來《き》てゐる。安東米《あんとうまい》の產地《さんち》といふので、宿屋《やどや》の飯《めし》まで急《きふ》にうまくなツたやうに感《かん》じたが、安東《あんとう》で凍豆腐《こほりどうふ》の製造《せいざう》を計畫《けいくわく》し、失敗《しつぱい》したといふ人《ひと》の話《はなし》に共鳴《きようめい》させられた。大豆《だいづ》の產地《さんち》なり、氣溫《きをん》は低《ひく》いし、すべての條件《でうけん》を有理《いうり》と觀《み》て、大《おほ》きな期待《きたい》の下《もと》に着手《ちやくしゆ》したところ、肝腎《かんじん》の製品《せいひん》が賣物《うりもの》にならない、滿洲《まんしう》の大豆《だいづ》は脂肪《しばう》が多《おほ》い爲《ため》、豆腐《とうふ》にはなツても凍結《とうけつ》すると、脂肪《しばう》が凝固《ぎようこ》して乾燥《かんさう》しない、アク戻《もど》しの利《き》かない凍豆《こほりどう》腐《ふ》では、商品《しやうひん》になるわけがないから、あツさり匙《さぢ》を投《な》げたといふのだ。「研究《けんきう》の餘地《よち》はあるかも知《し》れませんが、滿洲大豆《まんしうだいづ》の特長《とくちやう》は、結局油《けつきよくあぶら》と豆粕《まめかす》ですよ」、さういへば豆腐《とうふ》の發祥《はつしやう》は、中部支那《ちうぶしな》の溫暖地方《をんだんちはう》だから、原料《げんれう》の大豆《だいづ》にも脂肪《しばう》が少《すくな》かツた筈《はず》だ。

鴨綠江《あふりよくかう》を越《こ》えて朝鮮《てうせん》に入《はい》ると、滿目《まんもく》の風物《ふうぶつ》が一變《べん》する。山《やま》は綠《みどり》に水《みづ》は白《しろ》く、沿線《えんせん》の耕地《かうち》は悉《ことごと》く稻《いな》田《だ》で、殆《ほと》んど内地《ないち》と異《こと》ならない。從來朝鮮米《じうらいてうせんまい》といふと、一段劣《だんおと》ツたやうに扱《あつか》はれ、今《いま》も信《しん》じてゐる人《ひと》が多《おほ》いやうだけれど、現在《げんざい》では寧《むし》ろ内地《ないち》を凌《しの》いでゐる。一時食糧問題《じしよくりやうもんだい》の行詰《ゆきづま》りから、内地《ないち》では品種品質《ひんしゆひんしつ》よりも、專《もつぱ》ら多產主義《たさんしゆぎ》を奬勵《しやうれい》された結果《けつくわ》、本質的《ほんしつてき》には退轉《たいてん》を示《しめ》した間《あひだ》に、内地種《ないちしゆ》を移植《いしよく》した朝鮮《てうせん》では、多產《たさん》よりも優良《いうりやう》を主《しゆ》として、品種品質《ひんしゆひんしつ》を重《おも》んじた爲《ため》、主客顚倒《しゆかくてんたう》の觀《くわん》を呈《てい》するに至《いた》ツたのだ。一方《ぱう》にはまた近海《きんかい》の魚介類《ぎよかいるゐ》が、漸次《だんく》美味《うま》くなツたといはれるのも、併合以來内地人《へいがふいらいないちじん》が指導《しだう》して、舊來《きうらい》の漁《ぎよ》法《はふ》を革新《かくしん》し、製法《せいはふ》を改善《かいぜん》した結果《けつくわ》で、たとへば雲丹《うに》や海鼠腸《このわた》の如《ごと》きも、殆《ほと》んど内地產《ないちさん》に劣《おと》らぬものが、多量《たりやう》に出廻《でまは》るやうになツた。魚介類《ぎよかいるゐ》が適度《てきど》に間引《まび》かれて、食味《しよくみ》を增進《ぞうしん》したことは、遼東半島《れうとうはんたう》と同《おな》じだが、今後《こんご》の問題《もんだい》は濫獲《らんくわく》して、資源《しげん》を枯渇《こかつ》せしめないことである。

京城《けいじやう》で代表的《だいへうてき》の朝鮮料理《てうせんれうり》なるものに接《せつ》したが、由來朝鮮《ゆらいてうせん》では漬物以外《つけものいぐわい》に、賞美《しやうび》するほどの料理《れうり》はないと聞《き》いたには似《に》ず、見《み》た目《め》も味《あぢ》も、どうして輕蔑《けいべつ》できないのに驚《きやう》いた。支那料理《しなれうり》と共通《きようつう》する點《てん》のあるのは、歴史的關係《れきしてきくわんけい》から當然《たうぜん》だが、新鮮《しんせん》な瓜菜類《くわさいるゐ》を重《おも》んずる點《てん》では、一脈《みやく》ロシヤ料理《れうり》とも通《つう》ずるやうに思《おも》はれる。舊名《きうめい》の韓國《かんこく》はカラクニであり、昔《ひかし》には辛國《からくに》と書《か》かれたこともある位《くらゐ》で、辛《から》い物《もの》を好《この》むことは傳統《でんとう》だが、この辛味《からみ》で食慾《しよくよく》がそゝられる。蕃椒《たうがらし》の利《き》いた漬物《つけもの》もうまい。或《あ》ひは今《いま》の朝鮮料理《てうせんれうり》は、內地人《ないちじん》の味覺《みかく》に歩《あゆ》み寄《よ》ツたのではないかとも思《おも》はれるが、內鮮味覺《ないせんみかく》の共通《きようつう》は、恐《おそ》らく神代以來《かみよいらい》だと思《おも》ふと、必《かなら》ずしも妥協《だけふ》や迎合《げいがふ》のみではないかも知《し》れぬ。朝鮮《てうせん》に於《お》ける日本料理《にっぽんれうり》は、殆《ほと》んど內地《ないち》と異《こと》ならず、また劣《おと》らぬともいひ得《う》るから、取立《とりた》てゝ述《の》べる必要《ひつえう》もなさゝうだが、外金剛《そとこんがう》へいツた時《とき》、中北鮮《ちうほくせん》に多産《たさん》する、鰯《いわし》の漁期《ぎよき》の話《はなし》を聞《き》いた。

「鰯《いわし》は食《く》ふものだと思《おも》ツてゐたが、朝鮮《てうせん》でさう思《おも》ふのは認識不足《にんしきふそく》で、鰮《いわし》は搾《しぼ》るものだツた」といふのだ。さう聞《き》いて總督府《そうとくふ》の調査記錄《てうさきろく》を見《み》ると、日本海方面《にっぽんかいはうめん》の鰮《いわし》から採《と》る魚油《ぎよゆ》が、千八百餘萬圓《よまんゑん》、〆粕《しめかす》が千四百萬圓《まんゑん》、合《あは》せて三千二百餘萬圓《よまんゑん》、全水產額《ぜんすゐさんがく》の四分《ぶん》の一を占《し》めるとある。食《く》ふのは偶《たま》に漁師《れふし》が持《も》ツて歸《かへ》る位《くらゐ》のもので、それも脂《あぶら》が強《つよ》いから、内地人《ないちじん》の口《くち》には向《む》かないといふ。水産《すゐさん》と陸産《りくさん》とのちがひはあるが、理《り》に於《おい》て一脈《みやく》滿洲大豆《まんしうだいづ》と、通《つう》ずるところに興味《きようみ》を覺《おぼ》えた。

臺灣《たいわん》へ渡《わた》ッたのはもッと前《まへ》、昭和《せうわ》九年《ねん》の一月《ぐわつ》であッたが、基隆《キールン》に上陸《じやうりく》すると、既《すで》に挿秧《たうゑ》が始《はじ》まッてゐたのには吃驚《びつくり》した。いはゆる常夏《とこなつ》の國《くに》であるから、日本料理《につぽんれうり》には一等不向《とうふむき》なわけだ。臺灣《たいわん》から南洋《なんやう》へかけて、鰆《さはら》や松魚《かつを》は盛《さか》んに漁《と》れるけれど、氣候《きこう》の關係《くわんけい》で脂肪《しばう》に乏《とぼ》しいから、生《なま》でも節《ふし》にしても美味《うま》くない。美味《うま》くないといふよりも、内地人《ないちじん》の口《くち》には不向《ふむ》きなのだ。南洋水産協會《なんやうすゐさんけふくわい》あたりで、頻《しき》りにその利用法《りようはふ》を研究《けんきう》してゐるけれど、輸出向《ゆしゆつむき》は兎《と》も角《かく》も、内地《ないち》を目標《もくへう》としたのでは、餘《あま》り効果《かうくわ》が擧《あが》らぬらしい。基隆《キールン》ではカヂキが漁《と》れるけれど、やはり大味《おほあぢ》でうまくないと聞《き》き、内地《ないち》の近海物《きんかいもの》には及《およ》ばぬまでも、産地《さんち》なら新鮮《しんせん》な筈《はず》だから、吐出《はきだ》すほどではあるまいと、實《じつ》は多少期待《たせうきたい》したところ、やがて膳《ぜん》に上《のぼ》ッたのを見《み》ると、色《いろ》の白《しら》ちやけたメカヂキの類《るゐ》で、何《なん》のことはない蒲鉾《かまぼこ》を刺身《さしみ》に作《つく》ッた形《かたち》だ。魚《さかな》は新《あたら》しさうなのだが、ほとんど味《あぢ》といふものがない。さすがの土産禮讃者《どさんらいさんしや》も、箸《はし》を投《とう》ぜざるを得《え》なかつた。住民《ぢゆうみん》の九割《わり》を占《し》めるといふ所謂本島人《いはゆるほんたうじん》は、もと〳〵南支那《みなみしな》からの移住者《いぢゆうしや》だから、支那風《しなふう》の料理《れうり》は相當發達《さうたうはつたつ》し、食《た》べるなら臺灣料理《たいわんれうり》だが、これと本土《ほんど》の支那料理《しなれうり》とを、比較《ひかく》したところで始《はじ》まらない。

臺灣《たいわん》が清朝《しんてう》の版圖《はんと》に歸《き》したのは、國性爺《こくせんや》鄭氏《ていし》三代《だい》の後《のち》で、日本《にっぽん》では徳川時代《とくがはじだい》の初期《しよき》だから、歷史《れきし》としては頗《すこぶ》る淺《あさ》い。その以前《いぜん》と雖《いへど》も、支那《しな》としてはこの島《しま》を眼中《がんちう》に置《お》かず、明末《みんまつ》には西班牙《スペイン》の領有《りやういう》に委《ゐ》してゐたのだから、臺灣特有《たいわんとくいう》の料理《れうり》といッては、存在《そんざい》しないのが當然《たうぜん》で、更《さら》にその以前《いぜん》に溯《さかのぼ》ると、室町時代《むろまちじだい》から戰國期《せんごくき》へかけて、いはゆる倭寇《わこう》の根據地《こんきよち》であッたといふから、支那《しな》よりも寧《むし》ろ日本《にっぽん》の方《はう》が、もと〳〵緣故《えんこ》は深《ふか》かッたともいへる。その臺灣《たいわん》に内地米《ないちまい》を移植《いしよく》すると、漸次脂肪分《だん〴〵しばうぶん》が減退《げんたい》して、今《いま》のいはゆる蓬萊米《ほうらいまい》になる。内地人《ないちじん》の口《くち》に合《あ》はないから、宿屋《やどや》などで内地米《ないちまい》を使用《しよう》したがると、總督府《そうとくふ》ではまたそれを氣《き》にして、なるべく蓬萊米《ほうらいまい》の使用《しよう》を奬勵《しやうれい》するさうだが、内地人《ないちじん》の旅客《りよかく》を相手《あひて》の宿屋《やどや》では、實績《じつせき》の擧《あが》らないのが當然《たうぜん》だ。氣候風土《きこうふうど》の關係《くわんけい》で、永住者《えいぢゆうしや》にはそれが適《てき》し、それでなくては健康《けんかう》を損《そん》するのだから、短期《たんき》の旅行者《りよかうしや》などは問題《もんだい》でなく、永住者《えいぢゆうしや》を目標《もくへう》としなくてはならぬ。

臺中《たいちう》の料理屋《れうりや》で出《だ》された鮠《はや》の煮浸《にびた》しに、ほのかな内地《ないち》の風味《ふうみ》を感《かん》じたのが、やゝ印象《いんしやう》に殘《のこ》ッてゐる位《くらゐ》のもので、料理《れうり》としては殆《ほと》んど語《かた》る材料《ざいれう》がない。高雄《たかを》の名物《めいぶつ》になッてゐるカラスミは、本場《ほんば》の長崎《ながさき》を學《まな》んだもので、近頃《ちかごろ》は技術《ぎじゆつ》もよほど進歩《しんぽ》し、原料《げんれう》になる鯔《ぼら》の卵巢《らんさう》が、ぐッと大《おほ》きくなッてゐるので、見《み》た目《め》の見事《みごと》な割《わり》に、値段《ねだん》の比較的安《ひかくてきやす》いのが調法《てうはふ》だが、本質的《ほんしつてき》には成熟《せいじゆく》し過《す》ぎて、本場物《ほんばもの》に及《およ》ばないのは是非《ぜひ》がない。

臺灣《たいわん》で最《やつと》も誇《ほこ》るに足《た》り、在住者《ざいぢゆうしや》の幸福《かうふく》は勿論《もちろん》、旅行者《りよかうしや》をして垂涎《すゐぜん》措《お》く能《あた》はざらしめるものは、豐富《ほうふ》に惠《めぐ》まれた果實類《くわじつるゐ》である。內地《ないち》なら極寒《ごくかん》の一月《ぐわつ》に、浴衣《ゆかた》で暮《くら》せるところだから、常夏《とこなつ》の國《くに》にはちがひないけれど、天產《てんさん》にはやはり季節《きせつ》があツて、やはり盛夏《せいか》三伏《ぷく》でないと、本當《ほんと》の美味《びみ》は滿喫《まんきつ》できないさうだけれど、そんな贅澤《ぜいたく》をいッたら果報燒《くわはうや》けがするだらう。バナ、の豐富《ほうふ》は餘《あま》りに知《し》られ過《す》ぎてゐる。ザボン、文旦《ぶんたん》、ポンカン、ネープルと、柑橘《かんきつ》の種類《しゆるゐ》が枚擧《まいきよ》に遑《いとま》なく、パインアップルがある、マンゴーがある、椰《や》子《し》の實《み》の汁《しる》に至《いた》ツては、自然《しぜん》の甘露《かんろ》ともいふべき珍味《ちんみ》だが、兎《と》も角《かく》も既《すで》に味《あぢ》は知《し》ツてゐた。恰度季節《ちやうどきせつ》でもあツたが、驚歎《きやうたん》したのはパ、イヤの美味《びみ》だ。一體上戶《たいじやうと》は生理的《せいりてき》に、果物《くだもの》は餘《あま》り好《この》まないのが原則《げんそく》だし、パ、イヤの如《ごと》きも味《あぢ》は知《し》りながら、大《たい》して興味《きやうみ》も有《も》たなかツたのが、初《はじ》めて臺灣《たいわん》の旅《たび》をして、本場《ほんば》といはれる屛東《へいとう》で試《こゝろ》みて、天來《てんらい》ともいふべき芳香《はうかう》と甘美《かんび》とに、すツかり魅《み》せられてしまひ、珍《めづら》しく土產《みやげ》に携《たづさ》へ歸《かへ》ツた上《うへ》、更《さら》に追註文《おひちゆうもん》までしたのだから、筆者《ひつしや》としては奇蹟《きせき》な位《くらゐ》だ。

屛東《へいとう》で會《あ》ツた飛行將校《ひかうしやうかう》の話《はなし》に、赴任《ふにん》の當時《たうじ》試《こゝろ》みに、二三本《ぼんう》植ゑて見《み》たところ、一年《ねん》で見上《みあ》げるばかりに成育《せいいく》し、忽《たちま》ち累々《るゐ〳〵》と結實《けつじつ》したのを、最初《さいしよ》の間《あひだ》は珍《めづら》しいから、家人《かじん》も喜《よろこ》んで貪《むさぼ》り食《く》ツたが、年々《ねん〳〵》繁《はん》殖《しよく》が著《いちじ》るしいので、後《のち》には誰《たれ》も飽《あ》きてしまひ、近所《きんじよ》へ裾分《すそわ》けしようにも、どこでも有餘《ありあま》ツてゐるのだから、今《いま》では持餘《もてあま》して鷄《とり》の餌《ゑ》にやツてゐると聞《き》いては、驚歎《きやうたん》を通《とほ》り越《こ》して、呆然《ぼうぜん》たる外《ほか》なかツた。臺《たい》灣《わん》の甘庶畑《かんしよばたけ》に、穗《ほ》の出揃《でそろ》ツてゐるのを見《み》たのも珍《めづら》しかツた。少年時代《せうねんじだい》に砂糖黍《さたうきび》として、親《した》しみ嚙《かじ》ツた内《ない》地《ち》の甘庶《かんしよ》には、穗《ほ》なんか出《で》るのは一本《ぽん》もなかツた。

日本食養道（終）

昭和十三年一月二十五日印刷
昭和十三年二月一日發行

日本食養道

（奧付）

定價貳圓

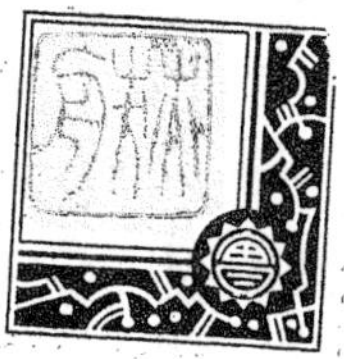

著者 本山荻舟

東京市京橋區銀座西一丁目三番地
發行者 增田義一

東京市牛込區市谷加賀町一丁目十二番地
印刷者 稻垣武雄

東京市京橋區銀座西一丁目三番地
發行所 株式會社 實業之日本社
振替番號東京參貳六番
電話京橋五一二一—五番

大日本印刷株式會社印刷

現代医学と先哲養生訓

東京帝國大學名譽教授
文學博士　井上哲次郎　序
大阪帝國大學名譽教授
醫學博士　小澤修造　著

現代醫學 と 先哲養生訓

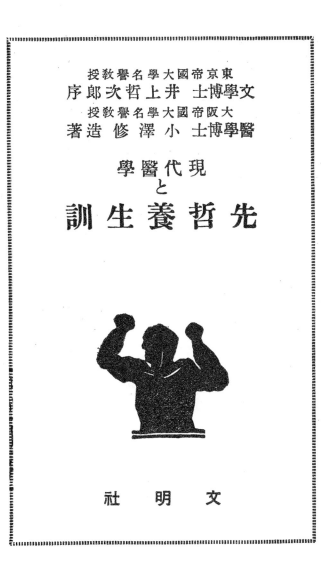

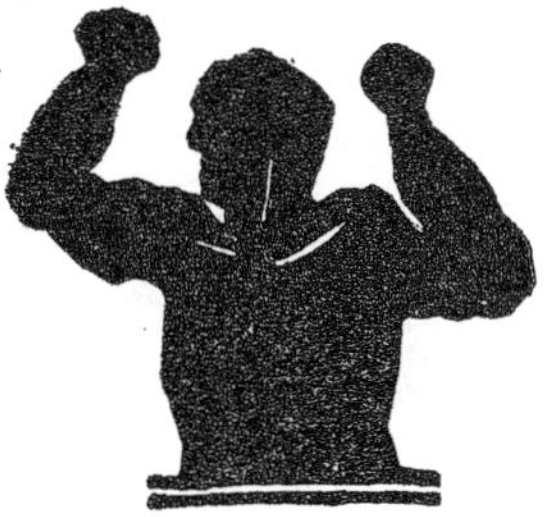

文明社

現代醫學と先哲養生訓正誤表

頁數	行數	誤	正
三	五	素 間×	素 間○
一三	九	第 頁	第九○三○頁
一六	九	醫×學事始	蘭○學事始
一八	六	攝×要	撮○要
二二	三	素 間×	素 間○
二六	六	あるべぎ×	あるべき○
三二	五	調滋 べ	調滋す○べ
三三	二	昏 遇×	昏 愚○
三五	七	尿 ナ× も	尿 を○ も
三八	一一	又×	及○ び○
三九	九	(19 9)	(1939)
四二	一二	膏 盲×	膏 肓
四三	七	好× 果	効○ 果
七四	八	哂× 粉	晒○ 粉
九一	四	deor	der
九一	五	Langsam rauchen	langsames Rauchen
一〇一	四	間× 接	間○ 接
一〇四	八	面×か× も	然○ も
一〇五	五	然 ど も	然れ○ども
一一七	四	種である	人○種である
一一七	八	持て居る	持つ○て居る
一二〇	一	棉× 布	綿○ 布
同	五	別× る	分○ る
一二六	六	三 六× %	三 〇○ %
一四一	二	できて×た	できた
一五三	五	昭和十五×年	昭和十三○年
一五六	七	アミバー	アメーバ
一七八	六	現 に×	現 下○
一八五	一二	A 及 B×	A 及 D○

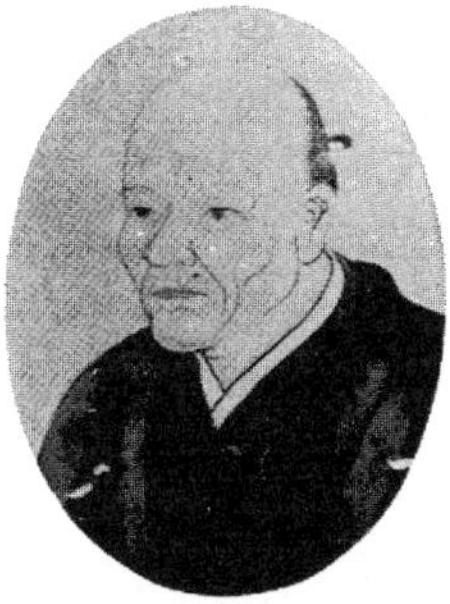

貝原益軒

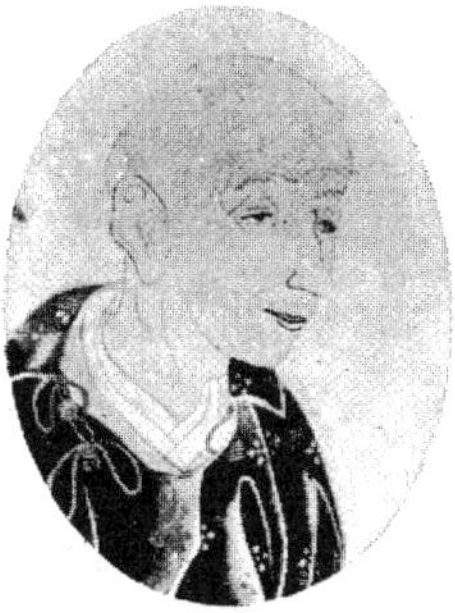

杉田玄白

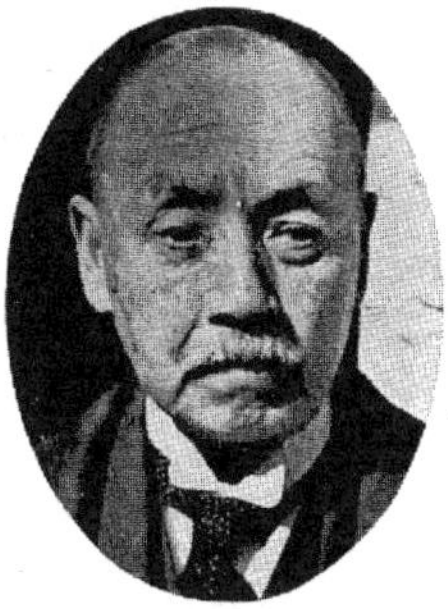

入澤達吉博士

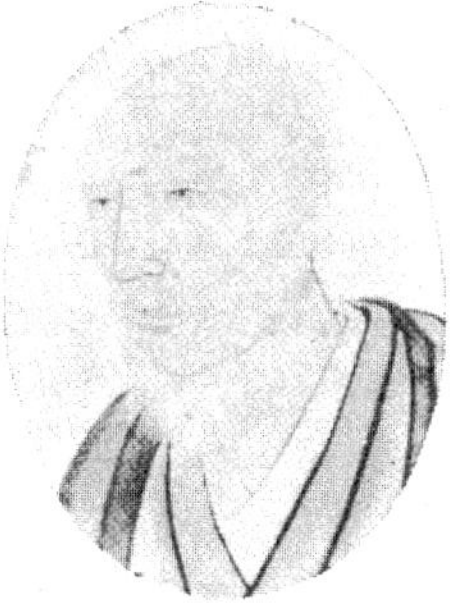

中神琴溪

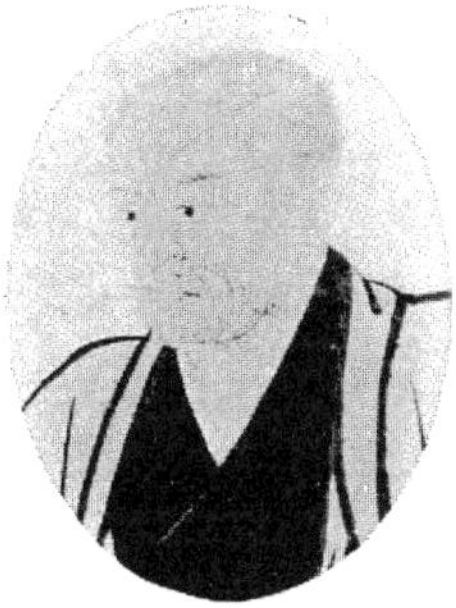

華岡青洲

現代醫學と先哲養生訓の序

此の頃大阪帝國大學の小澤修造博士が『現代醫學と先哲養生訓』と題する原稿一卷を携來りて余に序文を囑せられた。余乃ち之を讀むに興味津々として盡きず、遂に卷を終ふるを覺えなかつた程である。余思ふに凡そ人生の重大事は健康、經濟、道德、學問、事業の此の五つにして何よりも先づ健康を必要條件となすのである。若しも健康でなかつたならば自餘の四つは之を完うせんと欲するも恐らくは不可能であらう。ショーペンハウエルが『人生哲學の格言』に於て健康を第一としたのは故なきことではない。蓋し青年時代の養生は壯年時代の健康の基礎を築き、壯年時代の養生は晩年の健康の素因を成し、晩年の養生は一生の事業を完成する爲に最も必要である生れ付身體强壯なる者と雖も、養生を怠れば案外夭折を免れぬ。縦ひ生れ付弱質蒲柳であつても平素養生に注意を拂ふことを怠らなければ案外長壽を保つことを得るものである。

凡そ人としては身體健康にして國家社會の爲にあらん限りの力を盡すことは各自の當然なすべき義務である。それ故に養生の事は一日と雖も、否、造次にも顚沛にも輕忽に付すべきでない。小澤博士の此の新著は先哲の養生訓中殊に適切にして裨益ある論旨を抄出し、之に自家卓拔の見解を加へて作成せられたるものにて近來養生書中出色の文字であるやうに思はれる。是を以て余は一讀の後自分の感想を述べて廣く此の書を江湖に推奬する次第である。

昭和十五年六月廿八日

文學博士　井上哲次郎識す

目次

前編　先哲の養生訓

現代醫學と先哲の養生訓

前篇

一、緒言

皇漢醫學が絢爛たる實を結んだのは德川時代であつた。戰國時代から我が國民族間に欝積してゐた文化的素質が織田・豐臣の治世に基督敎の傳來に伴つて這入つて來た西洋文明に焚き付けられ勃然として燃え上り、更に德川政府の平和的施設に培はれ元祿・享保に至つて文化が百花燎亂の研を競ふに至つた。

後醍醐天皇が企て給うた建武中興の偉業も、一時的成功を收め給うたに止まつて以來鎌倉・室町の戰國時代を經て、豐臣・德川に至り武家政治が確立せらるるや、有爲の徒も武門の出にあらざれば驥足を延ぶるの道がない結果、頭腦明晰雄心勃々の徒輩は或は僧侶となり或は儒者となり或は醫者となつて、その才を延ばすの外はない有様で從つて鎌倉時代には法然・親鸞・榮西・道元・日蓮の如き傑僧が出で、德川時代となると醫にして儒を兼ね、儒にして醫を兼ね其の學殖識見眞に一世を俾倪したるもの決して少くない。

例へば(1)中江藤樹・(2)佐藤信淵・(3)本居宣長・(4)平田篤胤等是れで、此の外尙(5)三浦梅園・(6)帆立萬里・(7)龜井南溟・(8)堀杏菴・(9)權田直助・(10)平賀源內等皆醫者である。

德川時代の醫家には、多く范文正公の「儒者宰相たることを得ずんば良醫となるべし。」或は司馬溫公の「達する時は則良相と爲り達せざる時は則良醫とならん。」と或は賈誼の曰ふ「古之至人不居明廷、必隱于醫」と云つた意氣を把持して居たのを想見すると眞に今昔の感に堪へないものがある。

基督敎徒に依つて京都に建立せられたる南蠻寺に芽生えた南蠻醫術は、幾何もなく基督敎と共に彈壓せられたにも拘らず、外科の方は南蠻外科として欝然たる勢力を殘した事は(11)華岡青洲がシンプソン卿のクロロホルム麻睡、リストン卿のエーテル麻睡に先つて既に曼陀羅華を主薬として麻沸湯と稱する麻睡劑を創製し、之を內服せしめ大手術を決行し教を請ふもの千百三十餘人に及んだのによつても明かである。

反之醫學全般には大なる影響を與ふる事なくして徳川末期に及び、從つて當時の一般醫學は漢文學の基礎の上に素問・千金方・傷寒論等支那醫書の研究と本草綱目を基としたる藥草の應用に依つたものであつた。又、實驗的基礎の缺けたる五臟六腑陰陽五行の考察により病源と病理とを闡明せんと企てた當時の醫師の苦心眞に慘憺たるものがあり、其の崇高なる精神と熱心なる態度とには、頭の下がるのを覺ゆる。

病因論と病理學とに缺陷があり治療法にも化學藥品の見るべきものなく、草根木皮の本草にのみ依賴してゐたから、十分に目的を達する事は不可能であつたが、症候卽ち病氣の容體の觀察記述に至つては、今日の醫學を以てして一言の加ふ可きものが無いと云つても過言ではない。例へば(12)本間棗軒の野兎病に於けるが如きこれである。

更に醫道論と養生訓とに至つては、今日でも則る可きもの多々ある以上に、寧ろ、アベコベに昭和の今日を叱りつけてゐるの觀がある。

(1) **中江藤樹**　慶長十三年三月七日近江國高島郡小川村に生る。祖父吉長に從ひ伯州米子・伊豫大洲に往き始めて書を學び以來朱學を奉じ斯學を起すを以て己が任とした。二十七歳江州に歸りて母に孝養を盡くしつゝあつたが、藤樹の三十六歳の頃から醫學生の其門に入り教を乞ふもの漸く繁く、此歳に小醫指南を著し翌年神方奇術を撰んだ。此歳王陽明全集を購ひ得た先生は其學に影響せられて夫れ以來學風に一大革新を來たし、陽明學者として天下に重きをなした。而して上記の醫書は今日の精神療法に近きもので當時でも重きをなすものではなかつたが、先生が醫學に親んだことは確實である。慶安元年八月二十五日病を以て歿せられた。病症は恐らく癆咳であつたらう。享年四十一。

(2) **佐藤信淵**　明和六年六月十五日秋田縣雄勝郡郡山村に生る。十六歳にして江戸に出で宇田川槐園の門に入り、二十六歳大阪に於て萩野某に就き砲術を修業し、二十七歳江戸に歸り京橋柳町に僑居し醫を業とせられた。著書には醫書よりも三銃用法論・防海策・鐵砲窮理論・經濟要略等多數の經世の文字が多い。嘉永三年正月六日病歿せられた。享年八十二。

(3) **本居宣長**　享保十五年五月七日伊勢國飯高郡松坂に生れた。二十三歳京に上り堀景山に就て儒學を學び、二十五歳典武川幸順法眼の門に入り醫術を學び、二十八歳歸國小兒科を以て醫を業とせられ晩年に至るも尙夜間の往診をも辭せらるゝことはなかつた。同時に二十七歳より古學研究の志を立て三十四歳の五月賀茂眞淵伊勢松坂に一泊せるとき、初對面の機を得名簿を捧げて其門弟となられたが、此時眞淵先生は六十有七歳であつた。先生には古事記傳・古訓古事記等國學に關する多數の著書があり、「敷島の大和心を人問はば」の歌は人口に膾炙する所、三尺の童兒と雖ども暗誦する所である。六十五歳の時に和歌山藩主の奧醫師として其列に加へられ、十人扶持を給はつた事實に徵するも、先生の生業は醫術であつて國學は先生の趣味であり、先生の精神を爲したものであつた。享和元年九月二十九日七十二歲を以て歿せられた。

(4)平田篤胤　安永五年八月二十四日秋田下谷地町に生れ、十九歲江戶に出で二十四歲板倉侯の臣平田篤穩の養子となつた。二十六歲本居宣長の書を讀みて發奮し、古學に志し、名簿を寄せて其門人となられたが、傍ら醫術を伯父大和田祚胤に修めて三十二歲より醫を業とす。醫書靜乃石室一名醫道大意は其講說せし所で醫道の精神を說かれてある。此外古史成文・古史徵・春秋命曆考・大扶桑國考等の國學書を公にせられたが、此等の書が幕府の忌諱に觸れ六十六歲の時江戶を追放せられ、且つ將來の著述禁止の嚴命を受け晚年は淋しく天保十四年閏九月十日鄉里秋田で其生涯を終られた。享年六十八。

(5)三浦梅園　名は晋、字は安貞、梅園は其號で享保八年八月二日豐後杵築藩富永村に生れた。代々醫を業とし、延享二年歲二十三にして長崎に遊學し、自ら地球儀を製し仰観俯察多年に亘り、年三十始めて天地に條理あるを知つた。梅園資性淳正で氣節があつて、父祖の遺業を廢するに忍びず醫を業としてゐたが、素願ではなく專ら窮理と著述とに沒頭し、且つ無盡を起し殖林に意を用ひ孝子節婦を稱揚し、安永二年藩士上田養伯の爲に價原一卷を著はし、貨幣及び物價の原理を論じ「惡幣盛んに行はるれば精金皆隱る」と主張し、經濟學で謂ふグレシャムの法則を道破されたのは卓見であつた。寛永元年三月十四日六十七歳を以て歿したが、明治四十五年二月には從四位を追贈せられた。梅園は學問該博で天文・物理・哲學・倫理・政治・經濟・文學・博物・醫學の諸方面に通じ、新に一家言を爲し、自ら條理學と稱し著はす所、玄語・贅語・敬語・通語・寓語其外多數がある。

(6)**平賀源內**　名は國倫、字は士彝、鳩溪と號す。享保十四年讃岐志度浦に生る。父は高松藩の賤吏であつた。源內幼にして秀才の名藩中に聞え天狗小僧の名があつたから、藩は源內を藥園附の賤吏となし、實地に就て藥草を研究せしめた。居ること五年、疾と稱して暇を請ひ、先づ長崎に行き和蘭譯官に就き蘭語を學び、或は外國の珍器を購求して工夫を凝らし好んで模造品を製した。次で大阪に赴き更に京都に移り、又諸州を漫遊し、寶暦年中には江戸に來り、鴻儒三浦瓶山の食客となり、又官醫田村元雄に物產の學を修め、造詣益々深きを加へた。

年三十二、湯島天神の祠前に僑居し、儒を以て業とし傍ら醫業を行ひ、且つ本草にも及んだ。安永八年寄宿生の一人誤つて人を殺したので、源內も是に連座して傳馬町の獄に幽せられ、同年十二月十八日瘡を病んで牢死した。年五十一、著書本草の書多く、又戲作家としても有名で、天笠浪人・風來散人等の別名を用ひた。大正十三年二月從五位を贈られた。

(7)帆足萬里　字は鵬郷、通稱里吉、豐後日出藩の執政典膳の第二子として安永七年日出町に生れた。寬政七年大阪に出て中井竹山に從ひ、京都に於て皆川淇園に詩の添削を請うた。

十里長堤鴫水東　　　土膏微潤不生塵
野店幾群浮白客　　　羅裝一帶踏青人

は有名である。資性頴悟强記で經史・經濟・天文・算數・物理・醫術に通曉し、又蘭學を讀み譯語に就て搜索し考究數年にして窮理通を著はし、又醫學を修めて傷寒論新註・醫學啓蒙の著がある。藩主萬里を擧用して教授となし、天保三年には累進執政となり、藩政の改革を企てたが、不成功に終はつたので、同六年致仕した年五十八。

萬里が晩年の學術文章は三浦梅園・廣瀬淡窓と併せて三大家と稱せられた。嘉永五年六月十日七十五歳で病歿した。明治四十五年二月從五位を贈らる。

(8) **堀　杏庵**　名は正章（一に正意）字は敬夫、近江の人、醫を曲直瀬正純に受け、又藤原惺窩に從ひて儒を學び、博學篤行で林羅山・松永尺五・那波活所と併んで四天王と稱せられた。初め廣島侯に聘せられ次で尾州侯に轉じ、法橋に敍せられ法眼に進んだ。寛永中江戸に來り將軍秀忠に謁す、同十九年十一月二十五日卒す、年五十八。

(9)龜井南溟　名は魯、字は道載、筑前姪濱の人、父も醫を業としたので南溟は少にして京都に遊び醫を吉益東洞に學ばんとて其門に入り居る事五六日で意に滿たず、直に大阪に轉じて永富獨嘯庵に從ひて醫術を學び、且つ儒を攻め、更に長州にて山縣周南に謁し專ら徂徠の說を受けた。

業成るに及び藩侯擢んでて儒員とした。南溟人と爲り豪放にして禮儀を脩めず、忌諱を避けず遂に職を免ぜられ、爾來快々として樂まず、遂に心疾を發して文化十一年に歿した。年七十二。南溟は學問該博・醫術精巧又詩文を能くしたが、其作詩は皆悲嘆慷慨の意を寓したものであつた。明治四十四年十一月十五日從四位を贈らる。

(10)權田直助　名越廼家と號す、武藏國入間郡毛呂本鄕の人、祖父の時代から醫を業としてゐた。十七歲にして父を喪ひ、十九歲の時に發奮鄕を出でて幕府の醫野間廣春院の門に入り居ること三年、業大に進んだので四方を遍歷して家に歸り亡父の業を繼いだ。二十二歲の時感ずる所ありて平田胤篤の弟子となり皇神の道を究め、且つ眼科・

外科・産科等を渉獵精通したので門前市をなすに至つたがかくては書を著し後世を導くことが出來ないと言ふので治療一切を門弟に、家事萬端を其妻に托し一室に籠つて神遺方經驗抄十卷を作つた。又古醫道に就ても古今醫方經驗略・古醫道治則・古醫方藥方略・古醫道沿革考等、古醫道に關する論著三十餘部に達した。

維新後大學中博士・皇漢醫道御用を經て明治六年相模阿夫利神社・明治十二年伊豆三島神社の宮司を歷任、明治二十年六月八日病を以て歿した。享年七十九。明治四十年五月正五位を贈られた。

(11) 華岡青洲　名は震、字は伯行、隨軒（賢）と號し代々の醫者で、紀州那賀郡西野上村の人である。田舍の事とて師友に乏しきを以て京都に出で吉益南涯・大和見水に學び桃谷華洲・山田靜齋等と交り刻苦碎礪すること數年郷に歸りて內外合一活物窮理の說を唱へ諸家を折衷し、古今漢蘭を活用し、遂に一種の痲睡劑を發明し、此れを痲沸湯と稱へた。現時の「パントポン、スコポラミン」痲睡に匹敵するもので、其處方左の如くで全く青洲の獨創であった。

曼陀羅華　八　分
草烏頭　二　分
白　芷　二　分
當　歸　二　分
川　芎　二　分

此を煎劑として頓服せしむれば一時昏睡に陷る。此間に乘じて大手術を行ったもので、乳癌剔出、脫疽切斷、兎唇整形等の如きは容易に且つ無痛に成功し、本邦外科中興の祖と仰がれ、世人稱して華陀の再生となし、聲價海內を壓し、全國六十六州苟くも沉痾篤疾に罹れるもの皆輿して門に集り、里閈爲に塡塞するの盛業であった。文政二年紀州侯に聘せられて其醫員となり、後侍醫に準じ特に邑居を許され、俸米若干を賜ひ優遇を受けたが、天保六年病を以て歿した。年七十七。

著はす所に瘍科瑣言・瘍科神書・瘍科方筌・疔瘡辯・乳癌辯・青洲醫談其他多數ある。

特に記すべきは青洲が痲睡劑を用ひて大手術を行つた年代は、西洋でリストン卿がエーテル痲睡を用ひしに比し三十六年を先んじてゐた。誠に我邦醫術の誇で、其處方中の主藥は曼陀羅華と烏頭とである。

曼陀羅華　は俗に朝鮮朝顏科に屬し、山野に野生する一年草で、キチガヒ茄子とも稱へ、其毒成分はヒヨスチアミン・スコポラミンを主とし、少量のアトロピンをも含んでゐる。此種子は小兒に十餘粒、大人に百餘粒で死に致らしむるもので頗る猛毒である。(草烏頭第　　頁參照)

(12) **本間棗軒**　初めの名は資章、後に救と改めた、字は和鄕、通稱は玄調、棗軒は其號である。常陸水戸の人年十七にして醫に志し原南陽に師事し更に笈を負うて江戸に出で、杉田立卿に就き西洋醫術を修め、更に長崎に到りシーボルトに親炙し又轉して京都に入り高階枳園、紀州に赴きて華岡青洲等に學ぶ。棗軒青洲の門にあること數年、其術を會得して江戸に來り、日本橋に業を開き治術を施しつゝあつたが、徵されて水戸侯の侍醫となり、後烈公に從ひて水戸に歸り名聲大に振ふ。天保八年瘍科秘錄、安政六年續瘍科秘錄を著はし、多く自己の發明創説を記載し、元治元年更に內科秘錄を著はし、棗軒の名大に天下に顯はれた。特に棗軒記述の野兎病は最近に至り廣く本邦東北地方に存することが明かとなり、其病原菌は大原八郎博士によつて確定せられたものである。明治五年六十九歳を以て歿した。

(13) **貝原益軒**　又損軒とも號した。名は篤信字は子誠、寛永十年十一月十四日を以て筑前福岡城內に生れた。父の名は利貞寬齋と號し福岡藩の家臣であつた。益軒十九歳のときに、武州河崎宿で祝髮して醫に志し白井靈蘭に就て其學を學んだが、寛文八年三十九歳の時に再び髮を延ばし、名を久兵衞と改め、朱學を究め學者として藩に仕へ宰臣に書を與へて時事を論じた事もあつた。元祿十三年七十一歳老を以て致仕し、正德四年八月二十七日手足痳痺して卒去した。享年八十五。著書に大和本草・菜譜・花譜・日本釋名・本草綱目和名目錄・家道訓・愼思錄等多數あり、就中養生訓は最も人口に膾炙せる所今日でも尙行はれてゐるが、實に八十四歲の作であつた。

(14) **中神琴溪**　名は孚、通稱右內、字は以隣、琴溪は其號である。近江山田村の人、世世農を業としてゐたが出でて、大津の醫家中神氏を嗣いだが貧困であつたので、年三十餘にして發奮し、古方便覽を獲て大意を得、寬政三年京都に移り古醫方を唱え、大に行はれるに至つた。後江戶に遊び、又諸國を遊歷し、終はりに近江の田上に隱し又南山城の僻境有王村に移り、更に山田村に歸り、天保四年八月病を以て歿した。享年九十一。著す所生々堂醫談・生々堂傷寒約書・生々堂治驗・生々堂養生論等がある。古方乍ら一見識を備えた近代の名醫であつた。

(15) **杉田玄白**　名は翼、字は子鳳、鷧齋と號し、晚年九幸翁と呼ぶ。世々若狹小濱侯の醫員たり、出でて江戶に居す。幕府の醫官西玄哲の門に入り後又宮瀨龍門に就き經史を受く。日本橋通に開業十餘年を經て明和六年父の憂に當り、新大橋の藩邸に移る年三十七。明和八年三月四日前野良澤・中川淳庵と共に千住骨ヶ原に於て一刑屍の腑分けを見、此れを蘭書解體圖と照合して寸分の相違なきに驚き、從來信ぜられたる五臟六腑の誤まれるを正さんと欲し、三人相謀りて刻苦勉勵此れが飜譯に着手し安永三年遂に其擧を終へ「解體新書」を飜刻して幕府・九條・近衞・廣橋・東坊城の諸家に献上した。本邦醫學史上劃期的著書である。先生は後更に濱町に移り其新醫術は大に行はれ更に創痍瘡瘍二篇を譯し爲に病を得た。そこで門人大槻玄澤が師の志を繼ぎ其業を卒へ瘍醫新書と題して世に出した。文化十四年、年八十五にして歿す。養生七不可・蘭學事始・和蘭醫事問答・形影夜話等廣く世に行はれたが、就中醫學事始に至りては當時醫書飜譯の苦心を物語るもので、吾人後輩の涙なくして讀み得ないものである。

(16)**曲直瀬道三**　字は一溪、雖知苦齋、又は盍靜翁と號し、永正四年九月十八日京師柳原に生れた。十歳にして寺僧となり、二十二歳にして肥後の人西友鷗と共に東行して下野足利に至り、正父伯に師事し經史諸子の書を渉獵し、享祿四年田代三喜（導道練師と稱す）と柳津に會して李朱の醫法を講究十餘年其祕訣を窺ひ、天文十四年京師に還り、翌年還俗專ら醫治に從事した。此間時の將軍足利義輝の病を治したので其名益々現はれ業を行ふこと二十餘年、門前常に市を爲した。學舍啓廸院を建てゝ經學を講じ、又古來の醫書を渉獵して其精粹を拔き多年の實驗を集めて啓廸集八卷を編み、此れを叡覽に供し翠竹院の稱號を賜はるの光榮に浴した。晩年號を享德院と改め豐臣・德川の二代に重ぜられたが出でて仕へるを肯せず、民間の一醫者として文祿三年正月四日に歿した、享年八十八。雖知苦庵道三翁養生物語は後に擇善居主人草谿の刊行したものである。

(17) **曲直瀨玄朔**　曲直瀨道三が其妹の子を養ひて嗣としたのが玄朔である。天文十八年城州上京に生れ、幼名大力之助、後正紹と號し、又東井とも號した。天正十一年正月正親町院不豫諸藥効なきに際し、玄朔其治に與りて効あり、依て勅命により父道三の名を繼ぎ天正十四年法印に敍せられ、且つ延命院の號を賜ふ。慶長二年更に旨を奉じて延壽院と改む。玄朔醫生の教導に勉め其門より出づるもの皆玄の字を冠した。後に至つて醫者の名に玄の字を冠するもの續出して恰も猶浮圖の釋と曰ふが如きものがあつて、末流別支終に海內に遍きに至つた。後陽成院、將軍秀忠病篤く諸醫が治ほすことが出來なかつたにも拘らず、玄朔藥を進めて殊効あつたのは有名である。寬永八年十二月十日病を以て江戶に歿した。享年八十三。著す所、常山方・延壽撮要・脈論・病因諸治例・製劑記其他多數がある。

(18) **香月牛山**　名は則眞、字は啓益、少にして貝原益軒に學び、又鶴原玄益に從ひ醫書を學び遂に醫となつた。壯年の頃に中津侯に仕へて十四年に及んだが、病と稱して官を辭し京師に出たが偶々大覺親王病にかゝられ諸醫百方手を盡くしたが効を得ず、然るに牛山此れを診し方を處し二ヶ月で癒した。是れ以來醫名益々顯はれ居を二條にトし刀圭を業とし又書を著はして優遊自適元文五年歿した。享年八十五。著す所、牛山

方考・醫學鉤玄・婦人壽草・小兒成要記・老人必用養草其他多數ある。

(19) **小川顯道**　安永年間の人、江戸に住み、醫を業としたが、詳細の傳記は余の寡聞明かにし得なかつたのは遺憾である。

(20) **平野莑谿**　名は元良（又玄良に作る）、字は重誠、華谿道人又は擐寧居士と號し江戸に住した。天保年間の人、醫を業とし著述を能くした。養生訣・病家須知最も顯はれてゐる。今日でも一讀の價値はある。

(21) **細川十洲**　幼名熊太郎後潤次郎と改め、十洲又梧園と號し、土佐藩士細川延平の長子である。天保五年二月二日生。二十一歲長崎に出て安政五年江戸に留學、文久二年藩府致道館蕃書教授を命ぜられ、明治維新と共に開成學校判事、元老院議官、中央衞生會長、日本藥局方編纂總裁、樞密院議員、華族女學校長等を歷任し大正十二年七月二十日薨去せられた。享年九十。著はす所養生新論・同拾遺・梧園食單・養生日程の外、文集・詩話・傳記・歌集・隨筆・紀行文等頗る多數に上る。

二、養生訓總說

養生訓の最も代表的なもので人口に膾炙せるは(13)貝原益軒のそれで(14)中神琴溪の生々堂養生論も亦敎ふる處少くない。益軒は西洋醫學の影響を受けず、琴溪はこれを欲しなかつたが、一方「解體新書」を飜譯刊行して的確なる解剖學の基礎の上に皇漢醫學の粹を取り入れた本邦洋醫の鼻祖とも稱すべき(15)杉田玄白の『養生七不可』は、正に過渡期に於ける代表的作品である。

此外尚(16)曲直瀨道三の養生物語、(17)同玄朔の延壽撮要、(18)香月牛山の老人必用養草(19)小川顯道の養生嚢、(20)平野華谿の病家須知、(21)細川十洲の養生新論等見る可きもの少なくない。

而して此等の何れにも共通なる養生の極意は精神の修養に在りと高唱してゐる點である。卽ち貝原益軒曰く養生術の第一は自己の身體に害あるものを除く事である。身體を害するものは內から起る慾望と外から來る邪氣とである。內から起るものは飮食の慾、性慾、睡眠の慾、饒舌の慾並に喜怒憂思悲哀驚の七情にして、外より來るものは風寒暑熱の天の四季である。『素問』には怒れば氣上り、喜べば氣緩み、悲めば氣消ゆ、恐るれば氣環らず、寒ければ氣閉す、暑ければ氣泄る、驚けば氣亂る、勞すれば氣耗り、思へば氣結ぼる、百病は凡て氣から生ずべきものと謂つて宜しい。これを豫防するには心氣（精神力）を養ふ事が第一で、心を平和に怒りと慾とを制し憂を少くし心を苦しめず、氣を損はざる事が最も精神的の養生である。凡て惡の源は慾望の恣なる行に起るものであつて、慾を忍んでこれを抑制すれば慾に勝つ事が出來る。風寒暑熱の外邪も慾を愼しむ事で防がるゝものである。換言すれば健康を保つ要訣は忍の一字で愼み忍ぶ事こそ保養の祕訣であると高唱した。但し進むを知つて退くを知らざる猪勇も感心しない。風寒暑熱に對しては早く退却するのが上策であると注意してゐるなど、頗る細心な所もある。

曲直瀬玄朔の書に、養生の道色々云へば千言萬句、約して云へば唯これ三事のみ。曰く、

（一）神氣を養へ

（二）色慾を遠けよ

（三）飮食を節せよ

此事簡單なれども人これを聞かず、又聞く人あれども其身に行ふことなし。既に病となつて後はよく醫療すと雖も全く癒ゆること難し、未病の時治療するを養生者と謂ふべしと述べた。

中神琴溪の生々堂養生論に曰く、『君に事へて忠を竭くし、父母に事へて孝を竭し、長者を敬ひ幼者を惠み、朋友には信を以て交り、夙に起き夜に寢ね、各々其の生業を怠らず富むとも驕らず、貧しけれども諂はず、奢に長ぜず、慾を恣にせず、身の分限を知つて天命に安んじ、正と不正とを辨別して正しきを行ふ時は心に憂苦なし、心に

憂苦なければ氣血よく廻りて、疾病起らず身體安佚なり。

又日々聖人の道を學べば天命を知り人情に通ず。命を知り情に通ずれば窮達に拘らず、七情安らかにして百疾を生ぜず。夫れ養生の專要なる所は貴賤貧富、男女老若によらず精神内に守り、心氣をして充實して虛せしめざるにあるなり。各々其の業に心を用ひなば神氣充實して病入る事なからん、」と訓へた。

杉田玄白の養生七不可の第一及び第二も此の點を高唱してゐる。卽ち、

第一に「昨日の非は恨悔すべからず」と述べ、これに註して曰く、一度思はざる不幸に遇ひ志を失ふ事出來て、己が意に任せざる事あれば、心中に粘着し少時も忘れ得ず、繰返し果てしなく恨み悔ゆる人あり、かくの如きものは氣必ず凝滯す。これ蒙昧より天壽を損ふの一となる。

第二に「明日の事は慮念すべからず。」註に曰く成る事を成し得ず、成らざる事を强いて成さんと謀り、無益に思ひを勞し心中少時も安らかならず、徒らに快鬱して日々

に快事を知らざる人あり。是亦蒙昧天壽を損ふの一なり。是の二事を明らめ得ざれば百病を生ずる因となるなり。是を明らむる大要は他なし唯快斷にあり。と訓へた。自己の榮達と野心の滿足とに焦慮し、健康を中途に害し遂に立つ能はざるの徒が、現時に於ても決して少くないのは遺憾千萬である。

卽ち益軒は心氣を養ひ七情を制し、愼み忍ぶのを主眼とし、琴溪も各人其の業務に專念せば、神氣充實七情安らかにして病氣の這込む隙がないと高唱し、玄白も亦過去を悔み、未來に禍せらるゝなき樣奬め、和漢名數にも養生四訣を顯して、

一、暴怒を去つて以て其の性を養ふ。
二、思慮を少くして以て其の神を養ふ。
三、言語を省きて以て其の氣を養ふ。
四、思慾を絕ちて以て其の心を養ふ。

ことを勸めた。

病家須知巻一に攝生の心得を説きて曰く、古昔の人の語に人惰りて侈れば貧しく、力めて儉なれば富むと。攝生の道も亦此より外ならず、如何となれば朝夕の作業怠らざれば身體の運化快爽にして、遊ぶ暇なければ厚養卒食の妨害も起らず、諺にも流水は腐らず、戸樞は螻まずと是皆動くからである。此故に無病にして後の福を祈らんには力と儉との二つを行ふに如くはなし。而して此二つを守らんには天命を畏れるに越した事はない。萬の事畏れ愼む意あれば危き事も險ならず、過失あるべきようもなしと警告し、「身には稟け得て定まる天祿と言ふものがある。夫れを儉嗇《くひのばす》やうにする計較《こゝろえ》が攝生の第一である。病の原を塞ぎて健ならんことを希はば慾念を省きて心意を調ふるに優りたることあるべからず」と述べた。

千金方に曰く、性を養ひ、壽を得んと欲せば、十二多を去り除くべきである、何となれば、

思多きときは神殆《あやう》く

念多きときは志散ず
慾多きときは志昏す
事多ければ　形勞す
語多ければ　氣乏し
笑多ければ　臟破る
愁多ければ　心懾む
樂多ければ　意溢る
喜多ければ　忘錯昏亂す
怒多ければ　百脈定まらず
好事多ければ　專迷で理ならず
惡む事多ければ　憔悴して懽なし
此故に失十二多あるときは喪生の本なりと言つた。

細川十洲の養生新論にも「道德の原則に背戾せず、自ら省みて疚しからざるは修身の要道にして養生の大本なり、德育を外にして體育あるべからず、修身を外にして養生あるべからず」。

又曰く「養生の道を知ることのみは難事にあらずと雖も、知りて此れを行ふ事は實に難事なり。縱ひ此れを行ふとも久しからずして廢するときは初めより此れを行はざると同一の事なるべし、養生の道は久遠に此れを行ひたる後にあらざれば其効を見るべからず」と。

以上諸家の警告する所何れも精神の修養が第一で、養生の道を實行に移し久遠に此れを持續すれば天壽を全うし得ることに於て相一致し、古今東西を通じて謬らざる鐵則である。然るに現時青年の一部には夙に起きて淸澄の空氣と日光とを享有するに勉めず、夜寢ねずして徒らに享樂を追ふの風があり、其生業に專念せずして一時の苟安を貪り、神氣の充實を缺きて病魔の進入に便するの觀あるは、非常時克服の爲にも國家將來の發展に對しても誠に遺憾千萬である。

拙著「健康と長壽」（創元社發刊、昭和十四年）に於て、余は病を身體に入れない爲には第一に精神の平靜を保ちつゝ緊張力を充實すべきである。第二に睡眠や食事を整調し、不規則なる生活を避け運動と休養との不足に陷らざるよう勉むべきである。第三に口舌の慾や色慾に捕はれて、其爲に罹らないでも濟む病氣に罹る事のなきやう心懸くべきである。第四にかくても尙病魔の襲來に遇はば時機を失せず、果斷なる處置と不斷の忍耐とを以て此れが驅逐に努力すべきであることを高唱し、「堅固なる意志と果敢なる決斷と不斷の忍耐とが、健康を維持し、天壽を全うし得る所以の道である」と主張した。

三、無レ事時不レ可レ服レ藥論

世間多く長壽息災を希ふの餘り、徒らに施術を强要し濫りに藥を請ふの風あるは、慨嘆に堪へない所である。益軒は先づ健康を害し壽命を縮める源を杜絶するの肝要なるを述べ、これを害するに二つあるとした。

其の一は元氣を減らす事、其の二は元氣を滯らす事で、飮食・色慾・勞働を過度にすれば元氣を消耗する事となり、飽食・暖衣・逸居すれば其の元氣を澁滯させ、共に元氣を害ふものである。

精神は肉體の主人で、平靜に保たなければならない。肉體は召使の樣なもので勞働させるのが本當で、それが飮食物の消化になり血液の循環を良くし、健康を維持し、元氣を害せず滯らせずして充實するの道である。鍼灸は止むを得ない場合の下策である。支那の醫心方にも、人故なくんば藥を餌《とる》べからず、藥勢偏より助くる所あれば臟氣平かならずして外患を受け易しと警告した。

これは最も現世に適した語で、濫りにホルモン劑を用ゐるが如きは正に偏つて助くるもの、身體臟器間の平衡を害し病の發生に隙を與ふるものと云ふべきである。杉田玄白も亦『事無きの時藥を服すべからず』と訓へ、且つこれに註して曰く、藥物は効力あるもの故、法に違ふ時は却つて害あるものなり。されば古語に毒とも言へり。然るに今時の人これを知らず藥だに服すれば能き事と心得へ、さしたる事も無きに漫りに藥を服するは甚だしき誤りなり。凡て病を治すは自然の力にして、藥は其の力の足らざる所を助くるものなり。西洋人は自然は身體中の一大良醫にして藥は其の補佐なりと云へり。斯くある事を辨へず、少々の事にも藥を服するは其の益少くして其の害多し。殊に持藥は意あるべきなり。譬ひ一丸一刀圭にても効力ある藥を輕卒には服すべからず。恐る可きは此の物なり。其の法に合はざる時は害ある故也と。

小川顯道の養生囊には、『藥と云ふものは皆毒物にして平日嗜む可きものに非ず、今世の人は藥を以て身を養ふものと早合點し、持藥などとて日每に藥を服し、却つて身を害し早世する人多し』と慨嘆して居る。名醫の見解に誤りがない。

中神琴溪も丹波某侯の召に應じ、其の病を視居すること數日、其の疾癒へたので琴溪を召して宴を賜つた。其の席で家老某曰く、寡君の宿痾一朝にして洗ふが如し。惟ふに多く劇藥を服せり。後宜敷く臟腑を調滋べく冀くば其の方を授け全効を收むるを得ば幸甚と。中神答へて曰く、某は疾醫なり。藥石を以て臟腑を養ふことを知らず。夫れ賢を進め能を擢んで奸を黜け佞を貶し忠良側に侍す。是れ心の養なり。逸麗妖艶の色を遠ざけ耽荒淫惑の行なき是れ賢の養なり。珍羞口に饗かず、綺羅身に襲ねず、飲啖節あり起居時を以てす、卽ち脾胃自ら和す。目に典籍を玩《まな》び、而して雜戲前に陳せず、耳直言を容れ而して淫聲側に奏せず、心腎內に安く聰明外に蔽はず、卽ち榮長衞育以て尙《くはふ》ることなし』と述べて病氣が癒つた以上、健康を服藥に依賴すべきでないことを切言した。

攖寧居士（平野華谿）の養生訣にも「古今攝生の道を說くもの、或は病なきに豫防の藥を服することを傳へ、或は此藥よく年を延べ精を益すと言ふが如き昏遇沙汰の限なる事共なり、余が眞の攝生の道と言ふはただ天地自然の性に循て逆ふことなきを以て法とす」と述べてゐる。特に桃源遺事に「無病延命の術鳥獸に倣ふに如くはなかるべし、鳥獸は飢て食し飽きて止む。慾發して淫し慾納まりて止むが故なり」と記してあるが、亦一面の眞理がある。

劉仲達が鴻書に「疾あつて若し明醫なくば只病の癒ゆるを靜かに待つべし、身を愛し過し醫の良否を擇ばずして妄りに早く藥を用ゆること勿れ」。又曰く「藥を呑まずして自ら癒ゆる病多し、是れを知らで妄りに藥を用ゐて藥に當てられて病を增し食を妨げ久しく癒えずして死に至るも亦多し。藥を用ゆるを愼むべし。又病の初發の時、症を明かに見付けずんば妄りに藥を用ゆべからず。良く病症を詳かにして後藥を用ゆべし」と警告せるは尤も至極である。

病家須知卷一にも妄りに藥を服すべからざる心得を說きて曰く、「總て病の熱を催すも腫瘍の膿を成すも悉く皆一身の元氣の其病毒を驅逐して體外へ排除せんとする自然作用力の爲す所なれば、醫はたゞ其足らざる力を戮せて病毒に對抗、元氣を負けざらしめんが爲に藥石鍼灸を用ゆるなり。作用力よく病毒を排逐するに餘りあるときは强ちに灸藥の力を賴るに及ばずして病は自然に癒ゆべきなり」と。

世には所謂養生藥とて病なきに常に藥を用ゆるは例へば泰平の世に干戈を事とし晴天に傘を執り屐を着くが如く損多く益は決して無き事をも知るべきなり。鍼灸も病なくては用ゆべからず、況んや火熱に耐へ難き小兒のさしたる病もなきに養生灸と云ふ類は尤も弊習なり。如何なる術ありとも定まりたる人命を灸藥の如何で續き延ばす理やあるべき」と懇切適確に說いてゐる。

若し人其の健康を施術服藥に依つて達成せられんとするならば、益軒先生が既に二百年前に警告した樣に、それは誠に下策である事を切言せんと欲するものである。

然るに最近性ホルモンが俗人間に濫用せらるゝの傾向がないでもないから玆に其本態を明かにして置かうと思ふ。

性器の組織を藥品として使ひ始めた記錄は既にヒポクラテス時代 Hippocrates (460—377 B.C.) に見られる故、實際にはそれより古いものであるかも知れない。卽ち古代ギリシヤに於ては驢馬、牡鹿の睾丸を催淫藥に、雌兎の生殖器を妊娠藥に供したと云はれる。古代ローマに於ても牝馬の胎盤を乾燥して「ヒッポマイ」と稱する媚藥を造り、支那に於ても數千年來より牡鹿の男根睾丸を乾燥して鹿鞭と稱し、長壽補精の靈藥なりと珍重し、其他各種の睾丸、陰莖、或は青年男子の尿をも補精强壯、不老回春藥に供して居た。又反對に動物及び人の睾丸を摘出して起る所謂缺落症狀を社會生活に利用して居たことも周知の事實である。卽ち支那に於ては鷄を去勢し騸鷄と稱して蒸燒料理に愛用し、又太古から牡馬を去勢して慓悍の性質を矯正し各種の目的に馴致せるが如き、或は露西亞及び小亞細亞の或地方にては「スコプチェン」Skopzen と稱する睾丸摘出によりて宗敎上禁慾生活を確保したる一種の團體があり、南歐に於ては十六世紀前半の時代に去勢男子をして高音歌手を造るの風習があり、又トルコ帝政盛んなりし頃は多數の去勢男子を後宮に奴隷として使役したと傳へられ、支那に於ても歴代後宮に奉仕する男子は宦官 Funuchen と稱し睾丸摘出を行つたが、彼等の精神狀態が著しく姦邪佞惡で猜疑心深く支那歴史上幾多の汚點を止めたことは後世の等しく認める所である。

勿論古代人類には「性ホルモン」などと云ふ知識はなかつたが、しかも之が輪廓は明かに意識して居たものと見做し得る。此輪廓に魂を入れて科學的根據を與へるに至つたのは極めて最近の出來事である。即ち一八四九年獨逸 Göttingen 大學教授 A. A. Berthold は幼雄鷄の睾丸を摘出し、母體と神經連絡を全く絕つた後に當該箇體の他の體部に移殖すると、手術せざるものと同樣に交尾慾・爭鬪力・鷄冠發育等男性性徵を賦與する事を認め、睾丸は一種の內分泌物をも產出する事を想定した。次いで佛國生理學者 Brown-Sequard (1889) は犬の睾丸エキスを自己に注射し、既に七十二歲の老境に達して居たにも拘らず著しく體力を恢復して若返り得た事を報告し、次でモスコー大學教授 Poehl (1892) も睾丸抽出液「スペルミン」を創製し、性的神經衰弱、陰萎、老衰に對して效果あることを主張した。更に一九二〇年 Steinach は動物及人類に精系結紮法を施し以て若返らしめることが出來ると報告したが、何れも皆其後追試に於て創意者の提唱した樣な滿足すべき效果を擧げることが出來なかつた。

然るに一九三一―三四年に亘り Butenandt 教授は壯年の男性尿又 Laqueur 及び其門下は一九三三年睾丸中より更に强力なる男性ホルモンを抽出し、本邦でも青壯年男子の尿より「エナルモン」を抽出した。一般に男性ホルモン樣物質が尿中に出現するのは十二、三歳より六〇歳前後、就中一七―二三歳に最も多量に排出せられ、一〇歳以下の子供の尿には證明出來ない。古來支那、朝鮮の富豪貴人の間に性的興奮劑として童尿を飮用する風があつたのも故なきに非ずと謂ふべきである。

女性ホルモンは之を二つに別ける。一は Allen, Doisy により一九二三年卵巣の臚胞及び濾胞液中に證明せられた卵胞ホルモン Follikelhormon で去勢に因する女性生殖器の萎縮を阻止し、性週期を喚起整調して動物を發情せしめる作用を有する。

他の女性ホルモンは黃體及び胎盤中に存する黃體ホルモン Corpus Luteum-Hormon で Corner, Allen (1929) によつて發見され、胎盤、乳腺の發育促進、性慾抑制、濾胞の成熟及び排卵機能の抑制に作用する。

是等兩女性ホルモンは或點では協同的に、他の點では拮抗的に作用し、斯くして兩者相俟ち女性週期と生殖機能を正常に運行せしめるものである。

是等男女性ホルモンは其機造皆「ステリン體にして頗る近似する所がある。而も今日迄の化學的操作を以てしては男性ホルモンを女性ホルモンに、或は女性ホルモンを男性ホルモンに轉換せしめることは不可能である。

翻つて癌を發生せしめ得る物質を見るに、是等性ホルモンと極めて類似せることは注目に値するもので、發癌物質は同時に發情性をも有すべきことが兩者の構造式から想定せられ、從つて臨牀上性ホルモンも亦發癌性を有すべきや否やに就て、從來の觀察が更に詳細に檢討せられるに至つた。卽ち約二十年前 Lathrap & Leo Loeb は「マウス」に卵巢剔出術を行へば乳癌の發育を阻止することを認め Cori & Murray は剔出と移殖とを併用して本實驗を追試承認した。一九三二年 Lacassagne は初めて臚胞ホルモンを「マウス」に注射する事により、乳癌の實驗的發生に成功し、次いで Burrows, Bonser も同樣の實驗成績を得て居る。Gardner (1936) 又其協同研究者は發癌素質の濃厚なる雄マウスに發情ホルモンの油溶液を注射して肉腫の發生に成功したるのみならず、其中の一腫瘍は能く他の「マウス」に移殖發育せしめ得た。Cramer & Horning (1936) はこれを「マウス」に塗膚して腦下垂體前葉主細胞腺腫を、Selye-Thomson, Collip(1936)も亦此を「マウス」に注射して子宮粘膜細胞の扁平上皮化生、腦下垂體並に副腎皮質腺腫を惹起せしめ、荒木(1939)も臚胞ホルモン・ベンツアート」を皮下注射して同様の成績並に乳腺、卵巢囊腫、攝護腺の角化を認めたが、乳癌の發生迄には至らなかつたと云ふ。又 Gilmour, Perry は發癌物質と女性ホルモンを併用して發癌の促進を認めた。

　要するに今日の Cramer 其他の所説は、若し長年月に亙つて發情性物質を治療の目的に使用する様な場合、特に患者が癌遺傳家族に屬し、發癌準備狀態 Carcinombereitschaft にあるものと認むべき乳癌發生家族の一婦人に對して、漫然と發情ホルモンの大量を注射するが如きは、或程度迄發癌の危險が潛んで居ると考へなければならない。斯くの如き不幸なる臨牀例は現實に Gardner (19[illegible]9) によつて報告せられて居る。

　更に又外科學的に Schinzinger は既に一八八九年尙ほ月經を持續する乳癌患者は手術に先立ちて、去勢術を施行すべき事を提議し、Beaton 或は Thomsen & Lett 等之を追試證明し、更に Lampe (1939) は手術不能或は再發性乳癌患者に於ても遲疑する處なく、去勢手術を斷行して良效を擧げ得と唱へた。

此故に一般の世人も發情ホルモンと發癌物質とは極めて密接なる關係に在ることを牢記し、性ホルモン特に發情ホルモンの大量を治療的適應症以外の目的に對して之を濫用するが如きは切に戒むへきである。

四、食養論

貝原益軒養生訓巻の三、飲食編上の巻頭に於て先づ、人の身は元氣を天地に享けて生ずれども、飲食の養ひなければ元氣衰へて命を保ち難し、飲食は生命の養なり、人生日々に飲食せざることなし、常に愼しみて欲をこらへざれば過ごし易くして病を生ず、口の出し入れ常に愼む可し。と警告し、更に凡て食は淡薄なるものを好むべし、肥濃油膩のもの多く食ふ可からず、羹物只一にて宜し、肉も一品なる可し、菜は一二品に止まる可し、肉を二つ重ぬべからず、羹に肉あらば菜には肉なきが宜し、珍美の食に對するとも八九分にて止むべし、充分に飽き満るは後の禍あり、少しの間欲をこらゆれば後の禍なしと述べた。諺にも「腹八分目」と云ひ或は腹も身の內などゝ警めて居るのと全く軌を一にしてゐる。

杉田玄白は「飲と食と度を過す可からず」と述べ、其の註に曰く、飲むと食べるとは其の品を賞し其の味を樂しむ爲に非ず。唯これを以て一身を養ふ爲に飲み食ふものなり、若し度を過ぐる時は養に剩餘あり、此の餘る所のもの漸次穢物となり、終には病を生ずるの因となると警告した。

以上兩先生の言葉は眞に適切である。現時榮養學の敎ふる所に從へば、蛋白質の需要一日量幼年期、少年期等發育途上にあるものは體重一瓩に付五瓦――三瓦、青年期では二瓦――一、五瓦を必要とするが、既に四十歳以上の初老期にも達せば、體重一瓩に付一瓦で澤山である。蛋白質の食餌は獸肉、鳥肉、魚肉、卵で大豆及び其の製品もこれに屬する。發育盛りの坊ちやんや孃ちやんにこそ動物性蛋白質食餌の大量を必要とするが、四十歳も過ぎた親達には動物蛋白食が特に抽出物質に富み、餘計に攝《と》つた肉や卵や魚は體内で分解し腎臟から排泄せられる間に、心臟や血管を刺戟して高血壓病、狹心症を起し又腎臟病、糖尿病等の原因を爲す。一見肥滿強壯の樣であるが、其の實病既に膏肓に入り、心臟痲痺、腦溢血、尿毒症等の爲に頓死する樣な事が起るのである。反之植物性蛋白食餌に屬する豆及び其の製品たる豆腐、湯葉、麩等は刺戟性抽出物質に乏しきが故に初老期以後の人々に尤も適當である。雖知苦庵道三養生物語に「味噌が脾胃に合つて良し」とて御飯と味噌とを推奬し、益軒も亦味噌は腸胃の働きを補ふと述べた。最近の研究に依り大豆はヴヰタミンA、B、D、Eを含み、B_2及びB_1共に豐富で、蛋白質は三五%の多量を有し、生活上缺く可からざるアミノ酸を悉く含有し、脂肪及び類脂肪體も一八%に上り、其の榮養價値頗る大である。千葉醫大小兒科教室の研究に依ると、大豆粉を牛乳貧血兒山羊乳貧血兒に應用して好果を收めた。先覺者の經驗が玆に學問的に證明せられたのである。

佛法の我國に渡來してより千有餘年、動物界に於ける靈魂輪回說行はれ、哺乳動物を殺して此を食用に供するは世人の厭ふ所となり、名僧智識は菜食を以て修業の一となし堅く是を守つた。しかもよく剛健の體格を維持し長壽を全うしたもの却て多きの觀がある。かくの如きは蓋し其榮養特に蛋白質と脂肪とを專ら大豆に求めてゐた結果によるものと解釋するの外はない。

＊　＊　＊　＊　＊

大豆の組成分は次の通り蛋白質・脂肪・糖分に富み、煮豆でも六五％は吸收せらるゝが、更に此れが製品たる湯葉・豆腐に至りては消化吸收率九二――九九％に達する。

蛋白質	三五・％
脂肪	一八・％
糖分	二七・％
纎維	五・％
灰分	五・％
水分	一〇・％

今滿洲大豆用途の大要を摘記すると次表の通りである。

- 大豆
  - 大豆油
    - 直接用途（食料、燈火、減摩用等）
    - 加工品
      - 食料精製油（サラダ油、ラード代用、バタ代用）
      - レチチン
      - 蠟燭・石鹼等
      - グリセリン
      - 塗料
  - 直接食料
  - 豆乳・豆酪
  - 醬油・味噌・納豆
  - 豆腐・湯葉
  - 饂飩
  - パン・ビスケット・菓子
  - もやし
  - 大豆粕
    - 直接用（植物肥料・動物飼料）
    - 加工品
      - セルロイド代用品・水製ペイント
      - 蛋白質製品（各種滋養劑・調味料・藥品・人造羊毛）
      - 塗料

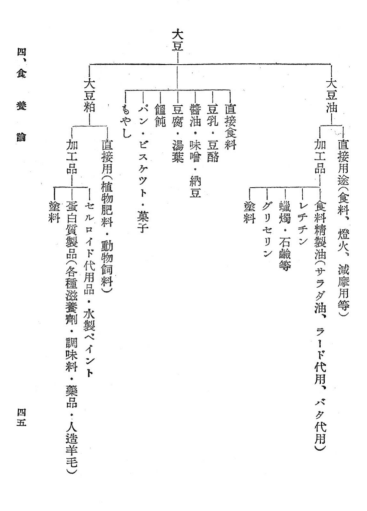

細川十洲の養生新論中飲食篇にも「古來養生家は膏粱滋味渾《すべ》て濃厚なる食物を忌みて專ら淡白なるものを貴びたりしが、輓近は之に反して濃厚を貴び淡白を賤むもの頗る多きが如し。此兩説は共に道理ある事にて一方に偏倚すべからず、然れども濃厚なるものは有力なるを以て此れを用ゆるに節制なかるべからず、淡白なるものは率ね無害なるべし」と唱へてゐるが、明治時代洋方醫術心醉の際に於て尙よく肉食偏重の弊を覺り、かゝる穩當の説を吐露してゐるのは敬服の外はない。

我々日本人の內には西洋人の眞似をして、パン・牛乳・卵を朝食とするものもあるが、齡四十を過ぎ初老期に入つた人達に對して私は夫れよりも寧ろ半搗米と味噌汁、漬物を推奬せんとするものである。何となれば、半搗米と漬物とで、所要熱量とヴヰタミンB、Cを、味噌に依りて蛋白質と脂肪とヴヰタミンとを供給するのみならず、ヴヰタミンB_1の量から計算するならば胚芽米や半搗米は遙かに、白パンの上にあり、又蛋白質量に於て劣る所がない。而もこれに要する費用は遙かに少なき點に於て優つてゐるからである。今**古代と現代との食餌ヴヰタミンB量の比較**を兵食から察知すべく其變遷の跡を尋ねて見ると、德川幕府の時代に各藩が割據各々兵備を練つてゐたが糧食の給食は大體一致して武士一人一日當り玄米五合を標準とし、一人扶持とは一ヶ月玄米一斗五升（籾で給與するときは二斗五升）であつた。當時の武士は德川家康が麥飯が好きだと稱し、自ら範を示し之を奬勵したので、其意を體して麥飯を用ひたに相違なく、町人も勿論是に倣ひ、百姓職人は麥・粟・稗其他の雜穀を用ひたものであらう。江戶時代特に元祿享保に至ると、上流人士大名富豪などは精白米を用ひ、幕末になつて砂を混入して精白するの法が發見せられ、米の精白度が益々强化され、維新から明治の初期には青壯年の白米食による脚氣衝心が頻發するに至つた。

明治二年九月兵部省の御達によると、兵食一人一日に白米六合、菜代一朱（六錢二厘五毛＝明治六年には六錢六厘となる）と定められたが、明治十七年九月特達を以て脚氣豫防の爲、兵食に麥・小豆其他の雜穀を混用することゝなり、爾來米麥混食を用ひる隊漸次増加し、明治三十七・八年戰役に陸軍大臣の訓令を以て一般將兵に之を強制することゝなつた。

今明治以後兵食の變遷と脚氣發生率の消長とを一表に纏めて見ると次の如くである。

全陸軍脚氣累年比較

兵食一人一日當り	脚氣新患比率	
精米六合、菜六錢六厘	明治　九―一七年	一四〇―三四〇‰
明治一七年より精米雜穀混入	同　一九―二四年	三五―五　〃
明治二三年より菜七錢二厘乃至五錢一厘	同　二五―二七年	一―二　〃
明治三二年より菜九錢九厘乃至五錢四厘	同　二九―四〇年	一〇―四二　〃
大正二年より精米四合二勺、精麥一合八勺	同四四―大正四年	二―三　〃
同　一一年より菜代二十一錢一厘乃至十九錢二厘	大正　四―一四年	一〇―一一　〃
昭和四年五月より胚芽米六〇〇、麥一八六瓦 菜代十九錢一厘乃至十八錢二厘	昭和一〇―一一年	五　〃

由是觀之、精白米の兵食を雜穀混用、胚芽米加麥食に變更するに從ひ如何に脚氣新患率の減退を來し得たかゞ明かに立證せられてゐる。然るに一般國民に對しては此非常事變下に於てすら漸く昨十四年十二月十日より七分搗米を强制したに過ぎない。これとても國民保健・體位向上の立脚點から爲されたものではなく、米不足對策上から發足した一時的處置に終はる樣の事にならば遺憾と言はなければならない。

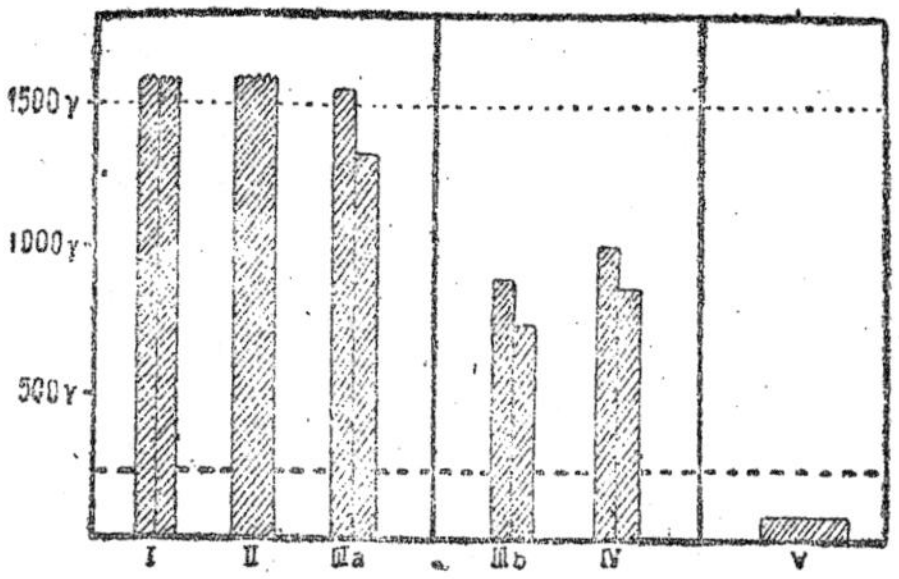

更に古代と現代との國民主食食餌中のヴヰタミン（以下Vを以て示す）B_1含量を圖示すると上圖の如くである。

但Ⅰは歐洲國民一六一五―一八三八年に至る一日攝取食餌中V-B_1量。

Ⅱ東洋米食國民一日攝取玄米中V-B_1量。

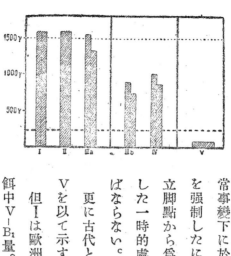

Ⅲａは現時獨逸にて用ひられる全麥にて製したパン中Ｖ－B_1量。

Ⅲｂは全麥パンに代へるに白パンを以てせるときのＶ－B_1量。

Ⅳ現時英國薄給生活者食餌中Ｖ－B_1量。

Ⅴ東洋米食國民が玄米の代りに白米を以てしたるときのＶ－B_1量。

rはＶ－B_1の單位で一五〇〇rが成人一日の必需量である。

此の圖表は精粉又は精白を知らなかつた古代人類が如何にＶ－B_1に豐富なる食餌を取つてゐたか。之に反して文明の進歩が徒に口舌の慾に媚ふる食餌に墮し、Ｖ－B_1不足に陷つてゐるかを明かにするもので頗る寒心に堪へない所である。然るに流石に獨逸では統制宜しきを得て學問的根據の下にＶ－Ｂに富む全麥パン Vollkornbrot を主食とすべく全國民に强制し、以て國民の體位向上と榮養の完璧とを企圖しつゝあるは誠に羨しき次第である。

余は滿三十年大阪帝大附屬醫院外來患者診療に從事したが、此の間、肩凝・胸痛・

腰痛・脊柱痛・四肢倦怠感を訴へて來る學生・青壯年の會社員・教師・官公吏等の智識階級並に筋肉作業に從事する勞働者は頗る多數に上つた。彼等の多數は患部に或は灸を据えてをり、鍼治を試みてをり、剃刀で皮膚を亂切したり、吸球をかけたものもあり、又ザリチル酸製劑・沃度製劑・高張食鹽水・蛋白體又は牛乳製劑・細菌體製劑等々の注射の痕があり、或は何々電氣療法・自家血清療法、甚しきは酸素瓦斯の皮下注射まで受けてをり、皇漢醫方、西洋醫術は勿論、素人療法まで試み盡くしてゐて、尙且つ效果思はしくないことを嘆ずるものが少くなかつた。

又或者は前胸部・後胸部に作業時疼痛を感ずるの故を以て醫師を訪ひ、或は肺門淋巴腺結核に起因するものと說明せられ、或は肋膜炎・肺炎カタル・脊椎カリエス・肋骨カリエス等と診斷警告せられたるの故を以て診察を請ふ場合が少くない。之を精査すると屢々肺門淋巴腺陰影の擴大或は此の部に於ける石灰沈著などをX像に證明し得ることは有つても其主訴を說明することは出來ない。そこで試みに頸長筋・頭長筋・

斜角筋を摘み、或は大胸筋・僧帽筋・濶背筋・菱形筋・肩胛擧筋を指頭で壓迫し、或は脊柱の兩側・項脊長筋を拍打すると非常に疼痛を訴へるが、脊椎・肋骨の拍打壓迫には毫も疼痛がない。勿論X像にも骨の變化もない。又肺部にも病的陰影を證明し得ない。之に反して腓腸筋には脚氣に固有な握痛があり、毎常肺動脈第二音の昂進を聽取し且屢々打診上心濁音界右側擴大を發見し得るのみならず、更に日常の主食を訊ねて見ると勞働者は白米を常用しつゝあることを、智識階級の人々は毎朝パン（但凡てが白パン）毎夕白米を喰べてゐることが判明し、玆に胸痛・脊柱痛は勿論肩凝・腰痛も皆白米病でV－B_1不足症卽ち潜在性脚氣 einheimische Kakke の症候として現はれたものであることが明瞭に診斷せられ得るのである。

然もヴィタミンB_1は含水炭素の體內新陳代謝上、不可缺の共働酵素であるから、澱粉質を主食とする本邦人にありては特に其の攝取に格別の關心を持つべきである。

特に筋肉作業エネルギーの源泉が含水炭素にあることは、ヒル及びマイヤーホーフの劃期的研究によつて明かなる今日、農耕者・勞働者・運動選手・學生等筋肉を驅使するものにありては、一日少なくとも一・五mg（一五〇〇γ）のヴィタミンB_1（シアミン）を食餌中から攝取しなければならないが、此のヴィタミンB_1一日所要量を攝取すべき我國民榮養基本を白米とするときは其の三分の一にも達しない。是故に白米を嚴禁し、半搗米若くは夫れよりも更に玄米に近いものを常用せしめること、恰も獨逸國が白パンを禁じ全麥パン Vollkornbrot の常用を强制せるに倣ふべく、或は我陸軍兵食の指示するやうに胚芽米（七分搗米を代用しても可）七分に丸麥（小豆・粟・稗・甘藷を以て代ふるも可）三分の混食を强制すべきである。

＋　×　×　×　×

益軒先生又曰く、『凡て食物に就て云ひ得る事は、古いものは凡て毒があり、之を陰物と云ふ、野菜なども久しく置けば變色して味も劣つてくる。是等は胃腸に害あつて保養にならない。夏季に長らく蓋をして置いたもの、冬季雪に打たれた菜等も陰物である。飯のすゑ、魚のあざれたる、肉のやぶれ容色の惡しきもの、又臭のあしき物、ゑばなを失へる物等食ふべからず。早くして未だ熟せず、或は未だ生ぜざる物、根を掘り取りて芽立を食ふ類、又は時期過ぎて盛を失へる物皆時ならざるもの也。喰ふべからず。是れ論語に載する所聖人の食し給はざる物なり。聖人身を愼しみ給ふ養生の一事なり」法とすべしと。

杉田玄白は『正しからざるものは苟も食ふべからず』と訓へ、且つ註して曰く、食は五味の調和を賞すと雖も食に對して品數多く交へ食ふべからず。椀の內にて其の品善なりと雖も、胃中に下る時は混じて一となり消化して不潔の血液を生ず。例へば五色の混りを何の色とも名付くべからざるが如し。特に饐《すゑ》餲《あざれ》せる魚鳥の肉不鮮のものの最も食ふ可からず。是れ又化して不潔の血液となる。共に病を生ずるの因となるなり。唯新鮮にして品數少く食つて宜しと述べた。

貝原益軒の養生訓、曲直瀨玄朔の延壽撮要、本井子承の長命衞生論、高井伴寬の食事戒等皆喰ひ合せの禁忌を記載してゐるが、恐らく一般民衆が此等の食餌を攝取したときに偶然病に罹り、或は急死したるとき其原因を食ひ合せに歸したものであらう。其源は遠く漢の張仲景が金匱要略方論に發するものゝ如く、今此等を比較轉載すれば次の如くである。

禽獸魚蟲禁忌並治第二十四

凡肉及肝落地不着塵土者不可食之
諸肉落水浮者不可食
諸肉及魚若狗不食鳥不啄者不可食
諸肉不乾火炙不動見水自動者不可食之
肉中有如朱點者不可食之
六畜肉熱血不斷者不可食之
父母及身本命肉食之令人神鬼不安

食肥肉及熱羹不得飲冷水
諸五藏及魚投地塵土不汚者不可食之
穢飯餒肉臭魚食之皆傷人
自死肉口閉者不可食之
六畜自死皆疫死則有毒不可食之
獸自死北首及伏地者食之殺人
食生肉飽飲乳變成白蟲（白蟲とは蛔蟲である）
疫死牛肉食之令病洞下亦致堅積宜利藥下之
脯藏米甕中有毒及經夏食之發腎病
馬脚無夜眼者不可食之
食駿馬肉不飲酒則殺人
馬肉不可熱食傷人心

馬鞍下肉食之殺人
白馬黑頭者不可食之
白馬青蹄者不可食之
馬肉狐肉共食飽醉臥大忌
驢馬肉合猪肉食之成霍亂
馬肝及毛不可妄食中毒害人
疫死牛或目赤或黃食之大忌
牛肉共猪肉食之必作寸白蟲
青牛腸不可合犬肉食之
牛肺從三月至五月其中有蟲如馬尾割去勿食食則損人
牛羊猪肉皆不得以楮木桑木蒸炙食之令人腹內生蟲
羊肉其有宿熱者不可食之

羊肉不可共生魚酪食之害人
羊蹄甲中有珠子白者名羊懸筋食之令人癲
白羊黑頭食其腦作腸癰
羊肝共生椒食之破人五臟
猪肉共羊肝和食之令人心悶
猪肉以生葫荽同食爛人臍
猪脂不可合梅子食之
猪肉和葵食之少氣
鹿肉不可和蒲白作羹食之發惡瘡
麋脂及梅李子若妊婦食之令子青盲男子傷精
麞肉不可合蝦及生菜梅李果食之皆病人
痼疾人不可食熊肉令終身不癒

白犬自死不出舌者食之害人
食狗鼠餘令人發瘻瘡
婦人妊婦不可食兎肉山羊肉及鱉雞鴨令子無聲音
兎肉不可合白雞肉食之令人而發黄
兎肉着乾姜食之成霍亂
凡鳥自死口不閉翅不合者不可食之
諸禽肉肝青食之殺人
雞有六翮四距者不可食之
烏雞白首者不可食之
雞不可共葫蒜食之滯氣
山雞不可合鳥獸肉食之
雉肉久食之令人瘦

鴨卵不可合鼈肉食之

婦人妊娠食雀肉令子淫亂無恥

雀肉不可合李子食之

魚頭正白如連珠至脊上食之殺人

魚頭中無腮者不可食食之殺人

魚無腸膽者不可食食之三年陰不起女子絕生

魚頭似有角者不可食之

魚目合者不可食之

六甲日勿食鱗甲之物

魚不可合雞肉食之

魚不得合鸕鷀肉食之

鯉魚鮓不可合小豆藿食之、其子不可合猪肝食之害人

鯉魚不可合犬肉食之

鰤魚不可合猴雉肉食之、一云不可合豬肝食

鯷魚合鹿肉生食令人筋甲縮

青魚鮓不可合生葫荽及生葵並麥中食之

鰌鱔不可合白犬血食之

龜肉不可合酒果子食之

鱉目凹陷者及厭下有王字形者不可食之又其肉不得合雞鴨子食之

龜鱉肉不可合莧菜食之

鰕無鬚及腹下通黑煮之反白者不可食之

食膾飲乳酪令人腹中生蟲爲瘕

菓實菜穀禁忌並治二十五

果子生食生瘡

果子落地經宿蟲蟻食之者人大忌食之

生米停留多日有損處食之傷人

桃子多食令人熱仍不得入水浴令人病淋瀝寒熱病

杏酪不熟傷人

梅多食壞人齒

李不可多食令人臚脹、林檎不可多食令人百脉弱

橘柚多食令之口爽不知五味

梨不可多食令人寒中金瘡産婦亦不宜食之

櫻桃杏多食傷筋骨

安石榴不可多食損人肺

胡桃不可多食令人動痰飲

生棗多食令人熱渴氣脹寒熱羸瘦者彌不可食傷人

木耳赤色及仰生者勿食
菌仰卷及赤色者不可食
正月勿食生葱令人面生游風
二月勿食蓼傷人腎
三月勿食小蒜傷人志性
四月八月勿食胡荽傷人神
五月勿食韮令人乏氣力
五月五日勿食一切生菜發百病
六月七月勿食茱萸傷神氣
八月九月勿食姜傷人神
十月勿食椒損人心傷心脉
十一月十二月勿食薤令人多涕唾

四季勿食生葵令人飮食不化發百病非但食中藥中皆不可用深宜愼之

時病差未健食生菜手足必腫

夜食生菜不利人

十月勿食被霜生菜令人面無光目澁心痛腰疼或發心瘧發時手足十指爪皆青困委

葱韮初生芽者食之傷人心氣

飮白酒食生韮令人病增

生葱不可共蜜食之殺人獨顆蒜彌忌

棗合生葱食之令人病

生葱和雄雞雉白犬肉食之令人七竅經年流血

食糖蜜後四日內食生葱蒜令人心痛

夜食諸姜蒜葱等傷人心

蕪菁根多食令人氣脹

薤不可共牛肉作羹食之成瘕病韮亦然
蓴多食動痔疾
野苣不可同蜜食之作內痔
白苣不可共酪同食作䘌虫
黃瓜食之發熱病
葵心不可食傷人葉尤冷黃背赤莖者勿食之
胡荽久食之令人多忘
病人不可食胡荽及黃花菜
芋不可多食動病
妊婦食姜令子餘指
蓼多食發心痛
蓼和生魚食之令人奪氣陰欬疼痛

芥菜不可共兎肉食之成惡邪病

小蒜多食傷人心力

食噪或躁方

豉濃煮汁飲之

鉤吻與芹菜相似誤食之殺人

扁豆寒熱者不可食之

久食小豆令人枯燥

食大豆屑忌噉猪肉

大麥久食令人作癬

白黍米不可同飴蜜食亦不可合葵食之

蕎麥麪多食令人髮落

鹽多食傷人肺

食冷物氷人歯
食熱物勿飲冷水
飲酒食生蒼耳令人心痛
夏月大醉汗流不得冷水洗着身及使扇即成病
飲酒大忌炙腹背令人腸結
醉後勿飽食發寒熱
飲酒食猪肉臥秫稻穰中則發黄
食飴多飲酒大忌
凡水及酒照見人影動者不可飲之
醋合酪食之令人血瘕
食白米粥勿食生蒼耳成走疰
食甜粥已食鹽即吐

犀角筋攪飲食沫出及澆地墳起者食之殺人

曲直瀬玄朔　合食禁

兎肉と白雞と同食すれば黄病を生ず
兎肉と生姜と同食すれば霍亂す
兎肉と芥子と同食すべからず
猪肉と生姜と同食すれば大風を發す
猪肉と蕎麥と同食すれば熱風を發して眉鬚落つ
馬肉と生姜と同食すれば咳嗽を生ず
牛肉と韮と同食すれば黄病を發す
雞卵と韮と同食すれば瘡を生ず

雞卵と魚肉と同食すれば心中に癖を生ず
野雞と鮎食と同食すれば癩瘡を生ず
野雞と鰤魚と同食すれば瘡を生ず
雉と菌と同食すれば痔を生ず
雉と胡桃と同食すれば痔下血心痛を發す
雉と蕎麥と同食すれば寸白虫（蛔虫）を生ず
鴨と胡桃と同食すべからず
鶉と菌と同食すれば痔を生ず
鯉と紫蘇と同食すれば癰疽を生ず
鯉と小豆と同食すれば黄腫す
鮓と小豆と同食すれば消渇す
鰤と糖と同食すれば疳を生ず
魚膾と蓼と同食すべからず

魚膾と大蒜と同食すべからず
小蝦と糖蜜と同食すれば暴下す
蟹と柿と同食すべからず
生肉と栗と同食すべからず
生肉と白酒と同食すれば寸白虫(蛔虫)を生ず
糖と韮と同食すべからず
糖と竹笋と同食すべからず
棗と生葱と同食すべからず
棗と蜜と同食すべからず
茶と韮と同食すれば耳聾す
白酒を飲て韮を食すれば病増す
酒後に胡桃を食すれば嘔下す
粥を食して後白湯を呑めば痳病を患ふ

酒後に芥子を食すれば筋肉を弱くす

貝原益軒養生訓　巻四　喰合せ

猪肉に生姜、蕎麥、胡荽《コズヰ》、炒豆《イリマメ》、梅、牛肉、鹿肉、鼈鶴、鶉を忌む
牛肉に麥韮、生薑、栗子を忌む
兎肉に生薑、橘皮、芥子、雞、鹿、獺を忌む
鹿肉に生菜、雞、雉、蝦を忌む
雞肉と卵とに芥子、蒜、生葱、糯米、李子、魚汁、鯉魚、兎、獺、鼈、雉を忌む
雉肉に蕎麥、木耳、胡桃、鯽魚、鮎魚を忌む
野鴨に胡桃、木耳を忌む
鴨卵に李子、鼈肉を忌む
雀肉に李子、醬を忌む
鯽魚に芥子、蒜、飴、鹿、芹、雞、雉を忌む
魚酢に麥醬、蒜、綠豆を忌む

鼈肉に莧菜《ヒユ》、芥菜、桃子、鴨肉を忌む
獺肉に桃、橘を忌む
鰻に銀杏を忌む
鯉魚に紫蘇、莖菜を忌む
鮓肉に越瓜を忌む
魚膾に菜瓜、冷水を忌む
魚膾に南瓜を合食すべからず
李子に蜜
李子に葱(ひともじ)
枇杷に熱麪
楊梅(やまもも)に生葱
諸瓜に油餅
黍末に蜜

莧に蕨
乾筍に砂糖
綠豆に榧子を食し合すれば人を殺す
酒後芥子及び辛き物を食すれば筋骨を緩かにす
茶と榧と同時に食せば身重し
蕨粉を餻とし綠豆を糝にして食せば人を殺す
鱅魚(このしろ)を木綿實の火にて燒き食すれば人を殺す
胡椒と沙菰米と同食すれば人を殺す
胡椒と桃李楊梅同食すべからず
松蕈を米を貯る箱中に入れおけるを食すべからず

共に今日の醫學からすれば無稽の說で取るに足らない。同樣に寢冷えによつて下痢を來たすとの古來の傳說も誤りで、多くは飲食物の腐敗による中毒、特に動物性蛋白食餌の腐敗による場合が最も猛烈である。食物の腐敗を豫防する爲に冷藏庫を使用する向が少くないが是れが却て危險である。一般家庭で使用されてゐるものは夏季に攝氏一〇・度以下となることは困難で甚しきは一五・度に過ぎないこともある。冷藏庫を冷凍庫と同一視すべきではない。

よく見る集團發病はパラチブス菌・ゲルトネル氏菌・プロテユス菌・鼠チブス菌等の附着發育せる食物の攝取によるものであるから、特に食餌の貯藏に注意し齧族及蠅による細菌傳播を警戒し、蛋白質食餌は豫め食前に煮沸消毒することが肝要で、野菜・鮮魚は晒粉消毒を行ひ其表面に附着せる各種細菌を先づ以て洗淨殺滅するのが上策で、特にコレラ流行時などには是非施行すべきである。又熱によるヴヰタミンCの喪失は寧ろ此れを綠茶・柑橘・大根オロシによつて補給するのが安全である。

今玆に東京市內十區の廣きに亘り川越巖氏が夜間露天飲食物業者使用の用水並に夜間露店鮓調理人の手指・布巾洗滌水の細菌學的研究を行つたが、衞生上有害と認むべき用水を使用するもの二六・〇％、手指・布巾洗滌水の大腸菌檢出率は前者五〇・〇％、後者六一・〇％に達した。以て惡染度の如何に强いかを知るに足り、所謂寢冷えと稱へてゐる下痢の原因が奈邊に存ずるやを知るに足るであらう。（川越巖氏、衞生化學第十二卷五二―六四頁昭和十五年）

晒粉消毒法。臺所の外に一斗樽二個を備へ、其各々に晒粉一匁と水約七斗とを注ぎよく攪拌し、野菜又は鮮魚を第一槽に入れて充分に洗ひ、更に第二槽に移し、野菜にありては約十分間放置し、鮮魚は再びよく洗ひ、後更に淸水を勢よく注いで晒粉液を十分に洗ひ落し用に供する。

殘暑にかけての旅行團體の辨當や或は御祝ひの折詰などで一時に多數發病した例が新聞紙に報ぜられたことは一再に止まらない。昭和十一年五月濱松に起つた大福餅中毒患者は二千名に上つた。かく多數の罹患者が出たのはゲルトネル氏菌が大福餅の原料たる餡に這入つて此れを培養地として發育增殖し、此の餡を食べたものに大量のゲルトネル氏菌が消化管内に這入り更に增殖して其毒力を呈したものである。大福餅ばかりでなく或は金時、玉子焼、狐壽司、テンプラ等にても一時に多數の吐瀉中毒患者を出し、或は鯛の濱蒸し、燒鯖、蒸海老、蒸蟹、シユークリーム、馬鈴薯のサラード等で中毒したる例など枚擧に遑がない。

最後に益軒先生は**食事の五恩**を提唱して、

一、自分がかく三度の食事を頂けるのは、父母の養育と君國の庇護とによるもので、瞬時もこれを忘れてはならない。

二、農業を尙び、百姓への感謝の念を忽にしてはいけない。

三、才德少く何等君國に貢献する事なくして、尙美味の養を受けることの出來る我が身の幸福を喜ばなくてはならない。

四、世には貧者があつて糟糠の食にも飽く事なく、又中には飢死するものすらあるのに、日々の食事に不自由なくして飢餓の憂なき有難味。

五、耕耘の術が開け火食の道を覺へて、古の人に比すれば、柔い御飯、美味いお菜、時にはお酒を頂いて、心を樂しましめ氣血を助くるの幸福を、感謝しなければならないことを敎へてゐる、然るに何ぞや現時の支那事變下、國を賭して聖戰を遂行せざるべからざる秋に當り、吾人銃後のものが酒や煙草や砂糖など、吾人の生命を維持する上には必要でもない物資の缺乏を嘆じ、或は外米の不味を訴ふるなどは以ての外で、須らく益軒先生の五つの恩に加へるに、更に

六、前線將兵各位の勞苦と聖戰の爲に身命を君國に捧げられた英靈に、感謝感激の默禱を捧ぐべきものであらう。

五、飲　酒　論

酒精飲料は人類と共に現はれたことは、我民族に於ても神話に素盞嗚尊が出雲國簸の川上にて八醞酒《やしほをりのさけ》を八つの酒樽に盛り八岐大蛇《やまたのおろち》に與へ醉ひ睡つた所を十握《とつか》の劔を拔いて退治し給うた事實に徴して明かである。

獨り人類のみならず猿も深山の木の股・節穴などの中へ木の實を運び雨露の雫で醱酵せしめて酒を造る。此れを猿酒と稱へ木曾其他の山奥で樵夫が時々發見するそうである。

漢書食貨志に曰く「酒者天之美祿、帝王所下以頤ニ養天下ニ享祀祈ㇾ福、扶ㇾ衰養ㇾ疾、百禮之會非酒不行。又曰く酒者百藥之長と滿腔の讃辭を呈してゐるが、佛者の難提迦優婆塞に語り給うた所によると酒に三十五失ありと警告してある。曰く

一、人酒を飲みて醉へば心に節限なく用費度なし

二、衆《おほ》くの疾の門なり
三、鬪爭の本なり
四、裸露して耻なし
五、醜名惡聲を得て人に敬せられず
六、智慧を覆沒す
七、應《まさ》に得べき所のものを得ず、已に得たる所のものを散失す
八、伏匿すべきことを悉く人に向つて說く
九、種々なる事業を廢して成辨せず
十、醉は愁の本なり、醉中失多く醒むれば已に慚愧憂愁す
十一、自力轉少す
十二、自色を壞る
十三、父を敬ふことを知らず

十四、母を敬ふことを知らず
十五、沙門を敬はず
十六、波羅門を敬せず
十七、伯叔及び尊長を敬せず
十八、佛を尊敬せず
十九、法を敬はず
二十、僧を敬はず
二十一、惡人と朋黨す
二十二、賢善と疎遠す
二十三、破戒の人となる
二十四、慚なし、愧なし
二十五、六情を守らず

二十六、色を縱まにして放逸となる
二十七、人に憎惡せられて見ゆるを喜ばれず
二十八、貴重親屬及び諸智識より擯棄せらる
二十九、不善法を行ふ
三　十、善法を棄捨す
三十一、明人智士に信用せられず
三十二、涅槃に遠く離る
三十三、狂癡の因縁を種う
三十四、身を壞して命を終え惡道泥犁の中に墮す
三十五、若し人となりて生るを得ば其處は常に狂騃たるべし
然るに現時佛に仕ふるの人、何んぞ般涅湯を用ゆること多きや慨嘆に堪えない次第である。

養生訓飲酒の首めに述べて曰く、酒は天の美祿なり、少し呑めば陽氣を助け血氣を和らげ食氣を廻らし愁を去り興を發して甚だ人に益あり、多く呑めば又よく人を害することと酒に過ぎたるものなし。「五湖漫聞」と云へる書に、長壽の人老いて衰へず、そこで酒をと聞いてみた所が皆飲まない事がわかつた。益軒自己の調査に依ると長命の人、十人中九人は皆酒を呑まざる人なり、酒を多く呑む人の長命なるは稀なり、酒は半醉に呑めば長生の藥となると述べてゐる。益軒先生は恐らく微醉の程度に晩酌を傾けられたのであらう。而かも先生は八十五歳に達せられた、現今醫學の教ゆる所でも亦同樣大酒はこれを戒むべきで、三十歳――四十歳臺の腦溢血は全部大酒家と云つて誤りない。然らば其の程度如何と言ふに、今日の醫學では酒精として五〇グラム迄は大なる害はない。卽ち晩酌一―二本の程度であるならば殆ど無害である。

又病家須知第一卷には「酒は偏味の甚しきもの其性猛烈物にして嚴寒の候にも冰らず、此を過喫せば益少なくして害多し。體に害あるのみならず人の家を亡し國を傾けるも十中八九は酒の害なり。愼戒せざるべけんや」と愼酒の必要を高調し、陸舟庵著養生訓にも「酒は適宜に用ゆれば能く精神を鼓舞し血液を健運し飲食の消化を助け排泄分泌を促進す、實に百藥の長と云ふべし。然れども已に非常の能あれば又必らず非常の害なきを保せず、人能く其能を見て其害を察し自ら戒め愼むべし。過飮より起る疾病極めて多く酒氣絶ゆれば神志鬱屈して怏々樂まず身體力無を覺へ操作に懶く醉へば則ち精神非常に發揮して喜怒常ならず、或は發狂健忘或は血液腐敗等の諸症を發するものあり。又幸ひにして著しき疾病を生ぜざるものと云へども歲月を經るに從ひ漸くに體力を殺ぎ命期を促すこと世人の熟知する所なり」と大酒の害を述べ警戒を與へた。

又高井伴寛著食物戒を繙くと次の如く戒めてゐる。曰く、「夏の禹王の時儀狄と云ふ人始めて酒を製せしより數千歲の今に至つて和漢貴賤となく是を嗜むもの多し。少しく用ひて常に氣血を廻らし暑を凌ぎ寒を避け憂を忘れ心を樂しむ。慶事に用ひて常を賑し交歡に用ひて親を深ふし又老者に益あり。然るに嗜て量を過し飲て度を超ゆるときは醉狂の失少しとせず。是が爲め公務を怠り事を差ひ色情を熾にし心を迷はし家を忘れ身を傷ふ。諺に始は人酒を飲み中ごろ酒酒を飲み終には酒人を飲むとはかゝる族を云ひしなり。大事に臨ては酒禁嚴なる宜なるかな。剛飲の人爲めに吐血・中風・內傷の諸症を發し臟腑を腐爛し百年の命を一旦に縮む又愚ならずや」と。

斯くの如く大酒は早期に腦溢血・半身不隨症・狹心症・萎縮腎・高血壓症を誘起するの虞れあること勿論なりと雖ども、徒らに醫者たるの故を以つて食道癌や糖尿病の人にまで唯一の享樂である酒を晩餐の御膳から奪ひ去つて、却つて食慾不振と睡眠困難とに陷らしむのは良くない。斯樣な人達にとつて酒は立派な榮養品で、アルコール一・〇瓦は七・〇カロリーの熱量を供給し得るからである。特に鈴木（梅太郎）大國兩氏の硏究（食物講座第一卷）によると、アルコールは熱源となる計りでなく相當優れた榮養價を持つてゐるのみならず、アルコールを與へた場合は含水炭素を與へた場合に比してヴヰタミンC缺乏にかゝることが少なかつた。又飲酒家の肺炎に酒類の中止を嚴命して、却つて斷禁症狀として酒客譫妄を誘發するが如きは愚の骨頂で、唯戒むべきは大酒である。

茲に注意すべきは我邦俗人の一部に葡萄酒が特別な滋養劑、乃至造血劑であるが如き謬見が行はれゐる事實である。其由來する所恐らく西洋醫者が興奮劑の目的でアルコールを使用せんとする場合に、日本酒を以てせずして葡萄酒を使用した爲であらう。然しながら葡萄酒は佛國人、ウヰスキーは英國人、ビールは獨逸人、ウオツカは露西亞人、泡盛は琉球人、酒は內地日本人の夫々酒精飲料で、就中日本酒と葡萄酒とでは其酒精含量にも大差がないから、我々日本人はわざ〳〵葡萄酒を攝る必要はない。

六、喫茶喫煙論

茶は上代にはなく、中世もろこしより渡る、其後珍賞して日用缺くべからざるものとす。其性冷にして氣を下し眠を覺ます。今の世朝より夕まで日々茶を多くのむ人多し。飲み習へばやぶれなきにや、冷物なれば一時に多く飲むべからず。抹茶は用る時に臨んでは炒らず煮ず故に强し。煎茶は用る時炒て煮る故柔かなり故に常には煎茶を服すべし飯後に熱茶少のんで食を消し渴をやむべし。鹽を入れて飲むべからず腎をやぶる。空腹に飲むべからず脾胃を損ず。濃茶は多く飲むべからず發生の氣を損ず。唐茶は性强し製するとき煮ざればなり。虛人病人は當年の茶飲むべからず。云々と益軒先生の養生訓卷の四に述べてあるが、誠に用意周到一言の加ふべきものがない。

茶は印度の原產であるが栽培して飲料に供するようになつたのは支那で漢以後唐代には大に盛んになつた。此の茶の實を延曆寺の開山傳敎大師が唐より歸朝と共に請來して江州坂本に植えたとの事であるが當時に於ては一種の藥品として茶を喫したに過ぎなかつたであらう。其後三百餘年を經て京都建仁寺の開山榮西禪師が宋より茶實を請來し、此れを筑前背振山に植えて以來、茶と禪とが不可分の關係を生じ、榮西禪師が宣傳した禪宗の發展と共に喫茶が盛んに行はるるに至つた。喫茶養生記開卷第一に「茶者養生之仙藥也、延齡之妙術也、山谷生レ之其地神靈也、人倫採レ之其人長命也」と記してある。當時如何に一般貴紳に愛好せられたかが窺はれる。

茶は初め藥用であつたが後嗜好品となつた。其主成分はコッフェイン及其誘導體で利尿・强心・興奮劑である。同時にヴヰタミンC・Aの外沃度・抗糖尿性物質も證明せられてゐる。特に綠茶・玉露・抹茶に至つてはヴヰタミンC量に富むから新鮮な野菜に缺乏を告げ爲めに壞血病を起すの恐ある滿蒙奧地の冬籠りには缺くべからざる嗜好品で延命の妙藥に間違はない。

煙草は近年天正慶長の比《ころ》異國よりわたる、淡婆姑《たんはこ》は和語にあらず蠻語なり、朝鮮にては南草と云ふ。煙草は性毒あり煙を含みて眩《めま》ひ倒るゝことあり、習へば大なる害なく少しは益ありと雖も損多し、病を成す事あり又火災の憂ひあり習へば癖になり貪りて後には止め難し事多くなり、いたつがはしく家僕を勞す。初めよりふくまざるに如かず。貧民は費多し。と養生訓に述べてある。

烟草の原産地は中央アメリカでコロンブスの新大陸發見後二十六年（一五一八年）に烟草の種子がキューバからスペイン宮城内の花壇に植えられたとの事である。以來急速に歐洲各地に擴がつたが、日本に渡來したのは（一五四二年）天文十一年で、本當に栽培せられたのは慶長十年と云ふことである。恐らく九州の北部筑前で貿易に從事してゐたポルトガル人の手で輸入したものであらう。

煙草の主成分はニコチンと稱へ强度の血管攣縮作用從つて血壓昂進作用がある。人間が煙草を吸ふと一過性に脈搏が一分時六―一〇位增加し、常習者となると動氣が昂ぶり時々脈の結代が起つて來るのみならず、高血壓病・冠狀動脈硬化・狹心症を惹起するの危險がある。

細川十洲養生日程には「煙草は効能あれども害毒もあるものなり、節用すれば害毒ともならざるべけれども動《やや》もすれば過度に失し所謂ニコチン中毒に罹るものなり、夫れ程に至らずとも痰咳の如き病勢を助長するの虞なきにあらず。と戒めてゐる。

扶氏長命術にも同様喫煙を戒めて「未だ喫煙の習慣に染まざるものは斷然之を學ぶ勿れ。余は煙草の利益を認めず、之を用ひずとも快活愉快は存するなり。而して其害を考ふる時は齒牙を害し身體を乾かし瘦弱蒼白たらしめ眠を弱くし血液を腦及肺に偏せしめ頭痛・肺患を招き易く勞症(肺結核)患者には喀血を誘導するの害あり」と説明してある。

一九三八年米國ジョンス、ホプキンス大學生物學教授レイモンド、パールは紐育醫學協會席上で「煙草は短命の第一の原因である」として曰く「最近人間の壽命を延ばす研究が專ら試みられてゐるが、余は逆に何が短命の原因であるかを統計的に檢索したる結果、禁煙家に比し愛煙家は九〇%まで短命なること、並に愛煙家であればある程、より短命である事實を突きとめた。煙草を一服吸ふ毎に自分の這入るべき棺桶が完成しつゝあるのだ」と警告した。

又最近米國で胃潰瘍の原因に關し極めて廣汎なる調査を行つた結果が外科學會で報告せられたが、「朝食前又は空腹時に喫煙することが胃潰瘍の最大原因である」ことが明かになつた。

余が留飲症（所謂胃酸過多症）に就て調査した所によると、其三分の二迄が愛煙家で、飲酒家は三分の一であつた。此點から見れば留飲の原因として喫煙は飲酒よりも遙かに重要な役割を演じてゐる。

愛煙家の循環系（心臟及び血管）障害を十七歳から五十三歳に至る男子二十四人（其平均年齡三十五歳）一日喫煙量兩切十五本より五十本に至る場合に就て獨逸ワキケル、ブルノーが調査した成績によると、大多數に於て冠狀動脈（心臟を養ふ動脈）の硬化、梗塞、心筋の前壁又は後壁の胼胝形成（筋肉がなくなつて結締織となつた箇所）刺戟傳導障礙等を見た。此等の病變は實に致命的のもので、急性心臟痳痺の眞因をなすもので恐るべきものである。因に一本の兩切は五—六mgの「ニコチン」を含有してゐる（人間の致死量は五〇mgである）。どうしても禁煙出來ない方々はストラウブ・マン兩氏が猫に就いて「ニコチン」の毒性を研究した成績よりせる氏等の結論に從ひゆる〳〵喫煙すべきで、急速に一本を平げる事は有害である。Die erste Regel deor Diätetik des Rauchens heiß, **Langsam rauchen.**

七、愼色慾論

益軒先生養生訓巻四に曰く「素問に腎は五臟の本といへり、然らば腎を養ふ事を重んずべし。腎を養ふこと藥補《くすりのちから》を賴むべからず只精氣を保ちて減らさず、腎氣を收めて動かすべからず。論語に曰く若き時は血氣方に壯なり之を戒むるは色にありと聖人の戒守るべし。血氣盛んなるに任せ色慾を恣にすれば、必ず先づ禮法に背き、法外を行ひ、耻辱を取りて面目を失ふことあり、時過ぎて後悔すれども甲斐なし、かねて後悔なからんことを思ひ禮法を堅く愼むべし、況や精氣を費し元氣を減らすは壽命を短かくする本なり、恐るべし。男女の慾深くして精氣減らしたる人は生れつき盛なれども下の元氣少なくなり五臟の根本よわくして必ず短命なり、愼むべし。」

又曰く若く盛なる人は切に男女の情慾堅く愼んで過《あやまち》少なかるべし、慾念を起さずして腎氣を動かすべからず、房事を快くせんために烏頭附子等の熱藥を飮むべからず。と述べた。

烏頭《うづ》　毛莨科の毒草「とりかぶと」Aconitum Japonicum の事にして猛毒「アコニチン」と稱する「アルカロイド」を含有する、之れを軟膏として皮膚に塗擦し、又は其溶液を粘膜に貼用すれば各知覺神經の痲痺を起し、此れを内服又は注射して其量多きに過ぐれば中樞神經系中、呼吸血管運動及反射機能を痲痺して死に致らしむ。皇漢醫方で此を熱藥の內に入れてゐるのは初めに知覺神經の刺戟狀態を起すからで、最終の効果は痲痺による鎭痛昏瞑作用である。

附子《ぶ》　烏頭と同一の猛毒である大和本草（貝原益軒著）卷二草藥之部に「川烏頭は附子の母なり、本艸に烏頭は芋魁の如し附子は其側より生す芋の子の如しと云母に附たる子なり故に附子と名づく。

別錄に曰、長き事三寸以上なるを天雄と云、附子の形正しく小壺を据へたるが如く節角少なく重さ十文目以上なるを尤良とす、十文目以上は稀なり、五文目以上も良と本草に云へり。

顯昭法師曰、「ト、キ」の矢とは奥の夷は鳥の羽の莖に附子を塗りて射る。篤信（益軒の名）曰、今も蝦夷人は附子を矢尻に塗りて獸を射ると云ふ。

又病家須知卷の一にも「かの延年益精藥と云ふの類は皆人に淫慾をすゝむる奸佞者の所爲にて、やゝ志あるものゝ用ゆる事にあらずと知るべし」と警告してゐるのは同感である。

杉田玄白の養生七不可にも「壯實を頼みて房を過すべからず」と述べ、此れを詳解し「人の精水（精液）は生涯其量の定りたるものにはあらず、一氣の感動によつて血液中の精氣を分利し一種の靈液となして射し出せるなり、故に生靈たる人物をも生ず、かくあるものを漫に房に入り精水を費す時は一身の精氣を減耗し生命を損する事言葉を待たずして知るべし」と註した。

陸舟庵養生訓には「夫れ男女の情慾は生々の天理に出るものにして人身の生力に關係することと之より大なるはなし、故に多房なれば獨り精液分泌の機能のみ益盛になりて身體諸部の運營隨て衰へ體力減損し肌膚弛緩して風寒に感じ易く暑熱に堪へ難く操作に懶く神志欝憂或は喜怒非常等の症を發す、血液爲に漸く稀薄となるに至つては乾咳・盜汗・下痢等の症を發し遂に勞瘵狀（現時の結核症）に陷り斃るもの少なからず、縱令幸ひにして此に至らずと雖も體力を減殺し命期を縮むるもの多し」とし、過房を以て結核の誘因と認めたのは卓見である。

反之、孫思邈が千金方に述べたる房中補益說に對し益軒先生は贊意を表して愼色慾篇に採擇せられてゐるが、これを無雜作に信奉すべからざる事は鈴木朗著養生要論に警告せる通りである。曰く「千金方に房中の術と言ふ事を載せて此をよく行へば長壽を保つ（中略）其作者の孫思邈もよく行ふ事や成らざりけん、さまでの長壽をも得ずして死したりき。然るを益軒先生の養生訓に此れを採り用ひられて、さもある事のように言ひ置かれたるは如何、あの先生にも近頃似合ぬ事なり」と辯駁した。益軒先生は齡八十五の長壽を保たれたが、千金方の禮讃說には余も承服出來ない。

八、運動と住居

杉田玄白が養生七不可の最後に、『動作を勤めて易きを好むべからず』と述べた。註に曰く、天より主るものを具へ内には臟腑ありてこれを分利し、其の色を變化し外には九竅を設けて其のものを排す。上より出づるものは痰、唾、涕、涙の類、下より出づるものは小便、其の糟糠は大便となして棄て去り、其の精の氣となるものは鼻孔より天の大氣を吸入し呼に從つて此の物を兼ねて鼻孔より排す。其の他は一身腠理（皮膚の毛孔）より霧の如くに泄し去る。斯の如く日々程良く泄し去る人は病ある事なし。是れ血液清潔にして良く循行し氣も閉塞せざるが故なり。斯くある人にても動作を惡み、安逸を好む時は血液の清きものも次第に不潔となり、氣もこれに依つて閉塞し、百病を生ずる因となるなりと。

益軒先生曰く、『若き人は食後に弓を射、鎗、太刀を習ひ身を動かし歩行すべし、老人も氣體に應じ少々勞働すべし。案に依り掛り一と處に久しく安生すべからず。氣血を滯らしめ飮食消化し難しと述べて居る。

素問に虛のある所邪必らず茲に湊ると言へり。華陀の曰く、人體勞動を得る事を欲す、但し極めて使ふべからざる耳、又保養の說は流水敗らず戶樞蟲食はざるは動けばなり、形氣も亦然り」と誠に甘味い譬へである。然るに文明の進步は步行を要せざる世の中となり、科學の研究は距離と時間とを極度に短縮した。斯くして運動の不足は特に發育盛りの靑年男女に於て著しく筋骨薄弱の第二世の生ずる事となり國家の前途誠に憂ふべきものがある。

住居論　附　濕布の濫用

養生訓卷五に『日常に居る所は南に向ひ戶に近く明かなる可し、陰欝にして暗き處に常に居る可からず氣を塞ぐ、又輝き過ぎたる處も常に居りては精神を奪ふ』と述べた。古の諺にも『日當りの良い家に病人は無い』と云つて居る。

結核菌を初め各種病原體は日光に當ると早く死滅するもので、益軒時代に癆咳と稱したる今日の結核は氣の病と考へてゐたが、日當りの良い南向きの室で戸間近く空氣の流通の良い所に居れば、病氣にかゝらない事も知つてゐた。

然るに現今の日本家屋を見ると、尤も日當りも風通しも良い部屋を偶にしか使用しない客室に充て、二六時中使用すべき老人・夫婦子供などの部屋は、日當りの惡い北側に、臺所は西側に取り夕陽の直射を受け、食物の腐敗を招くなどは馬鹿の骨頂である。先生は又日々、衣を厚く着、熱き火にあたり、熱き湯に浴し、熱きものを食して身を温め過さば氣外に漏れて氣耗り氣上る。是れ皆人の身に甚だ害あり、戒むべしと述べ、更に居處寢室は常に風寒暑濕の邪氣を防ぐべし、風寒暑は人の身を敗る事烈しくして早し、濕は人の身を敗る事遲くして深し、濕に當りて病とならば癒へ難し、或は疫病を憂ふ恐る可しと訓へた。文錄の朝鮮軍に戰死は少なく疫死多かりしは、陣屋低く士卒寒濕に當りし爲めなりと述べてあるのは卓見である。

住宅と其環境の不良は我國に於ける消化器傳染病の發生を助長し、乳幼兒死亡率を高め、慢性痼疾たる「リユーマチス」・神經痛を誘發する所大なるものがある。

特に住居が結核の感染並に發病に密接なる關係を有し、我國居室の構造と雜居的家族制度とが結核菌の散布と吸入とに絶大なる便宜を與へ、結核患者が家族的に續發するは余等臨床醫家の日常經驗する所である。下級俸給生活者・都市勞働者等が軒を並べて密集生活を營みつゝある狀態は不良住居の典型とも謂ふべく、狹隘なる居室・採光の缺陷よりする光線の不足・換氣の不十分と不良空氣の鬱滯・住宅地の濕潤と敷地の狹小等保健衞生上寒心に堪へないものがある。今東京三河島の細民街に就ての調査を見ても明かで、同地域は疊數一戶當り六疊未滿の家屋は七割强を占め、其中四人以上の世帶を有する戶數は七二・六%と云ふ驚くべき密集生活を營んでゐるが、此種戶數の半數以上に結核患者が發見せられた。

又濕氣が身體に惡い事を經驗してゐ乍ら、氣管枝炎、肺炎となると病室に當てた部屋の欄間までも御丁寧に目張りして空氣の流通を杜絶し、病室內には火鉢やコンロに炭火を、カン〳〵起して毒瓦斯一酸化炭素を發生せしめ、其の上に大きな金盥で湯氣を濛々と立て室內空氣の濕度を百%に昇らして、これを『間溫めして居る』とて得意がつて居る半可通のマダムや、ナースが我が國にある。歐米諸國では肺炎と云へば必ず病室の上窓を晝夜開け放して換氣に注意し、病室には濕度計を掛けて六十―七十度の快感圈內に調節してゐる。炭火での間溫めは、溫度が十八度になつてゐるが、毒瓦斯一酸化炭素の發生する儘に放任し、濕度を百%にして患者を蒸し上げてゐる等は、眞の西洋醫學の敎ふる所では無い事を御承知願ひ度い。

皇漢醫術では肺炎（傷寒）の場合に葛根湯の發汗劑や、麻黃・蟾酥等の强心劑を與へつゝ自然治癒を待つてゐた。而して此の治癒成績は恐らく蒸氣と濕布とで病體を蒸し上げ、頻繁の注射に患者の苦痛を顧みざる一部の西洋醫者の治療成績よりも、遙かに良かつたかも知れない。

濕布の濫用

護謨布被覆を有する胸部溫濕布は殆んど傳統的に氣管支加答兒・加答兒性及び急性肺炎・新鮮乾性及び濕性肋膜炎に施行せられてゐる。蓋し胸部皮膚に於ける溫感は、直接に肋膜疼痛を誘導緩解するの效果があり、間接には深部血管を擴張し肺及び氣管支に於ける血液分布を豐富にし分泌を促進し、袪痰を容易ならしむる作用を有する爲であるが稍濫用に過ぐる傾向がある。

溫濕布に用ゆる液體は、一般に溫湯を以てするか、或は一—二%硼酸水・メンタ水を用ひ、更に胸部劇痛を訴へる場合には誘導的效果を顯著ならしめんとて芥子泥を用ゆることもある。乍然硼酸水を用ゆることは無意味で溫湯で十分である。芥子泥は屢々皮膚表面に水泡を生ずるが故に注意を要する。

炎症肋膜に波及し胸部疼痛を訴へるもの、若しくは刺戟的咳嗽頻發するものには溫濕布の誘導的效果頗る滿足すべきものがあり、又神經質の患者で濕布の效果を盲信するものに對しては假令胸部疼痛、咳嗽頻發なき場合にも此を施行して鎭靜作用を期待し得るが、濕布を嫌惡する老人・小兒・婦人は勿論青壯年患者でも濕布を行ふことによつて、却つて胸部絞塞感・呼吸逼迫感を訴へる場合には毫も此を强制施行するの必要はない。況んや呼吸急速となり一分時四〇を算し或は四肢チアノーゼを呈せるものに對しても尙濕布を施し、更に此を三—四時間每に交換するが如きは徒らに呼吸困難を增强し心臟血管痲痺を促進することゝなるが故に、琴柱に糊するの愚を敢てすべきでない。

九、擇醫對醫論

貝原益軒養生訓卷六擇醫篇開卷第一に「保養の道は自ら病を愼むのみならず、又醫をよく擇ぶべし、天下にも換へ難き父母の身、我身を以て庸醫《やぶいしや》の手に委ぬるは危し」と警告し、禮記に「醫は三世を良とす」とあり、又孫思邈は「凡そ大醫と爲るには先づ須らく儒書に通ずべし」とか、或は易を知らずんば以て醫と爲るべからず」と述べてあることを引用し「文字ありて醫學に委しく醫術に心を深く用ひ多く病に慣れて變を知るは良醫なり」として自己の生命を托すべき醫師の標準を明示せるは敬服するの外はない。從つて醫となるべき人は先づ志を立て廣く人を救ひ、助くるに誠の心を旨とし病人の貴賤によらず治を施すべし」と訓へ、古人も「貧民は醫なき所に死し、愚民は庸醫に誤られて死ぬるもの多し」と謂つたとの事である。

フーフエランド教授著長命術撰醫篇には次の如く述べてゐる。曰く「醫師に關しては信用すべきもの一人を撰ぶべし。秘術を行ふものは非也。多辯に過ぎ好奇に過ぐるものは非也。同業者を罵詈するものは非也。酒或は博奕を好むものも非也。早計に處方するものも非也。要するに誠實にして學識あり、患者の診斷に懇懃なる醫師を撰ぶべし」と勸說した。又曰く、「一度誠實にして熟練なる醫師を得たならば全く之を信用せよ、是れ患者自身も安意にして醫師も治療の効を奏し易し。然るに世人多くは多數の醫師を集めれば安全なりと考へるが如きも是れ甚だ誤れり、醫師の多數を集めるは寧ろ快復を妨害するものなり、稀には多數の醫師の診斷を必要とする場合あるも此際には和合的德義を有する醫師のみを招くべし、而かも是れ唯診斷の參考に過ぎずして治術者としては最も信用すべき一人に限るべし」と述べてゐる。余等後輩が一言の加ふべきものがない矣。

中神琴溪も何をか良醫と謂ふやの問に答へて曰く、「望聞望切を詳かにして病人に對し治を施すに至つては、瞑眩して須臾の惱みありと雖も陰陽自和自癒の理を能々《よく〳〵》察して吐すべきは吐し、下すべきは下し、汗すべきは汗し、和解すべきは和解し、血を出すべきは血を出し、人情を療するの俗情を捨て病を療し、病家に諂ふの賊心を退け病者を大切に思ふの心に進み、毀譽榮辱のことを思はずして天命を畏れて專ら醫事に忠を竭す。此れを良醫と云ふなり」と斷言した。

又曰く「家內に病人あるとき若し大病ならば良醫を擇ぶべし、然ども良醫知り難し。且つ病人あるときは日々親類緣者等懇意のもの入れ替り立ち替り見舞に來り己々がかゝりつけの醫者の常々虛說の功者咄しを誠と思ひ病家に勸む。特に人情は看すく諂と知りても己を譽むる者は氣に入り又己が過を擧げて戒むる人は實は親切とは知れども餘り快からぬものなり(中略)。俗人の諂の言に迷つて君父等を俗醫の手に殺すは自ら弑するも同然なり、必ず諂諛見舞に來るものゝ言ふ語に迷て不忠不孝不弟の不養生をすること勿れ」と、現時に於ても亦傾聽に價する名言である。

更に「巫を信じて醫を信ぜざるは大不養生なり、祝辭祈禱にて疾の癒ゆる理は決して無き事なり、病人も醫者の藥を用ひ其上に祈禱の加護を得ば幸なるべし」と述べて「藥は醫者から、命は神佛の加護によれ」と忠言してゐる。

小川顯道の養生嚢には「先づ醫師を求むるに學の精粗、功の多少を問はずして、只名を問ひ師を問ひて足れりとし、世を欺き時に遇て權貴の家に出入し便佞にして名利を得たる醫者を求む」とて時弊を慨し、又「富貴の家に病あるときは醫師を大勢招き集め談論して藥劑を處す、是れを談合配劑と言ふ。病人を大切にするに似て却て粗末にするを知らず愚なるの至りなり。其醫者の中には便佞のものあり、阿諛のものあり、欺詐のものあり、孟浪のものあり、故に會合の席にて勢あるものは己が不善の說を立て人の善に與せず、勢なきものは己を曲げ口を默みて人に隨ひ我身を後にして人を先きにするなり、是れ皆庸醫名を醫に詫するの徒にして實なき者共なれば、談合配劑却て病家の大なる害となるなり」と戒めた。現今でも此の如き傾向が特に成金輩に多いのは實に慨嘆に堪へない所である。

病家須知にも醫を擇ぶべき意得《こころえ》を說いて曰く「醫は言行一致して忠實仁愛を其志とするものにあらねば大患は委ね難く、病家は醫を延《まね》くに敬を致して吾意《いけん》必を毫も挿まず、一切著見《ものになすむこと》なく籤・方位・日の吉凶等の癡《たゝ》ごとに拘《かゝは》らず、誠懿を以て醫に對ふにあらざれば良醫には遇ひ難かるべし」と敎へてゐる。家庭醫を以て出入商人と同一視し、此れを勝手口より迎へ毫も敬虔の禮を盡くさざるの徒正に三省すべきであらう。

大槻盤水は其師杉田玄白の著「養生七不可」に附錄として「病家三不治」を綴って曰く

一、賤者の病は治を盡さず

二、豪家の病は治を順へず

三、尊貴の病は治を決せず

卽ち貧賤の病は輕忽なるに時宜を怠り、富家の病は疑惑によりて治を誤り、貴人の病は鄭重に過るに失す。此三つの家々常にこれを辨へ此心を斟酌しなば必ず夭横の死は免るべし。

然れども受け得し病の淺きと深きは自ら知らるべし。又衣服居所の手當も分限相應に寒溫宜に適ふやうにすべし。食物は淡くして輕き物は宜しく甘美して重きものは害ありて惡しといふはこれ又勿論の事なり。されど淡きものに毒あり、重きものにも害なきものあり、萬の事はすべて皆其任する醫に叮嚀に尋ね其指揮する所を守り私を加へざるを專らとすべし、これ醫を知らざる病家の一大要法なり。と述べ、病家の擇醫對醫に就ての心得を簡潔に網羅してある金科玉條で、患家の正に遵奉すべきものである。

入澤先生は上醫と下醫とを次の如く定義した。

曰く「元來病氣は醫者が治すのか獨りでに治るのか判らない。從つて死ぬのも醫者が未熟で殺したのか病氣の性質が惡くて死んだのか判らない場合が多い。結局死なない病人を殺さない様に取扱ふのが上醫であり、活きるべき病人を殺すのが下醫である。死ぬ病人を活かすのは、これは神の仕業であつて、人間に出來ぬ藝當である。

(21)大槻盤水　名は茂質、字は子煥、玄澤と稱し、盤水は其號なり。仙臺の人、醫家の出。年十三建部清庵に師事して醫法を修め、杉田玄白和蘭醫術を江戸に唱ふるを聞き往きて師に請ひ又長崎に遊びて益々蘭法を學ぶ。時に中津侯邸に前野良澤あり蘭學を以て鳴る。玄澤往きて亦教を請ひ其奥旨を享け、天明六年仙臺侯の侍醫となり文化八年幕府の命により蘭書飜譯に從事す。九年侯命じて班を番頭次席に進め、官祿を増して三百石と爲す。文政五年幕府蘭書飜譯の勞を賞し月俸五口を賜ふ、十年病を以て歿す。享年七十一。著書三百餘卷あり、蘭學階梯・環海異聞・重訂解體新書等最も現はる。

(22)入澤達吉　雲莊と號す。越後溝口藩蘭醫入澤恭平長男。慶應元年正月五日越後今町に生る。十歳にして父を喪ひ、十二歳にして母に從ひ笈を負ひ父の弟池田謙齋の許に至り、明治十年（十三歳）十一月東京大學醫學部豫科四級乙に入學。明治十六年本科

に進入。同二十二年一月二十五歳を以て帝國大學醫科大學卒業。翌二十三年獨逸國留學。二十七年歸朝。二十八年東京帝國大學醫科大學助教授。三十四年教授に昇任大正十年二月附屬醫院長。同年四月醫學部長。大正十三年六月侍醫頭。同十四年一月定年制により教授退官。四月名譽教授。昭和二年九月侍醫頭依願免官。昭和九年四月第九回日本醫學會々頭となつた。從二位勳一等。尚昭和五年一月獨逸政府よりも赤十字一等名譽號を贈られた。昭和十三年十一月八日病歿。享年七十四。著書には入澤達吉監修門下生執筆內科學・內科臨床講義三卷・老人病學・內科讀本・內科治療の指導・雲莊隨筆・伽羅山莊隨筆・雲莊詩存等がある。

恩師故入澤達吉先生は「打診四十年」に醫者から患者に注文すべきものが幾らもある。先づ病氣になつたら成るべく早く醫者にかゝれと云ふことである。例へば身體のどこにか痛みが起ると、患者はまづ揉療治に行く、灸點に行く、それで治らないと呪咀をする、祈禱をする。或は新聞に出てゐる何とか療法といふ所に走る、それでも痛みが益々强くなると、始めて醫者にかゝる。その時には病勢が既に進んでゐて何とも手の下しようが無いといふ類の話は毎度聽く所である。と慨嘆せられた。

十、結　論

一九一五年（大正四年）米國で一般市民の保健衞生を奬勵するの目的で現代科學の原則に基き九十餘名の權威者の意見を纒めて「如何に生活すべきや」How to live の一書を刊行し、原則十六條を掲げた。

一、空氣を完全に各室内に流通せしめよ
二、輕く緩かなる空氣の通り易き衣服を用ひよ
三、戸外の職業及び娯樂を求めよ
四、出來得るならば外で眠れ
五、深く呼吸せよ
六、過食及體重の過重を避けよ
七、肉類及卵は成るべく此れを節せよ

八、多少硬く容積ある生のまゝの食物を用ひよ
九、徐々に喰べよ
十、十分水を飲め
十一、完全に規則正しく又頻繁に毒素を排泄せよ
十二、眞直に起立し着座し又歩行せよ
十三、有毒及傳染性のものを體內に入れないようにせよ
十四、歯・歯齦及舌を清潔にせよ
十五、適度の作業・遊戯・休息及び睡眠を行へ
十六、淸明・平和・全心誠實を把持せよ
東大名譽敎授井上哲次郎博士は本年八十六歳の壽を保たれてゐるが「私の健康法と題して本年放送せられたる所によると次の六ヶ條を勵行せられつゝある。曰く
一、私は成るべく規則立つた生活をして居ります

二、私は運動を怠らぬようにして居ります
三、私は年齢によりて衛生法を更へて居ります
四、私は平素年齢の事などはソッチ退けにして只學事に勤勉努力して居ります
五、私は成るべく物事を氣にしないで感情を平靜に保つようにして居ります
六、私は平生衛生に注意する事を怠らないようにして居ります
余も亦皇紀二千六百年昭和聖代の養生法七則を提唱せんと欲する。

第一、心氣を養ひ七情を節し各々其の業務に念じて病魔に侵入の虚を與ふべきでない。

第二、濫りに長壽息災を希ひ、徒らに青春の永遠を望み、施術服藥に走りて臓器を興奮せしめ、其の平衡を毀り疾病發生の機を作るべきでない。

第三、食餌の組成に動植物の配合其の宜しきを得、少青年には滋味を老年には淡味を與へ、徒らに味覺に媚びて、ヴヰタミン攝取を忽にすべきではない。

第四、酒は微醉の程度に止め苟も大酒すべからざるは、四十歳前後の早世が大酒家に多きに徵して明かである。然しながら成人晩酌一、二本は益軒の所謂天の美祿にして、催眠藥に優る事萬々である。

第五、硝子を居室に廻らして空氣の流通を杜絕し、蒸氣を立てゝ濕度を飽和し、南方を客室に充當して北方の居間に籠居し、日光の不足を意とせざるが如きは、皆愚の骨頂である。須らく南に居室を設けて日光を滿喫し、紙障子に空氣の流通と空中塵埃の吸着を托すべきである。

第六、夙に起きて淸澄の空氣を吸ひ、一定の運動を行ひ、以て血液の淸淨と身體の抵抗力の增進を圖り、宵に寢て一日の勞苦を休め、熟睡して腦髓の更新を計るべきである。

第七、休日を利用するに當り、筋肉作業を以て生業とする勞働者は、筋肉を休めて疲勞の回復を計るべく、腦髓作業を本務とする智識階級の人は、山紫水明の地を跋涉し、筋骨の運動に勤《いそ》しむ可きである。

後編　大和民族と其青年層の體位向上

一、大和民族と漢民族

大和民族及朝鮮民族と漢民族卽ち支那民族とは皮膚の色から見るならば等しく黄色種である。又我々內地人朝鮮人が支那から渡つて來た漢字を言葉にも文字にも借用してゐる點から見るならば同文とも言へよう。乍然少し立ち入つて考へて見ると、私の如き考古學者でもなくまた言語學者でもないものにもすぐ兩民族の間に違ひのある事が氣付くのであります。

同樣の意味に於て獨逸人も英國人も佛國人も等しく白き皮膚・綠の眼を持て居るから白色人種に相違ない。ラテン文字を使用する點から見れば矢張り同種同文の民族と言へようが英米のアングロサクソン民族と、チユートン民族たる獨逸とは今將に爭覇戰に沒頭しつゝある現狀に鑑みるとき、倭漢兩民族が死鬪を續けつゝあるのも萬更でもないと思はれる。

代表的漢民族が黃河流域に發生土着繁殖して以來既に數千年、此間隣接民族を融合し支那の大部分は勿論、蘭印・佛印・泰國・南方印度等南洋一帶に蟠居し其數五億と稱せられ世界人口二十億の四分の一を占めて居る。卽ち、

一九三一年（支那內務部發表）四億七千四百萬
一九二六年（支那郵政總監理局發表）四億八千五百萬
一九二六年（海關稅調査數字）四億四千八百萬
一九三〇年（國際統計學會に於ける唐氏の發表）四億五千七百萬である。

我々大和民族は北支・滿洲・蒙古・朝鮮に有史以來支那民族（漢人種）と抗爭を續け來つた北方民族たるツングース種族卽ちツラン民族に屬すべきものとされてゐる。但一

時北海道に相當の勢力を揮つたアイヌ種族や黑潮に乘つてやつて來た馬來種族などの血も幾分混じては居る事は勿論であらう。

此ツングース族は、曾て其進入を阻止する爲めには秦の始皇帝をして萬里の長城を築かしめ或は金・遼國を建て進んで元朝となるや自ら北京より杭州に至る運河の全延長を完成した蒙古人も、或は淸朝を興起して四百餘洲を席捲した事もあつたが、現時では日本人のみが唯一獨立の國家を形成せるツングース族で實にツラン民族の覇者である。

我大和民族と密接なる民族的關係にある蒙古民族は曾て滿蒙過去の天地を狹しとして亞細亞の大部分を征服し遙かに歐洲の天地を席捲した事は歷史の證明する處で、我大和民族は今やチンギス汗（一二〇六年―一二二九年）タメルラン（一三七〇年―一四〇五年）の覇業を繼承し東亞新秩序の建設の爲め勇敢な奮闘を續けつゝあるのが現時の狀勢である。

蘭印の印象を同所ジャヴのスマラン市で十五年間棉布雜貨商を營んで居た大阪生れの渡邊長次郎氏が大阪朝日新聞記者に語つた處では（昭和十五年九月六日朝刊所載）支那人百二十萬人に對して日本人七萬五千人、スマラン市では日本人二百人に過ぎない。如何に漢民族が多數を占めて居るかゞ明かである。

漢民族の言葉や文章は漢文を習つた人々にはよく別る通り我々日本人が讀むときには返り點を必要とする。例へば「月落烏啼霜滿天」に見るように（天に滿つ）と返つて來る事恰も英語の it is a dog のそれの如くである。然るに大和言葉では（霜天に滿つ）と讀んで返つて來ない。言葉の成り立ちから考へると全く異なつて居て朝鮮語・滿洲語・蒙古語・トルコ語の夫れと趣を同ふして居る。之れをウラルアルタイ語と稱へ支那語・南洋語とは全く異つた系統に屬すとは言語學者の說く處である。

我々が漢民族を以て同種同文として永へ《とこし》に融和を圖らんとするは頗る結構な事であるが、我々日本人が曩きに日清戰爭に於て支那に勝ち今度の日支事變に於ても彼等に勝ちつゝあるの故を以て、我々日本人が支那人たる漢人種の上に位すべきものなりと自負するならば當を得ない。何となれば東洋歴史の中心點は漢人種たる南方民族とツングース族たる北方民族との對立抗爭を以て展開せられてゐるからである。

一般に民族の盛衰興亡を決定する因子は民族の單なる智能ではない。寧ろ民族の體格と各時代に於ける民族的性格とである。

先づ漢民族と大和民族との體格を比較して見よう。健康なる精神は健康なる身體に宿るとは千古の金言で民族の如何に拘りはない。從つて體格の良否は或點迄精神を支配する事は爭へない。支那人の體格は立派な體軀・釣合のとれた脚・身長は北支と南支とでは差はあつても日本人よりは確かに高く、我々內地人よりも遙かに堂々としてゐるものが多い。筋肉の容《かさ》もこれに準じて遙かに我々よりも多い。だから其勞働能力も我々日本人よりも高いと言はなければならない。且つ彼等は百姓をすれば誠に優秀な農夫で持久力を發揮し一年の內正月に十四日休む丈けで日曜も祭日もなく働き續ける。私は曾て醫學會出席のために臺灣と滿洲とに行つた事がある。臺灣の本島人、滿洲國の滿洲人は全部漢民族の子孫と言ふて誤りないが、鐵道沿線到る所に營々として農耕にいそしんで居る有様は寧ろ恐るべく此邊の土地は全く彼等の所有に歸し內地人の入るべき餘地もない。

彼等は又商業に從事すれば極僅かな利潤に甘んじ正直にして信用を重んじ才能優れて利害に聰《さと》く所謂華僑として香港・シンガポール・印度支那・泰國・緬甸・南洋諸島の熱帶亞熱帶に跨つてをり瘴癘の氣を克服して商權を握つて居る。その生活力は豐富で繁殖力は旺盛で雜婚を厭はず同化力に富むなど優秀民族の一たるを失はない。

彼等は又父母を敬ひ祖先を尊び儀禮を重んじ文字を尊び藝術に秀でゝ居た。彼等の祖先が作つた陶器の「祥瑞」が何萬圓の價値があつたり「牧溪」の掛物が何十萬圓と云ふ値打がある。又李白や杜甫などの詩が今日我國の青年の間に吟《うた》はれ赤壁の賦、水滸傳、三國志などが本邦文人の間に膾炙してゐるに鑑みても漢民族の民族的性格に侮るべからざるものがあるのが判る。

彼等漢民族は斯くの如く優秀なる素質を持つてゐるが、勇氣・膽力・義俠心・愛國心に缺くる處があることは本邦識者の指摘するところで又公衆衛生・清潔等公共的關心、換言すれば公德心にも缺くるところがあることは西洋人の擯斥するところである。

前者に就ては諸葛孔明の出師表、文天祥の正氣歌などに徵すると彼等祖先の血液に流れてゐた意氣には感ぜさせられるものがあり、後者の公德心に就ては我々日本人も威張る事の出來ない所であるが、勇氣・膽力・氣慨・尊皇愛國の精神に至ては確かに我々日本人は現漢民族の上位にあるものと言ひ得る。

今、日支兩民族の人力を以てしては如何ともすべからざる天賦の性格、それに根ざせる力量に就いて若宮卯之助氏は、

漢民族

(一)創造の力量。大にしては支那文化の創造、小にしては「別開《キ》ニ生面一與レ衆不レ同」

とは支那人事業の標準である。その反面精神的物質的共に修理固成の點に缺ける。

(二)表現の力量。支那文學の絢爛、宣傳の巧妙世界に冠たるものであらう。

(三)包容の力量。常に表裏の兩面を有し悠容迫らず、「一面抵抗、一面交渉」の如きがそれである。外に儒教を用ひ內に老莊を持し、文章文化と生活文化とがある。忍耐するも「沒法子《メイファーズ》」(なるようにしかならぬ)として窮極の信念などが無い。

日本人

(一)完成の力量。支那及び西洋文化の模倣と云つても單にそれに止まらず、よく自己のものとして之を完成する。但新なる創造に於て缺ける。

(二)實行の力量。論議より實行に示すので日本道德の堅實さが玆にある。但意思を表示したり折衝するには劣る。

(三)信仰の力量。一念に徹して貫き一切の矛盾を排して進まんとする氣慨があるけれども、餘裕なく短兵急に事に處して狹隘の弊に陷り易い。

此兩民族の性格には各長短得失がある。若し之を同時に具有し得たならば天下何ものか之に敵ふものはあるまい、と述べた。

又漢民族習性の弊として各方面から指摘せらるゝところは、(一)弱少なるものに殘虐、强大なるものに對し面從であり、(二)現實的物慾的による享樂、陰謀、金錢慾による賭博、料亭、阿片、痲雀、女色の如き習性が支那に南下せる北方民族を誘惑痲醉せしめたもので、淸朝卽ち滿蒙民族の衰退は「洵に殷鑑遠からず」であると警告した。

然るに孫文の革命により中華民國が更生し、國家的組織が緖に就き、蔣介石に至つて其强靭なる體格に加ふるに抗日敎育を國家統一の目標に惡用し、更に新生活運動を起して漢民族習性の弊たる阿片・痲雀は勿論、酒・煙草・珈琲等の中止は上層の指導階級が先づ率先自肅してその範を示し以て一般民衆に及ぼすなど、愛國心の喚起・克己心の涵養に努力したる結果は三國史當時の意氣に覺醒して今回日支事變に於ける支那軍の持久力・行軍力の强靱なる、抗戰意識の旺盛なる、到底私共が日清戰爭當時に經驗したるものゝ比《たぐ》ひではない。翻つて我國青年層の體格氣慨は如何。

第一次歐洲大戰直前の大正元年と事變勃發前の昭和十年の日支事變直前とを比較するならば、大正元年には甲種が四割弱（三七％）丙種及び丁種は二割五分（二五％四分ノ一）であつたのが昭和十年には甲種が三割に減じ（三六％）丙種及丁種が三割强（三一％）で增してゐる。筋肉薄弱のものが多く、一般に細長で竹竿型を呈して來たとは當時の寺內陸軍大臣の警告したところであつた。

又精神的方面に於ても第一次世界戰爭に參加して戰勝の利益に均霑し爲に成金時代を現出し自由經濟主義が國內に橫溢したる結果、利を得たるものは放縱奢侈の生活を營み、虐げられたるものは共產主義に走りて世をのろい、我國古來の士魂は將に地を拂はんとするやに感ぜられた。

然るに満洲事變より更に進んで日支事變の勃發となり我國古來の日本精神は翕然として蘇り聖戰に從事する忠勇無双の我が將兵の刻苦精勵は譬ふる物もない。此間に於て南支のマラリヤ、北支のカラアザールの如き地方病と共に、日支共通の存在たる赤痢、チフス、肺結核、胸膜炎等急性慢性傳染病に犯されたる我將兵の數も決して少なくはあるまい。又その病氣のために生命を君國に捧げた方々の數は之れを詳に知る事が出來ないが、乍然逸を以て勞を待つ土着の支那人よりも定めて多い事であらう。

從來支那の兵士・苦力など赤痢で粘血便などを出しながら尚よく一人前の勞働に堪へるが、我國の勞働者等は二日や三日乃至一二週間は病臥せざるを得ない。彼等の凡てが已に皆チフスに罹つて生き殘つた奴等で苦力にも兵隊にもなつて居るのだらう。從つて現在生き殘つて兵隊或は農業或は苦力に從事してゐるのであらう。精神力こそ我々に劣る事萬々であらうが彼等の體力が遙かに我々日本人よりも强健なるものが多數に上つてゐるのであらう。

今や忠勇なる我將兵の奮戰により蔣介石を重慶昆明の一角に追ひ込めて東亞の覇權を握り、新秩序建設に邁進せんとする我々日本人、特に今後我國民の中堅たるべき青年諸君は此漢民族の間に伍して單に精神力のみならずその體格に於ても亦劣らざらん事に心掛け更に彼等の上位に位する事が絶對に必要である。然るにも拘らず我國男子の一部には精神を毒する飮酒や細胞を害する喫煙の惡癖に陷り、興亞の重責を果すべき肝心の體格を弱めてゐるのみならず、物資の節約を急務とする今日此頃でも酒の不足を嘆じ煙草を吸ふマッチの不足を嘆じつゝある狀態は眞に慨歎に堪へないところである。

非常時にかゝる贅澤を言ふのは以ての外で既に此惡癖に陷つたものは、せめて酒か煙草か孰れかその一つなりとも斷念して前線將兵の勞苦にあやかると共に物資の愛護と國民體位の向上に邁進すべきである。

又世人の一部には今日でも尙外米の不味を訴へたり、砂糖の不足を嘆ずるものがある。之れ誤まれるの甚しきもので、外米の榮養價は決して內地米の夫れに劣るものでなく、之れを喰べて胃につかへるなどゝ云ふものは飽食暖衣逸居するの徒にあらずんば纎弱インテリ有閑マダムの徒で其由來する所は運動不足の罪で自業自得である。

東亞新秩序の建設を双肩に荷ふ濶達有爲なる靑年諸君！　大政翼賛の重責を遂行すべき新進氣銳の靑年諸君！　ドウカ酒や煙草など身體を毒しこそすれ役にも立たない嗜好品の捕虜となるが如き薄志弱行の徒輩となる勿れ!!　我大和民族の競爭相手で且つ協同仲間である漢民族が既に十數年前から實行に移してゐる更生運動にまけないやうに、鞏固なる意志の下に體位の向上に心掛けられん事を熱望するものである。(昭和十五年十月十日都市放送靑年講座講演)

二、外米の榮養價と其の吸收率

昨年（昭和十四年）朝鮮中部及び西部日本の非常な旱魃のため米の收穫減が一千萬石に及び爲めに外米に依存せざるを得なくなつた。外米を以てする米飯は內地米・朝鮮米・臺灣米を以てせるものに比し硬くして且つ粗糲の感強く粘りと潤ひとに缺くるの感を與へ味覺の點に於て我々內地人の嗜好に適せないが爲め非難囂々として、或は胃痛を生ずとか或は下痢を來たすとか訴ふるものあり、醫師の一部にも此れに漫然附和雷同するものすらある。飜つて思ふに明治の末期から大正時代に亘つて內地米の增產が顯著なる人口の增加に伴はず、從つて平年作の場合は兎に角、凶作の年には屢々二三百萬石の外米輸入を必要とし、余等の學生時代の下宿屋の飯は南京米であつた。其當時（大正八年）生化學の大家須藤憲三博士の指導の下に竹內・今井兩學士によつて其組成分と人體消化器管內に於ける吸收率卽ち榮養價値が研究せられたる結果、

	蛋白質	含水炭素	脂肪
水洗內地米	六・八	七二・〇	〇・三
水洗蘭貢白米	六・九	七四・九	〇・八

を示した。

更に兩氏が蘭貢白米に菠薐草を加へたる味噌汁を副食物として著者等と同僚二人と四名の健康者に就て初め五日間、次で七日間の前後二回に亘り消化利用の吸收試驗を行つた結果、蛋白質・脂肪・含水炭素の不吸收殘渣は、嚮《さ》きに大澤謙二教授(東大)が上田計二氏と共同して內地米飯及鹽を食餌として行つた人體試驗並に稻葉良太郎軍醫が內地米飯及蔬菜を以てせる人體試驗の成績と大體に於て相一致し、外米も內地米同樣よく物質代謝の平衡を維持し得ることを立證した。

更に兩氏は內地米と蘭貢米とにて糊を作り其粘度及び導電度とを比較研究せられたが粘度は豫期に反し蘭貢米の方が內地米より却つて稍々大、導電度に於ては變りがなかつた。

内地米たると外米たるとに於て全然差違なきことが明白になつた。

外米の榮養學上の缺點は寧ろ夫れが白米として輸入せらるゝにあり、白米は内地米と外米との別なく銀皮及び胚芽を失ひV―B_1含量が極度に減少してゐるので白米病卽ち脚氣に罹患するの危險が多い。從つて國民全體此點を顧慮し、麥三―四割を混ずるか、小豆飯とするか、或は努めて新鮮な蔬菜・果物・糠漬等V―B_1に富む食餌攝取に心懸くべきである。現下非常時に於て味覺の不滿足を訴ふるが如きは銃後を守る日本國民の耻辱である。(昭和十五年七月十一日J・O・B・K放送)

三、二食主義に就て

笹川臨風著「我が食物史概説」によると「食事が一般に朝晝夕の三度になつたことが文献の上ではつきりしてゐるのは江戸時代に入つてからで、室町時代では二度であつたらしい。昔は米麥が今日のやうに一般人を潤さず、謂はゞ代用米で濟ましてゐたのでそれが間食とか夜食とかいふ文字で殘された。喰べる度數は三度であつたが米穀を口にする定數が二度であつたと云ふのではなからうか。それが江戸時代に入つて食事三度となつたのも米の產出額の方から解釋がつくように思はれる」

節米報國の線に沿つて二食主義が大いに提唱實行されて來た。一人でも多く二食主義の上に新しく生活を設計することは望ましいことであるが、これには例外も考へねばならない。

×

坐業を主とする一般の知的勞務者、つまり銀行會社員諸君などは大いに二食主義に轉向しなければならぬ。これらの人なら一日に一、八〇〇カロリー乃至二、〇〇〇カロリーで十分だが、これは米三合程度、從來の三食を二食にしても十分攝取できようと思ふ。

もちろん、胃アトニー、胃下垂の人は例外で、二食にすると一回の分量が多くなるので胃がその重荷に堪へられなくなる。從つてかゝる人は少量づゝ三、四回に分食することが必要である。その他榮養をすこしでも多量に要する呼吸器系統の病人、或は發育盛りの青少年などの場合は當然例外である。

一體わが國で食事が三回になつたのはおそらく德川時代になつてからで、それ以前は知識階級の人たちは過激の勞働に從事する時以外は二食だつたやうである。

知的勞務者の場合に引きかへ、筋肉勞働者の二食主義は絕對に不可である。なぜかといふに、米、麥等澱粉質のものは大切な勞働エネルギーの源で、蒸氣機關における石炭のごときものである。値段の割に多くのエネルギーを供給するものはこれら澱粉質が一番だ。節米は非常時國民の義務ともいへるが、筋肉勞働者だけは三度三度米、麥を食べ、大いに生産擴充のために活躍して貰ひたい。

勞働時間八時間なら通常三、〇〇〇カロリーが必要、これは二食に分けて攝ることはできない。さらに十二時間勞働なら四、〇〇〇カロリー又は夫れ以上が必要となり、四食が望ましいくらゐだ。このカロリーは肉類などの蛋白質からとるべきものでなく、澱粉からとるのが經濟、生理兩面からも理想的である。

筋肉勞働者だけには米、麥、馬鈴薯、バナナの類を不足しないやうに提供したいが、それには他の部門の者がそれだけ節米の實を上げることに努力しなければならない。

（大阪毎日新聞　昭和十五年七月二十六日所載）

四、消化器傳染病

昭和十二年度の內閣統計年鑑を見ると昭和十年十月一日調査の結果が、

人口總數	九七、六九七、五五五
內地人口	六九、二五四、一四八
總死亡數	一、二〇七、八九九

內消化器傳染病及消化器急性炎症

腸チフス	七、三八八
赤痢及疫痢	一九、七二六
下痢及腸炎（二歲迄）	六六、六九八
同　（二歲以上）	五三、二九三
合　計	一四七、一〇五

結核死亡數も消化器病死亡數と同樣に十五萬弱で此兩者を合すれば約三十萬人、總死亡者の1/4を占め、貴重なる人的資源を失ふ事頗る大なるものが有る。一流文明國では第一次歐洲大戰後此兩者による死亡率は何れも著明に減少し、我國のみが依然として舊態を脫し得ないのは遺憾千萬である。

水道を持たない市町村では飮料水は必ず煮沸するに非れば飮まないこと支那人の夫れに學ぶべく、刺身や生かきなどで一杯やる我々の習慣をやめ、煮たり燒いたりした魚介を用ひ、生水は必ず濾過することとならば赤痢、疫痢、腸チフス、腸炎は恐らく半分以下に激減せしめ得るであらうし、更に上水道を整備すると共に下水を完成するならば1/10に減少せしめ得るであらう。

私が桃山病院長として在職した當時、每年七月下旬の天神祭の前になると、其前日から五〇人乃至一〇〇人を一時に收容し得るやうに病室を準備した。其翌日から續々赤痢、疫痢が一日三〇人乃至五〇人位入院して來たので、私は當時の池上市長、天野衛生課長に夏祭を延ばして秋祭にせん事を献言したが用ひられなかつた。然し日支事變以來祭は施行せられても、暴飲暴食は自粛せられ、本年度の桃山病院（大阪市立傳染病院）の入院患者は昨年に比して實數三千人、延人員實に六萬人を減じたとは熊谷院長の實話で、其因て來る所はアイスクリーム、アイスキャンデー、金時、氷水等が砂糖不足の爲め潤澤に供給せられなかつた爲めであり、一面酒ビール等不足の爲に暴飲暴食の機會を少なくした結果である。何となれば此の減つた傳染病の種類は專ら赤痢、疫痢の減少に基づくからである。酒や煙草や砂糖やマッチの不足は逆効果として國民保健・體位向上に役立ちつゝある事を見て、其皮肉の現象に苦笑せざるを得ない。艱難汝を玉にすとは千古の金言である。（昭和十五年十月三十一日J・O・B・K青年講座放送）

五、コレラ・チフスの豫防注射

コレラやチフスの豫防注射はヂフテリーのやうに免疫血清を注射するものでなく、種痘と同様に病毒を接種する方法だが、その順序はまづ病菌を寒天（これは國産で外國へも輸出してゐる）に培養し、熱を加へて一たん殺した上で皮下に注射する。すると多少の免疫性ができ病菌に對する抵抗力を強くします。たゞし、種痘の場合は三年間くらゐ絶對的の効力がありますがコレラやチフスの場合は殘念ながらそれだけのきき目がない。注射をしないよりはする方がましだが規定通りの注射をしたからとて絶對安心といふわけにはまゐりません。

コレラやチフスの豫防注射は一週間おきに二回で完了しますが、第一回の反應の强すぎる人は第二回目の注射量を二度にわけて三回に行ふこともできます。

普通に注射した場所が赤くなり體溫が卅七度五分から卅八度五分ぐらゐまで上りま

すが、反應あつてこそ効き目もあるので、熱が出ないやうにと分量を減したのではそれだけ効力も減殺されます。注射による危險は心臟や腎臟の弱い人にはまゝあり、健康體でも注射した日と翌日ぐらゐは安靜が必要で登山とか勞働とか飲酒などの無理は避けねばなりません。但注射跡の絆創膏がとれないやうにザット入浴するのは差支ありません。

またコレラとチフスの注射を同時にやるのは無理で、どの注射の場合でもその間に一週間ぐらゐの休みをおくことです。

豫防注射の効力は血液の中の免疫性を強くする。つまり病菌に對して全身的に抵抗を強くする方法で獨英學派のやり方ですが、これに對して體內で病菌が浸入する場所を直接豫防しようといふ考へ方からフランス學派の發明したのが『經口ワクチン』であります。

これは殺した菌を口から飲ませ、胃腸ことに腸の粘膜に病菌の透過性を阻止する、つまり病菌が腸内にゐても粘膜が強くてそれが内へ暴れ込めないやうに通せん棒をしてしまふ。しかしこの効力も絶對的でなく、阻止する傾向ができてた程度に止まります。結局コレラ、チフス、赤痢、疫痢などの消化器傳染病の豫防には注射と經口と兩方の方法があり、この兩方を行つておくと（これは同時に行つても危險ありません）全身および局所の免疫性をともに高めることになり兩者相まつて相當の豫防効果をあげ、また萬一病氣にかゝつても養はれた抵抗力によつて比較的輕度にすませられるといふ効果があります。經口ワクチンについてはそれが却つて發病の原因になつたといふ疑惑が持たれましたが、今日の日本の醫學の名譽にかけてそんな心配は斷じてありません。

たゞ前述の通りたとひ注射と經口と兩方の豫防を行つても種痘のような絶對的免疫性は望めませんから、病氣に對する注意を絶えず怠つてはなりません。ことに恐ろしいコレラの場合は生水、生物を避け飲食物は必ず煮沸したものを口にする。また胃液が健全で鹽酸が十分あれば病菌は大抵その中で殺されるが、ビール、サイダー番茶などの飲み物で胃液を薄めるとその本來の生理的作用が弱められる。だから胃を健全にしておいてまづ病菌を胃で喰ひ止める。それには暴飲暴食を愼しむことが第一といふことになります。（昭和十三年七月二十八日大阪毎日新聞所載）

六、寝冷えと腹卷

昭和十四年八月十二日、大阪朝日新聞は次の如き記事を掲げ且つ余の意見を徵せられたから忌憚なく所信を披瀝した。

「大阪府衞生課では十七歲該當の府下男、女公立青年學校生徒男子四千九百八十九名、女子七百六十五名について、體力打診を進めてゐたが、十一日得た結果から特に注目すべきは〝腹卷き患者〟の非常に多い現象で常時これを帶用してゐる男子生徒は千九百七十四名、パーセントで市部よりは三パーセントの高率となつてをり、しかも青年層に腹卷きファンの多いことが分つたので同課では國民保健衞生の立場から腹卷き是非の檢討に乘出し壯丁前の腹卷き習性に大轉換を呼びかけようとより〳〵協議が進められてゐる。

阪大病院小澤修造博士談　元氣一杯の若い男女が腹卷をしてゐるのを見ると不思議

でなりません、腹巻のいるのは病人だけですよ。腹部には皮下脂肪組織の下に大網といふ脂肪がうんとあり、さらに脂肪の多い腹間膜などがあつてお腹をまもつてゐる。うすつぺらな腹巻などは何の必要があつてなされるのか解りません」

是に對して京都一老人より次の如き投書に接した。

（前略）自分は醫學は丸きり零だが青年よりの體驗上大いに腹卷必要黨である。古來腹部及び臀部は冷して悪いことは無學の男女が知悉する所である。我々が言ふ迄もなく人間は活動してゐる際は血液の循環よき故風を引かんが寢に付き薄着したれば必ず風邪にかかる事がある（中略）腹卷は是非必要と言ふ事は多年の體驗上より確信してゐるに〃腹卷患者〃の一言が癪に障る、且止めさせよとは以ての外である。素人考ではあるが腹卷撤去は絶對反對故玆に一言を呈して民衆の總意を聞かれよと言ふ事を申す。

此投書は確かに一部反對論者の感情を率直に表現してゐる。然るに此書信には住所も姓名もないから辯解の方法がなく遺憾千萬であつたが、昭和十五年七月十一日」

O・B・K・健康講座に於て「胃腸病の豫防法」に就て放送の機會を得たので余の所信を次の如く披瀝し此等の反對黨に答ふることにした。

食物に附着繁殖したる各種細菌と其産出毒素とによつて下痢、嘔吐等が起ること確實であるにも拘らず、我が國では古來から寢冷え或は暑氣中《あた》りと稱えて梅雨前後から盛夏及初秋にかけて寢てゐる間に腹が夜中の冷氣に中《あた》つて下痢を來すものと信ぜられた。五臟六腑の荒唐無稽なる解剖的基礎に立脚し、陰陽五行を以て病理を說明した德川時代に此誤信が行はれたことには不思議はないが、明治を過ぎ大正を經たる昭和革新時代にも尙俗間を支配しつゝあるのは遺憾である。若し腹を冷した爲に下痢や腹痛を起すものならば盲腸周圍炎の時に此部に氷囊を貼布したならば下痢や腹痛を起さねばならない筈であるが、事實は此れを否定してゐるではないか。又水泳に數時間も浸つてゐたならば腹が十分冷えるからダダ下りに下らなければならないが事實水泳に行つた學校生徒の全體が下痢したことはない。若し多數の生徒が下痢を起したとすれば何人も食物中毒を考へこそすれ、水泳で腹を冷やしたからだと考へるものはあるまい。

勿論冷水を呑めば腸の蠕動を刺戟するから習慣性便秘の方は早朝空腹時に冷水一合位呑めば便意を催し、朝床を離れるに際し寢衣を取り替へる爲めに腹壁が外界の冷氣に當れば反射的に腸の蠕動が昂まつて來て便意を催すことはあり得るが、決して腹痛や下痢を來たすことは無い。是故に若し朝起きて腹痛と同時に下痢を起したならば是れは必らず前日若しくは前夜の飲食物の中毒による急性腸カタルである。

然るに何んぞや夏の眞盛りにも毛糸製の腹卷を締め或は一反程木綿を卷き付けて得得たる人が少くない。夏痩せした人や、梅干婆や皺くちや爺などで腹壁が薄く且つ弛んでだぶ／＼の人ならば腹帶を締めなければ腹が頼りないと云ふ感じもあらう。又乳幼兒で腹壁や胸廓が尚强固でないから外傷などに對して特に保護を要する爲めに腹當を締めてゐるのも可愛いゝが、ビール腹で太皷のやうな大きなお腹を後生大事に卷き上げてゐるのを見ると笑止である。こんな人の腹壁は脂肪の厚さが二三寸もあり内から冷やせば兎も角外から冷やさうにも冷えやうがないので全然安心な筈である。普通の人でも腹壁には相當な厚さに脂肪がある。從つて腹卷きの如きは壯青年にとつて無用の長物と謂つても過言でない。此故に昨今の如き物資節約を必要とする非常時に於て先づ第一に此れを廢止すべきものである。此れを廢止するのに懸念な人は今からでも晩くはないから腹壁皮膚の冷水摩擦でもはじめて腹壁皮膚神經の外氣に對する感受性を積極的に訓練するの優れるに如くはない。日本男子の膽の居所を消極的な且つは不必要な保護を腹卷などに依賴するよりも進んで積極的に膽玉と一緒に其の居所も訓練してやるのが昭和男子の爲すべき所であらう。

七、臨時種痘を是非受けませう

〝種痘〟は天然痘流行を消し止める消防隊です――今全國各地の天然痘流行地では府縣市町村當局が聲を嗄して臨時種痘を勸めてゐます。一人も殘らず率先してこの種痘を受け一刻も早く天然痘流行を喰ひとめねばなりません。

わが國の種痘法では年齡滿一ヶ年の赤ちやん、年齡滿十歳の小學生諸君に强制的に種痘を受けるよう規定してゐますが、天然痘の流行時にはとくにこの種痘法を發動し臨時に種痘を受けねばならぬよう定めてあります。

だから流行地に住む人がこの臨時種痘を拒んだ場合、これは道德的にみても大變な不德であるし法律的にみても一種の違反であります。まづ何を措いても種痘を受けねばなりませんが、この天然痘といふイヤな病氣は患者の通過した周圍に相當猛烈な毒を撒き散らしそれが人から人へ傳つていきます。不幸感染した場合、前驅疹（あるひは初發疹）が全身（腋の下・大腿部・腹部）に、ちようど痲疹か猩紅熱のやうな狀態で發現し四十度近くの熱を伴ひ一、二日で消えていきます。このときよほど經驗のある醫師でない限りこれを見落すことがありがちですが、それから二、三日たつとこんどは四十度近くの熱がブリ返し、これと同時に天然痘特有の發疹が全身に吹き出ます。

この際以前に種痘をやつた人ですと極少くバラ〳〵に吹出すが、種痘をやらない人だと出血性の斑點となり、場合によつては一命にも拘ることになります。種痘した人が天然痘に罹患したときは以上の如くその症狀も非常に輕く生命の危險もありませんが、しかしその傳染性は依然として猛烈です。醫學の上では假痘といひますが、これは假痘なる名稱で呼ぶべきではなくやはり眞性天然痘として取扱ふべきものです。

種痘を受けてから二、三十年も經つた人、强制種痘あるひは數年前に受けた臨時種痘が不善感だつた人――かういふ人たちはこの流行期にぜひ種痘を受け一身の安全のみでなくその流行を消し止めるためにも協力すべきだと思ひます。幼兒の場合、現在風邪あるひは下痢を患つてゐる者はこれが全治をまつて受けねばなりませんが、それ以外の子供の場合はたとへ生後六ヶ月にならない赤ちやんでも受けて決して差支へありません。（昭和十五年大毎所載）

八、夏瘦せと其の豫防

梅雨季を終へる。おつぎは猛然たる本格的酷暑――かうした季節の急變はわれ〳〵の身體を極度に疲勞させるが、とりわけ胃腸は強い影響を受ける。傳染病が主として消化器系に限られてゐるのをみてもわからう。夏は胃腸の最疲勞期――さて消化器の強化法は……

溫度が上昇しこれに濕氣が加はると、胃液の分泌が目立つて減退する事は我小澤內科敎室で犬に就て實驗立證した所である。食事がすゝまない。妙に體が瘦せてくるといふのもこれがその大半の原因であると考へてよい。大體胃液は口から攝られた食物を消化、消毒する作用をもつものであるが、これがだん〳〵減つてくるから、どうしても胃腸系の病氣に罹りやすくなる。各種の傳染病がこの時期に猛烈に流行するのもこの理由が與つて力がある。ことに本年のやうな大出水の後には相當恐ろしい流行病があるものと覺悟しなければならない。

小兒の命取り〝疫痢〟が流行しはじめる。腸チフス、赤痢などのやうな消化器系傳染病の脅威が加はる。これにそなへることが夏に一歩を刻んだ今日このごろの衞生第一課。そこでその備へとは「腹八分目」を嚴重に實行することが大切である。

これは一回の食事量を八分目にすることで食事の回數を減らすことでは決してない。食事を日に二回に減らしても毎回ウンと食つたんではなんにもならない。むしろ日に四回食っても一回分の量を輕くすることが胃腸の保護といふ點からは大切である。夏はどし〳〵汗の出るとき、どうしても咽喉がかわく。ガブ〳〵水をのむと例の大切な胃液が薄められる。その結果として病氣に罹りやすくなるから三回冷水をのむ代りに一回の白湯あるひは番茶を飮むやうに注意したい。

肉類、魚類を食べる際必ず火を通したものを食べる習慣をつけておくことも大切である。生の獸・鳥・魚肉はえてして黴菌の培養基のやうな狀態になりがちである。これを食べたために傳染病を患ふことがしばしばあるから、夏だけは蛋白質分の獸・鳥・魚肉は必ず煮て食べることが肝要である。

一方ヴヰタミン類の補給も忘れてはならない。煮た物を食べたのちには果物、野菜類の攝取を怠らないやう、かういふ點から夏みかん、西瓜などは理想的なヴヰタミン補給源といへる。（昭和十五年八月大毎所載）

九、夏こそ心身鍛錬の好機

支那事變と歐洲動亂とはまさにわが國民が一大飛躍を遂ぐべき好機であるにも拘らず、銃後國民の間には外米の嫌忌、物資節約の怨嗟、闇取引の横行、贅澤品禁止令に對する狼狽等々私どもがヒステリーや神經衰弱の患者に見る容態そのまゝのものがあり、大和民族の特性、大國民の襟度が何處にあるのかと疑はざるを得ない。かくの如きは、蓋し士魂商才の頽廢、個人・自由・共產思想の惡影響によることもちろんであるが、また銃後の青壯年の中に、筋骨薄弱・神經過敏の徒多くして不健全な精神を宿すに至つたものとも考へられる。

例へば外米を食べたから胃腸を害したと訴へる輩がある。味と香こそ內地米に遠く及ばないが、軟かく炊上げればその榮養價と吸收率において毫も內地米に劣るところないから、學生時代南京米で鍛《きた》はれた私どもは平氣である。また少年時代田舍で育つて鹽餡の牡丹餅を食べて來た私どもには砂糖がなくともさほど不自由ではない。昭和の青壯年に限つて急に胃腸が變調を生じたわけでもあるまいから、外米も食ふべし、稗も粟も高粱も甘藷も馬鈴薯も皆食ふべく、殆どビタミンBを失つてゐるウドンや白パンなどの代用食に執着すべきではない。もしこれらの物が不味ならば我々の祖先がやつたやうによろしく夙に起き劍道・柔道・弓術・相撲の土用稽古をやるなり、ラヂオ體操をすませば直ぐ街路樹の綠蔭を馳驅するなり、運動を實行すれば、なんでも美味となること請合ひである。

『空腹は最良の料理である』Der Hunger ist der beste Koch とは盟邦ドイツの諺である。また一部のインテリ階級には肉と卵と牛乳をのみ滋養品と考へてゐるが、味噌汁・豆腐・油揚・おから・鰊・鰯・鱈・雜魚・干肴《ほしざかな》のごとき毫もこれに劣るものではない。特に干肴・鹽肴の頭も骨も內臟も丸なり食べてこそ骨格の材料を供給し剛健なる體格を造り上げることが出來、丼鉢一ぱいの澤庵・蔬菜を滿喫してこそ胃腸の積極的訓練となりビタミンの補給となり便通の整調ともなるのである。日本男子が膽玉の居處たるお腹を幼兒や老人のするやうな眞似をして腹卷をしめ消極的庇護に陷るよりも、むしろ積極的に水泳や腹部灌水や冷水摩擦などで腹壁知覺の訓練を施すべきであらう。

一般に徒らなる消極的な養生法に沒頭し積極的鍛錬を缺くが如きは東亞新秩序建設を雙肩に擔ふ大和民族のとるべき途ではない。彼の南洋・支那・滿蒙一帶に蟠踞する漢民族は國家觀念においては兎に角、その體格、精力、忍耐など個人的素質に至りては眞に恐るべきものがある。例へば滿支苦力《クーリー》の二、三割はアミバー赤痢の病原體を携へながら平氣で一人前以上の勞働力を持つてゐる。また結核感染率では彼らも日本內地人も同等であるにも拘らず結核發病率においては日本人に比して遙に少い。われ〳〵日本人は夏こそ正に固有の士魂に加ふるに漢人種に劣らざるやう身體を鍛錬し體位を向上しなければならない。（大阪朝日新聞昭和十五年七月二十二日所載）

十、殘暑の健康法

立秋といふのに暑さは相も變らず續く――相當長い間の耐熱生活に心身ともに疲れたといふのがちかごろよく聞く言葉である。しかもこれからが殘暑の嚴しいころ、今まで張りつめてゐた氣持もこれからの暑氣にゆるみがちとなり、それにつけこんだやうにいろ〳〵の病氣が續發してくる。流行性腦炎といふ困つた病氣も九月が流行期なら胃腸障碍もこのときとばかりに多くなつてくる。さてそこで、これからの病魔豫防に何が一ばん大切か？

働けば疲れる――これは生理的な原則であつて、如何に超人的な人でもこの鐵則から逃れることはできない。

ちようど夏になり、氣溫が高まるとドシ〳〵汗が出て體溫の放出を計るやうになるもの、いづれも人間が生活して行くについて重大な意義をもつものである。このやうに疲勞は生理的な必然產物であるがこれをなほすのは實に簡單である。

卽ち休養をとれば拭ふが如く疲勞は消えてしまふのである。かういふ意味から休養といふことは人類が健康に生活して行く上に缺くべからざる大切な要素である。

生來健康な人は同じ暑さでもその疲れる度合ひがちがふ。たとへば甲種合格の人と丙種合格の人とでは同じ條件で一里の道を歩くにも、速度もちがへば身體の疲れもちがふ。だから休養の量もちがつてこなければならぬ理窟となる。

高血壓の療法で現今の醫學が一ばん推奬するのは土曜日、日曜日の二日間をゆつくり休ませてやることだとあるが、これなど休養の大切さを立證するものであらう。この暑い日中、汗だくになつて働くのも戰線勇士と同じ思ひをする意味から至極結構だが、しかしそのなかにも甲種、乙種、丙種の體質的にちがつた肉體をもつ人のあることを忘れてはいけない。

甲種の人が頑張れる仕事も乙種、丙種ではやり通せないことがある。かういふ場合無理にその仕事を强行すれば必ず乙種、丙種の人は病氣に倒れる。まづかういふ人には藥より何より休養が大切だといへるわけだ。

日本の夏よりもつと凌ぎやすいドイツでも盛夏の候には午後一時から三時までを晝寢の時間として一齊に店を閉ぢて午睡をとつてゐるがこれなど非常に合理的だと思ふ。

特にビルヂングの内で坐業に腦を酷使しつゝある人たちの疲勞回復のため重役方はせめて午後一時から一時間ぐらゐの午睡時間を與へてやつていたゞきたい——人的資源を大切にするといふ國家的な考へ方からも夏の休養は惜しみなく與へるに越したことはない。(昭和十四年八月十二日大阪毎日新聞所載)

十一、過食の秋

高い空、清澄な空氣、秋こそ新體制下のわれ〳〵にとつて絶好の體位向上の期間だ。暑くなし、寒くなし、溫度濕度ともに衞生學のいはゆる快感帶――馬も肥ゆる〃食慾の秋〃である。大いに食べること結構、たゞ問題はいかに食べるか。

溫度、濕度の高い夏には胃液、腸液などの分泌は非常に惡いが、秋になるとそれら消化液の分泌は眼に見えてよくなる。何を食べてもうまいし、いくらでも食べられる。しかし自分で食慾を制御できない十二、三歲までの幼兒、少年少女の場合は過食にならぬやうに注意してやらねばならぬ。秋はこの過食による消化不良が非常に多いし、御飯、芋類、餡ものなどを食べ過ぎると胃腸の持つてゐる澱粉の消化能力を超え下痢を起す。これは醱酵性消化不良症と名附けてゐる。

また肉類、牛乳、卵などの食べ過ぎは、前の場合と同樣、蛋白質の消化能力を超え、腐敗性消化不良症といつてこれまた下痢を起す。従つて下痢を起したからいちがいに腹が惡いと考へるのは早計、以上二つの食べ過ぎによる下痢のあることを忘れてはいけない。醱酵性消化不良症の場合は排泄物がすつぱい臭氣を、腐敗性消化不良症の場合はガスのやうな臭氣を持つのが特徴で、簡單に見分けがつく。

かゝる場合は食事さへ注意すれば藥の世話にならなくても全快する。特に蛋白食事の過食は、食慾が進むからといつてむやみに滋養物を與へる家庭の子供に多い。

次に食事の時間の注意だが、食事と食事の間の時間が長くなる事はまづ問題はないが、短か過ぎると食べ過ぎになる。普通のお菜の時は三時間乃至四時間、肉類の時は少くとも五時間の間をおくことが絶對に必要である。

次に一般に青少年はこの秋に夏の疲勞を回復し、大いに食事を攝ることだ。規則正しい運動と食事はまづ消化不良を起す心配はない。これから新鮮な果物、野菜が出る、うまい秋魚が獲れる。血となり肉となる食物は秋が一番多いし、牛乳、肉類、卵などに執着せず萬遍なく食べることが大切である。牛乳、肉、卵だけで榮養十分と思つてゐる若い奥さんがあつたら大きな間違ひである。これではカルシユーム、マグネシユームの鹽類が缺乏する。

このためには鹽魚、それも骨も內臟も食べる必要がある。要するに一つの榮養を過信せず、あらゆるものを食べることだ。特にこれから鰯、鯖、秋刀魚などはヴイタミンAおよびDが多いから頭ごと燒いて全部食べて貰ひたい。魚が高價な時は大豆を精出して食べること、蛋白質も脂肪もふんだんにあり、昔の僧侶の健康は大豆によつて蛋白質を攝取したのである。大豆が貴ければ豆腐粕でも結構、兎を養ふ場合、オカラに青菜さへ入れてやればぴん〳〵してゐる。もつてオカラの榮養價を知るべきだ。（昭和十五年八月三十一日大阪每日新聞所載）

十二、休日は休養本位

十月から十一月へかけて、ちやうどいまの季節が一年中で最も病氣の少い時とされてゐる。空氣の溫度も十二、三度—二十度、濕度の高いので有名なわが國も、いまだけは五、六〇パーセント、正倉院の御物の拜觀ができるのも濕度の低いこの時期のことである。虫干にもよければ健康にもいゝ、作業能力も從つて最上の時期である。

まさに能率の秋であり、健康の秋であり、鍛錬の秋である。ハイキング、スポーツ、冷水摩擦みんな結構だ。

たゞこゝに一つ注意したいことは日々重工業の筋肉勞働に從事してゐる人々はたまの日曜や休日は十分休養を取つて貰ひたいことだ。

平生の筋肉勞働に加へて、さらに休日にハイキングの强行軍が重なつたら身體の疲勞を來し健康上にはよくない。さういふ人たちはせいぜい魚釣りを樂しむ程度、あるひは家で寢轉んで體を休めるがいゝ。この場合に限らぬが、家にゐる時は必ず窓を開け、家にゐても窓外から反射して來る紫外線をふんだんに受けるやうにすべきだ。よくガラス窓を閉め切つてゐる家があるが、たとひ日光が當つてゐてもガラスは熱線を通すのみで人體の榮養になる紫外線は遮斷してしまふ。それぱかりか空氣と塵埃を部屋の中に閉ぢ込め、不健康この上もない。いかに室内の空氣が汚いかは白い障子紙が直きに汚く變色するので納得がゆくだらう。

風邪をひいては大變だとばかり窓を閉め切る家が多いが考へ違ひだ。感冒にかゝるのは感冒の黴菌に傳染するからで決して寒さのためではない。寒さにあたるといふこともたまにはあるが、そんな場合は一晩で必ず治つてしまふ。高い熱が出て三日も四日も臥床しなければならぬのはインフルエンザにかゝつたためで、その原因は決して寒さではなく濾過性微生物の浸襲である。

筋肉勞働者以外の平生デスク・ワークに從事してゐる人は休日も日曜も極力自分の

體の鍛錬のために絶好の秋日和を利用すべきだ。鍛錬された體にはインフルエンザも肺炎も結局退却のほかはない。(昭和十五年十月廿二日大毎所載)

十三、結核と免疫幷に豫防

我々大和民族は熱し易く覺め易いと謂はれて居る。此特性は一面君國の爲めに身命を捧げて悔む所がない美點を持つて居るが、他面忍耐・執着・包容力と云ふ點になると必ずしも缺くる所なしとは言へない。

今其由來を醫學的立場から觀察すると、一般に一寸した事に興奮するのは神經質の人に多く、靑年男女で神經が過敏となり神經衰弱などに罹るものは瘦型で筋骨も薄弱である。體格堂々たる偉丈夫は神經剛健、意志鞏固で、一寸した事などにあはてふためく事はない。

筋骨薄弱なる神經質の靑年は多く腺病質の優さ男で竹竿型の體格を示し、徵兵檢査では第三乙種丙種などに編入さるゝ樣な事になる。元來腺病質と云ふのは結核性體質であつて、我國靑年層の結核感染率と、結核死亡率の統計を見ると誠に寒心に堪へないものが有る。即ち我國に於る結核による死亡者は最近（昭和十二年）一ヶ年に十四萬四千人を越して居る。其死亡率は人口一萬に對して約百三〇人と云ふ數字に達し歐米の夫れと比較すると遙かに多い。此死亡數から推定すると其十倍即百四十萬人の患者が日本全國にある事になり、五十人中一人は結核患者で有ると云ふ計算になる。然かも我國の結核死亡者は特に青壯年に多い點に於て重大な意義がある。

即ち昭和十二年度に於ける厚生省の發表によると年齢自十五歳至二十九歳、死亡總數は十八萬餘人で、中結核死亡者は八萬餘を示し青年層死亡者の半數は結核死で有る事は實に國家の前途に對して寒心に堪へない所である。

今日本人系と漢人系との滿鐵從業員の結核に就て同社保健課の山本賢三博士が報告せる所によると社員一萬人の結核死亡率は、

滿人社員　　一五・六人（昭和十二年）

邦人社員　　一六・五人（昭和五年）

同　　三一・八人（昭和十年）

同　　二四・二人（昭和十二年）

日本人の胸部結核性疾患によつて死亡するものが最近頓に増加せるは寒心に堪へない所である。

又齊々哈爾滿鐵醫院内科の大塚醫學士が北滿に於ける拓殖義勇青少年の結核調査報告によると、九百五十人中四〇人（四・二％）が各種の結核性疾患に罹かつたが其半數強は肋膜炎であつたのは幸であつた。

次に結核感染率に就ての報告は、日置達雄、米田薫、大田稔三氏が北滿に於ける日滿學童のツベルクリン皮内反應調査成績がある。夫れによると、

日系學童	25.3%—33.4%	7歳—14歳
滿系學童	64.3%—78.3%	7歳—18歳
		此れを7歳—14歳とすると2—3倍となる

又前記大塚學士の拓殖義勇青少年に就てのツベルクリン皮内反應檢査の成績も平均數は大體に於て一致してゐる。

訓練所	人員	陽性率	出身地
大和	305	24.2	滋賀・長野・岩手・愛知
寧年	273	27.8	長野・福島・岐阜
哈川	261	41.3	大阪・兵庫・石川・岩手
計	893	30.7	石川縣・大阪市は結核濃厚地である

由是觀之結核を體内に藏して居る割合は大和民族が滿人卽漢民族よりも寧ろ少きに拘らず、結核發病率並に死亡率とでは比較にならない程内地人に多い。

抑々結核感染によつて箇體に免疫力の發生し得る事は、コッホ氏の有名な研究によつて明かである。

即ち「モルモット」を結核に感染させると、再感染に對する抵抗力が現はれる。例へば微量の結核菌を皮下に注射するとそこに發赤硬結が出來て一時それが消退するが、十四日内外を經ると再び其の部分に小さな硬結が出來それが潰瘍になつて殘る。然るに結核に感染せしめた「モルモット」の皮下に結核菌を接種すると、直に發赤浸潤が健康「モルモット」より强く現れるが遂には夫れが治癒する。二週間經つても潰瘍は出來ない。換言すれば細胞免疫が證明されたのである。此をコッホ氏現象と稱へた。此によれば結核に免疫のある事は明かで其の本體は細胞の抵抗力によつて結核菌の發育乃至病源作用を阻止するのである。細胞の結核菌に對する抵抗力と云ふものは天然免疫性を有する動物の體内ばかりでなく、過敏性の動物の體内にあつても現れるのである。

我々は既に結核菌の侵入を受けて居るので、恐らく何人と雖も侵入を受けない人は結核處女地の住民以外にあるまい。相當の年頃になる迄には何回も結核菌に感染して居るから、ツベルクリン反應によつて結核感染の有無を檢すれば、小學校に入るまでに其三分の一、小學校を出て兵役に關係する前後迄には殘りの半數以上、專門學校卒業者、兵役完了者となると殘りの大部分も皆侵されて、反應陰性者は殆んど殘つて居ない位である。又生前結核の容體の無かつた屍體を剖檢して見ると、其の八五％以上に古き結核病竈が嚴然と殘つて居るから大部分の文明人士は結核に感染して居る譯で、異なる所は癒つたものと、癒らぬものとがあるに過ぎない。だから我々は結核菌に感染しても、結核を發病せぬ樣心掛けなければならない。

結核の發病は感染によつて基を作るのではあるが、箇體抵抗力と感染結核菌の攻擊力との間に一定のバランスがとれて居れば發病せないのであるから、常に吾人身體細胞の抵抗力を高める特別の手段方法を講ずることが必要である。如何に運動が良いからとて劇しい筋肉勞働者迄にも休日には强制的に體位向上の運動を奬勵する等は間違つた手段と思はれる。運動も當の本人の體力が堪へ難い場合には却つて抵抗力が減じ結核の發病を誘起する事になる。運動選手の多數に於て壽命が短く、私の許で或る有名な女流運動選手が、僅かの期間で結核に罹って斃れた事は尙記憶の新なる所である。又自分の腦力以上に過度の勉强をして遂に結核性腦膜炎に斃れるのも男女學生に於て日常遭遇する所である。

結核の免疫元として注射用製劑が多數市場に出てゐる。第一は結核菌毒素たるツベルクリン及び其の製劑で分量と方法と此れに伴ふ箇體の反應とに注意して行へば相當の効果を期待し得ると主張する學者もある。第二は結核菌體及び其の製劑で結核感作ワクチン、ワグナール、A・O、等は菌體免疫元である。然るに結核の免疫は生菌でなければいけない、少くとも大いなる期待をかけ得ないと唱ふる學者が少なくない。然るに有毒生菌の微量を免疫元とする事は實際不可能で有り、少量の菌でも人體の中に入つて增殖を逞ふし結核病竈を起し、それがために斃れるものもある。そこで結核菌の弱毒固定種を探求し、遂に佛國パスツール研究所では一九一三年にＢＣＧと命名したる弱毒菌種を發見し此れを以て種々動物實驗を行ひ、其の實驗成績に基き此れを人體に應用して効果ありと稱した。ＢＣＧは佛蘭西及び其の殖民地に於て多數の幼年者に接種され、其の數三〇〇萬人は超えて居る。獨逸、英國では餘り用ひて居ない。亞米利加では殆ど實驗的に一部で接種して居るが一般に用ひられて居ない。日本に於ては目下學術振興會の手で檢討中たるに過ぎず、又日本に於ては生菌を用ひる事を禁じられて居るから未だ一般的に接種する事は不可能である。

又結核に對してマルモレック氏血清を初め各種の免疫血清が發表せられて居るが眞實に學者の悉くが承認する殺菌素だとか、抗毒素（毒消し）などを證明したものはない。或はサノクリヂンを初めとして色々の化學的金製劑が一部の人達から推奬せられてゐたが歐米でも今日サノクリヂンを使用するものはなくなつた。

斯くて結核の發病を阻止するには、各種結核死菌製劑若くは金製劑に依存するよりも、天然の資源即新鮮なる空氣、豐富なる紫外線、合理的の榮養に依るのが尤も捷徑である。

滿洲に移住せる我同胞は、土着滿人及び移住民たる白系露人よりも結核發病率が遙かに高い。其理由は大に檢討に値するものがある。

（一）氣候の影響。結核に對する氣候の影響は大きく評價さるべきである。天氣清朗にして濕潤ならず、夏に涼しく冬は溫暖で日照時間の長きが最優良地たる事は勿論である。乍然斯の如き理想郷は容易に見出さるべきでない。從つて冬季零下二〇度を越へる寒氣を防ぐべき住宅設備が直に結核の發生と緊密なる關聯を持つて來るが、在滿洲邦人の住宅は二重硝子の窓を有し、此れに冬は目張までして居るので換氣が極めて惡い。然も我同胞は冬となると成る可く戶外に出ないで暮すこと恰も內地寒國の人達と全く異る所がない。內地でも日光の照射少なき北陸地方は日本一の肺病地方である事は周ねく知られてゐる。白系露人や支那から移住して來た漢人は殆んど本能的に日光が射すと直に防寒衣・外套を着て戶外に出で日光と空氣とを滿喫し且つ運動に努めるが、多數の日本人は塵埃濛々たる屋内に籠居し、運動と紫外線とから遠ざかつて平氣である、何んぞ知らん此間に結核の發病を見んとは。實際在滿邦人の結核發病月を統計で調べると十二月から五月に至る間に尤も多い。將來北支や滿洲で一旗擧げようとする青年諸君は深く此點に留意せられん事を希望するものである。

(二)第二の原因は榮養の不合理である。結核の豫防には榮養の合理化と其充實とは極めて主要なる因子である。今滿鐵獨身寮食餌榮養に就て永田氏の調査した所では、一般に養素の王座を占める蛋白質の攝取量が貧弱で且つ榮養學上低級なるアミノ酸しか持つて居ない。卽ち白米の蛋白質が其三分の二を占め、榮養學上缺く可からざる高級アミノ酸を有ずる豆類及び魚獸鳥肉蛋白質とが各々一割五分程度に過ぎない。換言すれば青壯年の人々にとりては榮養學上良質の蛋白質が不十分である。其上に冬期野菜の不足によるヴキタミンCの缺乏、白米食による一年を通じてのヴキタミンBの不足、淡白な食餌を好む國民性から寒國に居ても尙刺身と日本酒とに執着して脂肪食の不足によるヴヰタミンA及びDの不足等々は更に此れに拍車をかけてゐる。此故に海外で働かんとし又働きつゝある青年諸君は特に榮養法に留意して多量の鹽肴や土地々々で捕れる獸鳥魚介を喰べ、大豆、落花生によつて脂肪を滿喫し、且つ勉めて日本茶・大根・もやし・柑橘類によつてヴヰタミンCを、玄米・半搗米・麥飯・芋飯・小豆飯等によつてヴヰタミンBを採り假令結核菌は侵入し得ても、結核の發病し得ないやうな剛健な體格を作り上げ、延いて滿人や漢人に負けないやうに勉め、進んでは歐米人に伍するも遜色のない體力と腦力とを涵養しなければならない。

結核の豫防上更に注意して頂きたいのは、風邪を馬鹿にしない事である。我國でも昔の人は「風邪は萬病の基」として警戒してゐた。然るに近頃の人は風邪位と、等閑に附する傾がある。風邪・卽ち感冒は實に冬季の傳染病である。風邪を引いたときは惡寒があり、發熱が起り咳が出て痰が出る、而して此間に肺病に移つて行く。肺病の初も惡寒、微熱、頭痛を感じ咳や痰が出て、我々醫者でも聽診器を胸に當て、場合によつてはX光線の寫眞でも撮つて見なければ結核の早期診斷は容易でない。然るに素人が勝手に風邪ときめ込んで二三週間も推し通し不養生をしてゐる間に結核に移行し痰に血が交つて初めて驚いて醫者を訪ふが、若い人達の結核などではもう其時には手遲れとなつてゐる場合が少なくないから早期に醫者に診て貰ふ事が必要である。日本內地は勿論、滿洲でも大都市ならば無料の健康相談所が官憲又は公共の手で出來て居るから、青壯年諸君は少しでも咳や痰が出るならば、時を移さずして此等の施設を利用せらるゝのが望ましい。

從來からわが　皇室が臣民を愛撫せらるゝこと、殊に民草の病苦に就て御軫念の厚きことは、洵に恐懼感激に堪へざる所である。

畏多くも明治天皇よりの多額の御下賜金を基として、朝野有志の義金を加へ恩賜財團濟生會が出來、施藥救療の途を擴め給ひ、現に全國樞要の地に病院・診療所を設けられ、出張診療、委託診療等の方法が行はれ津々浦々に至るまで醫療保護の方途が基

礎づけられて、今日に於ては一ヶ年延人員一千萬人以上が手厚き醫療に浴しつゝあ
る。

更に昭和十三年天長節の前日　皇后陛下には時の平沼首相を召させ給ひ、今日保健衛生上の最大問題とせられてゐる結核豫防治療のため、左の令旨に加ふるに多額の御下賜あらせられた御仁慈は拜察するだに恐れ多き極みである。

國民體力の向上は國本に培ふ所以にして現に特に心を致すべき所なり。而して近時結核の蔓延甚しく其の國力に及ぼす影響の大なるに鑑み誠に憂慮に堪へざるなり。茲に内帑を頒ち之れが豫防並に治療に關する施設の一助たらしめんとす。官民克く力を戮せ之れが目的達成に努めんことを望む

坤德洪大、唯々恐懼感激の外はない。

平沼首相は直に　思召を厚生文部拓務各省等關係方面に傳達したので、厚生省が其中心となり財團法人結核豫防會を設立し一般民衆の協力を求めて更に資金の充實に懸

命の努力を拂つてゐると同時に結核豫防會の事業の内容として、

一　結核豫防對策の調査研究
二　結核研究所の設置
三　結核豫防思想の普及
四　結核豫防模範地區の設定
五　結核豫防職員の養成
六　民間に於ける結核豫防事業の助成

の各項が發表せられ着々計畫は進みつゝあるから、我國が結核國の汚名から脱するの日は近きにあるものと確信する。（昭和十五年十月三十日都市放送青年學校講座）

十四、青少年の榮養法

體格不良の青年增加の傾向が近來頓に顯著となつた事は徵兵檢查の成績によつて確實に證明された。壯丁千人に付き不合格者の割合を見ると、

大正十一年――十五年　二五〇人
昭和二年――七年　三五〇人
昭和十年　四〇〇人

此壯丁不合格者增加の由て來る所を考ふるに諸種の原因があらう。小學校、中等學校の男女生徒が其前途に橫はる入學試驗準備のために、精神身體を使ひ過ぎるのも大關係を持つて居るだらう。又少年勞働者、少店員等働く時間の長過ること、或は晝尙暗き一室に蟄居執務に從事し、或は映畫芝居等歡樂の境地に夜更しを敢てして朝寢坊となり、自ら求めて早朝の新鮮なる空氣と紫外線に富む日光から遠かり、步行運動を嫌

ひ壽司詰の電車やバスに乘つて思ふ存分芥埃を吸ひ込むが如き其有力なる原因の一と考へて誤りはあるまい。乍然同時に此發育最中の青少年の榮養法が、智識階級では西洋かぶれに流れて剛健な骨格の材料を疎かにし、農村や商家では經濟的原因と佛教の影響から靈魂輪廻の傳統を脫し得ない理由とから、發育時蛋白食餌の攝取不足となり、發育を阻害して居るのが重大な原因である事は本邦學者の集團である學術振興會から要路に宛てた意見書に徵しても明かである。卽ち其冒頭に、

我國民の中には體力の向上を期するに尤も必要な榮養の不良なるものが極めて多數であつて此現象は農山村及少額收入者に於て特に顯著なりとすと述べ、且つ其原因として一般國民の榮養に關する智識が著しく不十分なるを擧げて居る。

私は此機會に於て榮養の合理化に就て其一端を述べて我國の將來を背負つて立つべき青年諸君の猛省を促さんと欲するものである。

榮養の基礎である食物の種類は枚擧に遑ないが、これを組成分から觀察すれば、

（一）蛋白質（卽ち肉、白卵、魚介、豆及豆腐等）

（二）脂質（卵黃、クリーム、バタ、チーズ、肝油、胡麻、落花生、椰子實、其他）

（三）糖質（米、麥、其他穀類）

（四）ヴヰタミン

（五）無機物（水、及各種の鹽類）

である。今これ等に就て檢討を加へて見たい。

（一）蛋白質

この物は吾人の身體中特に皮膚、筋肉、臟器等を形成する材料で食餌の中に無くてはならないものである。其量は十分成長した人で體重一瓩に一瓦、則ち體重六〇瓩（十五貫）の者なれば少なくとも六〇瓦（十五匁）を要し、發育の途中にある幼兒では其五倍卽體重一瓩に五・〇、少年では其二倍乃至三倍二・〇—三・〇瓦、青年では一・五卽一倍

牛を必要とするのである。

此蛋白質を澤山持つてゐるものは家畜卽ち牛、馬、羊、豚の肉及其乳、家禽たる鴨鷄等の肉及卵、水産物たる魚介類、植物性の物としては豆類及其製品である。就中畜産物及び魚介類の或物は最も高價で、若し牛羊肉・鳥類・卵・鯛・鱧等に求むるならば一日の必要量を採る丈けにても相當の金錢を要し、到底一般大衆生活の堪ゆる處ではない。然るに半可通の一部智識階級では滋養物と云へばすぐ肉、牛乳、卵と考へてゐるが必ずしもこれに執着する要はない。今玆に其一二例を擧げて見ると、

牛肉	100瓦	蛋白質	20瓦	熱量	150C
鰯(さんま)	100瓦	〃	〃	〃	〃
牛乳	一合	〃	7瓦	〃	120C
豆腐	一丁	〃	26瓦	〃	240C

卽ち鹽鰯・鹽鮭・するめ・太刀魚其他田螺・どじようでも十分であり、精進物でも豆腐・味噌・豆類などを多く攝取するならば必要量の蛋白質を採るのに其價格は五分

の一―十分の一に過ぎないであらう。北支開封の同仁會防疫處で岡田醫學士が漢民族勞働者の食餌に就て調べた所では大豆、ぶんどう、落花生等の採油後壓滓を粟・稗・高粱・大麥・小麥等の粉に加へた簡單な常食でも尚良く一日一〇〇瓦に達する蛋白質と三〇〇〇乃至五〇〇〇Cに達する熱量とを攝取しつゝある有樣で、彼等の剛健な體格と卓越した勞働力を持つて居るのも亦故ありと謂ふべきである。

昔時の高僧が精進料理を以てして能く剛健の體格を具へ幾多の苦行に堪へ得たる所以の一つは良く蛋白質の必要量を豆及其製品豆腐や味噌から攝取して居たからで、此點から考ても牛肉や牛乳や鯛や鱧《はも》を羨む必要は更々無いことと明かである。

漢民族に對抗して東亞新秩序の建設に邁進しつゝある少青年たる諸君は須らく蛋白質の大量を十二分に攝取し以て榮養を高め發育均衡を計らなければならない。そのためには必ずしも高價なる肉や卵を取る必要はなく、季節々々に從つて鰯・鰮・さんまなどを採り、これ等の無い時は鹽肴、就中丸干の如き雜魚類を採るならばカルシユーム・

カリユーム・マグネシユーム・燐・鐵等血色素・骨の材料たるべき無機鹽類も生長ホルモンを多分に持つて居る肝臓其他内臓をも採ることになる。又落花生又はその搾り滓、豆類・又は豆滓等の大量を採ること漢民族の如くならば蛋白質の必要量たる一日一〇〇瓦前後を安價に攝取し得るであらう。

徒に白米食と刺身とに執着して筋骨の發育を阻害しつゝある大和民族の將に反省すべきところである。

(二) 脂　質 (脂肪)

是は脂肪の類で動物性のものではバタ、チーズ、牛乳、クリーム、卵黄、肝油等で植物性のものは南京豆(落花生)、胡麻、種油等是である。

此物が體の内で燃燒すると、蛋白質・澱粉に較べて二倍の熱量を供給するのみならず、此中のリノール酸と稱する脂肪酸は動物が生命を保持する上に絶對的必要な榮養物である。尚其上に油に溶けて居るヴヰタミンA及Bを有して居る。ヴヰタミンAは動物の生長を促がす所の生長因子であり、ヴヰタミンDは骨、歯等の骨格調整因子である。若し此等のヴヰタミンが不足するときは佝僂病や夜盲症を起すもので、夜盲症即鳥目には鰻の肝臓が良い事を我々日本人は昔から知つて居た。(附表參照)

我國食餌中に於ける脂質の平均量は三％前後にして、一日一〇—二〇瓦の攝取量に過ぎない。此點は國民保健上考慮を要するもので、食餌中に五—一〇％の脂肪を附加する場合が動物實驗上最も好成績であるから、我々日本人も脂質攝取量が一日三〇・—五〇瓦に達せん事が望ましい。即豆腐のおから、テンプラ、油揚、落花生、胡麻の攝取を特に小學生、中學生、小店員等第二中堅國民群にお奬めしたい。僧侶が良く剛健な體格を維持したのは、上述の如く豆類によつて十分なる量の蛋白質を取ると同時に胡麻・油揚を常に食べたからである。即ち青菜の胡麻あへの如きは、青菜の有する葉緑素は血色素の素材となり、胡麻の有する脂肪及其れに溶けて居るヴヰタミンA及びDを攝取することゝなり榮養上頗る有利である。

更に僧侶が好んで用ひた椎茸の如きはヴヰタミンDの母體たるエルゴステリンを含有し、糠漬はヴヰタミンBの多量を有つてゐる。發育盛りの青年諸君！　高價なバタやクリームは食べなくとも宜しいから、青菜の胡麻あへ・午蒡のきんぷら・煮豆・落花生などは充分に食べる可きで、若し其の上に尚蛋白質も脂肪も多分に有する鰯や、どじようや、鰮や、さんま等をも充分に攝取するならば、農山村の榮養不良は直に解消するであらう。特に此種食餌は正に我國民保健食餌中最も安價で且つ蛋白質と脂肪に富む滋養物である。彼の獨逸では、早くから滿洲大豆と鰯其他の魚粉を多量に輸入し人間は勿論動物飼料として此を用ひ戰勝の基礎を築き上げた。諺に曰く、燈臺下暗しと、我國民特に指導階級の猛省すべき所である。

（三）糖　質（澱粉質）

澱粉質は我々の主食たるもので、米、麥、高粱、粟、稗、馬鈴薯、甘薯等其主なるものである。此物は、筋肉勞働に要するエネルギーの供給源泉で、恰も蒸氣機關に於ける石炭の役目を爲すものである。

我日本では昔から百姓は一升飯を食はなければ一人前の働が出來ないと言つたものである。又我々が學生の頃卽ち明治時代には擊劍や柔道の寒稽古には必ずお粥を食べ登山には氷砂糖を嘗め、夏の遠泳には砂糖水を親船から口に入れて呉れたものであつた。今日から見れば此れは至極學理に叶つて居た。卽ち獨逸ウヰルヘルム王立研究所のマイヤーホーフ、英國ケンブリッチ大學生理學敎授のヒルとが化學的方面と、熱力學の方面とから硏究したる結果、筋肉作業のエネルギーは筋肉内で糖質から分解遊離するものである事が明かになり兩氏は其の學勳によつて數年前ノーベル賞を獲たのである。

現時の日支事變に際し、皇軍の將士が良く日の丸辨當と堅パンとで長驅敵陣を屠り得る所以のものは、素より　上御一人の御稜威と皇軍將士の盡忠報國の至誠とにある事申す迄もありませんが、同時に澱粉質卽糖質が皇軍將士の筋肉エネルギーの源泉で

あるからであらう。かくして昔から農夫は一升飯を必要とし、寒稽古・遠泳・登山には
お粥、氷砂糖を賞用としたる我等祖先の經驗的事實を如實に證明し得たのである。但
此學術的根據を明かにしたのが歐洲人であつて我日本人でなかつた事は私共本邦醫學
者の誠に慚愧に堪へない所である。が我々日本人は徒らに西洋人の食物に眩惑しビフ
テキやオムレツやバタや牛乳に執着心醉するの要はない。

更に我々日本人の常食にして主食たる米に就きて一言したい。
米の主な成分は澱粉であるが、外面には銀皮卽ち糠があり内面には胚芽を包藏して
居り此兩者は共にヴヰタミンBに富むものである。若し米を精白するときは銀皮も胚
芽も落ちて終うから白米を常食とすればば此ヴヰタミンBが缺乏して其結果脚氣を起し
或はペラグラをも起すのである。

昭和十年十月一日國勢調査の時我內地人は六九二五萬餘で昭和十二年度死亡總數は
一二〇萬餘、內脚氣の死亡總數は一萬餘人で、死亡者千人中八・八人は毎年脚氣で死ん

で居る。死亡者が夫位あるのであるから脚氣に罹つてゐる人達は其十數倍に達するであらう。脚氣は白米を食べる結果ヴヰタミンBが體內で缺乏せる狀態に起るもので、若し吾々が常食を半搗米又は玄米とするならば脚氣は完全に一掃する事が出來るのである。徒らに口舌の快味の爲めに斯く多數の青少年を國家非常時に失ふことは遺憾千萬で集團給食を行ふ會社々宅・寄宿舍等は皆我軍隊に倣つて白米ならば麥を等分に加へ、若くは半搗米とす可きで、精白米輸入の外米は止むを得ないとしても、是れに混ずべき內地米は半搗米を以てし、更に麥の一定量を添加するならば合理的である。

(四) 結論

そこで私は、青年諸君の榮養食餌として次の如く提唱したい。

(一)蛋白質及脂肪は保健上絕對的に必要である。乍然必ずしも是を高價なる牛肉や卵や、鯛や、鱧《はも》や、牛乳や、バタに求むるの要はない。鰯や鰮や泥鰌、雜魚にて十分であり、又此れを豆腐油揚に求めても立派に間に合ふ。大衆向滋養物たる落花生や、大豆の大部分を外國に送り若しくは內地の肥料及工業原料に用ひ、或は我國沿岸でとれる鰯や鰮の四〇%をも肥料に供するのは勿體ない。須らく農山村及少額收入生活者の榮養資源に用ふべきである。

(二)筋肉エネルギーの源泉である澱粉は、此れを白米として攝取し自ら求めて脚氣に罹るべきではない。半搗米、若くは玄米或は麥白米等分のものを攝取して、一面脚氣から免れると共に、糠の有する蛋白質及脂質中缺く可からざるリノリン酸、胚芽の有するヴヰタミシBを充分に攝取して筋肉勞働能力を圓滑にすると共に、他面年々一萬人前後の死亡者を出してゐる脚氣を絕滅するの覺悟が必要である。

要之、徒に口舌の慾に捉はれ或は薄志弱行にして放縱なる生活を行ふが如きは非常時の銃後國民として恥ずべきことで、鞏固なる意志と剛毅なる精神とによりて合理的榮養の下に規則正しき生活を行ひ大和民族の一大發展を企圖すべきである。(昭和十五年十月二十四日都市放送青年學校講座)

附錄　第一表　青壯年男子保健標準食

研究者	蛋白質 瓦	脂質 瓦	含水炭素 瓦	總熱量カロリー
フォイト氏				
中等度勞働	一一八	五六	五〇〇	三〇五五
重勞働	一四五	一〇〇	五〇〇	三五七四
ルブネル氏				
輕勞働	一二三	四六	三七七	二四四五
中等度勞働	一二七	五二	五〇九	二八六八
重勞働	一六五	七〇	五六五	三三六二
アトウオーダー氏				
輕勞働	一〇〇	適宜	適宜	二七〇〇
中等度勞働	一二五	同	同	三四〇〇
重勞働	一五〇	同	同	四一五〇
英國Royal society建議標準食	一〇〇	一〇〇	五〇〇	二九二五
日本海軍兵食（小田嶋氏ニヨル）	一四四	四一	六四〇	三六〇〇
日本陸軍兵食（鹿野氏ニヨル）	一三六	二八	六七七	三五〇〇（此數字は著者の算定）

附錄　第二表　ヴヰタミン　（略符V）

	種類	含有主要食品	缺乏症	一日需要量
溶油性ヴヰタミン	一、ヴヰタミンA カロチン	肝油、獸鳥魚の肝臟、魚油、牛乳、バタ、卵黄、人參、トマト、ホーレン草、青菜、豆類	角膜乾燥症 抗傳染病性能力の減退 生長停止	最少 一・〇mg 適量 三・〇—五・〇mg
	二、ヴヰタミンD 照射エルゴスリン	肝油及魚肝臟、卵黄、牛乳、酵母、紫外線を照射したる椎茸	佝僂病 骨及齒牙發育不完全	最少 〇・〇〇二mg 適量 〇・〇一mg
	三、ヴヰタミンE	小麥、米の胚子、大豆油ちさ	不姙症 男性生殖細胞の破壞	不明
	四、ヴヰタミンK	牛肝、雛肉、雛卵、青菜、白菜、ホーレン草、馬鈴薯、豆類	出血、血液凝固時間の遲延 血液内プロトロンビン減量	不明

水溶性ヴヰタミン

五、ヴヰタミンB_1 アノイリン チアミン	酵母、糠、胚子、生果實 卵黄、生トマト、生菜	脚氣、食慾不振症 多發神經炎	最少 〇・五mg 適量 一・〇—二・〇mg
六、ヴヰタミンB_2 甲、ラクトフラビン 乙、ニコチン酸	酵母、牛肝臓、牛乳 卵白、魚肉 ホーレン草	成長停止 ペラグラ	ラクトフラビン 最少 一・〇mg 適量 二・〇—三・〇mg
七、ヴヰタミンC アスコルビン酸	レモン及柑橘、唐辛子、 大根、もやし、青菜、 果物、綠茶(玉露)挽茶	壞血病(メルレル、バロー氏病) 齒及骨の粗鬆化	最少 五〇・〇mg 適量 七〇・〇—一〇〇・〇mg

備考　此外ヴヰタミンB_3 B_4 B_5 B_6 B_7があると唱へられてゐるが鳥類・鼠族に對しての生理作用が明かとなり人類に對する意義は重要でないから省略した。

第三表　飲食品の養素量及カロリー

（佐々廉平氏に據る）

食　　品	蛋白質	脂肪質	糖　質	カロリー（100瓦に付て）
ア				
家　鴨	22.7 %	3.1 %	(2.3) %	122
鰺	21.0	0.8	—	94
穴　子	16.7	0.6	—	74
鮎	17.7	1.9	—	90
黄鷄魚（あかえい）	21.5	0.3	—	91
鮑	24.6	0.4	—	105
蜊	13.2	0.8	—	62
赤　貝	15.8	0.5	—	69
鱇鰕（あみ）	16.3	3.3	—	98
小　豆	22.0	0.4	55.4	321
栗（和）	7.4	3.9	74.2	371
粟　飯	5.0	2.7	32.0	177
油　揚	22.0	18.7	0.5	266
アナナス（パインアップル）	—	—	10.2	42
アスパラガス（スパルゲル）	2.0	0.1	2.4	19
黒菜（あらめ）	9.6	0.5	51.6	256
飴	0.6	—	81.9	338
醴（あまさけ）	3.5	—	32.4	147

イ				
鰯	21.4	6.7	—	150
鰯（醃藏）	22.5	5.7	—	145
鯵（いさき）	19.6	0.8	—	88
烏賊	19.1	0.6	—	84
隱元豆（白菜豆）（乾）	20.4	1.1	53.2	312
同（未熟莢共）	3.7	0.6	3.8	33
苺	0.6	0.5	6.2	33
無花果（洋）	1.3	—	15.6	69
ウ				
兎肉（洋）	22.1	2.1	—	110
鰻	18.1	11.5	—	181
雲丹（うに）	29.2	8.7	—	201
饂飩粉（上等小麥粉）（洋）	10.7	1.1	74.7	360
煮饂飩	4.9	0.1	25.9	127
乾饂飩	11.9	0.6	63.9	316
獨活（うど）	1.1	0.1	2.5	16
鶉豆	18.9	1.2	57.8	326
梅干	0.9	1.2	7.5	46
瓜（しろうり）	1.2	0.5	4.1	26
ウイスキー	—	40.0	—	280
エ				
鰕（えび）	21.5	0.4	—	92

豌豆（未熟）（洋）	6.6	0.5	12.4	83
豌豆（乾）（洋）	23.4	1.9	52.7	330
豌豆（青）（鑵）	5.4	0.5	10.0	68
オ				
虎魚（おこぜ）	18.4	0.2	—	77
大麥（和）	11.2	2.1	65.5	3[illegible]4
大麥粉（洋）	12.3	2.4	68.5	354
粥汁	0.1	—	2.7	11
カ				
鰹	25.0	1.2	—	114
鰹節	75.6	5.1	—	357
鰈	21.9	0.7	—	96
梭魚（かます）	18.0	2.1	—	93
數子	20.6	1.3	—	97
牡蠣	8.5	0.9	5.0	64
貝柱	18.1	0.2	—	76
蟹	15.8	0.8	2.0	80
蒲鉾	20.9	0.1	6.2	112
燕麥	14.2	3.6	56.7	324
燕麥粉及オートミール	13.9	9.2	67.0	389
粥（平均）	1.2	0.3	13.3	62
甘藷	1.4	0.2	28.8	126
柿（樽）	0.6	—	12.6	54

柿（乾）	1.5	0.1	65.2	274
乾瓢	8.2	1.5	54.3	270
蕪菁（かぶら）	1.6	0.1	2.8	19
南瓜（とうなす）	0.7	0.1	6.1	29
乾酪（チーズ）	26.0	30.0	3.4	400
肝油	—	99.7	—	927
寒天	2.5	—	73.6	(312)
カステーラキ	11.4	8.2	50.6	330
牛肉	20.6	5.5 (2.4～1.7)	(0.7)	136
牛肉（犢）	19.4	4.1 (7.4～0.8)	—	118
牛（肝）（洋）	20.1	5.5	1.7	140
牛肉汁（そつぷ）	2.8	0.3	—	14
牛乳（平均）	3.5	3.8	乳糖 4.9	70
牛乳（脱脂）	3.9	1.0	乳糖 4.2	43
牛脂（へつと）	0.4	98.2	—	915
牛酪（ばた）（洋）	0.8	83.7	0.5	784
黍（和）	10.4	3.6	69.7	362
黍粉（洋）	8.2	4.3	70.4	362
菊芋 Topinambur	1.9	0.2	果糖 16.4	70
衣被芋（きぬかつぎ）	1.3	0.2	20.3	90
胡瓜	0.9	0.1	2.0	13
銀杏	3.9	2.2	41.7	207

京菜（水菜）	2.1	0.2	0.2	11
キャベツ	「ハボタン」を見よ			
切乾大根	10.9	2.9	39.6	234
キナ粉	15.7	17.3	22.9	319
ク				
鯨赤肉	21.0	7.6	—	157
鯨皮肉	9.1	75.3	—	738
尨魚（くろだい）	22.1	1.7	—	106
クリーム（乳酪）	6.7	7.2	乳糖 9.6	134
葛粉	—	0.1	80.0	320
慈姑（くわい）	4.0	0.2	22.2	109
栗（生）	2.9	0.4	36.5	165
胡桃（乾）	28.5	59.2	3.2	680
ケ				
鶏肉	21.3	4.6	0.8	133
鶏卵	13.2	10.7	1.8	161
雞卵白（全卵の55%）	12.9	0.3	0.8	59
鶏卵黄（全卵の35%）	16.1	31.4	0.5	360
雞肉ソップ	2.3	—	—	9
コ				
鯉	18.0	9.7	—	164
田作（ごまめ）（乾）	69.3	21.8	—	487
海鼠腸（このわた）	8.8	2.7	—	61

鰶（このしろ）	20.4	4.8	—	128
牛尾魚（こち）	19.7	0.3	—	84
米（玄）	8.4	2.5	71.6	351
米（白）（無砂搗）	7.7	0.8	76.8	354
米（糯）	6.1	1.7	75.1	349
米　飯（平均）	3.2	0.05	32.3	146
小　麥（國產）	9.4	1.3	74.8	357
小麥粉（同）	10.9	1.1	71.0	346
高野豆腐	50.8	19.4	11.5	436
蒟　蒻	—	—	3.1	13
牛　蒡	2.4	0.1	22.3	102
小松菜	2.5	0.5	1.2	20
昆　布（乾）	6.6	0.9	43.7	215
胡　麻（白）	20.5	51.6	12.6	616
胡　麻（黑）	19.7	44.2	19.4	571
コンデンスミルク （煉　乳・平均・和）	9.4	9.2	乳 11.6 庶 40.5	337
コニヤック（洋酒名）	—	酒精 38.0	—	266
サ				
鯖	21.1	4.9	—	132
鯖（醃藏）	16.1	2.9	—	93
鮭（生）	18.8	12.3	—	191
鮭（鹽）	26.1	3.1	—	136
鮫	24.8	0.5	—	106

針魚	39.2	1.6	—	176
秋刀魚（醃藏）	28.7	6.6	—	179
鰆（さわら）	19.2	1.7	—	95
青（里）芋	1.4	0.1	11.7	55
サラダ（チサ）	1.4	0.3	2.2	18
莢豆（さやまめ）	刀豆・隠元豆	鵲豆を見よ	—	—
櫻實	1.3	—	11.2	51
晒餡	21.8	0.4	63.3	353
酒（平均）	—	酒精 14.1	1.7	106
シ				
膾殘魚（しらうを）	18.7	0.3	—	79
蜆	18.4	0.8	—	83
人乳	1.5	3.0	7.6	65
春菊	1.7	0.2	2.4	19
野山芋（じねんぢょ）	2.8	0.1	18.0	86
椎茸（乾）	11.6	1.7	67.7	341
生姜（鹽漬）	0.8	0.3	13.6	62
醬油（平均）	7.8	—	5.0	52
燒酎	—	酒精 45.0 30～60	—	315
白酒	—	酒精 5.0	40.0	200
ス				
鱸（すゝき）	18.6	2.6	—	100
泥龜（すつぽん）	19.4	0.6	—	85

鰑	69.5	3.2	—	315
西瓜	0.2	—	4.8	21
醋（す）	—	（醋酸4.0）	1.2	5
セ				
芹	2.0	0.1	3.2	22
薇（ぜんまい）（乾）	20.3	0.5	42.0	260
煎餅（平均）	8.—	7.—	80.—	426
ソ				
素麵	8.5	0.7	65.8	311
蕎麥粉	13.1	2.7	63.7	360
蕎麥（切）	13.0	—	21.1	140
蠶豆（乾）	25.7	1.7	47.3	315
ソップ	牛肉汁・鷄肉汁を見よ	—	—	—
タ				
鯛（平均）（中脂）	18.9	1.9	—	95
鱈（鹽）	18.6	0.2	—	78
鮹	16.4	0.3	—	70
鱮（たなご）	18.6	1.2	—	87
田螺（たにし）	19.1	0.5	—	83
大豆（平均）	34.7	18.0	27.7	423
玉葱	1.7	0.1	8.0	41
筍	2.6	0.1	4.5	30
大根	0.7	—	3.7	18

澤庵	1.4	0.1	6.0	31
茸類（生）	3.5	0.5	7.7	50
茸類（乾）	19.9	2.6	43.9	286
チ				
腸詰	12.5	39.1	0.6	417
チサ	「サラダ」を見よ	—	—	—
チヨウロギ	2.7	0.1	果糖 16.6	80
チヨコレート	6.3	22.2	67.0	507
ツ				
撮菜（つまみな）	0.4	0.1	2.6	13
佛掌薯（つくねいも	2.9	0.1	14.7	73
ト				
豚肉	14.0	28.1	—	319
同（肥肉）	14.5	37.3	—	406
豚脂（らーど）	0.3	99.0	—	922
鰌	18.4	2.7	—	100
玉蜀黍（滿産）	9.5	3.5	66.7	345
玉蜀黍粉（洋）	9.6	3.1	71.7	362
豆腐	6.6	3.0	1.1	59
豆腐糟（卯の花）	3.7	0.8	6.4	49
豆乳（大豆製）	4.2	1.6	3.2	45
冬瓜	0.3	—	1.7	8
石花菜（ところてん）	11.7	—	62.1	（303）

トマトー（赤茄子）	1.0	0.2	4.0	22
ナ				
鯰	18.4	1.4	—	88
刀豆（なたまめ）	20.1	1.6	43.0	274
茄子	1.0	0.1	3.1	18
梨	0.4	—	9.1	39
生揚	10.3	8.2	2.0	127
納豆	19.3	8.2	6.1	180
ニ				
鯡（生）	19.4	4.9	—	125
鯡（乾）	68.4	13.9	—	410
人參	1.3	0.4	7.4	39
韮	2.7	0.2	7.4	43
ヌ				
糠	12.2	13.8	14.7	239
ネ				
葱	1.6	0.2	4.4	26
根芋	1.1	0.1	2.5	16
ノ				
海苔（淺草）	30.0	1.3	39.5	297
海苔（青）	19.4	1.7	46.2	285
ハ				
馬肉	24.5	0.7	—	107

鳩　　肉	22.1	1.0	—	100
鱧（はも）	17.1	1.8	—	87
沙魚（はぜ）	18.4	0.5	—	80
蛤	13.2	0.8	—	62
馬　鹿　貝	11.1	0.6	—	51
ハ　　ム	24.5	22.— (8—36)	—	305
バ　　タ	牛酪を見よ	—	—	—
ハ ン ペ ン	6.6	0.3	13.8	86
裸　麥（國產）	10.3	2.3	69.4	348
鳩　麥（同上）	13.7	5.4	64.9	372
パ　ン（白）	7.0	0.1	53.5	249
同（黑　裸麥）	7.2	1.3	46.4	232
馬　鈴　薯	1.5	0.1	19.2	86
白　　菜	1.3	0.1	0.1	7
甘藍（きやべつ）（洋）	2.9	0.2	8.2	47
花キヤベツ（洋）	2.5	0.3	4.6	32
芭　蕉（生）	1.4	0.4	21.6	98
ヒ				
羊　　肉	14.5	23.8	—	281
七　面　鳥	20.6	22.9	—	297
比　目　魚	19.2	0.5	—	83
挽　割　麥	9.6	0.3	73.2	342
羊栖菜（ひじき）	11.4	0.5	54.8	276

枇杷	—	—	6.4	26
稗	9.0	1.0	73.0	345
麥酒（平均）（和）	0.5	酒精4.7	4.0	51
ビスケット（平均）	8.1	6.9	77.1	413
フ				
鰤	22.0	1.5	—	104
鮒	17.9	1.5	—	87
麩（生）	13.3	0.2	14.4	115
麩（切）	27.6	0.5	32.2	250
蕗（ふき）	0.4	—	2.7	13
葡萄	1.0	—	14.4	63
葡萄（乾）	2.5	0.6	70.0	303
葡萄酒	—	酒精 8.5～10.0	—	60～70
ブランデー	—	酒精32.4	（庶） 7.9	259
ヘ				
米飯	3.2	0.05	32.3	146
米麥飯（白米 7 麥 3）	3.3	0.1	29.2	134
ホ				
鯔魚（ぼら）	22.0	4.3	—	130
竹麥魚（ほうぼう）	18.1	3.3	—	105
糒（ほしい）（道明寺）	5.1	0.4	80.8	356
菠薐草	2.3	0.3	1.7	19
マ				

鮪（少脂）	17.1	4.5	—	112
鮪（多脂）	15.8	10.6	—	163
鱒	17.9	8.7 (4〜14	0.7	154
鱒（醃藏）	34.1	4.0	—	177
マルガリン （人工バタ）	1.0	88.—	—	823
松　茸（平均）	2.9	0.6	10.9	62
マカロニー （スパゲチー）	10.9	0.6	75.5	360
ミ				
三河島菜	2.4	0.6	0.8	19
三ツ葉	0 9	0.1	2.5	15
密柑	1.1	—	5.6	27
味噌（白）	13.8	2.8	24.8	184
味噌（赤）	15.4	5.9	11.4	165
水飴	0.8	—	80.2	332
味淋	—	酒精 17.2	30.5	245
ム				
鯥（むつ）	18.0	6.2	—	131
麥飯	3.8	0.2	18.7	94
麥焦粉（むぎこがし）	7.4	3.3	68.5	342
メ				
目刺（めざし）	29.2	6.2	—	177
モ				
桃（洋）	0.9	—	9.3	42

糯米	「米」を見よ	—	—	—
ヤ				
山羊乳	5.6	6.5	4.6	103
八頭	2.8	0.3	25.7	120
山の芋	「じねんぢよ」と同じ	—	—	—
ユ				
湯葉	51.6	15.6	6.7	384
百合	3.3	0.1	24.2	114
ヨ				
ヨーグルト	5.8	3.6	7.5	83
嫁菜（よめな）	3.3	0.4	5.5	40
艾（よもぎ）	4.5	0.6	7.1	53
羊羹（平均）	4.—	0.2	60.—	264
ラ				
落花生（平均）	27.5	44.5	15.7	591
薤（らつきよう）（酢漬）	0.9	0.1	7.9	37
ラーム（ザーネ）	4.1（1.8～8.2）	23.8（16～30）	3.9（0.6～6）	254
ラム酒	—	酒精 35.2	1.1	250
リ				
林檎	0.3	—	8.9	38
レ				
蓮根	1.7	0.1	10.9	53
ワ				
蕨（生）	2.8	0.1	1.4	18
裙蔕菜（わかめ）	11.6	0.3	37.8	205
冬葱（わけぎ）	0.9	0.2	5.0	26

跋

昭和十五年三月二日及び同七日との二回に亘り「先覺者(先哲)の養生訓」に就てＪＯＢＫより放送したる所、各方面より多數激勵の書簡を寄せられたのに示唆を受け、今回此れを詳述し且つ先覺者の略傳を補足して江湖に出す事とした。同時に此等養生訓が專ら壯年期を過ぎた人達を對照とせるが故に、更に著者が青少年の强健法を現代醫學の立場から述べた放送及び談話を附し此れが缺陷を補はんことを試みたが、菲才果して其目的を達し得るやを恐るゝものである。

尙ほ本年八十六歲の長壽を保たれ、矍鑠として春の健康講座に放送せられたる井上哲次郎先生が著者の請を容れて快く序文を賜りたる御厚意に對し衷心感謝の意を表する次第である。(昭和十五年十一月一日有馬溫泉池の坊旅館に於て著者識す)

昭和十六年三月　五　日印　刷
昭和十六年三月　十　日發　行
昭和十六年三月十五日第三版發行
昭和十六年三月二十日第四版發行

著者
檢印

現代醫學と先哲養生訓

定價　壹圓貳拾錢
送料　拾貳錢
外地　定價壹圓參拾錢

著者　小澤修造

發行者　楠間亀楠
東京市小石川區水道端二の一〇

印刷者　日出島武男
東京市日本橋區兩國五〇

發行所
東京市小石川區水道端二の一〇
振替東京一七〇一六番
電話大塚(86)五三五九番
文明社

（注意）小社發行の圖書萬一書店に品切れの際は直接本社へ御照會ありたし。

食育資料集成　第三回　第1巻　解説

山下光雄

第三回収載の資料について

食育資料集成の第三回は、佐伯矩らによる「栄養研究所彙報」の大正一三年版を除くと、戦前～終戦前である昭和一一年～昭和二〇年の、食糧事情が厳しい統制下に置かれた時代に刊行された書籍を中心に収載しています。そのため、内容の大部分に戦時体制の影響が色濃く表われ、戦意高揚を促す意図も散見されます。

その中で、戦時下の学校給食に関する一連の書籍は、食糧の配給制の下でのやりくりや、調達困難時に如何に食材を確保していくのかに言及しています。「学校給食」としての体裁を守り、子供たちの健康を維持するため、ギリギリの状況で模索する現場の関係者の努力が窺われる資料です。

また、先に触れた「栄養研究所彙報」（大正一三年版）では、関東大震災時に研究所が行った給養活動の貴重な写真や報告書など、こちらも、なかなか目にすることのない得難い震災資料を掲載しております。

収載資料の解説

第1巻に収録した内容に軽く触れますと、

1. 日本食養道

本山荻舟／昭和一三（一九三八）年／実業之日本社

著者本山は現倉敷市出身の小説家で、山陽新報、後報知新聞記者となり、料理記事等も担当し食にも造詣が深い人物でした。本書は「一、料理維新」として、(イ)「割主烹従」が王道、(ロ)復古運動の根拠、(ハ)自然食即栄養食、(ニ)純金か合成金か、(ホ)標本的栄養料理、(ヘ)学説は流転する、(ト)独自の食養境地、を挙げ、日本料理に対する栄養学のあり方を述べています。「二、日本料理根原考」では、(天)二柱の料理祖神、(地)江戸料理の変遷、(玄)宴会料理の考察、(黄)印刷物と肉筆物、を、以下、「三、日本料理本道」、「四、新日本料理道」、「五、食養玄義」、「六、味覚正法」、「七、調理修行」、「八、基本三則」、「九、食養三代表」、「一〇、食味四代表」では、新聞記者としての鋭い感覚でこれまでの日本料理、食養学、栄養学の矛盾点や今後に対する方向性を示唆しています。「一一、食養歳時記」、「一二、食物風土記」なども当時の風習を知るための、地域別の貴重な食育資料として活用できるでしょう。なお著者の本山は、晩年これまでの著作物を集大成し「飲食事典」にまとめ刊行しています。

2. 現代医学と先哲養生訓

小澤修造／昭和一六（一九四一）年／文明社

本書は医師の立場から書かれた書籍で、前編では「先哲の養生訓」として、薬物服用の可否論、食養論、飲酒論、喫茶、喫煙論、色欲を慎む論、運動と住居論などが述べられています。後編では「大和民族と其青年層の体位向上」を目指して、大和民族と漢民族の相違、外米のエネルギー源等の栄養価と其の吸収率、二食主義について、消化器伝染病の予防、コレラ・チフスの予防注射、寝冷えと腹巻き、臨時の種痘の必要性、夏やせとその予防、夏こそ心身鍛錬の好機、残暑の健康法、秋の過食の注意、休日は休養本位に、結核の免疫と予防について、青少年の栄養法をテーマに取り上げています。また、同書には附録として、青壮年男子保健標準食献立、ビタミン、飲食品の栄養素量及びカロリーも掲載しています。

以上、収載資料につき簡単な解説とします。

本資料が新しい食育の一助になれば幸いと考えております。

（慶應義塾大学スポーツ医学研究センター研究員）

日本食育資料集成　第三回
第1巻　日本食養道 ほか
2017年10月25日　発行

企画・監修　大谷 八峯・武田 純枝・山下 光雄
解　説　山 下 光 雄
発行者　椛 沢 英 二
発行所　株式会社 クレス出版
東京都中央区日本橋小伝馬町 14-5-704
☎ 03-3808-1821　FAX 03-3808-1822
印刷所　株式会社 栄 光
製本所　東和製本 株式会社

乱丁・落丁本はお取り替えいたします。
ISBN 978-4-86670-000-7 C3377 ¥20000E